现代淋巴肿瘤学

上 册

廖子君 赵 征 主 编

陕西出版传媒集团

陕西科学技术出版社

图书在版编目(CIP)数据

现代淋巴肿瘤学/廖子君,赵征主编.—西安:陕西
科学技术出版社,2013.6
ISBN 978 - 7 - 5369 - 5477 - 9

Ⅰ.①现⋯　Ⅱ.①廖⋯②赵⋯　Ⅲ.①淋巴瘤
Ⅳ.①R733.4

中国版本图书馆 CIP 数据核字(2012)第 220183 号

现代淋巴肿瘤学

出版者	陕西出版传媒集团　陕西科学技术出版社
	西安北大街 131 号　　邮编 710003
	电话(029)87211894　传真(029)87218236
	http://www.snstp.com
发行者	陕西出版传媒集团　陕西科学技术出版社
	电话(029)87212206　87260001
印　刷	西安金和印务有限公司
规　格	889mm×1194mm　16 开本
印　张	79
字　数	2000 千字
版　次	2013 年 6 月第 1 版
	2013 年 6 月第 1 次印刷
书　号	ISBN 978 - 7 - 5369 - 5477 - 9
定　价	500.00 元(上、下册)

廖子君简历

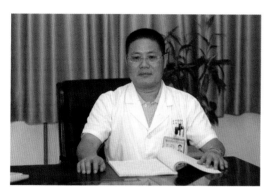

　　廖子君，医学硕士，博士研究生，主任医师，西安交通大学附属陕西省肿瘤医院内一科主任；全国卫生系统青年岗位能手，陕西省"三五"人才，陕西省抗癌协会常务理事，陕西省抗癌协会肿瘤转移专业委员会主任委员，陕西省抗癌协会化疗专业委员会副主任委员，陕西省抗癌协会肿瘤微创治疗专业委员会副主任委员，《现代肿瘤医学》杂志编委。发表医学论文 60 余篇，参与编写医学专著 5 部，主编《现代肿瘤治疗药物学》、《肿瘤转移学》；承担省级科研课题 4 项，取得科研成果 1 项，获西安市科技进步二等奖 1 项。

赵征简历

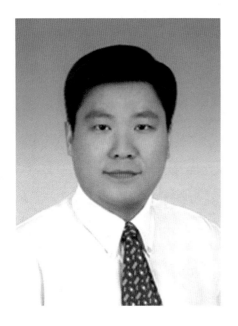

  赵征，1995 年毕业于第四军医大学，肿瘤学硕士，现为博士研究生。任陕西省肿瘤医院内科副主任医师，内三科副主任。2008 年中组部"西部之光"访问学者，师从中国医学科学院石元凯教授，从事淋巴肿瘤临床和基础研究。2009 年赴德国萨那肿瘤血液中心，师从 Fisher 和 Kislro 两位教授，从事肿瘤内科临床诊疗路径的研究和淋巴瘤 HDT/ASCR 等技术的学习。2012 年美国 MD Anderson 癌症中心访问学者。参编专著 2 部、发表论文 30 余篇。现担任中国抗癌协会陕西省肿瘤转移专业委员会副主任委员、白血病专业委员会副主任委员、肿瘤微创治疗专业委员会常委、肿瘤化疗专业委员会委员。

编　委　会

顾　问：南克俊　刘文超
主　编：廖子君　赵　征
副主编：郭亚焕　姚俊涛　梁　民　董济民　张淑群　杨怡萍
编　者：(以姓氏笔画为序)

王玉珍 (西安交通大学附属陕西省肿瘤医院)

王国庆 (西安交通大学附属陕西省肿瘤医院)

王云梅 (西安交通大学附属陕西省肿瘤医院)

师建国 (第四军医大学)

杨怡萍 (西安交通大学附属陕西省肿瘤医院)

杨静悦 (第四军医大学西京医院)

张淑群 (西安交通大学第二附属医院)

李春燕 (西安交通大学附属陕西省肿瘤医院)

李丽娜 (西安交通大学附属陕西省肿瘤医院)

陈晓泉 (西安交通大学附属陕西省肿瘤医院)

陆建荣 (西安交通大学附属陕西省肿瘤医院)

赵　征 (西安交通大学附属陕西省肿瘤医院)

姚俊涛 (西安交通大学附属陕西省肿瘤医院)

郭亚焕 (西安交通大学附属陕西省肿瘤医院)

徐　瑞 (西安交通大学附属陕西省肿瘤医院)

聂　磊 (西安交通大学附属陕西省肿瘤医院)

梁　民 (陕西省咸阳市第一人民医院)

梁秦龙 (西安交通大学附属陕西省肿瘤医院)

常柏玲 (西安交通大学附属陕西省肿瘤医院)

曹　舫 (西安交通大学附属陕西省肿瘤医院)

董济民 (陕西省西安市中心医院)

雷宝霞 (西安交通大学附属陕西省肿瘤医院)

廖子君 (西安交通大学附属陕西省肿瘤医院)

颜光红 (四川省阆中市中医医院)

内 容 提 要

　　《现代淋巴肿瘤学》一书分为上、下 2 册，上、中、下 3 篇，共计 60 章。上篇为《基础理论》，首先介绍了淋巴瘤病因学、诊断学、治疗学等方面的研究进展，其次介绍了淋巴瘤流行病学、淋巴瘤分子生物学、淋巴瘤分类、淋巴瘤组织病理学，以及淋巴瘤免疫组织化学。中篇为《临床总论》，主要介绍了淋巴瘤的临床表现、常规检查、诊断方法、常用药物、化疗方案评价等。下篇为《临床各论》，是以 WHO 2008 年版淋巴瘤分类为标准，对每一种淋巴瘤的流行病学、病因学、组织病理、免疫组化、临床表现、主要检查、诊断标准、治疗原则、治疗方法，以及预后等进行了全面、系统的介绍，并对原发于神经系统、消化系统、呼吸系统、生殖系统等部位的结外淋巴瘤进行了详细介绍。

　　该书参考了大量国内外文献，资料详实、内容丰富、条理清晰、逻辑性强、图文并茂、编辑新颖，是临床、科研、教学等工作中不可多得的一本重要参考书。

前 言

众所周知，淋巴瘤是最早被发现的血液系统恶性肿瘤。1832 年，Thomas-Hodgkin 首先描述了霍奇金淋巴瘤，迄今已有近 200 年的历史；但淋巴瘤的分类、分型、病因、病理、免疫组化、分子生物学、遗传学、诊断、治疗及预后风险评估等研究在近半个世纪才取得较大进展。目前，由于现代生物学技术的快速发展与应用，淋巴瘤的分类更加科学、合理，更能指导临床实践；分型更加细致，预后指数更加客观，大量的国际多中心临床试验结果陆续公布。从整体而言，无论是霍奇金淋巴瘤，还是非霍奇金淋巴瘤的客观缓解率、临床受益率、无疾病进展生存率、远期生存率，以及生活质量等均有显著提高。但是，仍有相当部分高度恶性淋巴瘤或侵袭性淋巴瘤，以及复发、难治性淋巴瘤等近期疗效不佳、生存期较短、生存质量不高，这些仍是当今临床工作者面临的严峻挑战。

就流行病学而言，淋巴瘤在发达国家中占全部恶性肿瘤第 7 位，在发展中国家占第 9 位，世界总的排序为第 9 位，绝大部分为 NHL。依据 NCI 的 SEER 肿瘤统计源资料，预计 2012 年全美新发患者 79190 例，其中男性 43120 例，女性 36070 例。死亡患者 20130 例。中国淋巴瘤占全部恶性肿瘤第 11 位，与白血病相当，中国 NHL 的特点是高度恶性比例高、T 细胞类型多。

据 WHO 统计，淋巴瘤发病率年增长率为 7.5%，是目前发病率增长最快的恶性肿瘤之一。

在淋巴瘤病因学研究方面，已初步明确其发病的相关因素主要有病毒、细菌、放射线、某些化学物质以及除莠剂等。1964 年，Epstein 等首先从非洲儿童 Burkitt's 淋巴瘤组织传代培养中分离得到 Epstein-Barr (EB) 病毒；20 世纪 70 年代，Levine 通过测定患者 EBV 抗体的滴度，首次证明了 HL 与 EBV 感染的关系，EBV 与 NHL 的许多亚型亦有相关性。人类 T 细胞淋巴瘤病毒 (HTLV) 于 1976 年由 Takatsuki 等人首次分离，于 1978 年证实是 ATLL (adult T-cell leukemia) 的致病原因。研究显示，人类免疫缺陷病毒 (HIV) 感染人群其 HL 发病风险增加 15 倍；人类疱疹病毒-8 (Human herpe virus 8，HHV-8) 是一种新的亲淋巴 DNA 病毒，研究证实，原发渗出性淋巴瘤 (PEL) 与 HHV-8 感染有关；乙型肝炎病毒不仅是一种亲肝细胞病毒，还具有亲淋巴细胞的特点，可能会引起非霍奇金淋巴瘤；肝炎病毒 C 感染可增加 B 细胞 NHL 发病风险，尤其是免疫细胞瘤和生长在肝脏和大涎腺的淋巴瘤。

自 1983 年，Marshall 和 Warren 在微氧条件下，从人体胃黏膜活检标本中培养出幽门螺杆菌以来，国内外的大量实验与临床研究表明，Hp 感染与慢性胃炎、消化性溃疡、胃癌、胃淋巴瘤等发病有密切关系，尤其是在胃黏膜相关淋巴组织 (mucosa-associated lymphoid tissure，MALT) 淋巴瘤患者中 Hp 的感染率高达 90%，远高于其他胃部疾病。

回顾淋巴瘤分类发展的历史，可以毫不夸张地讲，与其他肿瘤分类相比，是变化最快和更新最多的肿瘤。在每一个历史阶段，淋巴瘤分类皆反映了当时人们对淋巴瘤的临床、病理和基础研究的最新认识和实践。

最新 2008 年 WHO 淋巴瘤分类更加细致，提出了很多亚型，这在弥漫性大 B 细胞淋巴瘤分型方面尤为突出，如进一步将其分成非特指性 (NOS)、特殊亚型和独立疾病 3 类，首次提出弥漫性大 B 细胞淋巴瘤非特殊型，更新了弥漫性大 B 细胞淋巴瘤亚型，新确立 8 种独立的大 B 细胞淋巴瘤，以及新增 2 种交界性 B 细胞淋巴瘤。依据基因表达谱 (GEP) 分析，又将 DLBCL 分为生发中心 B 细胞 (GCB) 样和活化 B 细胞 (ABC) 样 2 个分子亚群，其中 GCB 样占 45%~50%，但在我国，GCB 样 DLBCL 仅占 20%~30% 病例；Andreas、Rosenwald 等人研究又发现了第 3 类肿瘤细胞，其不高表达上述 2 种细胞的特征基因，命名此型肿瘤为第 3 型弥漫性大 B 细胞淋巴瘤 (Type 3-DL-BCL)。

交界性 B 细胞淋巴瘤即"灰区"淋巴瘤，包括 2 种：一是 DLBCL-BL "灰区"淋巴瘤，为介于 DLBCL 和 Burkitt's 淋巴瘤 (BL) 特征之间不能分类的 B 细胞淋巴瘤，兼具 DLBCL 和 BL 形态学和遗传学特征的侵袭性淋巴瘤；二是 DLBCL-CHL "灰区"淋巴瘤，为介于 DLBCL 和经典型霍奇金淋巴瘤特征之间不能分类的 B 细胞淋巴瘤，细胞起源于胸腺 B 细胞（发生于纵隔者），是一类临床、形态学和/或免疫表型特征介于 CHL 和 DLBCL 尤其是原发纵隔大 B 细胞淋巴瘤之间的 B 系淋巴瘤。

目前，免疫组化已成为病理科的常规诊断技术。随着医学分子生物学、免疫学、遗传学的不断发展，传统病理单纯镜下诊断的模式已发生了转变，现代病理诊断是建立在细胞、组织结构和蛋白质、核酸分子改变的共同基础上的，病理诊断已离不开免疫组化技术。就诊断准确率而言，单纯常规 HE 切片病理诊断的准确率为 85%~95%，HE+免疫组织化学法的诊断准确率为 95%~98%；HE+免疫组织化学+分子生物学诊断的准确率约为 99%。

淋巴瘤的治疗，近年来取得了重大进展。40 年来，尚没有任何一种肿瘤的 5 年生存率能够超过 HL，80%的 HL 患者可获得治愈；NHL 疗效虽不如 HL，但亦有部分病例得以完全长期缓解。

霍奇金淋巴瘤是治疗疗效最好的肿瘤之一，放射治疗和联合化疗可使 80%的患者获得长期无病生存，而且多年来治疗的发展已经形成了很成熟的治疗模式。

一般而言，早期预后良好患者的治疗，其扩大野放射治疗曾经是该组患者的标准治疗，但近年来随着新的化疗药物不断问世，ABVD 方案 2~4 个周期+20Gy 或 30Gy 受累野放疗能够取得更好的疗效、更长的生存期和更少的并发症，因此成为普遍接受的治疗方案。

对于早期预后不良患者的治疗，放化疗联合是公认的治疗模式，一般是 ABVD 4 个周期后行受累野的放疗 (30Gy)，目前还有 Stanford V 方案和 BEACOPP 剂量爬坡方案在观察中。

对于晚期 HL 的治疗，目前的标准方案仍然是 ABVD 方案，无疾病进展生存率为 47%，总生存率为 59%，因此结果并不令人满意。对于复发的患者，可考虑 BEACOPP 爬坡方案或在挽救化疗后给予自体干细胞移植。研究表明，大剂量化疗后行干细胞移植可改善复发患者的无失败存活率，但不能改善总生存率。

2012 年，ASCO 公布了一项欧洲 EORTC 的 III 期临床研究 (EORTC 2012) 结果，该研究于 2002~2010 年入组 HL 患者共计 549 例，均为进展期 HL，IPS≥3，年龄<60 岁。分别接受 8 周期 ABVD 或 BEACOPP "4+4" 模式治疗 (escalated-BEA-COPP 4 周期+BEA-COPP 4 周期)。4 年 EFS 分别为 63.9%和 69.3% (P=0.312)，4 年 PFS 分别为 72.8%和 83.4% (P=0.005)，4 年 OS 分别为 86.7%和 90.3% (P=0.208)。该研究证实，尽管接受 ABVD 方案化疗更易出现复发和进展，但 BEACOPP 并未显著改善患者的 OS。

对大量生存的 HL 患者的长期随访结果表明，放化疗的远期并发症（第 2 种肿瘤、心血管疾病）正成为患者死亡或生活质量下降的重要原因。

在非霍奇金淋巴瘤治疗方面，近年来取得了重大突破，尤其是新的细胞毒药、分子靶向药物的问世，以及化疗方案的进一步筛选、优化等，使得最常见的 DLBCL 的近期有效率、远期生存率有显著改善。

老年性非霍奇金淋巴瘤的治疗亦是近年来被关注的热点，如 2010 年，GELA LNH98.5 研究公布了第 1 个随机多中心关于老年（≥60 岁）DLBCL 患者接受 R-CHOP-21 或 CHOP-21 试验随访 10 年的结果，在 PFS 和 OS 方面，含 rituximab 化疗均提高 16%，10 年 DFS 分别为 42.6%和 64.3%。

2011 年，ASCO 公布一项 R-CHOP-14 或 R-CHOP-21 治疗 DLBCL 的研究，入组 1080 例初治 DLBCL 患者，分别接受 8 周期 R-CHOP-21 方案或 6 周期 R-CHOP-14 方案，52%的患者年龄≥60

岁。结果发现，两组间在 OS、PFS 以及 RR 方面均无显著差别。亚组分析，老年组（≥60 岁）、高危组（IPI）以及预测因素（MIB1 和 ABC）均未证实 R-CHOP-14 和 R-CHOP-21 之间的区别，而 R-CHOP-14 的血小板减少发生率明显高于 R-CHOP-21 方案。基于这样的临床研究结论，R-CHOP-21 仍然是老年（≥60 岁）和年轻低危 DLBCL 患者的标准治疗方案。对于年轻高危 DLBCL 患者，R-CHOP-21 联合 ASCT 是标准策略。

套细胞淋巴瘤（MCL）是一种高度恶性、侵袭性少见淋巴瘤，在 2008 年美国血液病学会（ASH）大会上，一项 II 期前瞻性临床研究对初治年轻 MCL 的一线治疗进行了探讨，即 R-CHOP×3→R-DHAP（顺铂+阿糖胞苷+地塞米松）×3，有效者接受超大剂量放化疗，而无条件接受全身放疗者，可选用 BEAM（卡莫司汀+依托泊苷+阿糖胞苷+美法仑）方案，随后 ASCT 支持。结果显示，R-CHOP 治疗后完全缓解（CR）率低于 R-DHAP（12% 对 61%），表明阿糖胞苷对 MCL 有较好的疗效；中位随访 67 个月的中位无事件生存（EFS）期为 83 个月，5 年 OS 率为 75%。

惰性淋巴瘤（低度恶性）包括 B 细胞的小细胞淋巴瘤、边缘带淋巴瘤、黏膜组织相关淋巴瘤、滤泡细胞淋巴瘤及 T 细胞的蕈样肉芽肿，其中位生存期可大于 10 年，现主张姑息性治疗原则，尽可能推迟化疗，若病情进展，可给予联合化疗。

但需注意，由于 30%~85% 的惰性非霍奇金淋巴瘤在其发展过程中可转化为恶性程度更高的组织学类型，因此，一旦复发或病情进展，则应再取活检，明确疾病的性质是否已发生了改变，以选择合适的治疗方案。

当前，尚无关于进展期滤泡淋巴瘤（FL）的一线标准化疗方案，其仍是不可治愈性疾病，依据分层人群的预后因素采取不同的治疗策略是当前的研究热点。

2001 年 1 月至 2008 年 9 月，美国西南组 SWOG 和 CALGB 采用免疫化疗 R-CHOP 或 CHOP 序贯放射免疫治疗（^{131}I 联合 tositumomab）治疗高危滤泡淋巴瘤患者，入组患者共计 554 例，患者均伴高危因素（II 期伴大包块、III 与 IV 期），分别接受 6 周期 R-CHOP 或 6 周期 CHOP 序贯 ^{131}I 联合 tositumomab。分层分析预后因素包括年龄、分期、LDH、受累淋巴结数目和大小、PS 以及血红蛋白、β_2-微球蛋白、骨髓是否受累、B 症状等。随访 2 年，其 PFS 分别为 76% 和 80%，OS 分别为 97% 和 93%，均无显著差别。血清 β_2-微球蛋白、LDH 以及 FIPI 是主要不良预后因素。该研究认为，对于进展期具有高危因素的 FL，无论采用 R-CHOP 或 CHOP 序贯 ^{131}I 联合 tositumomab 均具有很好的疗效，然而两种治疗方案在改善生存方面（PFS 和 OS）均无显著差异。该研究进一步证实 LDH、β_2M 和 FIPI 一样，仍是 FL 的主要不良预后因素。

2006 年，意大利学者开始了 FOLL05 试验，比较进展期滤泡淋巴瘤的一线方案 R-CVP、R-CHOP 和 R-FM 之间的优劣，研究主要终点是治疗失败时间（TTF），标准是诱导治疗无效、疾病进展、复发或死亡。2006 年 3 月至 2010 年 9 月入组患者共计 534 例，中位年龄 56 岁，63% 的患者临床分期为 4 期。3 组总 RR 为 91%。随访 34 个月，3 年 TTF 方面，R-CVP、R-CHOP 和 R-FM 组分别为 46%、64% 和 61%。其中 R-CHOP 显著优于 R-CVP（$P=0.007$），R-FM 显著优于 R-CVP（$P=0.021$），而 R-FM 和 R-CHOP 组间无显著差别（$P=0.969$）。3 年 OS 分别为 98%、95% 和 93%，组间无显著差异。在毒副反应方面，R-FM 的 3~4 度血液学毒性显著高于 R-CVP 和 R-CHOP 组。

2012 年，ASCO 公布了 CALGB50401 研究结果，该研究是针对复发 FL 采用 rituximab 或来那度胺（lenalidomide）联合 rituximab 的 II 期研究。入组患者为复发、初始治疗无效或治疗缓解时间大于 6 个月的 FL。94 例患者分别接受来那度胺单药（12 周期，每周期 28d，第 1 周期 15mg，po，1 次/d，第 2 周期开始剂量增加至 20mg，po，21d）或来那度胺联合利妥昔单抗（rituximab，375mg/m^2，每周 1 次，连用 4 周，联合 lenalidomide）治疗。入组患者中位年龄为 63 岁，中危和高危患者占 60%。常见毒性反应是粒细胞缺乏（16%vs19%）、疲乏（9%vs14%）、血栓形成（16%vs4%）。RR

分别为49%和75%，mEFS分别为1.2年和2年。该研究认为，来那度胺联合美罗华优于来那度胺单药治疗，而两者的毒性反应相当。

2012年，ASCO年公布了一项关于苯达莫司汀联合rituximab或CHOP联合rituximab治疗惰性淋巴瘤和套细胞淋巴瘤的III期临床研究结果（德国StiL NHL1试验），入组患者514例，分别为滤泡淋巴瘤、边缘带淋巴瘤、小淋巴细胞淋巴瘤以及套细胞淋巴瘤等。接受6个周期的苯达莫司汀（90 mg/m²，d1、2）+rituximab（375 mg/m²，d1），或CHOP联合rituximab（375 mg/m²，d1），两组分别纳入261例和253例患者；两组PFS分别为69.5个月和31.2个月（$P<0.001$）。分层分析发现，无论年老（≥60岁）或年轻（<60岁）患者，B-R的临床获益均显著优于CHOP-R。LDH正常患者B-R的PFS优于CHOP-R；LDH异常升高患者，B-R组的PFS改善，但无显著差异（$P=0.118$）。在组织病理分型方面，除去边缘带淋巴瘤，其他亚型患者B-R组的PFS均显著优于CHOP-R组。对于滤泡淋巴瘤，低危患者（FIPI 0-2）接受B-R组的PFS显著优于CHOP-R组（$P=0.043$），而中、高危险组（FIPI 3-5）接受B-R或CHOP-R，PFS无显著差异。该研究认为，对于既往未接受治疗的惰性淋巴瘤、老年性套细胞淋巴瘤患者，接受B-R方案治疗，患者的PFS显著优于CHOP-R。该研究作者认为，鉴于苯达莫司汀-利妥昔单抗方案可使无进展生存期增加1倍且相关毒性发生率显著降低，应考虑将该方案作为这类患者的首选一线治疗方案。

WHO第4版淋巴瘤分类进一步将外周T细胞淋巴瘤（peripheral T-cell lymphoma，PTCL）分为22种亚型，并依据肿瘤的播散范围，分为4大类，分别是皮肤型、结内型、结外型和白血病型；新增加了7种亚型，包括EBV⁺系统性儿童T细胞淋巴增殖性疾病、水痘样淋巴瘤2种结外型，间变大细胞淋巴瘤ALK⁺；新增3种皮肤型，即噬表皮性CD8⁺细胞毒性T细胞淋巴瘤、原发皮肤γδT细胞淋巴瘤、原发皮肤小/中CD4⁺T细胞淋巴瘤。

目前，国际缺乏随机、多中心、III期、大样本临床研究来验证不同药物和方案化疗对PTCL患者的生存益处。因此，PTCL仍无标准的一线治疗方案，PTCL正成为淋巴瘤治疗中最具前沿性和挑战性的研究领域。

2011年，Abeer等公布了关于PTCL患者的一线蒽环类方案化疗的疗效和生存回顾性meta分析，发现CR由35.9%（肠病相关T细胞淋巴瘤，EATL）至65.8%（间变大细胞淋巴瘤，ALCL）。所有患者总5年OS为38.5%，其中EATL 5年OS仅为20.3%，ALCL为56.5%。该研究认为，尽管PTCL患者（排除ALK⁺的ALCL）接受CHOP方案化疗的CR达到52%，不低于接受CHOP方案化疗的DLBCL疗效（44%~63%）；而PTCL的5年OS仅为35%，DLBCL则达到45%~70%。该研究表明，PTCL是一大类异质性很强的成熟T细胞淋巴瘤，采用单一含蒽环类药物的化疗，部分类型患者不能获得长期生存，即使初始治疗获得CR，仍难以取得长期缓解。较之B细胞淋巴瘤，采用含蒽环类药物化疗的PTCL患者，复发率显著增高（43% vs 29%，$P=0.002$）。PTCL的无复发生存期明显缩短，仅为34月；而且30%~40%的PTCL患者治疗期间出现病情进展。不同亚型的PTCL的复发率和复发时间均不同，如英国的研究发现，PTCL-NOS、EATL以及AITL的5年PFS分别为28%、22%和13%~15%。因此，探究新的化疗方案或剂量密集治疗策略是当前的热点。

目前，已经明确PET-CT在淋巴瘤分期、疗效评价、微小病灶检查、预后判断等方面具有重要价值。但PET-CT有一定的假阳性和假阴性，且费用较高，一般不宜常规临床应用。

当前白血病和淋巴瘤的治疗取得了很大进展，不幸的是，相当一部分患者最终会复发，复发的原因是许多完全缓解的患者体内仍然存在常规方法不能检测出来的、低水平的肿瘤细胞，称为微小残留病（minimal residual disease，MRD）；而巢式PCR和荧光定时定量PCR均能敏感地检测白血病和淋巴瘤微小残瘤病，可作为临床的必要检查手段。

总之，虽然目前淋巴瘤的治疗效果还不令人满意，还存在众多挑战，但我们坚信，随着现代分子生物学及现代科学技术的发展与应用，淋巴瘤的分子研究将取得更大的突破；随着大量临床试验结果的不断公布于世，其规范化疗治疗将深入人心，总体疗效将进一步提高。

　　《现代淋巴肿瘤学》是由国内 20 余位长期从事肿瘤内科、外科、放疗临床及病理的专家历经 2 年艰辛编写而成的，作者参阅了国内外大量文献资料，较为全面、系统地介绍了结内、结外淋巴瘤的临床表现、临床分类、亚型、异型、组织病理、免疫组化、分子遗传、诊断治疗、预后评估等。

　　淋巴瘤是最为复杂的一类恶性疾病，要想极为系统、全面地了解、掌握其各方面的最新知识或进展是非常困难的，且临床诊断亦极为复杂，即使是长期从事临床一线工作的主管医生与病理医生，要对其进行准确诊断、制订规范的治疗计划都会有相当的难度。

　　因编者才疏学浅，加之其理论深邃、资料浩瀚，故本书可能会存在很多瑕疵，希望读者给予斧正，吾侪聆听教诲，感激涕零。

廖子君　赵　征

2012 年农历壬辰夏于古都西安

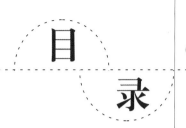

目录　**Contents**

上　册

中篇　临床总论

下篇　临床各论

下　册

上篇

基础理论

第1章

淋巴系统解剖与生理

目 录

淋巴系统是脉管系的一个重要组成部分，由各级淋巴管道、淋巴器官和散在的淋巴组织构成；淋巴系统内流动着无色透明的淋巴（液）。

当血液经动脉运行至毛细血管时，其中部分液体物质透过毛细血管壁进入组织间隙，形成组织液；组织液与细胞之间进行物质交换后，大部分经毛细血管静脉端吸收入血液，小部分含水分及大分子物质的组织液进入毛细淋巴管成为淋巴；淋巴沿各级淋巴管向心流动，并经过诸多淋巴结的滤过，最后汇入静脉。

淋巴系统不仅能协助静脉运送体液回归血循环，且能转运脂肪和其他大分子物质。淋巴器官和淋巴组织还可增殖淋巴细胞、过滤淋巴液、参与免疫过程，是人体重要的防护屏。

第1节 淋巴管道

根据结构和功能特点，可将淋巴管道分为毛细淋巴管、淋巴管、淋巴干和淋巴导管。

1 毛细淋巴管

毛细淋巴管（lymphatic capillary）是淋巴管道的起始段，位于组织间隙内，以膨大的盲端起始，彼此吻合成网。

毛细淋巴管管壁由内皮构成，无基膜和周细胞，内皮细胞间多成叠瓦状连接，细胞间有 $0.5\mu m$ 左右的间隙。因此，毛细淋巴管具有比毛细血管更大的通透性，一些大分子物质，如蛋白质、细菌和癌细胞等较易进入毛细淋巴管。

毛细淋巴管分布广泛，目前认为除脑、脊髓、脾髓、骨髓、上皮、角膜、晶状体、牙釉质、软骨等处缺乏形态明确的管道外，毛细淋巴管几乎遍布全身。

2 淋巴管

淋巴管（lymphatic vessel）由毛细淋巴管汇集而成；管壁结构近似小静脉，由内、中、外3层构成，具有大量向心方向的瓣膜防止淋巴逆流，瓣膜附近管腔略扩张呈窦状，使充盈的淋巴管外观呈串珠状。当淋巴管道局部阻塞时，其远端的管腔扩大使瓣膜关闭不全，亦可造成淋巴的逆流。

根据淋巴管的分布位置，可分为浅淋巴管和深淋巴管两种，浅淋巴管行于皮下组织中，多与浅静脉伴行；深淋巴管多与深部血管神经束伴行。浅、深淋巴管之间存在广泛的交通吻合支。

由于淋巴回流速度缓慢，仅为静脉流速的1/10，因此浅、深淋巴管的数量及其瓣膜数目可为静脉的数倍，从而维持了淋巴的正常回流。

3 淋巴干

全身各部的浅、深淋巴管在向心性行程中经过一系列的淋巴结，其最后一群淋巴结的输出管汇合成较大的淋巴管称为淋巴干（lymphatic trunks）。全身共有9条淋巴干，即左、右颈干，左、右支气管纵隔干，左、右锁骨下干，左、右腰干和单一的肠干。

4 淋巴导管

全身9条淋巴干分别汇成两条大的淋巴导管（lymphatic ducts），即右淋巴导管（right lymphatic duct）和胸导管（thoracic duct）。

右颈干、右锁骨下干、右支气管纵隔干注入右淋巴导管，其余6条淋巴干注入胸导管，两条淋巴导管分别注入左、右静脉角。

4.1 胸导管

胸导管（thoracic duct）是全身最大的淋巴管，长30~40cm，该管的直径约3mm，管腔内瓣膜较少，收纳约占全身3/4部位的淋巴。

乳糜池（cisterna chili）为胸导管起始膨大处，常位于第1腰椎前方，由左、右腰干和肠干汇成。

胸导管自乳糜池上行于脊柱前方，在主动脉后方穿经膈主动脉裂孔入胸腔，在食管后、脊柱前方继续上行，至第5胸椎附近向左侧偏斜，一出胸廓上口达颈根部后，向前弓状弯曲称胸导管弓（arch ofthoracic duct），弓顶约平第6~7颈椎高度，多数继续向前下汇入左静脉角，少数可注入左颈内静脉。

4.2 右淋巴导管

右淋巴导管（right lymphatic duct）为一短干，长1~1.5cm，管径约2mm，由右颈干、右锁骨下干和右支气管纵隔干汇合而成，注入右静脉角。有时上述3条淋巴干并不汇合，而分别注入颈内静脉或锁骨下静脉。

第2节 淋巴器官

淋巴器官包括中枢淋巴器官（骨髓、胸腺）、周围淋巴器官（淋巴结、脾脏、Peyer氏斑）及结外淋巴组织（如皮肤、呼吸道、消化道、生殖道等）。中枢淋巴器官是培育淋巴细胞的场所，发生较早；周围淋巴器官是成熟淋巴细胞定居的部位、免疫反应的场所，发生较晚。

淋巴结由皮质区（由淋巴滤泡、弥散性淋巴组织、淋巴窦组成，主要由B细胞组成）、副皮质区（为皮质区深部，主要由胸腺迁来的T细胞构成）及髓质区组成；淋巴滤泡由初级淋巴滤泡（无生发中心，胚胎期的B淋巴细胞多数表达CD5和CD10，1岁之后这些表达少见，慢性淋巴细胞性白血病时可出现此类表达）、次级淋巴滤泡（外围为边缘区，中心为生发中心，两者之间为套区）组成。

1 淋巴结

1.1 解剖结构

淋巴结（lymphoid nodes）是淋巴管向心性行程中的必经器官，一般为灰红色、质软的扁圆形小体，直径5~20mm，一侧隆凸，另一侧凹陷成门，是神经、血管出入处。

与凸侧面相连的淋巴管为输入淋巴管，将淋巴注入淋巴结；与凹面相连的淋巴管将经淋巴结过滤后的淋巴运出，称输出淋巴管，数目较少。

因淋巴在最终进入静脉途中要流经一系列淋巴结，故某一淋巴结的输出淋巴管可为向心侧的另一个淋巴结的输入淋巴管。

淋巴结多聚集成群，以深筋膜为界，可将淋巴结分为浅、深两种，浅淋巴结活体常易触及。

四肢的淋巴结多位于关节屈侧或肌肉围成的沟、窝内；内脏的淋巴结多位于脏器的门附近或腹、盆部血管分支周围。

人体某个器官或某一区域的淋巴引流至一定的淋巴结，该组淋巴结则被称为这个区域或器官的局部淋巴结（regional nodes）。

淋巴结的被膜由薄层结缔组织组成，实质由皮质与髓质组成（见图1-3）。

浅层皮质（superficial cortex）中初级淋巴小结体积小，染色均一；次级淋巴小结分暗区、明区、小结帽；滤泡树突状细胞（FDC，小结树突状细胞）表面有 Fc 受体和补体受体 CR1，可与抗原-抗体的复合物结合。

副皮质区（paracortex zone）为成片的弥散淋巴组织（T细胞）-胸腺依赖区，含有 T 细胞、交错突细胞、巨噬细胞。

皮质淋巴窦的窦腔由星状的内皮细胞支撑，含巨噬细胞，其淋巴流动有利于巨噬细胞清除异物。

髓质中的髓索（medullary cord）由相互连接的索条状淋巴组织（B细胞和浆细胞）组成；髓窦（medullary sinus）较宽大，腔内有网状细胞和巨噬细胞，具有较强的滤过作用。

1.2 生理功能

淋巴结的主要功能是过滤淋巴、产生淋巴细胞和浆细胞，参与机体的免疫过程。

当某器官或区域发生病变时，病菌、毒素、寄生虫或癌细胞可沿淋巴管进入相应的局部淋巴结，该淋巴结可清除或拦截这些有害因子，成为阻止病变扩散蔓延的有力屏障，从而发挥对机体的保护作用。

此时，局部淋巴结细胞增生、机能旺盛、体积增大，故局部淋巴结的肿大常反映其淋巴液引流区域内有病变存在。

若局部淋巴结未能消灭或阻截住某些有害因子，则病变可沿淋巴流向继续蔓延。

2 脾

脾（spleen）是重要的淋巴器官，具有造血、滤血、清除衰老血细胞及参与免疫反应等功能（见图1-1）。

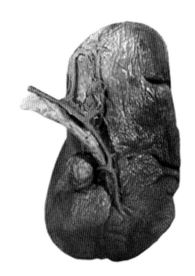

图 1-1 脾脏示意图

脾的被膜较厚，由致密结缔组织组成，富含弹性纤维，散在平滑肌、间皮。

白髓（white pulp）动脉周围淋巴鞘（periarterial lymphatic sheath）由中央动脉周围的弥散淋巴组织组成，含 T 细胞、交错突细胞、巨噬细胞（胸腺依赖区）及小淋巴管。

脾小体（splenic corpuscle）由淋巴小结、B细胞组成。脾边缘区含 T 细胞、B 细胞及巨噬细胞，为捕获、识别抗原和诱发免疫应答的部位；脾边缘窦（marginal sinus）为血液内抗原、淋巴细胞进入淋巴组织的通道。

红髓（red pulp）脾索为含血细胞的淋巴细胞索，乃 B 细胞的聚集区，含树突状细胞、巨噬细胞、T 细胞，是滤血的主要场所。

3 胸腺

3.1 结构

胸腺（thymus）属中枢淋巴器官并兼有内分泌功能，胸腺位于胸骨柄后方，上纵隔前部，贴近心包上方，大血管的前面，有的人胸腺可向上突入颈根部（见图1-2）。

胸腺一般分为不对称的左、右两叶，两者借结缔组织相连，每叶多呈扁条状，质软。

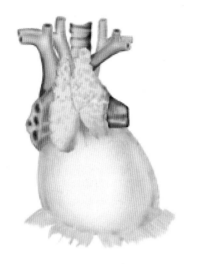

图 1-2 胸腺示意图

胸腺由皮质与髓质组成，皮质中含有多个胸腺细胞（即胸腺内分化发育的各期 T 细胞），其被膜下上皮细胞分泌 β_2-微球蛋白（趋化因子），及吸引淋巴细胞进入胸腺、分泌胸腺素和胸腺生成素；上皮性网状细胞不分泌激素，但在诱导胸腺细胞发育分化及对其进行选择过程中起重要作用。

胸腺髓质中胸腺上皮细胞较多，分泌胸腺素；而胸腺细胞较少，具有免疫应答的能力；其胸腺小体（thymic corpuscle）由胸腺上皮细胞呈同心圆包绕排列而成，外周细胞较幼稚，近中心的细胞较成熟，中心的细胞完全角化，其功能可能与培育 T 细胞相关。

胸腺有明显的年龄变化，新生儿和幼儿的胸腺相对较大，重 10~15g；性成熟后最大，重达 25~40g，此后逐渐萎缩、退化，成人胸腺常被结缔组织所代替。

3.2 功能

胸腺与机体建立完善的免疫功能密切相关。骨髓产生的淋巴干细胞不具有免疫功能，这些细胞经血循环进入胸腺，在胸腺复杂的微环境中，淋巴干细胞被培育、增殖、转化成具有免疫活性的 T 淋巴细胞，然后再经血液转入淋巴结和脾，在这些部位增殖并参与机体的免疫反应。此外，增殖分化的 T 淋巴细胞还在胸腺内被选择和被淘汰。

近年来的研究证实，胸腺除与机体免疫有关外，还具有其他内分泌功能。

第 3 节　淋巴组织

淋巴组织（lymphoid tissue）是指含有大量淋巴细胞及其他免疫细胞的网状组织（以网状细胞、网状纤维为支架）。

1　弥散淋巴组织

1.1　结构

弥散淋巴组织（diffuse lymphoid tissue）无固定的形态，是以网状细胞和网状纤维形成支架，网孔中分布有大量松散的淋巴细胞，与周围的结缔组织无明显分界；其中除含有 T、B 淋巴细胞外，还有浆细胞和巨噬细胞、肥大细胞等。

弥散淋巴组织中有毛细血管后微静脉（postcapillary venule），其特征是内皮为单层立方或矮柱状，故又称高内皮微静脉（high endothelial venule），是淋巴细胞由血液进入淋巴组织的重要通道。

当弥散淋巴组织受抗原刺激时，可出现淋巴小结。

1.2　生理功能

淋巴组织重要的生理特性，主要体现在充满于淋巴组织中的淋巴细胞，虽形态相似，但在超微结构上有所不同，其免疫功能亦不是单一的群体。淋巴组织中的淋巴细胞具有下列重要特性。

（1）特异性（specificity）

淋巴细胞表面有抗原受体，用以识别抗原；不同淋巴细胞的抗原受体是不同的，每一受体只能与相应的抗原相结合。抗原受体类型约有 100 万种，全身的淋巴细胞总和起来即能识别各种抗原。

（2）转化性（transformation）

正常体内大多数淋巴细胞均处于静止状态，只有当某种淋巴细胞受到相应抗原刺激后才被激活。这个过程称为转化性，一般需经过 40 小时，淋巴细胞形态上发生明显变化，由一个直径 5~7μm 的小淋巴细胞转变为一个 20~30μm 的大淋巴细胞；细胞的代谢增强，形态明显变化，核增大，染色质变细，核仁明显，胞体内核糖体增多，胞质染色呈较强的嗜碱性；淋巴细胞转化后，进行分裂增生，其中大部分可形成参与免疫应答的效应细胞，如能破坏靶细胞的 T 效应细胞，或能分泌抗体的浆细胞（B 效应细胞）。这些细胞代谢活跃，能产生免疫效应，但寿命短（约数天或数周）。

（3）记忆性（memory）

淋巴细胞经抗原激活转化后，分裂增殖形成的细胞中，有一部分再度转化为静息状态的淋巴细胞，称为记忆性（T 或 B）淋巴细胞，其寿命长，可达数年或终生存在，它们在遇到相应抗原刺激后，能迅速转化为效应细胞，及进行清除抗原，使机体免于发病。淋巴细胞这些特性保证了淋巴细胞正常形态和生理的动态活动。

2 淋巴小结

淋巴小结（lymphoid nodule）又称淋巴滤泡，是由 B 细胞密集而形成的淋巴组织，边界清楚，呈椭圆形小体。

小结中央染色浅，细胞分裂相多，称生发中心（germinal center）；无生发中心的淋巴小结较小，称初级淋巴小结；有生发中心的淋巴小结称次级淋巴小结。

次级淋巴小结的形成必需 Th 细胞的参与，故新生去胸腺动物或艾滋病患者均不能形成次级淋巴小结。

在抗原刺激下，淋巴小结增大、增多，是体液免疫应答的重要标志，抗原被清除后淋巴小结又逐渐消失。

3 黏膜相关淋巴组织

黏膜相关淋巴组织（mucosal-associated lymphoid tissue，MALT）的概念最早由免疫学家提出，主要指呼吸道、胃肠道及泌尿生殖道黏膜固有膜和上皮细胞下散在的无被膜淋巴组织以及某些带有生发中心的器官化的淋巴组织，如扁桃体、小肠的派氏集合淋巴结、阑尾、甲状腺及泪腺、眼结膜等，是消化道、呼吸道及泌尿生殖道等的集合淋巴组织或其黏膜表面淋巴细胞及辅佐细胞的统称，参与抵御由黏膜表面入侵的病原微生物。

MALT 主要包括 3 部分，一是鼻相关淋巴组织（nasal mucosal-associated lymphoid tissue，N-MALT）包括咽扁桃体、腭扁桃体、舌扁桃体及鼻后部其他淋巴组织，构成呼吸道和消化道入口处的防御机构，称为 Waldeyer 环；二是肠相关淋巴组织（gut mucosal-associated lymphoid tissue，G-MALT）包括阑尾、肠集合淋巴结和大量的弥散淋巴组织；三是支气管相关淋巴组织（bronchial mucosal-associated lymphoid tissue，B-MALT）主要分布于肺叶的支气管上皮下，其结构与派氏集合淋巴结相似，滤泡中淋巴细胞受抗原刺激常增生成生发中心，其中最重要的是胃肠道黏膜相关淋巴组织（G-

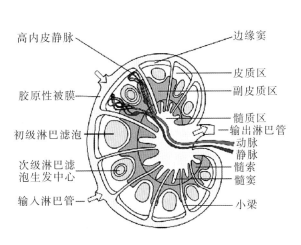

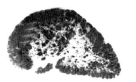

淋巴结切面

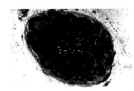

图 1-3 淋巴结的结构

高内皮静脉　　　　　边缘窦

胶原性被膜　　　　　皮质区

　　　　　　　　　　副皮质区

初级淋巴滤泡　　　　髓质区

　　　　　　　　　　输出淋巴管

次级淋巴滤　　　　　动脉
泡生发中心　　　　　静脉
　　　　　　　　　　髓索
输入淋巴管　　　　　髓窦

　　　　　　　　　　小梁

MALT）和呼吸道黏膜相关淋巴组织（B-MALT）。除消化道和呼吸道外，腮腺、甲状腺、乳腺、泪腺、唾液腺以及泌尿生殖道等黏膜亦存在弥散的 MALT。

与淋巴结和脾不同，黏膜相关淋巴组织没有包膜，不构成独立的器官，是通过广泛的直接表面接触和体液因子与外界联系。MALT 依赖一种特殊的机制吸引循环中的淋巴细胞，MALT 中的淋巴细胞亦可输入到淋巴再循环池，某一局部的免疫应答效果可普及到全身的黏膜。MALT 中的 B 细胞多为 IgA 产生细胞，受抗原刺激后直接将 sIgA 分泌到附近的黏膜，发挥局部免疫作用。

第 4 节　淋巴细胞

T 细胞和 B 细胞分别在胸腺和骨髓内进行早期分化，胎儿期即已开始，出生后继续进行。其特点是形成具有各种特异性抗原受体的淋巴细胞，总共有 $10^5 \sim 10^6$ 种；但每个淋巴细胞表面只有一种抗原受体，这是淋巴细胞能识别特异性抗原的物质基础。早期分化形成大量静息期的处女型 T 细胞和 B 细胞，并不断播散到周围淋巴器官和淋巴组织中。

淋巴细胞的个体发育和分化分两个阶段，第一阶段发生在一级淋巴器官（骨髓和胸腺），此阶段从造血干细胞按程序发育成为具有多种抗原特异性的成熟 B 和 T 淋巴细胞，不需外来抗原刺激，称为"抗原不依赖期"；第二阶段为未受抗原刺激的成熟淋巴细胞迁移入周围和二级淋巴器官（淋巴小结、淋巴结和脾脏），在那里受到外来抗原刺激才进一步分化，称为"抗原依赖期"。

淋巴细胞一般分 T 细胞、B 细胞及大颗粒

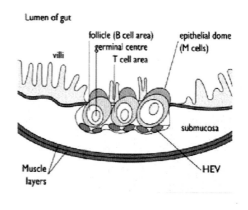

图 1-4　肠道黏膜结合淋巴结

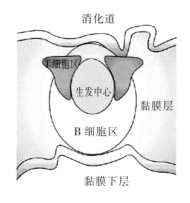

图 1-5　消化道黏膜相关淋巴组织

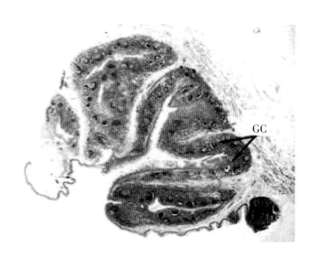

图 1-6　扁桃体黏膜相关淋巴组织

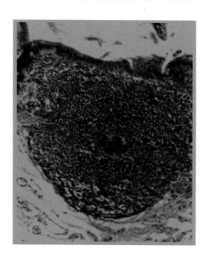

图 1-7　扁桃体黏膜相关淋巴组织

细胞三大类（见图 1-8）。

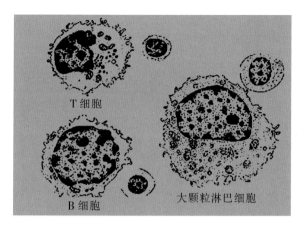

图 1-8　T 细胞、B 细胞及大颗粒淋巴细胞：小细胞示光镜结构，大细胞示超微结构

1　T细胞

胸腺依赖淋巴细胞（thymus dependent lymphocyte）简称 T 细胞，是淋巴细胞中数量最多、功能复杂的一类。

T 细胞分化程序为干细胞→淋巴样干细胞→先胸腺细胞→前胸腺细胞→胸腺细胞→小 T 细胞→T 免疫母细胞→T 记忆细胞，小 T 细胞前为非抗原依赖阶段，其后为抗原依赖阶段。

T 细胞体积较小，胞质很少，一侧胞质内常有数个溶酶体（见图 1-8）。胞质呈非特异性酯酶染色阳性，细胞表面有特异性抗原受体；血液中的 T 细胞占淋巴细胞总数的 60%~75%。

1.1　T细胞的发育与分布

T 细胞来源于骨髓干细胞，在胸腺内发育成熟。在迁移至胸腺的初期，这些胸腺细胞只表达 T 细胞系的早期特征 CD2 和 CD7，不表达 CD4 或 CD8，称为双阴性胸腺细胞。在此期间，TCR 基因开始重排；当重排的结果产生了 α 和 β 链时，TCR 和 CD3 便开始低水平地协同表达于细胞表面；此时 CD4 和 CD8 亦开始表达，且同时出现在细胞膜上，这样的细胞称为双阳性胸腺细胞（见图 1-9）。

因双阳性胸腺细胞已经表达 TCR 和 CD3，故能够识别与自身 MHC 连接的抗原；但此时的 TCR 刺激不是诱导细胞增殖，而是诱导细胞凋亡。由于在此期间能遇到的抗原通常都是自身物质，故死亡的细胞基本上皆是自身反应细胞，这种现象称为阴性选择（negative-selec-

tion）。

另一方面，能识别非自身抗原的双阳性细胞得以继续发育，其 TCR 和 CD3 分子的表达增强，并且丢失 CD4 或 CD8 分子中的一个，分化为只表达 CD4 或 CD8 的单阳性胸腺细胞，即成熟的 T 细胞，这种选择称为阳性选择（positive-selection）。

成熟的 T 细胞离开胸腺进入血循环，分布于外周免疫器官的胸腺依赖区，如淋巴结的副皮质区等，受抗原刺激后参与免疫应答。

T 细胞是淋巴细胞再循环的主要细胞，在血液中占 60%~70%，在淋巴结占 65%~85%，在胸导管中占 90% 以上。当胸腺发育不全时，T 细胞发育受阻，外周血淋巴细胞显著减少，外周淋巴器官的胸腺依赖区萎缩。

1.2　T细胞亚群及其功能

虽然 T 细胞有表达 TCR 和 CD2、CD3、CD7 等共性，但这是一个非均一性的复杂群体，可以分化为表达不同 CD 分子、具有不同免疫活性的亚群（subset），其中较为明确的两个亚群，即辅助性 T 细胞和细胞毒性 T 细胞，T 细胞的这种分化是不可逆的。

1.2.1　辅助性 T 细胞

辅助性 T 细胞（helper T cell，Th 细胞）占 T 细胞的 65% 左右，它的重要标志是表面有 CD4 抗原。

Th 细胞是能够帮助 B 细胞分化成抗体产生细胞和放大细胞免疫应答的一个细胞群，表达 CD4 而不表达 CD8。

Th 活化后释放细胞因子，可调节 T 细胞、B 细胞、单核-巨噬细胞和其他免疫细胞的活性。

Th 表面的 CD4 分子主要是与 MHC II 分子相关，而不是与辅助功能相关。因此，部分 CD4$^+$ 细胞有细胞毒活性，而某些 CD8$^+$ 细胞有辅助作用。

根据产生细胞因子的不同，Th 可被分成 Th1、Th2 和 Th0 三型。Th1 产生 IL-2 和 IFN-γ，可增强细胞免疫应答，促进 B 细胞合成 IgM 和 IgG2，活化巨噬细胞；Th2 产生 IL-4 和 IL-5，增强 IgG1 和 IgE 的合成，增加局部和循环中嗜酸性粒细胞的数量；Th0 产生上述 4 类细胞因子，兼具 Th1 和 Th2 的生物活性。

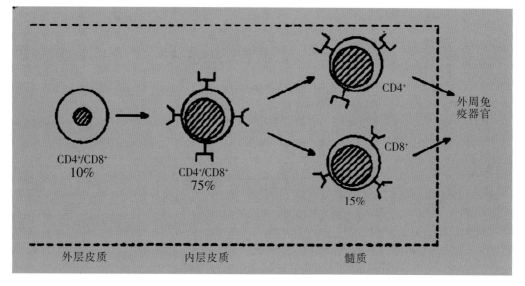

图 1-9 T 细胞在胸腺内的发育过程

免疫应答的控制选择和 Th 类型分化的机制目前尚不清楚，但细胞发育过程中的局部环境可影响细胞的分化，如已经证明 IL-4 可促进 Th2 应答，而 IFN-γ 可抑制 Th2 应答。

1.2.2 抑制性 T 细胞

抑制性 T 细胞（suppressor T cell，Ts 细胞）占 T 细胞的 10% 左右，表面有 CD8 抗原。Ts 细胞常在免疫应答的后期增多，它分泌的抑制因子可减弱或抑制免疫应答。

自 1960 年首次报道某些淋巴细胞有免疫抑制作用以后，30 多年来有大量的文献描述了 Ts 的活性，但至今没有人分离出只有免疫抑制作用的特征性 T 细胞群。故目前认为，所谓抑制性 T 细胞，可能就是 Th1，因 Th1 除能引起细胞免疫应答外，它分泌的 IFN-γ 还可抑制 IgG1 的产生。

1.2.3 细胞毒性 T 细胞

细胞毒性 T 细胞（cytotoxic T cell，Tc 细胞）占 T 细胞的 20%~30%，表面亦有 CD8 抗原。

Tc 细胞能识别结合在 MHC-Ⅰ类抗原上的特异抗原，在特异抗原的刺激下可增殖形成大量效应性 Tc 细胞，能特异性地杀伤靶细胞，是细胞免疫应答的主要成分。

Tc 细胞在杀伤一个细胞后，可转向另一个靶细胞，反复行使这种杀伤功能。因此，Tc 细胞在抗病毒感染、抗肿瘤免疫、移植排斥反应和某些自身免疫病中起重要作用。

1.3 T 细胞的表面标志

在 T 细胞发育的不同阶段，细胞表面可表达不同种类的分子，这些分子与细胞功能有关，且可作为鉴别 T 细胞及其活化状态的表面标志。

1.3.1 T 细胞受体

T 细胞受体（T-cell receptor，TCR）又称 T 细胞抗原受体，可表达于所有成熟 T 细胞表面，是 T 细胞识别外来抗原并与之结合的特异受体。

TCR 由 α、β 两个肽链组成，两个肽链之间由二硫键连接，其结构和功能均类似 IgG 分子的一个 Fab 段。

α 链与 IgG 的轻链相似，由 V、J 和 C 区三个基因片段重组的基因进行编码；β 链类似于 IgG 重链的 V 区和 CH1 区，由 V、D、J 和 C 区四个基因片段重组的基因进行编码（见图 1-11）。

在 T 细胞发育过程中，编码 α 及 β 链的基因经历突变和重排，因此 TCR 具有高度的多态性，以适应千变万化的抗原分子。

与 B 细胞表面的 Ig 分子一样，TCR 能特异性地与抗原结合。与 Ig 分子不同的是，TCR 一般只结合与 MHC 分子连接的抗原，这是由于 TCR 与抗原的结合力较弱，并且常常只有 α 链或 β 链单独表达的缘故。TCR 识别抗原的这种特点构成了 MHC 限制性的基础。

TCR 与抗原结合后不能直接活化 T 细胞，而是依赖与其邻接的 CD3 分子向细胞内部传递活化信息；CD4 和 CD8 分子能够协同和加强这种作用。

另有一小部分成熟 T 细胞的表面 TCR 不是由 α/β 链组成，而是由 γ/δ 链组成。γ/δ 链与 α/β 链有高度同源性，而且 δ 基因正好位于 α 基因的位点上，其意义目前仍然不甚明确。

1.3.2 簇分化抗原

簇分化抗原（cluster of differentiation，CD）是指 T 细胞在分化成熟过程中，不同的发育阶段和不同亚类的淋巴细胞可表达不同的分化抗原，这是区分淋巴细胞的重要标志，目前已经鉴定出 CD 抗原有 70 余种（见表 1-1）。

1.3.3　T 细胞主要的 CD 抗原

（1）CD2

CD2 为分子量约 49kD 的糖蛋白，表达于全部人 T 细胞和 NK 细胞表面；由 3 种抗原性不同的分子（CD2-1，CD2-2，CD2-3）组成。

CD2 是黏附分子之一，在抗原提呈过程中起辅助作用；CD2 分子还可与绵羊红细胞（SRBC）结合，又称绵羊红细胞受体。

CD2-1 及 CD2-2 表达于静止细胞表面，CD2-3 表达于活化的 T 细胞表面。应用抗 CD2-2 及抗 CD2-3 可直接活化静止的 T 细胞，这是成熟 T 细胞活化的旁路途径。

（2）CD3

CD3 为 6 肽复合分子，表达在全部 T 细胞表面，是 T 细胞共同的表面标志。CD3 分子与 TCR 分子紧密连接，但 CD3 分子的肽链伸入胞浆的部分较 TCR 长得多，故 CD3 可将 TCR 与抗原结合所产生的活化信号转导到细胞内部并激活细胞。因此，应用抗 CD3 单克隆抗体亦可直接活化 T 细胞（见图 1-10）。

表 1-1　部分 CD 抗原及其分布和性质

抗原	别名	分布细胞	主要性质和功能
CD2	T1、E 受体	T，NK	结合 CD58、转导信号
CD3	T3、Leu4	T	T 系标志、转导信号
CD4	T4、Leu3a	Th、Mφ 等 EBV 转化的 B	MHC Ⅱ 类分子受体、HIV 受体传递信号，Th 标志
CD5	T1	T、部分 B	结合 CD72、部分 B 标志
CD7	Leu9	T、NK 及前体	传递信号
CD8	T8、Leu2a	Tc	Ⅰ 类分子受体、Tc 标志
CD10	CALLA	B 前体	内肽酶、急性淋巴细胞白血病的标志
CD11a	LFA-1α	T、B、NK、M	整合素，介导细胞黏附
CD16	FcγRⅢ	NK、Mφ、N	低亲和 IgGFc 受体、NK 标志
CD19	B4	B	传递信号
CD21	CR2、B2	B	C3d、CD23 和 EBV 受体
CD22		B	结合 CD45RO，传递信号
CD23	FcεRⅡ	活化 B，Mφ 等	低亲和 IgEFc 受体，CD21 配体
CD25	IL-2Rα	活化 T，B；M	低亲和 IL-2R 、L-C 活化标志
CD28		活化 Th	结合 B7，介导协同刺激信号
CD32	FcγRⅡ	B、Mφ、N、Eo	中亲和 IgGFc 受体，传递信号
CD35	CR1	B、M、N、NK	C3b 受体
CD40		B	结合 CD40，传递 Th 辅助信号
CD45	WBC-Ag	全部 WBC	PTP，传递 TCR 信号
CD54	ICAM-1	活化 L-c	结合 LFA-1 或 CD23
CD56	N-CAM	NK	NK 标志，NK 黏附作用
CD64	FcγRⅠ	M，Mφ	高亲和性 IgGFc 受体

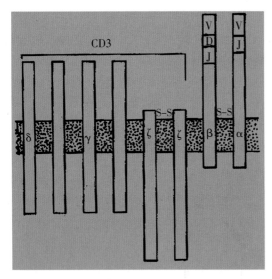

图 1-10 TCR 与 CD3 结构及相关性示意图

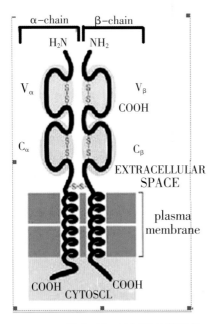

图 1-11 T 细胞抗原受体

（3）CD4 / CD8

CD4、CD8 是相互关联但意义不同的两个分子，是 T 细胞亚群的表面标志。表达 CD4 的主要是辅助性 T（Th）细胞，表达 CD8 的主要是细胞毒性 T（Tc）细胞。

CD4 和 CD8 分子可增强 CD3-TCR 对 MHC 抗原的亲和力，CD4 分子增强对 MHC Ⅱ 类抗原的结合，CD8 分子则增强对 MHC Ⅰ 类抗原的结合。在再次免疫应答中，由于 TCR-CD3 与外来抗原-MHC 复合分子结合的亲和力提高，即使细胞表面的 CD4 或 CD8 分子丢失，亦可发生免疫应答。

（4）CD7

CD7 亦是 T 细胞的共同标志，且较早地出现在细胞表面；还可发现在 NK 细胞和少数其他淋巴样细胞前体上。

1.3.4　其他主要表面标志

（1）组织相容性抗原

T 细胞主要表达 MHC Ⅰ 类抗原，个别活化的 T 细胞可表达 MHC Ⅱ 类抗原。

（2）有丝分裂原受体

有丝分裂原（mitogen）简称丝裂原，可通过相应受体刺激静止期淋巴细胞转化为淋巴母细胞，发生有丝分裂而增殖。丝裂原种类很多，常见的有植物血凝素（phytohemaggl -utinin，PHA）、刀豆素 A（concanavalinA，ConA）等。因此，可利用 PHA 和 ConA 等活化 T 细胞，亦可借此进行淋巴细胞转化试验，判断细胞免疫的功能状态。

（3）病毒受体

淋巴细胞表面还存在病毒受体，如麻疹病毒受体、人类免疫缺陷病毒（HIV）受体等。通过这类受体，病毒可选择性地感染某个 T 细胞亚群，如 HIV 可通过 CD4 感染辅助性 T 细胞引起艾滋病。

另外，T 细胞表面尚有多种白细胞介素受体、绵羊红细胞受体（CD2）、整合素（integrin）受体、转铁蛋白（transferrin）受体等；还有多种黏附分子，如 LFA-1、CD2 等。这些受体均与 T 细胞活化有一定的相关性。

2　B 细胞

2.1　B 细胞分化

B 细胞是在鸟类法氏囊或其同功器官（骨髓）内发育成熟的细胞，故称骨髓依赖淋巴细胞（bone marrow dependent lymphocyte），简称 B 细胞，常较 T 细胞略大，胞质内溶酶体少见，含少量粗面内质网（见图 1-8）。

人和哺乳动物 B 细胞的产生、发育和成熟均在骨髓中完成，这个过程伴随着一系列的胞内基因和表面标志的变化（见图 1-12）。

B 细胞分化程序为干细胞→淋巴样干细胞→前 B 细胞→未成熟 B 细胞→成熟 B 细胞→小核裂细胞→大核裂细胞→小无裂细胞→大无裂细胞→B 免疫母细胞→B 记忆细胞或浆母细

胞→浆细胞，成熟 B 细胞前为非抗原依赖阶段，其后为抗原依赖阶段。B 细胞转化发生于滤泡生发中心，分别为小核裂—大核裂—小无裂—大无裂，出滤泡后为 B 免疫母细胞。

（1）B 祖细胞（pro-B cell）只表达 CD10、CD19 的末端脱氧核苷转移酶（TdT），这个时期的主要变化是重链基因重排；重排的失败率占 50%，不成功的重排导致细胞死亡。成功的重排可导致产生重链 μ，存放于粗面内质网中；重链 μ 可与未重排轻链基因产物代替轻链（surrogate light chains）相结合，所形成的临时复合物能转移到细胞膜上；这种转移产生的信号使重链基因重排停止，表面临时复合物消失，细胞发育进入下一阶段。

（2）B 前体细胞（pre-B cell）在进入成熟期前不再分裂增殖，这时期的主要变化是轻链基因重排。重排的基因产生 κ 或 λ 链，与已有的重链结合形成 4 肽的 IgM 单体，并转移到细胞膜上。这一信号使细胞进入成熟期，永久性地失去 Ig 基因重排的能力。因此，受抗原刺激后增殖的所有子代细胞均产生与 sIg 同样特异性的抗体分子。

（3）幼稚 B 细胞循环于外周血中和分布于初期淋巴滤泡和滤泡套细胞区。

（4）幼稚 B 细胞接触抗原后，发生母细胞转化，幼稚 B 细胞转化而来的母细胞移入初级滤泡中心并充填滤泡树突状细胞网络，形成生发中心。

位于生发中心的母细胞称作为中心母细胞；中心母细胞形态学特征是空泡状核，1~3 个明显位于核周的核仁，胞浆少，呈嗜碱性；中心母细胞不表达 sIg 和 Bcl-2，而表达 Bcl-6 和 CD10（见图 1-13 和图 1-14）。

（5）中心母细胞成熟分化为中心细胞，中心细胞表达 sIg，但与前驱细胞不同。

（6）中心细胞突变后，与抗原亲和力下降而迅速死亡，而与抗原亲和力增加的则与滤泡树突状细胞突起结合，不发生死亡并重新表达 Bcl-2 蛋白。中心细胞不表达 Bcl-6 蛋白。

（7）记忆 B 细胞分布于滤泡边缘区，表达 sIgM，不表达 IgD、全 B 抗原、CD5 和 CD10。

（8）浆细胞主要分布于骨髓，主要分泌 IgG 或 IgA，不表达表面免疫球蛋白和全 B 抗原，但表达 CD79a 和 CD138；成熟 B 细胞还表达其他表面标志。例如 IgD、归巢受体、MHC Ⅱ类分子、CD22、CD23 和 CD40 等。

2.2 B 细胞的亚群和分布

不同克隆的成熟 B 细胞表达不同特异性的抗原受体，自然地体现了它们之间的差别，但很难找到其他的显著标志（如像 T 细胞的 CD4

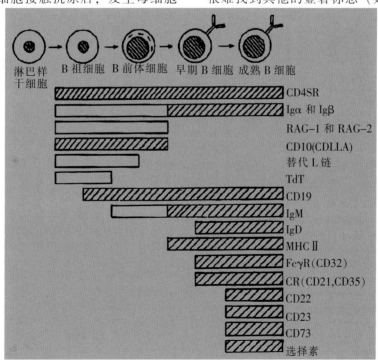

图 1-12　B 细胞发育过程及表面特征

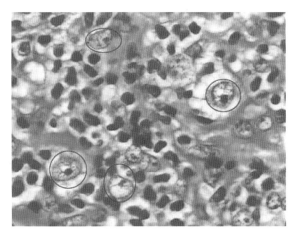

图 1-13　免疫母细胞：细胞核空泡样，单个核仁位于核的一侧。细胞体积大

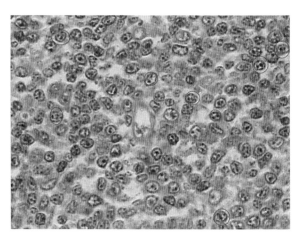

图 1-14　中心母细胞：空泡状核，1~3 个明显位于核周的核仁，胞浆少，呈嗜碱性

和 CD8 那样）将 B 细胞分成几个亚群。

近年来发现一小部分成熟 B 细胞表达 CD5，这些细胞多与自身反应（产生自身抗体）相关；CD5 还发现在几乎所有慢性淋巴性白血病细胞上。

未成熟 B 细胞均在骨髓内，成熟初期仍留在骨髓 2~3 天，待表面标志表达完全后便离开骨髓进入血循环，分布到外周免疫器官的非胸腺依赖区。

B 细胞在血液中占 20%~30%，在胸导管中不超过 10%，在淋巴结中占 15%~35%，在脾脏中数量最多，可达 60%。

B 细胞受抗原刺激后可在外周免疫器官中继续增殖分化为浆细胞，分泌抗体。

2.3　B 细胞的表面标志

2.3.1　表面免疫球蛋白

表面免疫球蛋白（surface immunoglobulin，sIg）是 B 细胞最具特征性的表面标志。成熟 B 细胞膜表面表达 sIgM 和 sIgD，早期 B 细胞只表达 sIgM 分子。

sIg 的肽链结构与 Ig 相同，但 sIgM 是单体分子。一个 B 细胞表面可有上万个 sIg 分子，其特异性与细胞分泌的 Ig 分子相同。

由于细胞在分化过程中基因突变和 Ig 基因重排的结果，一个正常人体内至少有 3×10^6 个可产生不同抗体分子的细胞克隆。

sIg 的功能是使 B 细胞表面的抗原受体与相应抗原特异性结合，并将抗原做内摄处理，这种受体介导的结合是 B 细胞捕获抗原的主要方式。

sIgM 或 sIgD 分子的羧基端插入细胞膜，但只有几个氨基酸的深度；故像 TCR 一样，sIg 自身不能独立地向细胞内转导信号，必须依赖与其紧密相关的其他两种跨膜糖蛋白 Ig-α 和 Ig-β。这两种蛋白以二硫键连在一起，各有一个大的肽段伸入细胞浆，因此可像 T 细胞表面的 CD3 协同 TCR 一样辅助 sIg 向细胞内转导刺激信号。

2.3.2　MHC 和 CD 抗原

成熟的 B 细胞表面表达 MHC Ⅱ 类分子，此使 B 细胞作为抗原递呈细胞，与其免疫活性相关。

B 细胞在分化成熟过程中可表达不同的 CD 分子，其中某些可作为 B 细胞的标志，某些还与细胞功能相关。

CD10 只出现在 B 前体细胞，CD19 从原始至成熟的 B 细胞上均存在，而 CD22 只在成熟 B 细胞表达；CD21 和 CD35 是补体受体；CD23 和 CD32 则是 Ig 的 Fc 受体；CD40 可与 Th 细胞上的配体相结合，从而接受 Th 辅助作用。

2.3.3　Fc 受体

B 细胞表面有 IgG 的 Fc 受体（CD32），与 B 细胞活性有关。Fc 受体还可与抗体包被的红细胞相结合形成 EAC 玫瑰花环，是鉴别 B 细胞的传统方法之一。

2.3.4　补体受体

CR 表达于成熟 B 细胞的表面，CR1 可与 C3b 和 C4b 结合，促进 B 细胞活化或抑制补体活化；CR2 受体（CD21）可与 C3d 结合，同时也是 EB 病毒的受体。

2.3.5 丝裂受体

B 细胞的致有丝分裂原主要是脂多糖 (LPS)，受丝裂原活化后 B 细胞亦可分化增殖。

另外，B 细胞表面还有多种细胞因子（如 IL-1、IL-2、IL-4 和 IFNγ 等）的受体，与不同细胞因子的结合可使 B 细胞产生相应的生物活性。

3 大颗粒淋巴细胞

大颗粒淋巴细胞（large granular lymphocyte，LGL）常较 T、B 细胞大，直径约 11μm，胞质较丰富，含许多散在的溶酶体。

血液中 LGL 约占淋巴细胞的 10%，在脾内和腹膜渗出液中较多，淋巴结和骨髓内较少，胸腺内无。

LGL 的来源未明，寿命约数周，细胞表面无特异性抗原受体，膜标志主要是 GM1（单核巨噬细胞的标志）和 CD8（Tc 细胞的标志），并常有 Fc 受体。LGL 可分为杀伤细胞、自然杀伤细胞两种。

3.1 杀伤细胞

杀伤细胞（killer cell，K 细胞），在靶细胞与抗体结合后，K 细胞可借 Fc 受体与抗体的 Fc 端结合进而杀伤靶细胞。

3.2 自然杀伤细胞

自然杀伤细胞（nature killer cell，NK 细胞），可非特异性杀伤肿瘤细胞和病毒感染细胞的淋巴样细胞。它不需要抗体的存在，亦不需抗原的刺激。

3.2.1 一般特征

NK 细胞形体较大，含有胞浆颗粒，在形态上独具特色。NK 细胞表面没有 TCR 和 CD3 等 T 细胞标志，亦没有 sIg 和 CD40 等 B 细胞标志，因此曾被称为无标志细胞或裸细胞（null cell）。

NK 细胞表达 CD56，可作为细胞的系统标志；与单核–巨噬细胞一样表达 CD16 等分子，与其杀伤功能相关。

NK 细胞亦来源于骨髓前体细胞，其发育地点和分化过程尚不明确；但其发育环境和分化显然不同于 T 细胞和 B 细胞，因为 T 和 B 细胞联合免疫缺陷时 NK 细胞可正常；而 T 和 B 细胞正常时可有 NK 细胞缺陷。

NK 细胞的数量较少，在外周血中约占淋巴细胞总数的 15%，在脾中占 3%~4%，亦可发现在肺、肝和肠黏膜；但在胸腺、淋巴结和胸导管中罕见。

3.2.2 NK 细胞的活性和功能

（1）自然杀伤活性

NK 细胞的主要活性是杀伤肿瘤细胞和病毒感染细胞，与 Tc 细胞不同，这种杀伤不需要 TCR 识别靶细胞上的抗原，亦不需要识别靶细胞上的 MHC 分子。因此，可在靶细胞暴露的早期行使杀伤功能，不需要事先的抗原致敏，故称为自然杀伤。

自然杀伤的识别机制尚不清楚，一种重要的观点是 NK 细胞表面可表达两型受体，一为刺激型，可传递信号使细胞释放 IFNγ 和 THFα 等细胞因子，从而杀伤细胞；另一为相反作用的抑制型。

当 NK 细胞只表达刺激型受体时才有杀伤作用。现已知抑制型受体是一种称为 Ly-49 的膜表面分子，它的配体是 MHC I 类分子；当细胞表达 I 类分子旺盛时，NK 细胞便失去自然杀伤的能力。

（2）细胞因子活化的杀伤作用

NK 细胞的杀伤活性可通过某些细胞因子（如 IL-2）的诱导而显著增强，这样的细胞称为淋巴因子活化的杀伤细胞（lymphokine-activated killer，LAK）。

外周血单个核细胞在含 IL-2 的培养基中孵育便可得到 LAK 细胞，NK 细胞是其主要成分。

（3）抗体依赖的杀伤作用

NK 细胞表面有 IgG 的 Fc 受体（CD16），因此亦可通过抗体的媒介活化 NK 细胞，杀伤抗体包被的靶细胞，这种特殊的活性称为抗体依赖性细胞介导的细胞毒作用（antibody-dependent cell-mediated cytotoxicity，ADCC）。在这种情况下，对靶细胞的识别选择取决于特异性抗体。

附：T 细胞、B 细胞与 NK 细胞的性状比较（见表 1-2）。

第 5 节　淋巴细胞免疫应答

T 细胞和 B 细胞在免疫应答（immune

淋巴肿瘤学 *xiandailinbazhongliuxue*

表 1-2　T 细胞、B 细胞与 NK 细胞的性状比较

性状	T 细胞	B 细胞	NK 细胞
分化成熟部位	胸腺	骨髓	
表面标志			
表面膜 I g	−	+	−
TCR	+	−	−
HLA II 类抗原	极少数	+	
CD2	+	−	+
CD3	+		
CD19，CD20	−	+	
CD16，CD56	−	−	+
CR	−	+	部分
FCγR	−	+	+
细胞分布（%）			
外周血	60~70	20~30	10~15
骨髓	<5	>95	极少
胸导管	90	10	少见
脾	30~50	50~60	少见
淋巴结	65~85	15~35	少见

response）过程中需经历 3 个阶段，即感应阶段、增殖分化阶段和效应阶段（见图 1-15 和图 1-16）。

1　感应阶段

感应阶段即识别抗原的过程，常需数种细胞的协作才能完成。抗原要经过抗原提呈细胞的处理，如巨细胞内吞抗原（细菌等）形成内吞泡，后者与溶酶体融合使抗原初步分解但仍保留其抗原性，继而与 MHC-II 类分子结合并表达于细胞表面，供淋巴细胞识别（见图 1-17）。同时，巨噬细胞分泌 IL-1 激活 Th 细胞，

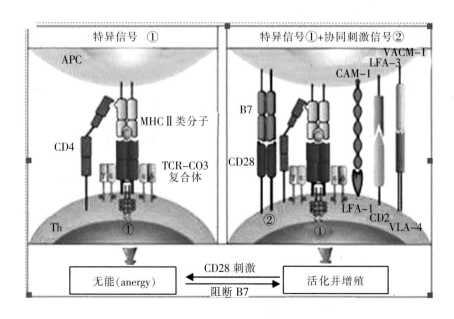

图 1-15　T 细胞活化相关信号分子

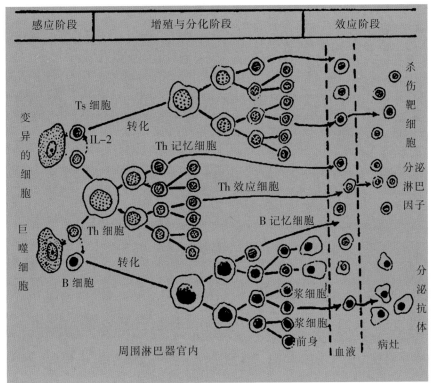

图 1-16　免疫应答的 3 个阶段示意图

Th 细胞分泌 IL-2、IL-4 等再激活 B 细胞，Th 细胞和 B 细胞即发生转化（transformation）。

　　Tc 细胞识别抗原的机制与上述有所不同，它只能识别与 MHC-Ⅰ类分子结合的抗原，并在 Th 细胞分泌的 IL-2 的刺激下发生转化。

　　淋巴细胞转化是指由静息期的小淋巴细胞转变成代谢活跃并能进行增殖的大淋巴细胞的过程，此时细胞核增大，染色质变细，核仁明显，胞质增多，胞质内游离核糖体增多而嗜碱性增强，细胞增大至 15~20μm，形似幼稚的母细胞，故又称母细胞化（blastoformation）或返幼（rejuvenation）（见图 1-18）。

2　增殖分化阶段

　　Th 细胞在此阶段起重要的调节作用，其分泌的 IL-2 可刺激自身（Th）和 Tc 细胞发生一系列的分裂和分化，分泌的 IL-4 和干扰素则可刺激 B 细胞发生一系列的分裂和分化。

　　细胞增殖中，其抗原受体的特异性不变，故称为单株增殖，结果产生两类细胞。

　　（1）效应细胞（effector cell），是失去分裂能力的终末细胞（end cell），大量效应细胞可增强机体快速清除抗原的能力。

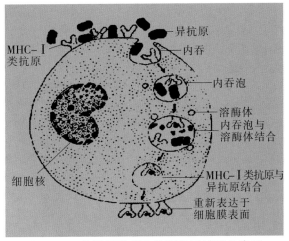

图 1-17　抗原呈递细胞处理抗原过程示意图

　　（2）记忆细胞（memory cell），是经过一段分化后再次转入静息期的小淋巴细胞，寿命长，当再次遇到该抗原时能迅速转化增殖形成大量效应细胞，使其长期保持对该抗原的免疫力。

3　效应阶段

　　效应细胞经血流迁移至病灶附近清除抗原（病原体），在疾病转愈期效应细胞增多。B 细胞的效应细胞是浆细胞，寿命约 1 周，能大量分泌抗体，抗体经血流循环全身，其半衰期为

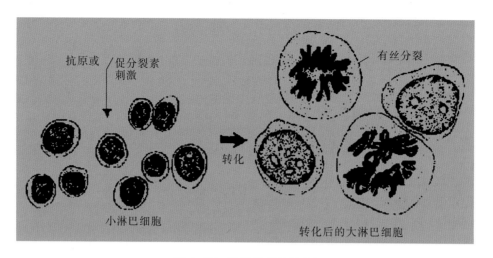

图 1-18 淋巴细胞的转化

10~20 天。

抗体能中和抗原的毒性，促使靶细胞溶解，抗原与抗体结合后还易被吞噬细胞吞噬，Th 效应细胞是分泌淋巴因子的主要细胞。如巨噬细胞游走抑制因子等聚集巨噬细胞和激活其吞噬与杀菌能力，淋巴毒素能杀伤靶细胞，γ-干扰素可抑制病毒复制及激活 NK 细胞杀伤靶细胞等。

Tc 效应细胞进入病灶与靶细胞抗原结合后，释放穿孔蛋白（perferin），它能嵌入靶细胞膜，在膜上形成中央有孔的聚合体，使细胞外液进入靶细胞而使其膨胀破裂，而 Tc 效应细胞不受损伤，且能再次杀伤靶细胞，但寿命仅数天。

（董济民）

第 **2** 章

淋巴瘤研究现状

第1节 概论

淋巴瘤是最早发现的血液系统肿瘤。1832年，Thomas Hodgkin（托马斯·霍奇金）报道一种淋巴结肿大和脾大的疾病，首先描述了霍奇金淋巴瘤，迄今已近200年的历史；1846年，Virchow从白血病中区分出一种称为淋巴瘤或淋巴肉瘤（lymphosarooma）的疾病；1865年，Wilks和Hodgkin命名为"霍奇金淋巴瘤"；1893年，Dreschfeld和Kundrat两人分别明确地区分Hodgkin病和非Hodgkin淋巴瘤；1898年，发现了Reed-Sternberg（RS）细胞，明确了HL的病理组织学特点。

在20世纪50年代至20世纪80年代的30余年中，世界各国、各地区应用着不同的淋巴瘤分类，欧洲以修订的Kiel分类为主导，北美则主要应用国际工作分类。1987年，T细胞淋巴瘤的分类首先被提出。

1994年，国际淋巴瘤研究小组提出了修正的欧美淋巴瘤分类（Revised European American Lymphoma Classification，REAL），简称REAL分类。至此，其他分类系统的提出者皆同意使用这一新的分类，结束了几十年来淋巴瘤分类的争论，达成了真正意义上的世界范围的统一。

2008年版（第4版）WHO淋巴瘤分类于2008年9月20日问世，该分类在书名上直接标明了《WHO造血和淋巴组织肿瘤分类》（WHO classification of tumours haematopoietic and lymphoid tissues）。该分类更加强调了肿瘤的预后因素，从临床表现、组织学改变、免疫表型、增殖指数、发病年龄、发病部位、鉴别诊断、遗传学改变等多方面进行描述。

淋巴瘤在人类恶性肿瘤的发病率排位尽管靠后，在第9~11位之间；但近10年来，其发病率逐年升高。其原因一方面与淋巴瘤的诊断水平提高有关，另一方面与免疫性疾病增多，接受器官移植和应用免疫抑制剂的患者增多，以及一些致病微生物，如HIV、EBV、HTLV、HHV-6/8、HCV等病毒感染增多有关。

近半个多世纪以来，人们在淋巴瘤分类、病理诊断、免疫组化及遗传学研究等方面取得了重大进展与突破。

因淋巴瘤相对于其他恶性肿瘤，对现有的化疗、放疗较为敏感，近期疗效较好，故在诊断治疗方面逐渐形成了一些相对成熟的"规范"或"常规"，明显改善了患者的预后。

第2节 病因研究

尽管人们对淋巴瘤的研究已有将近200年的历史，但其病因仍未彻底阐明。流行病学调查资料显示，可能与环境、饮食、免疫状态和感染等因素相关。

非霍奇金淋巴瘤的病因可能涉及病毒、细菌、放射线、某些化学物质以及除莠剂等多种因素。

已知EB病毒与高发区Burkitt's淋巴瘤和结外NK/T细胞淋巴瘤鼻型有关，成人T细胞淋巴瘤/白血病与人类亲T细胞病毒I型（HTLV1）感染密切相关，胃黏膜相关淋巴组织淋巴瘤是由幽门螺旋杆菌感染的反应性病变起始而引起的恶性变。

某些先天性免疫缺陷病，如毛细血管扩张性共济失调、Wiscott-Aldreich综合征、Chediak-Hig综合征等亦常并发淋巴瘤。

其他长期应用免疫抑制药治疗的所谓"免疫炎性（immunoinflammatory）"疾病，如系统性红斑狼疮、类风湿关节炎、Sjgren综合征（舍格伦综合征）、免疫性溶血性贫血等亦可并发淋巴瘤。

另外，早为人们所知的长期服用某些药物（如苯妥英钠、去氧麻黄素等）亦可能诱发淋巴瘤。

1 微生物感染

微生物感染与淋巴瘤的关系是近年来研究、关注的焦点，并取得了一些研究成果。如研究发现，EBV感染与霍奇金淋巴瘤、Burkitt's淋巴瘤、NK/T细胞淋巴瘤以及某些血管免疫母细胞淋巴瘤和肠道T细胞淋巴瘤等的发病有关。

人类T细胞淋巴瘤病毒（HTLV）于1976年由Takatsuki等人首次分离，是一种很特殊的逆转录病毒，与成人T细胞性淋巴瘤/白血病密切相关。

人类免疫缺陷病毒（HIV）感染后最常见

的与 AIDS 相关的肿瘤是淋巴瘤。研究显示，HIV 病毒感染人群其 HL 发病风险增加 15 倍。预防和治疗病毒感染，可能有助于控制或降低相关性淋巴瘤的发生。

近年来国外研究表明，乙型肝炎病毒不仅是一种亲肝细胞病毒，还具有亲淋巴细胞的特点，可能会引起非霍奇金淋巴瘤。

研究发现，肝炎病毒 C 感染可增加 B 细胞 NHL 发病风险，尤其是免疫细胞瘤和生长在肝脏和大涎腺的淋巴瘤。许多研究报道，HCV 是引起 B 淋巴细胞增生性疾病（LPD）的病原体。日本一研究亦提示 B 细胞 NHL 患者的 HCV 感染率明显高于非 B 细胞 NHL，且 HCV 阳性的 B 细胞 NHL 患者，肝脏受累以及肝源性死亡较常见；且有若干病例报道，在慢性肝炎 C 病毒感染过程中可发生脾淋巴瘤。

现已证实，幽门螺杆菌（Hp）感染与胃 MALT 淋巴瘤密切相关，某些早期阶段的胃 MALT 淋巴瘤予以单纯抗 Hp 治疗即能达到临床治愈，而无需化疗、放疗、手术等其他抗肿瘤治疗。这明显提示 Hp 感染是诱发胃 MALT 淋巴瘤的主要因素。

感染鸟类鹦鹉热衣原体，可发生眼部及其附件淋巴瘤（OAL），此类患者经抗生素治疗后衣原体消失，可使淋巴瘤完全缓解。

2 环境因素

环境因素主要是暴露于放射线下的人群。比较肯定的是原子弹受害者曾接受 1Gy 以上辐射的广岛居民及曾因脊柱炎进行照射治疗的患者，淋巴瘤的发生率均高于正常人群 2 倍。临床上曾接受放射及化学治疗的 HL 患者发生第 2 个原发癌的明显增多，特别是大细胞淋巴瘤且常侵犯消化道。

3 职业因素

接触苯和其他有机溶剂、染发剂、除草剂和杀虫剂可能对淋巴瘤发病起一定作用。在有关 NHL 的研究中，接触化学试剂的工作者，如化学家、干洗工人、印刷工人、木工、美容师等暴露于苯氧乙酸（phenoxyacetic acid）、氯仿和溶剂，尤其是苯，其 NHL 发病风险明显增高。

在有关 NHL 的研究中，有机氯的暴露被认为是 NHL 的高危因素，广泛接触有机氯的职业人员，如林业工人，发生 NHL 的概率增加。一些研究报道，白人男性从事木材加工或木材相关工业会增加 HL 风险。

中国石油工人大宗队列研究显示，有长期职业性苯暴露的工人 NHL 的患病风险明显增高。

4 免疫功能缺陷

宿主的免疫功能决定对淋巴瘤的易感性。近年来发现，遗传性或获得性免疫缺陷伴发淋巴瘤者较正常人为多；器官移植后长期应用免疫抑制剂而发生恶性肿瘤者，其中 1/3 为淋巴瘤，干燥综合征中淋巴瘤发病数较一般人高。

在免疫缺陷下，反复感染、异体器官移植以及淋巴细胞对宿主的抗原刺激等均可引起淋巴组织的增殖反应，由于 T 抑制细胞缺失或功能障碍，机体缺少自动调节的反馈控制，淋巴组织无限增殖，最终导致淋巴瘤的发生。

第 3 节　分类与病理研究

虽然当今已明确将淋巴瘤分为霍奇金淋巴瘤（HL）与非霍奇金淋巴瘤（NHL）2 大类，并为全世界学者所接受，但其分类却经历了一个十分漫长而又富有争议的艰难过程。

回顾淋巴瘤分类发展的历史，可以毫不夸张地讲，与其他肿瘤分类相比，是变化最快和更新最多的肿瘤。在每一个历史阶段，淋巴瘤分类皆反映了当时人们对淋巴瘤的临床、病理和基础研究的最新认识和实践。

半个多世纪以来，淋巴瘤的命名及分类较为混乱、复杂，且不断演变，给诊断、治疗和交流合作造成了困难。

但近 10 年来，淋巴瘤的分类更加科学、合理，且日益完善，其对临床诊断、治疗、预后判断更具有指导意义。

霍奇金淋巴瘤的分类较为固定与简单，而非霍奇金淋巴瘤分类最为复杂。

至目前为止，2008 年 WHO 淋巴瘤分类是最为详尽的。根据该分类，NHL 仍然分为 B 细胞性、T 细胞性和 NK 细胞性 3 大类。

1 弥漫性大B细胞淋巴瘤

弥漫性大 B 细胞淋巴瘤（diffuse large B cell lymphoma，DLBCL）是最常见的 NHL，约占所有成人 NHL 的 30%~40%，我国的发病率更高一些。

DLBCL 在形态学、生物学行为和临床上具有显著异质性，2008 年 WHO 分类将其进一步分成非特指性（NOS）、特殊亚型和独立疾病 3 类。首次提出弥漫性大 B 细胞淋巴瘤非特殊型，更新了弥漫性大 B 细胞淋巴瘤亚型，新确立 8 种独立的大 B 细胞淋巴瘤，以及新增两种交界性 B 细胞淋巴瘤。

典型免疫标记为肿瘤细胞 CD45 阳性、全 B 细胞标记物（CD19、CD20、CD22）阳性、CD79a 阳性、细胞膜和 / 或细胞浆免疫球蛋白（IgM>IgG>IgA）阳性、免疫球蛋白轻链限制性表达（κ– / λ+或 κ+ / λ–）。

1.1 弥漫性大B细胞淋巴瘤–非特殊型

弥漫性大 B 细胞淋巴瘤–非特殊型（DLBCL–NOS）是一组不能归入特殊亚型或独立疾病的 DLBCL，绝大多数 DLBCL 属于这一组；来源于 DLBCL 或惰性淋巴瘤，如滤泡淋巴瘤和慢性淋巴细胞白血病转化而来。

根据瘤细胞形态学，可分为中心母细胞（CB）、免疫母细胞（IB）、间变性 3 种常见变型和一些少见变型（黏液样间质、原纤维性基质、假菊形团形成、梭形细胞或印戒细胞等）。

研究发现，50%以上的弥漫性大 B 细胞淋巴瘤可出现包括 PIMI、myc、RhoH / TTF（ARHH）和 Pax5 等多个遗传位点的异常体细胞高频突变，约 20%c-myc 基因断裂病例同时存在 IGH–Bcl–2 易位和 / 或 Bcl–6 基因断裂，此类病例往往增殖指数高（>90%）。

依据基因表达谱（GEP）分析，可将 DLBCL 分为生发中心 B 细胞（GCB）样和活化 B 细胞（ABC）样两个分子亚群。其中 GCB 样占 45%~50%，但在我国，GCB 样 DLBCL 仅占 20%~30%病例。

许多研究显示，GCB 样亚群的预后较 ABC 样亚型好，而形态学的各种变型不能可靠地预测分子亚群。

由于目前尚不能普遍开展 GEP 分型，故 WHO 分类推荐依据免疫表型将 DLBCL 分为两个亚型：

GCB 样 DLBCL：CD10+、Bcl–6+/–、MUM1+/–或 CD10–、Bcl–6+、MUM1+/–；非 GCB 样 DLBCL：CD10–、Bcl–6+/–、MUM1+或 CD10–、Bcl–6–、MUM1+/–。

30% 细胞表达 CD10 或 CD10–、Bcl–6+ 和 IRF4 / MUM1– 的病例为 GCB 型，其他病例都是非 GCB 型。

GCB–DLBCL 和 ABC–DLBCL 这两个被确立的亚组与不同的染色体异常有关。ABC–亚组通常在 3q、18q21–q22 出现基因插入以及在 6q21–q22 出现基因丢失，而 GCB–亚组则常在 12q12 出现基因丢失。许多 GCB 样病例存在 Bcl–2 基因重排。

WHO 分类还列出了 CD5+DLBCL 免疫亚群，但一般不表达 CD23、cyclin D1，而与 B 小淋巴细胞淋巴瘤、套细胞淋巴瘤等有所区别。该亚群约占所有 DLBCL 病例的 10%，大多数为非 GCB 样亚群的原发性 DLBCL，预后较差。

1.2 弥漫性大B细胞淋巴瘤亚型

2008 年版分类中包括了纵隔（胸腺）大 B 细胞淋巴瘤、血管内大 B 细胞淋巴瘤、原发性渗出性淋巴瘤、富于 T 细胞 / 组织细胞淋巴瘤、中枢神经系统 DLBCL、原发皮肤 DLBCL–腿型、老年 EBV 阳性 DLBCL 等亚型。

1.2.1 T 细胞 / 组织细胞丰富的大 B 细胞淋巴瘤

T 细胞 / 组织细胞丰富的大 B 细胞淋巴瘤（T–cell / histiocyte–rich large B–cell lymphoma，THR–LBC），定义为少量非典型大 B 细胞散在分布于丰富的 T 细胞和组织细胞背景中。

THR–LBC 约占所有 DLBCL 的 10% 以下，好发于中年男性，主要累及淋巴结，64%患者处于 Ⅲ–Ⅳ 期，常抵抗现有化疗方案。

瘤细胞总是分散在大量反应 T 淋巴细胞（CD3+、CD45RO+）和数量不等组织细胞（CD68+）中，当瘤细胞聚集成片，超过细胞成分 10%或 EBV+时，不应诊断为 THR–LBC。

需注意，弥漫性大 B 细胞淋巴瘤变异型皆可混有多量 T 细胞和 / 或组织细胞，如未达到

表 2-1　弥漫性大 B 细胞淋巴瘤 2001 年与 2008 年 WHO 分类对比

2001 年 WHO 淋巴瘤分类	2008 年 WHO 淋巴瘤分类
弥漫性大 B 细胞淋巴瘤（DLBCL）	弥漫性大 B 细胞淋巴瘤，非特殊型（NOS）
变异型	常见变异型
中心母细胞 DLBCL	中心母细胞性
免疫母细胞 DLBCL	免疫母细胞性
T 细胞/组织细胞丰富淋巴瘤	间变性
间变性大细胞淋巴瘤	少见变异型
浆母细胞 DLBCL	分子生物学亚组
亚型	生发中心 B 细胞样（GCB）
纵隔（胸腺）大 B 细胞淋巴瘤	活化 B 细胞样（ABC）
血管内大 B 细胞淋巴瘤	免疫组化亚组
原发性渗出性淋巴瘤	CD5$^+$ DLBCL
	生发中心 B 细胞样（GCB）
	非生发中心 B 细胞样（non-GCB）
	亚型
	T 细胞/组织细胞丰富的淋巴瘤
	原发中枢神经系统 DLBCL
	原发皮肤 DLBCL-腿型
	老年 EBV 阳性 DLBCL
	其他大 B 细胞淋巴瘤
	原发纵隔（胸腺）大 B 细胞淋巴瘤
	血管内大 B 细胞淋巴瘤
	慢性炎症相关性 DLBCL
	淋巴瘤样肉芽肿
	ALK 阳性大 B 细胞淋巴瘤
	浆母细胞性淋巴瘤
	起源于 HHV8 相关多中心性 Castleman 病的大 B 细胞淋巴瘤
	原发渗出性淋巴瘤
	交界性（灰区）淋巴瘤
	不能分类的 B 细胞淋巴瘤，介于 DLBCL 和伯基特淋巴瘤之间
	不能分类的 B 细胞淋巴瘤，介于 DLBCL 和经典型霍奇金淋巴瘤间

其全部诊断标准则不能归入这一亚型。

若在淋巴瘤中见到 B 细胞大小、形态学和分布（簇状或片状中等至大 B 细胞）的发展谱系，则要考虑归入弥漫性大 B 细胞淋巴瘤-非特殊型。

THR-LBC 中非典型大细胞表达全 B 标记和 Bcl-6、CD15 阴性，Bcl-2、EMA、CD30、CD138 均可阳性；缺少残存的 IgD 阳性套细胞和 FDC 网有助于鉴别 THR-LBC 和结节性淋巴细胞为主型霍奇金淋巴瘤（NLP-HL）。采用比较基因组杂交技术分析微切割肿瘤细胞发现，NLP-HL 较 THR-LBCL 更具不稳定性，常见 4q 和 19p 异常。

有一类侵袭性 B 细胞淋巴瘤富于反应性 T 细胞，瘤细胞类似 Hodgkin 样细胞，散在分布，EBV 阳性，应归入 EBV 阳性 DLBCL。

THR-LBC 是一类临床异质性的侵袭性淋巴瘤，但伴组织细胞的病例被认为是一类更具侵袭性的同质性淋巴瘤，现有治疗方案常常无效。

1.2.2 原发中枢神经系统大 B 细胞淋巴瘤

原发中枢神经系统 DLBCL (primary DLBCL of the CNS) 细胞起源于活化（生发中心晚期）B 细胞，包括除硬脑膜淋巴瘤、血管内大 B 细胞淋巴瘤、伴系统性疾病的淋巴瘤或继发性淋巴瘤以及与免疫缺陷相关淋巴瘤之外的所有脑内或眼内淋巴瘤。

原发中枢神经系统 DLBCL 占非霍奇金淋巴瘤的 1%、脑肿瘤的 2%~3%；发病中位年龄约为 60 岁，男性高发；免疫正常的患者一般无 EBV 感染。

该亚型的特殊定位可能与细胞因子或趋化因子及趋化因子受体表达或丢失有关，肿瘤细胞和内皮细胞通过激活 IL-4 交互作用，从而创造肿瘤生长的适宜微环境。

中枢神经系统 DLBCL 常进入免疫屏障器官（脑、眼和睾丸），表现为限局性归巢现象。约 60% 中枢神经系统 DLBCL 发生在幕上，20%~40% 为多发病灶，MRI 显示病灶为均一性的，中央有坏死；软脑膜受累占 5%，约 20% 的患者发展为眼内损害，80%~90% 眼内 DLBCL 发展为对侧肿瘤和中枢神经系统实质损害，神经系统外的播散包括骨髓播散很少见。

多数实质内淋巴瘤表现为弥漫生长模式，瘤细胞存在于血管间隙。瘤细胞类似中心母细胞，但收缩假象可能妨碍核大小的准确评估。瘤细胞中可能夹杂着反应性小淋巴细胞、巨噬细胞、活化的小胶质细胞和反应性星形细胞；可能出现大片坏死或泡沫样组织细胞，尤其是大剂量使用类固醇治疗的患者，这可能导致所谓的"肿瘤消退"现象。

中枢神经系统 DLBCL，所有肿瘤 B 细胞标记 CD20、CD22 或 CD79a 阳性，CD10 有 10%~20% 阳性，Bcl-6 有 60%~80% 阳性，IRF4 / MUM1 约 90% 强阳性，与 t（14；18）（q32；q21）无关的 Bcl-2 表达常见。提示大多数起自非 GCB 细胞，预后差。

30%~40% 的中枢神经系统 DLBCL 具有 Bcl-6 易位，但是 t（14；18）（q32；q21）和 t（8；14）（q24；q32）少见。

传统比较基因组杂交技术发现不了的 6p21.3（HLA 区）小片段丢失可能与经典型 HLA Ⅱ 和 Ⅰ 表达丢失有关。包含甲氨蝶呤的新化疗方案可显著改善预后，大部分病例仍于中枢神经系统复发，全身散在性复发可累及任一器官，但睾丸和乳腺相对常见。

1.2.3 原发皮肤 DLBCL-腿型

原发皮肤 DLBCL-腿型（primary cutaneous DLBCL-leg type，PCLBCL- leg）细胞起源于生发中心后外周 B 细胞，由一致的转化大 B 细胞构成，多数发生于小腿，10%~15% 的病例发生于其他部位，占原发皮肤淋巴瘤的 4%，占原发皮肤 B 细胞淋巴瘤的 20%。好发于中老年人，尤其是女性。

临床表现为一侧或双侧小腿皮肤红色或蓝红色肿块，常播散至皮肤以外的部位。

组织学表现为形态一致的中心母细胞（CB）和免疫母细胞（IB）融合成片，弥漫浸润，常侵入皮下组织。核分裂易见，缺少小 B 细胞，反应性 T 细胞较少，并常在血管周围。

瘤细胞为 ABC 样 DLBCL。瘤细胞表达 CD20 和 CD79a，与原发皮肤滤泡中心淋巴瘤（PCFCL）比较，PCLBCL-腿型往往强表达 Bcl-2、IRF4 / MUN1 和 FOX-P1；约 10% 的病例既不表达 Bcl-2，亦不表达 IRF4 / MUN1；多数病例表达 Bcl-6 而不表达 CD10。

PCLBCL-腿型与其他部位的 DLBCL 有类似的遗传学表型，但与 PCFCL 显著不同。PCLBCL-腿型中 B 细胞基因表型与活化的 B 细胞样 DLBCL 一样。

PCLBCL-腿型淋巴瘤，预后较差，5 年生存率为 50%，多处皮损是一个显著不利的危险因素，Bcl-2 阴性病例预后类似；染色体缺失或启动子高甲基化导致的 CDKN2A 灭活被认为是不良预后因素。

1.2.4 老年 EBV 阳性 DLBCL

老年 EBV 阳性 DLBCL（EBV positive DLBCL of the elderly）细胞起源于 EBV 转化的成熟 B 淋巴细胞，是一种 EBV 阳性的克隆性大 B 细胞淋巴增殖性疾病，常见于无免疫缺陷或先前未患过淋巴瘤的 50 岁以上人群，仅少数病例发生于年轻人。诊断时需除外其他 EBV 相关疾病和淋巴瘤。

亚洲国家老年 EBV 阳性 DLBCL 占 DLBCL 的 8%~10%，西方国家仅有极少数。DLBCL 中 EBV 阳性率随年龄增长而增大，大于 90 岁者达 20%~25%，可能与免疫功能下降或沉默有关。患者中位年龄为 71 岁，无性别差异。

70% 患者出现结外疾病（多为皮肤、肺、扁桃体和胃）同时伴或不伴淋巴结受累，30% 的患者仅累及淋巴结。

淋巴瘤样肉芽肿、传染性单核细胞增多症或其他明确疾病（如浆母细胞性淋巴瘤、原发渗出性淋巴瘤和慢性炎症相关 DLBCL）等这类 EBV 阳性病例都不在此亚型之列。

与传染性单核细胞增多症不同，受累组织结构消失。

此类病例根据形态学被分为多形性和大细胞淋巴瘤两型（无临床意义），两者均可出现转化的大细胞/淋巴母细胞、Hodgkin 和 R-S 样巨细胞。

多形性亚型可见 B 细胞成熟谱系和多量反应性细胞，如小淋巴细胞、浆细胞、组织细胞和上皮样细胞。大细胞亚型多为转化细胞。两型均出现地图样坏死及组织学变异性，说明两型谱系有延续性。

瘤细胞常表达 CD20 和 / 或 CD79a，CD10 和 Bcl-6 常阴性，而 IRF4 / MUM1 通常阳性。大异形细胞 LMP1 和 EBNA-2 阳性率分别为 94% 和 28%，CD30 不同程度阳性，但 CD15 阴性。

免疫球蛋白基因克隆性和 EBV 检测有助于与老年传染性单核细胞增多症鉴别。

临床经过迅速，预后差，中位生存时间约 2 年。

国际预后指数和组织病理学亚型都与预后无关，B 症状和 70 岁以上是两个可靠的预后因素。存在 0、1 或 2 个预后因素者，中位完全生存期为 56、25 和 9 个月。

1.3 弥漫性大B细胞淋巴瘤的独立疾病

1.3.1 原发纵隔／胸腺大B细胞淋巴瘤

原发纵隔／胸腺大 B 细胞淋巴瘤（primary mediastinal / thymic large B -cell lymphoma，PMBL）细胞起源于胸腺髓质星形细胞样（AID⁺）B 细胞，占非霍奇金淋巴瘤的 2%~4%，多见于年轻女性。

原发纵隔／胸腺大 B 细胞淋巴瘤主要发生于胸腺，表现为纵隔肿块，肿块体积通常很大，且常侵犯临近器官，如肺、胸膜和心包，亦可能侵犯锁骨上淋巴结和颈部淋巴结，没有侵犯其他淋巴结和骨髓是排除系统性 DLBCL 纵隔继发受累的先决条件。

临床表现主要由纵隔肿块引起，表现为上腔静脉综合征，B 症状亦可能出现；肿瘤远处侵犯包括肾脏、肾上腺、肝脏或中枢神经系统、卵巢等，但通常无骨髓累及。

PMBL 形态学表现多种多样，常有纤维组织束带穿插分割。瘤细胞中等偏大，胞质丰富，胞核呈圆形、卵圆形。部分病例瘤细胞表现为 R-S 样多形性和/或多叶核，要考虑霍奇金淋巴瘤可能。

少数情况存在兼具 PMBL 和经典型霍奇金淋巴瘤（CHL）特征的"灰区"交界病变。

PMBL 表达 B 细胞抗原，如 CD19、CD20、CD22，通常缺乏免疫球蛋白（Ig）。80% 病例出现 CD30 阳性，但比霍奇金淋巴瘤阳性弱，CD15 偶尔表达。

瘤细胞 IRF4/MUM1（75%）、CD23（70%）、Bcl-6（45%~100%）和 Bcl-2（55%~80%）阳性，CD10 常低表达（8%~32%）。

瘤细胞 MAL 抗原、CD54 和 CD95 亦常阳性，共表达 TRAF 和核 REL。大部分病例 HLA Ⅰ和Ⅱ分子表达缺失。

比较基因组杂交技术显示染色体 9p24（高达 75%）、2p15（约 50%）、xp11.4-21（33%）和 xp24-26（33%）存在插入现象。

PMBL 有其独特转录信号，与 CHL 有一些共性。

镜下差异不能预测生存率不同。对强烈化学治疗和放射治疗反应较好；扩散到邻近的胸腔或心包、身体状态差与预后差相关。

PMBL 患者结局等同或好于 DLBCL 患者。相比 GCB 和 ABC 型 DLBCL，PMBL 的分子生物学特性与预后良好相关，支持 PMBL 独特本质。

1.3.2 血管内大B细胞淋巴瘤

血管内大 B 细胞淋巴瘤（intravascular large B-cell lymphoma，IVLBCL）细胞起源于转化的外周 B 细胞，是一种罕见的结外大 B 细胞淋巴瘤，其特点是瘤细胞选择性生长于小血管内，特别是毛细血管腔内，而非大的动静脉。

血管内大B细胞淋巴瘤好发于成人，最常累及皮肤和CNS，亦常侵犯肾、肺、肾上腺、胃肠道和软组织，很少累及淋巴结。西方人和远东人的发病率和临床表现存在差异。

临床表现主要有两种类型，西方人的症状多与受累器官有关，以神经系统症状和皮损最常见，亚洲患者往往出现多器官衰竭、肝脾肿大、全血细胞减少及嗜血细胞综合征，西方和亚洲人均可出现B症状（55%~76%）。部分西方女性患者表现为孤立性皮损，肿瘤局限于皮肤，预后良好。

肿瘤细胞主要位于多种器官小至中等大小血管腔内，部分病例可见纤维素性血栓、出血和坏死，瘤细胞大、核仁明显、核分裂常见。极少数病例瘤细胞小或间变。小灶肿瘤细胞偶见于血管外，肝、脾和骨髓可见窦内受累。有时外周血可检测到恶性细胞。

瘤细胞通常表达B细胞相关抗原，38%CD5阳性，13%CD10阳性，几乎所有CD10阴性病例IRF4/MUM1均阳性。血管内生长模式可能与肿瘤细胞归巢受体继发性缺失有关，如缺少CD29和CD54。免疫球蛋白基因克隆性重排，核型异常亦有报道，但研究的病例数很少。

血管内大B细胞淋巴瘤是一个高度侵袭性的淋巴瘤，化疗反应差。由于患者临床表现多样性，造成部分患者诊断延误，预后不良。不过发生在皮肤血管内的大B细胞淋巴瘤预后相对较好。

1.3.3 慢性炎症相关性DLBCL

慢性炎症相关性DLBCL（DLBCL associated with chronic inflammation）起源于EBV转化的生发中心晚期/生发中心后B细胞，是一种在长期慢性炎症背景下发生的淋巴瘤，与EBV有关，多数病例累及体腔或狭小部位，脓胸相关淋巴瘤（PAL）即为其中一种，在长期脓胸患者胸腔中生长。

从慢性炎症发展成淋巴瘤通常需10年以上，由肺结核治疗或结核性胸膜炎造成的人工气胸患者发展成PAL需经过20~64年，发病年龄50~80岁，男性高发。

多数脓胸相关淋巴瘤报道在日本，但西方亦有该淋巴瘤相关描述。PAL和EBV感染高度相关，表达EBNA-2和/或LMP-1以及EBNA-1。60%为Ⅲ型EBV潜伏感染，EBV转化B细胞通过分泌IL-10逃逸宿主免疫监视；其他长期慢性炎症背景，如慢性骨髓炎、金属植入或慢性皮肤溃疡发生的DLBCL EBV阳性。

该淋巴瘤好发于胸腔、骨（尤其是股骨）、关节及其周围软组织。脓胸相关淋巴瘤50%以上病例肿瘤直径超过10cm，直接浸润邻近组织，但确诊时往往局限于胸腔，约70%患者临床分期为Ⅰ/Ⅱ期。PAL患者临床表现为胸痛、发热、咳嗽、咯血或呼吸困难。

脓胸相关淋巴瘤有别于原发渗出性淋巴瘤，后者只有肿瘤性浆液性渗出而没有肿块形成。

类风湿关节炎患者关节周围可发生大B细胞淋巴瘤，EBV阴性因而不属于这类淋巴瘤。

慢性炎症相关性DLBCL形态学特点不同于DLBCL非特殊型，多数病例显示中心母细胞/免疫母细胞形态学特征，核圆形，单个或多个核仁，大片坏死，围绕血管生长。

大部分病例表达CD20和CD79a，部分出现浆细胞分化者缺失CD20和/或CD79a，表达IRF4/MUM1、CD138和CD30。偶尔表达一个或多个T细胞标记（CD2、CD3、CD4和/或CD7）。多数情况为LMP1阳性/EBNA-2阳性的Ⅲ型潜伏感染，EBV原位分子杂交可检测到EBER表达。

免疫球蛋白基因克隆性重排和突变；p53突变见于70%病例。PAL基因表达谱有别于结节性DLBCL。HLAⅠ型分子表达下调、毒性T细胞表位EBNA-3B突变可能有助于PAL细胞逃脱宿主毒性T细胞杀伤作用。

慢性炎症相关性DLBCL是一种侵袭性的淋巴瘤，PAL5年生存率为20%~35%，完全缓解后5年生存率为50%。肿瘤完全切除预后良好，全身状况差、乳酸脱氢酶、谷丙转氨酶或尿素血清浓度高以及临床晚期是不利的预后因素。

1.3.4 淋巴瘤样肉芽肿

淋巴瘤样肉芽肿（lymphomatoid granulomatosis，LYG），其瘤细胞起源于EBV转化的成熟B淋巴细胞，是一种血管中心性破坏的淋巴增殖性疾病，由 EBV 阳性 B 细胞和多量反应性 T 细胞构成。

淋巴瘤样肉芽肿病比较罕见，多见于成人，但亦可见于免疫缺陷儿童。男性多于女性，西方国家人群发病率高于亚洲国家；此病好发于异体器官移植、Wiskott-Aldrich 综合征、HIV 感染及 X 连锁淋巴增殖性疾病患者，临床上即使没有出现免疫低下症状的患者经严密的临床与实验室分析亦证实有免疫功能的减退。

90% 以上的患者发生在肺组织，而且常为首发症状，还可侵犯脑（26%）、肾（32%）、肝（29%）和皮肤（25%~50%）；上呼吸道和胃肠道亦可受累，但相当罕见；淋巴结和脾脏的侵犯亦很少报道。最常见的主诉为下呼吸道症状，如咳嗽、呼吸困难及胸痛。

淋巴瘤样肉芽肿最常表现为大小不等的肺部结节，常呈双侧分布，主要侵及中、下肺野。较大的结节常见中心坏死及空洞。结节性损害亦可出现在肾脏和脑组织，通常与中心坏死相关。皮肤损害表现则多种多样，结节损害既可出现在皮下组织，亦可侵及真皮层，有时可见坏死和溃疡。皮肤红斑及斑丘疹相对少见。

镜下典型的特征为血管中心性和坏死性血管炎改变，可见多形性淋巴样细胞浸润。镜下以淋巴细胞为主，亦可见一些浆细胞、免疫母细胞和组织细胞，未见中性粒细胞和嗜酸性粒细胞。小淋巴细胞可出现非典型性，但无明显肿瘤样改变。

淋巴瘤样肉芽肿血管改变显著，浸润血管壁的淋巴细胞性脉管炎最多见，血管浸润可使血管壁失去完整性，引起梗死样灶组织坏死。血管壁纤维素样坏死常见，由 EBV 诱导产生的趋化因子介导引起。

淋巴瘤样肉芽肿病必须和结外 NK / T 细胞淋巴瘤-鼻型相鉴别，后者具有血管破坏性生长方式，亦与 EBV 感染有关。

淋巴瘤样肉芽肿，存在组织学级别和临床进展谱系，取决于大 B 细胞的比例。

依据 EBV 阳性 B 细胞数和多形性背景成分将 LYS 分为 3 级：

1 级：非典型大细胞少，炎症成分多，有局灶性坏死，EBV⁺细胞<5 个 / HPF；

2 级：非典型大细胞较多，炎症成分减少，

坏死较常见，EBV⁺细胞 5~20 个 / HPF；

3 级：成片非典型大细胞，炎症成分不明显，常有大片坏死，EBV⁺细胞>20 个 / HPF，常可达数百个。

淋巴瘤样肉芽肿病的分级与 EBV 阳性 B 细胞的比例有关，最重要的是区分Ⅲ级与Ⅰ、Ⅱ级。由一致性非典型 EBV 阳性大 B 细胞构成而无多形性背景者归为弥漫性大 B 细胞淋巴瘤，不属于淋巴瘤样肉芽肿范畴。EBV 感染细胞通常表达 CD20，有时 CD30 表达亦呈阳性，但 CD15 表达阴性；LMP1 在大的非典型性及多形性细胞中表达可能为阳性。

多数Ⅱ级和Ⅲ级病例中，免疫球蛋白基因单克隆性可用分子遗传学技术显示。Ⅲ级和部分Ⅱ级 LYG 存在 Ig 基因重排。

利妥昔单抗联合强力化疗对Ⅲ级有效，Ⅰ级和Ⅲ级对 α 干扰素-2b 有反应。淋巴瘤样肉芽肿病可发展为 EBV 阳性弥漫性大 B 细胞性淋巴瘤，对Ⅲ级患者应按 DLBCL 治疗。

少数患者在未经治疗情况下自发缓解，多数患者中位生存期不到 2 年。

1.3.5 ALK 阳性大 B 细胞淋巴瘤

ALK 阳性大 B 细胞淋巴瘤（ALK-positive LBCL，ALK⁺-LBCL），细胞起源于伴浆细胞分化的生发中心后 B 细胞。

占弥漫性大 B 细胞淋巴瘤的 1% 以下，目前报道不足 40 例。常见于成年男性，涵盖所有年龄组。主要累及淋巴结，或出现纵隔肿物；已报道的结外受累部位，包括鼻咽、舌、胃、骨骼和软组织。

该淋巴瘤表现为淋巴窦内生长模式，由 ALK 阳性的单形性免疫母细胞样大 B 细胞构成，有时伴浆母细胞分化；核圆形，核仁大而居中，胞质丰富；偶见非典型多核瘤巨细胞。

肿瘤细胞中 ALK 蛋白强阳性，呈胞质内局限性颗粒状染色模式，提示为 CLTC-ALK 蛋白表达。少数病例显示 NPM-ALK 蛋白相关的胞质、胞核及核仁着色模式。

另外还可出现 CD138、VS38 等浆细胞标志物和 EMA 特征性强表达，但细胞系相关的淋巴细胞抗原（CD3、CD20、CD79a）阴性；CD45 弱阳性或阴性；CD30 阴性，部分病例局灶弱阳性。

大部分肿瘤细胞表达伴轻链限制性的胞质型 Ig（通常为 IgA，IgG 罕见）。如同部分浆细胞肿瘤所描述的，部分 CK、EMA 阳性及 CD45 弱阳性／阴性病例可能误诊为癌。

CD4、CD57 和 IRF4/MUM1 亦可能阳性，CD43 和穿孔素局灶阳性。

此类肿瘤需与 CD30 阳性-ALK 阳性 T／裸细胞间变性大细胞淋巴瘤、窦内生长的其他大 B 细胞淋巴瘤以及 HIV⁺患者累及口腔的 ALK 阴性免疫母细胞性／浆母细胞性淋巴瘤鉴别。

免疫球蛋白基因克隆性重排。该肿瘤可能表达全长 ALK，但关键致瘤因子是 2 号染色体 ALK 位点遗传学改变所致的 ALK 融合蛋白。最常见的是产生 Clathrin-ALK（CLTC-ALK）融合蛋白的（2；17）（p23；q23）易位，少数病例与 ALK 阳性 T／裸细胞间变性大细胞淋巴瘤中所描述的（2；5）（p23；25）易位有关。ALK 基因序列 3′端隐性插入染色体 4q22-24 亦有报道。

ALK 阳性大 B 细胞淋巴瘤大部分患者表现为进展期（Ⅲ或Ⅳ期），中位生存期为 11 个月；更长生存期（>156 个月）的报道见于儿童。CD20 抗原通常阴性，因此对利妥昔单抗不敏感。病情进展迅速，预后很差。

1.3.6 浆母细胞性淋巴瘤

浆母细胞性淋巴瘤（plasmablastic lymphoma，PBL）起源于浆母细胞，处于增殖状态的母细胞性 B 细胞，其表型进入浆细胞基因表达程序。

浆母细胞性淋巴瘤，最初描述时发生在口腔，亦可见于其他部位，尤其是结外。HIV 阳性患者发生率高，尤其是男性，还可能与年老等其他一些免疫缺陷状态有关。发病中位年龄为 50 岁左右，年龄分布广，但主要累及成人；罕见病例见于免疫缺陷的儿童。

免疫缺陷是促进浆母细胞性淋巴瘤发生、发展的因素之一，大部分病例为 HIV 感染所致，亦有像自身免疫性疾病或防止移植治疗后异体移植物排斥反应时的医源性免疫抑制导致的免疫缺陷。部分病例无免疫缺陷史，但这部分患者往往年龄偏大。大部分患者肿瘤细胞有 EBV 感染。

浆母细胞性淋巴瘤最常以口腔肿物出现，亦可出现在其他结外部位，尤其是黏膜，包括鼻窦腔、眼眶、皮肤、骨骼、软组织和胃肠道；淋巴结受累少见，HIV 感染无关的浆母细胞性淋巴瘤则更多见于淋巴结。

伴浆母细胞性淋巴瘤特征的肿瘤可发生于先前有浆细胞肿瘤的患者，如浆细胞骨髓瘤。此类病例应该看做是浆母细胞转化性骨髓瘤，有别于原发性浆母细胞性淋巴瘤。

浆母细胞性淋巴瘤的形态学谱可看到免疫母细胞样具有黏附性的弥漫增生的细胞，亦可见类似浆母细胞性浆细胞骨髓瘤的伴明显浆细胞分化的细胞。核分裂易见，还可出现凋亡细胞和易染巨噬细胞，但不如弥漫性大 B 细胞淋巴瘤明显。

具有单形性浆母细胞性细胞学特征的病例最多见于 HIV 感染背景下，口、鼻及鼻旁区（口腔黏膜型）。相反，伴浆细胞分化病例多发生于其他结外部位或淋巴结，伴浆细胞分化病例的鉴别诊断包括间变性或浆母细胞性浆细胞骨髓瘤；其高增殖指数、结外受累、免疫缺陷史和 EBER 原位分子杂交检测 EBV 阳性有助于确立浆母细胞性淋巴瘤的诊断。

浆母细胞性淋巴瘤由弥漫增生的类似 B 免疫母细胞的肿瘤性大细胞构成，部分瘤细胞具有浆细胞的免疫表型。

瘤细胞显示浆细胞表型，CD138、CD38、Vs38c 和 IRF4／MUM1 阳性，CD45、CD20 和 Pax5 阴性或仅仅是弱阳性；50%~85% 病例 CD79a 阳性；50%~70% 病例表达胞质型免疫球蛋白，以 IgG 或者 κ、λ 轻链最多见。

口腔黏膜型浆母细胞性淋巴瘤通常 CD56 阴性，但伴浆细胞分化病例可能见 CD56 表达。表达 CD56 时应高度怀疑潜在的浆细胞骨髓瘤；EMA 和 CD30 亦常有表达；Ki-67 指数通常较高（>90%）。

60%~75% 病例 EBER 原位分子杂交检测 EBV 阳性，但 LMP1 极少表达。HIV 感染相关的口腔黏膜型浆母细胞性淋巴瘤 EBV 几乎 100% 阳性，HHV-8 基本为阴性。

遗传学即使检测不到免疫球蛋白的表达，亦可出现克隆性 IgH 基因重排。IgH 基因可能存在体细胞高突变，或处于非突变构型。

大部分患者发病时即为进展期（Ⅲ或Ⅳ

期)，国际预后指数（IPI）得分为中等或高危。CT 和 PET 可显示播散性骨骼受累。

该淋巴瘤为侵袭性临床经过，虽然近期有力的控制 HIV 感染可能改善预后，但患者多死于诊断后第一年。

1.3.7 原发渗出性淋巴瘤

原发渗出性淋巴瘤（primary effusion lymphoma, PEL）起源于生发中心 B 细胞，通常表现为无肿块的浆液性渗出，部分患者在胸膜等邻近部位出现继发肿块；少见的 HHV-8 阳性淋巴瘤不同于 PEL，出现实性肿块，被称为腔外 PEL。

最常累及的部位是胸腔、心包腔、腹腔，典型病例常常是只有一个体腔受累，其他受累的部位还可有胃肠道、皮肤、肺、中枢神经系统和淋巴结。

典型的临床表现是渗出而不伴有肝、脾、淋巴结肿大，部分患者伴有卡波西肉瘤，有些病例与多中心性 Castleman 病有关。有报道 HHV8 阴性渗出性淋巴瘤见于肝病患者腹水中，EBV 相关 HHV8 阴性大 B 细胞淋巴瘤出现于慢性化脓性炎症背景，如脓胸相关淋巴瘤。

几乎所有病例都与疱疹病毒 8（HHV-8）/卡波西疱疹病毒（KSHV）感染有关，最常见于免疫缺陷患者。

多数病例发生在 HIV 感染的男同性或双性恋患者，同时伴单克隆性 EBV 感染，还有报道发生于实体器官移植患者；亦可发生于非免疫缺陷患者，特别是地中海等 HHV-8/HSHV 感染高发区的老年人（HHV8 阳性，EBV 阴性）。

肿瘤细胞离心后形态多样，可见明显异型的 IB 和 PB，表现为大免疫母细胞样、浆母细胞样或者多形间变。胞核大、圆形，或不规则形，核仁明显，胞质丰富、强嗜碱性，偶见空泡及浆细胞分化特征核旁空晕。部分细胞类似 R-S 细胞。组织学切片常比离心涂片中细胞更具有一致性。

瘤细胞常表达 CD45，缺乏表面型和胞质型免疫球蛋白以及全 B 标志 CD19、CD20 和 CD79a。瘤细胞 CD20$^-$、CD79a$^-$、Ig$^-$、CD138$^+$、EMA$^+$、LANA1$^+$、EBER$^+$、LMP$^-$。

HHV8 相关潜伏蛋白 LANA（ORF73）瘤细胞核阳性。尽管原位分子杂交检测到 EBER，但 EBV 潜伏膜蛋白 LMP1 阴性。

PEL 腔外变异型与 PEL 表形相似，但更多的表达 B 细胞相关抗原和免疫球蛋白。

该淋巴瘤可检测到免疫球蛋白基因克隆性重排和高突变。部分病例出现 T 细胞受体基因重排。有极少数 T-PEL 病例被报道。所有病例都检测到 HHV8 基因组。AIDS 相关 PEL 基因表达谱独特，兼具浆细胞和 EBV 转化的淋巴母细胞基因谱的特征。

PEL 预后极差，中位生存期少于 6 个月。少数病例化疗和/或免疫调节有效。

1.3.8 Castleman 病大 B 细胞淋巴瘤

起源于 HHV-8 相关多中心性 Castleman 病的大 B 细胞淋巴瘤（large B-cell lymphoma arising in HHV8 -associated multicentric Castleman disease），瘤细胞起源于幼稚 B 细胞，由 HHV-8 病毒感染的淋巴样细胞单克隆增生构成，这种淋巴样细胞出现于 HHV-8 相关多中心性 Castleman 病（MCD）背景，类似表达 IgM 的浆母细胞。

该淋巴瘤好发于淋巴结和脾脏，可通过血流扩散到内脏，患者常有免疫缺陷，淋巴结肿大和 Kaposi 肉瘤。

瘤细胞类似浆细胞，具有丰富的胞质性免疫球蛋白，常使用浆母细胞来描述，对应的是无 Ig 体细胞性高突变的分泌 IgM 的幼稚浆细胞。该淋巴瘤必须与出现在口腔和其他结外浆母细胞性淋巴瘤区别。

HHV-8 阳性浆母细胞性淋巴瘤在世界范围内，常发生在 HIV 阳性患者，很少发生在 HIV 阴性患者，主要见于 HHV-8 流行区（非洲和地中海国家）。几乎所有病例瘤细胞都表达 HHV-8，HHV-8 编码十几种细胞同源性基因产生增殖和抗凋亡信号。

HHV-8 阳性浆母细胞性淋巴瘤形态学表现为小片融合的 HHV-8 潜伏核抗原（LANA-1）阳性浆母细胞膨胀性生长，完全破坏淋巴结和脾脏结构，同时有脾肿大，并可浸润至肝脏、肺、胃肠道，部分表现为白血病累及外周血。

肿瘤性浆母细胞细胞核 LANA-1、病毒 λ、白介素-6 阳性，胞质性 IgM 和限制性轻链 λ 强表达；CD20 阳性 / 阴性、CD79a 阴性、CD138 阴性、CD38 阴性 / 阳性、CD27 阴性、EBER

阴性。

滤泡间区浆细胞胞质性 IgM 阴性、IgA 阳性、LANA 核阴性。尽管 HHV-8 MCD 中浆母细胞持续表达单克隆 IgM，详尽的分子研究发现它们为多克隆性。随着疾病的进展，微小淋巴瘤可能是单克隆或多克隆，HHV-8 PL 是单克隆的，两者均没有 Ig 基因突变。

有人提出，IL-6 受体信号通路的激活在 HHV-8 感染的幼稚 B 淋巴增殖性疾病中扮演重要角色；没有资料显示肿瘤中有细胞遗传学改变。HHV-8 MCD 和 HHV-8 PL 都具有高侵袭性，中位生存期为数个月。

1.4 DLBCL-BL "灰区" 淋巴瘤

为介于 DLBCL 和伯基特淋巴瘤特征之间不能分类的 B 细胞淋巴瘤 (B-cell lymphoma, unclassifiable, with features intermediate between diffuse large B-cell lymphoma and Burkitt lymphoma)，细胞起源于 B 细胞，大部分与生发中心分化阶段相关。

介于 DLBCL 和 Burkitt's 淋巴瘤特征之间不能分类的 B 细胞淋巴瘤 (DLBCL-BL) 是一类兼具 DLBCL 和 BL 形态学和遗传学特征的侵袭性淋巴瘤，但生物学行为和病因、临床表现的不同致使它不能归入以上两类淋巴瘤中。其中有些病例以前被划做 Burkitt 样淋巴瘤 (BLL)。

该型淋巴瘤相对少见，主要见于成人，半数以上患者出现广泛的结外病变；与 BL 不同，它并不好发于回盲部或下颌，骨髓和外周血亦可受累。临床表现为淋巴结病或结外肿物，亦可出现白血病症状。

该分类中大部分病例的形态学特征介于 DLBCL 和 BL 之间，有些比典型的 DLBCL 细胞小类似 BL，有些比典型的 BL 大类似 DLBCL，高增殖指数、星空现象及免疫表型与 BL 一致。

部分病例具有典型的 BL 形态学特征，但非典型免疫表型或遗传学特征除外了 BL 诊断。伴 myc 重排形态学典型的 DLBCL 或不伴 myc 重排形态学典型的 BL 不能被诊断为该型不能分类的 B 细胞淋巴瘤。有些转化的滤泡性淋巴瘤可能归入这一类型。伴高增殖指数的形态学典型的 DLBCL 不能归入该型淋巴瘤。

该类型是一异质性类目，不能作为独立的疾病实体，但对于达不到经典 BL 或 DLBCL 诊断标准的病例分类有帮助。

该型淋巴瘤典型时由弥漫增生的中等偏大的转化细胞构成，混有少量小淋巴细胞，无纤维化的间质反应；呈星空状的巨噬细胞、大量核分裂相和显著的凋亡都可见到，类似 BL。细胞形态学各异，部分病例类似 BL 的肿瘤细胞，但核大小和形态变化程度超过 BL 的范围；部分病例形态学与 BL 一致，但具有非典型免疫表型和/或遗传学特征。

其他一些病例免疫表型与 BL 一致，但核大小介于 BL 和 DLBCL 之间，常伴不规则核形或者出现大核仁。极少数病例核小、染色质细颗粒状，类似淋巴母细胞性淋巴瘤。后者有部分被归为 "母细胞性" 或 "母细胞样"。TdT 免疫组化染色有助于除外淋巴母细胞性淋巴瘤。

该型淋巴瘤表达 B 细胞标志物，如 CD19、CD20、CD22、CD79a 和 sIg，但所谓二次打击病例 sIg 可能阴性。

通常免疫表型提示为 BL (CD10⁺、Bcl-6⁺、Bcl-2⁻、IRF4 / MUM1 阴性或极弱阳性) 的病例可归入该型淋巴瘤。

形态学类似 BL 的病例，如果 Bcl-2 中等至强阳性亦可归入该型淋巴瘤。

可能划为 BL 的病例出现 Bcl-2 阳性，提示其可能是伴 myc 和 Bcl-2 同时易位的二次打击性淋巴瘤。

Ki-67 标记指数通常很高，需与 BL 鉴别，但已报道的病例中 Ki-67 标记指数从 50% 到 100% 不等。

伴 myc 重排、伴或不伴 Bcl-2 重排的肿瘤中 TdT 阳性罕见。这类病例的划分存在争议，但更倾向诊断为淋巴母细胞性淋巴瘤。其他有用的标志物还在探索中。

Ig 基因克隆性重排，35%~50% 病例有 8q24/myc 易位。虽然 BL 中 myc 是与免疫球蛋白基因融合 (Ig-myc)，但许多病例存在其他类型易位 (非 Ig-myc)。约 15% 病例出现 Bcl-2 易位，有时伴 myc 易位 ("二次打击性淋巴瘤")。先前被归入 Burkitt 样淋巴瘤的病例 myc 和 Bcl-2 易位及二次打击出现的频率很高。

少数情况可见 Bcl-6 易位，偶伴 myc 和/或 Bcl-2 易位。二次和三次打击性淋巴瘤相对发生率随年龄增长而增加，在年长患者中达 30%

以上。相比经典型 Burkitt's 淋巴瘤，细胞遗传学分析显示非 Ig-myc 重排和二次打击病例核型复杂伴多种遗传学异常。基因表达谱研究显示一些二次打击性淋巴瘤病例的基因谱介于 BL 和 DLBCL 之间或更类似 BL。

伴 myc 易位的典型 DLBCL 不应归入该型淋巴瘤。相反，仅伴 Ig-myc 重排的淋巴瘤可能是 BL，即使形态学不典型。

该型淋巴瘤具有侵袭性，最佳治疗方案还未确定。二次打击性淋巴瘤常累及骨髓、外周血和中枢神经系统，大部分病例不耐受目前的治疗方案，其原因似乎并不在于其他复杂的细胞遗传学异常。

1.5 DLBCL-CHL "灰区" 淋巴瘤

为介于 DLBCL 和经典型霍奇金淋巴瘤特征之间不能分类的 B 细胞淋巴瘤（B-cell lymphoma, unclassifiable, with features intermediate between diffuse large B-cell lymphoma and classical Hodgkin lymphoma, DLBCL / PMBL-CHL / NSHCL），细胞起源于胸腺 B 细胞（发生于纵隔者），是一类临床、形态学和/或免疫表型特征介于 CHL 和 DLBCL 尤其是原发纵隔大 B 细胞淋巴瘤之间的 B 系淋巴瘤；青年男性最常见，通常见于 20~40 岁，西方国家报道多见，黑人与亚洲人中少见。病因不明，EBV 序列见于 20% 或以下病例中。

前纵隔大肿块为临床最常见，伴或不伴有锁骨上淋巴结侵犯，其他周围淋巴结少见，可能播散至肺、肝脏、脾脏或骨髓，非淋巴器官受累少见；纵隔大肿块可能伴有上腔静脉综合征或呼吸困难。还有与 "灰区淋巴瘤" 有或无关的同时出现 CHL 和 PMBL 的复合淋巴瘤，或者先后发生。两类淋巴瘤都可先出现，但 CHL 先出现复发时为 PMBL 更为常见。

形态学典型表现，为在弥漫的纤维基质中融合成片的多形性肿瘤细胞，有些病例中见局灶纤维带，典型 PMBL 的细胞体积更大更为多形。浸润的主要成分为陷窝细胞样或 Hodgkin 样多形性肿瘤细胞。细胞形态谱广，不同区域显示不同细胞形态。坏死常见，但与 CHL 不同，坏死区域无中性粒细胞浸润。

免疫表型介于 CHL 与 PMBL 之间，表达 CD45。相比 CHL，B 系标记存在同时表达与霍奇金淋巴瘤标记 CD30 和 CD15；CD20 和 CD79a 通常阳性，且多数肿瘤细胞强阳性。细胞表面和胞浆免疫球蛋白不表达。

转录因子 Pax5、Oct-2 和 BOB.1 通常表达；Bcl-6 阳性不定，但是 CD10 通常阴性，ALK 总是阴性。背景淋巴细胞 CD3、CD4 阳性，与 CHL 相同。

有些病例形态学类似结节硬化型经典型霍奇金淋巴瘤，CD20 和其他 B 细胞标记一致的强表达，不表达 CD15，这时更倾向于诊断灰区淋巴瘤。

一些病例与 PMBL 相似，CD20 丢失，表达 CD15 或出现 EBV；与 PMBL 相关的标记 MAL 至少在发生于纵隔者中表达；只有一些 CHL 和 PMBL 相异时发生的病例被研究过遗传学改变，两者存在克隆性关系。

该交界性淋巴瘤中没有特异遗传学改变，同样在 CHL 或 PMBL 中亦没有。形态学和表型改变是可逆的，可能与表型遗传学改变而非遗传学改变有关。

与 CHL 或 PMBL 相比，该交界性淋巴瘤临床过程具有侵袭性且预后较差。尽管某些病例采用侵袭性大 B 细胞淋巴瘤治疗方法有效，有些人建议使用霍奇金淋巴瘤治疗方案，但在最佳治疗方案上无一致意见。此淋巴瘤亦和 CHL 一样，CD20 强阳性提示预后较差。然而亦有研究得出相反的结论。

2 滤泡性淋巴瘤

滤泡性淋巴瘤（follicular lymphoma, FL）是一种低度恶性淋巴肿瘤，在 NHL 亚型中比较常见。

2.1 FL的组织形态学特征

淋巴结发生的 FL，诊断主要依靠其特征性的组织形态。

FL 来源于成熟 B 细胞滤泡生发中心细胞，瘤细胞呈结节状或滤泡状分布，部分可弥漫，肿瘤性滤泡比正常滤泡稍大，缺乏外套层。瘤细胞由中心细胞和中心母细胞混合组成，小和中等大小细胞核不规则，有裂沟，胞质少而淡染，大细胞核可呈泡状。

根据修正的欧洲美国分类（REAL）和 2001 年 WHO 分类，在不同的滤泡内观察 10 个不同的高倍视野，FL 分为 I 级（小细胞为主，即中心母细胞数每高倍视野 0~5 个）、II 级（大小细胞混合，中心母细胞数每高倍视野 6~15 个）和 III 级（大细胞为主，中心母细胞数每高倍视野>15 个）3 级。

I 级和 II 级属低度恶性肿瘤；III 级具有向弥漫性大 B 细胞淋巴瘤转化的倾向，属中度恶性肿瘤。

WHO 分类根据有无中心细胞将 III 级分为 IIIa（有中心细胞）和 IIIb（无中心细胞），两者临床特征相似，含有浸润成分者预后较差。

Hans 等[1] 研究了 107 例 IIIa 级、53 例 IIIb 级和 30 例大裂细胞型 FL，发现它们在临床特征、患者总体生存率（overall survival, OS）及无瘤生存率（event-free survival, EFS）上无明显差异，但含浸润成分>50%者预后差（OS: $P=0.0037$, EFS: $P=0.012$）。

目前认为，FL 肿瘤细胞浸润扩散的形态学机制是肿瘤细胞增长保持滤泡模式，肿瘤细胞在滤泡间大量迁移，其克隆扩增依赖滤泡微环境[2]。

儿童 FL 发病率极低，睾丸部位多见，74%的儿童 FL 组织分级较高，镜下核分裂相多，凋亡细胞多[3]。

其临床进展缓慢，治疗困难，复发率高。此外，还有一个临床罕见的亚型是富于浆细胞分化的 FL，其基本形态是大量增生的不同分化阶段的浆细胞或浆样细胞呈滤泡样生长。Keith 等[4]研究 188 例滤泡中心细胞淋巴瘤（follicular center cell lymphoma, FCCL）发现，其中 17 例（9%）有大量的浆细胞。Vago 等[5]亦报道了 1 例 FCCL 伴明显浆细胞分化，同时伴有丙种球蛋白血症，而且外周血可见瘤细胞。通常细胞成熟障碍是肿瘤细胞的特点，而 FL 伴明显浆细胞分化是一个反常的特例，其原因至今不明。一般情况下，浆细胞分化被认为是反应性滤泡型增生（reactive lymphoid hyperplasia, RLH）的一个特征，因此在鉴别诊断 FL 与 RLH 时应注意这一点。

2.2 儿童 FL

儿童 FL，好发于 20 岁以下男性，常累及颈淋巴结和口咽环，病变局限。肿瘤性滤泡大小和形状不一，常为膨胀性大滤泡，套区可保留。

瘤细胞主要为 CB，Bcl-2，无 t（14；18），但 Ig 基因重排，预后极好。

2.3 原发性肠道 FL

原发性肠道 FL，好发于十二指肠，表现为多个小息肉，大多数患者为临床 IE 或 IIE 期，形态学、免疫表型和遗传学特征与淋巴结 FL 相似，预后极好，即使不治疗亦可长期生存。

2.4 滤泡内淋巴瘤

滤泡内淋巴瘤形成"原位" FL（intrafollicular neoplasia "in situ" follicular lymphoma），结构正常的淋巴结或其他淋巴组织中出现一个或多个滤泡内存在 Bcl-2 过表达的 CC 和 CB 时，称为"原位" FL，这些患者可同时、或先或后在其他部位出现 FL，但亦有些患者长期随访仍无 FL 的证据。

"原位" FL 必须依据 Bcl-2 免疫组化染色才能作出诊断，其意义尚不清楚，但临床应进一步检查是否在其他部位存在 FL，对于无 FL 的患者需注意随访。

肿瘤细胞表达细胞膜免疫球蛋白（IgM+/IgD、IgG、IgA）、全 B 细胞标记物（CD19、CD20、CD22）、CD79a、CD10、Bcl-6，不表达 CD5、CD23、cyclin D1。

绝大部分 FL 病例表达 Bcl-2（皮肤 FL 一般 Bcl-2 阴性），而有助于与反应性淋巴滤泡增生鉴别。

肿瘤性滤泡内滤泡树突细胞增生而形成的网络可用 CD21、CD23、CD35 等标记物染色显示。

2.5 原发性皮肤滤泡中心淋巴瘤

原发性皮肤滤泡中心淋巴瘤（primary cutaneous follicular centre lymphoma, PCFCT），肿瘤细胞起源于生发中心成熟 B 细胞，好发于中老年。

临床表现为躯干上部（尤其头部和胸背部）皮肤孤立性或局限性斑块、结节或肿瘤。

肿瘤由中等至大 CC 和数量不等 CB 组成，呈滤泡性和／或弥漫性生长方式，浸润血管和皮肤附件周围，不累及表皮。

免疫表型与淋巴结 FL 相似，但通常 Bcl-2 和 Ig 表达呈阴性，遗传学上亦无 t（14；18）。PCFCT 预后极好，5 年生存率>95%。

3 套细胞淋巴瘤

套细胞淋巴瘤（mantle cell lymphoma，MCL），2008 年 WHO 淋巴瘤分类中提及存在仅累及内套区的"原位"MCL。

在形态学变型中将"母细胞样"（blastoid）和"多形性"（pleomorphic）列为 MCL 的侵袭性变型，将"小细胞"和"边缘区样"列为 MCL 的其他变型。

2008 年 WHO 分类中还描述一种 Cyclin D1 和 t（11；14）阴性，但其他特点与通常 MCL 无法区别的 Cyclin D1 阴性 MCL，这些病例高表达 Cyclin D2 或 Cyclin D3，有些病例存在 t（2；12），即 12 号染色体上 Cyclin D2 基因与 2 号染色体上 κ 轻链基因融合。

2008 年 WHO 分类中，描述了 MCL 中细胞周期和 DNA 损伤修复通路的改变，并提出 MCL 发生、发展和进展的分子机理。当未受抗原刺激的初生 B 淋巴细胞发生 t（11；14）染色体易位后可演变为早期 MCL，继之 ATM 和 CHK2 基因异常导致遗传学不稳定性增加而发展为典型 MCL；其中有些病例还可因 p16／CDK4／Rb 和 ARF／Mdm2／p53 等基因缺失或突变，致使 MCL 瘤细胞增殖活性增高，进展为母细胞样 MCL。

MCL 的不良预后除与高核分裂数（>10~37.5／15 HPF，>50mm²）、高 Ki-67 指数（> 40%或> 60%）、母细胞样/多形性变型有关外，还与+12、复杂核型、P53 突变／过度表达／丢失、+ 3q、- 9q 等遗传学改变以及临床上淋巴结肿大伴有显著周围血累及相关。

4 慢性淋巴细胞性白血病／小淋巴细胞性淋巴瘤

慢性淋巴细胞性白血病／小淋巴细胞性淋巴瘤（chronic lymphocytic leukemia／small lymphocytic lymphoma，CLL／SLL），2008 年 WHO 分类将 CLL 的诊断标准定为在髓外组织累及时，周围血中具有 CLL 表型（CD5⁺、CD23⁺）的单克隆淋巴细胞≥5 ×10⁹／L。

若健康人周围血中出现具有 CLL 表型的寡克隆细胞增多<5×10⁹／L 时，称为单克隆 B 淋巴细胞增多症（monoclonal B-cell lymphocytosis，MBL），临床上不需特殊处理，但需要注意随访。

SLL 的诊断标准则为骨髓外组织（通常为淋巴结）具有 CLL 形态学和免疫表型而无白血病表现。

肿瘤细胞表达细胞膜 IgM 或 IgM+IgD、全 B 细胞标记物（CD19、CD20、CD22）、CD79a、CD5、CD23、CD43、CD11c（弱），不表达 CD10、Cyclin D1。

研究表明，只有 40%~50% CLL 的 IgH V 未突变，50%~60% CLL 的 IgHV 已发生体细胞超突变。未突变的 CLL 常表达 ZAP70 和 CD38，且与预后差相关；已突变 CLL 则多不表达 ZAP70 和 CD38。

因此，免疫组化检测 ZAP70 和 CD38 可间接反映 CLL 的 IgHV 突变状态，并有助于预后判断。

5 结外黏膜相关淋巴组织边缘带淋巴瘤

结外黏膜相关淋巴组织边缘带淋巴瘤（extranodal marginal zone lymphoma of mucosa-associated lymphoid tissue，MALT lymphoma），2008 年 WHO 分类中对 MALT 淋巴瘤的病因、肿瘤前期病变和遗传学方面做了更精确的描述。

在病因学方面，幽门螺旋杆菌感染与胃 MALT 淋巴瘤关系密切；鹦鹉热衣原体、空肠弯曲杆菌和伯氏疏螺旋体分别与眼附属器 MALT 淋巴瘤、免疫增生性小肠病（IPSID）和皮肤 MALT 淋巴瘤相关；自身免疫性疾病如 Sjögren 综合征和 Hashimoto 甲状腺炎则分别与涎腺和甲状腺的 MALT 淋巴瘤相关。

已知与 MALT 淋巴瘤相关的遗传学异常包括 t（11；18）、t（14；18）、t（3；14）和 t（1；14），其中 t（11；18）主要见于肺和胃肠道 MALT 淋巴瘤，t（14；18）主要见于眼附属器和涎腺 MALT 淋巴瘤，t（3；14）则主要见于甲状腺、眼附属器和皮肤 MALT 淋巴瘤。此外，还常存在+3 和+18，但这些改变缺乏特异性。

早期胃 MALT 淋巴瘤和 IPSID 用抗生素治疗，肿瘤能消退，甚至完全治愈，但若存在

t（11；18）的胃 MALT 淋巴瘤用抗幽门螺旋杆菌治疗无效，需行化学治疗，而有 t（11；18）的胃 MALT 淋巴瘤一般不会发生弥漫性大 B 细胞淋巴瘤转化。

6　脾B细胞淋巴瘤／白血病

2008 年 WHO 分类将目前尚无足够证据表明为独立疾病的一些脾脏小 B 细胞淋巴瘤，暂定为脾 B 细胞淋巴瘤／白血病，不能分类（splenic B-cell lymphoma／leukemia，unclassifiable）。

在这组肿瘤中有两种肿瘤予以定义和描述，一种是脾红髓弥漫性小 B 细胞淋巴瘤（splenic diffuse red pulp small B-cell lymphoma），由弥漫浸润脾红髓（包括髓索和髓窦）小而单一的 B 细胞所组成，肿瘤还可累及骨髓的窦状隙和周围血。瘤细胞表面具有短小的绒毛状突起，免疫表型为 CD20+、DBA44+、IgG+／Ig-，而 CD25、CD103、CD123、annexinA1、CD10 和 CD23 均阴性。在结合临床、形态学和免疫表型特征除外 CLL、PLL、SMZL、HCL 和 LPL 后，可诊断为脾红髓弥漫性小 B 细胞淋巴瘤。

另一种是毛细胞白血病-变型（hairy cell leukemia variant，HCLv），形态学具有典型 HCL 和幼淋巴细胞性白血病（PLL）中瘤细胞特点，免疫表型具有典型 HCL 的某些特点，如 DBA44+、FMC7+和 CD103+，但 CD25、annexin A1 和 TRAP 均阴性。据报道 HCLv 在亚洲人中发病率比典型 HCL 高，且对 HCL 常规治疗方案反应差。

7　伯基特淋巴瘤

伯基特淋巴瘤（Burkitt's lymphoma，BL），2008 年 WHO 分类对 BL 的定义更为严格，肿瘤主要累及结外或表现为急性白血病。

瘤细胞单一，中等大小，肿瘤倍增时间极短，增殖活性非常高。肿瘤细胞表达膜 IgM 和全 B 细胞抗原（CD19、CD20、CD22）CD10、Bcl-6、CD38、CD77、CD43，通常 Bcl-2-、TdT-，几乎 100%细胞 Ki-67 阳性。

遗传学上存在 t（8；14）、t（2；8）或 t（8；22）。

BL 为高度侵袭性肿瘤，但能治愈，早期患者用强烈联合化疗的治愈率可达 90%，晚期患者亦可达 60%~80%。

8　T、NK／T细胞淋巴瘤

亚洲国家的外周 T 细胞淋巴瘤（PTCL）发病率较西方国家高，在非霍奇金淋巴瘤（NHL）中的比例可达 15%~20%。最近一项大样本国际回顾性研究评估了北美、欧洲和亚洲 22 个地区共 1314 例 T 细胞淋巴瘤患者，结果提示，最常见的亚型是外周 T 细胞淋巴瘤非特异型（PTCL-NOS，25.9%），其次是血管免疫母细胞 T 细胞淋巴瘤（AITL，18.5%）、NK／T 细胞淋巴瘤（10.4%）、成人 T 细胞白血病/淋巴瘤（ATLL，9.6%）、ALK（+）间变大细胞淋巴瘤（6.6%）、ALK（-）间变大细胞淋巴瘤（5.5%）及肠病型 T 细胞淋巴瘤（ETTL，4.7%）；在北美及欧洲，PTCL-NOS 是最常见的类型，而在东亚地区，NK／T 细胞淋巴瘤和 ATLL 的发病率最高。

我国作者回顾性分析了 1986~2005 年天津地区 20 年淋巴瘤的发病情况，其中 PTCL 占 NHL 的比例高达 34%，PTCL-NOS、NK／T 细胞淋巴瘤、皮肤 T 细胞淋巴瘤（CTCL）、ETTL 分别占 10.8%、14.9%、2.0% 和 0.5%。这与欧美国家的发病情况明显不同。

据文献报道，由于 T 细胞淋巴瘤的各个亚型具有明显的异质性，其临床表现、治疗反应性和预后亦截然不同。

8.1　成人T细胞性白血病／淋巴瘤

逆转录病毒 HTLV-1 是成人 T 细胞性白血病／淋巴瘤（ATL）发生的关键因素。在日本流行地区，6%~37%的人群感染 HTLV-1；美国和欧洲为低危区，血清学阳性率小于 1%。但仅 2%~4%的 HTLV-1 病毒携带者发展为 ATL。

HTLV-1 可通过性传播、含白细胞的血制品、共用针头、母乳和垂直传播。输注含 HTLV-1 的血制品可使 30%~50%的患者在中位 51 天时出现血清学阳性。

ATL 中位发病年龄 55 岁，可表现为淋巴结肿大（72%）、皮肤缺损（53%）、肝大（47%）、脾大（25%）和高钙血症（28%）；细胞免疫抑制很常见，极少数患者可同时有原线虫感染。

异常 T 淋巴细胞常可在外周血涂片中见到。

细胞核常为锯齿状或分叶状，称之为"花样细胞"。

HTLV-1 编码三种结构基因（pol、gag、tax）和两种调节基因（tax、rex）。

tax 是一种潜在的 HTLV-1 转录活化因子，在 HTLV-1 诱导的转化和抵制凋亡方面发挥重要作用，部分通过 NF-κB 通路活化。

成人 T 细胞白血病细胞常表达 CD3、CD4、CD25 和 CD52 等抗原。

Itoyama 等对 50 例新诊断的 ATL 的细胞遗传学异常做了分析。50 例患者全都有异常核型，几乎所有的染色体均受影响。多条染色体断裂（>6 条）和异倍体在急性和淋巴瘤混合型中较慢性常见；且多条染色体断裂和 1p、1p22、2q、3q、4q 和 14q32 异常与总生存率低有关。1q 和 4q 增多在侵袭性 ATL 患者中多见，而 7q 增多提示侵袭性 ATL 预后好。

可见 T 细胞受体基因克隆性重排，且有 HTLV-1 克隆性整合的证据。

ATL 的治疗较难。患者对于最初的联合化疗可能会达到缓解，但总生存率较低，中位生存期只 8 个月。

与 IFN-α 和齐多夫定联合治疗缓解率可达到 70%~90%，中位生存期可达到 11 到 18 个月。

某项临床试验观察应用 CHOP 方案诱导化疗后应用抗核酸药、IFN-α 和口服足叶乙甙效果较好。

El-Sabban 等应用 As_2O_3 和 IFN-α 可导致细胞周期阻滞和凋亡。Bazarbachi 等通过应用 HTLV-1 转化的细胞系和培养的原代 ATL 细胞证实 As_2O_3 和 IFN-α 在细胞增殖、细胞周期阻滞和诱导凋亡方面有协同作用。

蛋白酶复合体抑制剂与全反式维甲酸对 ATL 细胞周期进程亦有影响，提示这些药物在 ATL 治疗中的作用。单克隆抗体，如 denileukin、diftitox 和 alemtuzumab 亦有对 ATL 有效的报道。

ATL 可依据临床病理特征和预后分为四型，即急性、淋巴瘤型、慢性、冒烟型。1991 年，Shimoyama 报道 818 例 ATL 患者特征。急性 ATL 患者可出现高钙血症、白血病表现、肿块，预后极差，中位生存期约 6 个月。淋巴瘤样 ATL 患者血液中可见低水平的异常淋巴细胞（<1%），且伴有淋巴结、肝脾、中枢神经系统、骨和胃肠道病变，中位生存期 10 个月。慢性 ATL 血液中可见大于 5% 的异常淋巴细胞，中位生存期 24 个月。冒烟型中位生存期未见报道。

8.2 外周 T 细胞淋巴瘤-未定型

外周 T 细胞淋巴瘤-未定型（PTCL-U）常为结节性淋巴瘤，是西方国家最常见的 T 细胞淋巴瘤亚型。

Rudiger 等统计此型约占 T 细胞淋巴瘤的 60%~70%，占全部 NHL 的 5%~7%；常见于成人（男∶女为 1.5），中位年龄 61 岁。在此项研究中，27% 的患者为 Ⅰ 或 ⅡE 期，12% Ⅲ 期，61% Ⅳ 期。

PTCL-U 常伴有预后不佳的特征，包括 B 症状、LDH 水平升高、肿块大于 10cm、行为状态评分低于 60 分、结外病变，53% 患者 IPI 评分为 3~5 分。有报道称经多参数分析，提示 IPI 评分较 T 细胞淋巴瘤的组织学亚型对预后评估更好。

早期对外周 T 细胞淋巴瘤研究根据细胞大小分出一些亚型，即弥漫小裂型、混合细胞型、大细胞和免疫母细胞型。

此外，淋巴上皮样淋巴瘤（Lennert）被认为是一种细胞病理学变型。然而这些组织学亚型其临床特征无差异，不能成为可靠的组织学定型。

PTCL-U 常表达 T 细胞相关抗原 CD3、CD5、CD7，成熟 T 细胞的一种抗原（CD5 或 CD7）常丢失，而且 CD4 较 CD8 表达常见。

90% PTCL-U 患者具有 TCR 基因克隆性重排。不论 TCR 如何，表达 γ 位点多见重排，因此 γ-TCR 位点分析可提高诊断率。总之，PTCL-U 细胞遗传学异常较常见，大约 70%~90% 可见异常中期分裂。

Schelegelberger 和 Feller 报道，PTCL-U 染色体分析将其分为低危和高危组，但这种预后显著性还未建立起来。一项日本研究观察了肾移植后 5 例外周 T 细胞淋巴瘤中，发现 p53 基因突变，25% 患者有 K-ras 突变，33.3% 患者有 c-kit 和 β-钙调素基因突变；与 p53 阴性患者对比，p53 阳性患者具有较高的扩增活性，下游的 p21（waf）蛋白表达频率降低，Bcl-2 表达增加。PTCL-U 预后研究证实，p53 蛋白过度表达和 p53 突变与治疗失败和总生存率及无病生存率低有关。

在治疗中度恶性 B 细胞 NHL 时，多项试验对比 CHOP 与其他化疗方案，均提示 CHOP 方案可作为标准方案，近期有效率为 50%~60%，但长期无病生存率（DFS）仅为 10%~30%。除非有其他伴发症，如免疫性血小板减少性紫癜存在，美罗华不应在 PTCL-U 的治疗中使用。

核苷类似物如喷托司汀、氟达拉滨和 2-CDA 多在皮肤 NHL 治疗中进行评估，亦有一些报道是在其他 T 细胞淋巴瘤中进行评估。喷托司汀对于 PTCL-U 的缓解率为 15%~100%。

吉西他滨单药治疗复发或难治 T 细胞 NHL，在一项小规模单中心研究中缓解率可达 60%。

Denileukin diftitox（Ontak）为白喉毒素蛋白片段与白介素-2 受体的重组融合蛋白，大多在皮肤 T 细胞淋巴瘤中进行试验。II 期临床试验证实对于复发／难治的 PTCL-U 单药的缓解率可达 40%。最近一项欧洲的试验表明，对于多次治疗的 PTCL-U 患者应用 Alemtuzumab 可达 36% 缓解率，14 例中 3 例完全缓解达 12 个月，但有重度血液学毒性和感染发生。

8.3 血管免疫母T细胞淋巴瘤

血管免疫母 T 细胞淋巴瘤（AITL）是一种较常见的 T 细胞淋巴瘤，占 T 细胞淋巴瘤的 15%~20%，占所有淋巴瘤的 4%~6%，中位年龄为 64 岁，男性稍多。

多数患者为 III 或 IV 期病变。AITL 常伴低蛋白血症，多为全身性疾病，伴淋巴结受侵。相关的病变有器官肿大、B 症状（50%~70%）、皮疹、瘙痒、胸腔积液、关节炎、嗜酸粒细胞增多症和一系列免疫异常表现。

AITL 以正常淋巴结结构（多见开放窦或扩张的外周血窦消失）多形性浸润为特征，常见内皮小静脉和树突状细胞。

淋巴细胞常由中小淋巴细胞混合并有浆细胞和 B 淋巴母细胞组成；上皮样组织细胞和许多嗜酸性粒细胞亦可见到。

T 细胞相关的抗原通常都表达，CD4 表达多于 CD8。

单纯组织学较难诊断 AITL，因此证实有 TCR 单克隆的存在对于诊断很重要。Feller 等证实克隆性基因重排的特殊形式与 AITL 的预后相关。他们认为，患者同时具有 TCRβ 链基因和免疫球蛋白基因重排常伴溶血性贫血，亦可由自发性一过性缓解，但不会像应用化疗一样缓解，总生存率与单纯 TCR 克隆相比较低。一些 AITL 病例可能为寡克隆，亦有的表现为克隆消失或出现。

传统遗传学方法（分裂中期分析）可检测到 70%~80%AITL 患者有染色体异常。一项研究应用 FISH 分析发现，90% 患者有染色体异常，且超过 40% 的患者具有各式各样的 T 细胞亚群。

三染色体 3 或 5 和额外的 x 染色体是较常见的细胞遗传学异常。复杂核型的存在与生存率低有关。

AITL 侵袭的淋巴结中 100% 可通过 PCR 或 FISH 发现 EBV 基因组，EB 病毒在 AITL 的确切作用还不清楚。最近研究证实在 EBV 克隆性扩增与 AITL 的生存率有显著关系。

AITL 为一种侵袭性淋巴瘤，在少数病例中可出现自发性消退。应用含蒽环类药物进行联合化疗，可达 30%~70% 的完全缓解率，但只有 10%~30% 的患者长期生存。

在一项回顾性非随机多中心研究中，对于新诊断的患者采用单药强的松治疗，具有高危因素或复发／难治患者采用联合化疗，单药强的松的完全缓解率为 29%，而复发／难治和最初采用联合化疗的患者各为 56% 和 64%，中位随访 28 个月，总生存率和无病生存率各为 40.5% 和 32.3%，总生存期 15 个月。

对于复发的患者有应用免疫抑制药物治疗有效的报道，如低剂量 MTX／PRED 和 CTX，嘌呤类似物和 denileukin diftitox 等。

8.4 间变性大细胞淋巴瘤

原发系统性间变性大细胞淋巴瘤（ALCL）占所有 NHL 的 2%~3%，主要侵犯淋巴结，结外有时亦受侵。

ALCL 部分是依赖酪氨酸激酶（间变淋巴瘤激酶，ALK）的表达来划分的，包括 ALK+ 和 ALK- 两种亚型，前者常见于年轻患者，5 年总生存（OS）率为 70%，而后者常见于老年患者，5 年 OS 率为 49%。以蒽环类为基础的联合化疗对前者的疗效明显优于后者。

原发皮肤的 ALCL 较罕见，ALK 表达多为阴性，但预后良好，5 年 OS 率为 90%，临床表现具有惰性淋巴瘤的特点。

ALK 阳性患者约占原发性系统性 ALCL 的 50%~60%，多见于小于 35 岁的男性，常表现为全身症状，结外病变，多为进展期。

ALK 患者通常年龄较大（中位年龄 61 岁），男女比例为 0.9，较少表现为结外病变。ALK 阳性患者预后良好，5 年生存率为 79%，而 ALK 阴性为 46%，而且 ALK 阳性与 ALK 阴性可进一步通过 CD56 进行划分，CD56 阳性预后差。

ALK 原发系统性形态学上由大淋巴细胞组成，其核为多形性，胞浆丰富。肿瘤细胞生长呈黏附模式，常在淋巴结中经血窦间隙播散。

肿瘤细胞表达 CD30 和 T 细胞或非特异性抗原（裸细胞）。

TCR 重排可于 70%~90% ALCL 患者中发现，并且克隆性 β 基因较 γ 基因重排更多见。

1988 年，发现 ALCL 与染色体易位 t（2；5）（p23；q35）有关，是由位于 5q35 的 NPM 基因和位于 2q23 编码的酪氨酸激酶受体（ALK）融合形成的融合蛋白 NPM-ALK 所致。在 NPM 启动子的控制下，80kDa 的嵌合蛋白 NPM-ALK 发生转录。NPM-ALK 的存在可通过 RT-PCR 和 FISH 检测到。

针对部分 ALK 的多克隆抗体（ALK11）和单克隆抗体（ALK1 和 ALKc）已构建成功，它可使胞浆内和核内的含 NPM-ALK 转位组织染色，约 2%ALK 阳性患者 t（2；5）转位阴性；其他与 ALK 融合的基因有 TPM3，形成 t（1；2）（q21；p23），转录 TPM3-ALK 蛋白，与 TFG 形成 t（2；22）（p23；q21）转录 TIG-ALK 蛋白，与 CLTCL 融合形成 t（2；22）（p23；q11）转录 CLTCL-ALK 蛋白；ATIC 的插入形成 I（2）（p3；q35）转录 ATIL-ALK。

其他 ALCL 恶变机制，包括 Bcl-2 上调、高甲基化、c-myc 表达增多。

此外，NPM / ALK 融合蛋白可激活 PI3K-AKT 机制，提示此通路可能与 ALCL 形成的分子学机制有关。

对于小儿 ALCL 的治疗，常以预后危险因素为基础，治疗方案采用高度恶性 B-NHL 治疗模式。经短暂诱导化疗后，进行短期强化多药化疗，周期数以疾病分期制订。

对于成人 ALCL 治疗常应用以蒽环类为基础方案化疗；有学者建议在首次治疗缓解后采用自体造血干细胞移植。

8.5 皮下脂膜炎样 T 细胞淋巴瘤

皮下脂膜炎样 T 细胞淋巴瘤（SCPTCL）是一种较少见的 T 细胞淋巴瘤，主要浸润皮下脂肪，而无表皮或真皮的侵犯，可引起红色或紫色结节、斑块或两者都有，常伴有高热、皮肤缺损、肺浸润、黄疸、肝脾肿大、肝功能损害、凝血功能障碍、全血细胞减少和良性组织细胞增生伴吞噬现象。

吞噬现象可发生于 T 细胞淋巴瘤发病前、中和缓解后。有一种有争议的病种，即吞噬细胞组织细胞性脂膜炎（CHP），认为可能是与 SCPTCL 有关的一种炎性疾病。CHP 具有各种不同的预后，有惰性和侵袭性/致死性的临床过程。

在新分型中，只有具有 αβ 表型的病例被分入 SCPTCL。原先具有 γδ 表型的 SCPTCL 占 25%，现被划分为皮肤 γδT 细胞淋巴瘤。与 γδT 细胞淋巴瘤相比，SCPTCL 惰性特征更明显，且与血细胞吞噬综合征较少相关。

SCPTCL 是局限于皮下组织的少见的 T 细胞淋巴瘤，由大、中、小非典型细胞组成，并具有明显的肿瘤坏死和核扭曲。

恶性淋巴细胞常分布在单个脂肪细胞周围，伴有良性 / 反应性组织细胞；并具有吞噬红细胞或核碎片现象，脂肪和连接组织坏死常见，但无血管破坏。

最近 PCR 基因重排研究证实，CHP 和 SCPTCL 可能为相同的临床病理学范畴。SCPTCL 代表恶变前淋巴细胞样病变。

大多数文献报道，具有单克隆 TCR，许多患者为 EBV 阳性。大样本回顾性分析认为，大多数患者证实有 TCR 克隆性而与 EBV 相关性较小。与 SCPTCL 相关的染色体异常与原癌基因较少报道。

SCPTCL 临床进程复杂多样，从惰性进展到致死性急性进程均有存在。大多数患者经全身化疗或局部放疗可达完全缓解，但中位生存期一般都小于 2 年。更精确的表型分析认为，具有 αβ 表型者 5 年生存率可达 80%。

8.6 皮肤γδT细胞淋巴瘤

皮肤 γδT 细胞淋巴瘤 (CGD-TCL) 中包括原先划入 SCPTCL 的 γδT 细胞淋巴瘤。CD、GD-TCL 较 SCPTCL 更具侵袭性，其皮肤缺损与 SCPTCL 相似，但可有表皮和真皮侵犯。具有皮下病变者较只有表皮或真皮病变者预后差。

亦可有黏膜侵犯，但现在仍存在争论，即皮肤淋巴瘤和黏膜 γδT 细胞淋巴瘤是两种不同性质病变还是同一病变的不同表现。

血液细胞吞噬现象亦可见于 CGD-TCL，但一般患者不会出现全身表现。

皮肤病变有三种组织形式，即表皮、真皮和皮下。单一活检标本可能混合有一种以上的病理类型。

细胞呈大、中型，有血管向心性、血管浸润、上皮趋向性和坏死，亦可能像 SCPTCL 位于脂肪细胞边缘。

Arnulf 等证实，应用 EBV 编码的核酸探针进行免疫组化染色示 11 例非肝脾 γδT 细胞淋巴瘤中 5 例 EBV 病毒阳性，3 例有鼻腔黏膜侵犯。EBV 在 CGD-TCL 起源上是否起了一定作用仍存在疑问。

在 CGD-TCL 患者中，未发现特殊染色体异常，有 TCR 克隆性重排。

通常采用具有侵袭性方案治疗。Toro 等应用局部治疗与全身治疗相结合的办法，局部治疗，包括激素局部应用、Psoralen、Psoralen 加 A 波长紫外线照射。全身治疗，包括 IFN-α、IFN-γ、CHOP、放疗和骨髓移植。

具有表皮和真皮侵犯的患者中位生存期 29 个月；具有皮下病变者预后欠佳，中位生存期 13 个月。

8.7 肝脾T细胞淋巴瘤

肝脾 T 细胞淋巴瘤 (HSTCL) 是一种少见的 T 细胞淋巴瘤，主要见于年轻男性，中位年龄 35 岁。

患者可有 B 症状、肝脾肿大明显、贫血、中性粒细胞减少、血小板减少（通常较严重）；常为侵袭性，中位生存期 16 个月。

HSTCL 浸润肝血窦、骨髓（2/3 患者）和脾红髓。

HSTCL 肿瘤细胞通常为均一的、中等大小淋巴细胞，核圆，染色质中度致密，细胞质淡然。

脾与骨髓中可见红细胞被吞噬现象，25%~50% 患者在外周血中可见肿瘤细胞。

TIA-1 常存在，但通常 granzyme B 和 perforin 不表达，提示为非活化的细胞毒 T 细胞表型。

肿瘤细胞通常为 CD4⁻、CD5⁻、CD8⁻、CD3⁺、CD7⁺、CD56⁺。

HSTCL 可能起源于肝血窦和脾红髓的 γδT 细胞，大多数 HSTCL 患者具有 TCRγ 或 δ 基因重排。αβT 细胞表型在 HSTCL 中亦被发现；在一些病例中可见染色体异常 I (7q)。

HSTCL 临床进程为侵袭性。有人采用嘌呤类似物喷托司汀治疗有一定作用；近来有一病例报道，αβHSTCL 采用 alemtuzumab 治疗后，接着采用非配型的非相关的干细胞移植，患者经 21 个月随访无复发。

8.8 结外NK／T细胞淋巴瘤

鼻和鼻型结外 NK/T 细胞淋巴瘤，曾命名为血管中心性淋巴瘤；在西方少见，而在亚洲及中南美较多见；男性多发，中位年龄 43 岁。

与 EBV 相关，常以结外病变为特征，局限型（I／II）多见，多出现血管破坏性增生，临床特征呈侵袭性。

此类肿瘤好发于鼻腔和副鼻窦；鼻型可发生于其他结外部位，如皮肤、胃肠道、睾丸、肾、上呼吸道，亦有极少数发生于眼眶或眼睛。

结外 NK／T 细胞淋巴瘤，其母细胞起源不明确。组织学特征是血管破坏常伴坏死，肿瘤细胞由大、中、小细胞混合组成，但多为大的非典型细胞。

瘤细胞常表达 NK 抗原（CD16、CD56、CD57）、细胞浆 CD3 及细胞毒颗粒（granzyme B 和 TIA-1）。

TCR 基因重排可在结外 NK／T 细胞淋巴瘤中发现，γδ 重排较常见。

研究认为，通过特异性 TCR 重排和免疫表型可将其分为 NK 细胞和 T 细胞两种。细胞遗传学异常常见于结外 NK／T 细胞淋巴瘤-鼻型。

Siu 等发现，染色体 6 和染色体 13 缺失是最常见的细胞遗传学异常；与 NK／T 细胞淋巴瘤相关的癌基因的发现较困难，部分原因为可用于分析的可见的非坏死组织不足。

p53 在许多结外 NK／T 细胞淋巴瘤-鼻型中过度表达；K-ras 突变亦可在此淋巴瘤中见到；p15、p16 和 p14 基因纯合子缺失在鼻 NK 淋巴瘤中见报道。

EBV 病毒在结外 NK/T 细胞淋巴瘤鼻型的发生中起一定作用，EBER-rRNA 转录几乎在所有患者的大多数细胞中可检测到，而且 EBV LMP-1 在大多数患者中可出现表达。

结外 NK/T 细胞淋巴瘤-鼻型推荐采用以阿霉素为基础的联合化疗，累及野放疗及鞘内预防性治疗。对于局限期在放疗的基础上加用化疗是否有益还未证实。

NK/T 细胞淋巴瘤-鼻型单用放疗的缓解率近 85%（CR66%），50% 局部复发，25% 患者全身复发，多位于结外部位，如睾丸、眼眶、皮肤、胃肠道和中枢神经系统。

Kim 等经 56 个月随访，Ⅰ／Ⅱ期总生存率为 40%，全身复发多很快死亡。Li 等报道 77 例 NK／T 鼻窦淋巴瘤（56 例局限型，21 例全身型），5 年生存率 36%（中位随访 89 个月）。

联合放化疗或单独放疗较单独化疗生存率高，5 年生存率分别为 59%、50% 和 15%。

全身病变患者长期生存率低（5 年生存率 25%）。Ⅲ／Ⅳ期 NK／T 细胞淋巴瘤传统治疗方法是以蒽环类为主的联合化疗后进行放疗。

8.9 肠病型肠道T细胞淋巴瘤（EITCL）

肠病型肠道 T 细胞淋巴瘤（EITCL）亦称肠道 T 细胞淋巴瘤，是一种少见的由表皮内淋巴细胞形成的 T 细胞淋巴瘤，在成人常表现为多发空肠溃疡。患者常于发病前患有谷胶过敏性肠病。

EITCL 占非霍奇金淋巴瘤不到 1%，预后较差。5 年总生存率和无病生存率分别为 20% 和 3%。这部分与患者行为状态差有关。

EITCL 亦可能没有肠病史，但大部分患者有腹痛和体重减轻。在诊断时肠病的血清学标记可能会出现，如抗麦胶蛋白抗体和 HLA 表型。这些标记可能预示此类患者患 EITCL 的危险性很高。

其并发症可能会有小肠穿孔、梗阻、胃肠出血及小肠结肠瘘。

单纯通过组织学建立 EITCL 的诊断较困难，肿瘤细胞是由大、中、小细胞混合而成，并可见反应性组织细胞。

免疫表型为 Pan-T，黏膜淋巴样抗原 CD103 亦常表达。

TCR 基因重排几乎在全部 EITCL 患者中出现（γ 较 β 多见）。

Obermann 等发现染色体 9p21 杂合性丢失与 EITCL 相关；一项报道证实 19 例患者中 9 例受累肠道小淋巴细胞表达 p53，在 EITCL 恶变形成过程中 p53 作用不明。

各种报道证实，EBV 阳性（经 PCR 和 FISH 检出）与 EITCL 相关，包括 EBV 相关的 EITCL、PTLD；且对比分析 EB 病毒流行的墨西哥与欧洲患者证实，有与 EBV 相关的显著的流行病学差异（100%vs10%）。

对于诊断为 EITCL 的患者以阿霉素为基础的联合化疗应当在每个患者中应用，肠外或经肠道高营养支持是必需的，与肠病相关的患者应避免谷类饮食。

第 4 节　治疗方法研究

近年来，随着对肿瘤细胞生物学特性不断深入的认识和理解，已为治疗淋巴瘤提供了新的治疗药物与治疗方法，使淋巴瘤总缓解率、长期生存率明显提高。

1　疗效评价

如何准确判断 HL、NHL 患者对各种治疗的反应，目前尚无一个非常满意的评估手段。

目前研究显示，对于 DLBCL 在初始治疗后进行 PET／CT 检查具有显著的预后预测价值。然而，在临床实践中，常常会遇到 PET／CT 结果不能确定阳性还是阴性的情况。

2008 年，美国梅奥（Mayo）临床医学中心托马斯（Thomas）等对 139 例 DLBCL 患者的资料进行了分析。PET 报告阴性组和不确定组的 3 年无事件生存率分别为 80% 和 61%，PET 报告阴性组、不确定组和阳性组的 3 年总生存率分别为 86%、82% 和 51%（$P<0.0001$）。该研究的结论为，治疗后 PET 结果不确定的 DLBCL

患者，生存情况与阴性结果者更为相似，治疗前进行改良国际预后指数（R-IPI）评分可进一步提高预后判断的准确性。

不过，对于预后较 B 细胞淋巴瘤更差的 T 细胞淋巴瘤，PET／CT 也许不是有效的疗效预测手段。美国 M.D.安德森癌症中心的卡尔特列拉（Cultrera）等开展的研究证实，2~4 个疗程后 PET／CT 示完全缓解的 T 细胞淋巴瘤患者，在 8 个月内仍然很有可能复发。

有学者指出，淋巴瘤治疗后，CT 显示的局部残留可能是由于纤维组织增生，故这种评估手段不能反映真实情况。

GHSG HD15 实验[6]对 817 例 HL 化疗后患者中的 311 例进行了 CT 检查，并对残留病灶>2.5cm 的患者同时行 FDG-PET 扫描，发现 79% 呈阴性，对这些患者观察 18 个月，与化疗 CR 者比较，其结果并不差，表明 FDG-PET 的生物学反应在阴性预测方面优于形态学反应。

意大利、丹麦联合报道评价了早期 PET（PET-2）的预后意义，在包括所有 IPS 因素的多因素分析中，只有 PET-2 有意义[7]；Hutchings 等[8]证实，间期 PET 反应（2 个 ABVD 后）在进展期 HL 可作为指导治疗的重要指标。因此，有希望将 PET 反应作为间期评估指标，加入治疗策略标准，使每位患者按需接受治疗。

2 单克隆抗体治疗

非霍奇金淋巴瘤的生物学治疗成为一种新的治疗手段，单克隆抗体（MoAb）可作为载体把毒素、放射性核素等物质输送到肿瘤局部，通过结合 CD20 抗原分子导致 B 淋巴细胞死亡达到治疗作用。

2.1 利妥昔单抗

利妥昔单抗（Rituximab）是一种人鼠嵌合型抗 CD20 单抗，对 NHL 单药治疗或联合化疗目前在世界范围被认为是最成功的生物治疗方式之一；但仍有>50%NHL 患者发生耐药，导致治疗无效或复发。新一代抗 CD20 抗体比美罗华有更好的疗效和更强的 CD20 受体敏感性，现已不断地应用在临床试验中。

1994 年，Maloney 等[9]首次报道了将美罗华单独应用于 I 期临床试验治疗复发或低度恶性的 B 细胞淋巴瘤；1997 年，美国食品药物管

理局和 1998 年在欧洲批准美罗华用于 CD20 阳性的复发性或难治性低度恶性或滤泡性 B 细胞 NHL。单独应用美罗华治疗低度恶性淋巴瘤可达到完全或部分缓解，可使中位无进展生存期（progression free survival，PFS）和总生存期（Overall survival，OS）延长[10-11]。

目前，利妥昔单抗联合 CHOP（R-CHOP）方案作为淋巴瘤，尤其是初治弥漫大 B 细胞淋巴瘤（DLBCL）的标准治疗方案进一步获得确定。

利妥昔单抗联合标准化疗表现出良好效果，故以此作为 CD20 阳性淋巴瘤患者的一线方案。目前的研究结果显示，该方案治疗弥漫性大 B 细胞淋巴瘤、滤泡性淋巴瘤和套细胞淋巴瘤安全有效。有研究表明，美罗华联合标准化疗后 3 年内 PFS 从 33% 提高到 68%[12]。2011 年，美国临床肿瘤学会(ASCO)年会上报告的 PRIMA 研究亦证实，对于未经治疗的滤泡性淋巴瘤（FL）患者，在免疫化疗诱导治疗后，利妥昔单抗维持治疗能显著改善患者 2 年的 PFS 率（82%vs66%，*P*<0.0001），且不增加额外的毒性反应。

基于利妥昔单抗对 B 细胞的抑制作用，亦用于 B 细胞自身免疫性疾病相关的患者。

尽管利妥昔单抗治疗 B 细胞淋巴瘤有明显的疗效，但经过长期治疗后发现约半数以上患者产生耐药。耐药机制可能与肿瘤本身细胞中 CD20 抗原分子减少、补体调节蛋白或抗细胞凋亡基因表达增强有关；可能还与机体的 FcγRⅢ受体基因效应细胞的多态性有关[13]。在末梢血液、淋巴结和脾脏中对 B 细胞的清除作用不同，且不同淋巴结点 B 细胞亚群对 MoAb 易感性亦不同[14-15]；在人 CD20 转基因小鼠中发现，淋巴结附近的 B 细胞依靠 CDC 而不是 FcγR 介导的清除作用，在淋巴结比较集中的区域 B 细胞得到更多的生存信号，以致 B 细胞对抗 CD20 不敏感。

在细胞微环境中利妥昔单抗治疗不同亚型的 CD20 阳性淋巴瘤诱导细胞凋亡效果不同，可能细胞的微环境将成为利妥昔单抗耐药的重要因素，应该对细胞微环境有更多的了解和更深入的研究，才能对解决利妥昔单抗耐药问题有更深远的意义。

2.2 Ofatumumab

近年来，新型的小鼠、人源化或人类合成抗 CD20 单克隆抗体已开发，主要通过结合不同的抗原表面或不同的诱导细胞凋亡机制，或转移 CD20 到脂质体微区中。抗 CD20 抗体分为 I 型和/或 II 型，I 型抗体能重置 CD20 到脂质微区，其作用可作为信号平台，抗体诱导有效的 CDC，利妥昔单抗属 I 型抗体；II 型抗体不能重置 CD20 的信号平台，不能诱导 CDC，但 II 型抗体能促进同质黏附和强有力的直接诱导细胞凋亡作用。

Ofatumumab（属 I 型抗体）是一种人类抗 CD20 单抗，产生于人类免疫球蛋白转基因的小鼠中，其结合人体 CD20 抗原表面较利妥昔单抗更接近细胞膜，并有较慢的脱离速率，更高的补体活性[16]。一项 Ofatumumab 治疗复发性滤泡性淋巴瘤的 I/II 期临床试验显示毒性与利妥昔单抗相当[17]。临床数据显示，Ofatumumab 可安全应用于利妥昔单抗耐药的患者，且临床治疗有效[18-19]。Ofatumumab I/II 期临床试验治疗是有效的，对利妥昔单抗治疗无效的滤泡性淋巴瘤患者显示中位有效期达 32.8 个月，临床有效率为 63%。目前 Ofatumumab 正应用于 III 期临床试验。

2.3 Veltuzumab

Veltuzumab（属 I 型抗体）是人源化 IgG1 抗 CD20 单克隆抗体，类似于 Epratuzumab（人源化抗 CD22），从亲代小鼠 A20 中产生补体决定作用。与利妥昔单抗不同的是有一个 CDR32VH 的单独氨基酸，Veltuzumab 可减慢脱离速率和提高体内活性，在体外作用机制与利妥昔单抗相似[20]。

首个临床试验研究显示了低剂量 Veltuzumab 治疗 NHL 患者的安全性和有效性[21-22]；在对利妥昔单抗治疗无效的复发性/难治性 NHL 总有效率达 44%。正在进行的 I/II 期临床试验是将 Veltuzumab 采取皮下给药方式治疗慢性淋巴细胞白血病和非霍奇金淋巴瘤，同时亦正在开展治疗自身免疫性血小板减少性紫癜的 I 期临床试验。

2.4 Ocrelizumab

Ocrelizumab（属 I 型抗体）是用小鼠的 2H7 通过人重组技术产生的抗 CD20 抗体，同属于 IgG1；与利妥昔单抗不同的是，Ocrelizumab 与 CD20 抗原的胞外区结合后，可使 ADCC 增加 2~5 倍，使 CDC 降低 3~5 倍，可能减少输注综合征的发生[23]。

I/II 期临床试验显示，Ocrelizumab 应用于利妥昔单抗治疗无效的复发性/难治性 NHL 患者，有效率达 36%[24]；猕猴试验中显示，Ocrelizumab 与利妥昔单抗的 B 细胞杀伤能力相当[25]。正在进行 Ocrelizumab 与甲氨蝶呤联合治疗 RA 的 I/II 期临床试验，Ocrelizumab 在 >72 周的治疗调查中发现，Ocrelizumab 的免疫原性低，B 细胞杀伤持续时间延长[26]。

目前 Ocrelizumab 正在开展治疗 RA 的 III 期临床试验和狼疮性肾炎及多发性硬化症的 II 期临床试验。由于 Ocrelizumab 可缓解 FcγRIII 受体基因效应细胞的多态性，且引起更好的 ADCC，有一种名为 PRO131921 的 Ocrelizumab 在进行治疗复发或难治性/慢性淋巴细胞白血病和惰性 NHL 的 I/II 期临床试验[27]。

2.5 AME2133

AME2133（属 I 型抗体）是人源化 IgG1 单克隆抗体，不但有单克隆抗体本身的作用，还克服了 FγRIII 多态性的不利影响，含 CDRs 的人类基因结构，CDRs 将寡核苷酸的合成作为诱导过程，提高抗体与 CD20 亲和力。

Fc 区域是影响寡核苷酸合成的恒定区，导致 AME2133 增强对 FcγRIII 亲和力和 ADCC，对 FcγRIII 的亲和力是利妥昔单抗的 5~10 倍[24]。然而 AME2133 的疗效目前没有有效的临床数据，只是正在进行治疗 NHL 患者的 I/II 期临床试验研究。

2.6 GA2101

GA2101（属 II 型抗体）是人源化抗 CD20 单克隆抗体，通过移植 CDR 序列 B2ly1 抗 CD20 单克隆抗体在人的 IgG1 基因序列结构区域中产生；这个胶链序列在可变区得到最强的诱导细胞凋亡作用[28]，且在 FC 区域已经大量存在，对人 FcγRIII 受体亲和力是利妥昔单抗的 50 倍[29]。在猕猴身上，GA2101 显示出对组织中 B 细胞凋亡作用较利妥昔单抗的效果更好。正在进行的 I/II 期临床试验研究将说明 GA2101 的疗效以及其在提高 ADCC 和使 B 细胞凋亡的独特性。

GA2101 应用于利妥昔单抗治疗无效的患者，没有显示严重的毒副反应，总有效率达58%。

2.7 Tositumomab

Tositumomab（B1）是一种小鼠 IgG2a 受体的单克隆抗体，是以 MoAb 作为载体，应用放射性核素标记的抗 CD20MoAb，引导核素到达肿瘤细胞表面，与 CD20 抗原特异性结合，使肿瘤组织内浓聚大量放射性核素；核素释放 γ 和 β 射线，破坏或干扰肿瘤细胞的结构或功能，从而杀死或抑制肿瘤细胞。

[131]I 标记的抗 CD20 单抗 Tositumomab 成功治疗了利妥昔单抗治疗无效或标准化疗后复发的滤泡性或转移性 NHL 患者[20]。临床研究表明，Tositumomab 在杀伤 B 细胞作用上比利妥昔单抗更强[31]。

Tositumomab 治疗的不良反应，为剂量限制性骨髓抑制，多为中度、可逆性，少数患者出现继发骨髓增生异常综合征和急性白血病。

在体外数据显示，Tositumomab 有更强的诱导细胞凋亡作用；实验表明，Tositumomab 可延长因含有 Daudi 淋巴瘤细胞而缺乏补体的小鼠寿命。这些结果表明有必要把不依赖 CDC 的抗体、类似人源化 B1 抗体用来治疗 B 细胞肿瘤。

3 新研发药物

现在已可通过免疫组化和分子生物学的方法进一步进行分子分型，以指导 DLBCL 的治疗选择，提高有效率和治愈率，如蛋白酶体抑制剂硼替佐米联合标准的免疫化疗在治疗非生发中心 B 细胞（GCB）亚型中已获得了初步的疗效。

T 细胞淋巴瘤领域新药的临床试验亦在增加，如组蛋白去乙酰化酶（HDAC）抑制剂 romidepsin 和 panobinostat，新型的抗叶酸剂 pralatrexate 已获美国 FDA 批准用于治疗复发/难治的 T 细胞淋巴瘤，酪氨酸激酶抑制剂 crizotinib、免疫调节剂来那度胺等药物初步显示出疗效。

在 2011 年 ASCO 年会上，新型的抗 CD30 抗体与微管抑制剂（MMAE）共轭结合的偶联单抗药物 SGN-35 是最引人关注的新药（见图 2-1）。

SGN-35 通过与 CD30+细胞结合、细胞内化并释放 MMAE，选择性诱导 CD30+细胞凋亡。SGN-35 单药治疗难治/复发系统性间变性大细胞淋巴瘤（ALCL）的 II 期临床研究显示，58 例患者接受治疗后总有效率（ORR）为 86%，完全缓解（CR）率达 53%，不良反应发生率约为 15%，安全性良好。因此，SGN-35 在 2011 年 8 月获得了美国 FDA 的批准用于难治/复发系统性间变性大细胞淋巴瘤的治疗。

4 自体造血干细胞移植治疗

根据 2010 年 NCCN 非霍奇金淋巴瘤治疗指南建议，HDT-ASCT 仍是治疗复发滤泡性淋巴瘤、初治套细胞淋巴瘤及外周 T 细胞淋巴瘤的

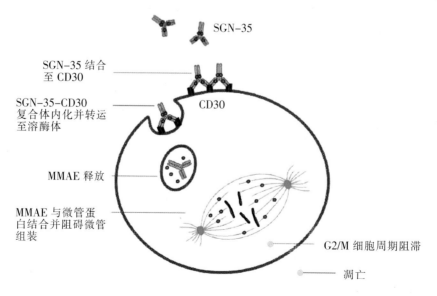

图 2-1 SGN-35 作用机制图

重要方法，但需大规模的前瞻性临床试验证实其作用及验证不同类型淋巴瘤最佳的诱导、动员及维持治疗方案。

对于 HDT-ASCT 在霍奇金淋巴瘤中的应用有很多问题需要解决，如预处理方案的选择、自体造血干细胞移植前的最佳化疗周期数、放疗在 HDT-ASCT 中的应用及二重癌发生的风险等。

大剂量化疗加自体干细胞移植（HDT-ASCT）是治疗复发/难治的弥漫大 B 细胞淋巴瘤和霍奇金淋巴瘤的标准治疗方案。但 HDT-ASCT 在其他类型，如滤泡淋巴瘤、套细胞淋巴瘤及外周 T 细胞淋巴瘤中的治疗地位仍存在争议。

根据 2009 年 NCCN 非霍奇金淋巴瘤临床实践指南，对于复发 FL 和初治 ML、PTCL，HDT-ASCT 是重要的治疗方案，但需要大样本的前瞻性研究来证实其地位，以及确定对于不同类型的淋巴瘤采用最恰当的诱导、动员及巩固治疗方案。

对于 HL，预处理方案的选择、造血干细胞移植（HSCT）前最适合的化疗周期数、放疗在 ASCT 中的应用以及发生二重恶性肿瘤风险等问题均存在争议。

4.1 自体造血干细胞移植治疗HL

目前认为，一旦被确定为复发/难治的 HL 即必须实施挽救化疗方案，非交叉耐药的化疗方案（如 ESHAP、DHAP、ICE、MINE 及 Dexa-BEAM）的有效率为 65%~85%[32-34]。

有报道，IGEV 案联合两种新的化疗药物以及高剂量的异环磷酰胺，总有效率为 81%（CR 为 54%），并有较高的干细胞动员率。尽管许多中心提倡在 2~3 个周期后行 ASCT，但 ASCT 前最适合的化疗周期数仍不明确。

ASCT 已成为治疗/复发难治 HL 的标准治疗方案，两项随机试验对自体移植与强烈的常规化疗进行了比较。

Moskowitz 等[35]进行了一项随机对照研究，161 例病理证实的复发 HL 患者均进行 2 个周期的 Dexa-BEAM 方案化疗，获得 CR 或 PR 者中一组 63 例继续相同方案化疗 2 个周期，另一组 81 例行高剂量的 BEAM 方案预处理，当天予自体干细胞回输并同时使用粒细胞集落刺激因子直至白细胞恢复正常。结果显示，144 例患者 2 个周期化疗后 39 例获 CR，78 例获 PR；研究终点是治疗失败时间（(FFTF)，移植组中 3 年治疗的失败率为 45%，而化疗组为 66%（P=0.019）；两组 3 年 OS 差异无统计学意义（71% vs65%，P=0.331）。

BNLI 试验[36]将 41 例患者随机分为 BEAM 化疗加 ASCT 组和小剂量 BEAM 化疗组，两组有效率分别为 74% 和 60%，3 个月后移植组 19 例患者中有 8 例（42%）为 CR，而化疗组 20 例患者中 3 例（15%OCR，差异有统计学意义（P=0.06）；两组 3 年 EFS 分别为 53% 和 10%，差异有统计学意义（P=0.025）。

近年来，有多项研究探讨了高剂量不同 ASCT 的预处理方案，最常用的预处理方案是 BEAM 和 CBM，这些方案的长期生存率为 45%~51%[37-40]。不同研究采用的预处理方案具体剂量可能有所不同，但没有某一特定的预处理方案优于其他方案。

Josting 等[41]比较了 DHAP 与 DHAP +CTX（4g/m^2）预处理方案，随访 30 个月，两组 OS 及 FFTF 差异无统计学意义。

有报道称，将放疗加入预处理的治疗方案可明显延长 DFS 及 EFS[42-43]，这一方案是来自观察到 HL 复发总发生在淋巴结部位，尤其是先前治疗中未放疗的部位。与单纯化疗相比，放疗可降低这些部位的复发风险[44-48]。

放疗计划包括全身放疗（TBI）和全身淋巴结放疗（TLI），后者减少了剂量限制性器官（如肺、肝）的放疗剂量，从而降低了毒性。另外，由于放疗的毒副反应，放疗在初始治疗中的应用限制了在复发耐药后 TLI 的应用。值得一提的是，目前还没有关于比较含与不含放疗的预处理方案的随机对照研究。

Perseghin 等[42]设计了一个治疗复发难治HL 的方案，ICE 为挽救方案，如先前治疗中无放疗，则以 TIL/Vp-16 / CTX 为预处理方案；反之，则以 CBV 加局部放疗为预处理方案。65 例入组，24 例患者采用前一种方案，34 例患者采用后一种方案，两组的 OS 和 EFS 相似。该研究还通过多因素 Logistic 回归模型进行评价。结果显示，与 EFS 相关的不利预后因素为结外病变、CR 持续时间少于 1 年、原发耐药及 B 组症状。许多回顾性研究关于移植前累及野放疗有不同的结论，考虑到其毒性，尤其是肺的毒副反应，移植前行放疗的移植模式仍值得关注。

ASCT 治疗 HL 预后判断因子，包括性别、生活状态、大肿块、分期晚、贫血、复发时的 B 症状、初治缓解时间<1 年、复发时的结外病变、HSCT 前使用方案的数目以及对挽救方案的敏感程度。

德国霍奇金淋巴瘤研究组[48]在回顾了 1988~1999 年 422 例经过标准化疗、放疗或高剂量化疗及 HSCT 后复发 HL 患者资料后提出，贫血、Ⅲ/Ⅳ 期、缓解时间<12 个月为预后不良因素。每个因素为 1 分，评分越高则 OS 及 FFTF 越短。

挽救治疗后功能性显像检查结果异常亦是进行 HSCT 疗效不佳的预后因子。Jabbour 等[49]回顾性研究发现，仅 5%CR 患者功能性显像阳性，而 56%PR 患者阳性；功能性显像与 OS 和 PFS 相关，功能性显像阳性者预后差。

与 HL 的一线标准治疗方案相似，HDT-ASCT 治疗复发难治 HL 同样存在二重恶性肿瘤的风险，但确切情况目前仍存在争议。一项法国的回顾性研究数据表明，467 例自体移植患者二重恶性肿瘤的发生率为 9%，其中 393 例患者与常规治疗方案患者相比，5 年累计二重恶性肿瘤的发生率为 10%和 5%。在自体移植组实体瘤的发生风险较高，而淋巴细胞性白血病及骨髓增生异常综合征发病率两组相当。英国哥伦比亚癌症中心 1732 例患者资料表明，自体移植与常规治疗患者二重恶性肿瘤的发生率无差别，15 年累计二重恶性肿瘤的发生率为 9%。Forrest 等[50]报道的多因素分析结果表明，年龄>35 岁是唯一与二重恶性肿瘤的发生风险相关的变量。

4.2　自体造血干细胞移植治疗NHL

4.2.1　滤泡性淋巴瘤（FL）

FL 是 NHL 中的第二大类亚型，具有较长的自然病程，中位生存期为 9 年，但使用传统的治疗方法很难治愈，而且连续两次治疗的缓解期会越来越短。因此，HDT-ASCT 在 FL 中被广泛深入研究的目的就是延长缓解时间。

一项 EBMT 的大型回顾性分析结果表明，1979~1995 年行 HDT-ASCT 治疗的 FL 患者 10 年无进展生存期为 31%，年龄小于 45 岁及初治即达完全缓解者的疗效更好。这项回顾性研究具有较长的随访时间，提供了 HDT-ASCT 治疗 FL 的可能性[51]。然而，这项研究对于 FL 患者最佳的移植时间未提及。

另有 4 项随机对照研究对 HDT-ASCT 与标准化疗方案治疗 FL 进行了比较，GELF-94 试验[52]将 401 例患者随机分为两组，一组行 CHOP 方案化疗加干扰素（INF）维持治疗，另一组行 CHOP + HDT-ASCT +全身放疗，两组的无事件生存率（（EFS）和总生存期（OS）均无统计学意义。GLSG[53]和 GOELAMS[54]亦进行了相似的研究，移植组均具有较长的 PFS，但 GLSG 研究中无生存获益，GOEL-AMS 研究中未提及 OS。

GITMO[55]的研究中一线治疗加入利妥昔单抗，结果尽管 EFS 较长，但仍无生存获益。因此，即使在含有利妥昔单抗的治疗方案中，一线使用 HDT-ASCT 仅能提高疾病控制率，对延长 OS 无临床价值。因此，HDT-ASCT 不适用于 FL 的一线治疗。

CUP 试验[56]是一项针对复发 FL 的多中心随机对照研究，该研究对 HDT-ASCT 与标准化疗方案进行了比较。该试验报道了 89 例复发 FL 患者行 3 个周期 CHOP 方案治疗后，缓解者随机分为 3 个周期原方案巩固化疗组和 HDT-ASCT 组，HDT-ASCT 又随机分为体外干细胞净化组和非净化组。结果表明，体外干细胞是否净化对结果没有影响，HDT-ASCT 组具有更长的 PFS 和 OS，差异有统计学意义（HR 分别为 0.3 和 0.4）。Rohatiner 等[57]的一项Ⅱ期临床试验具有最长的随访时间，该研究将 121 例复发 FL 患者分为环磷酰胺组及 HDT-ASCT 组，此项研究提供了关于恰当移植时间的信息。结果表明，10 年的 PFS 率为 48%，二次化疗即缓解组的 OS 显著长于其后多次化疗缓解组，表明对于 FL 患者最有利的移植时间可能是病程早期。同样，Moskowitz 等[58]的研究表明，在第 1 次部分缓解或第 2 次获 PR 或完全缓解后即行移植者的 OS、FFS 要长于进展后再行移植的患者。Vose 等[59]的回顾性分析亦有相似的结果，248 例复发患者行 HDT- ASCT 治疗，28%在第 1 次复发后即行 HDT-ASCT，5 年 OS 和 PFS 分别为 63%和 44%。OS 和 PFS 的不利预后因素包括高 FLIPI 评分、移植前接受≥3 种化疗方案。因此，对于复发 FL，HDT- ASCT 具有延长生存的优势，在病程中越早进行 HDT- ASCT 越有利，且与延长缓解期亦有关。

利妥昔单抗对 FL 的治疗具有重要的意义，有可能改变 FL 的自然病程[60]。但随着利妥昔单抗的广泛应用，HDT-ASCT 是否继续对曾使用利妥昔单抗治疗后复发的 FL 有效仍不清楚。

Kang 等[61]的一项回顾性研究评价了含有利妥昔单抗方案治疗后复发的 FL 应用 HDT-ASCT 治疗的结果，其中 35 例为含利妥昔单抗方案治疗后复发患者，71 例为未使用含利妥昔单抗方案治疗后的复发患者，两组均使用含白消安、CTX 和足叶乙甙预处理方案的 HDT- AS-CT。结果显示，两组 PFS 和 OS 差异无统计学意义。尽管这是一项小样本临床试验，但仍表明 HDT-ASCT 对含利妥昔单抗方案治疗后复发的 FL 患者有效。

Hicks 等[62]的一项前瞻性研究探讨了利妥昔单抗在体内净化干细胞及其在移植后维持治疗的作用，这项研究在动员前采用单药利妥昔单抗治疗，之后患者接受 2 次 4 周利妥昔单抗方案治疗和移植后利妥昔单抗维持治疗 24 周，5 年 PFS 和 OS 分别为 59%和 78%。其中 13 例患者用 PCR 法进行了 MDR（微小残留病灶）测定，虽仅有 2 例接受的移植物 PCR 检测为阴性，但结果显示 10 例患者获得了分子学缓解，且维持分子学缓解达 3 个月者与 PFS 延长有关。由于这是一项单中心的 II 期随机临床试验，其结果很难用于评价利妥昔单抗在体内净化干细胞及其在移植后维持治疗的作用，但这样的治疗模式的确提供了持久的分子学缓解和 PFS 的延长。由于利妥昔单抗巩固治疗会延长免疫球蛋白的抑制时间，因此利妥昔单抗维持治疗的有效性和安全性有待进一步研究证实。

4.2.2 套细胞淋巴瘤

MCL 是一类少见的淋巴瘤，它被认为具有侵袭性且不可治愈。一项 GLSG 研究表明[63]，MCL 的中位 OS 为 4.8 年。由于其预后较差，通常在诊断后即实施化疗联合 HDT-ASCT。欧洲 MCL 网进行了一项随机对照研究评价 HDT-ASCT 一线治疗 MCL[64]，230 例患者随机分为 CHOP 方案+ HDT-ASCT 组和 IFN 维持治疗组，122 例患者在诱导治疗中即获 CR 或 PR 并按计划完成治疗。结果显示，HDT-ASCT 组 PFS 较 IFN 组明显延长（29 个月 vs15 个月，P=0.0023，ITT 分析），但 3 年生存率并没有显著差异（76%vs68%，P=0.16，ITT 分析）。一些回顾性 II 期临床试验结果表明，一线 HDT-ASCT 对延长 PFS 和 OS 均有利。

北欧淋巴瘤协作组和癌与淋巴瘤协作组的研究表明，含大剂量 Ara-C 诱导和动员方案将获得较好的结果。MSKCC 研究的数据表明[65]，诱导治疗结果是患者进行一线 HDT- ASC 治疗结果的预测指标。在这一研究中，患者曾接受剂量密 CHOP 方案或利妥昔单抗+CHOP 联合 ICE 方案或利妥昔单抗+ICE 方案后行 HDT-ASCT 治疗。结果显示，79 例患者的中位 EFS 为 4.75 年。诱导治疗后功能性影像（PET-CT）结果（阳性或阴性）与 EFS 和 OS 显著延长有关。

北欧淋巴瘤组（MCL-2）一项大样本前瞻性的研究表明[66]，强烈的免疫化疗联合 HDT-ASCT 能够获得更长的缓解期（4 年 EFS 和 OS 分别为 63%和 81%，ITT 分析），特别是对于诱导治疗后获 FI 阴性者。然而，目前仍缺乏相关的随机对照研究数据。因此，对于 MCL 在第一次获得 CR 后是否必须予 HDT-ASCT 治疗仍不明确。

MDACC 研究表明[67]，利妥昔单抗-Hyper CVAD 与利妥昔单抗-MA 交替的强烈免疫化疗方案治疗 MCL 是有效的，该研究入组 97 例患者使用这一方案，7 年 OS 和 FFS 分别为 60%和 43%。

此外，Martin 等的研究表明[68]，约 1/3 的 MCL 患者，尤其是一般状况较好和 IPI 评分较低者，最初可观察不予治疗达 1 年而无不良的结果。很显然，现有方案、新方案、一线 HDT- ASCT 方案及"观察与等待"方案在低危 MCL 患者中孰优孰劣，仍需前瞻性研究进行评价。

Gianni 等研究表明[69]，使用利妥昔单抗进行体内净化可能优于传统的标准治疗方案，具体方案有利妥昔单抗+4周期不同药物高剂量序贯治疗，分别为 CTX (C1) Ara-C (C2) 马法兰 (C3) 和马法兰+米托蒽醌 (C4)，每周期均含有两次利妥昔单抗输注。干细胞动员一般于 C1 或 C2 后，C2、C3、C4 后行干细胞回输。采用 PCR 法检测 Bcl-IgH 的基因易位或 IgH 基因重排。

大剂量 CTX 治疗后 42% 的患者 PCR 阴性，大剂量 Ara-C 治疗后 100% 的患者 PCR；低危和中高危组患者 10 年 OS 分别为 76% 和 68%，EFS 分别为 57% 和 34%。

北欧淋巴瘤研究组的一项研究[70]亦采用利妥昔单抗进行体内净化，42 例患者中 88% PCR 阴性，这一结果优于先前的 MCL-1 研究结果。后者采用体外净化，仅 12% 的患者 PCR 阴性。

MCL-2 研究报道 84 例患者，并进行了 MRD 评价，92% 在移植后 2 个月仍维持 PCR 阴性，而 PCR 阴性的持续时间与 PFS 相关。Andersen 等[71]报道 34 例患者 (42%) 在移植后 PCR+，其中 21 例患者再次获得分子学缓解接受利妥昔单抗治疗，结果 16 例患者再次转阴，中位随访时间为 1.4 年。因此，利妥昔单抗用于体内净化与高的生活质量及持久的缓解期有关。

4.2.3 外周 T 细胞淋巴瘤

PTCL 是一类异质性的疾病，包括 PTCL (非特指型)、血管免疫母 T 细胞淋巴瘤、间变大细胞淋巴瘤，除外 ALK+ALCL 和皮肤 T 细胞淋巴瘤。

普遍认为，PTCL 预后差，长期生存率仅 30%[72]，尽管初始采用高效的传统化疗方案，其复发率仍很高。因此，一线 HDT-ASCT 治疗经常被考虑用于 PTCL，但由于缺乏大规模随机临床研究评价这种治疗方案，故 HDT-ASCT 用于 PTCL 仍存在争议。

一项前瞻性研究表明[73]，83 例 PTCL 患者 (除外 ALK+ALCL 和皮肤 T 细胞淋巴瘤) 接受 4~6 个周期 CHOP 方案，对获得 CR 或 PR 后行干细胞动员者予 HDT-ASCTCHOP 方案诱导化疗的总有效率为 79% (其中 CR 39%，PR 40%)；6 例患者予动员方案后进展，最终 55 例 (66%) 行 HDT-ASCT，其中 22 例 (40%) 复发。经 ITT 分析，3 年 OS 和 PFS 为 48% 和 36%。此外，HDT-ASCT 组 3 年生存率为

71%，与之相比，化疗组仅为 11%。其他小样本前瞻性研究亦获得相似的结果，3 年 OS 为 34%~39%[74-75]。尽管仍缺乏随机证据，但前瞻性研究结果支持 HDT-ASCT 用于一线治疗 PTCL。然而以上研究中 25%~33% 的患者因化疗耐药而未行 HDT-ASCT，因此更加有效的诱导方案仍是需要的。

由于 HDT-ASCT 越来越多地被用于一线治疗 PTCL，选择合适的移植患者是关键。先前的研究表明，化疗耐药者不适合 HDT-ASCT[76]。然而，是否诱导治疗后获 PR 的患者即行 HDT-ASCT 仍不明确。多因素分析表明，在移植时的疾病状态是预后指标，获 CR 和 PR 者 3 年的 OS 分别为 72% 和 43%[77]。Kim 等[78]报道 40 例患者的前瞻性研究亦得到相似的结果。

5 外科治疗

外科虽不是淋巴瘤的主要治疗手段，但在某些特殊部位的原发性淋巴瘤的诊断治疗中发挥着重要作用，化疗、放疗均不能替代；如原发于中枢神经系统、胃肠道、生殖系统、骨骼等部位的淋巴瘤，往往首先需要依靠外科手段方能获得足够的组织标本，以获得明确诊断，为下一步治疗提供依据。

对于原发性中枢神经系统淋巴瘤 (PCNSL) 的患者，手术不仅可明确诊断，而且可有效减低颅内压，尤其是有高颅压危象单以高渗脱水剂及激素难以缓解危机，手术可给联合治疗提供时机，减轻或解除脑神经功能的进一步损害，有效延长生存时间。

手术对获取组织病理学及免疫组化检查结果十分重要，因其他手段几乎无法替代。胡高军[79]报道了 9 例颅内原发性淋巴瘤，均通过手术病理证实；徐胜生等[80]报道了 11 例脑内原发性淋巴瘤，所有病例亦均通过外科手术获得病理学诊断；许晓琴等[81]报道的 40 例原发性脑内淋巴瘤，亦均经过手术病理证实。

一般而言，对于原发性肺淋巴瘤 (PPL)，手术治疗亦为其主要的治疗方法[82]，术中应彻底切除肺内肿瘤，同时清扫肺门及纵隔淋巴结，术后再接受联合化疗[83]。

对于原发性纵隔淋巴瘤的患者，当反复穿刺还诊断不明时，应施行纵隔切开一类有创

手术。

胃肠道是结外淋巴瘤最常见的发病部位，绝大多数为非霍奇金淋巴瘤。近 20 年来原发胃肠道淋巴瘤（primary gastrointestinal lymphoma，PGIL）的诊断、分期和治疗等有了较大的进展。

手术治疗一般不再作为 PGIL 主要治疗手段，但当发生消化道出血、穿孔及梗阻等并发症时，外科治疗显得尤为重要。

手术是早期原发性食管淋巴瘤主要的治疗模式，主要用于那些无法通过内镜活检获得诊断或具有一些并发症如穿孔等患者的治疗，局部切除联合化疗或放疗可作为食管淋巴瘤的主要治疗方法。

过去 20 年间，胃淋巴瘤的治疗策略发生了巨大的变化，但至今仍存有争议。手术目前仅保留用于那些无法被其他方法治疗的并发症如穿孔、出血或梗阻等情况。

位于小肠的淋巴瘤通常需要手术切除受累部分肠管来同时获得诊断和治疗，而小肠低级别 B 细胞淋巴瘤（1E 期）仅需要手术切除。尽管少量研究报道放疗对于局部肠淋巴瘤特别是十二指肠和直肠淋巴瘤可能有益[84]，但因肠淋巴瘤的多灶及其播散特性，临床实际应用中放疗往往是无法获益的。

北京大学医学院附属医院李子禹等[85]对原发性消化道淋巴瘤外科治疗的指征及疗效评价进行了总结，具有较强的指导意义。作者指出，原发消化道淋巴瘤外科治疗指征为：①应用于淋巴瘤诊治过程中一些其他治疗手段无效的并发症如消化道穿孔、出血及梗阻等。与其他部位的淋巴瘤不同，由于胃肠道结构的特殊性，在化疗过程中常发生胃肠道穿孔和出血，而这些严重的并发症可能导致患者死亡。一旦发生穿孔或内科治疗无效的出血，应尽早手术。②诊断不明、难以术前获得病理诊断的剖腹探查如某些小肠淋巴瘤的诊治。当今腹腔镜在临床的广泛应用为探查提供了更为方便、有效的手段，探查的结果有助于明确诊断、分期及选择合理的治疗，减小盲目性；但同时随着影像技术的发展及 PET-CT 等功能影像在临床中的应用，越来越多的 PGIL 患者不再需要剖腹探查即可明确诊断和正确的分期。③病变评估认

为发生穿孔、出血风险大时可考虑先手术后化疗，如肠道相关 T 细胞淋巴瘤（EATL）患者化疗前推荐进行根治性或减瘤的手术治疗。最近来自台北的报道提示对于原发性大肠淋巴瘤手术切除联合术后化疗较之单纯化疗患者可获得更好的长期生存率，因此建议将手术作为标准治疗的一部分[86]。

对于原发性肝脏淋巴瘤（PHL）而言，手术切除仍是目前 PLL 最主要和最有效的治疗方法[87-88]，是因手术不仅可切除肿瘤，且可明确诊断，确定肿瘤分期，准确指导下一步治疗，并判断预后。若患者一般情况较好，应首先选择手术切除肿瘤[89]；即使合并其他恶性肿瘤，只要病灶局限，无远处侵犯，全身情况良好，仍应积极争取手术。对于病灶体积小且局限的病例，单独手术切除预后更佳。

因原发性脾脏淋巴瘤最先表现是脾大，故对不能解释的进行性脾大者，应行脾脏切除，如此不仅可明确诊断，亦可避免因误诊而失去早期治疗的机会[90]；同时，术中可明确肿瘤外侵的范围，常规行肝及腹腔淋巴结活检，为术后分期、分型及放、化疗提供依据。吴明辉等[91]指出，当怀疑本病时，应尽早剖腹探查。

睾丸原发性淋巴瘤治疗虽以综合治疗为主，但首先应行根治性睾丸切除术，术后辅以化疗、放疗。邢冲云等[92]报道了 10 例原发性睾丸淋巴瘤，术后方明确诊断；黄镜等[93]报道了 20 例原发睾丸淋巴瘤，其中 16 例首先进行手术切除而获得病理学诊断。

原发性子宫淋巴瘤的手术治疗适于早期病变，手术切除局限的肿瘤可提高生存率，并且可获得明确的病理学诊断及临床分期。张明智等[94]认为，宫颈淋巴瘤的治疗包括手术、放疗、化疗及免疫治疗，手术为首选方法，由于术前诊断不清，一般都行子宫及双侧附件切除术及腹膜后淋巴结清扫术，但术中尽可能行肿瘤减负，以提高术后化疗和放疗的效果，根治术对其治疗意义不大。

对于原发性卵巢淋巴瘤（POL）而言，手术在切除肿瘤的同时，可了解盆腔、腹腔脏器与腹膜后淋巴结等情况，且明确病理类型及临床分期，为诊断及进一步治疗提供依据[95]。刘英等[96]报道 4 例 POL，1 例为 IIb 期，行全子

宫+双侧附件+左侧大网膜切除术及淋巴结清扫术，1例Ⅲa期患者行全子宫+双侧附件+双侧大网膜切除术及淋巴结清扫术，2例因手术困难只行剖腹探查术，4例均进行活组织检查。

就原发性肾脏淋巴瘤的治疗原则而言，目前主张对单侧孤立性病变应首选根治性切除，术后加化疗；对单侧肾脏弥漫浸润淋巴瘤确诊后往往难以行根治性切除或无法切除，单纯性化疗又不能达到完全缓解，可先化疗2~3个疗程再手术切除，术后辅以化疗；对原发灶切除不彻底者，术中应放置银夹术后予以局部放疗，以减少微小病灶的增殖机会，提高长期生存率。

原发性骨淋巴瘤的手术治疗适应证为：①对于脊柱骨淋巴瘤，许多学者主张手术治疗，即使是合并截瘫的病例，采用前方或侧前方减压术成为一种普遍应用的方法。另外，高位截肢术亦是某些学者推荐的治疗四肢长骨淋巴瘤的方法；②骨的原发性淋巴瘤病灶压迫脊神经根，可予行椎板切除减压术，并同时取活检，然后行放疗；③长骨被破坏严重，并伴有病理骨折或即将发生病理骨折，可行肿瘤切除术，功能重建可用人工假体或人工关节，亦可采取联用骨水泥的接骨术，术后应行放疗和化疗。陈宗雄[97]报道，胸椎肿瘤椎体切除术后应用钛网、人工椎体进行重建替代，均可良好恢复术后椎体高度及脊柱的稳定性；④对于肩胛骨、肋骨、骨盆前弓的病变，可采用肿瘤切除术，并联用放疗和化疗。

6 抗病毒治疗

据报道，乙肝病毒（HBV）携带者接受免疫抑制治疗或化疗后，HBV再激活致急性肝炎甚至暴发性肝炎的发生率为14%~50%，死亡率高达5%~12%。有研究表明，应用利妥昔单抗治疗后，患者抗HBs抗体滴度下降，并且下降程度和利妥昔单抗治疗周期数有关。

哈尔滨市血液肿瘤研究所的关晓军等报告了5例HBsAg阳性的DLBCL患者接受R-CHOP治疗的结果，其中3例出现肝功能明显异常，2例死于肝功能衰竭。因此，所有将接受化疗特别是免疫化疗的患者，均应检测乙肝两对半（必要时检测HBV DNA）。对于HBsAg阳性的患者，建议给予预防性抗病毒治疗，并持续至化疗结束。

第5节 主要淋巴瘤治疗研究

1 霍奇金淋巴瘤

过去，多数霍奇金淋巴瘤存在治疗过度的问题，美国监测流行病学和最终结果（Surveillance Epidemiology and End Results，SE-ER）数据库的统计数据表明，2000~2004年间经治疗的HL患者结果优于1980~1984年[98]。此期间治疗上的变化包括不主张脾切除、减少了放疗的范围和剂量，一线方案中去除了MOPP药物，复发患者治疗及干细胞移植的发展等，这间接说明减少一线治疗的强度并未使HL患者的结局更差。治疗的目的是寻求治疗方案的毒性和有效性之间的平衡。

近年来，随着PET/CT扫描应用价值的确定，更好预后标志的发现以及更有效低毒靶向治疗的发现将使HL患者的治疗更个体化和优化。

对于能治愈的大部分霍奇金淋巴瘤患者，如何能够减少化疗和放疗带来的长期毒性反应，包括第二肿瘤的发生和对生殖、内分泌及心血管系统方面的影响，从而进一步改善存活患者的生活质量，仍然是关注的主要问题。目前正在进行一些临床研究，探讨化疗方案强度的降低和次数的减少、放疗范围和剂量的调整是否有效。

霍奇金淋巴瘤大致上可分为惰性和侵袭性淋巴瘤，惰性淋巴瘤患者最终由于疾病的自然病程而死亡，这与疾病转化为大细胞或更为侵袭性的淋巴瘤有关。

现在，新的生物制剂正在应用于低度淋巴瘤患者的治疗。特异的生物制剂，包括利妥昔单抗（抗CD20抗体）、Epratuzumab（抗CD22抗体）、Alemtuzumab（抗CD52单抗）和IDEC114（抗CD80抗体）以及观察和等待，仍然是无症状、伴低肿瘤负荷和正常血细胞计数患者的合理选择。

另外，对于原发耐药或复发的HL患者（占15%~20%），既往主要依靠大剂量化疗和

HSCT，但前提条件是能够获得二线或三线挽救治疗的初步反应。

在 2011 年瑞士卢加诺（Lugano）国际淋巴瘤会议（ICML）上报告的 II 期临床研究显示，SGN-35 治疗自体 HSCT 后复发难治 HL 获得了良好疗效，客观有效率达 75%，且不良反应可控，研究还在继续随访中。

2011 年 9 月，美国 FDA 已批准 SGN-35 用于治疗 HSCT 后复发的 HL，这是近 30 年来 HL 治疗领域首次获得新药物审批。目前正在进行该药联合化疗一线治疗 HL，或将 SGN-35 取代既往化疗方案中某一种药物的研究，观察是否能进一步提高疗效或减少化疗毒性反应。

1.1 早期 HL

I / II 期 HL 患者的治疗过去仅限于扩大野放疗（EFRT），但 RT 可使继发肿瘤、心血管疾病和卒中的风险增加 2~7 倍，故被联合治疗取代。近 10 年来，多个早期 HL 的随机临床实验（9000 名 HL 患者）间接证明了不同预后亚群的结果是不同的，故强烈建议将早期 HL 区分为预后良好和预后不良两个亚群，对于伴有不良预后指标的 I / II 期患者建议增强治疗。

预后良好者是指年轻、血沉低、病变局限，预后不良者是指年龄 >40~50 岁、血沉升高、大于 2~3 个病灶。

1.1.1 预后良好者

早期预后良好 HL 治疗的研究主要由 E-ORTC / GELA 和 GHSG 进行，虽然 GHSG HD7 实验表明，2 个周期 ABVD 加 EFRT 可将 5 年无治疗失败率从 75% 提高到 91%[99]，EORTC / GELA H8-F 实验亦证实联合 3 个周期 MOPP / ABVD 后行 IFRT 方案具有优越性[100]，但这些方案均未成为预后良好患者的标准治疗。HD10 研究比较了 2 个和 4 个周期的 ABVD 方案加 30Gy 或 20Gy RT，发现 5 年 FFTF 四组相同，为 93%，认为 2 个周期 ABVD 后行 20Gy IFRT 是早期预后良好 HL 的标准治疗方案[101]。

1.1.2 预后不良者

目前该类患者治疗上的问题主要集中在化疗的周期上，是 4 次还是 6 次；化疗方案 ABVD 足矣还是有其他更好的方案；以及 RT 的作用。

EORTC / GELA H8-U 和 EORTC / GELA H9-U[102] 研究比较了 4 个和 6 个周期的化疗 + IFRT 联合方案，EFS 无明显差异，2 个周期的强化 BEACOPP 的方案可改善患者的预后，但此方案公认的毒性（生殖受损和继发肿瘤）使其应用存在争议。

有关 RT 的研究有限，Meyer 等的研究发现，RT 组和非 RT 组不存在差异[103]，但尚无证据表明在预后不良 I / II 期患者能忽略 RT。

综上所述，4 个周期 ABVD 后 IFRT 仍是早期预后不良 HL 的推荐方案。

尽管联合治疗在早期 HL 5 年和 10 年 EFS 和总生存率能达到 90%~99%，许多内科医师由于 RT 相关的严重毒性仍对该种方案持保留意见。

目前，保护 RT 野正常组织的新技术包括局部 RT 和剂量调整 RT。有学者提倡对早期者仅行化疗，单一化疗可使治疗失败率增加[104]，但中位随访 4~5 年没有生存差异，可能是由于患者复发后采用的二线方案（包括 RT）可使多数疾病得到控制[105]。在回顾性研究中，推荐全量 ABVD 的治疗方案[106]，推测如果单用化疗，维持 ABVD 方案的剂量强度是很重要的。

有关单独化疗的最适次数还未确定，由于博莱霉素和多柔比星相关的心肺毒性，应该最小化 ABVD 化疗周期。目前正在进行的 5 个比较非巨块型 CHL 单纯化疗和联合治疗（CMT）的试验，应用的均是 3 到 4 个周期的 ABVD 方案，为减少 ABVD 的相关毒性，GHSG 试图在综合治疗中把 BV 或 D 从方案中去除，结果还未公布。

非巨块型 / 伴良好预后者，还可选择 ABVD×4+20Gy IFRT；或 ABVD×2 后，间期 PET-CT 检查，如 PET 阴性，加 2~4 个周期 ABVD；若 PET 阳性，加 2 周期 ABVD+IFRT，或替代化疗+IFRT。

非巨块型 I / II 期伴预后不良者，还可选择 ABVD×4 + 30Gy IFRT；或 ABVD×2 后，间期 PET /CT 检查，如 PET 阴性，加 2~4 个周期 ABVD，若 PET 阳性，加 2 周期 ABVD + IFRT，或替代化疗+IFRT。

巨块型 I / II 期，可选择 ABVD×4~6 周期+30Gy IFRT。

1.2 进展期 HL

联合化疗出现以前，进展期 HL 患者 95%

以上在5年内死亡。40年前提出的MOPP方案长期缓解率接近50%；在MOPP中加入ABVD可使OS明显增加，ABVD疗效亦优于MOPP、MOPP/ABV，且后者更常见急性肺部及血液系统毒性，具有更多的治疗相关致死事件及继发肿瘤[107]。因此，将ABVD作为进展期HL的标准一线方案。

ABVD方案的益处是可在门诊进行，不需监测白细胞计数及由于粒细胞减少做剂量调整。

增加ABVD量可能使疗效增加，但这个结论仅限于回顾性分析或Ⅱ期研究，证据还不充分，即使如此，ABVD治疗的无失败生存亦仅为47%，14.1年的OS为59%[108]。

为改善患者的结果，提出了多个替代方案或混合方案。意大利协作组的研究表明[109]，ABVD、Stanford V和MOPP/EBV/CAD的完全缓解率分别为89%、76%和94%，5年无失败生存率分别为78%、54%和81%，5年OS分别为90%、82%和89%。这个研究中，考虑ABVD无失败生存率高可能是由于该研究包括了无高危因素的ⅡB期患者及IPS低的患者比例较高（占35%）。

UK比较了ABVD与ChIVPP/PABIOE和ChIVPP/EVA[110]，随访52个月，ABVD和多药方案3年EFS均为75%，但多药方案有更多的3/4级副反应，包括感染、黏膜炎和神经病变等。这个研究报告的ABVD方案的EFS和OS比其他试验高，是由于其中包括了伴全身症状多部位病变及巨块型的Ⅰ/Ⅱ期患者，单独看Ⅲ/Ⅳ期患者5年EFS仅有65%，两个试验均未证明混合方案疗效优于ABVD。

Stanford V是一个毒性较低的方案，每周用药共12周加原发部位巩固RT[111]，单中心实验中5年FFP为89%，OS为96%，IPS 3的患者FFP更差。美国一个多中心前瞻性随机对照实验[112]比较Stanford V和ABVD，总反应率分别为91%和92%，中位随访4.3年，预计5年PFS和OS无差异，说明Stanford V疗效并不优于ABVD。到目前为止，单中心的Ⅱ期实验结果还未被多中心随机实验证实。

基于发现将治疗间期由4周一次缩短到3周一次获益不大，但标准方案中药物剂量适度增加30%，可使5年肿瘤控制率获益达10%~

15%。GHSG设计了强化的BEACOPP方案[113]，HD9实验结果显示，强化BEACOPP方案5年和10年结果均优于标准BEACOPP和COPP/ABVD方案[114]，但强化BEACOPP的急性血液学毒性很高[115]，22%发生3/4级感染，3%发展为AML，故超过60岁患者不推荐应用；该方案还可造成男性精子减少、缺乏和女性过早绝经。

GHSG HD12试验比较了4个escBEACOPP和4个escBEACOPP+4个标准BEACOPP（4+4方案）[116]，RT分为残留灶巩固RT和无RT，结果提示，对于侵袭性患者倾向于行4+4方案，对于有残留灶的患者应该行RT。因此，GHSG仍将8个周期强化BEACOPP加残留病灶的RT作为进展期HL的标准方案。

到底目前的标准方案是ABVD还是强化BEACOPP，有3个前瞻性随机研究比较了这两个方案，但只有一个有最终的结论。HD2000试验说明，BEACOPP的FFP明显优于ABVD，但OS无此优势[117]；ⅡL-GITIL-MIchelangelo研究结果提示，BEACOPP有更好的3年FFP（87% vs71%）[115]。EORTC试验正在进行，结果未知。总之，3~5年的FFIF的差异约15%，5~10年预计的OS差异约7%，这间接证明强化BEACOPP较ABVD具有OS优势，但如果以OS为主要观察目标还需要扩大患者数量。

escBEACOPP方案的致白血病作用使其在德国以外的国家应用受到限制，由于大多数中心报道的自体移植相关急性死亡率<2%，故这可能成为较8个周期的escBEACOPP更可耐受的治疗手段之一。

此外，近来报道的进展期CHL的密度增加、剂量增加的ABVD方案（在21天的第1和11天用药，多柔比星由25mg/m² 增加到35mg/m²）的5年EFS明显高于标准ABVD方案，分别为91%和73%[118]。该方案不会增加无精症或白血病的发生，但心血管毒性增加，故还需随机试验进一步研究。

有关RT在进展期HL的作用，EORTC的研究表明，化疗后IFRT仅可改善PR患者的结果[119]。GE-LA试验表明，化疗CR后IFRT患者结果不优于给予2个周期化疗者[120]；GHSG HD12随机研究表明，观察组的结果不差于 RT 组，但观察组中 10% 的患者曾接受过放疗，故结果存在争议[116]。故结论是 RT 取决于患者化疗的效果，化疗后达到 CR 者，联合 RT 不能改善预后，PR 者则可获益。

2 非霍奇金淋巴瘤

2.1 CHOP 方案的地位

20 世纪 70 年代中期，CHOP 方案被提出用于治疗非霍奇金淋巴瘤。由于能获得较高的完全缓解率（大宗临床试验证实为 45%~55%）和较高的长期无病生存率（为 30%~35%），CHOP 方案很快被接受作为侵袭性非霍奇金淋巴瘤的一线治疗方案。

在随后的 20 年中，研究者们采用了多种方案试图提高 CHOP 方案的治疗疗效，并因此形成了第二代和第三代的化疗方案。这些方案通常包括 6~8 种化疗药物，但没有任何一种方案明显优于 CHOP 方案。并且这些新的方案依从性更差、毒性更大、花费亦更多。

到目前为止，最大的比较 CHOP 与 m-BACOD、MACOP-B 和 ProMACE-cytaBOM 方案的临床研究提示，CHOP 方案仍是治疗侵袭性非霍奇金淋巴瘤的最佳方案。

但近 5 年来，一系列大样本随机对照临床研究证明，对于淋巴瘤中最常见类型弥漫大 B 细胞淋巴瘤标准的一线治疗方案应是单克隆抗体利妥昔单抗（rituximab，R）+CHOP 或 CHOP 样（R-CHOP、R-CHOP-LIKE）方案，且有可能因为增加方案的剂量密度、缩短疗程间隙时间，而获得更好的疗效，如 R-CHOP14 方案。

已证实，CHOP 方案对于其他侵袭性淋巴瘤，如前体 B／T 淋巴母细胞白血病、Burkitt's 淋巴瘤、外周 T 细胞淋巴瘤和鼻 NK／T 细胞淋巴瘤不再是标准的一线治疗方案。高度侵袭性淋巴瘤包括前体 B／T 淋巴母细胞白血病和 Burkitt's 淋巴瘤，属急性白血病类型，采用与急性白血病相似的方案来治疗，即早期强烈联合诱导化疗，巩固与长期维持治疗并早期预防中枢神经系统侵犯，完全缓解的患者可进行造血干细胞移植。

2.2 初始治疗

NHL 有多种分类方法，其中将 NHL 分为惰性 NHL、侵袭性淋巴瘤及高度侵袭性淋巴瘤

的分类方法对 NHL 的治疗有较大指导意义，被相当一部分临床医师所采用。

2.2.1 惰性 NHL 的治疗

B 细胞惰性 NHL，包括滤泡性淋巴瘤、小淋巴细胞淋巴瘤及黏膜相关淋巴组织（MALT）淋巴瘤；T 细胞惰性 NHL，包括蕈样霉菌病／Sézary 综合征。

惰性 NHL 的特点为，发病较缓慢、自然病程长、病情稳定或时好时坏，就诊时功能状态良好，常无 B 组症状或重要的压迫症状等。

惰性 NHL 的治疗方法主要包括观察等待、常规治疗和积极治疗。观察等待主要适用于病变比较局限的早期惰性 NHL 患者。

（1）观察等待

目前认为，惰性淋巴瘤并不是一个准确完善的诊断和治疗概念，惰性淋巴瘤不仅含有 T 淋巴细胞和 B 淋巴细胞两种类型的淋巴瘤，即使是在小 B 细胞淋巴瘤中亦因为包括如前体淋巴细胞白血病、套细胞淋巴瘤、前体淋巴母细胞淋巴瘤等侵袭性强的淋巴瘤，显然亦不能用"惰性"的模糊概念，更不能予以相同的治疗模式处理。

依据既往传统化疗药物和放疗为基础治疗所得出的惰性淋巴瘤观察等待的治疗方案选择，不能完全满足当前的需要；如今无论哪一种淋巴瘤的治疗，均需要根据每一类型不同的临床分期、不同的预后评估因子，结合当前的诊断治疗进展，应用新的特异性较强和分子靶向药物，制订相应的治疗方案，或临床试验的原则。

（2）常规治疗

常规治疗包括手术治疗、放射治疗及药物治疗等，适用于惰性 NHL 患者病情恶化或快速进展时。

药物治疗除了作为手术与放射治疗的辅助治疗外，主要适用于播散性进展期病变的惰性 NHL 患者。

对恶性程度较低的惰性 NHL，如小淋巴细胞性淋巴瘤，可单用瘤可宁或环磷酰胺治疗；胃黏膜相关淋巴组织淋巴瘤，抗幽门螺杆菌治疗可使部分患者症状改善、淋巴瘤消失，抗幽门螺杆菌治疗联合化疗则疗效更好，放、化疗联合治疗疗效优于单独的放、化疗。

联合化疗首推 CHOP 方案，用该方案治疗

惰性 NHL 近期疗效佳，但 CR 后易复发；亦有的学者认为，选用 CVP 方案更好。CHOP 联合 Rituximab 治疗惰性 NHL 疗效明显提高，英国国立临床优化治疗研究所（NICE）推荐 CHOP 联合 Rituximab 应作为 CD20 阳性大 B 细胞淋巴瘤首选化疗方案。

多数局限期胃黏膜相关淋巴组织淋巴瘤患者清除幽门螺杆菌后可获得长期缓解。2008 年 ASCO 年会报告的一项研究对 120 例 ⅠE 期 MALT 淋巴瘤患者随访了 122 个月，结果显示，清除 Hp 后 80% 的患者获得组织学 CR，其中 80% 为持续性 CR（CCR），17% 在中位随访 32 个月时发生组织学残留病灶（hRD），观察等待后除 1 例患者外均获得第二次 CR。通过卡普兰-迈耶（Kaplan-Meier）分析预计平均生存期为 147 个月。值得注意的是，在 24 例患者中出现了第二原发肿瘤。

可用于治疗惰性 NHL 的药物还有氟达拉滨（fludarabine）、克拉屈滨（cladribine）和喷司他丁（pentostatine）。

干扰素单用治疗惰性 NHL 的有效率为 30%~50%，与化疗联合则可推迟复发、延长生存期等。

苯达莫司汀是一种嘌呤类似物-烷化剂杂交产物，有独特的作用机制。一项多中心随机 Ⅲ 期临床试验显示，初治晚期 B 细胞慢性淋巴细胞白血病（B-CLL）患者中，162 例苯达莫司汀治疗者的客观有效率（ORR）显著高于 157 例苯丁酸氮芥治疗者（67% vs30%，$P<0.0001$），两者的中位 PFS 分别为 21.5 个月和 8.3 个月（$P<0.0001$），OS 无显著差异。苯达莫司汀提供了比苯丁酸氮芥更显著的疗效，毒性可耐受，应被视为晚期 B-CLL 患者的一线化疗药物。

（3）积极治疗

积极治疗包括大剂量化疗（HDT）及造血干细胞移植治疗。HDT 可单用，亦可与造血干细胞移植合用，后者更为安全。

应用的时机多数学者认为是首次复发后再次完全缓解时，如未能再次 CR 则应待病变缩至最小时；第一次 CR 后及早应用。

2.2.2 侵袭性 NHL 的治疗

B 细胞侵袭性 NHL，包括大 B 细胞淋巴瘤、套细胞淋巴瘤；T 细胞侵袭性 NHL 包括外周 T 细胞淋巴瘤、鼻型 NK/T 细胞淋巴瘤和间变大细胞淋巴瘤。

化疗在侵袭性 NHL 的综合治疗中占主导地位，而放疗可有效地控制局部病变，两者联合应用治疗 Ⅰ、Ⅱ 期侵袭性 NHL 患者的疗效优于单纯放疗。对于 Ⅲ、Ⅳ 期侵袭性 NHL 患者，治疗上应以化疗为主，诱导化疗后可辅以局部放疗。

研究显示，CHOP 方案与治疗淋巴瘤的第二代化疗方案（m-BACOD、ProMACE-MOPP）、第三代化疗方案（ProMACE/CytaBOM、MA-COP-B）比较，三者间 6 年总生存率没有显著差异，但第二、第三代化疗方案的毒性增加。

在侵袭性 NHL 中，间变性大细胞淋巴瘤的预后较好，用 CHOP 方案化疗的 5 年生存率系统型为 70%、皮肤型为 90%，其他类型侵袭性 NHL 的预后则较差。

近年来，人们对 CHOP 方案进行改进，用改进后的化疗方案治疗侵袭性 NHL 疗效均有不同程度的提高。

用 CHOP 方案治疗外周 T 细胞淋巴瘤的有效率为 69.5%，CR 率为 44.1%；而用 CHOP+Vp-16 方案治疗外周 T 细胞淋巴瘤，则其有效率和 CR 率分别为 85% 和 50%。

基于目前研究资料，美国国家综合癌症网建议，弥漫大 B 细胞淋巴瘤和套细胞淋巴瘤应以 CHOP+Rituximab 或 EPOCH 方案（CTX+VCR+ADM+PDN+VP16）+Rituximab 作为一线化疗方案；HyperCVAD（CTX+ADM+VCR+DXM，或加大剂量 MTX 及 Ara-c）+Rituximab 对套细胞淋巴瘤的疗效较好，亦可作为其一线化疗方案；鼻型 NK/T 细胞淋巴瘤的预后较差，化疗的缓解率低、生存期短，治疗上应联合化疗、放疗及手术治疗进行综合治疗。

造血干细胞移植在侵袭性 NHL 治疗中占有重要地位，对于具有明显不良预后因素的初治患者（国际预后指数 IPI 中高危及高危组），诱导化疗达 CR 后实施大剂量化疗联合造血干细胞移植可明显提高患者的无病生存率和总生存率。对于复发的侵袭性 NHL 患者，移植解救较常规解救具有更好疗效。

2.2.3 高度侵袭性 NHL 的治疗

高度侵袭性 NHL，包括淋巴母细胞淋巴瘤和 Burkitt's 淋巴瘤，此二类型 NHL 单纯用 CHOP 方案疗效显然不佳，目前主张参照急性淋巴细胞白血病的化疗方案进行化疗。

对高度侵袭性 NHL 的治疗，要求剂量要大、疗程要长，并注意防治中枢神经系统侵犯。高度侵袭性 NHL 取得 CR 后，要早期行大剂量化、放疗联合自体或异基因造血干细胞移植。

2.3 特殊部位 NHL 的治疗

特殊部位的 NHL，包括原发于中枢神经系统、食管、胃肠道、肝脾、睾丸、子宫、卵巢、骨骼等部位的淋巴瘤。这些部位的淋巴瘤在未获得明确的组织病理学及免疫组织化学诊断前，通常以手术治疗为主，术后应根据病变的原发部位、病变的范围以及组织学类型选择适当的治疗方法，如头、颈部 NHL 宜放疗或手术治疗，而骨 NHL 则以放疗为主。

2.4 难治、复发性淋巴瘤的治疗

目前，难治性淋巴瘤（refractory lymphoma）尚无精确定义，一般认为常用化疗方案治疗 2 周期以上无效，或 NHL 肿块缩小后很快重新增大的淋巴瘤为难治性淋巴瘤。

复发 NHL 的治疗方案一般是在成功挽救性治疗的基础上加自体干细胞移植（ASCT）支持下的超大剂量化疗。

2.4.1 增加化疗药物剂量

化疗药物对 NHL 的疗效与药物剂量呈正相关，增加药物剂量是治疗难治、复发性淋巴瘤的重要策略之一。

对难治、复发性淋巴瘤的治疗，临床上常以阿霉素、卡铂、顺铂、CTX、IFO、米托蒽醌及马法兰等为主，联用阿糖胞苷、IFO 及紫杉醇（TAX）等组成大剂量联合化疗方案。

大剂量联合化疗方案的主要副作用是骨髓抑制，保驾方法包括集落刺激因子的使用和造血干细胞移植。

目前公认造血干细胞移植治疗难治、复发性淋巴瘤疗效显著，对常规化疗后耐药或复发的 NHL 患者均应考虑进行造血干细胞移植。

2.4.2 改变药物种类

如何探索一种更加高效低毒的挽救性方案是复发 NHL 治疗成功的关键之一。卡巴尼拉斯（Cabanillas）等设计了以吉西他滨、奥沙利铂和 R 为基础的 GROC 方案，研究证实，该方案对具有不良预后因素（如年龄偏大、难治性淋巴瘤）的患者仍为有效的挽救方案，其疗效与 DHAP、ESHAP、RICE 方案相当，但血液学和非血液学毒性显著降低。由于这一方案具有低毒高效的特点，值得进一步研究是否可作为复发侵袭性 NHL 的一线方案。

选择二线药物组成联合化疗方案治疗难治、复发性淋巴瘤亦可获得良好疗效。Garay 等用伊达比星 [idarubian，12 mg/(m²·d)]、IFO [1500 mg/(m²·d)] 1~3 次及 Vp-16 [100 mg/(m²·d) 1~3 次] 组成联合化疗方案治疗 54 例复发性 NHL，有效率 72%、CR 率 46%、PR 率 26%，中位生存 17.5 个月，Ⅲ~Ⅳ期复发 NHL 患者中仍有 40.5 % 达 CR。

另有资料显示，米托胍腙（Mitoguazone）、二氯脱氧腺苷（Cladribine，2-Cd）、吉西他滨（Gemcitabine）等对难治、复发性淋巴瘤亦具有良好疗效。

2.4.3 改变用药方法

改变用药方法对治疗难治、复发性 NHL 亦有一定疗效。Niitsu 等以口服 Vp-16 治疗 25 例 65 岁以上耐药淋巴瘤患者，每日 50mg，口服直至不能耐受，结果总有效率 65%，CR20.7%，PR44.8%；Benboubker 等以口服 CTX，100mg/d，连续 1 年，治疗 1 例经多次化疗无效的纵隔大 B 细胞淋巴瘤患者取得了接近 CR 的疗效。

2.4.4 新的治疗方法

用单克隆抗体美罗华治疗淋巴瘤是近年来淋巴瘤免疫治疗的一个重要进展，Rituximab 治疗复发的滤泡性淋巴瘤有效率达 35%~50%，而标记放射性核素的单克隆抗体有更好的反应率；Rituximab 单独应用对半数复发的惰性 NHL 及 1/3 复发的侵袭性淋巴瘤患者有治疗反应，Rituximab 与联合化疗合用疗效更好。目前，Rituximab 与联合化疗合用已被越来越多地用于难治、复发性淋巴瘤的治疗。

美国的楚兹曼（Czuczman）等报告，对于复发或耐药侵袭性 NHL，来那度胺治疗安全有效，有效率为 28%，肿瘤负荷小且距离末次 CR 治疗时间间隔长的患者疗效更佳。

美国芝加哥大学的史密斯（Smith）等进行

的Ⅱ期多中心研究表明，细胞生长抑制剂 tem-sirolimus 单药治疗复发或难治性 B 细胞淋巴瘤（非套细胞），治疗≥2 个疗程者的客观有效率为 46%，治疗总有效率（意向治疗分析）为 35%。

MGCD0103 是一种口服同型选择性组蛋白脱乙酰基酶抑制剂（HDAC）。2008 年美国临床肿瘤学会年会公布的一项开放性Ⅱ期研究中期分析，结果表明，MGCD0103 对于复发难治性成人 DLBCL 或 FL 有显著的抗肿瘤活性，17 例进行了 CT 再评价的 DLBCL 患者有效率达 23.5%；10 例进行肿瘤评价的 FL 患者均获得部分缓解；治疗毒性易控制。

SGN-40 是 CD40 的人源化单克隆抗体，阿德瓦尼（Advani）等设计的多中心Ⅱ期开放临床试验显示，其对于复发难治性 DLBCL 的总有效率为 10%，24% 的患者疾病稳定。治疗一般耐受性良好。这些结果进一步支持 SGN-40 联合化疗治疗 NHL。

滤泡性淋巴瘤（FL）、边缘区淋巴瘤（MZL）和 MCL 等惰性淋巴瘤在接受标准化疗一段时间后即可复发，亟待有新的治疗方法。

2008 年，美国血液病学会（ASH）年会报告，辛二酰苯胺异羟肟酸（vorinostat）对复发/难治的 FL 和 MZL 有良好的抗肿瘤活性。35 例复发难治的 FL、MZL、MCL 患者接受该药口服治疗，有 6 例获 CR，4 例获 PR，总有效率为 29%。有 10 例患者获得了组织学缓解，其中 FL 患者 8 例，MZL 患者 2 例（对于 FL 和 MZL 而言，组织学总缓解率为 37%），但 MCL 患者均未达组织学缓解。在 12 个月的中位随访期间，患者中位 PFS 为 7 个月，其中有 5 例超过 18 个月。

另外，2008 年美国临床肿瘤学会年会公布了抗 CD80 单克隆抗体加利昔单抗（galiximab）联合 R 治疗复发／难治 FL 的长期安全性和有效性数据。中位随访 45 个月显示，患者中位 PFS 为 12.2 个月，20% 的患者 PFS 超过 2 年，37% 的患者不需要额外的淋巴瘤治疗时间（TTNT）至少持续 2 年，28% 的患者 TTNT 超过 3 年。

3 慢性淋巴细胞白血病／小淋巴细胞淋巴瘤

慢性淋巴细胞白血病／小淋巴细胞淋巴瘤（CLL／SLL）是一种以单克隆、成熟样小淋巴细胞在外周血、骨髓和淋巴组织不断蓄积为特征并产生相应临床症状的一种慢性淋巴细胞增殖性疾病。

CLL 和 SLL 均为起源于单克隆、成熟样小淋巴细胞的淋巴系统恶性疾病，两者的区别在于 CLL 临床多表现为外周血和骨髓异常淋巴细胞浸润的白血病样表现；而 SLL 多为淋巴器官肿大的淋巴瘤样表现。目前认为 CLL 仅为 B 细胞疾病，以前所谓的 T-CLL 目前归为 T 细胞幼淋细胞白血病。

3.1 治疗指征

慢性淋巴细胞白血病患者与急性白血病患者不同，并不是所有确诊慢性淋巴细胞白血病的患者都必须立刻进行治疗，大约 1/3 的初诊慢性淋巴细胞白血病患者经过规范的临床评估后并不需要积极治疗，而采用"观察等待"（watch and wait）的治疗策略。

2011 年，NCCN 关于 CLL 的诊疗指南明确规定了慢性淋巴细胞白血病治疗的指征，具体为对于中低危的 CLL 患者（Rai 分期为 0，Ⅰ和Ⅱ期）的治疗指征，包括：

①符合并愿意参加临床试验的患者（尤其对于预期使用传统治疗无法治愈的 CLL 患者，推荐一线参加临床试验）；②明显的疾病相关症状，包括严重的疲劳、夜间盗汗、体重减轻和非感染相关发热；③终末器官功能受损；④进行性巨块型病变（脾脏肋缘下大于 6cm，淋巴结直径大于 10cm）；⑤淋巴细胞倍增之间≤6 个月；⑥进行性贫血。⑦进行性血小板减少。

需要指出的是既往 NCCN 指南均强调单纯的淋巴细胞绝对计数多少并不是慢性淋巴细胞白血病治疗的指征，但 2011 版 NCCN 指南对此作出了新的说明，如果患者淋巴细胞绝对计数大于（200~300）×10^9/L 或者存在高白细胞相关症状，即使不存在其他治疗指征亦可考虑治疗。并且推荐对于具备治疗指征的患者重新进行细胞遗传学（FISH）评估，以排除疾病获得新的细胞遗传学异常。

对于具备治疗指征的中低危 CLL 患者（Rai 分期为 0，Ⅰ 和 Ⅱ 期）、进展性高危 CLL 患者（Rai 分期为 Ⅲ 和 Ⅳ 期）以及病理学检测提示出现弥漫大 B 细胞/霍奇金淋巴瘤转化的患者都必须尽快进行治疗。

3.2 分层治疗

具有治疗指征的 CLL 患者首先需要根据 FISH 的检测结果进行分层治疗，对于经过 FISH 检测不具有 del（17p）和 del（11q）的 CLL 患者推荐进行传统化疗±免疫治疗：

（1）年龄≥70 岁的 CLL 或存在严重伴随疾病患者大多数推荐单药或小剂量化疗为主的治疗方案：①苯丁酸氮芥±泼尼松；②苯达莫司汀+利妥昔单抗（BR）；③CP 方案±利妥昔单抗；④阿伦单抗；⑤利妥昔单抗；⑥氟达拉滨±利妥昔单抗；⑦克拉屈滨。

（2）年龄<70 岁或虽然≥70 岁但没有明显合并疾病的 CLL 患者，推荐使用免疫化学联合治疗，主要方案为：①FCR（氟达拉滨+环磷酰胺+利妥昔单抗）；②FR；③PCR（喷司他丁+环磷酰胺+利妥昔单抗）。

2011 版 NCCN 对于此类患者已经不再推荐使用单药方案。

（3）对于部分一般情况较差并有较为严重合并疾病不能耐受嘌呤类似物者，推荐只用苯丁酸氮芥±泼尼松、单药利妥昔单抗或脉冲式激素疗法。

（4）对于复发或者难治的 CLL 患者而言，必须重新进行 FISH 检测的评估以确定是否存在 del（17p）和 del（11q）等染色体改变，如果患者初始治疗缓解>3 年，推荐使用原方案继续治疗，而缓解期<2 年的患者根据年龄可尝试 FCR、PCR、大剂量甲强龙（HDMP）、Ofatu-mumab、CHOP、HyperCVAD、剂量调节的 EPOCH 或 OFAR 等方案进行治疗。

任何时候，若 FISH 检测发现存在 del（17p）或 del（11q）改变，那么推荐使用相应的治疗方案。

10%~15% 的 CLL 患者存在 del（17p）的染色体（>20% 细胞，若比例较低，推荐重新检测以排除假阳性）改变，由于累及 p53 基因而使 CLL 细胞存在凋亡受抑，因此该类患者对于传统单药化疗效果较差，生存期较短，正是由于

del（17p）-CLL 患者目前治疗效果较差，因此首先推荐参加临床试验，或采用包括 FCR、FR、HDMP、阿伦单抗±利妥昔单抗或苯达莫司汀±利妥昔单抗在内的联合治疗方法，对于通过治疗获得 CR/PR 的 del（17p）-CLL 患者如果具有 HLA 全相和的供者，推荐进行包括减低预处理强度在内的异基因造血干细胞移植；而对于复发难治的 del（17p）-CLL 则可考虑 CHOP、CFAR、HyperCVAD、OFAR、Ofatu-mumab、阿伦单抗±利妥昔单抗、高剂量地塞米松或苯达莫司汀等方案。

由于 del（17p）-CLL 存在 p53 功能缺陷，虽然采用以上方案患者的生存仍然较其他亚组的 CLL 明显较短。

2011 版 NCCN 特别将具有 del（11q）细胞遗传学异常的 CLL 患者治疗单独列出，所有 CLL 患者中 12%~18% 的患者存在 del（11q），此类患者由于存在 11 号长臂缺失导致 p53 上游 ATM 基因缺失，从而导致肿瘤细胞凋亡受抑。体外实验表明 del（11q）-CLL 对于烷化剂较为敏感，因此临床推荐使用含有烷化剂的联合化疗方案，具体包括瘤可然±泼尼松（>70 岁或严重伴随疾病）、CP±利妥昔单抗、FCR、BR 和 PCR 等，而对于复发难治 del（11q）-CLL 患者的治疗方案基本可参照复发难治的 del（17p）-CLL 的方案。

对于经过病理学检查确诊存在向弥漫大 B 细胞/霍奇金淋巴瘤转化的 CLL 患者，大多数预后很差，中位生存期大多不超过 1 年，治疗建议参照侵袭性淋巴瘤的治疗方案（2011 版 NCCN 推荐治疗方案在 DLBCL 方案的基础上添加了 R-Hyper-CVAD 方案），并且如果存在 HLA 全相和的供者，推荐考虑包括减低预处理强度在内的异基因造血干细胞移植。

3.3 支持治疗

因慢淋患者大多数发病年龄较大，存在体液免疫缺陷，且治疗方案大多含有免疫抑制剂（糖皮质激素、嘌呤类似物、阿伦单抗以及利妥昔单抗等）。因此，CLL 患者存在较大的各种病原体（细菌、病毒）感染风险。

对于机体免疫球蛋白偏低的患者，建议输注丙种球蛋白至 IgG>500~700mg/dL，以提高机体非特异性免疫力。

对于使用嘌呤类似物或阿伦单抗治疗的CLL患者，由于感染风险很高，必须密切监测各种病毒指标，特别对于使用阿伦单抗的CLL患者由于存在较高CMV感染的风险，故建议使用PCR每2~3周检测CMV病毒负荷，必要时予以更昔洛韦口服或静脉预防性治疗，其他预防措施包括使用阿昔洛韦或类似物预防疱疹病毒、磺胺类药物预防卡氏肺囊虫感染。

CLL患者每年接种相应流感疫苗，每5年接种肺炎球菌疫苗，避免所有活疫苗的接种；对所有血制品进行辐照以防止输血相关的GVHD的发生；如果发生自身免疫性的血小板减少，在确诊的前提下可使用糖皮质激素、利妥昔单抗、静脉丙球、环孢素A、脾切以及el-trombopag和romiplostim在内的各种药物控制相应症状。

4 弥漫性大B细胞淋巴瘤

弥漫性大B细胞淋巴瘤（diffuse large B cell lymphoma，DLBCL）是成人淋巴瘤中最常见的一种类型，并且是一组在临床表现、组织形态和预后等多方面具有很大异质性的恶性肿瘤。

在欧美国家，DLBCL的发病率约占非霍奇金淋巴瘤的31%，在亚洲国家占NHL大于40%，而我国的发病率缺乏确切的统计资料。

DLBCL可发生于任何年龄，但以老年人多见，中位发病年龄为60~64岁，男性稍多于女性。

临床上以迅速增大的无痛性肿块为典型表现，约1/3患者伴有B症状（发热、盗汗、体重减轻），骨髓累及的发生率为16%。

肿瘤主要发生在淋巴结内，约超过30%的患者表现为局限的淋巴结外首发病灶；结外病灶常见于胃肠道、骨和中枢神经系统。

DLBCL的治疗以化疗为主，接受包含蒽环类药物的联合化疗后，约半数患者可获得5年生存率；免疫化疗使得DLBCL患者的长期生存率进一步提高，较传统化疗延长了超过10%的长期生存率。

4.1 生物标记与治疗选择

根据基因表达的不同，DLBCL可分为生发中心B细胞样（GCB）和非GCB（non-GCB）两种亚型。这两种类型患者对免疫化疗具有不同的反应，尤其是对于预后较差的non-GCB型患者，免疫化疗可显著改善生存。

Farinha等[121]分析了R-CHOP和CHOP对GCB型和non-GCB型患者疗效的差异，联合利妥昔单抗可增加non-GCB型患者的疗效[122]，但对于GCB型患者却无显著影响。

一项历史对照回顾性研究纳入了90例R-CHOP方案治疗和104例既往接受化疗的患者，随访27个月的结果显示，R-CHOP组患者OS是76%（GCB型和non-GCB型分别为77%和76%，P=0.9），历史对照化疗组患者OS是57%（GCB型和non-GCB型分别为70%和47%，P=0.012）。

哈尔滨医科大学附属肿瘤医院张清媛等报告了64例DLBCL患者接受CHOP方案3周或2周治疗的结果，患者根据免疫组化方法检测病理标本中Bcl-6、CD10和MUM1表达情况，被分为GCB和non-GCB两组。结果显示，GCB组患者接受CHOP方案3周或2周治疗的3年估计生存率分别是55.6%和68.2%，而non-GCB组分别是37.9%和62.8%（P<0.01）；2周方案可显著改善non-GCB组患者的生存率。

4.2 老年DLBCL

自2002年首次报告的GELA98.5试验后，2007年ASCO会议又报告了该研究的7年随访结果，399例老年初治DLBCL患者随机接受8周期CHOP或R-CHOP治疗。结果显示，R-CHOP组在无事件生存率（EFS）、无进展生存率（PFS）、无病生存率（DFS）和总生存率（OS）方面均明显优于CHOP组。

为了探索老年DLBCL患者使用利妥昔单抗维持治疗的价值，ECOG 4494试验中，患者随机接受标准剂量CHOP或R-CHOP方案诱导化疗，有效后再用利妥昔单抗维持治疗（MR）。随访5.5年的结果显示，各组的OS无显著差异。但CHOP-MR较CHOP方案显著延长了至治疗失败时间（TTF）（5.2年 vs1.6年，P=0.0004），而R-CHOP-MR与R-CHOP方案TTF却无显著差异（5.6年 vs5.4年）。

密集R-CHOP有可能提高老年DLBCL的治疗效果，同期R-EPOCH治疗HIV相关DL-

BCL 疗效较好。

对于 DLBCL 老年患者，目前广泛接受的标准治疗为 6~8 个疗程的 CHOP 方案联合利妥昔单抗。

德国高度淋巴瘤研究组（DSHNHL-R-CHOP-14）研究表明，采用 6 疗程双周 CHOP 联合 12 次 R 治疗方案，与 6 疗程双周 CHOP 及 8 次 R 治疗方案相比，可提高患者 R 血药浓度，亦提高了 IPI 为 3~5 的高危老年 DLBCL 患者的 CR 率（68%vs81%）和 1 年无事件生存率（65%vs74%）。

4.3 HIV 相关 DLBCL

既往研究提示，对于人类免疫缺陷病毒（HIV）相关的 B 细胞淋巴瘤，EPOCH 方案具有良好的疗效，但当在其基础上加用 R 时感染风险明显增加，HIV 感染患者是否能耐受值得进一步探索。

美国一项多中心随机 II 期临床试验对 106 例 HIV 相关 B 细胞淋巴瘤（74% 为 DLBCL）患者给予 R-EPOCH 同期治疗（A 组）或 EPOCH 序贯 R 治疗（B 组）。结果发现，同期 R-EPOCH 未增加严重的毒性，而且疗效得以保证，A、B 组的完全缓解／完全缓解不确定率（CR/Cru）分别为 69% 和 53%，1 年无失败生存率（FFS）分别为 78% 和 68%。

5 滤泡性淋巴瘤

滤泡性淋巴瘤（follicular lymphoma，FL）是非霍奇金淋巴瘤的常见类型，在我国约占 NHL 的 10%，欧美占 NHL 的 25%~45%。

FL 是来源于滤泡生发中心的恶性度较低的 B 细胞肿瘤，患者 5 年生存率超过 70%，但 30%~50% 的患者可转化为侵袭性的弥漫性大 B 细胞淋巴瘤。

目前，FL 的治疗仍然是手术、全身联合化疗加局部放疗为主，辅以生物免疫治疗，有条件者还可进行干细胞移植。

化疗完全缓解率可达到 80% 以上，长期生存率可达到 60%~65%。随着肿瘤分子发生发展机制的深入研究，肿瘤靶向治疗越来越被重视。

大剂量化疗药联合利妥昔单抗的使用可增加 FL 对化疗的敏感性，同时延长利妥昔单抗的用药时间，还可提高 FL 患者的 EFS，且患者外周血和骨髓 t（14；18）阳性细胞数量明显减少，循环 B 淋巴细胞和 IgM 水平下降，而毒副反应却并没有增加 [123]。

Ladetto 等 [124] 对进展期滤泡中心型淋巴瘤（follicular center lymphoma，FCL）进行高剂量序贯化疗，CR 可达 88%，PCR 检测 Bcl-2/IgH 易位的转阴率达 47%；自体干细胞移植后，65% 的病例达到了临床和分子学缓解，4 年 EFS 达到了 85%；再结合利妥昔单抗等新药治疗，既增加了化疗敏感性又降低了化疗毒性反应。因此，这种高效的治疗方法理论上可常规应用。

FL 预后与其病理分级、分子遗传改变和免疫表型改变密切相关。如 FL III 级（IIIa、IIIb）的预后较 I、II 级差，与 DLBCL 相近；FL 出现染色体易位、Bcl-2 和 c-myc 等基因重排者的预后较差；FL 向弥漫性侵袭性淋巴瘤转变与 Bcl-6 基因易位、异源性基因复制数量及基因表达改变亦有关。

Akasaka 等 [125] 对 41 例弥漫侵袭性 FL 和 64 例非弥漫侵袭性 FL 进行 Ldi-PCR 分析，前者 Bcl-6 基因易位或缺损 39.0%，后者 14.1%，$P=0.0048$，表明 Bcl-6 基因易位是 FL 向弥漫侵袭性淋巴瘤转变的高危因素。Martinez 等 [126] 用对比基因组杂交（comparative genomic hybridization，CGH）和基因表达分析联合检测 12 例 FL 患者初诊、复发及转变为 DLBCL 时的活检标本，发现 FL 向 DLBCL 转变与 DNA 拷贝数量和基因表达水平有关。

6 套细胞淋巴瘤

套细胞淋巴瘤（MCL）是一种少见的 B 细胞非霍奇金淋巴瘤，在西方国家占 NHL 的 3%~10%，好发于中老年男性，中位发病年龄 60~65 岁，预后差 [127-128]。

6.1 观察与等待

套细胞淋巴瘤是所有淋巴瘤亚型中远期生存率最低的一种，虽然"等待和观察"的策略是不合适的；但部分早期无系统性症状的 MCL 患者可能并不需要立即治疗，可采取类似慢性淋巴细胞白血病的"观察与等待"治疗策略，延迟治疗者的 OS 与立即治疗者相当甚至长于后者。

采取延迟治疗的患者，多数年龄较轻（中

位 58~59 岁），一般身体状况较好[129-130]，且多数发生过 IgVH 基因突变，CD38 表达率低，很少发生浅表淋巴结肿大[131]。但目前具备哪些条件的患者可采取"观察与等待"尚无统一标准。

6.2 单一化疗

早期应用惰性淋巴瘤化疗方案，如 COP（环磷酰胺、长春新碱、泼尼松）、MCP（米托蒽醌+环磷酰胺+泼尼松）或 CHOP 方案治疗，总反应率（ORR）达 70%~90%，中位总生存 32~48 个月，侵袭性淋巴瘤常用的 CHOP 方案 ORR 与中位 OS 与之类似。

近年来，随着化疗方案的改进以及新药的出现，疗效有所提高，中位生存达 5 年左右[132]。由于缺乏国际多中心前瞻性大样本临床试验研究，目前 MCL 尚无标准的治疗方案。

德国学者 Lenz 等对套细胞淋巴瘤现有的治疗措施进行评价，并对未来发展方向做了预测。研究者认为，氟达拉滨联合烷化剂或蒽环类药物可提高套细胞淋巴瘤的疗效。氟达拉滨单药方案的疗效并不理想，缓解率为 32%~41%，而与烷化剂或蒽环类药物联合则能取得更高的缓解率。

6.3 免疫化疗

在过去的几年里，各种研究表明，单用利妥昔单抗治疗套细胞淋巴瘤的疗效一般，部分缓解率为 20%~40%；利妥昔单抗联合 CHOP 的总缓解率和完全缓解率明显升高（分别为 94% 和 48%），但是缓解率的提高并不能延长无进展生存时间（中位生存时间为 16.6 个月）。

德国低度淋巴瘤研究组（GLSG）进行的一项前瞻性随机研究比较了 FCM（氟达拉滨+环磷酰胺+米托蒽醌）方案和 FCM 联合利妥昔单抗方案对难治性和复发性套细胞淋巴瘤的疗效。结果显示，与单用 FCM 患者相比，FCM+利妥昔单抗组患者完全缓解率明显提高（33%vs0%，P=0.003），总缓解率提高了 20%（62%vs43%），这一结果明确表明免疫化学疗法治疗套细胞淋巴瘤的优越性，这种缓解率的提高使总生存期明显改善，在中位随访期 19 个月后患者生存 23 个月。

利妥昔单抗联合 CHOP 方案提高了 ORR 与 CR 率，但并不改善无进展生存（PFS）及总生

存[133]。随后，含大剂量阿糖胞苷 Hyper CVAD/MA（甲氨蝶呤、阿糖胞苷）方案的引入，ORR 提高到 90% 以上。3 年 OS 与无事件生存（EFS）分别达到 92% 和 72%。

但即使如此强烈的化疗，患者仍持续复发[134]，部分原因可能要归因于微小残留病的存在。

利妥昔单抗联合 HyperCVAD/MA（R-HyperCVAD/MA）可进一步提高疗效。一项研究结果显示，97 例接受 R-HyperCVAD/MA 治疗的患者中 97% 出现治疗反应，其中 87% 达 CR，3 年无失败生存（FFS）和 OS 分别达 64% 和 82%[135]。R-HyperCVAD/MA 的良好疗效同时被美国西南肿瘤协作组（SWOG）及意大利 GISI（淋巴瘤工作组）的多中心研究重复[136-137]。但 R-HyperCVAD/MA 并不能使 MCL 的生存达到平台期，即仍不能治愈 MCL。同时该方案的不良反应明显，治疗相关死亡率为 2%~6%，对于年龄>65 岁的患者多数不能耐受。

6.4 造血干细胞移植

自体造血干细胞移植（ASCT）在侵袭性淋巴瘤治疗中占重要地位，亦可提高 MCL 生存[138]，利妥昔单抗联合 ASCT（R-ASCT）可进一步提高疗效。

Mangel 等[139] 报道了一组 R-ASCT 的配对研究结果，20 例初治患者经 CHOP 方案诱导缓解，在造血干细胞采集前 5d 给予利妥昔单抗治疗 1 次，ASCT 方案后 8 周及 24 周各予利妥昔单抗巩固化疗 1 次，与 40 例仅接受常规化疗的历史对照比较；R-ASCT 组的 3 年 PFS 显著高于历史对照组（89%vs29%，P<0.00001），3 年 OS 亦高于历史对照（88%vs65%，P=0.052）。

Dreger 等[140] 比较了 ASCT 预处理前加与不加利妥昔单抗的移植效果，34 例初治 MCL 患者在 ASCT 前 8d、2d 各予利妥昔单抗 1 次，与 34 例未接受利妥昔单抗处理的 ASCT 患者比较，移植后 4 年 PFS 显著延长（83%vs47%；P=0.036），OS 亦从对照组的 77% 提高到了 87%。

北欧淋巴瘤组则比较了在诱导化疗及移植前均联合利妥昔单抗或不联合利妥昔单抗的 ASCT 疗效，160 例患者接受利妥昔单抗联合 mix-CHOP（R-mix-CHOP）（CTX2g/m²）+Ara-

C3 个疗程诱导化疗，干细胞采集前再予 2 次利妥昔单抗体内净化造血干细胞，4l 例患者仅接受 mix-CHOP 4 疗程化疗。利妥昔单抗组无论是 4 年 EFS（63%vs18%），还是 PFS（73%vs 37%）和 OS（8l%vs 55%）均显著优于不加利妥昔单抗组（均 P<0.01）[141]，利妥昔单抗组 5 年后未再出现复发、死亡病例，33 例患者持续缓解。MD.Anderson 癌症中心报道了一项长达 17 年的研究结果，21/50 初治患者 ASCT 前接受利妥昔单治疗（62% 为 R-Hyper CVAD/MA 方案），10 例患者在中位随访 68 个月时仍处缓解状态，29/50ASCT 前未接受利妥昔单抗治疗（100% 为 Hyper CVAD/MA 方案患者）则陆续复发；持续缓解 2 年后，利妥昔单抗组未再出现死亡病例，生存曲出现平台期；而未用利妥昔单抗组，15/22 患者死亡[142]，提示利妥昔单抗合 ASCT 有望治愈部分 MCL。

2010 年，NCCN 指南推荐 MCL 的一线治疗为 R-HyperCVAD/MA 方案或北欧淋巴瘤组的 R-mix-CHOP+大剂量 Arac 方案，并建议行巩固治疗，如 ASCT 或参加临床试验。

6.5 复发 / 难治性MCL的治疗

因 MCL 目前仍没有确切的治愈方案，大部分患者将复发、进展，或发展为难治性病例。复发/难治性患者采取初治患者的一线治疗策略，即 HyperCVAD/MA±利妥昔单抗的方案诱导后行 ASCT，中位 PFS 和 OS 分别为 27 个月和 52 个月，并且患者陆续出现死亡，提示一线治疗方案对复发/难治性 MCL 疗效不足[142]。

对于这部分患者，有效的治疗方法还是异基因造血干细胞移植（allo-SCT），但 MCL 多为老年患者.移植相关死亡率高达 30% 以上[143]，限制了 allo-SCT 的应用。

减低剂量预处理的非清髓移植（NST）可避免清髓性 allo-SCT 的年龄等限制。Khoufi 等[144]应用 NST 治疗复发/难治 MCL18 例，17 例（94%）在移植后达 CR，3 年 PFS 达 82%，OS 达 85%，没有出现严重的 GVHD，移植后 100 d 内没有死亡病例。

另一组研究应用 NST 治疗复发/难治 MCL33 例，2 年 DFS 和 OS 分别达 60% 和 65%，中位随访 24.6 个月时，仅 1/17 在移植前仅达部分缓解（PR）的患者出现复发，13 例移植前达 CR 患者未出现复发，移植相关死亡率为 12%[145]。

MD.Anderson 癌症中心的研究中，35 例复发/难治 MCL 接受 NST，16 例（46%）移植前达 CR，13 例（37%）达 PR，6 例（17%）仍为复发/难治状态，移植后，13 例 PR 患者均达 CR/CRu，5 例（83%）复发/难治状态患者达到 CR/CRu。中位随访 56 个月，中位 PFS 60 个月，中位 OS 未达到，6 年实际 PFS 为 46%，OS 为 53%。与 36 例同期接受 ASCT 患者比较，PFS（10%，P=0.01）与 OS（35%，P=0.005）均显著延长。值得注意的是，9 例患者在随访 63~110 个月时无复发和死亡，PFS 和 OS 生存曲线均达平台期[142]。对于没有合适供者或不能耐受 NST 的患者，R-HyperCVAD/MA 方案仍可使得 93% 患者达治疗反应（45% 达 CR），中位 PFS 和 OS 分别达 11 个和 19 个月[146]。同时，对于合并症严重或高龄患者，利妥昔单抗单药或联合口服苯丁酸氮芥亦可作为一种姑息治疗选择[147]。

硼替佐米是第一个应用于临床的蛋白酶体抑制剂，治疗复发/难治 MCL 的 ORR 在 29%~56%，中位 PFS 为 6.7 个月，中位 OS 为 23.5 个月[148]。美国 FDA 已批准硼替佐米用于复发/难治 MCL 的一线治疗。

沙利度胺（thalidomide）与雷利度胺（1enalidomide）可通过抑制血管新生、增强自然杀伤细胞对肿瘤细胞的杀伤能力或直接对肿瘤细胞发挥杀伤作用，同时这两种免疫调节剂通过阻断肿瘤细胞与微环境的联系而抑制肿瘤细胞生长。

Habermann 等[149]应用雷利度胺 25mg/d 治疗复发/难治 MCL15 例，3 例（20%）达 CR，5 例（33%）达 PR。中位反应持续时间为 13.7 个月，中位 PFS 为 5.6 个月。3 例 CR 患者在 12.7、18.6、27.6 个月时均仍处于缓解状态。Kaufmann 等[150]应用沙利度胺联合利妥昔单抗治疗 16 例复发/难治 MCL，13 例（81%）出现治疗反应，5 例（31%）达 CR，中位 PFS 20.4 个月，3 年 OS75%。

苯达莫司汀是一种新的氮芥类烷化剂，可通过间接损伤 DNA 或抑制细胞有丝分裂而诱导细胞凋亡，与其他烷化剂不存在交叉耐药。

一项苯达莫司汀联合利妥昔单抗治疗复发MCL的Ⅱ期多中心临床试验中，92%MCL患者达治疗反应，其中59%达CR/CRu，中位反应持续时间为19个月[151]。

苯达莫司汀联合米托蒽醌和利妥昔单抗（BM-R方案）治疗复发难治MCL的ORR达89%，其中35%达CR；中位PFS与OS分别为21和31个月[152]。因此，苯达莫司汀联合化疗可作为复发/难治MCL的治疗选择。

在MCL发生中发挥关键作用的细胞周期素cyclin D1蛋白表达受PI3K/AKT信号通路中mTOR激酶的调节，雷帕霉素衍生物是mTOR的特异性抑制剂。

应用temsirolimus 25 mg/d，4周为1疗程，41%复发难治患者达ORR，1例达CR，中位反应持续时间为6个月[153]。Hess等[154]将剂量调整为175 mg/d，连用3周，再分别用75 mg或25 mg维持，并与其他单药治疗，如吉西他滨、氟达拉滨、沙利度胺等单药进行配对研究（各组均为54例），temsirolimus组的ORR与PFS均高于其他单药治疗组。

放射免疫治疗（RIT）是将放射性核素与淋巴细胞特异性单克隆抗体结合后，选择性地将放射治疗集中于瘤细胞，杀伤瘤细胞，同时减少对正常组织的放射损伤，目前应用的主要是^{131}I或^{90}Y与CD2单抗结合的^{90}Y ibritumomabtiuxetan（替伊莫单抗）和^{131}I tositumomab（托西莫单抗）。

一项Ⅱ期临床试验应用替伊莫单抗治疗复发/难治MCL34例，31%获得治疗反应，中位EFS和OS分别达6和21个月，有治疗反应者中位EFS为28个月[155]。

RIT作为化疗后或ASCT前的巩固性治疗可进一步提高治疗反应率及延长治疗反应时间，提示RIT可进一步清除体内残留病灶[156]。

6.6 老年套细胞淋巴瘤的治疗

约有50%的MCL患者年龄超过65岁，他们多数不适合大剂量化疗或自体干细胞移植。研究显示，HyperCVAD/MA方案对老年患者耐受性差，纳入ASCT研究的亦多为年龄<65岁患者。目前还没有令人满意的标准治疗方法。

对于年龄>65岁或有严重并发症的患者主要治疗目标是提高生活质量，可采取利妥昔单抗或联合MCP等强度较弱方案。

一项前瞻性临床试验对65岁以上老年患者采用延长的标准剂量诱导治疗（10个周期）及利妥昔单抗维持治疗。诱导治疗方案为第1、第3、第5周期为标准剂量的R-CHOP方案；第2、4周期为R 375mg/m²×1，阿糖胞苷（Ara-C）1g/m²，q12h×4（R-Ara-C）；第6~8周期为R-Ara-C与氟达拉滨（25mg/m²×2）；第9~10周期为CHOP方案。治疗有效的患者继续接受维持治疗（每2个月R 375 mg/m²，共12次）。共有34例患者入组，治疗后CR23例、CRu6例、PR3例、PD1例、未评估1例。平均随访26个月，30个月时无事件生存率为72%、PFS率为77%，OS率为80%。结果表明，体能状态较好的老年MCL患者在粒细胞集落刺激因子支持下可耐受相对密集的治疗。与CHOP方案等相比，Ara-C和氟达拉滨增加了有效率，延长了无疾病进展时间和OS期。

报道显示，苯丁酸氮芥联合利妥昔单抗可使9/14患者获得缓解，其中5例达CR，有治疗反应者可使PFS达26个月，可作为这部分患者的一种治疗选择[157]。因此，NCCN指南中对耐受性差的老年患者推荐行利妥昔单抗联合CHOP方案。

7 外周T细胞淋巴瘤

7.1 传统治疗

在既往的传统治疗中，PTCL与侵袭性B细胞淋巴瘤的一线治疗方案相同，多采用CHOP或CHOP样方案。多项回顾性研究表明，CHOP或CHOP样方案治疗PTCL的5年OS率为38%~41%，但仅约30%的患者能得到治愈，均明显低于B细胞淋巴瘤。因此，研究者试图通过提高化疗的剂量强度、改变传统CHOP样方案的组合以改善其疗效。

2003年报告的GELA研究比较了ACVBP方案（环磷酰胺+多柔比星+长春地辛+博莱霉素+泼尼松）与CHOP方案治疗PTCL的疗效，发现OS和无事件生存（EFS）均有所改善。但是，有回顾性研究表明，与CHOP方案相比，第二、第三代剂量强度方案（m-BACOD、ProMACE-CytaBOM、MACOP-B方案）及多种加强化疗方案并未显示出生存优势。

鉴于上述强化化疗方案并未明显改善患者生存，目前 PTCL 仍无标准一线治疗方案。因此，PTCL 正成为淋巴瘤治疗中最具前沿性和挑战性的研究领域。

7.2 当代新药

7.2.1 吉西他滨

已有研究证实，吉西他滨单药治疗复发 PTCL 的 ORR 为 50%~75%。此外，亦有关于吉西他滨为主联合方案的研究报告。多项研究表明，吉西他滨无论单药还是联合治疗，无论作为一线治疗还是针对复发和难治的 PTCL 患者都显示出了良好的疗效。

因此，以吉西他滨为基础的联合方案有望成为 PTCL 治疗的新策略，但仍须进行多中心随机对照研究加以证实。

7.2.2 单抗和免疫毒素

在 T 细胞淋巴瘤中，已发现多种表面分子可作为单抗或免疫毒素的靶点。

多项研究表明，人源化 CD52 阿仑单抗的毒性是不容忽视的问题，但其联合化疗只要毒性控制得当，治疗 PTCL 亦有望取得良好效果。

完全人源化 CD4 单抗 zanolimumab 治疗复发和难治 PTCL 的 II 期研究初期结果令人鼓舞，主要副作用为暂时性骨髓抑制和输注相关副作用。

地尼白介素是白喉毒素和白介素（IL）-2 的融合蛋白，已被美国 FDA 批准用于 PTCL 的治疗。由于其无明显骨髓抑制及与细胞毒性药物无交叉耐药性，可与化疗药物联用。

7.2.3 新型抗叶酸药

新型叶酸类似物 pralatrexate 在 PTCL 的治疗中显示了颇有前景的疗效。一项大型临床研究显示，在 109 例复发和耐药 PTCL 患者中，65% 的患者在用药第 1 周期出现缓解，主要不良反应是黏膜炎和血小板减少。在最新的研究中，应用 pralatrexate 和吉西他滨联合治疗复发难治性 NHL，有望取得令人鼓舞的结果。

7.2.4 组蛋白去乙酰化酶抑制剂

组蛋白去乙酰化酶抑制剂（HDI）vorinostat、romidepsin 和 belinostat 在治疗 T 细胞淋巴瘤方面已显示出巨大潜力。

Vorinostat 是美国 FDA 批准的第一种用于治疗难治性 PTCL 的 HDI；Romidepsin 治疗 PTCL 的疗效持久，最常见的毒性反应为骨髓抑制、疲乏、恶心和食欲减退；一项正在进行的 belinostat 治疗 PTCL 的 II 期研究中期结果表明，在 11 例患者中，2 例达 CR。

7.2.5 蛋白酶体抑制剂

近期一项 II 期研究显示，12 例复发的 CTCL 或 PTCL 患者接受蛋白酶体抑制剂硼替佐米治疗，其 ORR 为 67%（1 例 PTCL 有效）。GELA 的一项 II 期试验显示，ACVBP 方案中加入硼替佐米似乎并未提高有效率。

7.2.6 血管生成抑制剂

血管内皮生长因子（VEGF）在恶性肿瘤的病理生理过程中起着重要的作用。来那度胺治疗 AITL 显示出一定的疗效，进一步支持了这种假设。

东部肿瘤协作组（ECOG）评价贝伐单抗联合 CHOP 方案治疗 T/NK 细胞淋巴瘤的研究（E2404）亦在进行中，希望能为困境中的 T 细胞淋巴瘤治疗带来希望。

7.2.7 造血干细胞移植

自体干细胞移植（ASCT）/大剂量化疗（HDC）在 PTCL 患者的一线治疗中显示出明显的生存优势。因此，越来越多研究者建议应将 ASCT 作为具有高危因素的 PTCL 患者缓解后的巩固治疗。

第 6 节 淋巴瘤的预后因素

众多的临床观察研究表明，对影响淋巴瘤的预后因素进行准确分析，对决定治疗策略、选择治疗方法以及评估患者预后具有十分重要的临床意义。

1 病理类型

淋巴瘤的组织学类型十分复杂，但它是影响其预后的重要因素。

一般而言，HL 较 NHL 预后好；HL 的淋巴细胞为主型预后最好，结节硬化型次之，混合细胞型预后较差，淋巴细胞消减型则预后不良；亦有研究认为，HL 的病理亚型对早期患者预后影响不大。

非霍奇金淋巴瘤按国际工作分类法可反映患者的预后，未经治疗患者低度恶性的预后优于中度恶性，高度恶性者预后凶险，但由于有效治疗方法的应用，可能对预后更能起决定性作用。

一般来说，B 细胞来源的淋巴瘤预后优于 T 细胞来源的淋巴瘤。此外，肿瘤组织的染色体易位，癌基因异常表达等可能是决定预后的又一重要因素，有待更深入的研究。

2 临床分期

临床分期是重要的预后因素。因此，治疗前进行准确的临床分期检查是淋巴瘤诊治过程中的重要步骤。

采用 Ann Arbor 分期决定 HL 的临床分期，能较好地反映患者的预后，有利于指导临床治疗。但对 NHL 则不十分满意，尤其是高度恶性淋巴瘤或原发于鼻腔、韦氏环等结外淋巴组织或器官的外周 T 细胞淋巴瘤，这类淋巴瘤的预后与结外是否受侵或侵犯部位多少有关。

初次治疗前的临床分期与预后密切相关。20 世纪 80 年代，美国 Standford 医学中心报道 1225 例 HL 患者，5 年和 10 年生存率与临床分期密切相关，表明 HL 患者早期发现、早期诊断、早期治疗有重要意义。

临床分期对 NHL 亦有相似的临床意义。

3 治疗因素

淋巴瘤的首程治疗是否规范、彻底，在很大程度上是决定成功的关键之一。临床医生对最新治疗进展不了解、治疗方案不规范、随意更换推荐药物、减少剂量、治疗不彻底往往导致肿瘤细胞产生耐药性、损害机体重要器官以及免疫功能，给日后治疗带来非常大的困难。这种现象在基层医院及非肿瘤内科专业医生中很常见。

4 全身表现

观察发现，有发热、盗汗、体重减轻、贫血等全身症状（B 症状）者较没有这些症状的患者预后差。

5 一般状况

开始治疗时患者一般状况（KPS 或 ECOG 评分）是决定治疗的重要条件之一，一般状况好者，治疗强度大，而后者与治疗效果直接相关。此外，一般状况是机体功能的综合体现，一般状况好，提示免疫功能较好，有利于肿瘤治疗与康复。

6 有无巨块

研究结果显示，巨大纵隔肿块或巨大肿块 >5cm 或 10cm 对预后有重要影响。这样的病变需要较强的治疗才可达到肿瘤的完全缓解。肿瘤愈大，经治疗后残存肿瘤细胞以及产生耐药机会愈大。

7 实验指标

血清乳酸脱氢酶、β_2-微球蛋白与肿瘤代谢有关，这两种蛋白在血清中升高常提示肿瘤负荷大，预后欠佳；血沉指标对淋巴瘤的预后亦有一定影响。

8 受侵部位

很多临床资料显示，淋巴瘤在诊断时的侵犯部位与预后密切相关。侵犯表浅淋巴结，较局限者优于较广泛者；较局限的胃肠道淋巴瘤综合治疗预后较好；若广泛结外受侵或合并白血病，中枢神经系统受侵或原发韦氏环或鼻咽部等结外淋巴组织受侵者预后差。

9 性别与年龄

诊断时，青壮年患者预后优于 10 岁以下儿童和 60 岁以上老年患者。一般女性患者骨髓造血功能较强，多数能耐受较强的治疗，疗效优于男性。

10 国际预后指数

NHL 有明显不同于 HL 的生物学行为，Ann Arbor 分期难以确切反映 NHL 患者的预后。1993 年，欧美国家的专家们对进展型 NHL 按无病生存率和总生存率，依据与预后有关的因素，包括年龄、血清乳酸脱氢酶（LDH）、一般状况（PS）、Ann Arbor 临床分期及结外受侵部位数目制定了国际预后指数，分成低危组（L）、低中危组（L-I）、中高危组（H-L）和高危组（H）。其中，年龄 >60 岁、III 或 IV 期、血清 LDH 增高、一般状况差、1 个以上结外部位受侵者为不良预后因素。4 组的 5 年生存率分别为 73%、51%、43% 和 26%。从中可看出，中-高危组患者的 5 年生存率<50%。

11 分子遗传学改变

2011 年，NCCN 认为对于 CLL 预后具有明确意义的指标为疾病的临床分期（Rai/Binet 分期）、IgVH 突变状态和染色体改变（FISH 检测），这些指标已经经过较大规模样本数的检验。需要指出的是，2011 版指南强调如果 IgVH 重排涉及 VH3-21 基因，即使存在 IgVH 突变亦是预后不良的指标；同时在细胞遗传学预后指标中预后不良组中去掉了以往存在的 t（11q；v）。

近年来，由于对于 CLL 基础和临床研究迅猛发展，对于 CLL 预后的新指标不断涌现，如 CD38 和 ZAP70 被认为是 CLL 预后不良的指标，但是由于 ZAP70 检测方法标准化的问题，在不同实验室之间存在不同的结论；血清学指标 CD23、胸苷激酶和 β_2 微球蛋白的高表达亦被认为是 CLL 的不良预后指标。所有这些新的预后指标都需要在检测方法标准化的基础上进行较大规模的前瞻性临床试验进一步确认其临床价值以方便广泛推广。

滤泡性淋巴瘤（FL）预后与其病理分级、分子遗传改变和免疫表型改变密切相关，FL Ⅲ级（Ⅲa、Ⅲb）的预后较 I、Ⅱ级差，与 DLBCL 相近；FL 出现染色体易位、Bcl-2 和 c-myc 等基因重排的预后较差；FL 向弥漫性侵袭性淋巴瘤转变与 Bcl-6 基因易位、异源性基因复制数量及基因表达改变亦有关。

Akasaka 等 [158] 对 41 例弥漫侵袭性 FL 和 64 例非弥漫侵袭性 FL 进行 LdIPCR 分析，前者 Bcl-6 基因易位或缺损 39.0%，后者 14.1%，$P=0.0048$，表明 BCL6 基因易位是 FL 向弥漫侵袭性淋巴瘤转变的高危因素。Martinez 等 [159] 用对比基因组杂交（comparative genomic hybridization，CGH）和基因表达分析联合检测 12 例 FL 患者初诊、复发及转变为 DLBCL 时的活检标本，发现 FL 向 DLBCL 转变与 DNA 拷贝数量和基因表达水平有关。

12 HL治疗的远期毒副作用

随着 HL 治愈率的进一步提高，抗肿瘤治疗后的远期毒副作用在长期生存的 HL 患者中愈发凸显。

HL 患者在治疗结束 10 年后，继发第二肿瘤的发病率明显高于普通人群，其中肺癌和乳腺癌是最常见的继发肿瘤。

因此，建议患者每年应进行胸片或 CT 筛检。接受非烷化剂化疗、未行放疗、无其他高危因素的患者，在治疗结束 5 年后是否还需每年进行胸部影像学检查可据具体情况而定。女性患者应每月自检乳腺，每年进行乳腺健康查体。接受胸部或腋窝放疗的患者，在治疗结束后 8~10 年或 40 岁后应每年进行乳腺核磁共振成像（MRI）筛检。

纵隔放疗和蒽环类药物化疗是诱发 HL 患者心血管疾病的高危因素，放疗导致的心脏毒性常在治疗结束后 5~10 年显现。然而，该患者群出现心血管症状的年龄明显提前，因此在每年体检中应提高其对心血管并发症的警惕意识，注意监测血压、心脏 B 超、心电图。

约 50% 长期生存的 HL 患者可合并甲状腺功能减低，曾接受颈部和上纵隔放疗的患者，其发生率更高，因此建议 HL 患者每年体检时增加对甲状腺功能的检测。

持续骨髓抑制、免疫功能低下、生殖问题、心理疾病等亦是常见的肿瘤治疗后远期并发症，对这些患者的随访和筛检措施目前尚未获得共识，各医学机构可根据实际情况而定。

由于 HL 存在病理学转化的可能，因此，对于 HL 复发患者，建议重新取病理活检，并在其二线治疗方案中增加 C-MOPP（环磷酰胺、氮芥、长春新碱、甲基苄肼、泼尼松）和 ChIVPP（苯丁酸氮芥、长春碱、甲基苄肼、泼尼松）方案。

第 7 节　展望

人们对淋巴瘤的基础研究，以及诊断、治疗等研究已有一个多世纪，取得了众多突破与成果。近年来，对肿瘤细胞生物学特性认识的飞速发展为淋巴瘤研究提供了新的途径。

目前，最重要的是要进一步了解淋巴瘤的某些表型和分子特征的治疗与预后意义，如凋亡、细胞周期调控、细胞系和细胞增殖等分子标志。

通过基因表达谱分析，已发现很多种淋巴瘤分子类型，根据基因表达模式还可区分细胞分化的不同阶段。这些发现的重要意义在于，我们将来可依靠分子芯片技术来识别肿瘤的活化特异基因，如果这些基因对淋巴瘤细胞的生存十分重要，那么即可据此来设计针对特异位点的新的分子药物进行靶向治疗。

在治疗方面，首先，我们要进一步筛选和慎重选择有效的新药物在二线治疗方案中的应用，尤其是对于一线治疗方案的选择，须进行有效性和安全性的评估。

其次，淋巴瘤的治疗应涉及临床分期体系及疗效和随访标准的进一步完善和修订。

经典型霍奇金淋巴瘤的治疗疗效，在过去20年不断提高。然而如何在治疗后长期毒性和并发症，以及较低的复发风险之间取得平衡仍然是肿瘤学者困惑的问题。

对于早期霍奇金淋巴瘤患者，由于治愈率较高，90%患者可获得长期的无病生存状态。目前国际治疗以不降低疗效前提下，探索降低毒性、剂量和周期数的化疗，替代放疗的化疗方案，和减少剂量及降低照射野的放疗。

另外，在淋巴瘤诊疗水平和治愈率不断提高的背景下，长期生存患者的生活质量和随访越来越受到重视。

随着PET-CT在恶性肿瘤诊断、疗效判定等方面的广泛应用，对于如何将PET-CT更加科学合理地应用于淋巴瘤的临床分期以指导治疗，并应用于疗效及随访评估中，尚存在很多争议。

有理由相信，随着对淋巴瘤认识的进一步深入、对现有抗肿瘤药物更为合理的应用，以及开发新的分子靶向药物的不断研发，在规范化诊断治疗的基础上，科学合理的个体化综合治疗将是未来发展的必由之路，淋巴瘤的治疗必将进入一个新的历史阶段。

（廖子君）

参考文献

［1］Hans CP, WeisenburgerDD, Vose J M, et al. A significant diffuse component predicts for inferior survival in grade 3 follicular lymphoma, but cytologic subtypes do not predict survival. Blood, 2003, 101 (6)：2363-2367.

［2］Oeschger S, Bruninger A, Kúppers, et al. Tumor cell dissemination in follicular lymphoma. Blood, 2002, 99 (6)：2192-2198.

［3］Lorsbach RB, Shay Seymore D, More J, et al. Clinicopathologic analysis of follicular lymphoma occurring in children. Blood, 2002, 99 (6)：1959-1964.

［4］Keith TA, Cousar JB, Glick AD, et al. Plasmacytic differentiation in follicular center cell (FCC) lymphomas. Am J Surg Pathol, 1985, 84：283-290.

［5］Vago JF, Hurtubise PE, Martelo OJ, et al. Follicular center-cell lymphoma with plasmacytic differentiation, monoclonal paraprotein, and peripheral blood involvement. Am J Surg Pathol, 1985, 9 (10)：764-770.

［6］Kobe C, Dietlein M, Franklin J, et al. Positron emission tomography has a high negative predictive value for progression or early relapse for patients with residual disease after first-line chemotherapy in advanced-stage Hodgkin lymphoma.Blood, 2008, 112: 3989-3994.

［7］Borchmann P, Engert A, Pluetschow A, et al. Dose-intensified combined followed by 2 cycles of ABVD and involved field radiotherapy (IF-RT) is superior to 4 cyclesof ABVD and IFRT in patients with early unfavouable Hodgkin lymphoma (HL)：an analysis of the German Hodgkin Study Group (GHSG) HD14 Trial.Blood, 2008, 112 (11)：(abstr) 367.

［8］Hutchings M, Loft A, Hansen M, et al.FDG-PET after two cycles of chemotherapy predicts treatment failure and progression-free survival in Hodgkin lymphoma.Blood, 2006, 107:52-59.

［9］Maloney DG, Liles TM, Czerwinski DK, et al. Phase I clinical trial using escalating single-dose infusion of chimeric anti-CD20 monoclonal antibody (IDEC-C2B8) in patients with recurrent B-cell lymphoma. Blood, 1994, 84 (8)：2457-2466.

［10］Marcus R, Hagenbeek A. The therapeutic use of Rituximab in non-Hodgkin's lymphoma. Eur J Haematol Supp l, 2007, (67)：5214.

［11］Hagenbeek A. Maintenance or eradication of residual disease in indolent lymphoma：where do we stand? (Editorial) . J Clin Oncol, 2009, 27 (10)：

1540–1542.

[12] Hochster H, Weller E, Gascoyne RD, et al. Maintenance rituximab after cyclophosphamide, vincristine, and prednisone prolongs progression-free survival in advanced indolent lymphoma: results of the randomized phase Ⅲ ECOG1496 study. J Clin Oncol, 2009, 27 (10): 1607–1614.

[13] Cartron G, Dacheux L, Salles G, et al. Therapeutic activity of humanized anti-CD20 monoclonal antibody and polymorphism in IgG Fc receptor Fc-gamma RⅢ a gene. Blood, 2002, 99 (3): 754–758.

[14] Gong Q, Ou Q, Ye S, et al. importance of cellular microenvironment and circulatory dynamics in B-cell immunotherapy. J Immunol, 2005, 174 (2): 817–826.

[15] Vugmeyster Y, Beyer J, Howell K, et al. Depletion of B cells by a humanized anti-CD20 antibody PRO70769 in Macaca fascicularis. J Immunother, 2005, 28 (3): 212–219.

[16] Teeling JL, French RR, CraggMS, et al. Characterization of new human CD20 monoclonal antibodies with potent cytolytic activity against non-Hodgkin lymphomas. Blood, 2004, 104: 1793–1800.

[17] Hagenbeek A, Plesner T, Johnson P, et al. Hu-Max-CD20, a novel fully human anti-CD20 monoclonal antibody: results of a phase I/Ⅱ trial in relapsed or refractory follicular non-Hodgkins's lymphoma. ASH Annual Meeting Abstracts, 2005, 106: 4760.

[18] Coiffer B, Lepretre S, Pedersen LM, et al. Safety and effcacy of atumumab, a fully human monoclonal anti-CD20 antibody, in patients with relapsed or refractory B-cell chronic lymphocytic leukemia: a phase 122 study. Blood, 2008, 111 (3): 1094–1100.

[19] Hagenbeek A, Gadeberg O, Johnson P, et al. First clinical use of atumumab, a novel fully human anti-CD20 monoclonal antibody in relapsed or refractory follicular lymphoma: results of a phase i/Ⅱ trial. Blood, 2008, 111 (12): 5486–5895.

[20] Stein R, Qu Z, Chen S, et al. Characterization of a new humanized anti-CD20 monoclonal anti-body, IMMU-106, and its use in combination with the humanized anti-CD22 antibody, epratuzumab, for the therapy of non-Hodgkin's lymphoma. Clin Cancer Res, 2004, 10 (8): 2868–2878.

[21] Morshhauser F, Leonard JP, Coiffer B, et al. Phase I/Ⅱ results of a second-generation humanized anti-CD20 antibody, IMMU-106 (hA20), in NHL. J Clin Oncol, 2006, 24 (supp 118): 7530.

[22] Morschhauser F, Leonard JP, Fayad L, et al. Low doses of humanized anti-CD20 antibody, IMMU-106 (hA20), in refractory or recurrent NHL: Phase I/Ⅱ results. J Clin Oncol, 2007, 25 (Supp 118): 8032.

[23] Morschhauser F, Marlton P, Vitolo U, et al. interim results of a phaseI/Ⅱ study of ocrelizumab, a new humanised anti-CD20 antibody in patients with relapsed / refractory follicular non-Hodgkin's lymphoma.ASH Annual Meeting Abstracts, 2007, 110 (11): 645.

[24] Weiner G, Bowles J, Link B, et al. Anti-CD20 monoclonal antibody (mAb) with enhanced affnity for CD16 activates NK cells at lower concentrations and more effectively than Rituximab (R). ASH Annual Meeting Abstracts, 2005, 106 (11): 348.

[25] Vugmeyster Y, Beyer J, Howell K, et al. Depletion of B cells by a humanized anti-CD20 antibody PRO70769 in Macaca fascicularis.J immunother, 2005, 28 (3): 212–219.

[26] GenoveseMC, Kaine JL, Lowenstein MB, et al. Ocrelizumab, a humanized anti-CD20 monoclonal antibody, in the treatment of patients with rheumatoid arthritis: a phase I/Ⅱ randomized, blinded, placebo controlled, dose-ranging study. Arthritis Rheum, 2008, 58 (9): 2652–2661.

[27] Maloney DG. Follicular NHL: from antibodies and vaccines to graft-ver-sus-lymphoma effects. Hematology Am Soc Hematol Educ Program, 2007, 226–232.

[28] Umana P, Moessner E, Bruenker P, et al. Novel 3rd Generation Humanized type Ⅱ CD20 antibody with glycoengineered Fc and modifed elbow hinge for enhanced ADCC and superior apoptosis induction. ASH Annual Meeting Abstracts, 2006, 108 (11): 229.

[29] Salles G, Morschhauser F, Cartron G, et al. A phase I/Ⅱ study of RO507-759 (GA101) in patients with relapsed/refractory CD20⁺malignant disease. ASH Annual Meeting Abstracts, 2008, 112 (11): 234.

[30] Cragg MS, Glennie MJ. Antibody specifcity controls

in vivo effector mechanisms of anti-CD20 reagents . Blood, 2004, 103 (7): 2738–2743.

[31] Beers SA, Chan CH, James S, et al. Type Ⅱ (tositumomab) anti-CD20 monoclonal antibody out performs type Ⅰ (rituximab-like) reagents in B-cell depletion regardless of complement activation . Blood, 2008, 112 (10): 4170–4177.

[32] Freed J, Kelly KM.Current approaches to the management of pediatric Hodgkin lymphoma.Paediatr Drugs, 2010, 12 (2): 85–98.

[33] Ferme C, Mounier N, Divine M, et al. Intensive salvage therapy with high-dose chemotherapy for patients with advanced Hodgkin's disease in relapse or failure after initial chemotherapy results of the Groupe d'Etudes des Lymphomes de l'Adulte H89 Trial.J Clin Oncol, 2002, 20 (4): 467–470.

[34] Younes A.Novel treatment strategies for patients with relapsed classical Hodgkin lymphoma.Hematology Am Soc Hematol Educ Program, 2009, 17 (2): 507–519.

[35] Moskowitz CH, Kewalramani T, Nimer SD, et al. Effectiveness of high dose chemoradiotherapy and autologous stem cell transplantation for patients with biopsy-proven primary refractory Hodgkin's disease. Br J Haematol, 2004, 124 (10): 645–648.

[36] Kevin A, Lauren M, Andrew M, et al.Relapsed and refractory Hodgkin l ymphoma: transplantation strategies and novel therapeutic options.Lymphmas, 2007, 8 (3): 352–374.

[37] Lavoie JC, Connors JM, Phillips GL, et al.High-dose chemotherapy and autologous stem cell transplantation for primary refractory or relapsed Hodgkin lymphoma: long term outcome in the first 100 patients treated in Vancouver.Blood, 2005, 106 (11): 1473–1476.

[38] Popat U, Hosing C, Saliba RM, et al.Prognostic factors for disease progression after high-dose chemotherapy and autologoushematopoietic stem cell transplantation for recurrent or refractory Hodgkin's lymphoma.Bone Marrow Transplant, 2004, 33 (8): 1015–1016.

[39] Kuruvilla J.Standard therapy of advanced Hodgkin lymphoma.Hematology Am Soc Hematol Educ Program, 2009, 12 (7): 497–506.

[40] Czyz J, Dziadziuszko R, Knopinska-Postuszuy W, et al.Outcome and prognostic factors in advanced Hodgkin's disease treated with high-dose chemotherapy and autologous stem cell transplantation: a study of 341 patients.Ann Oncol, 2004, 15 (3): 1222–1224.

[41] Josting A, Rudolph C, Mapara M, et al.Cologne high-dose sequential chemotherapy in relapsed and refractory Hodgkin lymphoma: results of a large multicenter study of the German Hodgkin Lymphoma Study Group (GHSG) .Ann Oncol, 2005, 16 (3): 116–119.

[42] Perseghin P, Terruzzi E, Dassi M, et al.Management of poor peripheral blood stem cell mobilization: incidence, predictive factors, alternative strategies and outcome.A retrospective analysis on 2177 patients from three major Italian institutions. Transfus Apher Science, 2009, 41 (1): 33–37.

[43] Evens AM, Altman JK, Mittal BB, et al. Phase / trial of total lymphoid irradiation and high-dose chemotherapy with autologous stem-cell transplantation for relapsed and refractory Hodgkin's lymphoma. Ann Oncol, 2007, 18 (6): 679–683.

[44] Gutierrez-Delgado F, Holmberg L, Hooper H, et al.Autologous stem cell transplantation for Hodgkin's disease: busulfa, melphalan and thiotepa compared to a radiation based regimen. Bone Marrow Transplant, 2003, 32 (4): 279–284.

[45] Dhakal S, Biswas T, Liesveld JL, et al. Patterns and timing of initial relapse in patients subsequently undergoing transplantation for Hodgkin's lymphoma. Int J Radiat Oncol Biol Phys, 2009, 75 (1): 188–192.

[46] Sureda A, Constans M, Iriondo A, et al. Prognostic factors affecting long-term outcome after stem cell transplantation in Hodgkin's lymphoma autografted after a first relapse.Ann Oncol, 2005, 16 (7): 625–631.

[47] Mahindra A, Bolwell B, Sobecks R.Elevated ferritin is associated with relapse after autologous hematopoietic stem cell transplantation for lymphoma.Biol Blood Marrow Transplant, 2008, 14 (11): 1239–1244.

[48] Josting A, Franklin J, May M, et al.New prognostic score based on treatment outcome of patients with relapsed Hodgkin's lymphoma registered in the database of the German Hodgkin's lymphoma study group.J Clin Oncol, 2002, 20 (2): 221–225.

[49] Jabbour E, Hosing C, Ayers G, et al. Pretransplant positive positron emission tomography /gallium scans predict poor outcome in patients with recurrent/ refractory Hodgkin lymphoma.Cancer, 2007, 109

（11）：2481-2485.

[50] Forrest DL, Hogge DE, Nevill TJ, et al.High-dose therapy and autologous hematopoietic stem-cell transplantation does not increase the risk of second neoplasms for patients with Hodgkin's lymphoma：a comparison of conventional therapy alone versus conventional therapy followed by autologous hematopoietic stem cell transplantation.J Clin Oncol, 2005, 23 (11)：7994-7999.

[51] Montoto S, Canals C, Rohatiner AZS, et al.Long-term follow-up of high-dose treatment with autologous haematopoietic progenitor cell support in 693 patients with follicular lymphoma：an EBMT registry study.Leukemia, 2007, 21 (11)：2324-2331.

[52] Sebban C, Mounier N, Brousse N, et al.Standard chemotherapy with interferon compared with CHOP followed by high-dose therapy with autologous stem cell transplantation in untreated patients with advanced follicular lymphoma：the GELF-94 randomized study from the Groupe d'Etude des Lymphomes de l'Adulte (GELA) .Blood, 2006, 108 (10)：2540-2544.

[53] Ramadan KM, Connors JM, Al-Tourah AJ, et al. Allogeneic SCT for relapsed composite and transformed lymphoma using related and unrelated donors：long-term results. Bone Marrow Transplant, 2008, 42 (9)：601-608.

[54] Gyan E, Foussard C, Bertrand P, et al.High-dose therapy followed by autologous purged stem cell transplantation and doxorubicin-based chemotherapy in patients with advanced follicular lymphoma：A randomized multicenter study by the GOELAMS with final results after a median follow-up of 9 years. Blood, 2009, 113 (12)：995-1001.

[55] Ladetto M, De Marco F, Benedetti F, et al. Prospective, multicenter randomized GITMO/ L trial comparing intensive (RHDS) versus conventional (CHOP-R) chemoimmunotherapy in high-risk follicular lymphoma at diagnosis：The superior disease control of RHDS does not translate into an overall survival advantage.Blood, 2008, 111 (11)：4004-4013.

[56] Schouten HC, Qian W, Kvaloy S, et al.High-dose therapy improves progression-free survival and survival in relapsed follicular non-Hodgkin's lymphoma：Results from the randomized European CUP trial.J Clin Oncol, 2008, 21 (8)：3918-3927.

[57] Rohatiner AZS, Nadler L, Davies AJ, et al. Myeloablative therapy with autologous bone marrow transplantation for follicular lymphoma at the time of second or subsequent remission：long-term follow-up.J Clin Oncol, 2007, 25 (7)：2554-2559.

[58] Moskowitz AJ, Moskowitz CH.Controversies in the treatment of lymphoma with autologous transplantation.Oncologist, 2009, 14 (11)：921-929.

[59] Vose JM, Bierman PJ, Loberiza FR, et al. Long-term outcomes of autologous stem cell transplantation for follicular non-Hodgkin lymphoma：effect of histological grade and follicular international prognostic index. Biol Blood Marrow Transplant, 2008, 14 (11)：36-42.

[60] Kuruvilla J, Pintilie M, Tsang R, et al.Salvage chemotherapy and autologous stem cell transplantation are inferior for relapsed or refractory primary mediastinal large B-cell lymphoma compared with diffuse large B-cell lymphoma.Leuk Lymphoma, 2008, 49 (7)：1329-1336.

[61] Kang TY, Rybicki LA, Bolwell BJ, et al. Effect of prior rituximab on high dose therapy and autologous stem cell transplantation in follicular lymphoma.Bone Marrow Transplant, 2007, 40 (10)：973-978.

[62] Hicks LK, Woods A, Buckstein R, et al. Rituximab purging and maintenance combined with auto-SCT：long-term molecular remissions and prolonged hypogamma globulinemia in relapsed follicular lymphoma.Bone Marrow Transplant, 2009, 43 (5)：701-708.

[63] Herrmann A, HOSter E, Zwingers T, et alImprovement of overall survival in advanced stage mantle cell lymphoma.J ClinOncol, 2009, 27 (6)：511-518.

[64] Dreyling M, Lenz G, Hoster E, et al.Early consolidation by myeloablative radiochemotherapy followed by autologous stem cell transplantation in first remission significantly prolongs progression free survival in mantle cell lymphoma：results of a prospective randomized trial of the European MCL Network. Blood, 2005, 105 (9)：2677-2684.

[65] Zelenetz A, Persky D, Rice R, et al.Results of sequential chemotherapy followed by high dose therapy and autologous stem cell rescue for mantle cell lymphoma：Role of rituximab and functional imaging. Ann Oncol, 2008, 19 (1)：86-89.

[66] Geisler CH, Kolstad A, Laurell A, et al.Long-term progression free survival of mantle cell lymphoma af-

ter intensive front-line immunochemotherapy with in vivo-purged stem cell rescue：A non-randomized phase 2 multicenter study by the Nordic Lymphoma Group.Blood, 2008, 112 (12): 2687-2693.

[67] Romaguera J, Fayad L, Rodriguez A, et al.Rituximab （R）-hyperCvad alternating with R-methotrexate /cytarabine after 9 years：Continued high rate of failure-free survival in untreated mantle cell lymphoma （MCL）.Blood, 2008, 112 (12): 2833-2838.

[68] Martin P, Chadburn A, Christos P, et al.Outcome of deferred initial therapy in mantle-cell lymphoma.J Clin Oncol, 2009, 27 (6): 609-613.

[69] Gianni AM, Magni M, Martelli M, et al.Long-term remission in mantle cell lymphoma following high-dose sequential chemotherapy and in vivo rituximab-purged stem cell autografting （R-HDS regimen）. Blood, 2003, 102 (10): 749-755.

[70] Magni M, DiNicola M, Carlo-Stella C, et al.High-dose sequential chemotherapy and in vivo rituximab-purged stem cell autografting in mantle cell lymphoma：a 10-year update of the R-HDS regimen. Bone Marrow Transplant, 2009, 43 (8): 500-511.

[71] Andersen NS, Pedersen LB, Laurell A, et al.Successful preemptive treatment of molecular relapse after autologous stem cell transplantation in mantle cell lymphoma.Blood, 2007, 110 (11): 1281-1284.

[72] Vose J, Armitage J, Weisenburger D. International T-cell lymphoma project.International peripheral T-cell and natural killer/T-cell lymphoma study：pathology findings and clinical outcomes.J Clin Oncol, 2008, 26 (12): 4124-4130.

[73] Reimer P, Rudiger T, Geissinger E, et al.Autologous stem-cell transplantation as first-line therapy in peripheral T-cell lymphomas：results of a prospective multicenter study.J Clin Oncol, 2009, 27 (11): 106-113.

[74] Chen Ai, McMillan A, Negrin RS, et al.Long-term results of autologous hematopoietic cell transplantation for peripheral T cell lymphoma: the Stanford experience.Biol Blood Marrow Transplant, 2008, 14 (7): 741-747.

[75] Mercadal S, Briones J, Xicoy B, et al.intensive chemotherapy （high-dose CHOP /ESHAP regimen）followed by autologous stem cell transplantation in previously untreated patients with peripheral T-cell lymphoma.Ann Oncol, 2008, 19 (6): 958-963.

[76] Chen Ai, McMillan A, Negrin RS, et al.Long-term results of autologous hematopoietic cell transplantation for peripheral T cell lymphoma: the stanford experience.Biol Blood Marrow Transplant, 2008, 14 (4): 741-747.

[77] Yang DH, Kim WS, Kim SJ, et al Prognostic factors and clinical outcomes of high-dose chemotherapy followed by autologous stem cell transplantation in patients with peripheral T cell lymphoma, unspecified：complete remission at transplantation and the prognostic index of peripheral T cell lymphoma are the major factors predictive of outcome.Biol Blood Marrow Transplant, 2009, 15 (6): 118-125.

[78] Kim MK, Kim S, Lee SS, et al.High-dose chemotherapy and autologous stem cell transplantation for peripheral T-cell lymphoma：complete response at transplant predicts survival.Ann Hematol, 2007, 86 (7): 435-442.

[79] 胡高军.颅内原发性淋巴瘤的 MR 诊断与鉴别诊断（附 9 例报告）.淮海医药, 2010, 28 (5): 432-433.

[80] 徐胜生, 欧阳羽, 张志伟, 等.脑内原发性淋巴瘤 MRI 特征.临床放射学杂志, 2011, 30 (6): 781-784.

[81] 许晓琴, 周林江, 姚振威, 等.原发性脑内淋巴瘤的影像学表现.医学影像学杂志, 2010, 20 (4): 580-582.

[82] Chong EA, Svoboda J, Cherian S, et al. Regression of pulmonary MALT lymphoma after treatment with rituximab. Leuk Lymphoma, 2005, 46 (9): 1383-1386.

[83] Boshnakova TZ, Michailova V, Koss M, et al. Primary pulmonary Hodgkins disease：Report of two cases. Respir Med, 2000, 94 (8): 830-831.

[84] Dickson BC, Serra S, Chetty R.Primary gastrointestinal tract lymphoma：diagnosis and management of common neoplasms. Expert Rev Anticancer Ther, 2006, 6 (11): 1609-1628.

[85] 李子禹, 袁鹏, 季加孚.原发消化道淋巴瘤外科治疗指征及评价.中国实用外科杂志, 2012, 32 (1): 51-53.

[86] Lai YL, Lin JK, Liang WY, et al. Surgical resection combined with chemotherapy can help achieve better outcomes in patients with primary colonic lymphoma. J Surg Oncol, 2011, 104 (3):

265-268.

［87］ Scoazec JY, Degott C, Brousse N, et al. Non-Hodgkin's lymphoma presenting as a primary tumor of the liver: presentation, diagnosis and outcome in eight patients. Hepatology, 1991, 13: 870-875.

［88］ Huang CB, Eng HL, Chuang JH, et al.Primary Burkitt's lymaphoma of the liver: report of a case with long-term surival after surgical resection and combination themotherapy.J Pediatr Hematol Oncol, 1997, 19: 135-138.

［89］ Lei Ki. Primary non-Hodgkin's lymphoma of the liver. Leuk Lymphoma, 1998, 29: 293-299.

［90］ 高纪东，蔡建强，邵永孚.原发性脾肿瘤 11 例临床治疗分析.中华普通外科杂志，2000，15（3）：162-164.

［91］ 吴明辉，胡晓燕.脾原发性恶性淋巴瘤 1 例.川北医学院学报，2001，16（4）：130.

［92］ 邢冲云，胡旭东，俞康.原发性睾丸淋巴瘤 10 例.实用医学杂志，2010，26（8）：1401-1402.

［93］ 黄镜，周立强，冯奉仪，等.20 例原发睾丸淋巴瘤的临床分析.中国肿瘤临床，2002，29（6）：398-399.

［94］ 张明智，李文才，王瑞林，等.恶性淋巴瘤诊断与治疗学.郑州：郑州大学出版社，2003：520-522.

［95］ Answer S, Murdoch J, Pawade J, et al. Is the ovary a sanctuary for non-Hodgkin's lymphoma? Successful surgical management. Br J Hosp Med, 2009, 70: 538-539.

［96］ 刘英，梅卓贤.原发性卵巢恶性淋巴瘤四例临床分析.中华妇产科杂志，2001，36（2）：119-120.

［97］ 陈宗雄.上胸椎肿瘤手术治疗后的椎体重建.中国矫形外科杂志，2004，12：969-971.

［98］ Brenner H, Gondos A, Pulte D.Ongoing improvement in long-term survival of patients with Hodgkin disease at all ages and recent catch-up of older patients.Blood, 2008, 111: 2977-2983.

［99］ Engert A, Franklin J, Eich HT, et al.Two cycles of ABVD plus extended field radiotherapy is superior to radiotherapy alone in early-favorable Hodgkin lymphoma: final results of the GHSG HD7 Trial.J Clin Oncol, 2007, 10:3495-3502.

［100］ Ferme C, Eghbali H, Meerwaldt JH, et al. Chemotherapy plus involved-field radiation in early-stage Hodgkin's disease.N Engl J Med, 2007, 357: 1916-1927.

［101］ Engert A, Plutschow A, Eich HT, et al.Reduced treatment intensity in patients with early stage Hodgkin lymphoma. N Engl J Med, 2010, 363

（7）：640-652.

［102］ Thomas J, Ferme C, Noordijk E, et al. Results of the EORTC-GELA H9 randomized trials: the H9-F trial (comparing 3 radiation dose levels) and H9-U trial (comparin3 chemotherapy schemes) in patients with favorable or unfavorable early stage Hodgkin's lymphoma.Haematologica, 2007, 92 (1) : 27-34.

［103］ Pavlovsky S, Maschio M, Santarelli MT, et al. Randomized trial of chemotherapy versus chemotherapy plus radiotherapy for stage IHodgkin's disease.J Natl Cancer Inst, 1988, 80:1466-1473.

［104］ Straus DJ, Portlock CS, Qin J, et al. Results of a prospective randomized clinical trial of doxorubicin, bleomycin, vinblastine, and dacarbazine (ABVD) alone for stages I, and A nonbulky Hodgkin disease.Blood, 2004, 104 (12) : 3483-3489.

［105］ Macdonald DA, Ding K, Gospodarowice MK, et al.Patterns of disease progression and outcomes in a randomized trial testing ABVD alone for patients with limited-stage Hodgkin lymphoma.Ann Oncol, 2007, 18 :1680-1684.

［106］ Boleti E, Mead GM.ABVD for Hodgkin's lymphoma: full dose chemotherapy without dose reductions or growth factors.Ann Oncol, 2007, 18: 376-380.

［107］ Duggan DB, Petroni GR, Johnson JL, et al.Randomized comparison of ABVD and MOPP/ABV hybrid for the treatment of advanced Hodgkin's disease: report of an intergroup trial.J Clin Oncol, 2003, 21: 607-614.

［108］ Canellos GP, Niedzwiecki D.Long-term follow-up of Hodgkin's disease trial.N Engl J Med, 2002, 346 : 1417-1418.

［109］ Gobbi PG, Levis A, Chisesi T, et al.ABVD verus modified Stanford V verus MOPP/EBV/CAD with optional and limited radiotherapy in intermediate- and advanced-stage Hodgkin's lymphoma: final results of a multicenter randomized trial by the intergroup Italian Linfomi.J Clin Oncol, 2005, 23 (36) ：9198-2007.

［110］ Johnson PW, Radford JA, Cullen MH, et al.Comparison of ABVD and alternating or hybrid multidrug regimens for the treatment of advanced Hodgkin's lymphoma: results of the United Kingdom Lymphoma Group LY09 Trial (IS-RCTN

97144519) .J Clin Oncol, 2005, 23 (36) : 9208-9218.

[111] Horning SJ, Hoppe RT, Breslin S, et al.Stanford V and radiotherapy for locally extensive and advanced Hodgkin's disease: mature results of a prospective clinical trial.J Clin Oncol, 2002, 20 : 630-637.

[112] Hoskin PJ, Lowry L, Horwich A, et al. Randomized comparison of the Stanford V regimen and AB-VD in the treatment of advanced Hodgkin's lymphoma: United Kingdom National Cancer Research Institute Lymphoma Group Study ISRCTN 64141244. J Clin Oncol, 2009, 27 :5390-5396.

[113] Diehl V. Dose-escalation study for the treatment of Hodgkin's disease.The German Hodgkin Study Group (GHSG) . Ann Heamatol, 1993, 66 : 139-140.

[114] Diehl V, Franklin J, Pfreundschuh M, et al.Standard and increased-dose BEACOPP chemotherapy compared with COPP-ABVD for advanced Hodgkin's disease.N Engl J Med, 2003, 348 : 2386-2395.

[115] Engert A, Diehl V, Franklin J, et al.Escalated-dose BEACOPP in the treatment of patients with advanced-stage Hodgkin's lymphoma: 10 years of follow-up of the GHSGHD9 Study.J Clin Oncol, 2009, 27: 4548-4554.

[116] Diehl V, Haverkamp H, Mueller RP, et al.Eight cycles of BEACOPP escalated compared with 4 cycles of BEA-COPP escalated followed by 4 cycles of BEACOPP baseline with or without radiotherapy in patients in advanced stage Hodgkin lymphoma (HL): final analysis of the randomized HD12 trial of the German Hodgkin Study Group (GHSG) . Blood, 2008, 112 (11) : abstr 1558.

[117] Federico M, Luminari S, Iannitto E, et al.ABVD compared with BEACOPP compared with CEC for the initial treatment of patients with advanced Hodgkin's lymphoma: results from the HD2000 Grup Italian perlo Studio dei Linfomi Trial. J Clin Oncol, 2009, 27 (5) :805-811.

[118] Russo F, Corazzelli G, Lastoria S, et al.Dose-dense (dd) ABVD and dose-dense /dose-intense (dd-di) ABVD in newly diagnosed patients, intermediate-and advanced-stage with classical Hodgkin's lymphoma (CHL): final results.Blood, 2009, 114 (22) : abstr 715.

[119] Aleman BM, Raemaekers JM, Tirelli U, et al.In-volved-field radiotherapy for advanced Hodgkin's lymphoma.N Engl J Med, 2003, 348: 2396 - 2406.

[120] Ferme C, Mounier N, Casasnovas O, et al.Long-term results and competing risk analysis of the H89 trial in patients with advanced-stage Hodgkin lymphoma: a study by the Group d'Etude des Lumphomes del'Adulte (GELA) . Blood, 2006, 107: 4636-4642.

[121] Farinha P, Sehn L, Skinnider B, et al.Addition of Rituximab (R) to CHOP improves Survival in the Non-GCB Subtype of Diffuse Large B Cell Lymphoma (DLBCL) .Blood, 2006, 108: 816

[122] Simpson ND, Simpson PW, Ahmed AM, et al. Prophylaxis against chemotherapy-induced reactivation of hepatitis B virus infection with lamivudine.J Clin Gastroenterol, 2003, 37 (1): 68-71.

[123] Ghielmini M, Hsuschmitz S F, Cogliatti S B, et al. Prolonged treatment with rituxmab in patients with follicular lymphoma significantly increases event-free survival and response duration compared with the standard weekly 4 schedule. Blood, 2004, 103 (12): 4416-4423.

[124] Ladetto M , Corradini P, Vallet S, et al. High rate of clinical and molecular remission in follicular lymphoma patients receiving high-dose sequential chemotherapy and autografting at diagnosis: a multicenter, prospective study by the Grup Italiano Trapianto Midollo Osseo (GTTMO) . Blood, 2002, 100 (5): 1559-1565.

[125] Akasaka T, Lossos I S, Levy R, et al. BCL6 gene translocation in follicular lymphoma: a harbinger of eventual transformation to diffuse aggressive lymphoma. Blood, 2003, 102 (4): 1443-1448.

[126] Martinez-Climent JA, Alizadeh AA, Segraves R, et al. Transformation of follicular lymphoma to diffuse large cell lymphoma is associated with a heterogeneous set of DNA copy number and gene expression alteration. Blood,2003,101 (8) :3109 - 3117.

[127] 易树花, 安刚, 邱德慧, 等.套细胞淋巴瘤27例临床特征及生存预后分析.中国实用内科杂志, 2010, 30: 324-327.

[128] 纪洪, 李甘地, 李俸媛, 等.套细胞淋巴瘤的临床病理特征及预后因素分析.中华病理学杂志, 2007, 36: 730-735.

[129] Martin P, Chadbum A, Christos P, et al.Outcome of deferred initial therapy in mantle-cell lymphoma

J Clin Oncol, 2009, 27: 1208-1213.

[130] Eve HE, Furtado MV, Hamon MD, et al.Time to treatment does not influence overall surival in newly diagnosed mantle-cell lymphoma.J Clin Oncol, 2009, 27: e189-190.

[131] Orchard J, Garand R, Davis Z, et al.A subaset of t (11: 14) lymphoma with mantle cell features disaplays mutated IgVH genes and includes patients with good prognosis, nonndal disease.Blood, 2003, 101: 4975-4981.

[132] Hemamn A, Hoster E, Zwingers T, et al.lmprovement of overall survival in advanced stage mantle cell lymphoma.J Clin Oncol 2009, 27: 511-518.

[133] Lenz G, Dreyling M, Hoster E, et al. Immunocbemotherspy with nituximab and cyclophsphamide, doxotubicin, vincristine, and prednisone significantly improves response and time to treatment failure, but not long-term outcome in patients with previously untreated mantle cell lymphoma: result of a prospective randomized trial of the Geman Low Grade Lymphoma Study Group (GLSG) .J Clin Oncol, 2005, 23: 1984-1992.

[134] Evens AM, Winter JN, Hou N, et al.A phase II clinical trial of intensive chemptherapy followed by conolidative stem cell transplant: long-term in newly diagnosed mantle cell lymphoma.Br J Haematol, 2008, 140: 385-393.

[135] Romaguera JE, Fayad L, Rodriguez MA, et al. High rate of durable remissions after treatment of newly diagonsed aggressive mantle-cell lymphoma with rituximab plus hyper-CVAD alternating with rituximab plus high-dose methotrexate and cytarabine.J Clin Oncol, 2005, 23: 7013-7023.

[136] Epner EM, Unger J, Miller T, et al.Rituximab plus hyperevad hyperCVAD rituxan in patients with newly diagnosed mantle ell lymphoma, Blood, 2007, 110: 387.

[137] Medli F, Luminari F, Hariueci F, et al.Rituximab plus hyper CVAD altemting with high dose methotrexate and cytarabine for patients with newly diagnosed mantle cell lymphoma. A multicenter trial from GISL.Blood, 2008, 112: 3050.

[138] Dreying M, Lenz G, Hoster E, et al.Early consolidation by myeloablative radiochemotherapy followed by autologous stem cell transplantation in first remission significantly prolongs progression-free surval in mantle-cell lymphoma: results of a prospective randomized trial of the European MCL Network.Blood, 2005, 105: 2677-2684.

[139] Mangel J, Leitch HA, Connors JM, et al.Intensive chemotherapy and autologous stem-cell transplantation plus rituxiab is superior to conventional chemotherapy for newly diagnosed adanced stage mantle-cell lymphoma: a matched pair analysis. Ann Oncol, 2004, 15: 26677-2684.

[140] Dreger P, Rieger M, Seyarth B, et al.Rituximab-augmented myeloablation for lymphoma: effects on moleular response and clincal outcome.Haematologica, 2007, 92: 42-49.

[141] Geisler CH, Kolstad A, Laurell A, et al.Long-term progression-free survival of mantle cell lymphoma after intensive front-line immunochemotherapy with in vivo-purged stem cell recue: a nonrandomized phase-multicenter study by the Nordic Lymphoma Groap.Blood, 2008, 112: 2687-2693.

[142] Tam GS, Bassett R, Ledesma C, et al.Malture results of the M.D.Andernson Cancer centre risk-adapted transplantion strategy in muntke cell lymphoma.Blood, 2009, 113: 4144-4152.

[143] Laudi N, Arora M, Buurns L, et al. Efficacy of high-dose therapy and hematopoietic stem cell transplantion for mantle cell lymphoma.Am J Hematol, 2006, 81: 519-524.

[144] Kdouri iF, Lee MS, Sanmaier BM, et al. Nonablative allogeneic hematopoietic cell transplantation for advanced/recurrent mantle-cell lymphoma.J Clin Oncol, 2003, 21: 4407-4412.

[145] Maris MB, Sandmaier BM, Store BE.et al.Allogeneic hematopoietic cell transplantion after fludarabine and 2 Gy total body irradiation for relapsed and refractory mantle cell lymphoma.Blood, 2004, 104: 3535-3542.

[146] Wang M, Fayad L, Cabanillas F, et al, Phase 2 trial of rituximab plus hyper-CVAD altemating with rituximab plus methotrexate-cytarabine for relapsed or refratory aggressive mantle cell lynphoma.Cancer, 2008, 113: 2734-2741.

[147] Bauwens D, Maerevoet M, Michaux L, et al.Acitivity and safety of combined rituximab with chlorambucil in patients with mantle cell lymphoma.Br J Haematol, 2005, 131: 338-340.

[148] 易树华、王亚非、邱录贵.硼替佐米治疗淋巴瘤新进展.中华血液学杂志, 2009, 30: 285-288.

[149] Hebermann TM, Lossos IS, Justice G, et al. Lenalidomide oral monotherapy produces a high reponse rate in patients with relapsed or refractory

mantle cell lymphoma.Br J Haematol, 2009, 145: 344-349.

[150] Kaufmann H, Raderer M, Wohrer S, et al.Antitumor acticity of rituximab plus thalidomide in patients with relapsed/refractory mantle cell lymaphoma. Blood, 2004, 104: 2269-2272.

[151] Robinson KS, Williams ME, Vander Jagt RH, et al.Phase II multicenter study of bendmustine plus rituximab in patients with relapsed indolent B-cell and mantle cell non-Hodgkin's lymapoma.J Clin Oncol, 2008, 26: 4473-4479.

[152] Weide R, Hess G, Koppler H, et al.High anti-lymaphoma activity of bendamustine/mitoxantrone/rituximab in rituximab pretreated relapsed or refractory indolent lymphomas and mantle cell lymphomas.A multicenter phase II study of the German Low Grade Low Grade Lymphoma Study Group (GLSG). Leuk Lymphoma, 2007, 48: 1299-1306.

[153] Ansell SM, inwards DJ, Rowland KM, et al.Low-dose, single-angent temsirolimus for relapsed mantle cell lymphoma: a phase 2 trial in the North Central Cancel Treatment Group.Cancer, 2008, 113: 508-514.

[154] Hess G, Herbrechi R, Romaguera J, et al.Phase III study to evaluate temsirolimus compared with investigator, choice therapy for the treatment of relapsed or refractory mantle cell lymphoma, J Clin Oncol, 2009, 27: 3822-3829.

[155] Wang M, Oki Y, Pro B, et al. Phase II study of yttrium-90-ibritumomab tiuxetan in patients with relapsed or refractory mantle cell lymphoma.J Clin Oncol, 2009, 27: 3822-3829.

[156] Chielmini M, Zucca E.How I treat mantle cell lymphoma. Blood, 2009, 114: 1469-1476.

[157] Bauwens D, Maerevoet M, Michaux L, et al.Activity and safety of combined rituximab with chlorambucil in patients with mantle cell lymphoma.Br J Haematol, 2005, 131: 338-340.

[158] Akasaka T, Lossos I S, Levy R, et al. BCL6 gene translocation in follicular lymphoma: a harbinger of eventual transformation to diffuse aggressive lymphoma Blood, 2003, 102 (4): 1443-1448.

[159] Martinez-Climent J A, Alizadeh A A, Segraves R, et al. Transformation of follicular lymphoma to diffuse large cell lymphoma is associated with a heterogeneous set of DNA copy number and gene expression alteration. Blood, 2003, 101 (8): 3109-3117.

第**3**章

淋巴瘤流行病学

第 1 节　流行病学概念

1　基本概念

流行病学（epidemiology）是描述和分析人类群体中疾病的分布情况、变化态势及相关决定因素的科学，是对于世界人群整体或某一区域的聚集人群提供发病模式和病因研究重要线索与依据的科学。

统计学分析是流行病学研究不可或缺的重要方法，而统计学分析是以发病率、死亡率或相对发病数字的资料为基础的。资料可能来自医疗中心、医学科研单位、地区人口的病例登记或回顾性抽样调查，但更重要的是来自某一个地区绝大部分人口的流行病学普查。

就肿瘤流行病学而言，许多国家都设有一个或数个区域性的肿瘤登记所，通常约包括全部人口的 10%，以进行肿瘤发病频率的判断。

当前全世界以人口为底数的肿瘤登记所已超过 200 个，在欧洲经济共同体（EEC）约设有 70 个这样的机构，其人口覆盖率约占欧共体 3.1 亿总人口的 1/3，每年所登记的癌症患者超过 35 万，此乃极其宝贵的研究资料。

2　淋巴瘤流行病学研究特点

淋巴瘤由于采用分类方法的不同，可造成组织学亚型发病率及构成比在世界不同地区之间进行比较时的困难或错觉；亦有某些不同群体间亚型构成的不同，完全可能是由于年龄构成的不同而造成的，并非真正的不同，然而这种亚型构成的不同决定了治疗和预后的不同，完全可能导致群体比较死亡率上的差异，显然分类模式和比较模式的标化十分重要。

第 2 节　淋巴瘤的分布及变化态势

1985 年，全世界恶性肿瘤的发病总数已由

1980 年的 640 万上升为 762 万，其中淋巴瘤的新病例数为 31.6 万，占全部肿瘤的 4.1%，同期死于淋巴瘤的病例数为 18.8 万。

据 WHO 统计，淋巴瘤发病率年增长率为 7.5%，是目前发病率增长最快的恶性肿瘤之一。

根据 1985 年国际癌症研究所组织（IARC）估计，全世界恶性肿瘤发病总数为 762 万，其中淋巴瘤为 31.6 万，占恶性肿瘤总发病率的 4.1%。

淋巴瘤在发达国家占全部恶性肿瘤排第 7 位，发展中国家第 9 位，世界总的排序第 9 位，绝大部分为 NHL。2003 年美国淋巴瘤新发患者 7600 人，男性多于女性，发病率高于白血病。中国淋巴瘤占全部恶性肿瘤第 11 位，与白血病相当。中国 NHL 特点是高度恶性比例高、T 细胞类型多。

2008 年，美国新确诊 HL 约 8220 例，死亡 1350 例。40 年来，尚没有任何一种肿瘤的 5 年生存率能够超过 HL，80% 的 HL 患者可获得治愈。

在我国淋巴瘤相对少见，但是近年来，年新发病例却在逐年上升，年死亡人数超过 2 万。在恶性肿瘤发病率排名中，男性淋巴瘤占第 9 位，女性占第 10 位。高发年龄为 40~50 岁，平均死亡年龄小于 50 岁。

1 全球发病率与死亡率

全球范围包括发达和发展中国家，在 15 种最常见恶性肿瘤、每年新病例的预期数字及其排序位次中，淋巴瘤在发达国家占全部恶性肿瘤排序的第 7 位，在发展中国家为第 9 位，世界总的排序位次为第 9 位。

根据 UICC1990 年的报告，非霍奇金淋巴瘤（NHL）的高发区为西欧、美国及中东，而中国、日本等均为淋巴瘤（ML）的低发病率国家；霍奇金淋巴瘤（HL）的高发区为意大利北部的帕尔默、加拿大魁北克地区以及美国的康涅狄格州。

在欧洲、美洲和澳大利亚等西方国家的发病率可高达 11/10 万~18/10 万，略高于各类白血病的总和。

NHL 在美国每年的发病率大约为 19/10 万。

美国癌症协会（ACS）报告，在过去的 15 年中 NHL 的发病率增加了 50%，1978~1982 年，NHL 的年均发病率为男性 7.23/10 万；女性 5.02/10 万，而 1983~1987 年相应数字上升为 8.93/10 万和 5.93/10 万，增长率分别为 24% 和 18%，成为所有癌症中上升最快的病种，认为可能与 AIDS 的传播有关。

从 1973 年至 20 世纪 90 年代中期，美国 NHL 发病率以每年 3%~4% 的比例稳步增加。在其他有登记数据的西方国家，其发病率也有同样的增加趋势。这种增加趋势不分性别、人种，及发生于除了极年轻组别的其他各个年龄组。

根据美国的流行病学资料显示，其发病率存在人种及性别差异。如白人发病率高于黑人，男性发病率比女性高 50%。统计学资料显示，1978~1995 年，男性白人和男性黑人年龄调整发病率分别为 17.1/10 万和 11.5/10 万，而同期女性白人和女性黑人的相关数据分别为 12.6/10 万和 7.4/10 万。

从总的发病变化趋势来看，HL 趋于稳定，而 NHL 在发达国家表现为上升趋势。

在 WHO 报告的 28 个国家淋巴瘤的世界人口调整死亡率、累计死亡率以及占全部恶性肿瘤的构成比中，中国的世界人口调整死亡率为 1.56/10 万，居 27 位；0~74 岁的累积死亡率为 0.16%；占我国恶性肿瘤的构成比为 1.13%。

从我国各省市自治区的分布情况来看，调整死亡率最高为江苏（1.55/10 万）和上海市（1.53/10 万）；最低为西藏（0.36/10 万），高低相差 4.3 倍。高于全国水平的有江苏、上海、天津、浙江和湖南等 10 个省、市、自治区；占恶性肿瘤分类位次最高的是云南（居第 7 位）。

在过去 20 年里，NHL 的发病率在美国增加了 1 倍，而泰国和中国则是发病率明显较低的国家（2%~3%）。

新加坡于 1996 年对 1968~1992 年的 1988 例 NHL 病例进行了分析，发现中国人和马来西亚人的 NHL 发病率均呈增长趋势，且女性（1968~1972 年的发生率为 1.8/10 万增至 1988~1992 年的 4.5/10 万）比男性增长快（在同样的时间段中 3.2/10 万增至 5.9/10 万）。

2 中国流行病学特征

我国属于 NHL 的低发病率地域。根据我国相关统计数据显示，大城市中 NHL 的发病率在 1988~1992 年间为 2/10 万~5/10 万，1993~1997 年为 3/10 万~6/10 万，同样表现出增加趋势，且具有与西方国家相同的性别及年龄差异。

在我国淋巴瘤虽相对少见，但近年来新发病例逐年上升，每年至少超过 25000 例。2004 年中国统计报道，非霍奇金淋巴瘤（NHL）新发病例 54370 例，男性 28850 例，女性 25520 例；死亡病例 19410 例；NHL 占每年新发肿瘤病例数的第 6 位，约 4%。NHL 占男性肿瘤死亡原因的第 6 位，女性第 7 位。

我国淋巴瘤的流行病学，有以下特点：

（1）淋巴瘤的发病率及死亡率，沿海及中部地区较内地为高。

（2）发病年龄曲线高峰在 40 岁左右，在欧美诸国中则多呈双峰现象。

（3）霍奇金淋巴瘤在淋巴瘤中所占比例约为 10%，明显低于欧美诸国（40%）。

（4）在非霍奇金淋巴瘤中，滤泡型所占比例很低，约 5%（欧美诸国约占 45%），弥漫型占绝大多数；T 细胞型淋巴瘤占 30% 以上，而欧美诸国则较低（7%~21%）。

（5）大城市淋巴瘤的死亡率和累积死亡率普遍高于农村。

（6）哈萨克族和回族淋巴瘤死亡率高于全国平均水平，哈萨克族（1.38/10 万）较藏族（0.64/10 万）和彝族（0.77/10 万）分别高 2.16 和 1.78 倍；苗族和彝族的恶性肿瘤死亡的构成比率最大，分别为 3.05% 和 2.38%。

3 年龄差异

与其他恶性肿瘤发病不同，霍奇金淋巴瘤的年龄发病率曲线表现为双峰模式。

从国际癌症调查的资料来看，在西方国家，霍奇金淋巴瘤具有明显的年龄双峰特征，第一个峰在 15~40 岁，第二个峰在 55 岁之后。即 10 岁以下发病少见，10 岁以后发病率呈显著上升，20 岁达高峰，以后则呈下降趋势（直至 45 岁），45 岁以后霍奇金淋巴瘤的发病率则随着年龄增长而稳定上升，在老年期达到另一高峰。

在发展中国家，霍奇金淋巴瘤的发病率一般不呈现双峰模式，总的发病率亦普遍低于发达国家；且好发于男性，混合细胞型最常见，我国亦如此 [1]，但第一个高峰不太明显，一般在 5~15 岁，第二个高峰也在 55 岁之后，这种流行病学特点提示第一个高峰可能与一种病毒感染因素有关。在发展中国家这种病毒感染发生较早，而在发达国家由于社会经济等多种原因使得初次感染发生延迟。

中国的 HL 流行病学不同于西方国家，中国的 HL 发病率较低，大约占所有淋巴瘤的 10% 左右 [2-4]，但儿童的霍奇金淋巴瘤发病率较高，占所有淋巴瘤的 33%~53%，好发于男孩；主要是混合细胞型和淋巴细胞消减型，侵袭性较强。

另外，霍奇金淋巴瘤的组织学类型也与年龄有关，如在发达国家，结节硬化型主要见于 15~34 岁，在发展中国家，混合细胞型主要见于 5~15 岁。

NHL 发病率的一大特点是随着年龄的增长，发病率呈指数上升。在大于 65 岁人群中，发病率迅速升至 68/10 万。

自 1980 年起，25~54 岁年龄组的 NHL 发病率增加较为显著，可能的原因就是 HIV 的流行。

世界各地的资料均显示，非霍奇金淋巴瘤发病率随年龄增长而持续上升的趋势可从儿童期直至 80 岁。

发达国家高发年龄区段为男性 60~70 岁，女性 70~74 岁，但在发展中国家则青年人占有相当高的比率。

各种亚型在不同年龄段的构成比亦不同，成人 B 细胞非霍奇金淋巴瘤占 85%；T 细胞来源约占 15%；儿童则 B-NHL 占 35%，而 T-NHL 占 65%。

Burkitt's 淋巴瘤、淋巴母细胞型和弥漫大细胞型 NHL 更多发生于儿童；青年成人侵袭型 NHL 更常见；不活跃的淋巴瘤和侵袭性的淋巴瘤则均可成为 60 岁以上年龄组患者的常见类型。

4 性别差异

从性别来看，随着时间的推移，女性的发

病率可能有较大的增加，如美国从 1950~1985 年性别比由 1.4:1 下降到接近 1:1。

淋巴瘤的性别比率除埃及为 3.68 外，均在 1.40~2.04 之间，中国淋巴瘤男女性别比率为 1.74。

在 1978~1983 年及 1990~1995 年阶段数据对照中发现，高侵袭性淋巴瘤的发病率在女性中增加了 2 倍，在男性中增加了 3 倍，中度恶性淋巴瘤则有绝对明显的增加。

5 组织学类型差异

与发展中国家相比，在发达国家霍奇金淋巴瘤更易发；且好发于年轻女性，结节硬化型最常见[5]。

从美国、日本和中国 3 个国家的报告资料看，其 B 细胞来源非霍奇金淋巴瘤的构成比分别为 70%~80%、60%~70% 和 62%~68%；而滤泡或结节型非霍奇金淋巴瘤所占的比率分别为 40%~45%、8%~13% 和 5%。

美国非霍奇金淋巴瘤在 35 岁以下患者中，组织学高度恶性占 28%，而 35 岁以上患者中仅占 6%~7%；相反，组织学低度恶性亚型在 35~64 岁年龄区段占 37%，而 35 岁以下者仅占 16%；在儿童患者中，低度恶性则极少见。任何组织学亚型对于老年人都趋向预后不良。

据统计，NHL 约 60% 起源于淋巴结，40% 起源于结外淋巴组织。

虽然说 NHL 的各个亚型发病均有增加，但是其疾病模式还是发生了根本变化。在过去 20 年，原发的结外淋巴瘤明显增加，占美国 2000 年新发病例的 33%，胃及皮肤仍然是结外原发 NHL 的最常见部位，但是脑原发的病例有明显的增加。

NHL 的病理类型也与地理分布相关，如 Burkitt's 淋巴瘤常见于非洲；成人 T 细胞淋巴瘤最高发的区域在日本西南和加勒比沿岸，滤泡淋巴瘤最常见于拉丁美洲。CLL 在亚洲人群中发病率很低，而多发性骨髓瘤在美籍非洲人（African Americans）中发病率增高。

有作者对中国医学科学院肿瘤医院 1994~2000 年收治的 1125 例 NHL 患者的病理类型进行了分析，B 细胞淋巴瘤占 65.3%，T 细胞淋巴瘤占 34.7%；其中弥漫大 B 细胞淋巴瘤占

33.5%，非特异型外周 T 细胞淋巴瘤占 12.4%，血管中心性淋巴瘤占 10.2%，滤泡淋巴瘤占 8.8%，原发纵隔大 B 细胞淋巴瘤占 5.2%，小淋巴细胞淋巴瘤占 4.6%，T 淋巴母细胞淋巴瘤占 4.5%，结外黏膜相关淋巴瘤占 6.0%，间变大细胞淋巴瘤占 3.2%，其他类型淋巴瘤，如套细胞淋巴瘤、淋巴结边缘区 B 细胞淋巴瘤、脾边缘区 B 细胞淋巴瘤、皮下脂膜炎样 T 细胞淋巴瘤、伯基特淋巴瘤等均少见。

6 发病部位的差异

霍奇金淋巴瘤首发于结外部分者很少，占 2.4%~4.4%，其中韦氏环约 1%、胃肠约 2%；而非霍奇金淋巴瘤则相当多的病例发生于结外，美国、日本和中国分别为 10%~25%、45%~60% 和 25%~50%，其中首发于韦氏环的比例分别为 13.6%、57.2% 和 15%~33%；首发于胃肠道的比例分别为 36.7%~14.5% 和 13%~25%。

在我国结外发生的非霍奇金淋巴瘤中，90% 为弥漫型，30%~60% 发生于头部，15%~20% 的非霍奇金淋巴瘤可同时侵犯胃肠道。

7 社会环境差异

流行病学调查发现，霍奇金淋巴瘤发病率在不同经济发展及社会文明程度的国家呈现相反关系的现象，如在北美及欧洲共同体国家，儿童霍奇金淋巴瘤发病率很低，成年人发病率很高；在非洲尼罗河流域国家，15 岁之前有一发病高峰，青少年时期则表现为轻度上升。介于经济发达与不发达国家之间，还有 3 种地域，如波罗地海流域中欧及东欧国家和拉丁美洲地区，其青年成人霍奇金淋巴瘤的发生与发达国家相似，而儿童霍奇金淋巴瘤的发病率高于发达国家，这种中间类型有向发达国家转化的趋势。

老年霍奇金淋巴瘤与社会及经济环境无明显的相关性。

在同一国家的不同经济发展区域，亦可表现为不同类型的发病率曲线，如挪威城市人口为发达国家类型，而其农村则表现为中间类型。

在同一地区同一段历史时期经济发展的变更中，亦可证实这种发病率特征的改变。

1925~1950 年这段时间，美国多数地区霍奇金淋巴瘤的死亡率从发展中国家类型过渡到了发达国家类型，亦即高峰年龄从儿童年龄段后期推移向青年成人阶段。

在高度发达的城市，例如旧金山、洛杉矶和波士顿，这种伴随社会经济变化的转移，则表现得更为明显。在老年人，霍奇金淋巴瘤的年龄发病率保持相对稳定。

就世界范围来讲，霍奇金淋巴瘤发病在中年人群中呈相似性，儿童发病高峰向青年成人的转移则是伴随不同地区社会经济发展而出现的一种转移，显然儿童霍奇金淋巴瘤的某些病因应包含在这种过渡性转换之中，实际上可能涉及儿童生活环境中的某些致病因素。

某些广泛传播而免疫接种可获得终身防护的感染性疾病表现有同样的特征，如瘫痪性脊髓灰质炎（PP），在没有疫苗的时代，无论是国际还是区域性的资料都显示出儿童患病危险度以生活环境不良者为高；而青年成人则以生活环境优越者为高的特征。

分析青少年霍奇金淋巴瘤的家庭情况亦得出同样的结论，独生子女霍奇金淋巴瘤患病危险度为中等（3 个子女）家庭子女的 1.8 倍；而在多子女家庭则序位排行越晚的孩子，患病的可能性会越小。这表明霍奇金淋巴瘤发病与优越的生活条件和卫生条件相关，提示不接触或晚接触环境中的某些因素为霍奇金淋巴瘤发病的危险因素。青年霍奇金淋巴瘤患者的兄弟姐妹具有更高霍奇金淋巴瘤的患病趋向，其危险度为相应群体的 5 倍，然而与霍奇金淋巴瘤患者相同性别的兄弟姐妹危险度为 9，而异性兄弟姐妹，一起生活、娱乐、从事相同活动的机会更多。

NHL 发病全球范围均可见，但是其发病率与社会经济发展水平密切相关。其高发地区为发达国家，如美国的发病率明显高于世界其他国家。

尤其值得注意的是，在过去 20 年里，NHL 的发病率在美国增加了 1 倍，而泰国和中国则是发病率明显较低的国家（2%~3%）。

我国属于 NHL 的低发病率地域。根据我国相关统计数据显示，大城市中 NHL 的发病率在 1988~1992 年间为 2/10 万~5/10 万，1993~1997 年为 3/10 万~6/10 万，同样表现出增加趋势，且具有与西方国家相同的性别及年龄差异。

8 教育程度差异

成人患霍奇金淋巴瘤的危险性在各个年龄组均与所处社会地位及所受教育程度有关，尤其是青年人群中。

美国霍奇金淋巴瘤死亡率在高社会层次中，男性有 15% 的升高，而在女性这一差异高达 40%。

以色列调查资料显示，霍奇金淋巴瘤预期相对发病率，高中毕业生是未接受高中教育者的 1.7 倍；波士顿资料显示，研究生群体较高中未毕业群体，霍奇金淋巴瘤的相对发病程度增加 2.6 倍。在一个高中毕业班和与之有联系的社会群体中集中发生了 12 例霍奇金淋巴瘤，后来又扩散到了 31 例。根据这一事件，N.J.Vianna 等于 1971 年重新提出了霍奇金淋巴瘤本质上是一种传染病的看法，认为霍奇金淋巴瘤可在一部分通过社会人际接触而密切联系在一起的群体中水平传播。

1973 年 Vianna 再次报告，在已经出现第一例霍奇金淋巴瘤的高中学校里，有 5 所学校在随后的 5 年中出现了第二例霍奇金淋巴瘤，其师生后续发生霍奇金淋巴瘤的病例高于预期值接近 3 倍；16 所无霍奇金淋巴瘤的同类学校，在随后的 5 年中则依然没有霍奇金淋巴瘤的发生。以后，许多学者进行了印证性研究，对青年霍奇金淋巴瘤患者，严格配对后进行多方位、从学校到社会回顾性的比较研究，然而却均未发现患者与对照组之间有任何暴露性相关因素，亦未发现任何支持传染病假说的证据。

另一研究途径是以职业作为暴露因素，分析不同人群霍奇金淋巴瘤发病的相对危险度，例如与生物接触的教师，与患者接触的医务人员等。不同来源结果的差异性很大，没有充分的证据来支持霍奇金淋巴瘤是传染病的假说。当然，疾病可能最初由感染所致，但并不由传染而播散，例如亚急性硬化性全脑炎为感染性病因，但非传染性疾病，不因人际接触而传播。

（徐　瑞）

参考文献

［1］全国淋巴瘤协作组.11096 例霍奇金淋巴瘤的组织病理学研究.中华病理学杂志，1991，20 （3）：263-2671.

［2］杨侃，刘艳辉，薛新华，等.苏州、南京、青岛与沈阳四地区恶性淋巴瘤的病理组织学与免疫学类型研究.中华肿瘤杂志，1993，15 （2）：86-891.

［3］LiangR，ChoiP，ToddD，et al.Hodgkin's disease in Hong Kong Chinese Hematol Oncol，1989，7 （6）：395-4031.

［4］JI X，Li W. Malignant lymphoma in Beijing. J Environ Pathol Toxicol Oncol，1992，11 （5-6）：327-3291.

［5］Glaser SL，Jarrett RF.The epidemiology of Hodgkin's disease.Baillieres Clin Haematol，1996，9 （3）：401-416.

第4章

第**4**章

淋巴瘤病因学

自1832年英国的病理学家霍奇金报道7例淋巴瘤至今，人们对其研究已有将近200年的历史，但其病因仍未彻底阐明。流行病学调查资料显示，可能与环境、饮食、免疫状态和感染等因素相关。

非霍奇金淋巴瘤的病因可能涉及病毒、细菌、放射线、某些化学物质以及除莠剂等多种因素。

已知 EB 病毒与高发区 Burkitt's 淋巴瘤和结外 T/NK 细胞淋巴瘤鼻型有关，成人 T 细胞淋巴瘤/白血病与人类亲 T 细胞病毒 I 型（HTLV1）感染密切相关，胃黏膜相关淋巴组织淋巴瘤是由幽门螺旋杆菌感染的反应性病变起始而引起的恶性变。

某些先天性免疫缺陷病，如 Chediak-HIg 综合征、Wiscott-Aldreich 综合征、毛细血管扩张性共济失调等亦常并发淋巴瘤。

其他长期应用免疫抑制药治疗的所谓"免疫炎性（immunoinflammatory）"疾病，如系统性红斑狼疮、类风湿关节炎、Sjgren 综合征（舍格伦综合征）、免疫性溶血性贫血等亦可并发淋巴瘤。

14 号染色体的长臂（q）易位，也与淋巴瘤的发生有关。

此外，早为人们所知的长期服用某些药物（如苯妥英钠、去氧麻黄素等）亦可诱发淋巴瘤。

第1节 环境与职业

1 环境因素

环境因素主要是暴露于放射线下的人群。放射线接触，如核爆炸及核反应堆意外的幸存者、接受放疗和化疗的肿瘤患者非霍奇金淋巴瘤发病危险增高。

比较肯定的是原子弹受害者曾接受 1Gy 以上辐射的广岛居民及曾因脊柱炎进行照射治疗的患者，淋巴瘤的发生率均高于正常人群 2 倍。临床上曾接受放射及化学治疗的 HL 病人发生第 2 个原发癌的明显增多，特别是大细胞淋巴瘤且常侵犯消化道。

一般认为，放射线接触不是 NHL 发病的主要因素，但是暴露于某些化学药物是 NHL 主要风险因素。HL 后 NHL 的累积发生率为 1%~6%。最近，德国霍奇金淋巴瘤研究组（GHSG）大量资料表明，在 5406 例 HL 患者中 42 例发生 HL 化疗后继发性 NHL，其发生率为 0.9%，略低于先前的报道。

目前无法得出不同的环境暴露与 HL 风险的相关性结论。但是一项研究证实，医生比对照人群增加 80% 的 HL 风险，其他研究未得到如此结论。

儿童期 HL 的发生风险随家庭人员的增加、社会经济地位的下降而增加。发达国家青春期 HL 常伴随着较高的社会经济状况，其风险性随同胞兄弟姊妹的增加、出生顺序的靠后而降低[1]。这些证据提示 HL 的风险与儿童和青春期较高的社会地位相关。但是在老年患者中，社会经济地位与疾病的关系尚无统一结论。

2 职业因素

接触苯和其他有机溶剂、染发剂、除草剂和杀虫剂可能对淋巴瘤发病起一定作用。在有关 NHL 的研究中，接触化学试剂的工作者，如化学家、干洗工人、印刷工人、木工、美容师等暴露于苯氧乙酸（phenoxyacetic acid）氯仿和溶剂，尤其是苯，其 NHL 发病风险明显增高[2]。

一些研究证实，在农业工人和具有杀虫剂暴露的人群中 NHL 发病率较高。尽管具有一些阳性结果，但是仍无法明确在农民中 NHL 发病增高的具体原因，如杀虫剂、动物病原和紫外线照射。

中国石油工人大宗队列研究显示，有长期职业性苯暴露的工作者 NHL 的患病风险明显增高[3]。但是经过多个研究队列数据汇总[4]，并未支持上述结论。

在有关 NHL 的研究中，有机氯的暴露被认为是 NHL 的高危因素[5]，广泛接触有机氯的职业人员，如林业工人，发生 NHL 的概率增加。一些研究报道，白人男性从事木材加工或木材相关工业会增加 HL 风险。

2.1 杀虫剂

在农业工作者中，NHL 发病率高于一般的人群。大量研究表明，接触杀虫剂以及除莠剂 2，4-二氯苯氧乙酸（2，4-dichlorophen oxy-acetic acid，2，4-D）可增加 NHL 发病风险。

在过去 40 年中，美国杀虫剂的使用呈持续增长趋势，通过家庭花园草坪以及直接通过食物和水广泛接触杀虫剂，在一定程度上与 NHL 的高发有关。

美国早年曾报告中西部农民中由于使用杀虫剂和农药，淋巴瘤发病率高于正常人群数倍；美国海军曾从事油漆轮船及曾接触氟的退伍军人中淋巴瘤发生率也高，但很难说明其机制。

2.2 染发剂

染发剂中含有诱发突变及致癌的物质，在理发师和染发人群中淋巴瘤的发病率增高。染发尤其是使用永久性染发制剂可增加 NHL 发病风险。研究显示，与 1980 年以前相比，染发妇女中 NHL 发病率增加了 30%，其风险最高组为超过 25 年的头发染黑组，风险系数 2.1。

1996~2002 年开展的一项以人群为基础的病例对照研究[6]，病例组 602 例为组织学确诊的女性患者，对照组 717 例为一般人群。调查结果发现，1980 年前使用染发剂的女性是 NHL 的高危人群，使用染发剂尤其是长时间使用深色染发剂者 NHL 发病率明显增高。但不清楚的是，为何在 1980 年以后使用染发剂的女性未获得发病危险性增加的类似结果，可能是由于染发剂的化学成分发生改变或目前使用染发剂的女性还仅仅处于疾病的潜伏期。

第 2 节　感染

感染导致的淋巴组织恶性增生主要有两条途径，一是感染微生物通过淋巴细胞抗原受体直接激活外源性途径，二是感染因素通过旁路抗原受体激活内源途径。

一般认为，病毒感染引起肿瘤的可能途径亦有两条，一是病毒直接诱发淋巴细胞转化，二是已有异常的淋巴细胞易受病毒感染，并在此基础上进一步转化。

1　病毒感染

EBV、嗜人 T 淋巴细胞 I 型病毒 (HTLV)、人疱疹病毒 8 (human herpe virus 8，HHV-8)、乙肝病毒、丙肝病毒、猿猴空泡病毒 (Simian virus 40，Sv40)、幽门螺旋杆菌等病毒、细菌与 NHL 密切相关，如地方性 Burkitt's 淋巴瘤、经典霍奇金淋巴瘤、鼻型 NK/T 细胞淋巴瘤、血管免疫母细胞性 T 细胞淋巴瘤、肠病性 T 细胞淋巴瘤、皮下脂膜炎性 T 细胞淋巴瘤等与 EB 病毒有密切的关系。

流行病学调查发现，一些在特定国家特别常见的淋巴瘤与病毒感染有关，如 EBV 与在南美洲和亚洲多见的 NK 细胞淋巴瘤或非洲多发的 Burkitt's 淋巴瘤、HTLV-I 与在加勒比地区和亚洲常见的成人 T 细胞白血病/淋巴瘤，或肝炎病毒 C 与在意大利北部和日本多见的 B 细胞淋巴瘤，尤其是免疫母细胞淋巴瘤有关。

疱疹型 DNA 病毒、C 型逆转录病毒、麻疹病毒的感染亦被认为与淋巴瘤的发病有关，免疫组织化学结果、逆转录多聚酶链反应和原位荧光免疫杂交结果皆显示，50% 以上患者的 HL 细胞中存在麻疹病毒[7]。

目前认为，由蚊子传染的疟疾仅是一种辅助因素，疟疾感染使淋巴网状系统发生改变，对病毒的触发癌变作用易感。B 细胞的感染受 T 淋巴细胞控制，病毒的核蛋白质 (如 EBNA-2，EBNA-3) 和膜蛋白 (如 LMP-1) 可诱导 B 细胞增殖。

1.1　EB病毒 (EBV)

1964 年，Epstein 等首先从非洲儿童 Burkitt's 淋巴瘤组织传代培养中分离得 Epstein-Barr (EB) 病毒后，这种 DNA 疱疹型病毒可引起人类 B 淋巴细胞恶变而致 Burkitt's 淋巴瘤。

EBV 作为疱疹病毒家族成员，EBV 感染非常普遍，在美国 95% 的成年人可检测到 EBV 感染，但是多为亚临床感染状态。EBV 在器官移植后或 HIV 感染引发的 NHL 中发挥作用，同时与地方性伯基特淋巴瘤 (Burkitt's lymphoma) 的发病密切相关。

引起淋巴系肿瘤的最主要的病原体是 E-BV，它与 NHL 的许多亚型以及 HL 有关。与 EBV 有关的 NHL，包括 Burkitt's 淋巴瘤、淋巴瘤样肉芽肿病、NK/T 细胞淋巴瘤、某些血管免疫母细胞淋巴瘤及肠道 T 细胞淋巴瘤等。我国较大系列研究报道，NHL 的 EBV 阳性率为 14%，但 EBV 引起的胃淋巴瘤很少见。

1.1.1　Burkitt's 淋巴瘤与 EB 病毒

人类淋巴瘤最早证实的是 Burkitt's 淋巴瘤与 EB 病毒感染有关。在中非此病主要发生于 3~12 岁的儿童，与一定气候条件有关，可占当地儿童肿瘤的半数以上。只有 5% 的患者年龄超过 20 岁。在世界其他地区虽然亦有散发的患者，但均属较罕见的病例。

Burkitt's 淋巴瘤有明显地方性流行发病规律，这类患者 80% 以上的血清中 EB 病毒抗体滴定度明显增高，而非 Burkitt's 淋巴瘤者滴定度增高者仅 14%，滴定度高者日后发生 Burkitt's 淋巴瘤的机会亦明显增多。

通过细胞生物学技术业已证明，在 Burkitt's 淋巴瘤 98% 的肿瘤中可找到 EB 病毒的基因组，但在散发的 Burkitt's 淋巴瘤中则只有 15%~20% 含有 EB 病毒。

流行区患者 EB 病毒的壳抗原抗体全部阳性，且滴度高。壳抗原阳性的儿童中发生此种肿瘤的风险为对照组的 30 倍。用 EB 病毒感染某些猿类，可引起与 Burkitt's 淋巴瘤相似的恶性淋巴组织增生病变。因此，认为本病是非洲儿童在婴幼儿期重度和持续 EB 病毒感染，免疫功能受到抑制，癌基因被激活，导致 B 淋巴细胞恶性增殖的后果。

1.1.2　HL 与 EBV 病毒

早在 20 世纪 70 年代，Levine 通过测定患者 EBV 抗体的滴度，首次证明了 HL 与 EBV 感染的关系[8]。

Weiss 等 [9] 在 1987 年用 DNA 印迹法首先从 HL 组织中证明了 EBV 的存在，后来很多学者通过各种各样方式的研究亦证实了这一发现，并显示 EBV 的检出率为 17 %~44 %。同时，通过应用 DNA 印迹法分析 EBV 末端重复区的数量，发现在 HL 组织中 EBV 呈单克隆性，即 EBV 末端重复区数量相同。这意味着 EBV 感染发生在细胞克隆性增殖以前。因此，强烈支持 EBV 至少在部分 HL 的发病中起着致病作用。

用荧光免疫法检测，在部分 HL 患者血清中亦可发现高价抗 EB 病毒抗体；HL 患者淋巴结连续组织培养，在电镜下可见 EB 病毒颗粒，在 20%HL 的 R-S 细胞中亦可找到 EB 病毒 [10]。

虽有证据表明 HL 与 EBV 感染密切相关，但目前并没有从大多数 HL 组织中分离鉴定出 EBV。

在 HL 患者中 EB 病毒感染较常见，但二者之间的关系尚不清楚。EB 病毒感染与鼻咽癌及传染性单核细胞增多症相关，文献中已有很多报道 HL 可与后者并存或发生于先前患过传染性单核细胞增多症的患者。通过 PCR 技术研究发现，50%的 R-S 细胞表面有 EB 病毒的基因组成其壳 RNA，在混合细胞型最为多见。中国为 EB 病毒的高感染区，正常人群中 EB 病毒的感染率很高。

流行病学研究表明，具有 EBV 病毒导致的传染性单核细胞增多症病史的人群其 HL 患病风险增加，且 HL 的患病风险随诊断 IM 时年龄的增加而增大，并且在其后 20 年内风险仍有显著增高 [11-12]。一些研究证明，EBV 可能在 HL 发病中发挥媒介作用，有 EBV 感染史的人群其 HL 发病风险增加 2~3 倍，并且在 HL 确诊前就已经能检测到 EBV 抗体水平的明显增加 [13]。

人类免疫缺陷病毒相关 HL 与 EBV 亦有非常密切的关系 [14]。观察发现，霍奇金淋巴瘤的发病率在 HIV 患者中明显增高，90%的 HIV 患者的 HL 是 EBV 阳性 [15]。出现这些现象的原因可能是免疫功能不全或缺陷、人体基因易感性和环境因素作用的结果。

1.1.3 DLBCL 与 EB 病毒

关于 EBV 感染诱发 DLBCL 的途径尚未明确，但现有研究发现，EBV 感染的 B 淋巴细胞不易脱离细胞增殖周期，成为静止期记忆 B 细胞，因此细胞增殖活跃；T 细胞介导的细胞毒作用被阻止。因此，EBV 感染和患者衰老过程中出现的免疫功能破坏，最终可致肿瘤发生。

1.1.4 CTCL 与 EB 病毒

蕈样霉菌病（MF）是皮肤 T 细胞淋巴瘤（CTCL）的一个临床亚型，皮肤有肿瘤细胞浸润；而 CTCL 的病因一直未明。日本一项研究，通过 DNA 原位杂交技术检测 7 例 MF，在所有病例中都检测到了 EBV-DNA，且通过聚合酶链反应亦测到大部分病例有 EBV-DNA。免疫组化及 RNA 原位杂交亦证实 EBV 的存在。上述结果表明，EBV 与 CTCL 发病有关。

1.2 人类T细胞淋巴瘤病毒

人类 T 细胞淋巴瘤病毒（HTLV）于 1976 年由 Takatsuki 等人首次分离，于 1978 年证实是 ATLL（adult T-cell leukemia）的致病原因。该病毒基因克隆性地整合于 ATL 细胞中，提示 ATL 起病途径的早期有此病毒的参与。

1980 年，美国和日本学者分离到一种病毒，与成人 T 细胞性淋巴瘤/白血病密切相关，即 HTLV-I；虽然大部分胃黏膜相关淋巴样组织淋巴瘤由幽门螺旋杆菌引起，但 HTLV-I 感染亦可导致 MALT 淋巴瘤。另一逆转录病毒 HTLV-Ⅱ，被认为与 T 细胞皮肤淋巴瘤-蕈样肉芽肿的发病有关。

HTLV-I 是一种很特殊的逆转录病毒，核心为单股的 RNA，外有包膜。病毒有核心蛋白包膜蛋白及酶蛋白（包括病毒的多聚酶和逆转录酶）3 种结构蛋白质，经 Gallo 等证明与其后法国学者 Montagnier 分离的 AIDS 病毒近似（人类获得性免疫缺损病毒 HIV）。至今已在近 10 名 T 细胞淋巴瘤患者的肿瘤标本中分离到这种病毒（HTLV），认为是一种高度特异性的病毒。

HTLV-I 导致感染的 T 细胞可不依赖 T 细胞受体而增殖 [16]。

日本学者根据对成人 T 细胞淋巴瘤的流行病学调查，发现高发于四国南部和九州，发病高峰在夏季，患者多从事农业、渔业与林业，并常有过去营养条件差、容易受到热带病感染等因素，考虑很可能与病毒和/或丝虫病感染有关。他们亦独立地分离出 RNA 病毒，称之为

ATLV。经过研究 ATLV 与 HTLV 相同，亦是成人 T 细胞淋巴瘤/白血病的致病因素。但通过大量血清学研究，中国的 T 细胞淋巴瘤与 HTLV-1/或 ATLV 并无肯定关系。迄今，中国仅有 4 例与 HTLV-1/或 ATLV 有关的病例报道。

病毒的复制与一种逆活化因子（tax）的产生有关，后者诱导 REL 基因的表达，使细胞增殖。需要通过另一些因素使细胞恶性转化。在高发区很多人感染了 HTLV-1，但只有少数发生 T 细胞淋巴瘤，因而支持宿主因素包括遗传因素可能占有重要地位。

1.3 人类疱疹病毒8

人类疱疹病毒-8（Human herpe virus 8, HHV-8）亦称 Kaposi's 肉瘤相关疱疹病毒（Kaposi's sarcoma associated herpe svirus）是一种新的亲淋巴 DNA 病毒。

HHV-8 是 γ 疱疹病毒家族成员，包括 EBV，最初于 1994 年在 HIV 感染伴卡波西肉瘤患者中发现。该病毒感染具有地域性特点，如撒哈拉（50%~70%）以及地中海地区（20%~30%）高发，而北美地区仅表现为 1%~3% 感染率。

研究证实，原发渗出性淋巴瘤（PEL）与卡波西肉瘤相关疱疹病毒，即人类疱疹病毒 8（HHV-8）感染有关，HIV 感染相关淋巴瘤超过 90% 患者出现 EB 病毒感染。临床表现为原发渗出液的其他淋巴瘤，包括结外 DLBCL 和 BL。区别于 PEL 伴有 HHV-8 感染。

PEL 瘤细胞感染 HHV-8，表现为细胞内小片段基因扩增，最终导致细胞增殖增加和凋亡抑制。3 个潜在基因产物是潜伏期相关核抗原-1（LANA-1）、病毒细胞周期蛋白（v-Cyc）以及病毒 FLICE 抑制蛋白（vFLIP）。

潜伏期相关核抗原-1（LANA-1）在病毒 DNA 复制阶段起到分裂和维持作用，结合并抑制人类肿瘤抑癌基因 p53 和 Rb，从而抑制感染细胞的凋亡。病毒细胞周期蛋白（v-Cyc）是 cyclinD 的病毒类似物，与人细胞周期调节蛋白依赖激酶 6（CDK6）结合，对 CDK6 抑制剂产生拮抗作用，从而加速细胞增殖。病毒 FLICE 抑制蛋白（vFLIP）通过阻碍 Fas 调节的 caspase 激活途径以及激活 NF-κB 途径从而抑制细胞凋亡。

HHV-8 病毒编码几种人的同源蛋白，包括细胞因子（IL-6，MIPSIRFS）和调节蛋白（周期素 D，G 蛋白受体），影响 B 细胞生长，从而在 PEL 发病中起重要作用。另外研究发现，LANA-2 大量表达于 HHV-8 感染的 B 细胞，LANA-2 可能通过抑制 p53 而导致肿瘤发生。

我国学者研究发现，人类疱疹病毒-6（human herpe svirus-6，HHV-6）病毒可能参与淋巴瘤发病。

疱疹型 DNA 病毒、C 型逆转录病毒、麻疹病毒的感染亦被认为与淋巴瘤的发病有关，免疫组织化学结果、逆转录多聚酶链反应和原位荧光免疫杂交结果皆显示，50% 以上患者的 HL 细胞中存在麻疹病毒[17]。

1.4 人类免疫缺陷病毒

研究显示，人类免疫缺陷病毒（HIV）病毒感染人群其 HL 发病风险增加 15 倍[18]；HL 罹患风险在发达国家的 AIDS 患者中明显增加[19]，相反，这样的风险增加在非洲并没有观察到。除此之外，一些研究发现 HIV 阳性的静脉药瘾者中 HL 发病风险增加。

NHL 为 AIDS 相关性肿瘤之一。1988~1998 年，在西欧报道的 AIDS 病例中，NHL 发生率占 3.9%，并且从 1988 年的 3.8% 增加至 1998 年的 5.3%。在 HIV/AIDS 成人中，低度恶性 NHL 的相对发病风险（RR）为 14，高度恶性 NHL 的 RR 为 300 以上。发展中国家，如非洲与西欧国家相比，AIDS 相关性 NHL 的发生率较低。

意大利流行病学研究发现，在 1985~1994 年，15~49 岁的 AIDS 患者中有 136 例 NHL，占同一年龄层所有 NHL 的 8%；在 AIDS 诊断前 1 年和诊断后 3.5 年内，AIDS 患者发生 NHL 的总标准化发病率（SIR）为 302，在 AIDS 诊断后 3 个月内 SIR 特别高（为 394），随后降至 170；女性（428）比男性（280）SIR 略高；静脉内药物注射者（299）和其他 HIV 感染者（309）的 SIR 相当。

在 AIDS 患者中，高度恶性 NHL 尤其是免疫母细胞型和 Burkitt's 淋巴瘤的发生率是非 AIDS 患者的 2 倍；相反，低度恶性 NHL 发生率在 AIDS 患者中低于非 AIDS 患者。AIDS 患者与非 AIDS 患者相比，NHL 的脑受累较多见。

在 AIDS 患者中，NHL 的组化分级对于生存率无明显影响，总生存率很低（2 年生存率为 10%）。

1.5 乙型肝炎病毒

我国是乙型肝炎病毒（HBV）感染高发区，大规模流行病学统计显示[20]，一般人群 HBsAg 阳性率为 9.75%，明显高于欧美国家。

近年来国外研究表明，乙型肝炎病毒不仅是一种亲肝细胞病毒，还具有亲淋巴细胞的特点[21]，可能会引起非霍奇金淋巴瘤[22]。HBV 可能引起 NHL 的机制很多，如长期病毒复制导致机体免疫功能低下、细胞因子的激活、原癌基因的激活、凋亡机制的参与等，其确切的机制和途径还有待于进一步研究。

有报道称[23-25]，HBV 感染与非霍奇金淋巴瘤的发生有关。

1.6 丙型肝炎病毒

丙型肝炎病毒（Hepatitis C）全世界约有 1.7 亿人群感染丙肝，尽管它并不具有致瘤性，但是 HCV 具有一些免疫调节作用。HCV 具有亲淋巴细胞特点，且在外周血单核细胞中复制。很多研究者报道了 HCV 感染与 NHL 风险增加的相关性。

研究发现，肝炎病毒 C 感染可增加 B 细胞 NHL 发病风险，尤其是免疫细胞瘤和生长在肝脏和大涎腺的淋巴瘤。许多研究报道，HCV 是引起 B 细胞淋巴增生性疾病（LPD）的病原体。日本一研究亦提示 B 细胞 NHL 患者的 HCV 感染率明显高于非 B 细胞 NHL，且 HCV 阳性的 B 细胞 NHL 患者，肝脏受累以及肝源性死亡较常见；且有若干病例报道，在慢性肝炎 C 病毒感染过程中可发生脾淋巴瘤。肝炎病毒 C 可通过类似免疫球蛋白受体致病。

2 幽门螺旋杆菌

从幽门螺杆菌（Helicobacterpylori，Hp）的发现至现在已超过 19 年的历史。

Helicobacter pylori 被认为是引起消化性溃疡和胃淋巴瘤，尤其是黏膜相关性淋巴瘤的重要病因。

1983 年，Marshall 和 Warren 在微氧条件下，从人体胃黏膜活检标本中培养出幽门螺杆菌以来，国内外的大量实验与临床研究表明，

Hp 感染与慢性胃炎、消化性溃疡、胃癌、胃淋巴瘤等发病有密切关系，尤其在胃黏膜相关淋巴组织（mucosa-associated lymphoid tissure，MALT）淋巴瘤患者中 Hp 的感染率高达 90%，远高于其他胃部疾病。因此，近年来，Hp 与胃 MALT 淋巴瘤的关系引起人们的极大关注。

首先，流行病学资料支持 Hp 在胃 MALT 淋巴瘤发生中具有重要致病作用，几乎在所有胃 MALT 淋巴瘤患者的胃黏膜中均可发现 Hp[26]。

Mathias 等[27-28]对 68 例胃 MALT 淋巴瘤患者进行血清检测证实，67 例（98.5%）Hp CogA 抗体阳性，其中 95% 有 CogA 蛋白的血清免疫球蛋白 G 抗体，而慢性活动性胃炎的对照组患者 67% 为 Hp CogA 阳性，故 Mathias 认为几乎所有的胃 MALT 淋巴瘤患者均有 Hp CogA 阳性毒力菌株的感染，菌株表达的 CogA 蛋白对胃 MALT 淋巴瘤的致病可能有重要作用。

Zucca 等[29]的进一步研究发现，在发展至胃 MALT 淋巴瘤前的 Hp 相关性慢性胃炎活检标本中存在着 B 淋巴细胞增殖，其在转变为恶性淋巴瘤的过程中占主导地位，进而证实了 Hp 相关性胃炎发展到胃 MALT 淋巴瘤的增殖过程，但其具体机制目前尚不清楚。

正常胃黏膜仅含少量淋巴细胞，但在感染 Hp 后，胃黏膜淋巴细胞浸润，并可发生淋巴滤泡；其数目与胃炎严重程度呈正相关，胃炎越重，肠化生越重，淋巴滤泡就越多；获得性黏膜相关性淋巴样组织增生为淋巴瘤的发生提供了组织学背景。

部分 Hp 相关性慢性胃炎患者在 MALT 基础上可发生淋巴细胞的克隆生长形成 MALT 淋巴瘤，以 B 淋巴细胞为主。

Hp 毒素和菌体产物刺激胃黏膜中的 T 细胞和巨噬细胞产生各种细胞因子，这些细胞因子刺激 B 细胞增殖，形成淋巴滤泡，这是 Hp 诱致胃 MALT 淋巴瘤发生的可能机制之一，但导致 MALT 淋巴瘤的确切机制尚未明确。

新近的遗传学研究提示，Hp 感染不仅能使胃黏膜获得 MALT，而且激活反应性 B 细胞的转化，进一步导致基因的改变。研究发现，有 60% 的胃 MALT 淋巴瘤患者 3 号染色体呈三体性，这被认为是胃低度恶性 MALT 淋巴瘤的一

个获得性遗传学特征，且有类似消化道肿瘤某些癌基因和抑癌基因的改变。

Isaacson 推测 Hp 诱致胃 MALT 淋巴瘤发生经历 3 个阶段，即 Hp 感染致慢性胃炎，进而导致 B 淋巴细胞增生形成 MALT；部分患者 Hp 感染刺激 T 淋巴细胞，诱导 3 号染色体变异，导致 MALT 的 B 细胞克隆性增生；肿瘤性基因突变或缺失，染色体易位，如 t（11；18）、t（1；14）发生时，B 淋巴细胞对 T 细胞的依赖性解除而独立增殖，低度恶性 MALT 淋巴瘤向高度恶性转化[30]。

种种实验结果表明，Hp 为淋巴瘤发生、生长提供了抗原刺激，但大多数 Hp 胃炎并没有发生 MALT 淋巴瘤，有的病例始终未曾有 Hp 感染，且抗 Hp 治疗并非对所有的早期病例都有效，这些都提示 Hp 感染并非 MALT 淋巴瘤发生的唯一因素。因而推断仍有其他环境、微生物或宿主遗传因素等在胃淋巴瘤发生机制中起重要作用[31]。

研究表明，MALT 淋巴瘤具有特征性的 t（11；18）和 t（1；14）染色体易位及 3 号染色体三体现象，涉及 Bcl 家族基因、Fas 等多种基因的改变，并且与细胞凋亡有着密切关系。Nakamura 等[32]研究发现 Hp 阴性的胃 MALT 淋巴瘤中常出现 t（11；18）染色体易位，而在 Hp 阳性胃 MALT 淋巴瘤中未检出 t（11；18），表明了 Hp 阴性的胃 MALT 淋巴瘤存在较高频率的 t（11；18）。Ye 等[33]的研究亦支持上述观点。Hp 根除治疗对缓解部分 MALT 淋巴瘤是有效的，然而具有 t（11；18）易位的病例对 Hp 根除治疗不敏感。

第 3 节　免疫抑制

宿主的免疫功能决定对淋巴瘤的易感性。近年来发现，遗传性或获得性免疫缺陷伴发淋巴瘤者较正常人为多；器官移植后长期应用免疫抑制剂而发生恶性肿瘤者，其中 1/3 为淋巴瘤，干燥综合征中淋巴瘤发病数比一般人高。

在免疫缺陷下，反复感染、异体器官移植以及淋巴细胞对宿主的抗原刺激等均可引起淋巴组织的增殖反应，由于 T 抑制细胞缺失或功能障碍，机体缺少自动调节的反馈控制，淋巴组织无限增殖，导致淋巴瘤的发生。

与 NHL 密切相关的唯一易感因素是免疫抑制[34]。虽然在免疫抑制个体中常见肿瘤形式与正常群体无特殊不同，但是数据明显显示免疫系统与 NHL 密切相关。

另外，在具有白血病或淋巴瘤家族史的人群中，发生惰性淋巴瘤的风险增加 3.3 倍。

1　免疫缺陷疾病

某些遗传性获得性免疫缺陷疾病或自身免疫性疾病，如共济失调-毛细血管扩张症联合免疫缺损综合征、类风湿性关节炎、系统性红斑狼疮、干燥综合征（舍格伦综合征，Sjögren's syndrome）、低 γ 球蛋白血症以及长期接受免疫抑制药治疗（如器官移植等疾病）所致免疫功能异常均为非霍奇金淋巴瘤发病的高危因素。且在病情严重的患者中，NHL 的风险更加明显[35-36]。

对于非原发的免疫缺陷，无论是药物引起（器官移植后）或是治疗自身免疫疾病引起，其或是 HIV 感染所致，均会增加 NHL 的发病率。这些病例中的多数都存在 EBV 感染。在这些人群中，肿瘤表现出潜伏期短，恶性程度高，易发生结外器官的受侵。

一个受到广泛注意的事实是，很多原发性免疫缺损及获得性免疫缺损（AIDS）患者易发生淋巴瘤和其他肿瘤。尤其是同时伴有 EB 病毒感染的患者，淋巴瘤的发生率更高。

NHL 是 HIV 感染人群中最常见的恶性肿瘤。约有 4% 的 AIDS 患者以 NHL 为首发症状。研究显示，在 AIDS 患者中 NHL 的相关风险高达 150~200[37]。其病理类型多为 B 细胞来源，大多数为高、中度恶性淋巴瘤，诊断时多为 Ⅲ 到 Ⅳ 期，且多发生于 AIDS 的晚期。当 CD4 细胞减少时，HIV 相关肿瘤风险就会增加，则进一步说明病毒的抗原刺激会加重免疫抑制，从而促进淋巴瘤的生成。

然而意大利一项对 1388 例 NHL 的研究结果显示，免疫功能受抑制和 HIV 流行并不能解释 NHL 的增长趋势，而延迟感染（delayed infection）通过损害 Th1/Th2 淋巴细胞从而增加 NHL 发病风险可解释目前 NHL 持续增长。NHL 患者首次发生细菌或病毒感染的年龄显著高于对照组，且首次发生感染性疾病时年龄较大可增加 NHL 的发病风险，因而小型家庭、社会地位高的人未发现 HL 与首次感染时的年龄有关。

2 器官移植

在器官移植人群中，NHL 的风险与免疫抑制的程度、持续时间及类型相关。但是相关风险系数达到 67.0 [38]。

心脏移植患者，通常会应用最大剂量的免疫抑制药物，其 NHL 发生风险在所有恶性肿瘤中亦是最高的。其 NHL 累积发病率达到 5%，且其显著的特点有：从移植后到 NHL 发病中潜伏期很短，常小于 6 个月，脑常为原发部位。一些患者表现出 EBV-永生化细胞的出现，提示免疫监视功能的失效。

在美国，NHL 发病与皮肤癌的年发病率呈平行增加趋势，尤其表现在阳光充足的地区。这样的疾病发展规律提示了共同的病因学可能。免疫系统在这两种肿瘤中发挥着重要作用。因为在器官移植的免疫抑制状态人群中，皮肤癌的发病率增加 50~100 倍 [39]。光免疫学家研究证实，UVR 不仅使正常细胞向恶性细胞转化，而且通过抑制免疫应答促进恶性转化细胞发展。

因器官移植需长期服药抑制免疫机制的患者，淋巴瘤的发生率明显高于一般人群，而且原发于结外的比较多，有一组报告可高达 69% [40]。此外，中枢神经受侵亦远高（28%）于一般淋巴瘤患者（1%）。

3 免疫抑制药

所用免疫抑制药对淋巴瘤的发生亦有影响，在应用环磷酰胺为主的方案中，淋巴瘤占原发癌的 26%，且发生得较早；而应用硫唑嘌呤类的则只占 11%。应用抗 CD3 单克隆抗体的患者，淋巴瘤占第 2 个原发癌的 64%。

4 血液输注

一些研究提示，血液输注可使 NHL 发病风险增加 1.5~2.5 倍，其发生机制可能为原癌病毒的输入，输血后导致的免疫抑制及来自供血者的淋巴瘤细胞的输入。几个群组研究均显示出有输血史的人群其 NHL 患病风险增加，但是对照研究没有获得相同的结果。

第 4 节　激素替代疗法

激素替代疗法早已是临床上越来越广泛采用的一种内分泌治疗措施，然而其安全性仍然需要长时间的试验证实。

Quintana 等 [41] 对激素替代疗法和 NHL 的发病率的关系进行了分析，该研究从 1986 年开始，37220 例年龄为 55~69 岁、无既往癌症病史的妇女填写了既往或当时是否进行激素替代疗法或其他癌症高发因素的调查表。

1998 年，研究者通过 13 年的观察后，发现其中有 152 例妇女发生了 NHL、58 例为滤泡型的 NHL、31 例为小淋巴细胞 NHL、63 例为慢性淋巴细胞白血病。该研究证明，对于其他类型的 NHL，滤泡型的 NHL 与激素使用的相关性更加显著，弥漫型、小细胞型的相互关联不明显，在滤泡型的 NHL 中，又以结节性为主，表明激素替代疗法仅是滤泡型 NHL 的高危因素，而非弥漫性、小细胞型 NHL 的高危因素。

第 5 节　遗传因素

肿瘤被认为是基因疾病，很多代表体细胞突变的基因损伤都与其他肿瘤相关。虽然证据显示原癌基因、抑癌基因及 DNA 修复基因在肿瘤的发生、发展过程中均有重要的作用。

1 霍奇金淋巴瘤

瑞典癌症登记中心报道，HL 是第 4 大高家族聚集性肿瘤。家族出现 HL，其兄弟姐妹发病风险增加 3~9 倍。1 级亲属患 HL，则发病风险增加 3 倍。一项孪生子研究显示 [42]，同卵双生子患 HL 的风险比异卵双生子高很多，这再次支持遗传性决定因素在 HL 风险中起作用。一些研究已经在 HL 家族的聚集及 HL 患者中发现了特殊的人白细胞抗原类型 [43]。

2 非霍奇金淋巴瘤

遗传的基因易感性对 NHL 亦是重要的。虽然是罕见病例，但是 NHL 的家族聚集现象亦有报道 [44-45]。

有报道，近亲（尤其是兄弟姐妹或父母）中有某种血液/淋巴系统恶性疾病史者，NHL 发病风险可增加 2~4 倍，其他肿瘤的家族史似乎并不增加 NHL 的易患性。但是亦有人认为这是因为该部分患者具有 NHL 疾病早期相关症状的知识，因而使疾病可早期发现。因此目前还不能确定，这种家族聚集性真是因为遗传缺陷还是因为具有共同的环境暴露因素。

总的来说，家族性淋巴瘤不足总 NHL 病例的 5%，而原发性免疫缺陷亦很少见。因此，遗传因素不能解释大多数病例的发生，亦无法解释 20 世纪后 20 年 NHL 发病率的激增。

男性 NHL 比女性 NHL 更多见，白人比其他种族亦更多见，这种情况的原因不明，部分可能是因为遗传因素种族差异。

在某些 NHL 亚型中，非常明显如网状组织淋巴瘤在西方国家占很大比例，而在发展中国家很少见。

新加坡于 1996 年对 1968~1992 年的 1988 例 NHL 病例进行了分析，中国人和马来西亚人的 NHL 发病率都呈增长趋势，而且女性 1968~1972 年的发生率为 1.8/10 万增至 1988~1992 年的 4.5/10 万，比男性增长快（在同样的时间段中 3.2/10 万增至 5.9/10 万）在其他的淋巴系疾病，遗传因素亦可能起了重要作用，如慢性淋巴细胞淋巴瘤（CLL）和多发性骨髓瘤，CLL 在亚洲人群中发病率很低，而多发性骨髓瘤在美籍非洲人中发病率增高。

第 6 节　饮食与吸烟

1　饮食

有研究表明，蛋白质摄入增多或维生素和蔬菜摄入减少与 NHL 病情进展有关。2 个欧洲研究发现，牛奶摄入增多和 NHL 发病率增加存在相关性，大量摄入牛奶（>2 杯/d）NHL 的发病风险增加 2 倍；内布拉斯加州（Nebraska）的一个研究报道这种发病风险只限于男性。

美国在一项研究中对 88410 例妇女和 47336 例男性，仅应用维生素 A、C 和 E 或多种维生素是否可增加 NHL 发病风险进行了研究，研究表明，应用多种维生素可增加妇女的

NHL 发病风险而男性不受影响，仅仅应用维生素 A、C 和 E 与 NHL 发病无关。对于女性，仅应用维生素 A、C 和 E 可增加 NHL 发病风险。但是这种风险继发于多种维生素应用之后。

另外，无论是男性还是女性，长期有规律地使用维生素 A、C 和 E 或多种维生素与致命性的 NHL 无关。

2　吸烟

一直认为，吸烟可增加 NHL 的发病风险，但流行病学研究结果并不完全支持这一结论。烟草会改变免疫应答，并且含有致白血病物质，但是支持 NHL 与烟草之间相关性的证据很少。

澳大利亚流行病学研究发现，5 个队列研究中，4 个揭示吸烟与 NHL 发病无关，但其中 3 个倾向于不吸烟。14 个病例控制研究中 8 个揭示，现行和/或既往吸烟与 NHL 发病无关系；但其中 5 个研究倾向于不吸烟。

另有研究发现，严重吸烟可增加 NHL 发病危险性，尤其是 45 岁以下。因此，目前流行病学研究未证实吸烟可增加 NHL 的发病风险，但亦无证据表明吸烟与 NHL 发病无关。

多数研究发现，酒精的摄入与 NHL 之间无相关性，但是有个别研究证实酒精的摄入可降低 NHL 的发病。

（姚俊涛）

参考文献

［1］Westergaard T, Melbye M, Pedersen JB, et al. Birth order, sibship size and risk of Hodgkin's disease in children and young adults: a population-based study of 31 million person-years. Int J Cancer 1997; 72, 977-981.

［2］Rinsky RA, Homung RW, Silver SR. Benzene exposure and hematopoietic mortality; a long epidemiologic risk assesament.Am J ind Med, 2002, 42: 474-480.

［3］Hayes RB, Yin SN, Dosemeci M, et al. Benzene and the dose-related incidence of hematologic neoplasms in China. Chinese Academy of Preventive Medicine-National Cancer institute Benzene Study Group. J Natl Cancer Inst, 1997, 89: 1065-1071.

［4］ Wong O, Raabe GK. Non-Hodgkin's lymphoma and exposure to benzene in a multinational cohort of more than 308, 000 petroleum workers, 1937 to 1996. J Occup Environ Med, 2000, 42, 554-568.

［5］ Rinsky RA, Homung RW, Silver SR. Benzene exposure and hematopoietic mortality; a long epidemiologic risk assesament.Am J ind Med, 2002, 42: 474-480.

［6］ International Agency for Reseach on Cancer. IARC Monographs on the evaluation of carcinogenic ridks to humans.vol.45.occupational exposures inproleum refining; crude oil and major petroworkers, 1937-1996. J Occup Envimn Med, 2002, 42: 554-568.

［7］ Benharroch D, Shemer Avni Y, Myiat YY, et al. Measles vitus: evidence of an association with Hodgkin's disease. Br J Cancer, 2004, 91: 572-579.

［8］ MacMahon B.Epidemiology of Hodgkin's disease1 Cancer Res, 1966, 26 (6): 1189-1201.

［9］ Weiss LM, Strickler JG, Warnke RA, et al.Epstein-Barr viral DNA in tissue of Hodgkin's disease. Am J Pathol, 1987, 129 (1): 86-91.

［10］ Ralph M, Meyer D, Richard F. Amhirder, hodgkin's lymphoma: evolving concepts with implications for practice american society of hemetology, 2004.

［11］ Munoz N, Davidson RJ, Witthoff B, Ericsson JE, et al. infectious mononucleosis and Hodgkin's disease. Int J Cancer, 1978, 22: 10-13.

［12］ Hjalgrim H, Askling J, Sorensen P, et al. Risk of Hodgkin's disease and other cancers after infectious mononucleosis. J Natl Cancer Inst, 2000, 92, 1522-1528.

［13］ Mueller N, Evans A, Harris NL, et al. Hodgkin's disease and Epstein-Barr virus. Altered antibody pattern before diagnosis. N Engl J Med, 1989, 320: 689-695.

［14］ Uccini S, Monardo F, Stoppacciaro, et al.High frequency of Epstein-Barr virus-genome detection in Hodgkin's disease of HIV-positive patients. Int J Cancer, 1990, 46 (4): 581-585.

［15］ Hjalgrim H, Askling J, Rostgaard K, et al. Characteristics of Hodgkin's lymphoma after infectious mononucleosis.N Engl J Med, 2003, 349: 1324-1332.

［16］ Hermine O, Lefrere F, Bronowicki JP, et al. Regression of splenic lymphoma with villous lymphocytes after treatment of hepatitis C virus infection. N Engl J Med, 2002, 347: 89-94.

［17］ Benharroch D, Shemer Avni Y, Myiat YY, et al. Measles vitus: evidence of an association with Hodgkin's disease. Br J Cancer, 2004, 91: 572-579.

［18］ Biggar RJ, Jaffe ES, Goedert JJ, et al. Hodgkin lymphoma and immunodeficiency in persons with HIV/AIDS. Blood, 2006; 108, 3786-3791.

［19］ Serraino D, Boschini A, Carrieri P, et al. Cancer risk among men with, or at risk of, HIV infection in southern Europe. AIDS, 2000; 14, 553-559.

［20］ 戴志澄, 祁国明.中国病毒性肝炎血清流行病学调查.北京: 科学技术文献出版社, 1997: 39-58.

［21］ Pasquinelli C, Laure F, Chatenoud L, et al.Hepatitis B virus DNA in mononuclear blood cells.J Hepatol, 1986, 3: 95-103.

［22］ 刘华, 王蔚, 陈俊民, 等.乙型肝炎病毒感染与非霍奇金淋巴瘤关系的探讨.白血病·淋巴瘤, 2004, 14 (1): 27-28.

［23］ Musolino C, Campo S, Terea P, et al.Evaluation of hepatitis B and C infections in patients with non-Hodgkin's lymphoma and without liver disease. Haematologica, 1996, 81: 162-164.

［24］ Cucuianu A, Patiu M, Duman M, et al.Hepatitis B and C virus infection in Romanian non-Hodgkin's lymphoma patients.British Journal of Haematology, 1999, 107: 353-356.

［25］ Kuniyoshi M, Nakamuta M, Sakai H.Prevalence of hepatitis B or C virus infections in patients with non-Hodgkin's lymphoma. J Gastroenterol Hepatol, 2001, 16 (2): 215-219.

［26］ Wotherspoon A, Ortiz C, Falzon MF, et al. Helicobacter pylori-associated gastritis and primary B-cell gastric lymphoma. Lancet, 1991, 338: 1175-1176.

［27］ Parsonnet J, Hansen S, Rodriguez L, et al. Helicobacter pylori infection and gastric lymphoma. N Engl J Med, 1994, 330: 1267-1271.

［28］ Mathias ECK, Bernd S, Rainer H. MALT-type lymphoma of the stomach is associated with Helicobacter pylori strains expressing the CogA protein. Gastroenterology, 1997, 112: 1482-1487.

［29］ Zucca E, Roggero E. Biology and treatment of MALT lymphoma: the state of the art in 1996. A workshop at the 6th international conference on malignant lymphoma. Ann oncol, 1996, 7: 787-792.

［30］ Ohmae T, Hirata Y, Maeda S, et al.Helicobacter

pylori activates NF-kappa B via the alternative pathway in B lymphocytes.J immunol, 2005, 175: 7162–7169.

[31] Kawahara Y, Mizuno M, Yoshino T, et al. Haplotype and Helicobacter pyloripositive gastric mucosaassociated lymphoid tissue lymphoma. Clin Gastroenterol Hepatol, 2005, 3: 865–868.

[32] Nakamura S, Matsumoto T, Jo Y, et al.Chromosomal translocation t (11; 18) (q21; q21) in gastrointestinal mucosa associated lymphoid tissue lymphoma.J Clin Pathol, 2003, 56: 36–42.

[33] Ye H, Liu H, Attygalle A, et al.Variable frequencies of t (11; 18) (q21; q21) in MALT lymphomas of different sites: significant association with CagA strains of Hpylori in gastric MALT lymphoma. Blood, 2003, 102: 1012–1018.

[34] Filipovich AH, Mathur A, Kamat D, et al. Primary immunodeficiencies: genetic risk factors for lymphoma. Cancer Res, 1992, 52, 5465s – 5467s.

[35] Hoover RN. Lymphoma risks in populations with altered immunity-a search for mechanism. Cancer Res, 1992, 52: 5477s–5478s.

[36] Baecklund E, Ekbom A, Sparen P, et al. Disease activity and risk of lymphoma in patients with rheumatoid arthritis: nested case-control study. BMJ, 1998, 317: 180–181.

[37] Goedert JJ. The epidemiology of acquired immunodeficiency syndrome malignancies. Semin Oncol, 2000, 27: 390–401.

[38] Opelz G, Henderson R. incidence of non-Hodgkin lymphoma in kidney and heart transplant recipients. Lancet, 1993, 342: 1514–1516.

[39] Levi F, Randimbison L, Te VC, et al. Non-Hodgkin's lymphomas, chronic lymphocytic leukaemias and skin cancers. Br J Cancer, 1996, 74: 1847–1850.

[40] Zhang Y, Holford TR, Leaderer B. Hair coloring produce use and risk of non-Hodgkin's lymphoma: a population basedcase control study in Connecticut. Am J Epidermiol, 2004, 159 (2): 148–154.

[41] Quintana PJ, Delfino RJ, Korrick S. Adipose tissue levels of organochlorine pesticides and polychlorinated biphenyls and risk of non-Hedgkin's lymphoma. Environ Health Perspect, 2004, 112 (8): 854–861.

[42] Mack TM, Cozen W, Shibata DK, et al. Concordance for Hodgkin's disease in identical twins suggesting genetic susceptibility to the young-adult form of the disease. N Engl J Med, 1995, 332: 413–418.

[43] Bryden H, MacKenzie J, Andrew L, et al. Determination of HLA-A02 antigen status in Hodgkin's disease and analysis of an HLA-A02-restricted epitope of the Epstein-Barr virus LMP-2 protein. int J Cancer, 1997, 72: 614–618.

[44] Linet MS, Pottern LM. Familial aggregation of hematopoietic malignancies and risk of non-Hodgkin's lymphoma. Cancer Res, 1992, 52: 5468s – 5473s.

[45] Holly EA, Lele C, Bracci PM, et al.Case-control study of non-Hodgkin's lymphoma among women and heterosexual men in the San Francisco Bay Area, California. Am J Epidemiol, 1999, 150: 375–389.

第5章

淋巴瘤分子生物学

目 录

第 1 节　概论

现代医学的快速发展揭示了多种人类疾病的发病机制，但对肿瘤性疾病，其发病机制不甚明确，更缺乏有效的预防和治疗手段，严重危害人类生命与健康。

肿瘤研究是医学研究中最复杂、最困难的课题，涉及多学科的知识与理论，需要各学科研究人员的共同参与相互补充，如病理学、细胞生物学、胚胎发育学、生物化学、医学遗传学、遗传毒理学、肿瘤免疫学、肿瘤病毒学、肿瘤药理学以及内科、外科和放射医学等学科。

通过近一个世纪的研究，肿瘤的发生和发展过程及异常增生的机制已逐步得到揭示。从正常细胞发展到肿瘤细胞需要多因素（物理、化学、病毒、环境因素与遗传因素等）、多步骤、多环节等的共同作用，经过长期演化才能发展成为肿瘤。

肿瘤生长表现为细胞不受控制的异常增生，而正常组织细胞的生长则受到严密调控。人类细胞中有近十万个基因，这些基因在正常细胞中组成了结构稳定、层次复杂、运行有序，对外界环境能做出迅速、准确应答，并且有自动纠错功能的信号网络。

自 20 世纪 70 年代起，随着肿瘤分子生物学的兴起和分子生物学技术的逐步应用，对肿瘤的研究和认识进入了崭新阶段。

1　癌基因与抑癌基因

1970 年，首次提出了癌基因概念，并随后在几个实验室先后获得克隆分离和鉴定[1-5]，迄今已发现 100 余个癌基因。进一步的研究揭示了癌基因是正常细胞生长发育中不可缺少的功能性基因，只是由于发生了某种形式的基因改变，如点突变、易位重排、基因扩增，从而扰乱了原来功能正常有序的原癌基因，成为对肿瘤发生发展起重要作用的癌基因。1980 年，相继发现了抑癌基因[6-9]，到目前为止已发现 20 余个抑癌基因。抑癌基因对细胞生长起负性调节作用，其在肿瘤发生发展过程中，因点突变、缺失和甲基化而失活。

癌基因和抑癌基因的发现，标志着肿瘤研究真正进入了分子肿瘤学时代。目前认识到，肿瘤的发生、发展是由于多个癌基因和抑癌基因的基因改变累积的结果，经过起始、启动、促进和癌变几个阶段逐步演化而产生；组织细胞从增生、异型变、原位癌发展到浸润癌和转移癌[10]。在细胞水平上则要经过永生化、分化逆转、转化等多个阶段，细胞的生长特性逐步得到强化；在基因水平上，或通过外界致癌因素，或由于细胞内环境的恶化，突变基因数目增多，基因组异常变化逐步扩大，并由于细胞周期调控机制的破坏，细胞基因组表现为不稳定性[11]，不稳定的基因组即使没有致癌因素的存在，亦能向更紊乱的方向发展。

癌基因和抑癌基因所编码的蛋白存在于细胞的各个组成部分中，包括细胞核、细胞质、线粒体和细胞膜。

通过对癌基因蛋白和抑癌基因蛋白结构和功能的分析，发现癌蛋白和抑癌蛋白中有生长因子、生长因子膜受体、蛋白激酶、转录激活因子、凋亡蛋白、分化诱导蛋白和细胞周期控制蛋白等几大类[12]。

2　细胞信号转导

正常细胞中存在有多个相互交错的信号转导通路，由这些信号通路组成了细胞内庞大的信号通讯网络。信号通路通过各种信号分子、信号蛋白和蛋白激酶将细胞外的各种刺激信号转导到细胞核内，使细胞作出应答，并将应答信号转导到细胞的各个组分中[13]。

信号转导通路控制着细胞的所有活动，许多癌基因和抑癌基因位于信号通路中的不同部位，参与许多重要的细胞活动过程，如细胞生长、分化、转化、生长停滞、DNA 损伤修复、DNA 复制、基因转录、表达调控、细胞增生、细胞周期调控，并在细胞凋亡、衰老过程中起重要作用。

信号转导通路的发现及转导机制及其功能的阐明，极大地提高了对肿瘤发生过程以及对生命诸多现象的认识。

3　细胞凋亡

细胞除生长、增生和分化等现象之外，还存在细胞自然死亡现象，即程序性细胞死亡或凋亡[14]，凋亡是细胞在某些特殊情况下主动发生的。

虽然人们早已注意到细胞有凋亡现象存在，但一直不了解凋亡的生物学意义，对其研究甚少；直至20世纪80年代末、20世纪90年代初，分子肿瘤学研究发现，某些抑癌基因的过量表达可诱导细胞发生凋亡，而与细胞生存相关的癌基因的激活则可抑制凋亡，细胞凋亡异常和肿瘤的发生发展有密切关系[15]，才引起研究者的足够重视。

自20世纪90年代后对细胞凋亡机制进行了广泛研究，并取得了重大进展，发现了一系列控制凋亡发生的家族蛋白和凋亡效应蛋白分子。现在已经明确，细胞凋亡在肿瘤发生、胚胎发育、免疫反应、肿瘤免疫逃逸、神经系统发育、组织细胞代谢等过程中起重要作用。目前，细胞凋亡已成为当代生命科学最热门的研究领域之一，细胞凋亡研究所取得的进展亦拓宽并丰富了人们对生命现象的认识。

4　细胞周期调控

细胞周期调控是近20年来生命科学最引人注目的研究领域之一，尤其是20世纪90年代分子肿瘤学与细胞周期研究的协同，对细胞周期研究产生了巨大的推动作用[16]，取得了激动人心的辉煌成就。

细胞增生过程由细胞周期来完成，细胞周期分G1期（DNA合成前期）、S期（DNA合成期）、G2期（DNA合成后期）和M期（有丝分裂期）4个期，受细胞周期调控机制的严密调控。

细胞周期调控由信号转导通路来实现，并决定细胞的分裂、分化和凋亡等过程。研究发现，细胞周期调控的核心蛋白分子是细胞周期素（cyclin）、周期素依赖性蛋白激酶（CDK）和CDK的抑制性蛋白（CDKI）[17]。不同分子的cyclin和CDK及CDKI与其他相关调控蛋白精确调控细胞周期的每一个时相。

细胞周期调控有两大机制，一是细胞周期驱动机制，二是细胞周期监控机制，在细胞周期的许多时相点上存在细胞周期检测点（cell cycle checkpoint）。

从功能上看，细胞周期有DNA损伤检测点和时相次序检测点两大类，这些检测点对细胞周期进程进行着严密监测，使DNA复制和有丝分裂准确无误地执行。

细胞周期监测机制的发现，使人们认识到其在维持细胞基因组稳定性中的重要作用。细胞周期监测由DNA损伤感应机制、细胞生长停滞机制、DNA修复机制和细胞命运决定机制4个功能机制组成。

细胞一旦发生DNA损伤或复制错误，DNA损伤首先启动损伤感应机制，将DNA损伤转化成信号，由信号转导通路转导给生长停滞机制，使细胞停止生长，进而启动DNA修复机制，修复损伤的DNA；最后，如果DNA损伤得到完全修复，细胞周期可进入下一个时相，细胞周期仍可正常完成；但倘若DNA损伤修复失败，细胞凋亡机制将被启动，损伤细胞进入凋亡，从而避免DNA损伤带到子代细胞，维持了组织细胞基因组的稳定性，避免肿瘤发生的潜在可能。

基因组不稳定性表现在DNA和染色体两个方面，在DNA水平上有基因突变、缺失、扩增、易位等现象，一般发生在DNA复制期；在染色体水平上有染色体畸形、异倍体和多倍体等现象，原因是中心粒数目异常和纺锤体结构功能异常造成的，一般发生在有丝分裂期。肿瘤基因组不稳定性的发现提高了对肿瘤细胞多态性和异质性的认识。

细胞周期监控机制的破坏导致了基因组不稳定性、突变基因数量增加，这些突变的基因往往即是癌基因和抑癌基因；同时，有很大一部分癌基因和抑癌基因又是细胞周期调控机制的组成部分，如p53、Rb、p21、p16、cyclin D1、BRCA1、c-myc等。因此，在肿瘤发展过程中，监控机制的异常使细胞周期调控机制进一步恶化，并导致细胞周期驱动机制的破坏，细胞周期的驱动能力异常强化，细胞进入失控性生长状态，从而细胞出现癌变性生长。

第2节　肿瘤分子生物学研究的主要技术

自20世纪80年代以来，许多技术相继开发应用到肿瘤的分子生物学、遗传学研究，并取得了显著的成效。

检测 DNA 变异的手段可分两类，一类主要用于基因组 DNA 的检测，如肿瘤原癌基因和抑癌基因的定位克隆、比较基因组杂交、代表性差异分析；一类用于 cDNA 或 mRNA 水平的技术，包括消减杂交、差异显示、PCR、cDNA 代表性差异分析、DNA 芯片及探针微列阵等。

1 DNA水平的研究

1.1 定位克隆癌基因和抑癌基因

利用各种 DNA 多态性标记对癌基因或抑癌基因可进行染色体定位进而克隆该基因。目前，定位克隆主要有两种策略，一是对遗传性肿瘤家系进行连锁分析，将癌基因定位于染色体某一位置再进行克隆；其二，进行染色体杂合缺失的研究，寻找某种肿瘤共同缺失的片段，再克隆包含在该片段中的抑癌基因。

此两者的共同之处在于首先捕捉肿瘤相关基因的染色体位置信息，再利用克隆的手段获得癌基因或抑癌基因；其不同在于前者主要是针对遗传性肿瘤，需要分析携带肿瘤的高发遗传病家系；后者则是针对散发性肿瘤。

目前常用的 DNA 多态性标记是遍布基因组的各种微、小卫星 DNA 标记。对于某种遗传病相关的基因，可通过以上标记物的连锁分析方法确定它在染色体上的位置。目前利用 300~400 个高度多态性的微卫星标记可在一个高发的遗传病家系中进行全基因组的扫描，将致病基因定位于 10cm 以下。

乳腺癌基因 BRCA1 就是利用连锁分析的方法定位克隆的。1990 年，美国研究者利用连锁分析将乳腺癌基因定位于 17 号染色体上，并发现更准确的位置在遗传标记 D17S579 附近，通过对该区域的 DNA 片段进行测序后克隆了该基因。

长期的细胞遗传学研究证实，几乎所有的肿瘤细胞皆存在染色体片段的非随机性丢失。这意味着这些丢失的片段中必然包含着某些与肿瘤相关的基因，这就是杂合性缺失 (loss of heterozygosity) 的概念。

所谓杂合性缺失，即一个位点上两个多态性的等位基因中的一个出现缺失，杂合性缺失在肿瘤细胞中是一种非常常见的 DNA 变异现象。

抑癌基因的杂合性缺失可导致肿瘤的发生。利用高度多态性的微卫星 DNA 标记在同一患者的肿瘤组织和正常组织对某一染色体区域进行扫描，可找到与杂合性缺失直接相关的标记，再进一步确定这些标记与抑癌基因间的遗传距离。对该区域 DNA 片段进行候选基因突变分析或直接测序从而确定抑癌基因。

在方法上，一般是以 PCR 扩增微卫星标记的两个等位序列，之后将 PCR 产物变性以测序分析其单链。通过对比两产物单链的浓度比例即可得出这一位点是否存在杂合性缺失。利用此方法，检测出在肿瘤的发生中，17p 和 18q 存在很高的杂合性缺失频率，分别达 70% 和 75%，但杂合性缺失检测 DNA 的突变为定点检测，即在已有的细胞遗传学信息上对某一确定的染色体区段进行检测。

1.2 比较基因组杂交

肿瘤细胞 DNA 分离得到后，可成功地用于检测整个基因组的 DNA 缺失或扩增，其中一个有效的方法是比较基因组杂交 (comparative genomic hybridization，CGH)。

比较基因组杂交是将肿瘤组织 DNA 与正常组织参照 DNA 同时在同一套正常染色体上作对比杂交，进而检测出肿瘤细胞 DNA 在染色体上发生的缺失或扩增。

1.3 代表性差异分析

在肿瘤发生过程中，体细胞发生遗传物质丢失或重排的频率是非常高的。代表性差异 (representational difference analysis，RDA) 可用于检测两种不同 DNA 群中所存在的序列上的差异。

由于人类基因组 DNA 的复杂性，一些常规的方法并不能大量和快速地使被检 DNA 序列上的差异信号富集和扩大，这就限制了这些技术的灵敏性和有限性；RDA 则有效地克服了这个缺点，RDA 中涉及的两套 DNA，分别称为检测 DNA (Tester DNA) 和驱动 DNA (Driver DNA)。

首先将两套 DNA 与几种内切酶作用，然后加上共同的接头 (adaptor)，以 PCR 作初步扩增。许多分子量小于 1kb 的片段被丰富扩增，这些扩增产物称为扩增子 (amplicon)，多种内切酶综合使用，即可制备覆盖全基因组的扩增子。

两套不同的扩增子制备完毕后，与前边制备的驱动 DNA 的扩增子进行杂交，然后以杂交产物为模板，以互补于接头的序列为 PCR 引物进行筛选扩增。在这一步 PCR 扩增反应中，只有那些自身得以复性的检测 DNA 扩增子具有 PCR 引物的结合位点而被扩增，而自然复性的驱动 DNA 扩增子与那些两种 DNA 形成的异源双链 DNA 则不能被扩增，实际上在整个扩增过程中，驱动扩增子的竞争性结合抑制了检测扩增子的再扩增。

RDA 用于检测肿瘤样本的 DNA 变异时，可将两种 DNA 中的任何一种作为驱动 DNA，另一种作为测试 DNA。将肿瘤样本的 DNA 作为检测 DNA，而将正常基因组的 DNA 作为驱动 DNA，通过杂交复性，没有突变的部位皆可与正常的驱动扩增子单链复性结合而使这些部分不被扩增，而存在突变的位点只能与自身的肿瘤 DNA 结合复性，这样的双链肿瘤 DNA 被再扩增，因此得到的扩增产物极有可能即是发生了遗传突变的序列即抑癌基因，反之则可以得到癌基因。

2 RNA水平的研究

2.1 消减杂交

消减杂交（subtractive hybridization）主要是检测肿瘤细胞与正常细胞间 mRNA 水平上的差异，是 20 世纪 80 年代初期兴起的一项分子生物学技术，迄今已在分子生物学的许多领域证实了其可行性。

消减杂交可用于抑癌基因或致癌基因的筛选。筛选抑癌基因时，正常组织 cDNA 以 1:10 的比例与肿瘤的 mRNA 杂交，之后去除异源双链杂交体，将剩余正常组织的单链 cDNA 再以 1:10 的比例与肿瘤的 mRNA 进行第二轮杂交，依此筛选，最后剩余的未能与肿瘤 mRNA 复性结合的单链 cDNA 作克隆测序分析，这些序列无法与肿瘤的 mRNA 互补结合，故极有可能是因为肿瘤细胞的 mRNA 在这些部分发生了变异，而这些变异构成了肿瘤的形成，这些序列中便可能包含有抑癌相关基因；反之，筛选致癌基因时，则以十分之一比例的肿瘤 cDNA 与正常组织 mRNA 进行筛选杂交。

2.2 PCR

PCR 技术即聚合酶链反应（polymerase chain reaction，PCR），是 20 世纪 80 年代中期发展起来的体外核酸扩增技术，它具有特异、敏感、产率高、快速、简便、重复性好、易自动化等突出优点；能在一个试管内将所要研究的目的基因或某一 DNA 片段于数小时内扩增至十万乃至百万倍，使肉眼能直接观察和判断；可从一根毛发、一滴血，甚至一个细胞中扩增出足量的 DNA 供分析研究和检测鉴定。PCR 技术是生物医学领域中的一项革命性创举和里程碑。

该技术是在模板 DNA、引物和 4 种脱氧核糖核苷酸存在下，依赖于 DNA 聚合酶的酶促合成反应。DNA 聚合酶以单链 DNA 为模板，借助一小段双链 DNA 来启动合成，通过一个或两个人工合成的寡核苷酸引物与单链 DNA 模板中的一段互补序列结合，形成部分双链。在适宜的温度和环境下，DNA 聚合酶将脱氧单核苷酸加到引物 3'-OH 末端，并以此为起始点，沿模板 5'→3' 方向延伸，合成一条新的 DNA 互补链。

PCR 反应的基本成分包括模板 DNA（待扩增 DNA）、引物、4 种脱氧核苷酸（dNTPs）、DNA 聚合酶和适宜的缓冲液。

2.3 差异显示PCR

差异显示 PCR 技术（differential display PCR，DD-PCR）是 1992 年由 Liang 等人首先提出的，这一技术是从 mRNA 水平研究不同基因组之间的差异；它的策略是将不同样本的 RNA 反转录后随机扩增得到许多短的表达顺序标签（express sequenced tag，EST），以测序胶检测这一系列短片段产物。对比不同样本间的 PCR 产物，对差异条带进行克隆，测序分析。

DD-PCR 的一端引物为一短的寡聚 T 序列，可互补于 mRNA 的 3'Polya 的尾巴上。一般可在寡聚 T 的末端加两个锚定碱基确保有效地从 mRNA 的 Polya 的起始端开始转录以及下一步的 PCR 扩增。

另一端的引物为一短的随机序列，理论上短的序列可达到更好的复性结合，一般 6~10 个碱基长。为有利于 DD-PCR 的扩增，低的复性温度是必要的，一般采取 40~42℃之间。下一步便是将感兴趣的条带从测序胶上割出，以相同的引物 PCR 再扩增、测序、分析。

DD-PCR 是消减杂交的一种变换方式，用于肿瘤分子遗传学方面的研究，可搜寻同一肿瘤的不同亚型之间，或肿瘤与癌周组织之间的差异 EST，进而发现新的肿瘤相关基因。DD-PCR 可以直观地在整个 mRNA 水平展示出肿瘤细胞在表达上所发生的各种变异。

2.4 cDNA 代表性差异分析

由 Lisitsyn 等人在 1993 年建立的 RDA 技术最初是用于检测两套基因组 DNA 之间的差异，之后亦被发展引用至 mRNA 的研究领域，这就是 cDNA-RDA 技术。

cDNA-RDA 综合了 DD-PCR 技术与基因组 RDA 的两方面的优势，它区别于基因组 RDA 的一个主要的方面，是首先将 mRNA 反转录为 cDNA 之后对 cDNA 以内切酶消化制作代表性片段（representation）。在操作基因组-RDA 时，为使第一步产生的代表性片段不致非常复杂而难于分析，一般使用六碱基的内切酶消化基因组 DNA，产生适当数量的可以 PCR 扩增的片段。由于 cDNA 无论在长度上，还是在数量上，皆远远少于基因组 DNA，因此可采用四碱基的内切酶消化制作更多一些的代表性片段。

相比于 DD-PCR，cDNA-RDA 具有明显的优点，cDNA 不再扩增 DD-PCR 中两个样本所具有的相同片段，只扩增差异片段，并且产物易于检测，琼脂糖凝胶电泳即可。

与基因组 RDA 相比，cDNA-RDA 亦具有其独特的优势。首先，cDNA-RDA 可检测出任何导致特异表型的低量表达的基因，而基因组 RDA 仅能检测出染色体序列上所发生的变异；其二，cDNA-RNA 可检测时间信赖性的瞬时表达基因，如发育过程中的基因；其三，cDNA-RNA 可检测不同表型之间的差异表达基因，尽管这些序列在染色体水平上可能是相同的，因此，以 cDNA-RNA 研究肿瘤的突变时，我们可直接搜寻到与肿瘤相关的表达基因。

2.5 DNA 芯片与探针微列阵

所谓 DNA 芯片（DNA chips）或探针微阵列（probe microarray）技术，是指利用大规模集成电路的模式控制固相合成成千上万个寡核苷酸探针，并把它们有规律地排列在指甲大小的硅片或玻璃片上，然后，将要研究的材料如 DNA、RNA 或 cDNA 用荧光标记后在芯片上与探针杂交，再通过激光共聚焦显微镜对芯片进行扫描，并配合计算机系统对每一个探针上的荧光信号作出比较和检测，从而迅速得出所需的信息。

使用时，需将待检测 DNA 标记上专一颜色的荧光染料，如对照组用红色待检测 DNA。杂交后，用激光共聚焦显微镜与相应的计算机扫描系统对荧光信号进行扫描，检测出的荧光信号图谱输入计算机进行综合处理。

DNA 芯片在分子遗传学的研究领域中有广泛的运用，包括 DNA 测序、突变检测、基因筛选、基因诊断及几乎所有的应用核酸杂交的领域。

DNA 芯片用于肿瘤生物学更是得力的武器，它可检测肿瘤组织在表达上变化的基因。将已知的 cDNA 或其探针按前述方法在硅片或玻璃上列阵排布，再用两种荧光进行待检测组与对照组的 cDNA 或其 EST 探针的标记。两种材料一起与芯片杂交后，每一种单独表达的基因位点即会显示出单独的颜色，而两种基因组同时表达的基因位点则显示其混合色，通过颜色在亮度上的差别还可鉴定每一种基因表达的相对丰度。

DNA 芯片的应用在这一领域中显示出极大的优越性，Affymetrix 公司的一项研究表明，对每一个基因只需 20 个左右的探针即可对其表达进行准确检测，而通常一块芯片可进行 10000 个以上的基因检测。

斯坦福大学的 Brown 与 NIH 的 Trent 两个小组用通过制作在载玻片上 cDNA 探针的微列阵，用以比较肿瘤细胞与正常细胞在基因表达模式上的差别，准确地检测到了与肿瘤发生相关的下调和上调表达的基因。

在 DNA 水平上，DNA 芯片技术可进一步与前述的比较基因组杂交（CGH）等手段结合在一起，从而大大提高上述技术的效率。

除此之外，芯片技术在 DNA 研究的其他领域亦体现出其先进性与快速的特点，如肿瘤的基因诊断，目前用于乳腺癌基因 BRCA1 突变检测和对乳腺癌进行诊断的 DNA 芯片已经开发出来并已进入市场，其检测效率可达到 99% 以上。

3 显微切割技术

在分子病理学研究中，常常遇到两个比较棘手的问题，一是选取的研究材料需要在某一方面具有相同的特征，即具有一定程度的同质性，如我们想通过蛋白质印迹的方法定量研究淋巴组织中 CD4 阳性和 CD8 阳性细胞内某种信号转导分子的表达水平，那么我们首先就必需分别选取分离淋巴组织中 CD4 阳性和 CD8 阳性的同质细胞，再进行后续的蛋白提取与检测，而我们人体的各种组织绝大多数是由多种不同细胞组成的异质性的细胞群，这种选取同质性的研究材料问题在对人体组织的深入研究中常常遇到却又不易解决；二是随着研究的不断深入需要在组织细胞中分离的研究材料日趋微小，常规手段往往不易做到，如要收集分离组织内的单个细胞或细胞内的特殊组分如核仁或包涵体或染色体的某一区带等。显微切割技术（microdissection technique）可很好地解决以上问题。

显微切割技术是在显微状态或显微镜直视下通过显微操作系统对欲选取的材料（组织、细胞群、细胞、细胞内组分或染色体区带等）进行切割分离并收集用于后续研究的技术，显微切割技术实际上属于在微观领域对研究材料的分离收集技术，因此应用此技术往往是许多要深入的研究工作中起始的重要一步。

显微切割技术具有"细微"、"原位"、"同质"、"结合"的特点。由于显微切割技术是在显微状态并采用特殊的分离收集手段，显微切割的对象可达到微米级，显微切割的精度可达到纳米级。因此，利用显微切割技术可分离收集到像核仁和包涵体及染色体特异区带这样细微的对象。

显微切割技术是在组织细胞或染色体的原位取材，因此所取材料的定位清楚，所研究对象的历史背景明确。如霍奇金淋巴瘤中瘤组织成分多样，特征性的瘤细胞（R-S 细胞及其变异型）占细胞成分的 2% 左右，且呈散在性分布，若常规用组织匀浆的方式从组织中提取蛋白质或核酸，则既包含了来自瘤细胞的成分，又包含了来自淋巴细胞、浆细胞、中性粒细胞、嗜酸性粒细胞、组织细胞等多种非瘤细胞的成分，这样所提的蛋白质或核酸来自何种细胞并不清楚，而若用显微切割技术则可选择所需要的细胞，以使研究对象的历史背景明确。

显微切割技术可以保证所取材料一定层次上的同质性，如可收集 CD4 或 CD8 阳性的同质细胞。显微切割技术可与多种分子生物学、免疫学及病理学技术结合使用。

4 流式细胞技术

流式细胞技术（flow cytometer，FCM）是 20 世纪 70 年代后随着激光技术、计算机技术以及荧光化学与单克隆抗体技术的出现而发展起来的一种快速单细胞定量分析、分选的新技术。

近年来用于淋巴瘤诊断的报道越来越多，可同时检测恶性细胞的来源、细胞的分化增殖能力等多项指标，具有检测速度快、内容丰富，分析结果不受主观影响等特点。因能从 10^5 细胞中检测并分选出 1 个异常细胞，而比其他检测手段精确性更高。特别是近年将 FCM 用于针吸活检标本的检测取得了意想不到的效果[18-22]。

第 3 节　淋巴瘤的分子诊断方法

近年来的临床研究表明，大部分白血病和淋巴瘤存在某些染色体易位，易位可产生新的融合基因。这些标志可用于诊断不同类型的白血病和淋巴瘤。世界卫生组织 2000 年发布的白血病和淋巴瘤诊断标准已经将染色体易位作为最重要的指标之一。

当前白血病和淋巴瘤的治疗取得了很大进展，不幸的是，相当一部分患者最终会复发，复发的原因是许多完全缓解的患者体内仍然存在着常规方法不能检测出来的、低水平的肿瘤细胞，称为微小残留病（minimal residual disease，MRD）。目前，临床治疗的目标是使患者达到分子水平上的缓解，这就要求 MRD 检测的灵敏度能够达到 1/10 细胞，能够定量，快速、价廉、易于标准化，同时能在不同实验室重复结果。

目前，分子诊断学方法已经开始成为临床诊断的基本手段，与临床关系最为密切的方法包括多聚酶链式反应（PCR）、RT（逆转录）–PCR、荧光实时定量 PCR，序列特异性 PCR（即分析单核苷酸多态性的基因型）技术，荧光原位杂交技术（FISH），基因表达谱微阵列技术以及新近发展的蛋白质组学技术。

1 白血病和淋巴瘤分子诊断策略

在分子水平诊断白血病和淋巴瘤主要针对特定的染色体易位和易位形成的融合基因，其方法主要包括荧光原位杂交技术（FISH）、PCR、RT–PCR、实时定量 PCR。

FISH 是利用 DNA 可与其互补链接合（杂交）的原理，杂交分子探针用荧光素、生物素或地高辛标记，检测附着在显微镜玻片上的分裂中期或间期细胞的核 DNA。FISH 的灵敏度不及 PCR，主要用于初诊和复发的检测。

FISH 适用于多种临床标本，包括血液、骨髓、组织印片、体液，甚至石蜡包埋的组织标本，由于 FISH 对处于分裂中期和间期的细胞均能检测，克服了常规的细胞遗传学诊断淋巴瘤和白血病必须细胞处于分裂中期的障碍。

PCR 是检测融合基因确定染色体易位的首选方法。尽管不同类型的白血病和淋巴瘤存在多种染色体易位，可用多重 PCR（multiplexed PCR）在多个试管同时检测多种（通常包括 82 种）融合基因，国内外一些单位皆已经作为诊断常规。

染色体核型的波谱分析（spectral karytyping，SKY）是用代表全部 24 条染色体的、不同染料标记的探针同时杂交，用 Fourier 光谱仪分析光谱重叠，然后用特殊的图像分析软件分析结果。SKY 可确定以前许多难以明确的染色体易位和重排。

比较基因组杂交技术是用不同标记的肿瘤细胞 DNA 和正常细胞的 DNA 同时进行杂交。得知肿瘤基因组中 DNA 拷贝数变化，这些方法尚未成为临床应用的常规检查。

2 白血病和淋巴瘤微小残灶的检测

巢式 PCR 和荧光定时定量 PCR 均能敏感地检测白血病和淋巴瘤微小残瘤病 MRD，主要是检测其融合基因，淋巴系肿瘤没有特异性融合基因，还可检测 T 细胞受体或免疫球蛋白的

基因重排。巢式 PCR 能够检测出 10^6 个正常细胞中的一个癌细胞，荧光实时定量 PCR 在一个密闭的系统进行，不需要常规 PCR 的后续操作过程，减少了 PCR 污染的机会，因此比常规 PCR 法更优越，它用荧光探针可结合在 PCR 产物上的原理，通过检测荧光信号强度进行定量。

2.1 急性早幼粒细胞白血病（APL）

近年的全反式维甲酸与砷剂治疗 APL 使许多患者容易达到缓解，但由于形态学检查难以发现 MRD，复发一直是最大的临床难题。

一般认为白血病细胞 10^8 以下时，依赖自身免疫机制即可控制，超过 10^9~10^{10} 可能导致复发。

多数 APL 有染色体 t（15；17）易位，位于 15q22 和 17q21 的早幼粒细胞白血病（PML）基因和维甲酸受体 α（RARα）基因融合成 PML/RARα，PCR 检测 PML/RARα 即可诊断微小残留。

APL 中常见两种融合基因，一是 PML 第 6 外显子和 RARα 第 3 外显子结合形成 p6r3（L 型，约占 55%），二是 PML 第 3 外显子和 RARα 第 3 个外显子结合形成 p3r3（S 型，约占 45%）。

少数 APL 患者还存在 t（11；17）易位，形成的 PLZF/RARα 融合基因可用 PCR 法检测。

2.2 慢性粒细胞性白血病（CML）

甲磺酸伊马替尼（imatinib）治疗能使大多数诊断的 CML 达到细胞遗传学完全缓解（CCR），CCR 患者可使用实时定量 PCR 来检测是否存在 MRD。

CML 的外周血和骨髓细胞均可用于监测 t（9；22）形成的 BCR/ABL 融合基因，实时定量 PCR 在扩增靶 DNA 过程中即进行检测，可鉴定残留的 BCR/ABL 阳性细胞数量的变化趋势。

2.3 急性粒细胞白血病（AML）

t（8；21）是 AML 中最常见的染色体异常，位于 21q22 的 AML1 基因与 8q22 的 ETO 基因融合，产生 AML1–ETO。研究发现，在长期缓解的患者体内或者新生儿血中偶然可见检测到 AML1–ETO，对其是否能作为 MRD 的代表提出一些疑问。

20%~40% AML–M2 患者有 t（8；21），年龄越小发生率越高，AML–M2b 患者 t（8；21）

占90%。一项利用两种 RT-PCR 方法进行的研究，共取了 51 个患者 223 次骨髓标本，每一标本至少在两个实验室检测，发现所有长期缓解的 t（8；21）AML 患者 PCR 均阴性。巩固治疗之前，用一步法 PCR 检测结果阴性者预后较好。

2.4 滤泡性淋巴瘤（FL）

采用体外清除骨髓 B 细胞的自体骨髓移植、单克隆抗体和肿瘤疫苗的治疗改善了滤泡淋巴瘤的预后。

用 PCR 连续监测达完全缓解的 FL 患者骨髓中的 MRD 发现，部分患者确实获得了分子水平的缓解，没有达到或维持分子缓解的患者往往复发。

由于 80%~90% 的 FL 患者皆存在 t（14；18）易位，IgH/Bcl-2 是一个很好的分子标记。已经发现骨髓检测 FL 的 MRD 比外周血的灵敏度高。

2.5 急性淋巴细胞白血病（ALL）

检测 B-ALL MRD 的主要分子标志是患者有特异性的 IgH 基因重排，每个淋巴细胞克隆的 IgH 基因序列的长度各不相同。可用 PCR 扩增 IgH 基因，观察是否有单克隆基因重排来作出诊断。没有发现染色体易位的淋巴系肿瘤均可用这种技术检测 MRD。

3 基因芯片做白血病和淋巴瘤基因表达谱分析

迄今白血病和淋巴瘤是依靠形态学、免疫表型、遗传学特征、临床表现和可能起源于某种正常细胞来分型。随着人类基因组测序的完成，借助 DNA 芯片技术，现在有可能得到不同类型肿瘤的转录基因表达谱（gene expression profiling，GEP）。

GEP 研究最常用的平台是 cDNA 芯片，它的一个优点是可以有针对性地设计排列的基因，以解决某一具体问题。如有报道一种称为"淋巴芯片"（lymphochip）的 cDNA 芯片，即在芯片上集中了对淋巴细胞有生物学意义的数千种基因。

弥漫性大 B 细胞淋巴瘤（DLBCL）是第一个通过 GEP 获得的信息进一步分类的肿瘤，已经发现 DLBCL 存在两种对化疗反应不一的

类型。

寡核苷酸芯片是在硅片上原位合成或点上许多寡核苷酸探针，建立所有肿瘤通用的寡核苷酸芯片平台，可使不同类型肿瘤的数据之间的比较变得简单、方便。

4 蛋白质芯片用于白血病和淋巴瘤

细胞功能活动的最终执行者是蛋白质，虽然蛋白质是由基因组编码的，但是在基因组可能编码的所有蛋白质中，机体内只合成其中的一小部分。对基因组产生的所有蛋白质的研究称为"蛋白质组学"（proteomics），而所有被研究的蛋白质统称为"蛋白质组"（protemoe）。

事实上蛋白质技术早已用于白血病和淋巴瘤的日常诊断和治疗中，如 Bcl-2 蛋白是一抗凋亡蛋白，在 t（14；18）易位的滤泡性淋巴瘤表达水平会升高，免疫组化检测 Bcl-2 蛋白已经用于 B 细胞淋巴瘤的诊断和预后判断，弥漫性大 B 细胞淋巴瘤如检测到 Bcl-2 的表达即表明预后不良，故借助单个蛋白质就可辅助诊断、判断预后。

但是，要逐一分析白血病和淋巴瘤细胞众多的致病相关蛋白质是个耗时耗力的工作，往往分析了很多蛋白仍然错过了关键的变化，目前蛋白质组学的研究技术发展很快，已经能够像绘制基因指纹图谱一样绘制蛋白质指纹图谱，被称为蛋白芯片。

基因芯片需要将所有的靶序列皆点到载体上，必须了解点样了什么序列；蛋白质图谱分析与之不同，不需要对有关的蛋白质逐个进行分离和鉴定。

应用表面增强的激光解析电离-飞行时间技术（surface-enhanced laser desorption ionization time-of-flight，SELDI-TOF），分析时，先把从患者标本（血清、尿液、组织裂解液）采得的蛋白质样本结合到芯片上，洗去未结合的蛋白质和其他杂质，然后用激光使蛋白质解析，作为带电荷离子发射出去，检测它们的飞行时间，可计算质荷比（mass-to-charge ratios），用生物信息学软件来分析结果。

SELDI-TOF 成功地确定了患有卵巢癌和未患卵巢癌妇女的血清蛋白质图谱特征，可检测

出几乎全部卵巢癌病例，蛋白质芯片有望应用于临床诊断，包括治疗后微小残留病的监测，高危人群（如移植患者）中肿瘤的筛查，肿瘤从低度恶性向高度恶性演变的监测等。

激光捕获显微切割（laser capture microdissection，LCM）技术的发展使得蛋白质芯片技术的应用更加广泛，使用激光脉冲可把组织的某一细胞群，如淋巴滤泡细胞，分离出来做分析，细胞凋亡是免疫系统正常发育和维持所不可缺少的一个调节因素。正常免疫系统的细胞发育是一个受到严格调控的过程，大部分发育中的淋巴细胞皆被选择性地清除掉了，相反，在对外来的抗原产生反应时，处于静止期的淋巴细胞必须能够避免凋亡，快速地增殖，与细胞凋亡相关的蛋白质家族，如 Bcl-2 家族，包含促进细胞凋亡和抑制凋亡的蛋白成员，它们协同作用，共同维持免疫过程的平衡，滤泡性淋巴瘤 t（14；18）易位，引起了 Bcl-2 蛋白的过量表达，结果造成滤泡内环境调节的紊乱，蛋白质芯片有望成为白血病和淋巴瘤的诊断工具，可发现肿瘤组织中功能活跃的蛋白质，寻找生物治疗的新靶点。

第 4 节　T 细胞分子标记

T 细胞是在胸腺中成熟的淋巴细胞，故称胸腺依赖性淋巴细胞（简称 T 淋巴细胞或 T 细胞），是血液和再循环中的主要淋巴细胞。

T 细胞分布于淋巴结的副皮质区，受抗原刺激后发生相应转化，形成 T 免疫母细胞。T 细胞在转化过程中与 B 细胞不同，没有核裂细胞到无裂细胞的各种变化。

1　T 细胞抗原受体

成熟 T 细胞表面具有特异性识别抗原并与之结合的分子结构，称为 T 细胞抗原受体（T cell receptor，TCR），T 细胞受体是 T 淋巴细胞表面识别外来抗原与自身 MHC-Ⅰ 类抗原或 Ⅱ 类抗原复合物的受体；在同种异体移植中，TCR 亦可识别单独的、非己的 MHC 抗原。

目前已经证实，TCR 在细胞表面与 CD3 密切结合在一起组成 TCR/CD3 复合物，TCR 识别抗原后刺激信号是通过 CD3 分子传递的（见图

5-2）。

根据抗原结构和编码基因不同，已发现有 α、β、γ 和 δ 4 种多肽链。关于 TCR 多肽链的结构大多是从分析 TCR 多肽链 cDNA 或基因组克隆而来，编码 TCR 多肽链的基因属于免疫球蛋白基因超家族成员；成熟 TCR 肽链分子量在 40~60kDa 之间。TCR 是一种双肽链分子，按肽链编码基因不同可分为 TCRαβ 与 TCRγδ 两类。

在正常外周血中，CD4⁻CD8⁺、CD4⁺CD8⁻、CD4⁺CD8⁺ 和 CD4⁻CD8⁻ 4 种表型不同的 T 细胞分别占 T 细胞总数的 25%、70%、1% 和 4% 左右，其中前 3 种表型 TCR 类型主要为 TCRαβ，而 CD4⁻CD8⁻T 细胞主要为 TCRγδ。

1.1　TCRαβ

TCRαβ 是外周淋巴器官中大多数成熟 T 细胞（95%）的 TCR 分子，由 α 链和 β 链经二硫键连接的异二聚体分子，亦称 TCR-2，T 细胞特异性免疫应答主要是这一类 T 细胞完成（见图 5-1）。

TCRα 链为分子量 40~50kDa 的酸性糖蛋白，β 链为 40~50kDa 不带电或碱性糖蛋白。TCRα 和 β 链各由一个可变区（V 区）和一个恒定区（C 区）组成，与 Ig 的 V 区和 C 区大小相似，属于免疫球蛋白超家族成员。

TCRα、β 链的 V 区含 102~109 个氨基酸，在 V 区部分由两个半胱氨酸形成链内二硫键，组成含 50~60 个氨基酸残基的环肽，这与 IgV 区结构和功能相似，是特异性识别外来抗原的结构域。

TCRα、β 链的 C 区含 138~179 个氨基酸，每个 C 区形成由链内二硫键连接的环肽；α、β 链在连接肽（connecting peptide）形成链间二硫键。

穿膜区由 20~24 个氨基酸组成，α 链穿膜区含有带正电的 1 个赖氨酸和 1 个精氨酸残基，β 链穿膜区含有 1 个带正电的赖氨酸残基，这些带正电的氨基酸与 CD3γ、δ 和 ε 链穿膜区带负电的谷氨酸和/或天冬氨酸形成盐桥，稳定 TCR/CD3 复合物结构，并与 CD3 传递信息有关；α、β 链胞浆部分只有 5~12 个氨基酸长的尾部。

1.2　TCR γδ

TCRγ 和 δ 链各包括一个 Ig 样的 V 区和 C

区、连接肽、疏水的穿膜区以及一个短的胞浆区尾部，在连接肽区可形成链间的二硫键。

TCRγ和δ链的穿膜区各含有1个带正电的赖氨酸，此外δ链还有1个带正电的精氨酸，这些带正电的氨基酸与CD3 γ、δ和ε链穿膜区带负电的天冬氨酸或谷氨酸形成盐桥。在氨基酸水平上分析，TCRγ链与β链同源性较高，而TCRδ链与α链同源性较高（见图5-3）。

在人类TCRγδ有二硫键相连和非共价相连两种形式，而在小鼠只发现二硫键相连的TCRγδ形式。人γ链分子量为36~55kDa，δ链为40~60kDa，γ、δ链的分子量大小取决于多肽骨架的长度和糖基化的程度。

2 T细胞分化抗原

2.1 CD2

2.1.1 结构和分布

CD2分子，又称T11、绵羊红细胞受体（ER）、淋巴细胞功能相关抗原-2（LFA-2）与Leu5，是人T淋巴细胞表面的单链糖蛋白，分子量50kDa。

CD2基因定位于第1号染色体，属免疫球蛋白基因超家族，编码351个氨基酸残基，包括先导序列24个氨基酸残基，2个胞外功能区（C2）共185个氨基酸残基，有3个糖基化位点，穿膜区和胞浆部分分别为26个和116个氨基酸残基，胞浆区富含脯氨酸和碱性氨基酸，胞浆区与活化信号的传递可能有关。在DNA水平上人和小鼠CD2有51%同源性。

CD2分子分布于95%的T细胞、50%~70%胸腺细胞和大颗粒淋巴细胞（LGL/NK）。

2.1.2 功能

（1）黏附功能

CD2分子的配体是LFA-3，后者分布于多种细胞表面，CD2阳性T细胞可结合含有纯化LFA-3的脂质体。

CD2分子的功能主要是通过抗CD2 McAb对淋巴细胞功能的影响和基因转染技术来研究的。

用抗CD2McAb可抑制lectin、同种异体抗原、可溶性抗原等诱导T细胞的增殖反应，抑制T淋巴细胞IL-2合成和分泌，抑制CTL效应相杀伤功能和NK细胞的杀伤活性。

CTL与靶细胞之间的抗原非特异性黏附有多种途径，如CD2与LFA-3结合，LFA-1与ICAM-1结合；用抗CD2和抗LFA-1两种抗体，或抗LFA-1和抗LFA-3两种抗体可完全抑制抗原非特异性黏附作用，而抗CD2与抗LFA-3两种抗体只能部分抑制这种黏附作用。

CD2与LFA-3之间的黏附功能对于T淋巴细胞TCR识别外来抗原与APC细胞表面MHC抗原复合物、肿瘤抗原、病毒感染靶细胞以及同种异体抗原均有重要的辅助作用。CD48和CD59亦是CD2的配体，参与T细胞的黏附和细胞间的相互作用。

（2）T细胞旁路激活途径

Reinherz成功地制备了识别CD2 3个不同表位的McAbs：

1）T111与LFA-3（CD58）的结合有关，由于绵羊红细胞SRBC表达CD58的同源物，T111可与SRBC结合形成E花环，抗T111McAb可抑制E花环形成；

2）T112与CD58结合无关，抗T112McAb可诱导T113表位出现；

3）T113是活化T细胞表达的表位（已命名为CD2R），在诱导T113表位出现的过程中，加入蛋白质合成抑制剂T113仍能表达，表明T113出现并非是一种新合成的蛋白质，而是由于活化后构型变化暴露出来的表位。同时加入抗T112和T113McAbs可活化T淋巴细胞，促进MHCⅡ类抗原和IL-2受体的表达，并在IL-2存在条件下，活化的T细胞继续增殖，称为T细胞旁路激活途径。T113McAb与表达IL-3的SRBC同T细胞一起孵育，亦能刺激T细胞增殖。

CD3阴性的胸腺细胞和NK细胞可因CD2而活化，此外，CD2可能与其他膜分子如CD44、CD45的功能有关。

CD2阳性胸腺细胞可与LFA-3阳性的胸腺上皮细胞结合，在胸腺微环境的调节下，可能为早期胸腺细胞的活化提供信号，并与胸腺细胞的增殖和分化有关。

2.2 CD3

CD3（T3、Leu4）分子分布于成熟T淋巴细胞表面，至少由γ、δ、ε、ζ、η5种多肽链组成，与T细胞抗原受体非共价连接（图5-

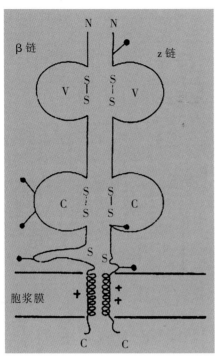

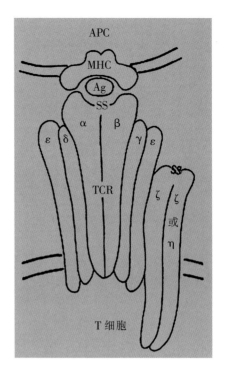

图 5-1 TCRαβ 异源双体模式图　　　　　　　　图 5-2 TCR/CD3 结构模式图

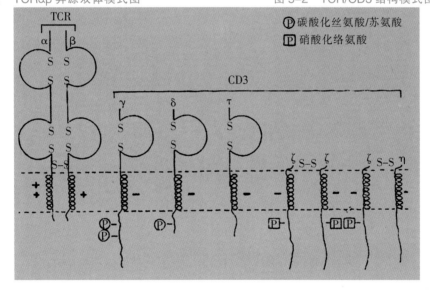

图 5-3　TCR/CD3 复合物模式图

2）。CD3 单克隆抗体可诱导 CD3 多肽和 TCR 共帽形成（co-capping），并诱导 T 淋巴细胞活化。TCR 识别外来抗原与自身 MHC 分子形成的复合物，CD3 对于信号的转导具有重要作用。

　　T 细胞在胸腺发育过程中，CD3γ、δ 和 ε 基因的表达要早于 TCRα、β 链基因的表达。CD3γ、δ 和 ε 基因产物通过翻译后的修饰形成核心结构，在内质网处，此核心结构与 TCRαβ 异源双体形成复合物后转移到高尔基体，进行 N 连接的糖基化。ζ-ζ 同源双体与 TCRαβ/

CD3γδεε 结合后组成一个完整的复合物 TCRαβ/CD3γδεεζζ（少数分子为 TCRαβ/CD3γδ εε ζ η）。

　　研究发现，一个分子量为 28kDa 的 ω 链或 T 细胞受体相关蛋白（T cell receptor associated protein，TRAP）可能具有控制 TCR/CD3 复合物在内质网中装配和转移的功能，ω 链不表达于细胞膜表面。

2.2.1　CD3γ、δ 和 ε 链

　　CD3γ、δ 和 ε 链基因有高度的同源性，在

人类位于第 11 号染色体、小鼠 9 号染色体，这 3 种链的基因可能从一个祖先基因通过基因复制而来。

CD3γ、δ 和 ε 链在细胞膜外皆有一个 Ig 样结构域（C2），皆属于免疫球蛋白超家族，但不存在多态性或可变性，因此不直接参与特异性识别抗原。

γ、δ 和 ε 链的穿膜部分含有带负电谷氨酸和/或天冬氨酸残基，这与 TCRα、δ 链穿膜区中带正电赖氨酸、精氨酸以及 β、γ 链穿膜区中的赖氨酸相互作用有重要作用。

γ、δ 和 ε 链胞浆部分含 44~81 个氨基酸残基，提供了把信息转导到细胞内的条件。

γ 链分子量为 25~28kDa，有 2 个糖基化点，氨基端 89 个氨基酸残基为亲水性，组成胞膜外区，穿膜区含 27 个氨基酸残基，胞浆内区 44 个氨基酸残基，胞浆内 113 位丝氨酸残基可能是磷酸化位点。

δ 链分子量为 20kDa，含有 2 个糖基化点，胞浆内 126 位丝氨酸可能是磷酸化位点。CD3δ 链抗体能非特异性地活化 T 细胞，促进 T 细胞有丝分裂。

ε 链分子量为 20kDa 包括氨基端 104 个亲水氨基酸的胞膜外区，穿膜区 26 个氨基酸残基，胞浆内区 81 个氨基酸残基。目前所制备的单克隆抗体中大部分是针对 CD3ε 链。

2.2.2 CD3ζ 和 η

ζ（zeta）和 η（eta）链结构相似，而与 CD3γ、δ 和 ε 链无同源性。ζ 和 η 链分子量分别为 16kDa 和 21kDa，它们的胞膜外以及穿膜区的结构相似，但胞浆区不同。胞膜外区很短，只有 9 个氨基酸残基，含有半胱氨酸，ζζ 之间或 ζη 之间形成二硫键。ζ 和 η 链穿膜部分各有一个带负电的天冬氨酸。ζ 和 η 链胞浆内区分别有 113 个和 155 个氨基酸残基，具有多个酪氨酸磷酸化的位点。最近研究证实，CD3ζ 链可能与 NK 细胞上 Fcγ 受体相连。此外，ζ 链与 FcεRiγ 亚单位有很高的同源性。

CD3γ、δ 和 ε 链是单链，而 ζ 则以 ζ-ζ 同源双体存在于 80%~90%T 细胞中，有 10%~20%T 细胞则以 ζ-η 异源双体存在。因此最常见的 TCR/CD3 复合物的组成形式是 TCRαβ/CD3γδ εε ζζ。

在体外，抗 CD3McAb 可促进 T 细胞表达 IL-2R，产生 IL-2、TNF-α、TNE-β、IFN-γ 和 IL-4 等多种细胞因子，诱导非 MHC 限制的细胞毒作用，增强 T 细胞、LAK 和 NK 细胞的杀伤肿瘤作用。

2.3　CD4

CD4 和 CD8 分子分别与 MHC-Ⅱ类和 MHC-Ⅰ类抗原结合，不仅可增强 T 淋巴细胞与 APC 或靶细胞结合的程度，而且与刺激信号的传递有关（见图 5-4）。

CD4 阳性细胞是 MHC-Ⅱ类抗原限制的细胞群，CD8 阳性细胞是 MHC-Ⅰ类抗原限制的细胞群。

2.3.1　结构与分布

CD4 为细胞膜表面单链糖蛋白，人 CD4 分子由 458 个氨基酸残基组成，包括信号肽 23 个氨基酸残基，胞膜外区 374 个氨基酸残基，含 2 个糖基化点，穿膜区 21 个氨基酸残基，胞浆内区含有 40 个氨基酸残基；胞膜外区具有 4 个 IgV 样结构域，属免疫球蛋白超家族成员。

第一个 V 样区与 Igκ 链的 V 区有很高同源性，有 3 个互补决定区（complementarity-determining region，CDR）；其余 3 个 V 样区功能区与 Poly IgR 的同源性最接近，其中第 2 和 4 个 V 样区中两个半胱氨酸的距离分别为 28 和 42 个氨基酸残基，第 3 个 V 样区无二硫键。CD4 跨膜区与 MHCⅡ类分子 β 链的跨膜区高度同源。

编码人 CD4 基因位于第 2 号染色体，小鼠第 6 号染色体，小鼠 CD4 分子的分子量为 55kDa，由 457 个氨基酸残基组成，信号肽有 22 个氨基酸残基，N 端功能区 110 个，胞膜外还有一个长序列（long sequence）的区域，含 262 个氨基酸残基，有 4 个糖基化点，穿膜区 25 个氨基酸残基，胞浆内区含 38 个氨基酸残基。

人和小鼠 CD4 分子约有 55% 序列相同，尤以胞浆内区为显。在胞浆部位有 3 个丝氨酸残基，可能作为 PKC 磷酸化的底物。CD4 胞浆部分功能区高度的保守性表明这一区域的功能是重要的。

CD4 分布于部分 T 淋巴细胞和胸腺细胞表面，亦发现于某些 B 淋巴细胞、EBV 转化细胞和 B 细胞、单核吞噬细胞和脑细胞。在人类，OKT4 和 Leu3McAb 可检测出 CD4 抗原。小鼠 L3T4 是人 OKT4 的类同物（见图 5-4）。

2.3.2 功能

在成熟的胸腺细胞、外周血和周围淋巴器官中，CD4 阳性细胞一般为辅助性 T 淋巴细胞诱导细胞/抑制性 T 淋巴细胞诱导细胞（helper inducer/suppressor inducer）。

CD4 作为细胞与细胞之间的黏附分子，第 1、第 2 功能区与 MHC-Ⅱ类分子的非多肽部分结合，以稳定 MHC-Ⅱ类分子限制的 T 细胞与带有 MHC-Ⅱ类分子与抗原复合物的 APC 细胞相互作用。

CD4 分子胞浆区与蛋白酪氨酸激酶 p56 lck 相连，对 T 细胞信号转导起重要作用。CD4 分子胞膜外第 1 个结构区域是 HIV 外壳蛋白 gp120 的识别部位，其中 CDR2 与 gp120 结合的亲和力最高，CDR3 可能与 HIV 感染靶细胞膜融合有关。

2.4 CD8

2.4.1 结构与分布

CD8 分子是由 α、β 两条多肽链组成的穿膜糖蛋白，α 链分子量 34kDa，相当于小鼠的 Lyt-2；β 链 30kDa，相当于小鼠的 Lyt-3（见图 5-5）。

每条链各包括 1 个 Ig V 样结构域、连接肽、穿膜区和胞浆区。α 和 β 链在连接肽处有二硫键相连。

部分 CD8 分子是由同源 α 链双体（α/α）组成，如在 CD8 阳性的 TCRγδT 细胞表面。有报道，胸腺细胞上的 CD8 可能为四聚体。

CD8α 和 β 链 Ig V 样区约含 110 个氨基酸残基，与 Igκ、λ 轻链的 V 区有 30%~35% 同源性，与 TCRVα 和 Vβ 有 24% 同源性。

编码 CD8α、β 链的基因属 Ig 基因超家族成员，与编码 Igκ 链基因密切连锁，定位于第 2 号染色体，表达前不需要重排。编码小鼠 Lyt-2 和 Lyt-3 基因定位于第 6 号染色体，各有两个等位基因 Ly2a、Ly2b 和 Ly3a、Ly3b，分别编码 Lyt-2.1、Lyt-2.2 和 Lyt-3.1 和 Lyt-3.2。

CD8 分子分布于部分 T 淋巴细胞和胸腺细胞，在异基因骨髓移植患者中可出现 TCRγδ CD8α/α 表型的 T 细胞；NK 细胞表面的 CD8 分子为 α/α 二聚体。

通过细胞分泌或/和胞膜外分子脱落的机制发现，在血清中存在着可溶性 CD8 分子（sCD8）。白血病、霍奇金淋巴瘤、艾滋病、急性传染性单核细胞增多症、再生障碍性贫血、同种异体移植、类风湿性关节炎和全身性红斑狼疮等患者血清中 sCD8 水平增高，其升高的水平与疾病的严重程度、病情变化、治疗反应以及预后有较密切的关系。

2.4.2 功能

MHC-Ⅰ类抗原是 CD8 分子的配体，CD8 分子与 MHC-Ⅰ类分子结合可以稳定 MHC-Ⅰ类分子限制的 T 细胞（主要是 CTL）与带有

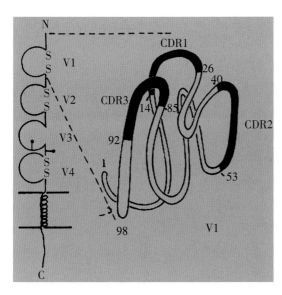

图 5-4 CD4 分子结构模式图

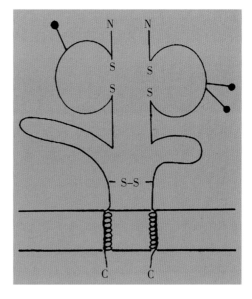

图 5-5 CD8 分子结构模式图

MHC-Ⅰ类分子与抗原复合物的靶细胞结合；CD8 阳性细胞为抑制性 T 淋巴细胞/杀伤性 T 淋巴细胞（suppressor T lymphocyte/cytotoxic T lymphocyte，Ts/Tc）。T8、Leu2 McAb 识别 CD8α 链，可封闭 Tc 的活性。

目前发现，CD8 亦与蛋白酪氨酸激酶 p56lck 相关，在 T 细胞增殖和分化的信号转导中起重要作用。

2.5 CD28

1980 年，Hara 等首先用单克隆抗体发现了 CD28。CD28 由两条 44kDa 多肽借二硫键组成同源二聚体，分子量为 90kDa。

成熟的人 CD28 分子单肽链有 202 个氨基酸，基中胞膜外区有 134 个氨基酸，属免疫球蛋白超家族成员，有一个 IgV 样区。人与小鼠 CD28 分子的同源性为 68%，CD28 与 CTLA-4 分子有高度同源，后者主要表达于活化的 CTL 细胞表面。

在外周血淋巴细胞中，CD28+细胞占 54%~86%，其中 90%CD4+T 细胞和 50%CD8+T 细胞表达 CD28。CD28 在 CD28+T 细胞中表达与功能有一定的关系，CD8+CD28+T 细胞表现出 MHC 限制的细胞毒功能，而 CD8+CD28-细胞可抑制抗体产生以及同种异体抗原所诱导的细胞增殖效应。此外，浆细胞瘤及部分活化 B 细胞亦可表达 CD28。

CD28 的天然配体是 B 细胞活化抗原 B7/BB1（CD80），CD28 与 CD80 的结合是 T-B 细胞相互协作的主要方式，并刺激 B 细胞活化（见图 5-6）。

2.6 CD58

2.6.1 结构与分布

淋巴细胞功能相关抗原-3（lymphocyte function associated antigen-3，LFA-3，CD58）是细胞表面糖蛋白，分子量 55~70kDa，属免疫球蛋白超家族成员，与 CD2 分子高度同源，胞膜外区有 2 个 Ig 超家族 C2 样区。

CD2 和 CD58 基因均定位于 1 号染色体，并密切连锁，可能是从同一个基因复制而来，CD2 和 CD58 的结合是属于嗜同种的相互作用（homophilic interaction）。

LFA-3 分子分布于 T 细胞、B 细胞、单核细胞、上皮细胞、内皮细胞、结缔组织、纤维母细胞、中性粒细胞和血小板表面。

2.6.2 功能

LFA-3 分子的功能主要是通过应用相应的 McAb 而得知，抗 LFA-3 抗体可抑制 CTL 的活性，可能与抑制 CTL 与靶细胞之间的黏附有关；抑制 lectin、同种异体抗原诱导的 T 细胞增殖反应。

在 EB 病毒感染的 Burkitt's 淋巴瘤细胞株中，发现有的肿瘤细胞由于缺乏 LFA-3 的表达而抵抗 CTL 的杀伤作用，提示 LFA-3 缺损的肿瘤细胞可能与逃逸机体的免疫监视有关。

LFA-3 以两种形式存在于细胞膜表面，一是穿膜形式，胞膜外区、穿膜区和胞浆区分别为 188、23 和 12 个氨基酸；二是 GPI "锚"形式，如 EBV 转化的 JYB 细胞系细胞表面 LFA-3 分子具有穿膜和 GPI "锚"两种形式。

糖基磷脂酰肌醇（glycosylphosphatidylinsitol，GPI）是质膜的组成成分，GPI 骨架上的乙醇胺通过酰胺键固定于蛋白质的羧基端，成为蛋白质定位于细胞膜上的锚，这种结合到 GPI 的蛋白质即称为 GPI 锚蛋白。

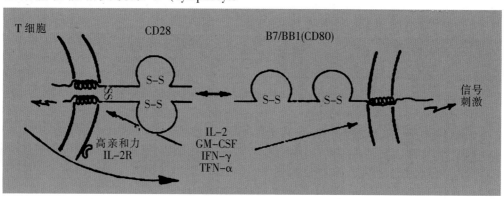

图 5-6　CD28 与 CD80 分子相互作用示意图

第 5 节　B 细胞分子标记

1　B细胞分化

鸟类的法氏囊是 B 细胞分化的场所。哺乳类动物在胚胎早期，B 细胞分化的最早部位是卵黄囊，此后在脾和骨髓，出生后则在骨髓内分化成熟。

B 细胞分化过程可分为两个阶段，即抗原非依赖期和抗原依赖期。在抗原非依赖期，B 细胞分化与抗原刺激无关，主要在中枢免疫器官内进行；而抗原依赖期是指成熟 B 细胞受抗原刺激后，可继续分化为合成和分泌抗体的浆细胞阶段，主要在周围免疫器官内进行。

B 细胞与其他血细胞一样，亦是由骨髓内多能干细胞分化而来。早期 B 细胞的增殖与分化，其发生是与骨髓造血微环境（hemopoietic inductive microenviroment，HIM）密切相关。

HIM 是由造血细胞以外的基质细胞（stroma cell）及其分泌的细胞因子和细胞外基质（extracellular matrix，ECM）组成。基质细胞可包括巨噬细胞、血管内皮细胞、纤维母细胞、前脂肪细胞、脂肪细胞等，由间质细胞分泌的纤粘连蛋白、胶原蛋白及层粘连蛋白等形成细胞外基质，此外还可合成和分泌众多的细胞因子。

HIM 的作用主要是通过细胞因子调节造血细胞的增殖与分化，通过黏附分子可使造血细胞与间质细胞相互直接接触，有利于造血细胞的定位和成熟细胞的迁出。

成熟 B 细胞释放至周围淋巴组织，构成 B 细胞库，在此阶段经抗原刺激后，可继续分化为合成和分泌抗体的浆细胞，即抗原依赖的分化阶段。B 细胞在骨髓内分化各阶段的主要变化为免疫球蛋白基因的重排和膜表面标志的表达。B 细胞在发育分化过程中，同样亦经历选择作用，以除去非功能性基因重排 B 细胞和自身反应性 B 细胞，形成周围成熟的 B 细胞库。

1.1　祖B细胞（pro-B）

这种发育早期的 B 细胞，发生在人胚胎约第 9 周开始，小鼠约第 14 天开始。尚未表达 B 细胞系的特异表面标志，亦未发生 Ig 基因重排，仍处于胚系基因（germline）阶段。但祖 B 细胞的晚期可出现 B 系特异标志，Thy-1、TdT、B200、mb-1 等分子。

1.2　前B细胞（pre-B）

前 B 细胞是从骨髓中淋巴干细胞分化而来，只存在于骨髓和胎肝等造血组织。前 B 细胞胞浆中可检测到 IgM 的重链 μ 链，但无轻链，亦无膜表面 Ig 的表达，因此缺乏对抗原的反应能力。

末端脱氧核苷酸转移酶（terminal deoxynucleotidyl transferase，TdT）以及共同型急性淋巴母细胞白血病抗原（common acute lymphoblastic leukaemia antigen，CALLA）即 CD10 可表达在前 B 细胞，进入非成熟 B 细胞后这两种标志即消失。因此，TdT 和 CD10 对于区分前 B 细胞与 B 细胞其他发育阶段非常有用。CD19、CD20 和 MHCⅡ类抗原在此阶段开始表达。前 B 细胞对抗原无应答能力。

1.3　不成熟B细胞（immature B cell）

此阶段发生 L 链基因重排，故可组成完整的 IgM 分子，并表达于膜表面（IgM），可称为 Bμ 细胞。此种细胞如与抗原结合，易使膜受体交联，产生负信号，使 B 细胞处于受抑状态，不能继续分化为成熟 B 细胞。这种作用可能是使自身反应 B 细胞克隆发生流产，是形成 B 细胞自身免疫耐受的机制之一。不成熟 B 细胞开始丧失 TdT 和 CD10，但可表达 CD22、CD21 及 FcR。同时 CD19、CD20 以及 MHCⅡ类分子表达量增加。

1.4　成熟B细胞（matrue B cell）

随着 B 细胞的进一步分化，可发育为成熟 B 细胞，并离开骨髓进入周围免疫器官。此时膜表面可同时表达 sIgM 和 sIgD，但其 V 区相同，而 C 区不同，故其识别抗原特异性是相同的。

成熟 B 细胞可发生一系列膜分子变化，可表达其他多种膜标志分子，如丝裂原受体、补体受体、Fc 受体、细胞因子受体，病毒受体以及一些其他分化抗原等。sIgD 的表达防止了 B 细胞与抗原结合后所引起的免疫耐受。

1.5　活化B细胞（activated B cell）

成熟 B 细胞被相应抗原或多克隆刺激剂刺激后成为活化 B 细胞，发生增殖和分化，在此过程中，膜结合 Ig 水平逐渐降低，而分泌型 Ig 逐渐增加，并可发生免疫球蛋白基因重链类别的转换。

活化 B 细胞中的一部分可分化为小淋巴细胞，停止增殖和分化，并可存活数月至数年，当再次与同一抗原接触时，很快发生活化和分化，产生抗体的潜伏期短，抗体水平高，维持时间长，这种 B 细胞称为记忆 B 细胞（memory B cell）。

1.6 浆细胞（plasma cell，PC）

又称抗体分泌细胞（antibody secreting cell）。成熟 B 细胞可在周围淋巴器官接受抗原刺激，在 Th 细胞及抗原递呈细胞的协助下，及其产生的细胞因子作用下可使 B 细胞活化，增殖并分化为合成和分泌抗体的浆细胞。此阶段 B 细胞可逐渐丢失一些膜分子，如 CD19 和 CD22 等；并可发生 Ig 的类别转换，从产生 IgM 转换为产生 IgG、IgA 或 IgE 的 B 细胞。

当成熟 B 细胞分化为浆细胞时，B 细胞表面的部分标志消失，并出现一些新的浆细胞特有标志，如浆细胞抗原-1（plasma cell antigen-1，PCA-1）等分子。一种浆细胞只能产生一种类别的 Ig 分子，并且丧失产生其他类别的能力。

浆细胞寿命常较短，其生存期仅数日，随后即死亡。

2 B细胞抗原受体

B 细胞抗原受体（B-cell receptor，BCR）复合物至少由 4 种不同的多肽链组成，抗原结合部位是由重链和轻链构成的膜表面 Ig 的四链结构；此外，在 BCR 中还含有 Igα 和 Igβ 两种多肽链，分别命名为 CD79a 和 CD79b。

在人类 B 细胞中，与 mIgM 相关的 Igα 和 Igβ 分别为 47kDa 和 37kDa 糖蛋白，属于免疫球蛋白超家族成员，编码 Igα 和 Igβ 的基因分别称为 mb-1 和 B29。

Igα 和 Igβ 胞膜外区氨基端处均有一个 Ig 样结构域。Igα 和 Igβ 均可作为蛋白酪氨酸激酶的底物，可能与 BCR 信号转导有关，因 mIgM 和 mIgD 胞浆区只有 3 个氨基酸（KVK），不可能单独把胞膜外的刺激信号传递到细胞内。

Igα 和 Igβ 胞浆部尾部有 6 个保守的氨基酸残基，可能以磷酸化形式与胞浆中不同酶中存在的 SH2（src-homology 2）结构域结合。

3 B细胞分化抗原

3.1 CD19

CD19 是一种属于 Ig 超家族成员、分子量为 95kDa 的穿膜糖蛋白，分布于 B 细胞表面，其相应的生理性配体尚不清楚。

CD19 与 B 细胞活化和信号的转导有关，CD19 单克隆抗体可诱导胞浆内多种底物迅速发生磷酸化，CD19 胞浆区可被一种丝氨酸激酶催化而发生磷酸化，CD19 胞浆区与 src 激酶家族 Lyn 稳定地结合。

3.2 CD21

CD21 又称 2 型补体受体（complement receptor type 2，CR2）、EB 病毒受体，是补体激活调节剂家族的一员。

B 细胞膜表面具有 CR1 和 CR2。CR1（CD35）可与补体 C3b 和 C4b 结合，从而促进 B 细胞的活化。CR2（CD21）的配体是 C3d，C3d 与 B 细胞表面 CR2 结合亦可调节 B 细胞的生长和分化。

CR2（CD21）亦是 EB 病毒受体，这与 EB 病毒选择性感染 B 细胞有关。在体外用 EB 病毒感染 B 细胞，可使 B 细胞永生化（Immortalized）而建成 B 细胞母细胞样细胞株，在人单克隆抗体技术和免疫学中有重要应用价值。在体内，EB 病毒感染与传染性单核细胞增多症、Burkitt's 淋巴瘤以及鼻咽癌等的发病有关。

补体激活调节剂（regulators of complement activation，RCA）家族包括 2 个血浆蛋白 H 因子和 C4bp 以及 4 个膜蛋白（CR1、CR2、DAF 和 MCP）。RCA 的特点是含有 60~70 个氨基酸组成的短同源重复顺序（short consensus repeat，SCR），结合补体活化裂解片段 C3b 和 C4b；基因定位于染色体 1q32 处，其基因以 MCP-CR1-CR2-DAF-C4bp 形式相连锁。

3.2.1 结构与分布

CD21 为分子量 140kDa 的单链糖蛋白，N 端在细胞外，胞膜外区 1005 个氨基酸，疏水跨膜区 28 个氨基酸，富含碱性氨基酸，胞浆区 34 个氨基酸。胞膜外区组成 15 个 SCR，每个 SCR 含有 60~70 个氨基酸，有一个含 4 个 Cys

的骨架结构，C1-C4、C2-C3 间形成两个二硫键，构成一个 SCR 球状结构，SCR1-2 与 C3dg 包裹的颗粒和 EBV 结合有关，胞膜外区有 10 个（或 12 个）N-糖键。胞浆区有 10 个可能磷酸化位点。

CD21 主要分布在成熟的 B 细胞、淋巴滤泡内树突状细胞、部分 T 细胞，此外，口咽、鼻咽以及宫颈上皮细胞表达与 CD21 相关的 145kDa 分子。

3.2.2 功能

（1）促进 B 细胞增殖

外周血 B 细胞被某些刺激物刺激后，CD21 介导增殖信号促进 B 细胞进入细胞周期。单独 CD21 交联并不引起 B 细胞的增殖，在 T 细胞或 T 细胞源性低分子量 B 细胞生长因子（LMW-BCGF）存在下，或抗 μ 链抗体激活 B 细胞增殖时，CD21 交联具有强烈的促进作用；聚合的 C3dg、UV-EBV、CD21 单抗可加强 TPA 刺激的 B 细胞增殖；在 LMW-BCGF 存在下，CD21 单抗可刺激 B 细胞增殖；C3dg 包裹的颗粒可引起 LPS 激活的小鼠 B 细胞连续增殖。

研究发现，CD23 是 CD21 一个新的配体。sCD23 在体外促进 IgE 生成，并有 BCGF 样作用，CD23 分子能与 CD21 结合，推测 CD21 就是生长因子 BCGF 的受体。

（2）CD21 介导 EBV 转化 B 细胞

EBV 与 CD21（CR2）结合后激活磷脂酶 C，水解磷脂酰肌醇，胞浆内 Ca²⁺二酰基甘油水平增加，并活化钙调蛋白和 PKC。转化性 EBV（如 B95-8）感染 B 细胞后，编码反式激活蛋白（transactivator）EBNA2、LMP 激活 CD21 和 CD23 基因，导致 B 细胞持续高水平表达 CD21 和 CD23，CD23 脱落后形成 sCD23，后者是自分泌的 BCGF，与 CD21 结合并活化 CD21 分子的酪氨酸蛋白激酶，不断激活 PKC，从而导致 B 细胞的转化和增殖。

（3）CD21 参与免疫记忆

病原微生物或蛋白质抗原上覆盖有 C3dg 时，可与淋巴滤泡内树突状细胞表面 CD21 结合，在诱导免疫记忆过程中起重要作用。

（4）参与补体的活化

CD21 参与补体替代途径的启动以及 C3b

的固定，且在 C3bi 裂解为 C3dg 过程中作为丝氨酸蛋白酶 I 因子的辅因子。

3.3 主要组织相容性复合体抗原（MHC）

B 细胞不仅表达 MHC I 类抗原，而且表达较高的 MHC II 类抗原。除了浆细胞外，从前 B 细胞至活化 B 细胞均表达 MHC II 类抗原。B 细胞表面的 MHC II 类抗原在 B 细胞与 T 细胞相互协作时起重要作用，此外，还参与 B 细胞作为辅佐细胞的抗原提呈作用。

3.4 膜表面免疫球蛋白

膜表面免疫球蛋白（surface membrane immunoglobulin，smIg）是 B 细胞特异性识别抗原的受体，亦是 B 细胞重要的特征性标志。

不成熟 B 细胞表达 mIgM，成熟 B 细胞又表达了 mIgD，即同时表达 mIgM 和 mIgD，有的成熟 B 细胞表面还有 mIgG、mIgA 或 mIgE。在 B 细胞分化过程中，前 B 细胞的胞浆中可有 IgM 的重链 μ 链，但无 mIgM；当发育为不成熟 B 细胞时，胞浆中 μ 链消失，胞膜上开始表达 mIgM。在单个 B 细胞表面所有 Ig 的可变区皆由相同的 VH 和 VL 基因所编码，因此它们的独特型和结合抗原的特异性是相同的。抗原刺激后的 B 细胞 mIgD 很快消失，记忆 B 细胞表面不存在 mIgD。除作为 B 细胞受体（B-cell receptor，BCR）的 mIgM 外，还有 Igα 和 Igβ 两种多肽链，分别命名为 CD79a 和 CD79b，共同与 mIg 形成 BCR 复合物。

3.5 有丝分裂原受体

美洲商陆丝分裂原（poke weed mitogen，PWM）对 T 细胞和 B 细胞均有致有丝分裂作用。在小鼠，脂多糖（lipo poly saccharide，LPS）是常用的致有丝分裂原。此外金黄色葡萄球菌 Cowan i 株（Staphy lococcusaureus strain Cowan，ISAC）因含有金黄色葡萄球菌 A 蛋白（staphy lococcal protein，ASPA），可通过与 mIg 结合，刺激人 B 细胞的增殖。此外，大豆凝集素（soy bean agglutinin，SBA）可凝集 B 细胞。

3.6 细胞因子受体

多种细胞因子调节 B 细胞的活化、增殖和分化是通过与 B 细胞表面相应的细胞因子受体结合而发挥调节作用的。B 细胞的细胞因子受体主要有 IL-1R、IL-2R、IL-4R、IL-5R、IL-

6R、IL-7R、IL-11R、IL-12R、IL-13R、IL-14R、IL-γR、IL-αR 和 TGF-βR 等。

3.7 CD80（B7/BB1）

CD80cDNA 已克隆成功，成熟的 CD80 分子由 262 个氨基酸组成，胞膜外区 216 个氨基酸，穿膜区 27 个氨基酸，胞浆区 19 个氨基酸。

B7 和 BB1 分子量分别为 44kDa 和 46kDa，其分子量的差异是由同一核心多肽糖基化程度不同所造成。

CD80 属免疫球蛋白超家族成员，是 B 细胞活化抗原，IFN-γ 活化的单核细胞亦表达 CD80。

CD28 是 CD80 的配体，CD28 与 CD80 的结合可同时引起 T 细胞和 B 细胞的活化，在 T、B 细胞协作中发挥重要作用。

4 免疫球蛋白Fc段受体

4.1 FcγR（CD64、CD32、CD16）

4.1.1 结构和分布

FcγR 可分为 FcγRⅠ、FcγRⅡ和 FcγRⅢ三类，它们的结构和分布有所不同（见图 5-7）。

（1）FcγRI（CD64）

FcγRI（CD64）为 70kDa 穿膜糖蛋白，属 Ig 超家族成员，胞膜外区有 3 个 C2 结构，基因染色体定位于 1q23~24；识别 CD64 的代表性 McAb 有 McAb22、McAb32.2、197 和 10.1 等。

FcγRI 是高亲和力受体，主要与人的单体 IgG1、IgG3 以及小鼠 IgG2a 和 IgG3 结合；与人 IgG4 结合的亲和力明确降低，与 IgG2 则无结合能力。

FcγRI 主要分布于单核细胞、巨噬细胞、中性粒细胞等，但表达水平各不相同。

（2）FcγRⅡ（CD32）

FcγRⅡ（CD32）为 40kDa 穿膜糖蛋白，属于 Ig 超家族成员，胞膜外区有 2 个 C2 结构，基因染色体定位于 1q23~24；识别 CD32 的代表性 McAb 有 CIkM5、Ⅳ·3、KuFc79 和 41H16 等。

FcγRⅡ 与单体人 IgG1、IgG3、IgG4 结合为低亲和力。FcγRⅡ表达于除红细胞外的其他血细胞。根据 DNA 序列和功能不同，FcγRⅡ 可分为 3 种形式，不同形式 FcγRⅡ 的差别主要在于胞浆区的结构不同。

（3）FcγRⅢ（CD16）

FcγRⅢ（CD16）为 50~70kDa 糖蛋白，属 Ig 超家族成员，有 2 个 C2 结构，基因染色体位于 1q23~24。

识别 CD16 代表性的 McAb 有 HUNK2、Leu11、3G8、Gran1 和 B73.1 等，FcγRⅢ 结合人 IgG、IgG3，为低亲和力受体。

FcγRⅢ 有 FcγRⅢA 和 FcγRⅢB 两种异型，FcγRⅢA，穿膜结构，主要分布于巨噬细胞、NK 细胞和嗜酸性粒细胞，巨噬细胞表达高水平 FcγRⅢA，而单核细胞表达水平较低；FcγR-ⅢA 与二硫键连接的 CD3ζ 或 FcεRγ 链双体相关，巨噬细胞上 FcγRⅢA 与 CD3 复合体 γ 链相关，NK/LGL 上 FcγRⅢA 则与 ζ 链相关。TGF-β 促进培养的单核细胞表达 FcγRⅢ

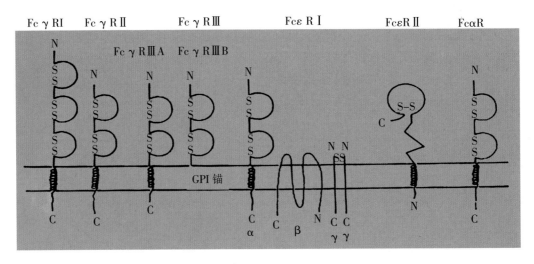

图 5-7 FcγR、FcαR 和 FcεR 结构示意图

A。FcγRⅢB，通过 GPI "锚" 在中性粒细胞表面，每个人中性粒细胞表达 10 万~20 万血液中可溶性的 FcγRⅢ主要来自这种形式，中性粒细胞激活剂短时间处理后可明显降低 FcγRⅢB 的表达水平，可能与通过激活内源性蛋白酶切除 GPI 连接分子有关。

4.1.2 功能

FcγR 的功能主要是通过髓样细胞和 NK 细胞来发挥的。

（1）单核–巨噬细胞

FcγRⅠ、Ⅱ和Ⅲ均可介导人单核细胞 AD-CC 来杀伤肿瘤等靶细胞，这种 ADCC 效应为 Mg^{2+} 依赖，并需 LFA–1 等黏附分子参与。IFN–γ 可促进单核细胞 FcγRI 介导的杀伤作用。单核–吞噬细胞可通过 FcγRⅠ、Ⅱ、Ⅲ发挥调理吞噬和清除免疫复合物的作用。

（2）中性粒细胞

新鲜分离的中性粒细胞不能通过 FcγR 溶解靶细胞，但在 IFN–γ 刺激下可通过 FcγRⅠ和 FcγRⅡ介导杀伤作用，对于 FcγRⅠ，IFN–γ 主要是诱导其表达水平升高，而对 FcγRⅡ表达水平并未见改变，可能是通过对杀伤机理的调节。

GM–CSF 亦能通过 FcγRⅡ明确增加中性粒细胞的杀伤水平。

GPI 连接的 FcγRⅢB 并不能介导中性粒细胞杀伤肿瘤的作用，活化中性粒细胞通过 FcγRⅠ、Ⅱ发挥调理吞噬和清除免疫复合物的作用。

（3）嗜酸性粒细胞

未被激活的嗜酸性粒细胞没有杀伤作用，GM–CSF、TNF 和 IL–5 等是嗜酸性粒细胞发挥 ADCC 效应的有效激活剂，在杀伤寄生虫和抗肿瘤中有重要作用。

GM–CSF 对嗜酸性粒细胞的激活作用主要是通过 FcγRⅡ介导的。

（4）NK 细胞

通过 FcγRⅢA 介导 ADCC 杀伤肿瘤细胞等靶细胞，IL–2 和 IFN–γ 可明显提高 NK 细胞的杀伤活性，但并不明显改变 FcγRⅢA 的表达水平。

4.2 FcαR（CD89）

FcαR（CD89）为分子量 60kDa 穿膜糖蛋白，胞膜外区 206 个氨基酸，穿膜区 19 个氨基酸，胞浆区为 41 个氨基酸，属 Ig 超家族成员，胞膜外有 2 个 C2 结构域；为中亲和力受体；主要表达于单核细胞、巨噬细胞、中性粒细胞等，介导吞噬、ADCC 以及炎症介质的释放。

中性粒细胞表面 FcαR 可结合血清型和分泌型 IgA1 和 IgA2，热或化学物质凝集的 IgA 可刺激中性粒细胞脱颗粒。

4.3 FcεR

4.3.1 结构与分布

FcεR 可分为 FcεRⅠ和 FcεRⅡ两类，其结构、分布及介导的生物学作用有所不同。

（1）FcεRⅠ

FcεRⅠ为高亲和力受体，由 α、β、γ–γ 四条链组成。

α 链含 222 个氨基酸残基，分子量为 25kDa，胞膜外区属 Ig 超家族结构，2 个 C2 区，与 FcγRⅡ和 FcγRⅢ高度同源，胞膜外区与 IgECε2/Cε3 结合；穿膜区 20 个左右氨基酸中含有与 FcγRⅢA 相同的 8 个氨基酸残基；胞浆区的 31 个氨基酸结构较为独特。

β 链含 243 个氨基酸残基，分子量为 33kDa，有 4 个穿膜部分，N 端与 C 端皆位于胞浆内，β 链可能把 α 链和 γ–γ 链连在一起。

两条 γ 链由二硫键连接组成同源二聚体，每条链 62 个氨基酸，分子量为 8kDa，胞膜外区只有 5 个氨基酸残基，γ 链与 CD35 高度同源，γ 链与 FcεRⅡ表达的稳定性和信号的转导有关。

NK 细胞表面 FcγRⅢA（CD16）可能与 CD3ζ 或 FcεRIγ 链相连，提示 FcεRIγ 链与 CD3 复合物中 ζ 的结构和功能的相似性。FcεRⅠ主要分布于嗜碱性粒细胞和肥大细胞。

（2）FcεRⅡ（CD23）

FcεRⅡ（CD23）为低亲和力受体，分子量 45kDa，单链穿膜糖蛋白，Ⅱ型跨膜蛋白，属 C 型植物血凝素家族成员。

CD23 含有 321 个氨基酸，N 端在胞膜内，1~23 位氨基酸组成胞浆尾，24~43 位氨基酸为疏水跨膜区，靠 C 端胞膜外区由 277 个氨基酸组成，有一个糖基化点，82、102、125、150 位氨基酸残基为蛋白水解酶敏感位点，凝集素同源区位于 C 端 163Cys 至 282Cys 之间，该同源区共含 6 个 Cys。88 至 116 位氨基酸之间有 1 个亮氨酸拉链结构，参与 CD23 分子同源二聚体的形成。

CD23 分子靠胞膜外 C 端裂解的不同片段 14kDa、25kDa 和 33~37kDa 片段均称为 IgE 结合因子（IgE-binding factor，IgE-BF）。

FcεR Ⅱ 可在蛋白水解酶裂解后形成可溶性 CD23 分子（sCD23）即 IgE-BF。

CD23mRNA 有 FcεR Ⅱ amRNA 和 FcεR Ⅱ bmRNA 两种，它们所翻译的 CD23 分子仅在胞浆区有 7 个氨基酸残基的差别（图 5-8）。

FcεR Ⅱ a 仅 B 细胞表达，并易降解为 sCD23；FcεR Ⅱ b 可表达于 B 细胞、T 细胞、嗜酸性粒细胞、血小板、单核细胞、巨噬细胞、树突状细胞、朗格汉斯细胞、含有 EBV 基因组的鼻咽癌细胞、髓样细胞系如 U937 等，主要以膜分子形式存在，IgECε3 与 FcεR Ⅱ 结合有关。

IL-4 可诱导正常 B 细胞、单核细胞、嗜酸性粒细胞转录 FcεR Ⅱ bmRNA，促进 CD23 的合成与表达，EBV 核蛋白 EBNA2 对 CD23 表达及 sCD23 的释放亦有促进作用；而 IFN-γ、TGF-β、PGE2、糖皮质激素等对 B 细胞表达 CD23 和释放 sCD23 则起抑制作用。

4.3.2 功能

（1）FcεR Ⅰ

嗜碱性粒细胞和肥大细胞具有高亲和力 FcεR Ⅰ，每个细胞表面约有 10 万个，当相应变应原与嗜碱性粒细胞、肥大细胞表面 IgE/FcεR 复合物结合后通过交联使磷酸肌醇水解，胞浆 Ca^{2+} 度增加，使细胞脱颗粒，合成和释放组织胺、LT、PAF 等多种介质，介导 Ⅰ 型速发型超敏反应。

（2）FcεR Ⅱ

FcεR Ⅱ 为 B 细胞转化激活抗原。sCD23 具有 B 细胞生长因子（B cell growth. Factor，BCGF）活性，故又称 B 细胞来源的 B 细胞生长因子（B-BCGF）。sCD23 的这种生长因子作用可能是作为配体与受体 CD21（CR2）结合后介导的，CD23 分子通过可结合糖类的凝集素同源区与 CD21 糖链结合。

此外，sCD23 通过亮氨酸拉链结构，引起 B 细胞膜 CD21 分子交联，促进 B 细胞生长。sCD23 对膜 CD23 有正反馈作用，促进 B 细胞的分化和 IgE 的产生，并与 IL-4 有协同作用。

此外，FcεR Ⅱ 还可介导 IgE 依赖的 ADCC 和吞噬作用。CD23 与 B 淋巴细胞的转化及恶变有关，EBV 转化 B 细胞后只有 B 细胞表达 CD23 才能建立永生化的细胞系，可能与 EBV 核蛋白的 EBNA2 有关，EBNA2 与 FcεR Ⅱ a 基因起始部位 -275~-89 的 1 个 189bp DNA 片段结合，反式作用于 FcεR Ⅱ a 基因启动子，并诱导 B 细胞高表达 CD23，sCD23 引起膜 CD21 分

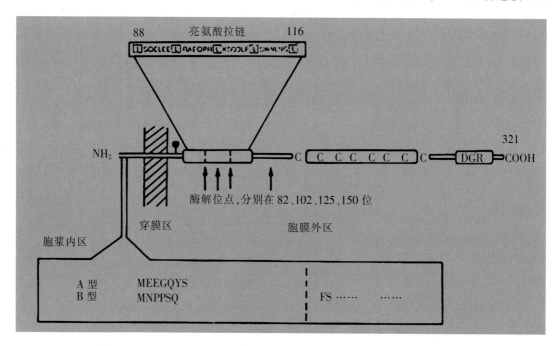

图 5-8　CD23 分子结构模式图

子交联，形成一种自分泌生长机制。

慢性 B 淋巴细胞白血病（B-CLL）患者 B 细胞表达 CD23 增加，患者血清中 sCD23 水平明显升高。

关于 IgM 受体、IgD 受体亦有报道，前者主要表达于 B 细胞，后者表达于成熟 B 细胞。

第 6 节　淋巴细胞表面标志的检测

1　T 细胞表面标志的检测

1.1　特异性抗原的检测

检测人 T 细胞的特异性抗原，曾采用抗人脑、抗人胸腺细胞和抗人 T 细胞等抗血清，通过细胞毒试验或免疫荧光染色加以鉴定。自抗白细胞分化抗原的单克隆抗体问世以来，上述诸多方法均被新方法取而代之，常用以鉴定和检测计数 T 细胞的表面分化抗原。用单克隆抗体检测 T 细胞表面抗原的方法有两类，一类是用标记抗体着染，如免疫荧光法、酶免疫法、生物素-亲和素（或链霉亲和素）系统的 ABC 法以及免疫金银染色法；另一类是用抗体致敏的红细胞做花环试验。

1.1.1　间接免疫荧光法

本法是将分离获得的外周血单核细胞分别与抗相应 CD 的单克隆抗体（如 CD2、CD4、CD8）结合后，洗去游离的抗体，继加荧光素标记的抗小鼠 IgG 抗血清，经温育结合后，洗去多余的标记抗体，取样制片，用荧光显微镜观察并计数约 200 个单个核细胞，以荧光阳性细胞与计数细胞总数之比，求得相应 CD 抗原阳性的 T 百分率。如有条件，细胞经荧光标记抗体着染后，用流式细胞仪计数，快速而准确。

1.1.2　免疫细胞化学法

通常用酶免疫检测法，如 APAAP 酶免疫桥联法。减少非特异性着染，可选用生物素-

链霉亲和素系统试剂作 ABC 法染色。该类方法可用普通显微镜观察，凡呈棕黄色的细胞为相应 CD 抗原阳性细胞，计数其占总淋巴细胞的百分率。本法简便易行，不需特殊仪器，一般试验室均可采用。

1.1.3　抗体致敏细胞花环法

用相应的 CD 单克隆抗体致敏醛化的红细胞作为指示物，它与受检的细胞混匀后，置室温片刻，继经低速离心，移放室温做短期温育或 4℃过夜后，重悬取样涂片染色镜检。凡受检细胞周围黏附有 3 个或更多红细胞的判为花环形成细胞，共计数 100~200 个细胞，以花环形成数与计数细胞总数之比为相应 CD 抗原阳性细胞的百分率。本法需有相应的致敏红细胞试剂，受影响的因素较前两法多。

1.2　特异性受体的检测

T 细胞表面有特异性绵羊红细胞（E）受体和 T 细胞抗原识别受体（TCR），其中 E 受体曾广泛被用作鉴定和计数 T 细胞的标志（见表 5-1）。

当人 T 细胞与绵羊红细胞悬液按一定比例混匀后，置 4℃至少 2h 或过夜，T 细胞表面的 E 受体能与绵羊红细胞结合而形成玫瑰花样的花环，取样涂片染色、镜检计数可得总花环形成比，亦即 T 细胞的百分率。如减少淋巴细胞与绵羊红细胞的比例，两者混合后，经短时间的温育即行取样涂片镜检计数，仍可见部分淋巴细胞形成花环，称为活性 E（Ea）花环，它可能代表 T 细胞的一个亚群，正常值仅为总 E 花环的 1/3~1/2，为 20%~40%。检测 Ea 花环形成细胞比总 E 花环形成细胞更能反映受检者的细胞免疫水平。类花环试验多样，因操作简便易行，曾被广泛使用，但影响因素较多，操作稍有不同，所得结果差异较大，因此渐被检测 CD 抗原方法所取代。

有些哺乳动物与人类相似，其外周血中 T 细胞能与某种或某几种动物的红细胞结合形成

表 5-1　T 细胞表面主要 CD 抗原及其特异性

CD 抗原	特异性
CD3	成熟 T 细胞
CD4	T（辅助/诱导）细胞、Mφ、HIV 受体
CD8	T（杀伤/抑制）细胞、NK 细胞的亚型
CD25	活化 T 细胞、IL-2 受体

花环，其匹配如牛、猪淋巴细胞与绵羊红细胞，狗–人、猫–豚鼠、豚鼠–兔，因此这些相应的花环试验可以作为实验研究细胞免疫的有用技术之一。T细胞抗原识别受体分α/βTCR和γ/δTCR，可用相应单克隆抗体做免疫荧光检测，现仅作为研究的工具。

2 B细胞表面标志的检测

B细胞具有多种特异性抗原和受体，据此建立了相应的检测方法，一般用以研究B细胞各分化发育阶段的特性，也可借以鉴定和统计各阶段B细胞在人外周血和淋巴样组织的分布以及疾病时的变化动态，为临床提供诊治相关疾病的有用信息。

2.1 B细胞表面抗原的检测

B细胞表面有CD19、CD20、CD21、CD22和CD29等分化抗原，其中有些系全部B细胞所共有，而有些仅活化B细胞所特有，据此可用相应的CD系列单克隆抗体，通过间接荧光免疫法、酶免疫组化或ABC法加以检测。健康成年人外周血CD20阳性细胞约占淋巴细胞总数的8%~12%。

2.2 B细胞受体的检测

B细胞表面有膜免疫球蛋白（SmIg）、Fc受体、补体受体、EB病毒受体和小鼠红细胞受体，其中以SmIg为B细胞所特有，是鉴定B细胞的可靠指标。

2.2.1 SmIg的检测

多采用间接荧光免疫法或包括ABC法在内的酶免疫组化法，关键是选用高效价、高特异性和高亲和力的荧光或酶标记的多价抗人Ig抗体，也可分别用各种类型的Ig，即IgM、IgG、IgA、IgE等抗血清，检测带有各种类型的Ig的B细胞，在人外周血中以带有SmIgM的细胞数为最多。

B细胞经荧光标记的抗Ig抗体染色，细胞膜表面呈现的荧光着色可有不同的形式，开始均匀分布呈环状，其后集中在某些部位呈斑点状，然后又可集中在一部位呈帽状，最后可被吞饮入胞浆直至荧光消失。这一现象是由于淋巴细胞膜由双层类脂组成，上嵌有蛋白分子，在体温条件下，膜呈半液体状，而镶嵌物能在其中移动，当SmIg抗体发生结合时，由于抗血

清为双价，使SmIg出现交联现象，这种抗原与抗体结合物可连成斑点和帽状，时间过长，帽状结合物可脱落或被吞饮而消失，因此染色后，观察时间不能超过30min，或在染色时加叠氮钠防止帽状物形成或被吞饮。

2.2.2 Fc受体和补体受体的检测

B细胞表面具有与IgGFc段结合的受体，极易与抗原抗体复合物中抗体Fc段牢固结合，故用相应抗体致敏的红细胞（EA）作标示物，在一定条件下，它能与带Fc受体的B细胞形成EA花环，故称EA花环试验。而细胞表面的补体受体，则能与红细胞（E）–抗红细胞抗体（A）–补体（C）复合物中的补体相结合，从而建立EAC花环试验。但由于单核细胞、巨噬细胞、NK细胞以及部分T细胞也带有Fc或补体受体。因此形成EA和EAC花环并非B细胞所特有，加上该类试验需制备新鲜标示物，操作麻烦，且基本上已被其他试验所取代，已甚少应用。

2.2.3 小鼠红细胞受体的检测

部分B细胞能与小鼠红细胞形成花环，慢性B细胞白血病患者外周血淋巴形成小鼠红细胞花环率高达60%~85%，但健康人该花环率仅占总淋巴细胞的5%~10%，据此推知形成该花环的性能是某些B细胞亚群的标志，由于方法简便，临床可用作鉴定不同型淋巴细胞白血病。

第7节 分化抗原的表达与淋巴瘤

作为免疫表型（immunophenotype）的分化抗原决定簇（cluster of differentiation，CD）在鉴别淋巴瘤与淋巴组织反应性增生，以及研究淋巴瘤起源等方面的作用愈加突出[23]；尤其是抗CD20人鼠嵌合型单克隆抗体–利妥昔单抗（rituximab）在滤泡性非霍奇金淋巴瘤治疗上的巨大成功[24-25]，使人们对研究分化抗原重要性的认识有了进一步的提高。

1 分化抗原与霍奇金淋巴瘤

随着免疫表型和遗传特征研究的深入，目前人们已将霍奇金淋巴瘤（Hodgkin's lymphoma，HL）分为经典型霍奇金淋巴瘤（classical Hodgkin's lymphoma，CHL）与结节型淋

巴细胞为主型霍奇金淋巴瘤（nodular lymphoma predominance，NLP-HL）两大类，明确了 R-S 细胞（Reed-Sternberg cell）主要为 B 细胞起源，区分出间变大细胞型淋巴瘤（anaplastic large cell lymphoma，ALCL）和富于 T/组织细胞的大 B 细胞淋巴瘤（T cell/histiocyte rich large B cell lymphoma，T/HRBCL），且分化抗原的表达特点已成为区别各亚型的重要依据。

CHL 包括富于淋巴细胞型（lymphocyte rich classical Hodgkin lymphoma，LRC-HL）、结节硬化型（nodular sclerosis Hodgkin lymphoma，NS-HL）、混合细胞型（mixed cellularity Hodgkin lymphoma，MC-HL）和淋巴细胞消减型（lymphocyte depletion Hodgkin lymphoma，LD-HL）4 个亚型。

（1）富于淋巴细胞的经典型具有其他 CHL 亚型的特点，即 R-S 细胞表达 CD15 和 CD30，但又不像其他亚型那样，有 3%~5% CD20 的共表达[26-27]。

R-S 细胞周围有时可见 CD57 阳性的 T 细胞围绕，这种特有的免疫表象，有利于将其与 NLP-HL 型相区别。

（2）大多数结节硬化型、混合细胞型和淋巴细胞消减型的免疫表型具有一定的共性，即均有 CD15+、CD30+ 和 CD45- 的表达。

CD15 和 CD30 阳性率报道上的差异主要与技术和条件有关。Von Wasielewski 等[26] 观察了 1751 例标本，CD15 阳性率为 83%，CD30 阳性率为 96%，CD20 阳性率为 5%。

CHL 型 B 细胞相关抗原呈多样性表达，通常是阳性细胞数少，表达亦微弱。故对 CHL 的诊断主要依据其形态学改变。

有资料显示[27]，CD15 阴性、CD30 阳性与两者同时阳性比较，前者治疗后易复发，生存率明显下降。CD15 和/或 CD30 与 CD20 同时表达时，对预后影响并不明显。但单纯 CD20 阳性的 CHL 患者预后差。

除 CD15 和 CD30 外，R-S 细胞尚有 CD25、HLA-DR、ICAMI、CD95（apo-1/fas）的表达能力，还可同时表达与 B 细胞活化，及与 T、B 细胞间交互作用有关的 CD40 和 CD86。

R-S 细胞周围的 T 细胞可同时有 CD40、CD28 和 CD86 配体的表达。有学者认为，

CD30、CD40、CD70、CD95 为肿瘤坏死因子受体/神经生长因子表面受体分子的超家族成员，并与其配体一起参与调节细胞的增生、活化、分化和凋亡，R-S 细胞在确保这些受体功能发挥方面起了至关重要的作用。

（3）NLP-HL 型的诊断细胞为 L-H 细胞，又称"爆米花"细胞（popcorn cell），表达 B 细胞相关抗原，如 CD19、CD20、CD22、CD79a、CD57a、上皮膜抗原（epithelial membrane antigen，EMA）以及在 B、T 细胞交互作用中起活化作用的分子 CD40 和 CD86（B7/BB1）。

2 分化抗原与非霍奇金淋巴瘤

近半个世纪以来，不同淋巴细胞表面抗原特异性结合抗体的发现及细胞化学分析方法的应用，人们对 NHL 的认识更加深入，取得了突破性进展。现已明确，大多数 NHL 为 B 细胞来源；所有滤泡型或结节型淋巴瘤，均起源于滤泡中心；绝大多数淋巴瘤（即从前称作网状细胞肉瘤，即维埃细胞性淋巴瘤或组织细胞淋巴瘤）均有能体现淋巴细胞变型的免疫学特征。

目前，NHL 各亚型的分类在很大程度上依赖于分化抗原的表达情况。另外，B 细胞淋巴瘤的 T 细胞相关抗原的表达已引起人们的普遍关注[28]。

免疫组化可确定细胞来源，CD3、CD4、CD8 常用于检测 T 细胞，CDl9、CD20、CD22 常用于检测 B 细胞，CD45 用于鉴别淋巴细胞肿瘤和上皮性肿瘤。

T 细胞相关抗原 CD2 和 CD7 既可表达于 B 细胞 NHL，又可表达于非淋巴细胞来源的血液系统恶性肿瘤。如 CD2 表达于急性早幼粒白血病细胞时，患者预后往往较好[29]。而当 CD7 表达于急性髓性白血病细胞时，患者则预后不良。Inaba 等[30] 还发现，所有 CD2 和 CD7 阳性的患者均有结外器官侵犯的发生，故当 B 细胞 NHL 有 T 细胞抗原表达时，应首先考虑到合并结外器官侵犯的可能性。

成人 T 细胞白血病细胞常表达 CD3、CD4、CD25 和 CD52 等抗原；外周 T 细胞淋巴瘤-未定型（PTCL-U）常表达 T 细胞相关抗原 CD3、CD5、CD7，成熟 T 细胞的一种抗原（CD5 或 CD7）常丢失，而且 CD4 较 CD8 表达常见；血

管免疫母 T 细胞淋巴瘤（AITL）T 细胞相关的抗原通常皆表达，CD4 表达多于 CD8；肝脾 T 细胞淋巴瘤（HSTCL）细胞通常为 CD4⁻、CD5⁻、CD8⁻、CD3⁺、CD7⁺、CD56⁺；间变性大细胞性淋巴瘤（ALCL）细胞表达 CD30 和 T 细胞或非特异性抗原（裸细胞）。结外 NK/T 细胞淋巴瘤－鼻和鼻型，细胞常表达 NK 抗原（CD16、CD56、CD57）、细胞浆 CD3、细胞毒颗粒（granzyme B 和 TIA-1）。有学者对 88 例鼻 NK/T 细胞淋巴瘤进行了包括 CD38、CD34、CD3ε、CD1a、CD5、CD56 和 CD57 等在内的多项抗原的免疫组化检测，结果发现，全部病例均表达 CD3ε 和/或 CD5，而均不表达 CD1a、CD38、CD34 及 CD57；84% 的病例表达 NK 细胞相关抗原 CD56。

一般认为，套细胞型（MCL）和小细胞型（SL）NHL 常有 CD5 的表达，CD5 常被看作是 MCL 和 SL 型的重要诊断依据；亦有研究证实，DLBCL 型 NHL 易表达 CD5[31]；Kume 等[32] 报道，在 CD5⁺的 DLBCL 中，5%~10% 为老年女性，且病情处于进展期；Inaba 等[30] 发现，部分 DL 和 DMx 型中亦有 CD5 表达，单纯 CD5 阳性的 B 细胞 NHL 患者中，结外器官侵犯率为 94.7%（18/19），这一结果与 Shimazaki[33] 的报道基本一致。

第 8 节　淋巴瘤分子遗传学

1　临床意义

分子遗传学是在分子水平上研究生物遗传和变异机制的遗传学分支学科，主要研究基因的本质（包括基因的化学性质、结构和组织）、基因的功能以及基因的变化等问题；以染色体异常分析作为基本方法，对非霍奇金淋巴瘤进行细胞遗传学分型，可弥补病理分类的缺憾，因此在淋巴瘤的诊断及分型中具有重要意义。

完整的淋巴瘤诊断及分型应包括细胞遗传学及分子生物学检查，细胞遗传学及基因标志可用于非霍奇金淋巴瘤的诊断、分型及肿瘤微小病变的检测。

90% 的非霍奇金淋巴瘤存在非随机性染色体核型异常，常见为染色体易位、部分缺失和扩增等。

不同类型的非霍奇金淋巴瘤多有各自的细胞遗传学特征，非霍奇金淋巴瘤是发生于单一亲本细胞的单克隆恶性增殖，瘤细胞的基因重排高度一致。

IgH 基因重排常作为 B 细胞淋巴瘤的基因标志，TCR γ 或 β 基因重排常作为 T 细胞淋巴瘤的基因标志，阳性率均可达 70%~80%。

淋巴瘤最常见的染色体结构变异发生在第 14 号染色体，染色体断点绝大多数发生在 14q32，多数染色体易位引起某些癌基因扩增或表达失调，导致细胞生长失控，如伯基特淋巴瘤因染色体易位导致 c-myc 过度表达、滤泡淋巴瘤的 Bcl-2 过度表达等。

淋巴瘤的染色体异常，与组织学亚型和免疫表型有关，并在一定程度上与治疗和预后相关。研究发现，对非霍奇金淋巴瘤患者生存期影响明显的是 14 号、18 号染色体易位，7 号染色体、17 号染色体异常，以及多倍体核型。

哈尔滨医科大学张清媛教授等从细胞遗传学和分子生物学角度入手，采用改进的染色体制备技术，对 64 例经病理确诊的非霍奇金淋巴瘤患者进行了染色体分析及随访观察，比较理想地反映了非霍奇金淋巴瘤的生物学行为。患者中有 14 号、18 号染色体易位者，6 例为滤泡性低度恶性淋巴瘤，1 例为弥漫性大细胞性淋巴瘤。临床研究结果表明，滤泡性低度恶性淋巴瘤患者预后好，缓解率高，生存期均超过 5 年；而 1 号、7 号、17 号染色体改变或异常者，其疗效不佳，预后较差，对化疗耐药，病死率高。

其研究还证实，多倍体核型占优势者预后差，正常核型占优势者治疗效果好，但未发现核型中正常与异常中期分裂相的比率变化对生存期有影响；在染色体数目的变化中，性染色体丢失最多见，且与其他克隆性异常相伴随，推测性染色体的丢失可能是继发于其他异常。尤其是随着患者年龄的增大，其性染色体数目异常更加多见，并与其他克隆性异常相并存。该组病例染色体重排以 6 号染色体短臂缺失最多见，且常与其他结构异常并存，尤其是与 17 号染色体异常并存，其预后较差。此外，7 号、17 号染色体异常的患者，其血清乳酸脱氢酶水平较高。

2 淋巴瘤发生的主要相关基因改变

2.1 IgH和TCR基因重排

淋巴瘤来源于淋巴细胞的恶变，恶变后仍然具有淋巴细胞的基本特征，即仍然有免疫球蛋白（Ig，B 细胞）或 T 细胞受体（TCR，T 细胞）基因重排。IgH 和 TCR 基因重排通常被认为是 B 和 T 淋巴细胞的克隆性标记。

所谓基因重排是指不同淋巴细胞的 Ig 或 TCR 的基因亚片段（如其中的 V 区、J 区和 C 区亚片段）发生了重新组合。体内的多种多样的淋巴细胞均有各自的基因重排方式，分别代表相应的淋巴细胞克隆。

当淋巴瘤发生时，淋巴瘤是淋巴结、外周血或骨髓细胞中的主要淋巴细胞克隆，瘤细胞所具有的 Ig 或 TCR 基因重排，成为淋巴瘤优势克隆的特有标志，代表体内大量扩增的淋巴瘤细胞群。定量分析特有的 Ig 或 TCR 的重排基因则可代表体内淋巴瘤的数量。

Ig 和 TCR 各自包含众多的基因家族，每个家族中有不同的基因片段。Ig 基因家族包括 IgH、Igκ 和 Igλ，TCR 基因家族包括 TCRα、TCRβ、TCRγ 和 TCRδ。

临床主要检测 IgH、TCRγ 和 TCRδ，IgH 主要见于 B 细胞，TCRγ 和 TCRδ 主要见于 T 细胞。Igλ 和 TCRα 重排在克隆性重排检出率较低，且重排类型有限，检测意义不大。

通过对肿瘤细胞的 IgH V 区序列分析来判断肿瘤细胞的发生阶段。突变率>2%，提示肿瘤细胞经过体细胞高突变过程，为较成熟的细胞克隆，提示预后较好；突变率<2%，提示未经过体细胞高突变过程，为较幼稚的细胞克隆，提示预后较差。

2.2 染色体易位

研究表明，许多淋巴瘤类型有明确的染色体易位，易位产生一些新融合基因（见表 5-2、表 5-3）。如 90% 的滤泡性淋巴瘤（FL）有 t（14；18）（q32；q21）染色体易位，融合成 Bcl-2-IgH 基因；85% 的伯基特淋巴瘤有 t（8；14），激活 myc 癌基因；70% 的套细胞淋巴瘤有 t（11；14），Bcl-1 基因从染色体 11 移位到染色体 14 上，使周期蛋白生成失调。

近 50% 黏膜相关淋巴组织性结外边缘区 B 细胞淋巴瘤（MALT -MZL）有 t（11；18）（q21；q21）染色体核型易位，形成 API2-

表 5-2　B 淋巴细胞系肿瘤中的染色体及基因异常

淋巴瘤亚型	染色体异常	涉及的基因	所用方法
CLL/SLL	del 13q14 缺失	未知	FISH
	+12	未知	FISH
	del 11q22-23	ATM	FISH
	del 17p1	TP53	FISH、核型分析
LPL	t（9；14）（p13；q32）	PAX5-IgH	FISH、核型分析
MZL	t（11；18）（q21；q21）	API2-MALT1	FISH、PCR
	t（1；14）（p22；q32）	BCL10-IgH	FISH、PCR
	t（14；18）（q32；q21）	IgH-MALT1	FISH
	+3	Bcl6	FISH
FL	t（14；18）（q32；q21）	IgH-Bcl2	PCR、FISH
MCL	t（11；14）（q13；q32）	Cyclin D1-IgH	FISH、PCR
DLBCL	3q27	BCL6	FISH
	t（14；18）（q32；q21）	IgH-Bcl2	PCR、FISH
BL/BLL	t（8；14）（q24；q32）	c-myc-IgH c-myc	FISH
	t（2；8）（p11；q24）	Igκ-c-myc c-myc	FISH
	t（8；22）（q24；q11）	c-myc-Igl c-myc	FISH

表 5-3 T 淋巴细胞系肿瘤的染色体易位和融合基因

疾病	染色体异常		融合基因
T-ALL	t (8; 14)	(q24; q11)	myc-TCRα
	t (11; 14)	(p15; q11)	Rhom-1, TTG-1-TCRd
	t (11; 14)	(p13; q11)	Rhom-2, TTG-2-TCRd
	t (10; 14)	(q24; q11)	HOX11, TTG-3-TCRd
	t (1; 14)	(p32; q11)	TAL-1, TTG-5-TCRd
	t (1; 7)	(p34; q34)	LCK-TCRβ
	t (7; 9)	(q34; q34.4)	TAN-TCRβ
	t (7; 9)	(q34; q32)	TAL-2-TCRβ
	t (7; 19)	(q35; q13)	LYL-1-TCRβ
T 淋巴瘤	t (2; 5)	(p23; q35)	TLK-NPM

MLT1 融合基因；ALK 过量表达是 MALT-MZL 诊断特征之一，可用以除外其他的 CD30⁺T 细胞淋巴瘤。50% CD30⁺间变性大细胞淋巴瘤（ALCL）有 t（2；5），70%可以用 RT-PCR 检出 ALCL 激酶（ALK）融合基因。CD30⁺ALCL 过量表达 ALK 蛋白，还可有 TCR 基因重排。

慢性淋巴细胞白血病-小细胞淋巴瘤有 25%有染色体 12 三体或者 13q⁻，50%有克隆性 IgH 或 IgV 基因的体细胞高突变。

3 Bcl-2基因

Bcl-2 蛋白是 Bcl-2 原癌基因的编码产物，是细胞存活促进因子，属膜整合蛋白，分子量为 26kDa，定位于线粒体、内质网和连续的核周膜。

Bcl-2 蛋白家族是一个特别的家族，成员中有些促进凋亡，如 Bad、Bid、Bax，有些成员阻止细胞凋亡，如 Bcl-2、Bcl-x、Bcl-w。Bcl-2 能够阻止细胞色素 C 从线粒体释放到细胞质，从而抑制细胞凋亡。

4 ZAP-70

ZAP-70 是一种 70 kDa 的 syk 酪氨酸蛋白激酶（protein tyrosine kinase，PTK）成员之一，是参与 T 细胞受体（T cell receptor，TCR）信号转导途径的极其重要和特异的非受体型 PTK[34]，在 T 和 NK 细胞的信号转导途径中发挥作用。

在正常情况下，B 淋巴细胞中 ZAP-70 的表达水平非常低，而是另一种 PTK（syk）通过

B 细胞抗原受体（B cell receptor，BCR）复合体起着与 ZAP-70 相似的作用。故 ZAP-70 在 B 细胞中表达水平的升高，可作为 B 细胞疾病，尤其是慢性 B 淋巴细胞性白血病（B-cell chronic lymphocytic leukemia，B-CLL）的非常特异和敏感的指标[35]，并与免疫球蛋白重链可变区基因（immunoglobulin heavy-chain variable-region gene，IgVH）突变有明显相关性，已经作为一项独立的预后指标，具有一定的临床指导价值。

研究发现，ZAP-70 的表达与 CD38 标记有明显相关性（P<0.01），CD38⁺肿瘤性 B 细胞更易表达 ZAP-70；研究证实，CD38 的表达在 B-CLL 中亦有一定的预后重要性，CD38 的表达水平越高，患者的病程进展越快，预后越差[36]。故两者可共同作为评价小 B 细胞淋巴瘤的预后指标。

B-CLL 中 ZAP-70 的表达引起更多研究者探讨各种 B 细胞中 ZAP-70 表达情况的兴趣。Schweighoffer 等[37]运用针对 ZAP-70 这种 syk 激酶的特异性和敏感性抗体，发现在大鼠原始 B、前体 B 及成熟 B 细胞中均能检测到 ZAP-70 的表达，且目前已经报道部分正常 B 细胞中 ZAP-70 的表达及其发挥的作用[38]。这就增加了 ZAP-70 在不同发育阶段的 B 细胞淋巴瘤中表达的可能性。

Carreras 等[39]研究认为，ZAP-70 可在不同类型的 B 细胞淋巴增殖性疾病中有表达，但表达水平有明显的不同，29 例 Burkitt's 淋巴瘤

中有 9 例（占 31%），7 例前体 B 淋巴母细胞性淋巴瘤（B cell lympho-blastic lymphoma，B-LBL）中 2 例（占 29%）存在 ZAP-70 的表达；Admirand 等[40] 亦有相似的关于 ZAP-70 在 B-LBL 和 Burkitt's 淋巴瘤中表达的报道，其中 LBL 中 ZAP-70 的高表达可能表明恶性肿瘤细胞起源于不成熟的前体 B 淋巴细胞，这与 ZAP-70 在 B 细胞发育早期阶段发挥重要作用的报道相一致。

除此之外，ZAP-70 在套细胞淋巴瘤（mantle cell lymphoma，MCL）[41]、结节性边缘区淋巴瘤（nodal-Marginalzone lymphoma，nodal-MZL）和 DLBCL 中均有较低比例的表达，而在 FL、结节外和脾脏 MZL 以及霍奇金淋巴瘤均无表达。可见 ZAP-70 在 B 细胞淋巴瘤中的表达不再局限于 B-CLL，但目前对 ZAP-70 在这些 B 细胞肿瘤中表达的重要性还不清楚，是否在这些 B 细胞肿瘤中 ZAP-70 亦像在 B-CLL 中发挥的作用一样，负责增强细胞信号转导途径中不同信号分子的酪氨酸磷酸化水平，从而促进疾病的进展，这一问题还有待于进一步增加样本进行分子生物学研究。

5 S1P-1

磷酸鞘氨醇（sphingosine-1-phosphate，S1P）是一种具有重要生物学活性的溶血磷脂，它作为第一信使与各种免疫细胞膜上相应的 G 蛋白偶联受体相互作用发挥不同的免疫调节功能。

S1P 可抑制 T 细胞的增殖，并抑制活化的 CD4⁺T 细胞分泌 IFN-γ 和 IL-4。S1P 对 T 细胞、B 细胞、树突状细胞和 NK 细胞都具有趋化性，其主要效应是通过其受体 S1P-1 介导调节淋巴细胞再循环和组织分布。

S1P 对调节性 T 细胞趋化性弱，是调节性 T 细胞发挥最佳活性所必需的。新型免疫抑制剂 FTY720 进入人体后快速磷酸化，形成具有生物学活性的 FTY720-P，与 S1P 相似，是其受体 S1P-1、S1P-3、S1P-4 和 S1P-5 的真正激动剂，可影响成熟 T 细胞、B 细胞、树突状细胞及调节性 T 细胞的组织分布与功能活性，具有低毒高效可逆的免疫抑制效应，能够预防异体移植物排斥及治疗自身免疫病；1 型 1-磷酸鞘氨醇受体（S1P-1）是淋巴细胞表面的重要受体。

第 9 节　常见淋巴瘤遗传学改变

1　霍奇金淋巴瘤

在经典型 HL（CHL）中，肿瘤细胞被称为 H-RS 细胞，而在结节性淋巴细胞为主型 HL（NLPHL）中称为 LP 细胞（之前称为 LH 细胞），这两种类型的肿瘤细胞在形态学、免疫表型和细胞微环境上皆有不同。

H-RS 细胞似起源于生发中心（GC）B 细胞，IgV 基因发生不利的突变，有凋亡现象；而 LP 细胞起源于抗原选择后的 GCB 细胞，二者皆可检测出基因的损伤。

H-RS 和 LP 细胞只占肿瘤组织的 0.1%~10%，这一特征阻碍了 HL 的分子分析。但近年来已有许多关于 H-RS 和 LP 细胞本质以及 HL 发病机制的研究。

H-RS 来源于 GC 或后生发中心（post GC）的成熟 B 细胞，极少表达或不表达 B 细胞典型表型，如 bcr、CD19、CD20、Syk 和 A-myb（称为"重塑"），并获得不利的 IgV 基因突变。一些调节 B 细胞特异基因的关键转录因子在 H-RS 中不表达或显著下降，如 Oct2、PU-1、BOB-l 和 EBF。Notch1 是重要的调控因子，使转录因子 E2A 功能受损，同时 CD30、TACI、BCMA、RANK 等均可活化 NF-κB 通路。

NLPHL 中 LP 细胞的起源与 GCB 细胞相关，起源于 Post GCB 细胞向记忆 B 细胞转化的阶段，丢失了 B 细胞的部分表型，但不如 H-RS 细胞明显。

尽管 NLPHL 与滤泡性淋巴瘤（FL）在组织学、GC 结构及 B 细胞免疫表型方面有很多相似，但 LP 细胞在基因表型方面更类似于 H-RS 细胞和富于 T 细胞 HL 中的 B 细胞。NF-κB 活性的增高，提示了 NLPHL 中可能的一个重要的发病机制。

NF-κB 转录因子家族包括 5 个成员，以同/异二聚体的形式发挥作用。经典 NF-κB 通路中，p50/p65 二聚体通过与 NF-κB 抑制子（尤其是 IκBα）结合而保留在细胞质内。该通路一且激活，IKK 激酶磷酸化 IκBα，促使蛋白酶体降解，使 NF-κB 二聚体转入细胞核，活化多个靶基因。

H-RS 细胞显示了很强的 NF-κB 活性，可能部分是由受体介导的信号激活；基因损伤和肿瘤抑制因子的失活也可影响该通路。肿瘤抑制基因 NFKBIA、TNFAIP3 的突变使其在 NLPHL 中低表达，表明 H-RS 和 LP 细胞可能是由不同基因损伤导致 NF-κB 活性增加。除 CHL 外，NFKBIA、TNFAIP3 的突变性下调还见于弥漫性大 B 细胞淋巴瘤、原发纵隔大 B 细胞和 MALT 淋巴瘤。

H-RS 细胞存在于多细胞的环境中，包括 B 细胞、T 细胞、浆细胞、嗜酸性粒细胞及肥大细胞等，对维持 H-RS 细胞的生存至关重要。H-RS 细胞通过分泌细胞因子及趋化因子吸引多种浸润细胞（如 Th2 细胞），调节微环境。微环境中 CD4⁺Th 细胞比例最高，有助于 H-RS 的存活和生长。

现发现这些 CD4⁺Th 多为 Treg 细胞，它抑制了细胞毒性 T 细胞的作用，阻止了对 HRS 细胞的杀伤作用。

40%HL 中的 H-RS 细胞有 EBV 的隐性感染，而 EBV 阳性病例中所有的 H-RS 细胞皆带有该病毒，表明 EBV 的感染在 CHL 的发生中是一项早期和主要事件。EBV 感染和通过 IgV 体细胞突变导致 A20 蛋白（TNFAIP3 基因编码蛋白）灭活，代表了在 H-RS 中细胞 NF-κB 活化的另一机制，支持了 EBV 阳性 HL 病例中 EBV 的致病作用。

2 成人T细胞性白血病/淋巴瘤

急性 T 淋巴细胞白血病（T-cell acutc lymphoblastic leukemia，T-ALL）是以 T 淋巴细胞增殖为特征的恶性克隆性疾病，50%~70%的 T-ALL 患者可检出核型异常，细胞遗传学的改变已成为 T-ALL 最重要的诊断指标。Itoyama 等对 50 例 ATL 的细胞遗传学异常做了分析，50 例患者均有异常核型，几乎所有的染色体皆受影响；多条染色体断裂（>6 条）和异倍体在急性和淋巴瘤混合型中较慢性常见，且多条染色体断裂和 1p、1p22、2q、3q、14q 和 14q32 异常与总生存率低有关；1q 和 4q 增多在侵袭

性 ATL 患者中多见，而 7q 增多提示侵袭性 ATL 预后好；可见 T 细胞受体基因克隆性重排，并且有 HTLV-1 克隆性整合的证据。

3 间变性大细胞性淋巴瘤

TCR 重排可于 70%~90%间变性大细胞性淋巴瘤（ALCL）患者中发现，并且克隆性 β 基因较 γ 基因重排更多见。1988 年，发现 ALCL 与染色体易位 t（2；5）（p23；q35）有关，是由位于 5q35 的 NPM 基因和位于 2q23 编码的酪氨酸激酶受体（ALK）融合形成的融合蛋白 NPM-ALK 所致。

在 NPM 启动子的控制下 80kDa 的嵌合蛋白 NPM-ALK 发生转录，NPM-ALK 的存在可通过 RT-PCR 和 FISH 检测到。

针对部分 ALK 的多克隆抗体（ALK11）和单克隆抗体（ALK1 和 ALKc）已构建成功，它可使胞浆内和核内的含 NPM-ALK 转位组织染色。

约 2%ALK 阳性患者 t（2；5）易位阴性；其他与 ALK 融合的基因有 TPM3，形成 t（1；2）（q21；p23）转录 TPM3-ALK 蛋白；与 TFG 形成 t（2；22）（p23；q21）转录 TIG-ALK 蛋白；与 CLTCL 融合形成 T（2；22）（p23；q11）转录 CLTCL-ALK 蛋白；ATIC 的插入形成 I（2）（p3；q35）转录 ATIL-ALK。

其他 ALCL 恶变机制包括 Bcl-2 上调、高甲基化、c-myc 表达增多。

此外 NPM/ALK 融合蛋白可激活 PI3K-AKT 机制，提示此通路可能与 ALCL 的形成的分子学机制有关。

4 外周T细胞淋巴瘤-未定型

90%外周 T 细胞淋巴瘤-未定型（PTCL-U）患者具有 TCR 基因克隆性重排，70%~90%可见异常中期分裂。不论 TCR 如何表达，γ 位点多见重排，因此 γ-TCR 位点分析可达到提高诊断率。

Schelegelberger 和 Feller 根据 PTCL-U 染色体分析，将其分为低危和高危组，但这种预后显著性还未建立起来。

一项日本的研究观察了肾移植后 5 例外周 T 细胞淋巴瘤中均发现 p53 基因突变；25%患

者有 K-ras 突变，33.3%患者有 c-kit 和 β-钙调素基因突变。

与 p53 阴性患者对比，p53 阳性患者具有较高的扩增活性，下游的 p21 (waf) 蛋白表达频率降低，Bcl-2 表达增加。PTCL-U 预后研究证实，p53 蛋白过度表达和 p53 突变与治疗失败和总生存率及无病生存率低有关。

5 血管免疫母T细胞淋巴瘤

传统遗传学方法（分裂中期分析）可检测到 70%~80%血管免疫母 T 细胞淋巴瘤（AITL）患者有染色体异常；一项研究应用 FISH 分析发现，90%患者有染色体异常，且超过 40%的患者具有各式各样的 T 细胞亚群。3 或 5 三染色体和额外的 X 染色体是较常见的细胞遗传学异常。

Feller 等证实克隆性基因重排的特殊形式与 AITL 的预后相关，他们认为，患者同时具有 TCRβ 链基因和免疫球蛋白基因重排常伴溶血性贫血，亦可由自发性一过性缓解，但不会像应用化疗一样缓解，总生存率与单纯 TCR 克隆相比较低。一些 AITL 病例可能为寡克隆，亦有表现为克隆消失或出现。

100%ATIL 侵袭的淋巴结中可通过 PCR 或 FISH 发现 EBV 基因组。研究证实，在 EBV 克隆性扩增与 AITL 的生存率之间有显著关系。

6 结外NK/T细胞淋巴瘤-鼻和鼻型

NK 细胞是一种非 T 非 B 具有自然杀伤性能的细胞，它来源于骨髓的造血干和祖细胞。其发育经历了两个阶段，一是早期阶段，即造血干细胞和祖细胞在干细胞刺激因子的作用下分化为前体 NK 细胞；二是后期阶段，即前体 NK 细胞经 IL-15 诱导形成成熟的功能性 CD56 的 NK 细胞。

TCR 基因重排可在结外 NK/T 细胞淋巴瘤中发现，γδ 重排较常见。有研究发现，在分化过程中存在共同的具有 NK 细胞和 T 细胞双向分化功能的祖细胞-PT/ NK 细胞，提示 NK 细胞和 T 细胞在细胞来源上相近，这就导致它们在功能和某些抗原的表达上有重叠，但分子遗传学及免疫表型可将其区分开来，尤其是 TCR 基因重排是相当好的鉴别点，即 NK 细胞 TCR 阴性，而 T 细胞 TCR 阳性。

目前，一个新的 T 细胞亚群逐渐被认识，即 NK 样 T 细胞，同时表达 TCR 及 NK 细胞相关抗原。

鼻型 NK/T 细胞淋巴瘤大部分来源于成熟的 NK 细胞，少部分来源于 NK 样 T 细胞，因此称之为 NK/T 细胞淋巴瘤。

目前，对于鼻型 NK/T 细胞淋巴瘤细胞及分子遗传学方面的研究，最常见的遗传学异常是 6q21q25 缺失或 6p10 插入，两个经常发生的断裂位点亦已确认，即 Xp-12pter 和 8p23。

Siu 等发现染色体 6 和染色体 13 缺失是最常见的细胞遗传学异常。与 NK/T 细胞淋巴瘤相关的癌基因的发现较困难，部分由于可用于分析的可见的非坏死组织不足。

Ko 等对 7 例鼻型 NK/T 细胞淋巴瘤进行了比较基因组杂交和杂合性缺失的分析，发现位于 1p、17p、12q 和 6q 等处有基因缺失，而 2q、3q、13q 和 10q 等处有 DNA 拷贝数增加，表明这些区带是进一步分析肿瘤发生相关癌基因或抑癌基因的靶目标。

另一项研究发现，NK/T 细胞淋巴瘤和外周 T 细胞淋巴瘤在 6q 中发生缺失的区带有着明显的差异，由此认为，在这两种淋巴瘤的遗传学演变过程中涉及不同的肿瘤抑制基因。

p53 在许多结外 NK/T 细胞淋巴瘤-鼻型过度表达；K-ras 突变亦可在此淋巴瘤中见到；p15、p16 和 p14 基因纯合子缺失在鼻 NK 淋巴瘤中见到报道；EBV 病毒对结外 NK/T 细胞淋巴瘤鼻型的发生起一定作用，EBER-rRNA 转录几乎在所有患者的大多数细胞中可检测到，而且 EBV LMP-1 在大多数患者中可出现表达。

6.1 SHP-1

SHP-1（酪氨酸蛋白磷酸酶）是造血细胞信号转导的负性调节因子，与淋巴造血组织肿瘤的发生密切相关。Oka 等对 NK/T 细胞淋巴瘤细胞系 NK-YS 做了初步的基因检测，结果发现 SHP-1 基因表达下调，提示 SHP-1 基因表达与 NK/T 细胞淋巴瘤的发生可能呈负相关。

6.2 p53

p53 基因较高的突变率与鼻型 NK/T 细胞淋巴瘤发生的关系很密切。对 p53 基因突变的研究显示，不同地区鼻型 NK/T 细胞淋巴瘤患者的发病机制存在差异性。但 Ng 等同时亦发现，40% 的 NK/T 细胞淋巴瘤中存在 p53 的过度表达，但其与临床病理特征无明显相关性。因此，NK/T 细胞淋巴瘤的发生除有 p53 的异常表达外，还可能涉及其他分子学的异常机制。

6.3 Fas

Fas 是通过与 Fas 配体结合参与细胞死亡信号传导的细胞表面受体，Fas 基因突变常导致淋巴细胞堆积，从而使肿瘤发生。有文献报道，在一组 14 例鼻型 NK/T 细胞淋巴瘤中有半数存在 Fas 基因突变，提示 Fas 基因突变是 NK/T 细胞淋巴瘤的发病基础，其机制即其导致淋巴细胞凋亡受阻。

6.4 EBV 与 LMP-1

鼻型 NK/T 细胞淋巴瘤与 EB 病毒感染关系密切，尤其是鼻腔病例，80%~100% 皆存在 EB 病毒感染，而其他部位结外 NK/T 细胞淋巴瘤 EB 病毒的检出率则相对较低（15%~50%）。

一项最新的对秘鲁地区鼻型 NK/T 细胞淋巴瘤的研究发现，2 型 EB 病毒感染占有主要地位。Liu 等发现，NK/T 细胞淋巴瘤发生血管浸润亦与 EB 病毒感染有关，其发生机制是通过 LMP-1（潜伏膜抗原）蛋白上调 intergin（细胞黏附分子）某一亚型的表达。

另有一项对中国台湾地区 22 例鼻 NK/T 细胞淋巴瘤的研究表明，14 例表达 LMP-1，并且为 30 bp 缺失的基因型，由此认为台湾地区 EBV 相关的鼻 NK/T 细胞淋巴瘤较高的发病率与基因缺失型 LMP-1 的高表达有关。另外，NK/T 细胞淋巴瘤的发生与肿瘤免疫调节机制亦有一定的相关性。

7 肝脾T细胞淋巴瘤

肝脾 T 细胞淋巴瘤（HSTCL）可能起源于肝血窦和脾红髓的 γδT 细胞，大多数 HSTCL 患者具有 TCRγ 或 δ 基因重排。αβT 细胞表型在 HSTCL 中亦被发现，在一些病例中可见染色体异常 i（7q）。

8 皮肤T细胞淋巴瘤

PCR 基因重排研究证实，吞噬细胞组织细胞性脂膜炎（CHP）和皮下脂膜炎样 T 细胞淋巴瘤（SCPTCL）可能为相同的临床病理学范畴，SCPTCL 代表恶变前淋巴细胞样病变。大多数报道具有单克隆 TCR，许多患者为 EBV 阳性。大样本回顾性分析认为，大多数患者证实有 TCR 克隆性而与 EBV 相关性较小，与 SCPTCL 相关的染色体异常与原癌基因较少报道。

在皮肤 γδT 细胞淋巴瘤（CGD-TCL）患者中未发现特殊染色体异常，有 TCR 克隆性重排。

9 肠病型肠道T细胞淋巴瘤

TCR 基因重排几乎在全部肠病型肠道 T 细胞淋巴瘤（EATCL）患者中出现（γ 较 β 多见）。Obermann 等发现，染色体 9p21 杂合性丢失与 EATCL 相关。一项报道证实 19 例患者中 9 例受累，肠道小淋巴细胞表达 p53，在 EATCL 恶变形成过程中 p53 作用不明。

各种报道证实 EBV 阳性（经 PCR 和 FISH 检出）与 EATCL 相关，包括 EBV 相关的 EATCL PTLD，而且对比分析了 EB 病毒流行的墨西哥与欧洲患者，证实与 EBV 相关的显著的流行病学差异（100%vs10%）。

10 B-ALL/B-LBL

前驱 B 淋巴母细胞白血病（B-ALL）/B 淋巴母细胞淋巴瘤（B-LBL）的细胞遗传学异常可分为低二倍体（hypodiploid）、高二倍体（hypeidiploid），异位和假二倍体。ALL：t（9；22）（q34；q11.2）；BCR/ABL。ALL：（v；11q23）；MLL 重排。ALL：t（12；21）（p13；q22）；TEL/AML1。ALL：t（1；19）（q23；p13.3）；PBX/E2A。

一般而言，B-ALL 是预后比较好的白血病。在儿童组，完全缓解率近 95%，在成人组达 60%~85%，儿童的无病存活率是 70%。约 80% 的儿童 B-ALL 似乎是可治愈的。

根据细胞遗传学谱、年龄、白细胞计数、性别及初次治疗反应来确定是否为 B-ALL 的儿童危险组。婴儿病例常有 11q23 位 MLL 基因异位，其预后差。在儿童，50% 以上患者有高二倍体核型或 t（12；21）异常，其预后较好，85%~90% 患者可长期生存。

长期缓解或生存的因素包括 4~10 岁、高二倍体，特别是含有三 T4 和/或 10 和/或 17 的 54~62、t（12；21）（p13；q22）及在诊断时低或正常白细胞计数；预后不好的因素包括：<1 岁、t（9；22）（q34；q11.2）及 t（4；11）（q21；q23）细胞遗传学异常。

成人 B-ALL 还没有遗传学的特殊改变。25% 病例有 t（9；22）（q34；q11.2）异常，与预后不良有关；11q23 异位较儿童更常见；高二倍体伴 51~65 染色体和 t（12；21）不常见。B-LBL 缓解率很高，中位生存率达约 60 个月。

目前治疗预后较好的基因型是 51 和 65 之间的高二倍体，与流式细胞学 Di1.16 至 1.6 一致；t（12；21）（p13；q22）。后者是 12 p13 位 TEL 基因与 21q22 位转录因子编码的 AML1 基因融合而成。

治疗预后较差的基因型有：

（1）t（9；22），这是 22 q11.2 位 BCR 基因与 9 q34 位 ABL 基因融合的结果，多见于成人；在多数 t（9；22）ALL 儿童病例中，存在一种 P190kD BCR/ABL 融合蛋白，大约 1/2 的 t（9；22）ALL 成人病例产生 P210kD 融合蛋白，该蛋白见于 CML；其余病例有 P190 蛋白。

（2）早期分化阶段的 B-ALL 可以存在 t（4；11），11q23 位的 MLL 基因与 4q21 位 AF4 基因融合。11q23 位的其他异位是由于 MLL 与其他伙伴基因融合。11q23 异常的 ALL 亦可以发生。

（3）t（1；19）见于 25% 儿童 B-ALL 伴胞浆 mu 表达，19p13.3 位 E2A 与 1q23 位 PBX 的融合，这与某些治疗预后不良有关。

（4）高二倍体与预后不良有关。

其他异常（6q、9p、12p 缺失，少于 50 的高二倍体，近似三倍体和近似四倍体）与预后中等有关。

11 CLL/SLL

推测多数 CLL 病例可能起源于循环中的 CD5+、CD23+、IgM+、IgD+ 幼稚 B 细胞，这种细胞可见于外周血、初级滤泡和滤泡套区，提示这些细胞是未被致敏的 CD5+、IgM+ 的 B 细胞，这些细胞亦可能是记忆 B 细胞。

慢性淋巴细胞性白血病/小淋巴细胞性淋巴瘤（CLL/SLL）存在 Ig 重链和轻链基因重排。研究表明，CLL 存在两种独特的重链基因重排，即 40%~50% 的病例不存在重链可变区基因的自身突变，这与幼稚的 B 细胞一致；50%~60% 的病例存在自身突变，这与经历过生发中心转化的 B 细胞一致。可变区的突变是随机的，这些随机突变的可变区经常可在 CLL 病例中发现。

用免疫荧光原位杂交（FISH）可检查出约 80% 病例存在异常核型，12 号染色体出现三倍体的情况可见于 20% 的病例，13q14 基因缺失可达 50% 的病例。存在 12 号染色体三倍体的病例多数没有 Ig 可变区基因的突变，而存在 13q14 异常的病例常常有突变。11q22~23 基因缺失见于 20% 的病例，在这些病例中发现另一条等位基因存在自身突变。

6q21 或 17q13（p53 基因位）基因缺失分别见于 5% 和 10% 的病例。t（11；14）和 Bcl-1 基因重排亦有报道，但大多数情况见于白血病型套细胞淋巴瘤。

染色体异常和免疫表型亦是预后参数，12 号染色体三倍体与非典型的形态改变和侵袭性的临床过程有关，13q14 异常与较长生存率有关；具有 Ig 重链可变区突变的病例比原始（germline）重链基因型的预后好（平均生存率分别为 7 年与 3 年）；另外，CD38+ 病例的预后较差。11q22~23 缺失的病例有广泛淋巴结肿大、预后较差，TP53 异常的病例预后较差。

小淋巴细胞性淋巴瘤转化成高度恶性淋巴瘤（Richter 综合征）的情况见于 3.5% 的病例，通常是 DLBCL（3%），但是类似于 HL 的病例亦有 0.5%。分子遗传学分析显示，在 50% 病例中，侵袭性淋巴瘤是由原发肿瘤克隆性转化而来，而在另一部分病例中，侵袭性淋巴瘤可能来自第二个无关的肿瘤。

12 弥漫性大B细胞淋巴瘤

弥漫性大 B 细胞淋巴瘤（diffuse large B cell lymphoma，DLBCL）属非霍奇金淋巴瘤中最大的一个亚群，约占全球淋巴瘤总数的 32%。

从基因学研究而言，DLBCL 是一种多基因作用的肿瘤，显示基因学的异质性，很多病例皆表现复杂的基因学异常改变。大多数病例出现免疫球蛋白重、轻链基因克隆性重排，并显示可变区的突变。20%~30%的病例可发生滤泡性淋巴瘤的标记物 Bcl-2 基因的易位；超过30%的病例显示 3q27 区段的异常，从而影响首要的致癌基因 Bcl-6；myc 基因重排不常见；部分病例可检测到 EB 病毒的感染，尤其是在合并有基础免疫缺陷的病例中更常见。

DLBCL 在细胞起源、基因表达、分子遗传学特点、免疫表型及临床表现方面均有明显的异质性，不同的亚型其治疗的反应不同，预后亦不同[42]。

在临床病理分型上，DLBCL 包含 3 种亚型及 6 种形态学变异亚型，3 种亚型包括原发性纵隔大 B 细胞淋巴瘤、血管内大 B 细胞淋巴瘤、原发性渗出性淋巴瘤，6 种形态学变异亚型分别为中心母细胞性大细胞淋巴瘤、免疫母细胞性大细胞淋巴瘤、间变大 B 细胞淋巴瘤、富 T 细胞/组织细胞的大 B 细胞淋巴瘤、浆母细胞性淋巴瘤、淋巴瘤样肉芽肿型大 B 细胞淋巴瘤。

随着免疫学研究与分子生物学技术的发展，尤其是 DNA microarray 技术的出现，对大样本量的弥漫性大 B 细胞淋巴瘤病例进行基因表达图谱分析。2002 年，Hans 等[43] 利用 cDNA 微阵列技术对 DLBCL 进行分类，根据免疫表型和基因表达谱进行亚分类，分为两类细胞，即生发中心 B 细胞 (germinal center B-cell, GCB) 和活化的外周血 B 细胞 (in vitro activated peripheral blood B-cell, ABC)，由此将弥漫性大 B 细胞淋巴瘤分为"生发中心样 B 细胞"和"活化 B 细胞样细胞"起源的 B 细胞淋巴瘤两型。

Andreas Rosenwald 等人研究又发现了第三类肿瘤细胞，其不高表达上述两种细胞的特征基因，由此命名此型肿瘤为第三型弥漫性大 B 细胞淋巴瘤 (Type 3 DLBCL)。众多的研究结果显示，生发中心 B 细胞型预后最好，活化 B 细胞型最差。

12.1 染色体易位

通常，染色体易位是两个伙伴染色体之间染色质的均衡交换。DLBCL 中最常见的易位往往涉及 Bcl-6 基因，在这种易位中，参与易位的一方恒定为 3q27，另一条伙伴染色体则是可以变化的，通常累及免疫球蛋白位点如 14q32、2q12 或 22q11，分别对应于 IGH、κ 轻链和 λ 链基因。

虽然涉及 Bcl-2 原癌基因的 t (14；18)(q32；q21.3) 是滤泡淋巴瘤的特点，但 15%~20%的原发 DLBCL 中亦存在这种易位，这为淋巴瘤发生学方面提供了新的视角，因为只有在具有生发中心 B 细胞 (germinal center B-cell, GCB) 类似的基因表达谱的 DLBCL 才存在这种易位。

涉及 myc 癌基因（染色体 8q24）的易位通常在伯基特淋巴瘤病例中发现，这个标记虽然很敏感，但并不够特异，5%~7%的原发 DLBCL 中亦见到这种改变。

另外，DLBCL 中亦存在另外一些罕见的染色体易位。总之，55%~60%的 DLBCL 病例中存在染色体易位，另有相当大的一部分 DLBCL 的发病不能用此机制解释。

纵隔（胸腺）大 B 细胞淋巴瘤 (Mediastinal DLBCL) 是 DLBCL 的一种亚型，起源于纵隔（胸腺）B 细胞，具有独特的临床、免疫表型和遗传学特征。可检查到 Ig 基因重排、超二倍体核型，后者表现为染色体 9p 增多，REL 基因扩增。这些特征提示 DLBCL 的这一亚型不同于其他部位的 DLBCL。目前又发现相当多的病例存在 MAL 基因的过表达；该瘤无 Bcl-2、Bcl-6 和 MYC 基因重排。

血管内大 B 细胞淋巴瘤，大多数病例有 Ig 基因重排，T 细胞受体基因重排的病例极为罕见；核型异常亦有报道，但研究的病例数很少。

12.2 相关基因的改变

大部分 DLBCL 存在肿瘤抑制基因 (tumor suppressor gene, TSG) 的缺失或功能丧失，这些也许是肿瘤克隆演变的二级事件，或者是小部分病例中疾病始动环节的一个重要事件。少部分 DLBCL 存在 17p13 染色体上 p53 基因缺失；另外，9p21 上 p16 基因在后天因素作用下可以导致基因沉默，如启动子区域高度甲基化导致转录失活；部分 DLBCL 中还可见到视网膜母细胞瘤基因（RB 基因）的异常；可能还有其他肿瘤抑制基因在淋巴瘤的发生上起着重要的作用，候选染色体位点包括 1p36、6q21~27 和 10q22~24。

至今研究较充分的有 p53 的突变，p16 的缺失和高度甲基化，myc 的易位和少数病例中 Bcl-6 或者 Bcl-2 基因的改变。

DLBCL 分子异质性的典型表现是 Bcl-2 蛋白的表达，60%~70% 的 DLBCL 病例表达 Bcl-2，而 t（14；18）仅见于 15%~20% 的病例，可见 Bcl-2 的表达和染色体易位并不完全相关。

t（14；18）仅见 GCB 型的 DLBCL，大多数存在这种易位的病例亦同时表达 Bcl-2 蛋白，但较典型的活化 B 细胞样（activated B cell，ABC）型 DLBCL 表达水平低。在极少数情况下，有些病例只存在 Bcl-2 易位，而不表达 Bcl-2 蛋白，这可能是由于突变导致终止密码子的过早成熟或 mRNA 分子的不稳定所致。因此，在小部分 GCB 型 DLBCL 中存在 Bcl-2 mRNA 的表达水平升高。尽管如此，大多数 Bcl-2 蛋白阳性表达存在于 ABC 型 DLBCL 中。

NF-κB 转录因子活化后可导致 Bcl-2 表达上调，NF-κB 的高水平表达是 ABC 型的 DLBCL 的特征，它以 Bcl-2 基因为作用靶点。

在一定阶段，大多数滤泡淋巴瘤可转化为与 DLBCL 极其类似的淋巴瘤，这些转化病例大多存在 t（14；18），并获得其他一些可以导致组织学转化的核型改变。大多数和转化相关的遗传学事件与关键基因拷贝数的改变有关。

Bcl-6 基因位于染色体 3q27，其编码一个锌指蛋白，它参与调节淋巴细胞分化、免疫反应、细胞周期发育调控等重要的功能，对 B 细胞的成熟发育及生发中心的形成起重要的作用。BCL-6 基因在正常 GCB 细胞中（如中心母细胞及中心细胞）及 50%~70% 的 DLBCL 肿瘤细胞中表达[44]。但其蛋白表达与 Bcl-6 基因重排与否无关[45]。Izidore 等[46] 研究并随访了 39 例 Bcl-6 基因高表达的初发 DLBCL 患者与低表达患者均经过蒽环类药物为基础的治疗后对比，并与 IPI 相联合分析，认为 Bcl-6 高表达有较好的预后，Bcl-6 可作为一个独立的预后因素。

多发性骨髓瘤致癌基因（MUM1，IRF4）是一个分子量为 50kDa 的蛋白，是干扰素调节因子（IRF）家族成员之一，其主要下游调控因子有 Fk-BP3、MIG、FAIM、ZFP94 等，它们有抑制凋亡促进增殖的作用。与其他癌基因一样，在肿瘤组织中的激活导致过表达或与正常细胞不同的异位表达引起调控异常是肿瘤发生的重要原因[47]。Hans 等[43] 的研究发现，MUM1 阳性淋巴瘤患者的预后较差；而在以后的研究中，MUM1 在 DLBCL 的表达中亦证实了 MUM1 阳性患者的无病生存率显著低于阴性患者，且 MUM1⁺、Bcl-6⁺较 MUM1⁻、Bcl-6⁺显示不良的预后，反映了肿瘤多基因异常导致的更为不良的疾病后果。DLBCL 中 50%~75% 的患者表达 MUM1[48]。

13 滤泡性淋巴瘤

13.1 Ig 基因重排

滤泡性淋巴瘤（follicular lymphoma，FL）可见 Ig 重链和轻链基因重排，可变区自身突变的内部克隆异质性与滤泡中心细胞状况一致。

Cong 等[49] 研究发现，生发中心含有中心细胞的滤泡 Bcl-2 阳性，而周围大部分滤泡 Bcl-2 阴性，阳性滤泡 80% 具有单克隆 IgH 基因重排，而阴性滤泡呈多克隆模式。进一步对 18 例具有单克隆 IgH 基因重排者研究发现，8 例明确诊断为 FL，从而表明具有 Bcl-2 阳性滤泡且有单克隆 IgH 基因重排者，可能是生发中心原发的滤泡早期克隆的原发 FL，亦可能是肿瘤发展的早期阶段，诊断时应注意。

FL 中 Bcl-2 蛋白高表达与体细胞高频突变及 IgV 基因重排有关。Zhu 等[50] 研究发现，异常糖基化位点在 FL 中占 79%，而在正常细胞只占 9%（P<0.001）。体细胞基因突变在 IgV 区获得潜在糖基化位点是 FL 的一个重要特点，对肿瘤的生物学行为具有重要的影响。Aarts 等[51] 对 FL 的 IgVH 基因进行了分析，发现 B 细胞受体（B-cell receptor，BCR）选择性结合及持续的体细胞高频突变导致了亚克隆选择而不是亚克隆进化，提示了 BCR 在一些 FL 的发生发展中具有重要作用。Kobrin 等[52] 对 60 例未经治疗的原发性 FL 进行研究，发现异常免疫球蛋白第二重链 IgV 基因重排重链 CDR III 的片段缺失或插入变异，通过 IgH 酶解图谱分析显示了两个等位显性的 CDR III H 编码序列，CDR III 呈现双重的 V→DJ 重排，而且 CDR III H 变异在肿瘤滤泡分离出的细胞中表达，并且每个 CDR III H 变异能够放大和编码 1 个功能性的 VH 基因，从而提示 IgV 基因重排和重链 CDR

Ⅲ异常在 FL 的发生发展中可能有重要意义。

13.2 染色体异位

染色体分析表明，80%~90%的 FL 可检测到染色体异位，最常见的是 t（14；18）（q32；q21），分别涉及 Bcl-2、Bcl-6、c-myc 等基因改变。Fenton 等[53]认为，染色体异位是由于生发中心 B 细胞 IgH 类别转换时异常重组形成，从而提示 FL 是起源于生发中心的 B 细胞。

FL 染色体改变存在 3 种情况[54]，即有 t（14；18）而无 3q27 改变、既无 t（14；18）又无 3q27 改变、有 3q27 改变而无 t（14；18）。3q27 和/或 Bcl-6 基因重排见于 15%FL，而 Bcl-6 基因 5′突变见于大约 40%病例。

在 t（14；18）的病例中，10%的病例只带有 t（14；18），其余病例还带有另一些染色体断裂，最常见的有 1、2、4、5、13、17 号染色体，亦可有 X、7、12、18 号染色体。在所有类型的 B 细胞淋巴瘤中，10%~40%病例有 6q23~36 异常，这是 t（14；18）病例中最常见的第二种异常。有 3 种独特的基因缺失发生在 6q21、6q23、6q25~27，提示存在 3 种独特的抑制基因。

值得注意的是，大部分滤泡性淋巴瘤具有 t（14；18）异位，但 10%~15%的滤泡性淋巴瘤 Bcl-2 免疫组织化学染色阴性。

值得注意的是，大部分滤泡性淋巴瘤具有 t（14；18）异位，但 10%~15%的滤泡性淋巴瘤 Bcl-2 免疫组织化学染色阴性。

t（14；18）阴性者经常出现的遗传学异常是 1q，3，7p，7q 和 18 的获得（或增多）和 1p36，6q 和 9p21.3 的缺失。在阳性者多见 7p，12q 和 18p~q21 的获得（或增多）和 1p36 的缺失。在这些遗传学变异中，3 号染色体的获得和 18q21~qtel（Bcl-2）的扩增以及 9p21（p16INK4a）位点的缺失常常出现于 t（14；18）阴性病例中[55]。

在大约 50%Bcl-2 蛋白表达阴性的病例中，肿瘤细胞中仍然出现 t（14；18）的异位，可能是目前应用的 Bcl-2 抗体无法检测出 Bcl-2 发生突变的抗原决定簇[56]；其余的 Bcl-2 表达阴性的滤泡性淋巴瘤是真正缺乏 t（14；18）的异位。

因此，t（14；18）阴性的滤泡性淋巴瘤可

表达也可不表达 Bcl-2，表明存在着肿瘤细胞调节 Bcl-2 的其他机制，如这些病例中出现 18q21 上 Bcl-2 基因的获得或扩增[57]；还有研究表明，Bcl-2 阴性的滤泡性淋巴瘤具有其他机制提供抗凋亡诱导，如 Bcl-XL[58]。

t（14；18）异位的出现与肿瘤分级相关，约 90%的 1 级和 2 级滤泡性淋巴瘤中存在 t（14；18），在 3A 级中 60%~70%具有此异位[59-60]；而在 3B 级滤泡性淋巴瘤中只有 15%~30%的病例出现 Bcl-2 的重排。另外，在结外淋巴瘤，如皮肤和睾丸的滤泡性淋巴瘤，或儿童 3 级滤泡性淋巴瘤中通常缺少 t（14；18）的异位[61-62]。

Ott 等[59]研究了 89 例 FL 患者，A 组（FL Ⅲa 与Ⅰ、Ⅱ级患者）84%出现 t（14；18）（q32；q21），B 组（FL Ⅲb 伴或不伴 DLBCL）仅 13%，差异具有显著性，且 A 组 Bcl-2 和 CD10 抗原表达明显高于 B 组，这可能会影响到两组的治疗和预后。FL 发生部位亦会影响到染色体异位，原发淋巴结 FL Ⅰ级大部分（8/9）有 t（14；18），皮肤 FL 无 t（14；18）（0/16），但侵犯到皮肤的 FL 一半（2/4）存在 t（14；18），这种差异可能即是皮肤 FL 的预后较好但复发率较高的基础[63]。因此，t（14；18）染色体异位是低级别（1 级和 2 级）滤泡性淋巴瘤特有的细胞遗传学特征性改变。

Horsman 等[57]在 50 例详细的染色体条带和 FISH 分析中，证实 t（14；18）异位阴性的滤泡性淋巴瘤有 2 个亚群，一个是与 18 号染色体无关，但与其他染色体有关并过度表达 Bcl-2；另一个是没有 Bcl-2 的表达，但频繁出现包括 Bcl-6 基因在内的 t（3；14）（q27；q32）异位。

Gagyi 等[64]研究了 11 例 t（14；18）阴性且 Bcl-2 表达阴性的滤泡性淋巴瘤，与 7 例 t（14；18）阳性者进行比较，包括免疫球蛋白重链基因（IgVH）的体细胞突变，myc、Pax-5 和 Rhoh 基因的异常突变以及活化诱导胞苷脱氨酶（AID）的表达。异位阴性者分级高者占多数，t（14；18）异位阳性者多见于低级别滤泡性淋巴瘤。该研究显示，有或没有 t（14；18）异位的滤泡性淋巴瘤在以下方面没有明显差别：IgVH 基因的体细胞突变和 AID 的表达水平，这些皆

提示两组滤泡性淋巴瘤均为生发中心起源和分化。同样，myc、Pax-5 和 Rhoh 基因的异常体细胞超突变在质量和数量上也没有明显差别，从而证实了 t（14；18）异位阳性者和阴性者在分子特征上基本相似。因此，作者认为 t（14；18）异位阳性和阴性的滤泡性淋巴瘤应该被视为一个实体（entity），有差别的致瘤通路导致了高度相似的形态学表现、免疫表型以及分子特征。

Zhao 等 [65] 研究 27 例 FL 发现，Bcl-XL 在肿瘤性滤泡中过度表达，且凋亡细胞数减少，而 10 例 RLH 生发中心不表达 Bcl-XL，说明 Bcl-XL 具鉴别诊断意义，且 Bcl-XL 的过表达与凋亡细胞数减少、多部位结外侵犯、国际预后指数（international prognostic idex，IPI）高危和总体生存期缩短有关。因此可以将 Bcl-XL 的表达水平作为判断预后的指标。

Bcl-6 是从弥漫性大 B 细胞淋巴瘤的一个亚型中发生 3q27 异位的断裂点克隆而来 [66]，该基因是一种锌指转录抑制因子，正常表达于生发中心 B 细胞，少见表达于滤泡内和滤泡间 CD4+T 细胞；它的出现有赖于生发中心的形成。Bcl-6 的异位，包括多个其他染色体在内，通常是在 Bcl-6 基因的 5' 非编码区，被伙伴基因的促进子所替代。一种假设是这种异位阻止了 Bcl-6 的下调，并且在某些方面阻止了细胞向生发中心后阶段的进展，从而导致肿瘤的形成 [67]。

Bcl-6 基因在正常生发中心 B 细胞的 5' 编码区进行突变 [68]；这个过程与免疫球蛋白基因的突变有无关系还没有被证实。一项研究显示：在大约 50% 的慢性淋巴细胞性白血病病例中出现 Bcl-6 的突变，并且与免疫球蛋白基因突变没有关系。在 5%~15% 的滤泡性淋巴瘤中发现 Bcl-6 基因重排。

具有 Bcl-6 基因重排的滤泡性淋巴瘤在临床和组织学表现上与发生 Bcl-2 重排者相似，但这组病例亚群具有向大细胞淋巴瘤转化的高度风险性 [69]。一些滤泡性淋巴瘤可同时出现 Bcl-2 和 Bcl-6 的基因重排。因为在滤泡中心细胞中没有出现免疫球蛋白基因的超突变，故在 47% 的病例中可以出现 Bcl-6 基因的体细胞突变。10%~20% 的滤泡性淋巴瘤缺乏 Bcl-2 的基因重排。

日本的一项研究表明，通过对 100 例缺乏 IgH/Bcl-2 重排的滤泡性淋巴瘤进行 Bcl-6 基因变异的 FISH 检测，结果分为 4 组：第一组 Bcl-6 基因重排（41 例），第二组 Bcl-6 基因扩增/3q27 获得（30 例），第三组两者均阴性（23 例），第四组两者均阳性（6 例）。第二组显示出高级别的形态学改变（93%），具有较高的 Bcl-2 和 MUM1 表达率（73% 和 57%），并且较其他组具有较高的 Bcl-2 基因扩增/18q21 的获得（90%）。Bcl-6 的基因变异，尤其是扩增/3q27 获得，提示缺乏 IgH/Bcl-2 重排的滤泡性淋巴瘤可以出现一定的形态学和免疫学表型特征 [70]。

Bcl-2 基因家族（Bcl-X、Bcl-XL）是抗细胞凋亡的重要因子，70%~95% 的 FL 可出现 Bcl-2 基因重排。Bcl-2 异位可能发生在 B 细胞分化的早期阶段，即在免疫球蛋白基因发生重排期间。休止的 B 和 T 细胞表达 Bcl-2，但正常的生发中心细胞、胸腺皮质区细胞、单核样 B 细胞不表达，表达 Bcl-2 的转基因小鼠可发生滤泡性淋巴细胞高度增生的肿物并伴有大量成熟的 B 细胞。体外实验表明，Bcl-2 过表达有利于 B 细胞存活，在无生长因子的情况下可阻止凋亡。当带有 Bcl-2 异位的休止 B 细胞在对抗原反应过程中发生母细胞转化时，不能关闭 Bcl-2 基因，这可能导致淋巴瘤的发生。

儿童 FL 可缺乏 Bcl-2 基因重排和蛋白表达。Pileri 等 [71] 报道了 1 例 4 岁儿童睾丸 FL 缺乏 Bcl-2 基因重排、Bcl-2 蛋白表达和 p53 基因突变，同时伴有死亡相关蛋白激酶基因高甲基化，因此诊断儿童 FL 时需要考虑更多的参数。Lorsbach 等 [72] 的研究亦发现，儿童 FL Bcl-2 的表达比例比成人 FL 低，且 Bcl-2 阳性在年龄较小的儿童少见，而在年龄稍大（>12 岁）的儿童中并不少见，但是 CD43 阳性比例比成人高。儿童 FL 缺乏 Bcl-2 的表达，表明了儿童 FL 与成人 FL 可能具有不同的发病机制。

大多数 FL 病例有 Bcl-2 表达，其强度从 FL1 级的近 100% 到 FL3 级的 75%。Bcl-2 在鉴别肿瘤性和反应性滤泡方面具有重要作用，但在鉴别 FL 与其他低度恶性的 B 细胞淋巴瘤中没有价值，因多数细胞皆表达 Bcl-2；皮肤 FL

Bcl-2 常常阴性。

Oct-2 是桥接 IgH 增强子和 Bcl-2 促进子区域的转录因子之一，Oct 因子对于 IgH 增强子作用于 Bcl-2 促进子具有介导转录下调的效果。在 t（14；18）异位的淋巴瘤中对于 Bcl-2 的研究显示，这一发病机制可能具有新的靶向治疗的潜在意义，这些发现提示与其他参与 IgH 位点转录的癌基因下调的分子机制相关[73]。

对于 6q23.3~24.1 上新的纯合子缺失区域的分析表明，A20 和 PERP 是 2 个滤泡性淋巴瘤有潜在意义的新基因。A20 是 NF-κB 和 Toll 样受体的负性调节子。多种细胞系和小鼠的研究表明，A20 功能的减少导致很多 NHL 亚型中具有特征性的分子事件，即持续的 NF-κB 信号传导。A20 敲除的动物发展为致死性的炎症综合征和出生后的快速死亡，这些现象均排除了肿瘤造成的可能性。

PERP，被 p53 诱导的基因，执行部分 p53 凋亡程序的功能。在 PERP 敲除的小鼠中，胸腺细胞或神经细胞被放射诱导的凋亡减弱。PERP 的下调与各种肿瘤患者的不良预后有关[74]。

在 FL 转化成 DLBCL 的病例中，发现存在基因缺失和 9p 染色体改变，累及到 p15 和 p16 基因。17p 异常可反映在 17p13 的 Tp53 基因异常，有资料显示，该基因与 FL 的转化有关。Lossos 等[75]研究发现，c-myc 基因重排是 FL 易向 DLBCL 转变的重要原因，c-myc 基因表达不同，引起的临床行为亦不同。

有研究显示，在 t（14；18）阴性组中出现约 38%三体性的 3 号染色体（trisomy 3），但在阳性组中没有此现象。具有三体性的 3 号染色体者均没有发生 3q27 的异位。免疫表型为 CD10⁻、MUM1⁺的病例常常显示 3 号染色体异常，如三体性或 3q27 的异位[76]。

目前，分子预后因子或基因分型还不能作为 FL 治疗分层的主要指标，但有可能提供较组织学分级和国际预后指数（IPI）评分更多的信息，用于 FL 预测或预后判断。85%的 FL1 级和 2 级患者易发生染色体 t（14；18）易位，提示预后不良。FL3b 级多无 t（14；18）易位，但可通过其他机制导致 Bcl-2 蛋白过表达，进而引起其他基因或染色体突变，如 c-myc 和 p-

53 缺失等，这些基因或染色体突变可能与发生病理类型转换和不良预后有关。44%的 FL3b 级患者可发生染色体（+7，+12q13~14，+18q）易位或染色体缺失（del16q，-9p21，-17p13），这与发生转换的风险明显相关。此外，Ki-67 表达水平与 FL 分级有关。生发中心分子标记物，如 CD10、Bcl-6 蛋白和 PU-1 蛋白高表达提示预后良好，而 CD68 阳性和巨噬细胞增多（>15 个/高倍视野）则提示预后不良。

14 套细胞淋巴瘤

套细胞淋巴瘤（MCL）存在 Ig 重链、轻链基因重排，多数病例无可变区基因突变，这与生发中心前 B 细胞的基因型一致。但少数病例有自身突变，提示具有滤泡/滤泡后的基因型。不存在 Bcl-2 和 c-myc 基因重排。

Southern blot 和常规细胞遗传学分析证明，70%~75%的病例在 Ig 重链与 Cyclin D_1 基因之间存在 t（q13；q32）异位；而 FISH 方法显示所有病例均存在这种异位，几乎所有病例亦有 Cyclin D1 mRNA 过表达。

很多病例亦有 ATM（ataxia telangiectasia mutated）的突变和/或缺失，少数母细胞型和侵袭性较强的病例还有另外的突变、缺失或其他异常。

还存在其他相对较常见的细胞遗传学异常，其中部分异常亦可见于 CLL，如 13q14 缺失、全部或部分 12 号染色体三倍体、17p 缺失等；有些与母细胞型 MCL 关系更密切，多形母细胞变异型出现 4 倍体的频率很高。

15 边缘带B细胞淋巴瘤

15.1 免疫球蛋白重链基因重排

B 细胞在分化过程中逐渐出现免疫球蛋白重链基因重排和可变区突变，通过亲和性成熟（affinity maturaion）发展为能分泌高亲和性免疫球蛋白抗体的分泌细胞或记忆细胞。因此，分析免疫球蛋白重链基因可变区的重排类型及作为抗原结合点的互补决定区，是否出现突变及突变类型，能帮助确定正常 B 淋巴细胞和 NHL 的分化阶段[77]。已发现不同组织学类型的淋巴瘤，可能有不同的重排类型。

边缘带 B 细胞淋巴瘤（marginal zone B-cell lymphoma，MZ-BCL）为低度恶性淋巴瘤。Tierent 等 [78] 研究了 14 例不同部位 MZ-BCL 患者的免疫球蛋白重链基因可变区重排，发现 MZ-BCL 亦常优先重排 VH4，其次为 VH3、VH1，其中 13 例有体细胞突变，6 例有抗原选择的证据。但各家族中并无任何一种特别的 VH 基因被专一性重排，因此作者认为这种不同 VH 基因家族重排，是因为淋巴瘤起源于不同的 B 细胞亚群所致。该作者进一步通过 Ki-67 抗原免疫组化染色和扩增免疫球蛋白重链基因互补决定区分析发现，淋巴结和脾边缘区 B 细胞与外周血 CD52Ig M+B 细胞优先重排 VH 基因相同，而且重排后的 VH 基因绝大部分有体细胞基因突变，这提示脾和淋巴结边缘区 B 细胞是密切相关的一个 B 细胞亚群 [79-80]。

15.2 染色体异常

Dierlamm 等 [81] 收集了迄今为止有文献报告的在 MZ-BCL 中反复出现的异常染色体，它们有染色体 3、7、12 和 18 三倍体；t（3；14）（q27；q32）；断裂点位于 1q21 和 1p34 的各种结构异常；t（1；14）（p22；q32）和 t（11；18）（q21；q21）。其中，t（11；18）（q21；q21）是 MZ-BCL 最常见的结构染色体异常。值得注意的是，一些其他亚型 B 细胞 NHL 的特征性遗传学异常，如 t（11；14）/Bcl-1、t（14；18）/Bcl-2、t（14；19）/Bcl-3 重排在 MZ-BCL 非常罕见，这亦表明 MZ-BCL 具有与众不同的生物学特性。

绒毛淋巴细胞脾淋巴瘤（SLVL）的细胞遗传学异常很不一致，部分与 B-NHL 其他亚型相重叠。目前已发现的异常有 t（11；14）t（11；14）（q13；q32）、2p、3q、7q 和 17p 结构改变、染色体 12 三倍体等。Mateo 等 [82] 在 40 % 的脾 MZ-BCL 发现 7q31-32 缺失，最常缺失的微卫星是 D7S487。7q 等位丢失和肿瘤进展之间的相互关系似乎尚无显著意义。

15.2.1 染色体 3 三倍体

染色体 3 三倍体或多倍体是 MZ-BCL 最常见的染色体数量异常，Wotherspoon 等 [83] 用 3 号染色体特有的着丝粒探针，应用分裂中期 FISH 方法检测了 70 例不同部位的 MALT 淋巴瘤，结果在 60 % 的病例中检出染色体 3 三倍体；Dierlamm 等 [84] 则分别在 60% 结外、60%

结内和 47% 脾 MZ-BCL 患者中发现染色体 3 三倍体；Bryne 等 [85] 亦在 85% 结外 MALT 淋巴瘤和 50% 结内 MZ-BCL 中检出该染色体异常。

染色体 3 三倍体导致肿瘤转化和 MZ-BCL 进展的遗传机制还不清楚。在部分三倍体的染色体区域常携有重要的致病基因。通过基因的剂量效应发挥生物学作用，是三倍体的可能作用机制之一。

Dierlamm 等 [84] 报道在 21 例染色体 3 三倍体异常的 MZ-BCL 患者中，6 例有 3 号染色体长臂的部分三体型，分别鉴定为+ del（3）（p13）和+I（3）（q10），表明该区域可能具有特别重要的意义。应用比较基因组杂交法，作者进一步将相关过度增加区更精确地定位于 3q21-23 和 3q25-29。与此相一致，Starostick 等用微卫星分析法亦将大部分高度恶性胃 MALT 淋巴瘤患者的扩增基因定位于 3q27。

目前的研究已在 3q21-29 发现了几种与 MZ-BCL 有关的候选基因，这包括表面抗原 B7 基因；位于 3q22-23 的 PBX 2 同源异形盒基因；位于 3q27-29，属于转录因子 ETS 家族的 ETV5 基因；编码 IL212 亚单位的基因；以及位于 3q27 的 Bcl-6 原癌基因。

15.2.2　t（11；18）（q21；q21）

t（11；18）（q21；q21）是 MZ-BCL 最常见的染色体结构异常，Dierlamm 等 [84] 汇总文献发表的 59 例有细胞遗传学异常的低度恶性 MALT 淋巴瘤，22 例为该易位。Ott 等 [86] 报告该易位发生率为 53%，且迄今为止，t（11；18）（q21；q21）仅见于结外低度恶性 MALT 淋巴瘤，在高度恶性淋巴瘤和 NHL 的其他任何亚型中均未发现有这种异常存在。

临床上，t（11；18）异常可见于源自胃肠道、肺、甲状腺、眼眶、泪腺等各种不同结外部位的 MZ-BCL，病变范围不一，可局限或广泛播散。t（11；18）（q21；q21）异常所累及的基因已在 2 例胃肠 MALT 淋巴瘤中被成功地克隆，它们是位于 11q21 的程序性死亡抑制物基因 API-2（亦称为 HIAP-2、HIAP-1 和 MIHC）和位于 18q21 的一个新基因，命名为 MLT（MALT -Lymphoma associated Transloca-tion）[87]。在此 2 例易位发生时，API-2 的断裂点恒定地位于一个内含子中，而 MLT 基因的断裂点则不一，但皆保留了开放阅读框。API-2属于程序性死亡蛋白抑制物家族，在调节程序性细胞死亡时发挥进化保守作用，MLT基因的功能尚不清楚。由 t（11；18）（q21；q21）产生的 API-2-MLT 融合基因的分子机制仍在研究中，推测该基因的融合蛋白产物能使程序性死亡抑制作用增强，从而赋予 MALT 淋巴瘤生存优势及抗原非依赖性生长。Greiner 等[88]已证实，MALT 淋巴瘤确实程序性死亡水平低，并能逃避 FAS 介导的程序性死亡。

15.2.3 t（1；14）（p22；q32）

t（1；14）（p22；q32）是 MALT 淋巴瘤中另一种反复出现的染色体结构异常，易位使位于 1p22 上的程序性死亡调控基因 Bcl-10 与 14q32 上的免疫球蛋白重链基因相融合，具有该种融合基因的肿瘤细胞在组织培养时有自发生长的特征。

Bcl-10 基因是 2 型马疱疹病毒 E10 基因的同源基因，含有与 API-2 相似的 N 端 CARD 结构域。该结构域由 6 个紧密排列的反向平行螺旋组成，结构上与所谓的死亡结构域（death domain）相似，在多种促程序性死亡和抗程序性死亡蛋白中均有 CARD，它负责结构相关蛋白之间同型 CARD 相互作用的调节[89]。

功能试验分析发现，野生型 Bcl-10 有较弱的促程序性死亡作用；能激活核因子 NF-κB，从而促进炎症反应；有肿瘤抑制基因的活性；在体外能抑制癌基因所致的细胞转化。Bcl-10 基因在 t（1；14）MALT 淋巴瘤常高表达，且有许多移码突变（frameshift mutation）。这些突变使 Bcl-10 从 CARD 结构域内或紧靠其 C 末端处截短。这种突变后截短的 Bcl-10 虽仍有活化 NF-κB 的能力，但有着明显不同的其他特性，即不再有促程序性死亡作用；并在失去肿瘤抑制基因活性的同时，呈现功能获得性致肿瘤特性[90]。Willis 等[90]在其他肿瘤，如无 1p22 异常的 B 和 T 细胞淋巴瘤、间皮瘤、基质细胞瘤等，亦发现有相似的 Bcl-10 截短突变，这进一步支持 Bcl-10 与人类恶性肿瘤的发生有关[91]。

15.2.4 Fas 基因突变

促细胞程序性死亡基因 Fas（APO-1/CD95）亦与 MZBCL 发病机制有关。Gronbaek 等[92]对 150 例 NHL 的 FAS 基因编码区和拼接位点进行突变检测，发现 16 例（11%）有突变存在，包括 3 例（60%）低度恶性 MALT 淋巴瘤，9 例（21%）弥漫性大 B 细胞淋巴瘤、2 例（6%）滤泡中心细胞淋巴瘤、1 例（50%）间变性大细胞淋巴瘤和 1 例罕见的嗜皮性 B 细胞性淋巴细胞白血病。在受体死亡结构域内的错义突变常同时保留野生型等位基因，而在死亡结构域外的错义突变，则常伴有等位基因的丢失。特别有意义的是，13 例突变阳性的可评价患者中，10 例表现出自身免疫反应性疾病的特征。这提示 Fas 突变、癌症和自身免疫之间有较密切的联系。

较早的研究显示，胃 MALT 淋巴瘤的疾病进展和向高度恶性转变与 c-myc 基因重排，p53 基因完全失活，p16 基因 A 纯合子缺失有关；但 Dierlamm 等[93]对 33 例 MZ-BCL 进行分裂间期原位荧光杂交研究发现，仅少数患者有 p53、RB/D13S25 和 p16 基因缺失，唯一检测到的反复出现的异常是 p53 杂合缺失。

16 MALT 淋巴瘤

MALT 淋巴瘤与脾和结内边缘带淋巴瘤不同，属于结外 B 细胞性非霍奇金淋巴瘤的异质型，占所有成熟 B 细胞性淋巴瘤的 7%~8%[94-95]，是一类独立的具有惰性临床过程的 B 细胞性淋巴瘤。伴/不伴染色体易位的 MALT 淋巴瘤诊断、治疗和预后有差别。因此，应用荧光原位杂交技术检测染色体异常逐渐成为 MALT 淋巴瘤诊疗的常规。

近年来，细胞遗传学研究已经证实 MALT 淋巴瘤中存在几种遗传学异常，主要包括染色体易位 t（11；18）（q21；q21），t（1；14）（p22；q32），t（14；18）（q32；q21），t（3；14）（p14；q32）和非整倍体（如 3、7、12、18 三体）[95]，它们发生的频率根据解剖部位的不同而不同[96]。

16.1 t（11；18）（q21；q21）

t（11；18）（q21；q21）是 MALT 淋巴瘤特异性的染色体结构异常，在筛查 417 例和 252 例 MALT 淋巴瘤患者 t（11；18）（q21；q21）时，发现这种易位在肺（38.3%）/（53.3%）和胃（23.9%）/（23.9%）的发生频率

是最高的，其次是球结膜（18.5%）、眼眶（14.3%）和小肠（12.5%），在甲状腺、乳腺、肝等其他部位几乎没有发生[97]。

t（11；18）在 Hp 感染阴性的胃 MALT 淋巴瘤中发生率较高（53%），且多见于ⅡE 期或更晚的临床分期，可以但却很少进展为高级别的肿瘤，趋向于自主生长并且对抗幽门螺杆菌治疗无效[98-101]。

t（11；18）（q21；q21）导致位于 11q21 和位于 18q21 断裂点上 2 个基因——凋亡抑制基因-2（API2）和 MALT 淋巴瘤相关易位基因（MALT1）的融合，表达一个新的融合蛋白 API2-MALT1。

API2 和 MALT1 的基因产物不稳定，易降解，API2 的 C 端和 MALT1 N 端结构域缺失突变后的产物与全长的产物相比是稳定的，融合基因 API2-MALT1 正是由于缺少了这些结构域因此其表达产物变得稳定不易降解；API2-MALT1 的持续存在不断地激活 NF-κB，因此导致了 MALT 淋巴瘤的发生[102]。

最近的一项研究发现，t（11；18）（q21；q21）在胃的 MALT 淋巴瘤和弥漫性大 B 细胞淋巴瘤发生率几乎相等，它的存在并不排除 MALT 淋巴瘤发展为 DLBCL[103]。

运用比较基因组杂交技术筛查不伴 t（11；18）（q21；q21）的胃 MALT 淋巴瘤染色体增加或缺失的情况时发现，3、12、18 和 22 染色体三体发生的频率分别是 23%、19%、19% 和 27%[104]。

此外，MALT 淋巴瘤 t（11；18）（q21；q21）有几种变异体，即 t（11；12；18）（q21；q13；q21），t（6；18；11）（q24；q21；q21）和 t（11；14；18）（q21；q32；q21）；但伴有这些变异易位与只有 t（11；18）（q21；q21）在临床上是否存在差别还有待进一步证实[105]。

16.2 t（1；14）（p22；q32）及其变异t（1；2）（p22；p12）

t（1；14）（p22；q32）及其变异 t（1；2）（p22；p12）亦是 MALT 淋巴瘤特有的，发生率 5%，在肺和胃的发生率分别是 9% 和 6%，其他部位罕见，且大多数见于诊断为晚期的患者[106]。

t（1；14）（p22；q32）导致位于 1p22 上的整个 Bcl-10 基因易位至 14 号染色体 IgH 基因增强子的调控范围内，从而使其在细胞核内过度表达。

早期的体外试验研究发现，Bcl-10 通过促进凋亡方式来激活 NF-κB 途径。然而，后来的体内试验研究否定了这一结论。在 B 细胞中，野生型的 Bcl-10 有促进增殖而不是促进凋亡的作用[107]。

正常情况下，Bcl-10 主要表达在生发中心 B 细胞的胞质中，伴有 t（1；14）的 MALT 淋巴瘤中，这一蛋白在胞核中出现强表达；在近乎 100% 的伴有其他易位的 MALT 淋巴瘤中，Bcl-10 表现为中等强度阳性。基于这些发现，提示核 Bcl-10 的异常表达可能参与 MALT 淋巴瘤的发病机制[100]。

16.3 t（14；18）（q32；q21）

t（14；18）（q32；q21）在 MALT 淋巴瘤发生率为 5%~10%，与 t（1；14）（p22；q32）相似，这种易位使 18q21 上的 MALT1 基因置于 14q32 上 IgH 基因的增强子调控之下，因而出现无限制地过表达。过表达的 MALT1 会使 Bcl-10 CARMA1 聚集并稳定表达，从而引发 NF-κB 的异常活化导致淋巴瘤的发生。此易位常发生于眼附属器、肝、皮肤和涎腺等非胃肠道和肺部位[108-109]；由此推测这种两极分化现象可能反映了不同的发病机制，涎腺和眼附属器的 MALT 淋巴瘤经常与自身免疫性疾病相关，而起源于胃和肺的 MALT 淋巴瘤常与感染源相关。大多数 t（14；18）（q32；q21）阳性的病例还经常伴有其他染色体异常[110-111]。

以上提到的与 MALT 淋巴瘤发病相关的 3 种染色体易位皆是通过激活 NF-κB 的机制致瘤的。

NF-κB 信号途径能够激发天然免疫和获得性免疫反应，并且在两者之间起协调的作用。

NF-κB 是炎症和肿瘤之间的一个纽带，并且也是调控癌变前及恶性肿瘤细胞抗凋亡和肿瘤免疫监视机制中的一个主要的因素[112]。

此外，报道称核内 Bcl-10 或 NF-κB 蛋白的表达可以作为 Hp 感染阴性伴或不伴 t（11；18）（q21；q21）低级别 MALT 淋巴瘤的预后因素[113]。

16.4 t（3；14）（p14；q32）

t（3；14）（p14；q32）是在与部位相关的MALT淋巴瘤亚群中新发现的一个染色体易位，这种易位常见于甲状腺、眼附属器、皮肤和胃；存在 t（3；14）（p14；q32）的 MALT 淋巴瘤同时会伴有其他遗传学异常，如 3 号染色体三体；前面提到的 3 种易位与 t（3；14）（p14；q32）是互斥的[114]。

t（3；14）（p14；q32）使 3p14 上的FOXP1 基因与 14q32 上的 IgH 位点并置在一起，从而导致 FOXP1 基因表达的失控[115]。

FOXP1（Forkhead Box protein P1）基因的编码产物是转录因子 FOX 家族的成员之一，具有 DNA 结合的 forkhead 结构域的特征；FOX家族包括很多种蛋白；这些蛋白参与调控细胞分化、增殖、免疫调节和信号传导等一系列正常的发育事件。

目前 FOXP1 在淋巴组织中的生理作用还不清楚，但免疫组织化学染色已经证实套区和生发中心的 B 细胞皆有其表达。

FOXP1 在胃 MALT 淋巴瘤中的表达与组织形态学相关，并且推断其可能是与临床分期无关的独立预后因素[116]。

17 Burkitt's淋巴瘤

Burkitt's 淋巴瘤（BL）存在 Ig 重链、轻链重排，具有 Ig 基因自体突变（与生发中心分化阶段的基因型一致）；在大部分（80%）伯基特淋巴瘤病例中，c-myc 基因从第 8 条染色体易位至第 14 条染色体免疫球蛋白（Ig）重链区，即 t（8；14）；其他变异型 t（8；22）或 t（2；8）较少见。在地方性 BL 中，14 号染色体的断点涉及重链基因连接区（早期 B 细胞），而在散发性 BL 中，易位涉及 Ig 转化区（较晚期B 细胞）。

myc 基因持续表达影响到 14 号、2 号或 22号染色体上 Ig 基因的起动子（这些基因分别编码 Ig 重链或 Lambda、Kappa 轻链），myc 功能失调，促使细胞进入细胞增殖周期，这在淋巴瘤的发生中起了重要作用；myc 还能激活靶基因，尤其是与凋亡有关的基因；myc 基因中的突变进一步增加了它的致瘤性。

其他遗传学改变包括 Tp53 失活及继发突变，这些情况可见于 30% 的地方性和散发性BL。

值得注意的是，myc 基因异位并非完全是BL 所特有，如有报道 myc 异位亦可见于继发于滤泡性淋巴瘤和前驱 B 淋巴母细胞白血病/淋巴瘤。

EBV 见于几乎所有的地方性 BL、25%～40% 的免疫缺陷相关 BL、<30% 的散发性 BL。EBV 在 BL 发生中的准确作用还不清楚。

（赵 征）

参考文献

[1] Stehelin D, Varmus HE, Bishop JM.Detection of nucleotide sequences associated with transformation by avian sarcoma viruses. Bibl Haematol, 1975, 43: 539-541.

[2] Stehelin D, Varmus HE, Bishop JM. DNA related to transforming gene（s）of avian sarcoma viruses is present in normal avian DNA. Nature, 1976, 260: 170-173.

[3] Goldfarb M, Shimizu K, Perucho M.Isolation and preliminary characterization of a human transforming gene from T24 bladder carcinoma cells. Nature, 1982, 296: 404-409.

[4] Shih C, Weinberg RA. Isolation of a transforming sequence from a human bladder carcinoma cell line. Cell, 1982, 29: 161-169.

[5] Pulciani S, Santos E, Lauver AV. Oncogenes in human tumor cell lines: molecular cloning of a transforming gene from human bladder carcinoma cells. Proc Natl Acad Sci USA, 1982, 79: 2845-2849.

[6] Friend SH, Bernards R, Rogelj S. A human DNA segment with properties of the gene that predisposes to retinoblastoma and osteosarcoma. Nature, 1986, 323: 643-646.

[7] Lane DP, Crawford LV. T antigen is bound to a host protein in SV40 -transformed cells. Nature, 1979, 278: 261-263.

[8] Oren M, Levine AJ. Molecular cloning of a cDNA specific for the murine p53 cellular tumor antigen. Proc Natl Acad Sci USA, 1983, 80: 56-59.

[9] Baker SJ, Markowitz S, Fearon ER. Suppression of human colorectal carcinoma cell growth by wild-type p53. Science, 1990, 249: 912-915.

[10] Vogelstein B，Kinzler KW. The multistep Nature of Cancer. Trends Genet，1993，9：138-141.

[11] Schmutte C，Fishel R. Genomic instability：first step to carcinogenesis. Anticancer Res，1999，19：4665-4696.

[12] Weinberg RA. Oncogenes and tumor suppressor genes. CA Cancer J Clin，1994，44：160-170.

[13] Pawson T. Protein modules and sIgnalling networks. Nature，1995，373：573-580.

[14] Kerr JF，Wyllie AH，Currie AR. Apoptosis：a basic biological phenomenon with wide-ranging implications in tissue kinetics.Br J Cancer，1972；26：239-257.

[15] Williams GT.Programmed cell death：apoptosis and oncogenesis. Cell，1991；65：1097-1098.

[16] Marx J. Oncogenes reach a milestone.Science，1994，266：1942-1944.

[17] Jacks T，Weinberg RA. Cell-cycle control and its watchman. Nature，1996，381：643-644.

[18] Morgan DO. Prociples of CDK regulation. Nature，1995，374：131-134.

[19] Nasmyth K. Viewpoint：putting the cell cycle in order.Science，1996，274：1643-1645.

[20] Jacks T，Weinberg RA. The expanding role of cell cycle regulators. Science，1998，280：1035-1036.

[21] Jeffers MD，Milton J，Herriot R，et al.Fine needle aspiration cytology in the investigation of non-Hodgkin's lymphoma. J Clin Pathol，1998，51 (3)：189-196.

[22] Horii A，Yoshida J，Hattori K，et al.DNA ploidy，proliferative activities，and immunophenotype of malignant lymphoma：application of flow cytometry. Head and neck，1998，20 (5)：329-398.

[23] Jennings CD，Foon KA.Recent advances in flow cytometry：application to the diagnosis of hematologic mallgnancy.Blood，1997，90 (8)：2863-2892.

[24] Mclaughlin P，Grillolopez AJ，Link BK，et al.Rituximab chimerie anti-CD20 monoclonal antibody therapy for relapsed indolent lymphoma：half of patients respond to a fourdose treatment program. J Clin Oncol，1998，16 (8)：2825-2833.

[25] Czuczman MS，GrilloLopez AJ，White CA，et al. Treatment of patients with low grade B cell ymphoma with the combination of chimeric anti-CD20 monoclonal antibody and CHOP chemotherapy. J Clin Oncol，1999，17 (1)：268-276.

[26] Von Wasielewski R，Werner M，Fischer R，et al. lymphocyte predominant Hodgkin's disease：an immunohistochemical analysis of 208 reviewed Hodgkin's disease cases from the German Hodgkin Study Group.Am J Pathol，1997，150 (3)：793-803.

[27] Von Wasielewski R，Mengel M，Fischer R，et al. Classical Hodgkin's disease：clinical impact of the immunophenotype. Am J Pathol，1997，151 (4)：1123-1130.

[28] Lister TA，Armitage JO.Non-Hodgkin's lymphomas. in：Abeloff MD，Armitage JO，Lichter AS，et al. Clinical oncology.2nd，America：Harcourt Publishers Limited，2000，2658-2719.

[29] Gugliemi C，Martelli MP，Diverio D，et al.immunophenotype of adult and childhood acute promyelocytic leukaemia：correlation with morphologytype of PML gene breakpoint and clinical outcome.A cooperative italian study on 196 cases. Br J Haematol，1998，102 (4)：1035-1041.

[30] Inaba T，Shimazaki C，Sumikuma T，et al.Expression of T cell associated antigens in B-cell non-Hodgkin's lymphoma.Br J Haematol，2000，109 (3)：592-599.

[31] TanIguchi M，Oka K，Hiasa A，et al. De novo CD5$^+$ diffuse large B cell lymphomas express VH genes with somatic mutation.Blood，1998，91 (4)：1145-1151.

[32] Kume M，Suzuki R，Yatabe Y，et al.Somatic hypermutations in the VH segment of immunoglobulin genes of CD5$^-$ positive diffuse large B cell lymphoma.Japan J Cancer Res，1997，88 (11)：1087-1093.

[33] Shimazaki C，Inaba T，Shimura K，et al.B-cell lymphoma associated with haemophagocytic syndrome：a clinical，immunological and cytogenetic study. Br J Haematol，1999，104 (4)：672-679.

[34] Brdicka T，Kadlecek TA，Roose JP，et al. intramolecularregulatory switch in ZAP-70：analogy with receptor tyrosinekinases. Mol Cell Biol，2005，25 (12)：4924-4933.

[35] Chen L，Widhopf G，Huynh L，et al. Expression of ZAP-70 is associated with increased B-cell receptor signaling in chronic lymphocytic leukemia. Blood，2002，100 (13)：4609-4614.

[36] Krober A，Seiler T，Benner A，et al. V (H) mutation status，CD38 expression level，genomic aberrations，and survival inchronic lymphocytic leukemia. Blood，2002，100 (4)：1410-1416.

[37] Schweighoffer E，Vanes L，Mathiot A，et al. Unexpected requirement for ZAP-70 in pre-B cell devel-

opment and allelic exclusion. Immunity，2003，18
（4）：523–533.

［38］Nolz JC，Tschumper RC，Pittner BT，et al. ZAP–
70 is ex-pressed by a subset of normal human B-
lymphocytes displaying an activated phenotype.
Leukemia，2005，19（6）：1018–1024.

［39］Carreras J，Villamor N，Colomo L，et al. Immuno-
histochcmical analysis of ZAP–70 expression in B-
cell lymphoid neoplasms. J Pathol，2005，205
（4）：507–513.

［40］Admirand JH，Rassidakis GZ，Abruzzo LV，et al.
Immunohistochemical detection of ZAP-70 in 341
cases of non-Hodgkin and Hodgkin lymphoma. Mod
Pathol，2004，17（8）：954–961.

［41］Bano A，Amin H，Olatonade D，et al. ZAP–70 ex-
pression in mantle cell lymphomas. Mod Pathol，
2004，17（suppl 1）：239A（abstract）.

［42］虞海荣，孙振柱.免疫学分型在判定弥漫性大 B 细
胞淋巴瘤预后中的临床意义.新疆医科大学学报，
2008，31（5）：559–560，563.

［43］Hans CP，Weisenburger DD，Greiner TC，et al.
Confirmation of the molecular classification of dif-
fuse large B-cell lymphoma by immunohistochem-
istry using a tissue microarray.Blood，2004，103
（1）：275–282.

［44］李娟，徐刚.弥漫性大 B 细胞淋巴瘤分型研究进展.
实用医院临床杂志，2007，4（6）：42–43.

［45］Skinnider BF，Horsman DE，Dupuis B，et al. Bcl–
6 and Bcl–2 protein expression in diffuse large B-
cell lymphoma and follicular lymphoma：correlation
with 3927 and 1892 chromosomal abnomalities.Hum
Pathol，1999，30：803–808.

［46］Izidore SL，Ronald L. Higher grade transformation of
folliclular center lymphoma is associated with so-
matic mutation of the noncoding regulatory region of
the Bcl–6 gene. Blood，2000，96（2）：635–639.

［47］张凌岩，宋玉琴，徐功立，等.急性白血病 BRAF
癌基因突变研究.临床血液学杂志，2005，18
（6）：369–370.

［48］Falinib，Fizzottim，Pucciarinia，et al. A monoclonal
antibody（MUM1P）detects expression of the
MUM1/IRF4 protein in a subset of germinal center B
cells，Plasmal cells，and actived T cell.Blood，
2000，95（1）：2084–2092.

［49］Cong P，Raffeld M，Terury feldstein J，et al. Insitu
localization of follicular lymphoma：description and
analysis by laser capture microdissection. Blood，
2002，99（9）：3376–3382.

［50］Zhu D，Mccarthy H，Ottensmeier CH，et al. Ac-
quisition of potential N-glycosylation sites in the im-
munoglobulin variable region by somatic mutation is
a distinctive feature of follicular lymphoma. Blood，
2002，99（7）：2562–2568.

［51］Aarts W M，Bende R J，Bossenbroek J G，et al.
Variable heavy-chain gene analysis of follicular lym-
phomas：subclone selection rather than clonal evo-
lution over time. Blood，2001，98（1）：238–240.

［52］Kobrin C B，Bendandi M，Kwak L W，et al. Novel
secondary IgVH gene rearrangement and in-frame Ig
heavy chain complementarity-determining region Ⅲ
insertion/deletion variants in De novo follicular lym-
phoma. The Journal of immunology，2001，166：
2235–2243.

［53］FentonJA，Vaandrager JW，Aarts WM，et al. Fol-
licular lymphoma with a novel t（14；18）break-
point involving the immunoglobulin heavy chain
switch mu region indicates an origin from germinal
center B cells. Blood，2002，99（2）：716–718.

［54］Bosga Bouwer A G，van Lmhoff G W，Boonstra R，
et al. Follicular lymphoma grade 3B includes 3 cy-
togenetically defined subgroups with primary t（14；
18），3q27，or other translocations：t（14；18）
and 3q27 are mutually exclusive. Blood，
2003，101（3）：1149–1154.

［55］Tagawa H，Karube K，Guo Y，et al. Trisomy 3 is a
specific genomic aberration of t（14；18）negative
follicular lymphoma. Leukemia，2007，12（21）：
2549–2551.

［56］Schraders M，De Jong D，Kluin P，et al. Lack of
Bcl –2 expression in follicular lymphoma may be
caused by mutations in the Bcl –2 gene or by ab-
sence of the t（14；18）translocation. J Pathol，
2005，205（3）：329–335.

［57］Horsman DE，Okamoto i，Ludkovski O，et al. Fol-
licular lymphoma lacking the t（14；18）（q32；
q21）：identification of two disease subtypes. Br J
Haematol，2003，120（3）：424–433.

［58］Zha H，Raffeld M，Charboneau L，et al. Similari-
ties of prosurvival signals in Bcl–2-positive and Bcl–
2 –negative follicular lymphomas identified by re-
verse phase protein microarray. Lab invest，
2004，84（2）：235-244.

［59］Ott G，Katzenberger T，Lohr A，et al. Cytomorpho-
logic，immunohistochemical，and cytogenetic pro
files of follicular lymphoma：types of follicular lym-
phoma grade 3. Blood，2002，99（10）：3806–

3812.

[60] Katzenberger T, Ott G, Klein T, et al. Cytogenetic alterations affecting Bcl-6 are predominantly found in follicular lymphomas grade B with a diffuse large B-cell component. Am J Pathol, 2004, 165 (2): 481-490.

[61] Finn LS, Viswanatha DS, Belasco JB, et al. Primary follicular lymphoma of the testis in childhood. Cancer, 1999, 85 (7): 1626-1635.

[62] Lorsbach RB, Shay-Seymore D, Moore J, et al. Clinicopathologic analysis of follicular lymphoma occurring in children. Blood, 2002, 99 (6): 1959-1964.

[63] Goodlad J R, Krajewski A S, Batstone P J, et al. Primary cutaneous follicular lymphoma. Am J Surg Pathol, 2002, 26 (6): 733-741.

[64] Gagyi E, Balogh Z, Bödör C, et al. Somatic hypermutation of IGVH genes and aberrant somatic hypermutation in follicular lymphoma without Bcl-2 gene rearrangement and expression. Haematologica, 2008, 93 (12): 1822-1828.

[65] Zhao W L, Danesshpouy M E, Mounier N, et al. Prognostic significance of Bcl-xl gene expression and apoptotic cell counts in follicular lymphoma. Blood, 2004, 103 (2): 695-697.

[66] Ye BH, Lista F, Lo Coco F, et al. Alterations of a zinc finger-encoding gene, BCL6, in diffuse large B-cell lymphoma. Science, 1993, 262 (5134): 747-750.

[67] Yasukawa M, Bando S, Dolken G, et al. Low frequency of Bcl-2/J (H) translocation in peripheral blood lymphocytes of healthy Japanese individuals. Blood, 2001, 98 (2): 486-488.

[68] Roulland S, Navarro JM, Grenot P, et al. Follicular lymphoma-like B cells in healthy individuals: a novel intermediate step in early lymphomagenesis. J Exp Med, 2006, 203 (11): 2425-2431.

[69] Akasaka T, Lossos IS, Levy R. Bcl-6 gene translocation in follicular lymphoma: a harbinger of eventual transformation to diffuse aggressive lymphoma. Blood, 2003, 102 (4): 1443-1448.

[70] Karube K, Ying G, Tagawa H, et al. Bcl-6 gene amplification/3q27 gain is associated with unique clinicopathological characteristics among follicular lymphoma without Bcl -2 gene translocation. Mod Pathol, 2008, 21 (8): 973-978.

[71] Pileri S A, Sabattin E, Rosito P, et al. Primary follicular lymphoma of the testis in childhood: an entity with peculiar clinical and molecular characteristics. Journal of Clinical Pathology, 2002, 55 (9): 684-688.

[72] Lorsbach R B, Shayseymore D, Moore J, et al. Clinicopathologic analysis of follicular lymphoma occurring in children. Blood, 2002, 99 (6): 1959-1964.

[73] Duan H, Xiang H, Ma L, et al. Functional long-range interactions of the IgH 3' enhancers with the Bcl-2 promoter region in t (14; 18) lymphoma cells. Oncogene, 2008, 27 (53): 6720-6728.

[74] Ross CW, Ouillette PD, Saddler CM, et al. Comprehensive analysis of copy number and allele status identifies multiple chromosome defects underlying follicular lymphoma pathogenesis. Clin Cancer Res, 2007, 13 (16): 4777-4785.

[75] Lossos IS, Alizadeh A A, Diehn M, et al. Transformation of follicular lymphoma to diffuse large-cell lymphoma: alternative patterns with increased or decreased expression of c-myc and its regulated genes. Proceedings of the National Academy of Sciences of the United States of America, 2002, 2599 (13): 8886-8891.

[76] Leich E, Salaverria I, Bea S, et al. Follicular lymphomas with and without translocation t (14; 18) differ in gene expression profiles and genetic alterations. Blood, 2009, 114 (4): 826-834.

[77] Dierlamm J, Wlodarska I, Michaux L, et al. Genetic abnormalities in marginal zone B cell lymphoma J. Hematol Oncol, 2000, 18: 1-13.

[78] Tierens A, Delabie J, Pittaluga S, et al. Mutation analysis of the rearranged immunoglobulin heavy chain genes of marginal zone cell lymphomas indicates an origin from different marginal zone B lymphocyte subsets. Blood, 1998, 91: 2381-2386.

[79] Zhu D, Oscier DG, Stevenson FK. Splenic lymphoma with villous lymphocytes involves B cell with extensively mutated Ig heavy chain variable region genes. Blood, 1995, 85: 1603-1607.

[80] Tierens A, Delabie J, Michiels L, et al. Marginal zone B cells in the human lymph node and spleen show somatic hypermutation and display clonal expansion. Blood, 1999, 93: 226-234.

[81] Dierlamm J, Wlodarska I, Michaux L, et al. Genetic abnormalities in marginal zone B cell lymphoma. Hematol Oncol, 2000, 18: 1-13.

[82] Mateo M, Mollejo M, Villuendas R, et al. 7q31-32 allelic loss is a frequent finding in splenic marginal

zone lymphoma . Am J Pathol, 1999, 154 : 1583–1589.

[83] Wotherspoon AC, Finn TM, Isaacson PG. Trisomy 3 in low grade B–cell lymphomas of mucosa associated lymphoid tissue .Blood, 1995 , 85 : 2000–2004.

[84] Dierlamm J, Pittaluga S, Wlodarska I, et al. Marginal zone B-cell lymphomas of different sites share similar cytogenetic andmorphological features . Blood , 1996 , 87 : 299–307.

[85] Brynes RK, Almaguer PD, Leathery KE, et al . Numerical cytogenetic abnormalities of chromosomes 3, 7, and 12 in marginal zone B–cell lymphomas . Mod Pathol, 1996, 9 : 995–1000.

[86] Ott G, Katzenberger T , Greiner A , et al . The t (11 , 18) (q21 , q21) chromosome translocation is a frequent and specific aberration in low-grade but not high grade malignant non-Hodgkin' s lymphomas of the mucosa2associated lymphoid tissue (MALT) type . Cancer Res, 1997, 57 : 3944–3947.

[87] Dierlamm J, Baens M, Wlodarska I, et al . The apoptosis in hibitor gene API –2 and a novel 18q gene , MLT, are recurrently rearrange in the t (11; 18) (q21 ; q21) associated with MALT lymphomas . Blood , 1999 , 93 : 3601–3609.

[88] Greiner A, Seeberger H, Knorr C, et al. MALT-type B-cell lymphomas escape the censoring FAS-mediated apoptosis.Blood, 1998, 92 (Suppl 1): 484a.

[89] Willis TG, Dyer MJ S. The immunoglobulin translocations in the pathogenesis of B–cell malignancies. Blood, 2000, 96 : 808–822.

[90] Willis TG, Jadayel DM , Du MQ , et al. BCL10 is involved in t (1 : 14) (p22 , q32) of MAL T B cell lymphoma and mutated in multiple tumor types . Cell , 1999 , 96 : 35–45.

[91] Du MQ, Peng H, Liu H, et al . Bcl10 gene mutation in lymphoma . Blood , 2000 , 95 : 3885–3890.

[92] Gronbaek K, Straten P, Ralfkiaer E, et al. Somatic FAS mutations in non-Hodgkin's lymphoma : association with extranodal disease and autoimmunity. Blood, 1998, 92 : 3018–3024.

[93] Dierlamm J, Stefanova M, Wlodarska I, et al. Analysis of the P53, RB/ D13S25, and P16 tumor suppressor genes in marginal zone B-cell lymphoma: An interphase FISH study. Cancer Genet Cytogenet, 2000 , 120 : 1–5.

[94] Jaffe E, Harris N, Stein H, et al. World Health Organization classification of tumors. Pathology and genetics of tumors of hemopietic and lymphoid tissues . Lyon: IARC Press, 2001, 158.

[95] Hosokawa Y. Anti-apoptotic action of API2-MALT1 fusion protein involved in t (11; 18) (q21; q21) MALT lymphoma .Apoptosis, 2005, 10 (1) : 25–34.

[96] StreuBel B, Simonitsch-Klupp i, Müllauer L, et al. Varia Ble frequencies of MALT lymphoma-associated genetic aBerrations in MALT lymphomas of different sites.Leukemia, 2004, 18 (10) : 1722–1726.

[97] Ye H, Liu H, Attygalle A, et al. VariaBle frequencies of t (11; 18) (q21; q21) in MALT lymphomasof different sites: significant association with CagA strains of Hpylori in gastric MALT lymphoma. Blood, 2003, 102 (3) : 1012–1018.

[98] Liu H, Ye H, Dogan A, et al.T (11; 18) (q21; q21) is associated with advanced mucosa-associated lymphoid tissue lymphoma that expresses nuclear BCL10. Blood, 2001, 98 (4) : 1182–1187.

[99] Ye H, Liu H, Raderer M, et al. Higher incidence of t (11; 18) (q21; q21) in Helico Bater pylori negative gastric MALT lymphoma. Blood, 2003, 101 (7) : 2547–2550.

[100] Nakagawa M, Seto M, Hosokawa Y. Molecular pathogenesis of MALT lymphoma: two sign aling pathways underlying the antiapoptotic effect of API2-MALT1 fusion protein.Leukemia, 2006, 20 (6) : 929–936.

[101] An SY, Ye H, Liu H, et al. t (11; 18) (q21; q21) /positive transformed MALT lymphoma. Histopathology, 2008, 52 (6) : 777–780.

[102] izumiyama K, Nakagawa M, Yonezumi M, et al. Stability and suBcellular localization of APi2 –MALT1 chimeric protein involved in t (11; 18) (q21; q21) MALT lymphoma. Oncogene, 2003, 22 (50) : 8085–8092.

[103] Toracchio S, Ota H, De Jong D, et al. Translocation t (11; 18) (q21; q21) in gastric B-cell lymphomas. Cancer Sci, 2009, 100 (5): 881–887.

[104] Zhou Y, Ye H, Martin-SuBero JI, et al. Distinct comparative genomic hybridisation profiles in gastric mucosa-associated lymphoid tissue lymphomas with and without t (11; 18) (q21; q21) . Br J Haematol, 2006, 133 (1): 35–42.

[105] Murga Penas EM, Callet-Bauchu E, Ye H, et al.

The translocations t (6; 18; 11) (q24; q21; q21) and t (11; 14; 18) (q21; q32; q21) lead to a fusion of the API2 and MALT1 genes and occur in MALT lymphomas. Haematologica, 2007, 92 (3) : 405–409.

[106] Ye H, Gong L, Liu H, et al. Strong Bcl10 nuclear expression identifies gastric MALT lymphomas that do not respond to Hpylori eradication. Gut, 2006, 55 (1) : 137–138.

[107] Sagaert X, De Wolf-Peeters C, Noels H, et al. The pathogenesis of MALT lymphomas: where do we stand? Leukemia, 2007, 21 (3) : 389–396.

[108] Inagaki H. Mucosa-associated lymphoid tissue lymphoma: molecular pathogenesis and clinicopathological sign ificance. Pathol int, 2007, 57 (8): 474–484.

[109] Kahl B, Yang D. Marginal zone lymphomas: management of nodal, splenic, and MALT NHL. Hematology Am Soc. Hematol Educ Program, 2008: 359–364.

[110] StreuBel B, Lamprecht A, Dierlamm J, et al. T (14; 18) (q32; q21) involving IGH and MALT1 is a frequent chromosomal a Berration in MALT lymphoma. Blood, 2003, 101 (6) : 2335–2339.

[111] Sagaert X, Laurent M, Baens M, et al. MALT1 and Bcl10 a Berrations in MALT lymphomas and their effect on the expression of Bcl10 in the tumour cells. Mod Pathol, 2006, 19 (2): 225–232.

[112] Karin M. Nuclear factor-kappa B in cancer development and progression.Nature, 2006, 441 (7092): 431–436.

[113] Yeh KH, Kuo SH, Chen LT, et al. Nuclear expression of Bcl10 or nuclear factor kappa B helps predict HelicoBacter pyloriindependent status of low-grade gastric mucosa-associated lymphoid tissue lymphomas with or without t (11; 18) (q21; q21) . Blood, 2005, 106 (3) : 1037–1041.

[114] StreuBel B, Vinatzer U, Lamprecht A, et al. T (3; 14) (p14. 1; q32) involving IGH and FOXP1 is a novel recurrent chromosomal a Berration in MALT lymphoma. Leukemia, 2005, 19 (4): 652–658.

[115] Wlodarska i, Veyt E, De Paepe P, et al. FOXP1, a gene highly expressed in a subset of diffuse large B-cell lymphoma, is recurrently targeted By genomic a berrations. Leukemia, 2005, 19 (8): 1299–1305.

[116] Han SL, Wu XL, Wan L, et al. FOXP1 expression predicts polymorphic histology and poor prognosis in gastric mucosaassociated lymphoid tissue lymphomas. Dig Surg, 2009, 26 (2): 156–162.

淋巴瘤的分类

第 1 节　分类历程

虽然当今已明确将淋巴瘤分为霍奇金淋巴瘤(HL)与非霍奇金淋巴瘤(NHL)两大类,并为全世界学者所接受,但其分类却经历了一个十分漫长而又富有争议的艰难过程。

回顾淋巴瘤分类发展的历史,可以说与其他肿瘤分类相比,是变化最快和更新最多的肿瘤。在每一个历史阶段,淋巴瘤分类都反映了当时人们对淋巴瘤的临床、病理和基础研究的最新认识和实践。

淋巴瘤尤其是非霍奇金淋巴瘤种类繁多,要形成一个病理和临床皆适合的、重复性好的分类非常困难,但近 10 年来,其分类更加科学、合理,对临床诊断、治疗、预后判断更具有指导意义。

1　19 世纪的分类

目前,人们普遍认为人类对淋巴瘤的认识始于 1832 年 Hodgkin 对 7 例脾、淋巴腺肿大患者的描述,30 余年（1865 年）后 Wilkin 称它为 Hodgkin 病。

但更深一步追溯,应该认为 1806 年法国的皮肤病学家 Jean louis Alibert 对 1 例蕈样霉菌病的描述才是最早的记载。

"淋巴肉瘤"一词是 1863 年 Virchow 在他的著作《肿瘤》中所首先提及的,而"恶性淋巴瘤"一词是 1871 年 Billroth 所创始的。

就文献记载,分类最早当首推 1893 年 Dreschfeld 和 Kundrat 两人分别明确地区分 Hodgkin 病和非 Hodgkin 淋巴瘤。

2　20 世纪的分类

1941~1942 年间,Gall 和 Malloary 提出了一个分类,他们将 HL 分为 2 型、NHL 分为 4 型,及独立的滤泡性淋巴瘤。

1957 年,Gall 和 Rappaport 在第 23 届美国临床病理学家协会(ASCP)的淋巴结和脾疾病学术讲座中提出带有诊断标准的分类。对霍奇金淋巴瘤的第一次分类是由罗伯特卢克什于 1963 年提出的。

20 世纪 60 年代末期，透过形态学的观察，初步了解到淋巴细胞受到抗原刺激以后，在生发中心各个阶段形态的变化，虽仅限于 B 细胞形态的改变，但却是重要的一步。

1966 年，Rappaport [1] 在《Tumors of the hematopoietic sysetm》上发表了 Rappaport 分类的雏形，建立于对 T 和 B 淋巴细胞认识之前，是淋巴瘤分类的里程碑，其后在美国得到广泛应用；主要是根据常规组织切片中淋巴瘤细胞的形态和组织结构决定淋巴瘤的类型。

20 世纪 70 年代，由于免疫化学染色技术的进展及融合瘤技术的进步，各种单株抗体的出现，使得研究者逐渐分辨出 T 细胞及 B 细胞更进一步的演化型态。

1974 年，美国的 Lukes 和 Collins 分类（"功能性分类"）[2]，以及 1978 年欧洲的 Kiel 分类[3-4] 相继发布。Lukes and Collins 分类多在美国应用，Kiel 分类在欧洲更为知晓。

Lukes-Collins 分类是 Lukes 等将近代免疫学的观念和新技术应用于淋巴瘤的研究，提出了形态与功能结合、以瘤细胞来源为基础的免疫功能分类，并将霍奇金淋巴瘤分为 B 细胞、T 细胞和组织细胞型三大类及不同的亚型。应用分子生物学技术分析 Ig 及 TCR 基因对鉴别 B 细胞和 T 细胞及其克隆性提供了更为精确的方法。Lukes 等还指出，B 细胞的转化过程在淋巴结的淋巴滤泡生发中心进行，大致可分为 4 个时期，即小核裂细胞、大核裂细胞、小无核裂细胞、大无核裂细胞。

由于 20 世纪 80 年代免疫组织化学及分子生物学技术的应用，对淋巴瘤的研究更加深入，为了使上述两种分类能够统一，1982 年诞生了国际工作分类[5]。

从上述这些主要分类可以看出，Rappaport 分类完全基于形态学；Lukes 和 Collins 分类、Kiel 分类的修订版则区分了 B 和 T 淋巴细胞，形成了所谓的"功能性分类"。

由美国国家癌症研究所推出的国际工作分类试图形成淋巴瘤的"世界通用语"并更适合于临床应用，但因其依然是更多地基于纯形态的分类，未能反映淋巴细胞功能研究的进展，未区分 T 和 B 细胞淋巴瘤，不能适应不断发现的、新的淋巴瘤类型而没有得到真正的推广应用。

在 20 世纪 50 年代至 80 年代的 30 余年中，世界各国、各地区应用着不同的淋巴瘤分类，欧洲以修订的 Kiel 分类为主导，北美则主要应用国际工作分类。但是，这两种分类之间缺乏一致的术语，导致病理和临床医师的极大困惑，亦使许多发表的资料无法交流，特别是使随机临床试验的结果无法比较与分析。

20 世纪 80 年代末期，由于分子生物学及免疫化学进一步的发展，研究者对 T 细胞及 B 细胞的演化有了更完整且深入的了解；而新的淋巴瘤如套细胞淋巴瘤、边缘带细胞淋巴瘤、鼻 T/NK 细胞淋巴瘤等从旧分类中进一步被确认，因此使得名词的统一及新分类法的出现很有必要。

1987 年，T 细胞淋巴瘤的分类首先被提出。

1994 年，国际淋巴瘤研究小组提出了修正的欧美淋巴瘤分类（Revised European American Lymphoma Classification，REAL）[6]，简称 REAL 分类。

REAL 分类摒弃了国际工作分类中的恶性度分级，而是关注诊断的重复性和具有明确临床病理特性的淋巴瘤独立类型；与修订的 Kiel 分类相似之处在于 REAL 分类以细胞的谱系（cell lineage）为基础，分为 T 和 B 细胞起源，并根据细胞的分化程度分为前体和成熟细胞性淋巴瘤，并包括了多种淋巴结外的淋巴瘤，形成了"第三版 WHO 造血和淋巴组织肿瘤分类"的基本框架，并于 2001 年正式发布（其与 REAL 分类基本一致，只做了一些小的改动）。

至此，其他分类系统的提出者皆同意使用这一新的分类，结束了几十年来淋巴瘤分类的争论，达成了真正意义上的世界范围的统一。

因此可以说，第三版 WHO 分类是第一个被广泛接受的血液和淋巴系统肿瘤的分类，为血液和肿瘤临床医生的治疗决策提供了坚实的病理诊断基础，更有利于临床试验与资料统计、报告。

另外，1996 年又出现了"淋巴瘤临床分类"，将各种病理类型按恶性程度分为缓慢进展型、侵袭性和极度侵袭性 3 个临床组别；1997 年初，世界卫生组织又发表了一个淋巴瘤分类"讨论纪要"，它基本上与 REAL 相同，只是略作修改。纪要作者们指出他们的工作还在进行,提出的仅仅是初步设想。

3 21世纪的分类

3.1 2001年

21世纪初的第一年,WHO即进行了本世纪的第一次分类。此次分类,为了能让WHO淋巴瘤分类具有更广泛的代表性,参加分类的人员由欧洲血液病理协会和美国血液病理学会的52名国际血液病理学专家组成,他们分别来自欧洲、美洲和亚洲。

他们进一步分成10个国际委员会小组,分别制订肿瘤分类(髓细胞肿瘤、淋巴瘤、肥大细胞疾病、组织细胞和树突状细胞肿瘤)及分类标准。然后,将肿瘤分类及分类标准提交8名策划指导委员会成员审查并一起讨论修订。

为了使WHO淋巴瘤分类能真正为临床服务,让临床医生接受这一分类,故专门邀请了以Bloomfield和Lister为主席的40多名临床血液学家和肿瘤学家组成顾问委员会,对分类提出问题,一起讨论,反复修订,达成共识,最后由WHO于2001年正式予以发表。

2001年WHO淋巴瘤分类具有以下显著特点:

(1)独立疾病

传统上人们习惯将淋巴瘤看作是一个或两个疾病,即淋巴瘤或霍奇金和非霍奇金淋巴瘤,而WHO淋巴瘤分类将每一类型的淋巴瘤均定义为独立疾病,这是此分类最主要的特点。

现在B细胞淋巴瘤包括13个疾病、NK/T细胞淋巴瘤包括15个疾病、霍奇金淋巴瘤包括2个疾病,总共30个疾病。每一个独立的淋巴瘤都有其独自的定义,具有独特的病理、免疫、遗传和临床特征。

必须注意,传统上淋巴瘤和白血病是两种不同的疾病,而现在从形态学、免疫学和遗传学来看,淋巴瘤和白血病是同一疾病的不同时相(瘤体期或弥散期/循环期),将它们分开纯粹是人为的。

(2)综合多学科知识

2001年,WHO淋巴瘤分类是建立在疾病病理特点、免疫表型、遗传学特征、临床特点的综合资料基础上的。病理形态是分类的基础,大多数

淋巴瘤仅靠病理形态即能做出明确诊断。免疫表型和遗传学特征是确定每一淋巴瘤的重要指标,是达成共识的客观依据,有助于提高诊断的可重复性,具有鉴别诊断和预后判断的辅助作用,但在淋巴瘤诊断中并非必不可少。临床特点,尤其是肿瘤原发部位,如结内或结外(皮肤、中枢神经、胃肠、纵隔、鼻腔),是确定某些淋巴瘤的重要指标。

虽然定义淋巴瘤是综合考虑的结果,但在具体确定一种淋巴瘤时其侧重点又有所不同。

(3)明确细胞起源

如淋巴瘤细胞起源于B细胞,或T细胞和NK(自然杀伤)细胞。

(4)分为两个主要分化阶段

发生于前驱细胞的淋巴瘤和发生于成熟(周围)细胞的淋巴瘤,如前驱B淋巴母细胞白血病/淋巴瘤、前驱T淋巴母细胞白血病/淋巴瘤和母细胞性NK细胞淋巴瘤。

(5)包含了淋巴瘤的发病机制及相关因素

如成人T细胞白血病/淋巴瘤与HTLV-I感染有关、鼻型T/NK细胞淋巴瘤与EBV感染或遗传易感性有关、间变性大细胞淋巴瘤与NPM/ALK基因易位融合有关、原发渗出性淋巴瘤与HHV-8/KSHV感染有关、套细胞淋巴瘤与Cyclin D1过表达有关、胃MALT淋巴瘤与幽门螺杆菌或遗传因素有关、伯基特淋巴瘤与C-myc基因易位和EBV感染有关、滤泡性淋巴瘤与Bcl-2易位有关。

3.2 2008年

2008年版(第4版)WHO淋巴瘤分类于2008年9月20日问世[7],该分类在书名上直接标明了《WHO造血和淋巴组织肿瘤分类》(WHO classification of tumours haematopoietic and lymphoid tissues),去除了2001年版分类中的"病理学和遗传学"部分[8]。

该分类的特点主要表现在以下几点:

(1)编者对肿瘤的认识更加全面、深入和客观,病理学和遗传学仅为肿瘤的重要部分,而不是全部,强调了肿瘤内容的广泛性和多面性。而以前的分类中强调的遗传学对肿瘤发生、发展、转归和预后等方面的作用在2001年分类的书名中体现,是其一个突出的特点,但此次分类中不仅去除遗传学字样,同时去除了病理学字样,只

是在正文中得以出现，显示了对肿瘤认识的理性回归。

（2）仍然将各类型淋巴瘤作为一种独立的疾病单元（entity），其内容包括临床资料、组织学改变、免疫表型、遗传学等多个方面和多个层次。

（3）对淋巴瘤的诊断，更加强调其发生部位的重要性，如在弥漫性大 B 细胞淋巴瘤中分为非特殊类型、腿型、中枢神经系统等，使得部位不同而形态学相似的肿瘤可能被命名为不同的新的肿瘤实体。同时，强调了与病毒感染、普通炎性病变之间的关系。

（4）遗传学改变和遗传易感性是认识和诊断淋巴瘤的重要依据。

新分类中将原来分列在某些目录下的肿瘤单独列出，同时新增加和/或明确了 13 种肿瘤类型或亚型或变异型，部分以斜体 ICD-O 码标注，如儿童系统性 EBV 阳性 T 细胞增生性疾病、伴有 t(5;14)(q31;q32)；IL3-IGH 的 B 淋巴母细胞性白血病/淋巴瘤等。

新分类更加强调肿瘤的预后因素，从临床表现、组织学改变、免疫表型、增殖指数、发病年龄、发病部位、鉴别诊断、遗传学改变等多方面进行描述，这亦要求我们必须具有扎实的理论基础和广泛的临床知识。

在该分类过程中，应用了所有可获得的信息，包括形态、免疫表型、基因型以及临床特点等以确定一种疾病；并且认识到为了达成统一，权威专家间必要的妥协是必需的，因为唯一比不完美的分类更糟糕的是存在多种相互争议的分类；此外还认识到，除由病理学家在分类中承担主要的责任外，必须有临床医师的参与，以保证该分类在日常的临床实践中具有可行性，并被接受。

2009 年，WHO/EORTC 分型辨别出 9 种临床病理学明显不同的外周 T 细胞 NHL，各具有独特特征。

另外，淋巴瘤的分类在我国亦有多次分类，如 1977 年郑州分类、1979 年洛阳分类、1982 年上海分类、1983 年北京分类、1985 年成都分类、1999 年遵义分类等。

第 2 节　淋巴瘤的具体分类

1　霍奇金淋巴瘤

霍奇金淋巴瘤是以细胞多样性及肿瘤组织中找到 Reed-Sternberg 细胞为特征。

1.1　1944 年

1944 年，Jackson 与 Parker 将 HL 分为副肉芽肿、肉芽肿、肉瘤三型。

1.2　1963 年

1963 年，Lukes 分为淋巴细胞/组织细胞（结节型、弥漫型）、结节硬化型、混合细胞型、弥漫纤维化型、网状细胞型（见表 6-1）。

1.3　1966 年

1966 年，Ryew 会议将其分为 4 个亚型（见表 6-2），以结节硬化型及混合细胞型最为常见，各型并非固定不变，尤以淋巴细胞为主型，易向其他各型转化，结节硬化型较为固定。

1.4　1994 年

1994 年，REAL 分类分为淋巴细胞为主型、结节硬化型、混合细胞型、淋巴细胞削减型，暂定名富于淋巴细胞典型 HL。

表 6-1　霍奇金淋巴瘤组织学分型（1965 年 Ryew 会议）

分型	里-斯细胞	病理组织学特点	临床特点
1.淋巴细胞为主型	极少见，淋巴和组织细胞性变异型	结节性浸润，主要为中小淋巴细胞	诊断时病变常局限 预后相对较好
2.结节硬化型	明显可见，呈腔隙型	交织的胶原纤维索，将浸润细胞分割成明显结节	年轻发病，诊断时多 I／II 期，预后相对较好
3.混合细胞型	大量存在，较为典型	纤维化伴局限坏死，浸润细胞明显多形性，伴血管增生和纤维化	预后相对较差
4.淋巴细胞削减型	数量不等，多形性	主要为组织细胞浸润，弥漫性纤维化及坏死	多为老年，诊断时病变已 III／IV 期，预后极差

表 6-2　1966 年，霍奇金病的病理亚型分类

Rye 会议分类	预后
1.淋巴细胞为主型	好，平均存活 9.2 年
2.结节硬化型	较好，平均存活 4.2 年
3.混合细胞型	较差，平均存活 2.5 年
4.淋巴细胞削减型	最差

1.5　2001年

WHO 分类，见表 6-3。

表 6-3　WHO 霍奇金淋巴瘤分类（2001 年）

分类	类型
结节性淋巴细胞为主型	结节硬化型霍奇金淋巴瘤，1、2 级
	富于淋巴细胞霍奇金淋巴瘤
经典型	混合细胞型霍奇金淋巴瘤
	淋巴细胞削减型霍奇金淋巴瘤

2　非霍奇金淋巴瘤

2.1　1940年以前

其病理分类在 1940 年以前简单地分为 3 类，即滤泡性淋巴瘤、淋巴肉瘤和网状细胞肉瘤。

2.2　1966年（Rappaport分类）

1966 年，Rappaport 根据淋巴结病变是否有结节，将其分为结节型与弥漫型；又根据细胞分化程度和细胞成分进一步分类(见表 6-4)。

表 6-4　Rappaport、Dorfman 分类，以及 Lukes-Collins 免疫功能分类

分类	类型			
分类依据				
是否有结节	结节性型、弥漫性型			
细胞分化程度	淋巴细胞分化良好性、淋巴细胞分化不良性、未分化型（包括 Burkitt's 淋巴瘤）			
细胞成分	混合细胞性、组织细胞性			
Rappaport 分类	未分化细胞型	Burkitt		
		非 Burkitt	结节型	
			弥漫型	
	淋巴细胞型	结节型		
		弥漫型	分化良好	
			分化较差	
	混合型	结节型		
		弥漫型		
	组织细胞型	结节型		
		弥漫型		

续表

分类	类型	
Dorfman 分类	滤泡型淋巴瘤	小淋巴样细胞
		小和大淋巴样细胞混合
		大淋巴样细胞
	弥漫型淋巴瘤	小淋巴细胞
		非典型小淋巴样细胞
		淋巴母细胞（曲核、非曲核）
		大淋巴样细胞
		小和大淋巴样细胞混合
		组织细胞型
		Burkitt's 淋巴瘤
		蕈样霉菌病
		未定型
Lukes-Collins 免疫功能分类	U 细胞（未定细胞型）	
	T 细胞型	小淋巴细胞
		曲核淋巴细胞
		蕈样肉芽肿和 Sézary 综合征
		免疫母细胞肉瘤
	B 细胞型	小淋巴细胞
		浆细胞样淋巴细胞
		滤泡中心细胞（小核裂、大核裂、大无核裂）
		免疫母细胞肉瘤
	组织细胞型	
	不可分型	

2.3 1980 年（Working Formulation）

1980 年，提出了国际工作分类法（Working Formulation），是根据病理学与疾病的临床表现分为低度、中度及高度恶性，此分类法与治疗反应关系密切，具有实际临床意义（见表 6-5）。

表 6-5　Working Formulation 分类

分类	类型	
低度恶性	A. 小淋巴细胞型	B. 滤泡性小裂细胞为主型
	C. 滤泡性小裂细胞与大细胞混合型	
中度恶性	D. 滤泡性大细胞为主型	E. 弥漫性小裂细胞型
	F. 弥漫性大和小细胞混合型	G. 弥漫性大细胞型
高度恶性	H. 免疫母细胞型	I . 淋巴母细胞型
	J. 小无裂细胞（Burkitt）型	
杂类	组合型、蕈样肉芽肿、组织细胞型、髓外浆细胞瘤、不能分类	

2.4 1985年（中国成都分类）

表6-6 成都分类

分类	类型
低度恶性	小淋巴细胞性、淋巴浆细胞性、滤泡型裂细胞性 滤泡型裂-无裂细胞性、髓外浆细胞瘤（分化好） 蕈样肉芽肿和Sézary综合征
中度恶性	裂细胞性（弥漫型）、裂-无裂细胞性（弥漫型） 无裂细胞性（滤泡型）、髓外浆细胞瘤（分化差）
高度恶性	无裂细胞性（弥漫型）、Burkitt's淋巴瘤、免疫母细胞性 透明细胞性、多形细胞性、淋巴母细胞性（曲核与非曲核） 组织细胞性

2.5 1994年（REAL分类）

1994年，国际淋巴瘤研究小组提出了修正的欧美淋巴瘤分类（Revised European American Lymphoma Classification, REAL），即REAL分类（见表6-7）。

表6-7 REAL分类

分类	类型	
B细胞肿瘤	前体B细胞肿瘤	前体B淋巴母细胞性白血病/淋巴瘤
	周围B细胞肿瘤	B细胞慢性淋巴细胞性白血病/前淋巴细胞性白血病/小淋巴细胞淋巴瘤
		淋巴浆细胞样淋巴瘤/免疫细胞瘤
		套细胞淋巴瘤
		滤泡中心淋巴瘤，滤泡性 暂定细胞学分级：小细胞、混合小和大细胞、大细胞
		边缘区B细胞淋巴瘤 结外（MALT型+/-单核细胞样B细胞）
		脾边缘区淋巴瘤（+/-绒毛状淋巴细胞）
		毛细胞白血病
		浆细胞瘤/浆细胞骨髓瘤
		弥漫性大细胞淋巴瘤 亚型：原发性纵隔（胸腺）B细胞淋巴瘤
		Burkitt's淋巴瘤
		暂定名：高度恶性B细胞淋巴瘤，Burkitt样
T细胞和假定NK细胞肿瘤	前体T细胞肿瘤：前体T淋巴母细胞性淋巴瘤/白血病	
	周围T细胞和NK细胞肿瘤	T细胞慢性淋巴细胞性白血病/前淋巴细胞性白血病
		大颗粒淋巴细胞性白血病（T细胞型、NK细胞型）
		蕈样肉芽肿/Sézary综合征
		外周T细胞性淋巴瘤，非特异性 　暂定细胞学分级：中等大小细胞、中和大细胞混合、大细胞、淋巴上皮样细胞 　暂定亚型：肝脾γδT细胞淋巴瘤 　暂定亚型：皮下脂膜炎性T细胞淋巴瘤
		血管免疫母细胞T细胞淋巴瘤
		血管中心性淋巴瘤
		肠道T细胞性淋巴瘤（+/-肠病相关性）
		成人T细胞淋巴瘤/白血病（ATL/L）
		间变性大细胞淋巴瘤、CD30+、T和裸细胞型
		暂定名：间变性大细胞淋巴瘤、Hodgkin样

2.6 2001年WHO分类

表 6-8 2001 年 WHO 分类

分类	类型
前体 B 细胞肿瘤	1. 前体 B 淋巴母细胞性白血病/淋巴瘤 （ALL/LBL）
成熟 （外周） B 细胞淋巴瘤	2. B 细胞慢性淋巴细胞性白血病/小淋巴细胞淋巴瘤 （CLL/SLL）
	3. B-前体淋巴细胞性白血病 （B-PLL）
	4. B-淋巴浆细胞样淋巴瘤 （LPL）
	5. 脾边缘区 B 细胞淋巴瘤 （+/-绒毛状淋巴细胞） （SMZL）
	6. 毛细胞白血病 （HCL）
	7. 浆细胞骨髓瘤/浆细胞瘤 （PCM/PCL）
	8. 淋巴结边缘区 B 细胞淋巴瘤，+/-单核细胞样 B 细胞 （MZL）
	9. MALT 型结外边缘区 B 细胞淋巴瘤 （MALT-MZL）
	10. 滤泡性淋巴瘤 （FL）
	11. 套细胞淋巴瘤 （MCL）
	12. 弥漫性大 B 细胞淋巴瘤 （DLBCL）
	13. Burkitt's 淋巴瘤 （BL）
前体 T 细胞肿瘤	14. 前体 T 淋巴母细胞性白血病/淋巴瘤 （T-ALL/T-LBL）
成熟 （外周） T 细胞淋巴瘤	15. T-慢性淋巴细胞性白血病
	16. T-颗粒淋巴细胞性白血病 （T-LGL）
	17. 侵袭性 NK 细胞白血病 （ANKCL）
	18. 成人 T 细胞淋巴瘤/白血病 （ATCL/L）
	19. 结外 NK/T 细胞淋巴瘤，鼻型 （NK/TCL）
	20. 肠病型 T 细胞淋巴瘤 （ITCL）
	21. 肝脾 γδT 细胞淋巴瘤
	22. 皮下脂膜炎样 T 细胞淋巴瘤
	23. 蕈样肉芽肿/赛塞里 （Sézary） 综合征 （MF/SS）
	24. 间变性大细胞淋巴瘤 （ALCL），T 和裸细胞型，原发性皮肤型
	25. 外周 T 细胞淋巴瘤 （PTL），无其他特征
	26. 血管免疫母细胞 T 细胞淋巴瘤 （AITCL）
	27. 间变性大细胞淋巴瘤 （ALCL），T 和裸细胞型，原发性全身型

2.7　2008年WHO造血和淋巴组织肿瘤分类

表6-9　2008年第四版 WHO 造血和淋巴组织肿瘤分类

前体肿瘤 （2种） （precursor neoplasms）	母细胞性浆细胞样树突状细胞肿瘤 （blastic plasmacytiod dendritic cell neoplasm ）	
	谱系未定的急性白血病 （acute leukemias of ambiguous lineage ）	急性未分化白血病 （acute undifferentiated leukaemia， AUL）
		混合表型急性白血病有/无重现性遗传学异常 （mixed phenotype acute leukaemia， MPAL）
前体淋巴 性肿瘤 （3 种→ 7 种） precursor lymphoid neoplasms	B 淋巴母细胞白血病/淋巴瘤，非特殊类型 （B Lymphoblastic leukaemia/Lymphoma， not otherwise specified）	
	T-淋巴母细胞白血病/淋巴瘤	
	B 淋巴母细胞 白血病/淋巴瘤 伴重现性遗传学 异常 B lymphoblastic leukaemia/lymphoma with recurrent genetic abnormalities	B 淋巴母细胞白血病/淋巴瘤伴 t（9：22） （q34；q11.2）； BCR/ABL
		B 淋巴母细胞白血病/淋巴瘤伴 t（v；11q23）； MLL rearranged
		B 淋巴母细胞白血病/淋巴瘤伴 t（v；11q23）； MLL rearranged （ETV6-RUNX1）
		B 淋巴母细胞白血病/淋巴瘤伴超二倍体
		B 淋巴母细胞白血病/淋巴瘤伴低二倍体
		B 淋巴母细胞白血病/淋巴瘤伴 t（5；14） （q31；q32） （IL3-IGH）
		B 淋巴母细胞白血病/淋巴瘤伴 t（1;19）(q23;p13.3)； （E2A-PBX1；TCF3/PBX1）
成熟 B 细胞淋 巴瘤 （25 种）	慢性淋巴细胞性白血病/小淋巴细胞性淋巴瘤 （CLL/SLL）	
	B-前淋巴细胞性白血病	
	脾边缘带淋巴瘤	
	毛细胞白血病	
	脾淋巴瘤/白血病，不能分类	
	淋巴浆细胞淋巴瘤	
	重链病	
	浆细胞骨髓瘤/浆细胞瘤	
	结外黏膜相关淋巴组织边缘带 B 细胞淋巴瘤 （MALT 淋巴瘤）	
	原发皮肤滤泡中心淋巴瘤	
	滤泡性淋巴瘤 （follicular lymphoma， FL）	胃肠道滤泡性淋巴瘤
		儿童滤泡性淋巴瘤
		"原位" 滤泡性淋巴瘤
	结内边缘带 B 细胞淋巴瘤	
	套细胞淋巴瘤	
	弥漫大 B 细胞 非特殊类型	T 细胞/组织细胞丰富的大 B 细胞淋巴瘤
		老年人 EBV 阳性的弥漫大 B 细胞淋巴瘤
		慢性炎症相关的弥漫 大 B 细胞淋巴瘤 ｜ 脓胸相关淋巴瘤
		慢性骨髓炎相关淋巴瘤
		植入物相关淋巴瘤

续表

成熟 B 细胞淋巴瘤（共 25 种）	弥漫大 B 细胞淋巴瘤	原发中枢神经弥漫大 B 细胞淋巴瘤	
		淋巴瘤样肉芽肿	
		原发纵隔（胸腺）大 B 细胞淋巴瘤	
		血管内大 B 细胞淋巴瘤	
		原发皮肤大 B 细胞淋巴瘤，腿型	
		浆母细胞性淋巴瘤	
		原发渗漏性淋巴瘤	
		起源于 HHV8 阳性的多中心 Castleman 病的大 B 细胞淋巴瘤	
		伯基特淋巴瘤	
		介于弥漫大 B 细胞淋巴瘤和伯基特淋巴瘤之间的不能分类的 B 细胞淋巴瘤	
		介于弥漫大 B 细胞淋巴瘤和经典霍奇金淋巴瘤之间的不能分类的 B 细胞淋巴瘤	
成熟 T/NK 细胞淋巴瘤（20 种）	T 细胞幼淋巴细胞白血病		
	T 大颗粒淋巴细胞白血病		
	慢性 NK 细胞淋巴组织增生性疾病		
	侵袭性 NK 细胞白血病		
	成人 T 细胞白血病/淋巴瘤		
	EBV 相关的克隆性淋巴组织增殖性疾患（儿童）	儿童系统性 EBV 阳性 T 细胞增殖性疾病（与慢性活动性 EBV 感染相关）	
		种痘水疱病样淋巴瘤	
	结外 NK/T 细胞淋巴瘤，鼻型		
	肠病相关 T 细胞淋巴瘤		
	肝脾 T 细胞淋巴瘤		
	皮下脂膜炎样 T 细胞淋巴瘤		
	蕈样霉菌病		
	赛塞里综合征		
	原发皮肤间变性大细胞淋巴瘤		
	原发皮肤侵袭性嗜表皮 CD8 阳性细胞毒性 T 淋巴瘤		
	原发皮肤 gamma-delta（γδ）T 细胞淋巴瘤		
	原发皮肤小/中 CD4 阳性 T 细胞淋巴瘤		
	外周 T 细胞淋巴瘤，非特指性		
	血管免疫母细胞 T 细胞淋巴瘤		
	ALK 阳性间变性大细胞淋巴瘤		
	ALK 阴性间变性大细胞淋巴瘤		

第 3 节　淋巴瘤分类的意义

WHO 淋巴瘤分类和更新的过程促进了世界范围病理医生之间以及病理医生和肿瘤医生之间的密切合作，吸取了近年来病理、临床和基础的最新研究成果，必将进一步促进对造血系统肿瘤的了解和治疗的进展。

1 淋巴瘤的正确分类是临床诊治的前提

淋巴瘤的分类是为临床决策提供诊断基础，近年来淋巴瘤《NCCN 指南》均以依据 WHO 分类做出的病理诊断作为规范治疗的前提，成为病理医师和临床医师沟通的桥梁。

正如著名的淋巴瘤病理学家 Jaffe 教授2008 年在纪念美国血液学会 50 周年的文章中反复强调的那样，显微镜仍然是发现疾病的最基本的工具[9]，有关淋巴瘤分子机制的研究皆是以病理学家根据光镜下的形态，结合免疫表型和临床资料所做的淋巴瘤的精确描述为基础的。

根据现有条件，通过光镜结合免疫组化可解决大部分淋巴瘤的常规诊断。若按各类淋巴瘤发病的百分率来计算，霍奇金淋巴瘤约占 10%，非霍奇金淋巴瘤中 B 细胞淋巴瘤在西方国家约为85%，我国为 65%~70%，而这两大类恰好又是《NCCN 指南》中已有比较成熟的治疗方案的淋巴瘤。

因此，如果能够将这两大类淋巴瘤的病理诊断和分型做好，就解决了 80% 的问题，若再解决接近 10% 的 NK/T 细胞淋巴瘤，就能解决 90% 的淋巴瘤诊断问题。

根据 WHO 淋巴瘤分类的原则，不仅首先要进行分层诊断，如前体淋巴母细胞、成熟 B 细胞、成熟 T 细胞等；且必须进行更加精确的分型，如对于成熟 B 细胞中的小细胞性淋巴瘤必须精确到是慢性淋巴细胞白血病/小淋巴细胞淋巴瘤、套细胞淋巴瘤，还是滤泡性淋巴瘤或边缘带淋巴瘤，因为这些不同类型的淋巴瘤有不同的临床发展经过和治疗方案，而临床初治方案是否正确直接关系到疗效和病人的预后。

2 促进病理医师与临床医师知识的不断更新

当今淋巴瘤的分类，整合了淋巴细胞在形态、免疫、病毒、细胞遗传及分子生物学等方面的最新知识，并依此将淋巴瘤区分成许多不同的亚型，各个不同的亚型具有不同的临床特征、好发部位、特殊的表面标志、相关联的病毒及某些特殊遗传基因的变化等等。这些知识使得熟练的肿瘤科医师能立即从分类中了解患者的整个病情，进而能快速地针对患者病情安排妥适的检查及治疗方针，并判断可能的预后。

3 提供患者预后的重要信息

不同类型的淋巴瘤，其 5 年生存率有显著差异，如高侵袭性恶性淋巴瘤（包括外周 T 细胞淋巴瘤、淋巴母细胞淋巴瘤、肝脾 rδT 细胞淋巴瘤、血管免疫 T 母细胞淋巴瘤等）患者的 5 年存活率约在 30%，侵袭性淋巴瘤（包括弥漫性大 B 细胞淋巴瘤、Burkitt's 淋巴瘤、退化性大 T 细胞淋巴瘤等）患者的 5 年存活率为 30%~50%，而缓慢型淋巴瘤（包括小淋巴细胞性、滤泡性、黏膜关联性、浆细胞性、外套细胞性、蕈状真菌病、CD30+表皮 T 细胞淋巴瘤等）患者的 5 年存活率为 50%~70%。

（董济民）

参考文献

[1] Rappaport H. MalIgnant lymphomas：nomenclature and classification.Tumors of the hemaropoieric system. Washington，DC：Armed Forces institute of Pathology，1966：97-161.

[2] Lukes RJ，Collins RD.immunologic characterization of human malIgnant lymphomas. Cancer，1974，34：1488-1503.

[3] Lennert K，Mohri N，Stein H，Keiseling E.The histopathology of lymphoma.Br J Hematol. 1975，31（suppl）：193-203.

[4] Stansfeld AG，Diebold J，Noel H，et al.Updated Kiel classification for lymphomas.Lancet，1988，1：292-293.

[5] Non-Hodgkin's lymphoma pathologic classification projiect.National Cancer institute sponsored study of non-Hodgkin's lymphomas：summary and description of Working Formulation for clinical usage. Cancer，1982,49：2112-2135.

[6] Harris NL，Jaffe ES，Stein H，et al.A revised European-American classification of lymphoid neoplasms：a proposal from the international Lymphoma Study Group. Blood，1994,84：1361-1392.

[7] Swerdlow SH，Campo E，Harris NL，et al.WHO classification of Tumours of Haemtopoietic and Lymphoid tissues （4th ed）. Lyon，France：international Agency for Research on Cancer，2008.

[8] Jaffe E S，Harris N L，Stein H，et al.Pathology and genetics of tumours of haematopoietic and lymphoid tissues. Lyon：IARC Press，2001.

[9] Jaffe ES，Harris NL，Stein H，et al.Classifi-cation of

第 7 章

淋巴瘤病理学

众所周知，淋巴瘤的最后诊断需组织病理学诊断，某些淋巴瘤还需结合免疫组织化学及遗传学检查，方能确诊。因此，淋巴瘤的组织病理学在淋巴瘤的诊断、分类、治疗及预后判断等方面占有十分重要的地位。

近年来，在淋巴组织病理领域中，因新诊断技术的不断出现，尤其是免疫病理学、细胞遗传学、分子生物学，以及临床淋巴肿瘤治疗方案的改进，使淋巴组织肿瘤的治疗有了新的进展，预后亦得到了更好的改善；临床医师对病理诊断的要求进一步提高，如良恶性的明确鉴别及恶性肿瘤的确切亚型分类；同时，淋巴瘤新的分类方案的不断出现，如 1995 年 REAL 分类、1998 年的 WHO 分类、2008 年的 WHO 分类等，淋巴瘤类型的进一步确立，等等。这一切，皆迫使病理医师、肿瘤内科临床医师面临新的挑战，务必及时了解、领会、掌握最新进展，方能提高淋巴瘤的全面认识与治疗疗效。

第1节 病理学诊断的难点与思路

近半个多世纪以来，淋巴组织病理诊断被公认为是各系统病理中最复杂、最难的，其分类亦随着新技术的不断应用而逐步细化、复杂化，当然亦日趋完善。

1 诊断困难的原因

1.1 淋巴组织反应性增生与淋巴瘤相似

（1）淋巴细胞是人体免疫细胞，参与人体的所有体液或细胞免疫反应。因此，在生理及病理情况下，淋巴细胞的反应性增生是无处不有、无时不在。故淋巴组织病变不仅是由淋巴组织本身的疾病所致，更主要的是参与全身多种疾病的过程，使得淋巴组织病理谱系十分宽广，因而形态多样，交错存在，其中有的反应性增生形态上与恶性肿瘤难以区别。

（2）人体的免疫系统对于抗原的反应程度取决于免疫系统本身的状态，即当免疫系统本身调节失常时，淋巴组织的反应性亦就处于异常状态中，此时就更增加了反应性增生与肿瘤鉴别的困难，如移植后淋巴增生是在免疫抑制状态下发生的反应性增生，与淋巴瘤的鉴别则需停止免疫抑制药物后才有可能找出鉴别的不同点。

另外，免疫抑制患者在病程中可出现淋巴细胞反应性增生和继发性肿瘤；更有淋巴瘤本身亦可伴有淋巴增生。这时增生与肿瘤的并存使诊断更加困难。

（3）近年来，在上皮性肿瘤的研究中越来越清楚肿瘤的发生是多步骤、多阶段的进程；同样，淋巴肿瘤近年来亦出现了增生与淋巴瘤之间的中间阶段，即不典型增生，如血管中心性免疫性病变、血管免疫母细胞性淋巴结病、系统性 Castleman 病，这就使淋巴瘤的病理鉴别诊断增添了新的难度。

1.2 淋巴瘤分型复杂

（1）淋巴细胞本身即有 T、B、NK 等不同的细胞类型，因此，淋巴肿瘤亦就自然可以分成相应的、众多复杂的类型。

（2）目前认为，淋巴瘤是由于不同淋巴细胞分化发育的不同阶段受阻所致。因此，B、T、NK 细胞分化发育的不同阶段亦就成为淋巴瘤分型的理论依据，即前身阶段、中间阶段、终末阶段的淋巴细胞形态、免疫表型各不相同，与之相对应的淋巴瘤亦就各不相同，故分类中出现了各自对应的、众多的不同类型。

（3）由于 T、B、NK 等淋巴细胞在正常淋巴组织中有特有的定位，如 B 细胞可定位于生发中心内、外套层、边缘带，而且不同位置中的 B 细胞形态、免疫表型各不相同。因此，相对应的淋巴瘤亦有不同的病理及临床特点，这亦从一个侧面增加了淋巴瘤分型的复杂性。

（4）目前已有许多研究证实，淋巴瘤可以出现不同类型的共存，即组合性淋巴瘤；而且可从一种类型转化为另一种类型，如低度恶性的黏膜相关淋巴组织淋巴瘤向中、高度恶性淋巴瘤弥漫性大 B 细胞淋巴瘤转化。如此，就更增加了淋巴瘤分型的难度。

（5）由于淋巴组织具有循环系统的特点，不仅可以有淋巴细胞，亦可以有其他造血细胞出现（如粒细胞、组织细胞等）以及其他肿瘤细胞转移到淋巴组织中，此亦是造成淋巴瘤分型复杂的原因之一。

2 提高淋巴瘤病理诊断水平的思路

淋巴组织分布广泛，淋巴瘤为全身性疾病。除主要见于淋巴结外，还可见于全身各器官和/或组织。因此，淋巴瘤与机体其他组织的恶性肿瘤相比，最显著的特点是其表现的多样性、分类的复杂性。

淋巴瘤的典型淋巴结病理学特征有 3 点，即正常滤泡性结构为大量异常淋巴细胞或组织细胞所破坏、被膜周围组织同样有上述大量细胞浸润、被膜及被膜下窦亦被破坏。

2.1 首先进行鉴别诊断

人体淋巴组织主要见于淋巴结、脾脏、骨髓、消化道、呼吸道、皮肤、泌尿道、软组织等，这些组织有许多淋巴组织增生性病变与淋巴瘤十分相似而常造成诊断困难。因此，对淋巴组织病变的首要任务是对相似病变进行鉴别诊断，最终确定是不是淋巴瘤。

（1）在临床上，易误诊为淋巴结滤泡性淋瘤的病变有类风湿性关节炎淋巴结增生、梅毒性淋巴结增生、巨大淋巴结增生、非特异性淋巴结滤泡增生等。

反应性滤泡增生的特点，是滤泡大小不等，形状不规则，生发中心存在，可见"星空"现象，滤泡内淋巴细胞不呈"清一色"。

滤泡性淋巴瘤则表现为滤泡大小、形状较一致，缺乏"星空"现象，滤泡内细胞"清一色"。

当鉴别有困难时，可行 Bcl-2 免疫组化染色，反应性增生的滤泡阴性而滤泡性淋巴瘤细胞表达 Bcl-2 抗原。

（2）临床上，易误诊为淋巴结弥漫型非霍奇金淋巴瘤的病变有免疫母细胞性淋巴结病、肿瘤所致淋巴结反应性增生、小结节增生、皮肤病性淋巴结增生、非特异性淋巴结弥漫性增生。

对于此类淋巴结病变，要做到明确鉴别有时是十分困难的。主要是通过对长期随诊病例的结果分析，让患者定期复查（1~2 个月之内）。若为反应性增生，往往肿大的淋巴结不再增多、增大，而是减少、缩小；反之，若为淋巴瘤，则淋巴结在随诊中将继续增大、增多，此时再及时取活检以明确诊断。

免疫组化及基因重组虽有鉴别意义，但亦需要病理医生在亲手经历过一定数量的病例后，认识到免疫组化或基因重组的鉴别要点，方能真正将此两项技术应用到实际病例中去。

（3）临床上，易误诊为淋巴结霍奇金淋巴瘤的病变有猫抓病性淋巴结炎、接种后淋巴结炎、带状疱疹性淋巴结炎、传染性单核细胞增多症淋巴结增生、皮肤性淋巴结病、弓形虫病性淋巴结增生、药物性淋巴结增生、嗜酸性淋巴肉芽肿、性病淋巴肉芽肿、布氏杆菌病淋巴结增生、肿瘤所致淋巴结增生、淋巴结转移性肿瘤，等。在上述病变组织中，可出现双核性的类似霍奇金淋巴瘤诊断性 R-S 细胞样的大细胞而误认为霍奇金淋巴瘤。

鉴别诊断的要点是对霍奇金淋巴瘤 5 种诊断性细胞特点的掌握（单核性诊断细胞、R-S 细胞、多倍体细胞、陷窝细胞、奇异细胞）以及每一型霍奇金淋巴瘤相对应的诊断性细胞和背景细胞。

CD15 及 CD30 免疫组化染色对诊断有很大帮助作用。

（4）临床上，易误诊为淋巴结组织细胞性淋巴瘤的病变有窦组织细胞增生症、组织细胞增生症、淋巴结卡波西肉瘤、淋巴结髓外造血、淋巴结转移性肿瘤等。

目前已经发现，真正的组织细胞来源的肿瘤十分少见。因此，遇到类似组织细胞的肿瘤时，行 CD68 免疫组化染色对鉴别有帮助。另外，对于 Langerhan 细胞系统行 S-100 免疫组化染色有鉴别意义。

（5）临床上，易误诊为结外淋巴瘤的病变有皮肤淋巴组织增生（假性淋巴瘤）、皮肤淋巴瘤样丘疹病、肺部淋巴瘤样肉芽肿、肺部淋巴细胞性间质性肺炎，以及黏膜相关淋巴组织增生（主要见于口腔、咽喉、食管、胃、小肠、大肠、乳腺、泪腺、涎腺、支气管、肺、膀胱、前列腺等），其余部位淋巴组织增生主要见于肌肉、骨、骨髓、脾脏、胸腺、脑等。这些部位淋巴瘤的诊断主要依靠免疫组化检查；另外，反应性增生很少出现一致性淋巴细胞，而淋巴瘤则多呈一致性瘤细胞。

2.2 其次确定病理类型

明确淋巴瘤的病理类型十分重要，因淋巴瘤治疗方案的选择和预后的好坏主要取决于淋巴瘤的病理组织学类型。

淋巴瘤的病理分型一直是一个难题，至今仍未得到一个完全公认的、理想的分类。20 世纪 70 年代以来，随着淋巴细胞的单克隆抗体大量出现以及 20 世纪 80 年代以来的基因重组技术的应用，使淋巴瘤分类一变再变、不断更新。但无论是采用老的还是新的分类，原则上是要对每一具体病例做出明确的判断，定出恶性程度的高、中、低，以便更好地指导临床治疗及预后判断。

刘利敏等[1]对华中科技大学附属同济医院 2000 年 1 月至 2008 年 4 月经临床追踪及病理学证实的 NHL165 例进行了统计分析，主要类型为中心母细胞型、浆母细胞型、滤泡性淋巴瘤、B 免疫母细胞、B 小淋巴细胞及伯基特淋巴瘤表达 B 细胞抗原（CD20、CD19、CD79a），T 免疫母细胞、T 小淋巴细胞表达 T 细胞抗原（CD3、CD45RO），间变大细胞均为 CD30$^+$、ALK$^{+/-}$、EMA$^+$，大部分常有 T 细胞标记，少部分表达 B 细胞标记。11 例误诊病例均诊断为恶性，其中 9 例组织学诊断为 NHL，细胞学诊断为其他恶性肿瘤占 5.45%，另外有 2 例细胞学诊断 NHL，组织学诊断为其他恶性肿瘤占 1.21%，准确率 94.55%。作者复阅 11 例 FNA 涂片中，9 例 NHL 假阴性病例，发现 2 例淋巴结转移性小细胞性肿瘤细胞较小，细胞异形性小，有凝聚，仔细观察可见细胞核有轻度异形，核扭曲、凹陷等，而癌细胞核多为圆形。2 例淋巴结转移性未分化癌，其镜下细胞大小不等，成熟淋巴细胞较多，有巢集，高倍镜下可见肿瘤细胞核有裂痕，微小的淡蓝胞质，此两点在癌细胞中少见，组织学为黏膜相关性淋巴瘤。另 1 例肿瘤细胞弥漫分布，形态基本一致，无巢集，核仁多圆形，靠近核膜，组织学为弥漫大 B 细胞性淋巴瘤（中心母细胞型）；而癌细胞可见核仁，其形状多样，散乱在核中，无规律排列。3 例组织学为间变大细胞淋巴瘤均为小细胞背景，可见大肿瘤细胞，其核怪异，胞质丰富，误认为组织细胞来源，但比组织细胞胞质淡染，另见双核及多核细胞，误认为 R-S 细胞，仔细观察无 HL 的枭眼状大核仁。作者指出，正确掌握 NHL 细胞病理学特点，结合免疫组织化学，绝大多数 NHL 可以通过 FNA 做出正确诊断。

第 2 节　霍奇金淋巴瘤临床病理特点

霍奇金淋巴瘤（Hodgkin's lymphoma，HL）通常累及淋巴结，主要是颈部淋巴结；患者以儿童和青年成年人为主；在我国，HL 的发病率低于西方国家，但在儿童和青年中并不少见。

1　病理特点

目前认为，霍奇金淋巴瘤是一种独立的类型，且由两大类组成，即结节性淋巴细胞为主型 HL 与经典型 HL。经典型 HL 又可进一步分为结节硬化型、混合细胞型、淋巴细胞削减型和富于淋巴细胞的经典型 HL。

国内以混合细胞型为最常见，结节硬化型次之，其他各型较为少见，各型并非固定不变，尤以淋巴细胞为主型，2/3 可向其他各型转化，仅结节硬化较为固定，认为是独特类型。

HL 的组织学特征是在以淋巴细胞为主的多种炎性细胞混合浸润的背景上，有不等量的 R-S 细胞及其变异细胞散布；其他尚有毛细血管增生和不同程度的纤维化。

HL 瘤组织内以淋巴细胞为主，还有浆细胞、中性粒细胞、嗜酸性粒细胞和组织细胞等，这在一定程度上反映了机体抗肿瘤的免疫状态，与 HL 的组织学分型和预后关系密切。

反应性成分的数量和比例随病程的进展逐渐减少，而纤维组织的增生及玻璃样变等则逐渐增多。

肿瘤细胞，即 R-S（Reed-Sternberg）细胞和 Hodgkin 细胞（散在分布的多核或单核的瘤巨细胞）总称 H/R-S 细胞，仅占细胞总数的少部分，并分散在丰富的反应性炎细胞和伴随细胞群之中；肿瘤细胞通常为 T 细胞围绕，形成玫瑰花环。

经典型 H/R-S 细胞及其变异细胞仅见于经典型 HL，而不见于结节性淋巴细胞为主型 HL。

1.1　经典型 R-S 细胞

经典型 R-S 细胞（又称诊断性 R-S 细胞）是一种直径 20~50μm，或更大的双核，或多核的瘤巨细胞；瘤细胞呈圆形或椭圆形，胞浆丰富，略嗜酸性或嗜碱性，细胞核圆形或椭圆形，双核或多核（见图 7-1）。

染色质粗糙，沿核膜聚集呈块状，核膜厚而清楚。核内有一大而醒目的、直径与红细胞相当的、嗜酸性的中位的核仁，呈包涵体样，核仁周围有空晕。

典型的 R-S 细胞的双核呈面对面的排列，彼此对称，形成所谓"镜影细胞"（mirror image cell）。

除经典型 R-S 细胞外，具有上述形态的单核瘤巨细胞称为"霍奇金细胞"（Hodgkin's cell），其出现提示 HL 的可能，但尚不足以确诊。一般认为霍奇金细胞是经典型 R-S 细胞的前体细胞。

1.2　陷窝（lacunar）细胞

陷窝（lacunar）细胞即腔隙型 R-S 细胞，细胞体积大，直径为 40~50μm，胞浆丰富而空亮，核多叶而皱折，核膜薄，染色质稀疏，核仁多个，且较典型的 R-S 核仁小，嗜碱性。

胞浆的空亮是由于甲醛固定后胞浆收缩至核膜附近所致，见于结节硬化型和混合细胞型 HL。

1.3 多形性R-S细胞

多形性 R-S 细胞，瘤细胞体积大，大小形态多不规则，可呈梭形，有明显的多形性。核大，形态不规则，染色质粗，有明显的大核仁；核分裂相多见，常见多极核分裂。见于淋巴细胞削减型 HL。

1.4 L&H型R-S细胞

在结节型淋巴细胞为主型中，出现的肿瘤性细胞为 L&H 型 R-S 细胞，或称"爆米花"细胞（popcorn cell）。

L&H 型 R-S 细胞大小类似免疫母细胞或更大，常为单核，胞浆少，核有皱或分叶状，故称为"爆米花"细胞。染色质常呈泡状，核膜薄，核仁常为多个，嗜碱性，较典型 R-S 细胞核仁小，但有时亦可见部分 L&H 型 R-S 细胞有更为明显的核仁，类似典型性 R-S 细胞。

2 组织学分型

2.1 经典型HL

经典型 HL（classical Hodgkin lymphoma，CHL）占所有 HL 的 95%，发病高峰在 10~35 岁和老年；有传染性单核细胞增多症病史的患者发病率较高；发生在颈部淋巴结的占 75%，然后是纵隔、腋下和主动脉旁淋巴结；非对称性的淋巴结，如肠系膜和滑车上淋巴结很少累及；脾脏累及不少见（20%），脾脏累及后可增加结外播散的危险；骨髓累及仅 5%，由于骨髓中无淋巴管，骨髓累及提示有血行播散（Ⅳ期）。55% 的患者发病时处于Ⅰ~Ⅱ期。

经典型 HL 是由分散在各种非肿瘤性的小淋巴细胞、嗜酸性粒细胞、中性粒细胞、组织细胞、浆细胞、纤维母细胞和胶原纤维形成的混合性浸润背景中的、由单核的 Hodgkin 细胞和多核的 Reed-Sternberg 细胞组成的单克隆性的淋巴样肿瘤。

镜下见淋巴结受累区域由数量不一的 H/R-S 细胞和丰富的炎性细胞背景组成，肿瘤性 H/R-S 细胞仅仅占细胞总数的 0.1%~10%。

基于反应性的背景浸润和肿瘤性的 H/R-S 细胞的特点，经典的 HL 可分为 4 种亚型，即富于淋巴细胞的经典 HL、结节硬化型 HL、混合细胞型 HL 和淋巴细胞削减型 HL。

在以上各组织学亚型中，肿瘤性的 H/R-S 细胞的免疫表型和分子遗传学特点是一致的，而临床特点在各亚型则有所不同。

2.1.1 结节硬化型HL

结节硬化型 HL（nodular sclerosis Hodgkin lymphoma，NS-IIL）是经典的 HL 的一种亚型，在欧美为最常见的亚型，约占 70%；在中国占 30%~40%。

结节硬化型 HL 不转变为其他亚型，而是按照富于细胞期→结节形成→融合→纤维化的程序发展。其组织学特点为至少存在一个胶原纤维包绕的结节和腔隙型的 H/R-S 细胞。

累及的淋巴结呈结节状的生长方式、胶原束分割和腔隙型 H/R-S 细胞是结节硬化型 HL 三大特点。宽的少有纤维母细胞的胶原束围绕至少一个结节，胶原束在相差显微镜下观察呈双折光改变，胶原分割的过程中伴有淋巴结的包膜增厚；结节内，腔隙型 H/R-S 细胞常分散在炎性背景中；有时亦可见诊断性的 R-S 细胞。

2.1.2 富于淋巴细胞的经典型HL

富于淋巴细胞的经典型 HL（lymphocyte-rich classical Hodgkin lymphoma，LRC-HL）是一种具有以小淋巴细胞为主的、缺乏嗜酸性和中性粒细胞的、呈结节性或弥漫性细胞背景的、有散在的 H/R-S 细胞的亚型。约占所有 HL 的 5%，可转变为混合细胞型。

镜下可见结节性和弥漫性两种生长方式，以结节性多见。多个结节侵犯淋巴结，可导致结节之间的 T 区的减少或缺乏。

2.1.3 混合细胞型HL

混合细胞型 HL（mixed cellularity Hodgkin lymphoma，MC-HL）是经典的 HL 的一种亚型，约占所有经典的 HL 的 20%~25%，中国的报告约占所有 HL 的 40% 以上；国外报告的中位发病年龄为 37 岁，70% 为男性。在发展中国家与HIV 感染患者中本型更为多见，尤其在儿童多见，并与 EB 病毒感染有一定的关系。此型预后较好，后期可转化为淋巴细胞削减型 HL。

MC-HL 组织学特点为散在经典的 H/R-S 细胞分散在弥漫性或模糊的结节性的炎性背景中，无结节性的硬化和纤维化。

镜下见淋巴结结构破坏，淋巴结可呈部分（常在副皮质区）或弥漫性受累。

散在的霍奇金细胞与数量相当多的诊断性的 R-S 细胞散在分布于各种炎细胞（包括小淋巴细胞、嗜酸性粒细胞、中性粒细胞、组织细胞、上皮样细胞、浆细胞等）组成的背景中，可有嗜酸性无定型物质沉积；还有灶性的坏死，坏死灶周围可有纤维化，但胶原纤维无双折光；有时可见散在上皮样细胞团，甚至可有肉芽肿形成。

2.1.4 淋巴细胞削减型 HL

淋巴细胞削减型 HL（lymphocyte depletion Hodgkin lymphoma，LD-HL）是一种罕见的、弥漫性的，以 H/R-S 细胞增多或非肿瘤性淋巴细胞减少为特点的经典 HL，其在所有 HL 中所占百分比少于 5%。中位发病年龄为 37 岁，75% 为男性。常伴有 HIV 感染，在发展中国家更为多见。预后是本病各型中最差的。

此型的组织学特点为淋巴细胞的数量减少，而 R-S 细胞或变异型的多形性 R-S 细胞相对较多，有两种不同的形态。

（1）弥漫纤维化型

淋巴结内细胞明显减少，由排列不规则的非双折光性网状纤维增加和无定形蛋白物质的沉积所取代，其间有少数诊断性 R-S 细胞、组织细胞和淋巴细胞；常有坏死。

（2）网状细胞型

该型特点是细胞丰富，由多数多形性 R-S 细胞和少量诊断性 R-S 细胞组成，甚至可见梭形肿瘤细胞；成熟淋巴细胞、嗜酸性粒细胞、浆细胞、中性粒细胞和组织细胞少见；坏死区较其他类型 HL 更为广泛。

2.2 结节性淋巴细胞为主型HL

结节性淋巴细胞为主型 HL（nodular lymphocyte predominant Hodgkin lymphoma，NLP-HL）是一种以结节性，或结节性和弥漫性的多形性增生为特点的单克隆性的 B 细胞肿瘤。

NLP-HL 约占所有 HL 的 5%，患者多数为男性，最常见于 30~50 岁年龄组；病程较慢，易复发，对于治疗反应好，部分患者可转化为大 B 细胞淋巴瘤。

镜下可见淋巴结结构全部或部分为结节性浸润取代，或被结节性及弥漫性浸润取代。结节由弥漫分布的小淋巴细胞、散在组织细胞和上皮样细胞混合组成，其中有散在的 L&H 型 R-S 细胞。

在结节边缘可见组织细胞和多克隆性浆细胞，缺乏嗜酸性粒细胞。弥漫性区域由小淋巴细胞组成，组织细胞或上皮样细胞散在或成簇分布，可有数量不等的 L&H 型 R-S 细胞。

HL 的诊断依赖于淋巴结活检，如有典型的 R-S 细胞和适当的背景改变可诊断该病。当病变组织中缺乏诊断性 R-S 细胞或只有各种变异型肿瘤细胞时，需要免疫组化染色，如 CD30、CD15 等来协助诊断。在结节性淋巴细胞为主型的诊断中，免疫表型的意义更为重要。

第3节　B细胞淋巴瘤临床病理特点

1　主要病理特点

1.1　小细胞性B细胞淋巴瘤

为一致性的 3~5μm 的圆形淋巴细胞，弥漫性增生；核染色质丰富，凝聚而深染，核仁不易见；胞质极少见或不见；有"假滤泡"结构。需注意的是若见散在曲核性细胞并伴有 EV 增生，ANAE、ACP 染色呈点状阳性者为 T 系淋巴瘤。

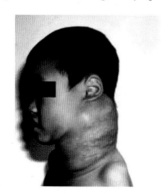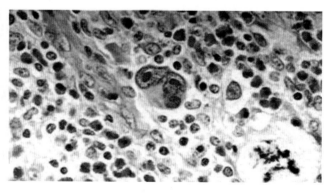

图 7-1　经典霍奇金淋巴瘤（混合细胞性）：病变组织背景为嗜酸性粒细胞、小淋巴细胞等炎细胞，可见诊断性 R-S 细胞及病理性核分裂

1.2　B淋巴细胞淋巴瘤

在小淋巴细胞弥漫性增生的背景上，伴有少量浆细胞、免疫母细胞及较多的浆细胞样淋巴细胞组成。

浆细胞样淋巴细胞的形态介于小淋巴细胞和浆细胞之间，多为中等大小，胞质嗜碱性，核圆形，可偏立，染色质有聚于核膜的倾向，或呈块状凝聚深染如上淋巴细胞，不见核仁。

部分细胞核和胞质内可见 PAS 阳性及嗜派洛宁性球形包涵物，Giemsa 染色常见肥大细胞增多。

1.3　B系核裂细胞性淋巴瘤

由核裂细胞为主（占 2/3 以上/高倍视野）构成，可以呈滤泡样结构（低度恶性），亦可呈弥漫性增生（中度恶性）。核裂细胞大小相差悬殊，核形极不规则，可呈多角形或梭形，皆具有切迹或线状裂沟；染色质呈颗粒状，分布散在，核仁小或不见。细胞境界不清，小型者常不见胞质，分裂相少或中等量。

1.4　B系核裂-无核裂细胞性淋巴瘤

由不同大小的核裂细胞及无核裂细胞混杂组成，在高倍镜下，核裂细胞与无核裂细胞两者之数量相差不多，若呈滤泡样结构时为低度恶性，弥漫性增生者为高度恶性。

1.5　B系无核裂细胞性淋巴瘤

其核形规则，由圆形或卵圆形无裂沟的大小不等的淋巴细胞弥漫增生（占肿瘤成分 1/2 以上）构成（高度恶性），偶有形成滤泡样结构者（中度恶性）。

染色质常呈点块状，稀疏分布。细胞核较小时，核膜薄而清晰，除可见嗜中性核仁外，亦可见有 2~3 个贴于核膜之核仁。染色质颗粒状，分布较松，且不均匀。

胞质丰富，界限清楚。若胞质嗜碱性、派洛宁染色呈强阳性、Giemsa 染色为深蓝色，核居中或偏位，核膜厚，核仁大而不规则，染色质集聚核膜下呈粗块状，核周可见空晕者，为 B 免疫母细胞。

另外，若胞质染色浅淡，弱嗜派洛宁阴性，核中位，核仁较小，而略嗜酸性，核膜薄，染色质呈粉状或点状；瘤细胞未见有向浆细胞分化者，则为 T 免疫母细胞。

1.6　B系髓外浆细胞瘤

具有浆细胞特征的瘤细胞，呈弥漫性或片状增生，几乎不见小淋巴细胞。分化好的瘤细胞多为圆形，核偏位，染色质呈车轮状，可见中位核仁，胞质嗜碱性，派洛宁染色强阳性，有的可见核周空晕，偶见双核瘤细胞（低度恶性）；分化差的核大，圆形，常居中位，染色质粗块状，核仁不明显，胞质较少，分裂相较多。

2　前驱B淋巴母细胞白血病/淋巴瘤

类似于工作分类中的淋巴母细胞 NHL，好发于男性青少年；病程短，病期晚，绝大多数为Ⅲ~Ⅳ期，首发部位常见于浅表淋巴结及纵隔淋巴结，B 细胞少见，而 T 细胞占大多数，骨髓和脑受累多见。

B 淋巴母细胞瘤，细胞小至中等大小，核圆或扭曲，胞浆少，核染色质细或稍致密，核仁不明显，分裂相见多。瘤细胞增生呈弥漫或结节状，单行浸润，形成串珠状排列。

3　慢性淋巴细胞性白血病/小淋巴细胞淋巴瘤

慢性淋巴细胞性白血病/小淋巴细胞淋巴瘤（chronic lymphocytic leukaemia/ small lymphocytic lymphoma，CLL/SLL）起自循环中 CD5$^+$、CD23$^+$的 B 细胞，肿瘤由小圆形淋巴细胞混合数量不等的幼淋巴细胞和副免疫母细胞（假滤泡）组成。

小淋巴细胞性淋巴瘤，肿瘤细胞完全由弥漫、大小一致且形态单一的小细胞组成。B 小淋巴性瘤细胞核圆，染色质粗，无核仁，胞质少，核分裂少（见图 7-4 至图 7-12）。

只有组织证据而没有骨髓和外周血受累时才做出 SLL 的诊断；SLL 多见于老年人，中位年龄 65 岁；男:女=2:1；淋巴结常肿大，伴周围血和骨髓累及，90% 以上患者临床Ⅲ~Ⅳ期，5% 进展为大 B 细胞淋巴瘤（Richter 综合征）；5 年生存率为 51%。

4　滤泡性淋巴瘤

4.1　一般情况

滤泡性淋巴瘤（follicular lymphoma，FL），美国约占成人非霍奇金淋巴瘤的 35%，占低度恶性淋巴瘤的比例可高达 70%；FL 的发病率在欧洲、亚洲及不发达国家要低一些，我国少见，占 5%~10%；平均年龄 59 岁，20 岁以下的人罕见；男:女为 1:1.7，儿童病例多数是男性。

FL 表现为淋巴结无痛性逐渐增大，主要为颈、腹股沟、腋窝、脾脏、骨髓、外周血和口咽环常累及，胃肠道、皮肤和软组织亦可累及。1、2 级对放疗和小剂量化疗反应良好，即使复发经过治疗仍可获得长期缓解；3 级临床特点类似弥漫性大 B 细胞淋巴瘤。部分病例一旦转为弥漫性 NHL 约在 3 个月内死亡或发生急性白血病，死因为肿瘤破坏、恶病质和感染。

4.2 病理特点

多数 FL 以滤泡结构为主，由中心细胞（有裂 FCC）及中心母细胞（无裂 FCC）组成。FL 形态学分级，按肿瘤性滤泡多少分为滤泡为主（滤泡>75%）、滤泡和弥漫（滤泡 25%~75%）及弥漫为主（滤泡<25%）3 个级别；按肿瘤性滤泡内 CB 数目分级（Mann & Berard）分为 1 级（0~5CB/HPF）、2 级（6~15CB/HPF）与 3 级（>15 CB /HPF；3A：>15 CB/HPF，但仍存在 CC；3B：CB 形成实性片状）3 个级别。1、2 级属低度恶性，3 级为中度恶性。

研究显示，FL1 和 FL2 在临床表现、治疗和预后上没有差别，故将两者并合在一起。

目前，虽有人认为 FL3B 可能是滤泡型 DLBCL，但还没有足够的资料保证 FL3B 和 DLBCL 可以归在一起。因此，WHO 分类仍然依据中心母细胞的多少将 FL 分成 3 级。

在 FL 中，如果存在含有 15CB/HPF 的弥漫性区域，则不再诊断为 "FL 伴有弥漫性区域"，而应直接诊断为 DLBCL 伴有 FL（1~2 级、3A级和 3B 级）。

滤泡性淋巴瘤，瘤细胞由中心细胞、中心母细胞构成，即有核裂和无核裂细胞。有核裂细胞核形不规则，染色质粗而致密，无核仁，细胞质少，核可见大小不等的裂痕（见图 7-14）。

4.3 亚型和变型

4.3.1 儿童滤泡性淋巴瘤

儿童滤泡性淋巴瘤（paediatric follicular lymphoma），好发于青少年或年轻男性。大多能完全治愈，通常不播散，预后好。

病变局限，形态学上常有大滤泡，类似生发中心进行性转化（PTGC），CB 常 >15 个/HPF，淋巴结的正常结构破坏。

免疫组化显示 CD10+、Bcl-6+、CD43+，但 Bcl-2−；分子遗传学分析可证实为克隆性增生，但常无 t（14；18）。

4.3.2 原发性肠道 FL

原发性肠道 FL（primary intestinal follicular lymphoma）可能引起自 MALT 中的滤泡成分，好发于小肠，尤其十二指肠（85%）。临床上常无症状，往往在镜检时偶尔发现，表现为多个小息肉，有时可有腹痛症状。病变大多数局限（ⅠE~ⅡE 期），局部切除即能治愈，很少复发。

形态学、免疫表型（Bcl-2+、CD10+、Bcl-6+、IgA+）和遗传学常相似于淋巴结 FL。

4.3.3 滤泡内肿瘤

滤泡内肿瘤（intrafollicular neoplasia）又称 "原位" 滤泡性淋巴瘤（"in-situ" follicular lymphoma），多为临床上偶尔发现，除少数病例可或先或后，或同时在其他部位有典型 FL 外，大多数病例不伴有 FL。

"原位" FL 不需要治疗，但需随访，因某些病例可发展为 FL。有人认为淋巴结 "原位" FL 相当于在正常人血中检测到的 Bcl-2R 细胞微小克隆群体，必须受到第二次 "打击" 才能发展为 FL。

"原位" FL 淋巴结结构正常，在一个或多个滤泡中存在 Bcl-2+/CD10+克隆性 B 细胞。

5 原发性皮肤滤泡中心淋巴瘤

现认为，原发性皮肤滤泡中心淋巴瘤（primary cutaneous follicule centre lymphoma，PCFCL）是一种独立病种，临床上表现为头皮、前额或躯干的孤立性或局限性皮肤斑块、结节或肿块。

PCFCL 预后很好，5 年生存率>95%，细胞学分级或生长方式（滤泡或弥漫）与预后无关，局部放疗或手术切除即可治愈。

肿瘤由滤泡中心细胞（FCC），通常是小和大 FCC 混合少量 CB 而成，呈滤泡、滤泡弥漫或弥漫生长。

免疫组化显示 Bcl-6+、CD10+/−、Bcl-2−（或弱+），CD5−和 CD43−；滤泡树突状细胞 CD21+或 CD35+；遗传学上，Ig 基因克隆性重排，大多数病例无 t（14；18）或 Bcl-2 基因重排。

6 套细胞淋巴瘤

套细胞淋巴瘤（mantle cell lymphoma, MCL）是一种较少见的 B 细胞来源的非霍奇金淋巴瘤，多见于中老年人，中位年龄 60 岁，男:女为（2~4）:1。常全身淋巴结肿大，胃肠道和口咽环常累及；80%患者为临床 Ⅲ~Ⅳ 期，5 年生存率为 27%。

MCL 起自滤泡周套细胞内层 CD5+、CD23- 的 B 细胞，肿瘤细胞由单一套细胞组成，缺乏母细胞，为惰性淋巴瘤中最具侵袭性的淋巴瘤。

MCL 呈套区生长，包括结节状生长与弥漫性生长。MCL 形态学变型有母细胞变型（典型、多形性），其他变型有小细胞、边缘带细胞。

套细胞淋巴瘤，组织学形态缺乏特征性，光镜下易与小淋巴细胞性淋巴瘤（SLL）及滤泡性淋巴瘤（FL）相混淆。

MCL 由小或中等大小淋巴细胞组成，染色质弥漫，胞浆少而稀疏，核仁不明显，大部分核不规则或有裂，部分区域核呈圆形，部分区域核小类似于小淋巴细胞，还有的细胞核较大，核仁明显，类似于淋巴母细胞。

MCL 的排列形式有结节性与弥漫性两种，结节性为典型结构，肿瘤性淋巴细胞占据套细胞层，使得套细胞层增厚，并围绕残留的淋巴滤泡（见图 7-2、图 7-3）；弥漫性类似于 B 细胞来源的小淋巴细胞性淋巴瘤。

SLL 由小淋巴细胞组成，但比正常淋巴细胞稍大，染色质凝集，细胞核呈圆形，偶有小核仁，可见反应性淋巴滤泡。

FL 肿瘤性滤泡体积增大，数量增多，部分互相融合，正常滤泡结构消失，由单一的中心细胞或中心母细胞替代。

MCL 的细胞特征与 SLL 相似，但结构特征有区别。Dorfman 等 [2] 报道 15 例 MCL 和 22 例 SLL 中 40%~60% SLL 出现反应性的淋巴滤泡，而 MCL 则不出现反应性淋巴滤泡；在结节型 MCL 中，100%有生发中心的残留，在弥漫型 MCL 中亦有 25%有生发中心的残留。与 FL 不同，MCL 的结节中心是残留的生发中心，而 FL 的肿瘤性滤泡内为肿瘤性中心细胞或中心母细胞。

MCL 的预后明显比 SLL 和 FL 的预后差，形态上与 SLL 及 FL 往往难以鉴别，免疫组化与分子生物学技术提供了鉴别的依据 [3-4]。从形态上 MCL 与 SLL 及 FL 有相似之处，但 MCL 属中度恶性的淋巴瘤，较后两者的恶性程度高，故有必要进行鉴别。

7 淋巴浆细胞性淋巴瘤

淋巴浆细胞性淋巴瘤（lymphoplasmacytic lymphoma, LPL）较少见，约占结内淋巴瘤的 1.5%；多见于老年人，中位年龄 67 岁；男:女比为 1.1:1；主要累及骨髓、淋巴结和脾脏，结外亦可发生（如肺、胃肠道、皮肤），许多以前诊断为 LPL 的病例其实是 MALT 淋巴瘤。80%患者为临床 Ⅲ~Ⅳ 期，5 年生存率为 59%；LPL 一般不易治愈，少数患者可能转化为弥漫性大 B 细胞淋巴瘤。

其病理改变有血液高黏滞综合征、冷凝球蛋白血症、出血倾向、神经系统异常和淀粉样物沉积等。

淋巴浆细胞性淋巴瘤起自能分化成浆细胞的 B 细胞或体细胞突变而无重链转化的生发中心后 B 细胞，肿瘤由小淋巴细胞、淋巴浆细胞样细胞和浆细胞组成。呈弥漫性生长，无滤泡

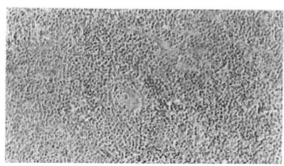

图 7-2 套细胞淋巴瘤，肿瘤细胞围绕残留的淋巴滤泡（HE×250）

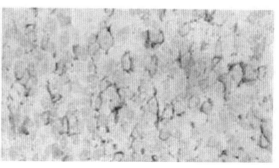

图 7-3 套细胞淋巴瘤，肿瘤细胞表达 CD20（LSAB 法×400）

或假滤泡。

8 边缘带B细胞淋巴瘤

8.1 淋巴结边缘带B细胞淋巴瘤

淋巴结边缘带 B 细胞淋巴瘤（nodal marginal zone lymphoma，N-MZL）多见于中老年人，中位年龄 58 岁；男:女比为 1:1.5。局部或全身淋巴结肿大，约 1/3 有结外累及，80% 患者临床Ⅲ~Ⅳ期，5 年生存率 57%。

淋巴结边缘带 B 细胞淋巴瘤（nodal marginal zone lymphoma，N-MZL）起自淋巴结边缘带 B 细胞，肿瘤由边缘带细胞、单核细胞样 B 细胞组成（常为主要细胞成分），边缘带/滤泡旁生长（见图 7-15）。

8.2 脾边缘带B细胞淋巴瘤

脾边缘带 B 细胞淋巴瘤（splenic marginal zone lymphoma，S-MZL）多见于中老年人，中位年龄 72 岁；男:女比为 1.9:1。脾明显肿大，常累及骨髓和外周血；贫血，1/3 患者血清单克隆 IgM 轻度增高。5 年生存率 80%。

脾边缘带 B 细胞淋巴瘤起自分化阶段未明的生发中心后细胞，肿瘤由形态学相似于脾边缘带 B 细胞（小淋巴细胞、浆细胞、转化大细胞）组成；脾脏白髓累及，可有残留；生发中心和套区、红髓亦可累及。外周血常可见绒毛状淋巴细胞，骨髓间质和脾门淋巴结结节性浸润（见图 7-6）。

9 弥漫性大B细胞淋巴瘤

2008 年，WHO 淋巴瘤分类[5] 根据新的临床、免疫及遗传学研究成果，对弥漫性大 B 细胞淋巴瘤重新分类，首次提出弥漫性大 B 细胞淋巴瘤非特殊型，更新了弥漫性大 B 细胞淋巴瘤亚型，新确立 8 种独立的大 B 细胞淋巴瘤，以及新增两种交界性 B 细胞淋巴瘤。

9.1 临床特点

弥漫性大 B 细胞淋巴瘤（Diffuse large B-cell lymphoma，DLBCL）是最常见的非霍奇金淋巴瘤，约占全部 NHL 的 30%~40%。可原发于淋巴结或结外器官和组织，亦可从惰性淋巴瘤转化而来。

DLBCL 可发生于任何年龄段，中位发病年龄 50~60 岁；男性略多于女性。可发生在结内，亦可发生于结外。原发于淋巴结约占 60%，原发于结外的高达 40%，结外最常见的部位是胃肠道（胃和回盲部）；实际上可发生于结外的任何部位，如皮肤、中枢神经、骨、睾丸、软组织、腮腺、肺、女性生殖道、肝、肾、脾和 Waldeyer 环。原发于骨髓和/或累及到血液的情况罕见。约 55% 的患者为临床 Ⅰ~Ⅱ 期。

典型的 DLBCL 表现是患者出现结内或结外迅速长大的肿块，可伴有症状，随着病情的发展常常发生扩散。

DLBCL 的临床病程为侵袭性，但部分患者可治愈，治疗后 CR 率达 67% 左右，5 年生存率约为 44%。虽然有几组研究证明免疫母细胞型的预后较其他亚型差，但其他临床研究未能得出相同的结论。

结外原发 DLBCL 常常表现为不同的生物学行为和临床特征，如原发睾丸或中枢神经系统 DLBCL 的预后明显低于结内 DLBCL。越来越多的研究证据表明，原发纵隔 B 细胞淋巴瘤是一种独立的疾病，有独特的免疫表型和临床表现，预后和 DLBCL 相似。

表 7-1 小 B 细胞淋巴瘤的组织学特征

淋巴瘤	组织结构	小细胞	转化大细胞
FL	滤泡+/-弥漫性区域	中心细胞	中心母细胞
MCL	套区、模糊结节、弥漫	套细胞	无
SLL	弥漫伴假滤泡	小淋巴细胞	幼淋巴细胞、副免疫母细胞
LPL	弥漫无假滤泡	小淋巴细胞、淋巴浆细胞样细胞、浆细胞	免疫母细胞、中心母细胞
MALT N-MZ、S-MZL	边缘带或滤泡旁分布	边缘带 B 细胞、单核细胞样 B 细胞、小淋巴细胞、浆细胞	中心母细胞样细胞、免疫母细胞样细胞

9.2 病理特点

既往关于侵袭性 B 细胞淋巴瘤多数归结为弥漫性大 B 细胞淋巴瘤，其来源为成熟 B 淋巴细胞或分化更好的浆细胞。此外细胞转化途径、遗传突变等相关发病机制亦逐渐作为淋巴瘤分类依据。如 ALK⁺DLBCL、病毒相关 DLBCL，如原发渗出 B 细胞淋巴瘤，是人类疱疹病毒 8（HHV-8）相关性的非霍奇金淋巴瘤。

9.2.1 大体所见

淋巴结结构大部或全部被均质鱼肉状的瘤组织所取代，偶尔病变只呈局灶性；可出现出血坏死；结外 DLBCL 常形成瘤块，伴有或不伴有纤维化。

9.2.2 组织学表现

典型的表现是正常的淋巴结结构或结外组织被弥漫性的肿瘤组织取代；病变可以累及整个或部分淋巴结，亦可以仅见于滤泡间区，但累及淋巴窦不常见；淋巴结周围组织常有浸润，可见宽的或窄的硬化性纤维条带。

典型的 DLBCL，弥漫性增生的肿瘤细胞增生为受累的淋巴结或结外部位的正常结构。淋巴结的受累可为完全性、部分性、滤泡内、窦样或几种形式混合；结外软组织及血管浸润常见，可观察到广泛或清晰的硬化带（一些病例伴有明显的硬化，形成分隔结节或"印度兵"排列（indian file）现象）。

肿瘤细胞为大的转化淋巴细胞，体积在不同的病例或同一病例中可有很大不同，核大于反应性组织细胞的核。但在一些病例中，核中等大小，造成与 Burkitt 样淋巴瘤鉴别困难。

核呈圆形、锯齿状或不规则折叠，染色质空泡状或粗颗粒状，常有核仁，大小不等、嗜碱或嗜酸性、一个或多个。胞浆中等量或丰富，可透明、淡染或嗜双色。

一些病例中的瘤细胞呈浆细胞样，即嗜碱性、嗜派洛宁，伴有淡染的核周高尔基空晕。可有嗜碱性胞浆碎片，与炎症反应中的"浆细胞小体"不易区分。可见类似于 R-S 细胞的多叶核细胞或奇异细胞；核分裂相易见。

从细胞学的角度，肿瘤细胞形态多样，可进一步进行形态学分类，但各亚型之间免疫表型以及基因学特征无明显差异。因此，诊断时既可使用统一的弥漫性大 B 细胞淋巴瘤，亦可采用形态学分类命名。

ALK⁺的 DLBCL 是一类独特亚型，具有浆细胞分化特征，瘤细胞呈单一形态的免疫母细胞，伴较大核仁。在遗传学方面呈 ALK⁺的特征，临床侵袭性强，易耐药和复发，预后差。

9.3 病理分型

DLBCL 为非均质性疾病，是由转化的大淋巴样细胞组成。从细胞学上看，该瘤包括形态上不同的变异型。然而，在实际工作中要准确区分这些变异型有时还存在一定难度。除极少数病例外，免疫表型和遗传学参数都无助于区别形态学上的变异型。

在 REAL 和 WHO 分类中分为多种病理亚型，病理形态和免疫表型基本相同，但临床表现明显不同。病理形态学上存在多种变异型，但其治疗和预后无显著差别。

DLBCL 在 Kiel 分类中属于中心母细胞、B 免疫母细胞和 B 细胞来源的间变性大细胞淋巴瘤；在工作分类中，属于弥漫性大细胞（有裂或无裂）或免疫母细胞型，偶属于弥漫性大小混合细胞型；在 REAL 和 WHO 分类中，DLBCL 包括 3 种病理亚型和 6 种变异型，病理亚型有"原发纵隔（胸腺）B 细胞淋巴瘤"、"原发渗出性淋巴瘤"、"血管内大 B 细胞淋巴瘤"，形态学变异型有"中心母细胞型"、"免疫母细胞型"、"间变性大 B 细胞型"、"T 细胞/组织细胞富有型"、"浆母细胞型"、"淋巴瘤样肉芽肿型"。

研究发现，50% 以上的弥漫性大 B 细胞淋巴瘤可出现包括 PIMI、myc、RhoH/TTF（ARHH）和 Pax5 等多个遗传位点的异常体细胞高频突变，约 20% myc 基因断裂病例同时存在 IGH-Bcl-2 易位和/或 Bcl-6 基因断裂，此类病例往往增殖指数高（Ki-67>90%），可能归入"介于大 B 细胞淋巴瘤和 Burkitt's 淋巴瘤之间未能分类的 B 细胞淋巴瘤"比较合适。

Alizadeh 将弥漫性大 B 细胞淋巴瘤划分为两个亚组，一个亚组（即 GCB 样）具有生发中心 B 细胞基因表型特征（45%~50% 病例），另一亚组（即 ABC 样）具有活化的外周 B 细胞基因表型特征；最初还划定了第三个亚组（即第 3 型），后被证实其囊括了不能归入 GCB-和 ABC-亚组的病例，不代表一个独立亚组。

GCB-和ABC-这两个被确立的亚组与不同的染色体异常有关。ABC-亚组通常在3q、18q21~q22出现基因插入以及在6q21~q22出现基因丢失，而GCB-亚组则常在12q12出现基因丢失。许多GCB-样病例存在Bcl-2基因重排。

免疫母细胞性变异型和具有多形性中心母细胞样细胞和/或丰富的免疫母细胞的中心母细胞性变异型常见于ABC-亚组，但在GCB-亚组中也有观察到，意味着GCB-样和ABC-样亚组不能依赖形态学来识别。依据基因表型所做的分组与根据免疫组化所做的GC-和非GC-分组之间的关联性还未确定。

DLBCL病理形态上，肿瘤细胞表现为大细胞，胞核大，两倍于小淋巴细胞淋巴瘤。大部分情况下，主要的肿瘤细胞和中心母细胞（大无裂细胞）或免疫母细胞相似，最常见的表现为中心母细胞样和免疫母细胞样混合。其他细胞类型包括大裂或多叶细胞、间变性大细胞，后者和T/裸细胞来源间变性大细胞淋巴瘤相一致。某些DLBCL富有小的T细胞或组织细胞，在工作分类中属于弥漫性大小混合细胞型，它和T细胞淋巴瘤或淋巴细胞为主型霍奇金淋巴瘤相似。

中心母细胞型（centroblastic type）既可以是单一形态的多核裂细胞组成的中心母细胞性淋巴瘤，亦可以是包含中心母细胞样细胞和多核裂细胞混合形成的一种特征性多形态细胞的浸润。

肿瘤细胞从中等大小到大的淋巴细胞，卵圆形或圆形；泡状核，染色质细腻，2~4个核仁位于核膜下；胞浆少，嗜双色性或嗜碱性。

中心母细胞型-无核裂，瘤细胞中等大小，椭圆或卵圆形，核膜厚，核仁2~4个靠近核膜，此型常混有多少不一的免疫母细胞等，具有单形性和多形性两种。

免疫母细胞型（immunoblastic），90%以上的肿瘤细胞为免疫母细胞。一个位于中心的核，少许嗜碱性的胞浆，有部分细胞呈浆性分化。其临床与免疫表型有助于其与浆细胞骨髓瘤浆母分化型的髓外侵犯的鉴别。

B细胞型免疫母瘤细胞胞质嗜碱性，甚至有些向浆细胞分化，可见典型的嗜碱性胞质及核空晕，核膜较厚，核微偏心位，核仁1~3个居中，核分裂相易见。

间变大细胞型，肿瘤细胞除表达B或T细胞抗原外，还可以表达CD30；瘤细胞非常大，核怪异、凹陷、分叶、环状（面包圈样）、马蹄形、肾形，偶见双核、多核等，但无镜影细胞及枭眼状大核仁。

B细胞间变性大细胞型（anaplastic），其肿瘤细胞体积大，圆形、卵圆形、多边形，核多形性，似R-S细胞。可以似癌巢状生长或窦内生长。肿瘤细胞EMA有阳性表达，LCA可阴性。此型肿瘤无论是生物学还是临床表现都不同于间变性大细胞性T细胞淋巴瘤。

9.4 DLBCL-非特指性

2008年，WHO淋巴瘤分类提出了DLBCL-非特指性（DLBCL-NOS）概念。DLBCL-NOS是一大类最常见的侵袭性B细胞淋巴瘤，亦是最常见的淋巴瘤亚型；来源于DLBCL或惰性淋巴瘤，如由滤泡淋巴瘤和慢性淋巴细胞白血病转化而来。

DLBCL-NOS占西方国家成人非霍奇金淋巴瘤的25%~30%，发展中国家还要更高。好发于老年人，中位年龄在70岁左右，但儿童、成人也可发生。男性发病略高于女性。

病因仍然未知，通常为原发，亦可由慢性淋巴细胞白血病/小淋巴细胞淋巴瘤（CLL/SLL）、滤泡性淋巴瘤、边缘带细胞淋巴瘤或结节性淋巴细胞为主型霍奇金淋巴瘤（NLP-HL）等低侵袭性淋巴瘤进展或转化而来。

潜在的免疫缺陷是一重要的危险因素，免疫缺陷者较散发者EBV阳性概率高，无明显免疫缺陷者EBV感染率约为10%。

结内结外均可受累，其中至少40%最初发生于结外部位，胃肠道（胃和回盲部）为结外最常受累部位，骨、皮肤、甲状腺和肺等组织器官亦可发生；该类淋巴瘤具有相近的临床和组织病理学特征。患者往往在单个或多个结内、结外部位出现快速增大的肿物，约半数患者为Ⅰ或Ⅱ期。大部分患者无症状，出现症状时多取决于受累部位。

在DLBCL-NOS一般免疫表型特征的基础上，联合CD10、Bcl-6和IRF4/MUM1抗体可对其进行免疫组化分组，分为生发中心样

（GCB）和非生发中心样（non-GCB）两个亚组。30%细胞表达 CD10 或 CD10⁻、Bcl-6⁺和 IRF4/MUM1⁻的病例为 GC 型，其他病例都是非 GC 型。

但弥漫性大 B 细胞淋巴瘤免疫组化分组与遗传学分组并不完全对等，如 Bcl-2 和 cyclin D2 等其他标志物可能有助于其免疫组化分组的改进。

DLBCL-NOS 患者依据好发部位、转化通路和遗传分型的不同，分为 4 种类型，包括富含 T 和组织细胞的大 B 细胞淋巴瘤、原发于中枢神经系统的 DLBCL、原发于皮肤的 DLBCL 腿型、EBV⁺的老年 DLBCL。其中，DLBCL of CNS 和 primary cutaneous DLBCL-leg type 是发病部位的主要分类依据。

此外，DLBCL of CNS 具有独特的基因表达和遗传学特征，而原发于皮肤的 DLBCL-腿型，具有侵袭性临床特征，区别于原发于皮肤的滤泡淋巴瘤，腿型原发于皮肤的 DLBCL 患者多数具有 ABC 亚型特征。

30% DLBCL-NOS 患者出现 Bcl-6 突变，10%患者出现 myc 易位，多数 GCB-DLBCL 出现 Bcl-2 易位。

9.5　DLBCL 亚型

9.5.1　富于 T 细胞/组织细胞的 DLBCL

T 细胞/组织细胞丰富的大 B 细胞淋巴瘤（T-cell/histiocyte-rich large B-cell lymphoma，THR-LBC）定义为少量非典型大 B 细胞散在分布于丰富的 T 细胞和组织细胞背景中，大的肿瘤性 B 细胞少于 10%，大多数细胞为反应性 T 细胞，组织细胞可有可无。

弥漫性大 B 细胞淋巴瘤变异型均可混有多量 T 细胞和/或组织细胞，如未达到其全部诊断标准则不能归入这一亚型。若在淋巴瘤中见到 B 细胞大小、形态学和分布（簇状或片状中等至大 B 细胞）的发展谱系，则要考虑归入弥漫性大 B 细胞淋巴瘤非特殊型。

这一类型的特征是孤立或成簇的大淋巴瘤细胞散在分布于许多小淋巴细胞（核小、圆形或稍大、不规则变长）之中；还可掺有组织细胞、上皮样细胞、嗜酸性粒细胞和浆细胞。富于内皮细胞的小静脉明显。

大的肿瘤性细胞可以是 LH 细胞、中心母

细胞、免疫母细胞或 R-S 细胞；表达 B 细胞标记，基因分析进一步证实 B 细胞的增生呈单克隆性。研究表明，该肿瘤细胞可能起源于生发中心 B 细胞。

THR-LBC 中非典型大细胞表达全 B 标记和 Bcl-6，CD15 阴性，Bcl-2、EMA、CD30、CD138 均可阳性；缺少残存的 IgD 阳性套细胞和 FDC 网有助于鉴别 THR-LBC 和结节性淋巴细胞为主型霍奇金淋巴瘤（NLPHL）。采用比较基因组杂交技术分析微切割肿瘤细胞发现 NLP-HL 较 THR-LBCL 更具不稳定性，常见 4q 和 19p 异常。

有一类侵袭性 B 细胞淋巴瘤富于反应性 T 细胞，瘤细胞类似 Hodgkin 样细胞，散在分布，EBV 阳性，应归入 EBV 阳性 DLBCL。

THR-LBC 是一类临床异质性的侵袭性淋巴瘤，好发于中年男性，主要累及淋巴结，但伴组织细胞的病例被认为是一类更具侵袭性的同质性淋巴瘤；64%患者处于 Ⅲ~Ⅳ 期，常抵抗现有化疗方案。

9.5.2　原发中枢神经系统 DLBCL

原发中枢神经系统 DLBCL（primary DLB-CL of the CNS）包括除硬脑膜淋巴瘤、血管内大 B 细胞淋巴瘤、伴系统性疾病的淋巴瘤或继发淋巴瘤以及与免疫缺陷有关淋巴瘤之外的所有脑内或眼内淋巴瘤，占非霍奇金淋巴瘤的 1%、脑肿瘤的 2%~3%；发病中位年龄约为 60 岁，男性高发；免疫正常的患者一般无 EBV 感染。

该亚型的特殊定位可能与细胞因子或趋化因子及趋化因子受体表达或丢失有关。肿瘤细胞和内皮细胞通过激活 IL-4 交互作用从而创造肿瘤生长的适宜微环境。

中枢神经系统 DLBCL 常进入免疫屏障器官（脑、眼和睾丸），表现为限局性归巢现象。约 60%中枢神经系统 DLBCL 发生在幕上，20%~40%为多发病灶，MRI 显示病灶为均一性的，中央有坏死，软脑膜受累占 5%，约 20%的患者发展为眼内损害，80%~90%眼内 DLBCL 发展为对侧肿瘤和中枢神经系统实质损害，神经外的播散包括骨髓播散很少见。

多数实质内淋巴瘤表现为弥漫生长模式，瘤细胞存在于血管周隙。瘤细胞类似中心母细

胞，但收缩假象可能妨碍核大小的准确评估。瘤细胞中可能夹杂反应性小淋巴细胞、巨噬细胞、活化的小胶质细胞和反应性星形细胞。可能出现大片坏死或泡沫样组织细胞，特别是大剂量使用类固醇治疗的患者，这可能导致所谓的"肿瘤消退"。

中枢神经系统 DLBCL，所有肿瘤 B 细胞标记 CD20、CD22 或 CD79a 阳性，CD10 10%~20%阳性，Bcl-6 60%~80%阳性，IRF4/MUM1 约 90%强阳性，与 t（14；18）（q32；q21）无关的 Bcl-2 表达常见。

30%~40%的中枢神经系统 DLBCL 具有 Bcl-6 易位，但是 t（14；18）（q32；q21）和 t（8；14）（q24；q32）少见。传统比较基因组杂交技术发现不了的 6p21.3（HLA 区）小片段丢失可能与经典型 HLA Ⅱ 和 Ⅰ 表达丢失有关。包含甲氨蝶呤的新化疗方案显著改善预后。大部分病例仍于中枢神经系统复发，全身散在性复发可累及任一器官，但睾丸和乳腺相对常见。

9.5.3 原发皮肤 DLBCL-腿型

原发皮肤 DLBCL-腿型（primary cutaneous DLBCL-leg type，PCLBCL-腿型）由一致的转化大 B 细胞构成，多数发生于小腿，10%~15%的病例发生于其他部位，占原发皮肤淋巴瘤的 4%，占原发皮肤 B 细胞淋巴瘤的 20%。好发于中老年人，尤其是女性。

临床表现为一侧或双侧小腿皮肤红色或蓝红色肿块，常播散至皮肤以外的部位。

组织学表现为形态一致的中心母细胞和免疫母细胞融合成片，弥漫浸润，常侵入到皮下组织。核分裂易见，缺少小 B 细胞，反应性 T 细胞较少，并常在血管周围。

瘤细胞表达 CD20 和 CD79a，与原发皮肤滤泡中心淋巴瘤（PCFCL）比较，PCLBCL-腿型往往强表达 Bcl-2、IRF4/MUM1 和 FOX-P1；约 10%的病例既不表达 Bcl-2，亦不表达 IRF4/MUM1；多数病例表达 Bcl-6 而不表达 CD10。

PCLBCL-腿型与其他部位的 DLBCL 有类似的遗传学表型，但与 PCFCL 显著不同。PCLBCL-腿型的 B 细胞基因表型与活化的 B 细胞样 DLBCL 一样。

PCLBCL-腿型淋巴瘤 5 年生存率为 50%，多处皮损是一个显著不利的危险因素，与 Bcl-

2 阴性病例预后类似。染色体缺失或启动子高甲基化导致的 CDKN2A 灭活被认为是不良预后因素。

9.5.4 EBV+的老年 DLBCL

日本学者 Oyama 在日本患者中发现一类非免疫缺陷的 EBV 阳性的 B 细胞增殖性异常疾病，且常见于 50 岁以上的老年患者[6]。此即老年 EBV 阳性 DLBCL（EBV positive DLBCL of the elderly），它是一种 EBV 阳性的克隆性 B 细胞淋巴增殖性疾病，常见于无免疫缺陷或先前未患过淋巴瘤的 50 岁以上人群，仅少数病例发生于年轻人。2008 年，《WHO 淋巴血液肿瘤》第 4 版分类将其定义为"老年 EBV+DLBCL"。淋巴瘤样肉芽肿、传染性单核细胞增多症或其他明确疾病（如浆母细胞性淋巴瘤、原发渗出性淋巴瘤和慢性炎症相关 DLBCL）等 EBV 阳性病例都不在此亚型之列。

亚洲国家老年 EBV 阳性 DLBCL 占 DLBCL 的 8%~10%，西方国家仅有极少数。DLBCL 中 EBV 阳性率随年龄增长而增大，大于 90 岁者达 20%~25%，可能与免疫功能下降或沉默有关。患者中位年龄为 71 岁，无性别差异。

临床表现为侵袭性，结外受累常见，预后差。70%患者出现结外疾病（多为皮肤、肺、扁桃体和胃）同时伴或不伴淋巴结受累，30%的患者仅累及淋巴结，皮肤和肺脏是最常见结外受累部位。Oyama 等的研究发现，EBV 感染的老年 DLBCL 患者中 44%患者 PS≥2，49%患者出现 B 症状，58%的患者乳酸脱氢酶异常升高。

该亚型中位生存期为 2 年，B 症状和 70 岁以上是两个可靠的预后因素，存在 0、1 或 2 个预后因素者中位完全生存期为 56、25 和 9 个月。

成年人 γ 疱疹病毒（EBV）感染率为 90%。体外实验证实，EBV 感染是致癌因素，可以将 B 细胞转化为淋巴母细胞，是 Burkitt's 淋巴瘤、霍奇金淋巴瘤和 EBV+的 DLBCL 的主要致病因素之一。

EBV 阳性的老年弥漫性大 B 细胞淋巴瘤是一种侵袭性的 B 细胞性恶性肿瘤，表达生发中心后 B 细胞表型。这种分化状态与经典 NF-kB 通路和其他 NF-kB 通路的显著激活有关，EBV

亦部分激活了这些通路。

EBV 阳性的老年弥漫性大 B 细胞淋巴瘤，根据形态学被分为多形性和大细胞淋巴瘤两型，两者均可出现转化的大细胞/淋巴母细胞、Hodgkin 和 R–S 样巨细胞。

多形性较大的瘤细胞呈弥漫性增殖，可见 B 细胞成熟谱系和多量反应性细胞，如小淋巴细胞、浆细胞、组织细胞和上皮样细胞；有时伴血管中心样坏死；瘤细胞呈现 B 细胞成熟不同阶段表现，如中心母细胞、免疫母细胞、Hodgkin 细胞核 R–S 细胞样巨细胞（核仁显著）。大细胞亚型多为转化细胞，两型均出现地图样坏死及组织学变异性，说明两型谱系有延续性。

瘤细胞常表达 CD20 和/或 CD79a，CD10 和 Bcl–6 常阴性，而 IRF4/MUM1 通常阳性。大异形细胞 LMP1 和 EBNA–2 阳性率分别为 94% 和 28%，CD30 不同程度阳性，但 CD15 阴性。

免疫球蛋白基因克隆性和 EBV 检测有助于与老年传染性单核细胞增多症鉴别。

9.6 DLBCL 的独立疾病

9.6.1 原发性纵隔（胸腺）大 B 细胞淋巴瘤

（1）临床特点

原发性纵隔（胸腺）大 B 细胞淋巴瘤（primary mediastinal/thymic large B –cell lymphoma，PMBL）为弥漫性大 B 细胞淋巴瘤的一种亚型，发生于纵隔，被认为是胸腺髓质星形细胞样（AID+）B 细胞起源，有其独特的临床、免疫表型以及基因学特征。

原发纵隔（胸腺）大 B 细胞淋巴瘤占非霍奇金淋巴瘤的 2%~4%，30~40 岁高发，多见于年轻女性。

原发纵隔（胸腺）大 B 细胞淋巴瘤主要发生于胸腺，表现为纵隔肿块，肿块体积通常很大，且常侵犯临近器官，如肺、胸膜和心包；亦可能侵犯锁骨上淋巴结和颈部淋巴结，没有侵犯其他淋巴结和骨髓是排除系统性 DLBCL 纵隔继发受累的先决条件。

临床表现主要由纵隔肿块引起，表现为上腔静脉综合征，B 症状亦可能出现。肿瘤远处侵犯包括肾脏、肾上腺、肝脏或中枢神经系统，但通常无骨髓累及。

扩散到邻近的胸腔、胸膜或心包积液、身

体状态差与预后差相关。PMBL 患者结局等同或好于 DLBCL 患者。相比 GCB 和 ABC 型 DLBCL，PMBL 的分子生物学特性与预后良好相关，支持 PMBL 独特本质。

（2）病理免疫特点

PMBL 形态学表现多种多样，常有数量不等的纤维分隔间肿瘤细胞弥漫性增生浸润，有时残留的胸腺组织呈小团状，容易与肉瘤混淆。

少数情况存在兼具 PMBL 和经典型霍奇金淋巴瘤（CHL）特征的"灰区"交界病变。

肿瘤细胞的大小以及细胞核形状差异均很大；胞质丰富，胞核呈圆形、卵圆形；部分病例瘤细胞表现为 R–S 样多形性和/或多叶核，要考虑霍奇金淋巴瘤可能。

大多数肿瘤细胞胞浆丰富、淡染，部分病例伴有反应性淋巴细胞以及嗜酸性粒细胞浸润，容易误诊为霍奇金淋巴瘤；极少数病例可伴发结节硬化型霍奇金淋巴瘤（复合性淋巴瘤）。但由于肿瘤发生在纵隔，活检标本很少，且由于胶原硬化多见，人工假象较多，对诊断造成很多困难。

肿瘤细胞表达 B 细胞标记物，如 CD19 和 CD20、CD22，而 IgH 及 Ⅱ 类分子很少检出，无 CD10、CD5 表达。

80% 病例出现 CD30 阳性，但比霍奇金淋巴瘤阳性弱，CD30 的表达可以广泛存在或仅局限于局部；CD15 偶尔表达；瘤细胞 IRF4/MUM1（75%）、CD23（70%）、Bcl–6（45%~100%）和 Bcl–2（55%~80%）阳性，CD10 常低表达（8%~32%）。肿瘤细胞表达 LCA（CD45），而经典型霍奇金淋巴瘤不表达。

瘤细胞 MAL 抗原、CD54 和 CD95 亦常阳性，共表达 TRAF 和核 REL。

可检测到 Ig 基因重排，即使在无 Ig 蛋白表达时亦经常可检测到超二倍体核型（位于 9 号染色体短臂）以及 REL 基因扩增，提示此型是与发生在其他部位的弥漫性大 B 细胞截然不同的一种亚型。最近，很高比例的病例检测到 MAL 基因的过表达，肿瘤细胞未检测到 Bcl–2、Bcl–6、myc 基因重排。

比较基因组杂交技术显示，染色体 9p24（75%）、2p15（50%）、xp11.4~21（33%）和 xp24~26（33%）存在插入现象。PMBL 有其独

特的转录信号和 CHL 有一些共性。

9.6.2 血管内大 B 细胞淋巴瘤

血管内大 B 细胞淋巴瘤 （intravascular large B-cell lymphoma，嗜血管性淋巴瘤），既往称为"肿瘤性血管内皮瘤病"，是结外弥漫性大 B 细胞淋巴瘤的一种特殊亚型，肿瘤细胞为转化的外周血 B 细胞。

血管内大 B 细胞淋巴瘤是一种罕见的结外大 B 细胞淋巴瘤，好发于成人，西方人和远东人的发病率和临床表现存在差异。肿瘤常广泛地播散到骨髓等任一结外部位。西方人的症状多与受累器官有关，以神经系统症状和皮损最常见，亚洲患者往往出现多器官衰竭、肝脾肿大、全血细胞减少及嗜血细胞综合征，西方和亚洲人均可出现 B 症状 （55%~76%）。部分西方女性患者表现为孤立性皮损，肿瘤局限于皮肤，预后良好。

大多数病例可出现异常的神经症状或皮肤病变，但亦可侵犯全身器官。疾病发展迅速，很快导致死亡，但亦有报道一些病例经过适当的化疗后获得完全缓解。

血管内大 B 细胞淋巴瘤是一个高度侵袭性的淋巴瘤，化疗反应差。由于患者临床表现多样性，造成部分患者诊断延误，预后不良。不过发生在皮肤血管内大 B 细胞淋巴瘤预后相对较好。

其特征是肿瘤细胞仅在小血管的内腔内浸润，部分在毛细血管内生长，而非大的动静脉。据推测，此独特的生长方式可能与肿瘤细胞归巢受体的缺陷有关。

有研究显示，在血管内大 B 细胞淋巴瘤中，缺乏 CD29 （β₁-integrin）和 CD54 （ICAM-1）黏附分子的表达。

肿瘤肉眼经常表现为大范围的组织出血、血栓和坏死，看不到肿瘤实体。组织学特征是肿瘤细胞体积大，排列松散，核呈泡状，核仁清晰，核分裂相多见，极少数病例中可见到间变性肿瘤细胞。瘤细胞侵入到小血管的腔内，部分病例可发生纤维素性栓塞。血管闭塞后常常导致广泛梗死，有时血管外可见淋巴瘤细胞成分。肿瘤侵及肺脏以及骨髓时，浸润很不明显。同时可以利用 CD45 和 CD20 免疫组化染色以辨别毛细血管内的单个肿瘤细胞。脑脊液

以及血液中罕见肿瘤细胞。

肿瘤细胞通常表达 B 细胞相关抗原 （如 CD19、CD20、CD22、CD79a），38%CD5 阳性，13%CD10 阳性，几乎所有 CD10 阴性病例 IRF4/MUM1 均阳性。血管内的 T 细胞淋巴瘤非常罕见。可检测到内皮细胞相关抗原第八因子 （Facter Ⅷ），但一般认为不是肿瘤细胞的表达，而是第八因子的吸附作用。

大多数病例有 Ig 基因重排，罕见 T 细胞受体基因重排。可检测到异常核型，但由于病例数目过少，难以显示一个较为统一的模式。

9.6.3 慢性炎症相关性 DLBCL

慢性炎症相关性 DLBCL （DLBCL associated with chronic inflammation）起源于 EBV 转化的生发中心晚期/生发中心后 B 细胞，慢性炎症相关性 DLBCL 是一种在长期慢性炎症背景下发生的淋巴瘤，与 EBV 有关，多数病例累及体腔或狭小部位，脓胸相关淋巴瘤 （PAL）即为其中一种，在长期脓胸患者胸腔中生长。

从慢性炎症发展成淋巴瘤通常需 10 年以上，由肺结核治疗或结核性胸膜炎造成的人工气胸患者发展成 PAL 需经过 20~64 年，发病年龄 50~80 岁，男性高发。

多数脓胸相关淋巴瘤报道在日本，但西方亦有该淋巴瘤相关描述。PAL 和 EBV 感染高度相关，表达 EBNA-2 和/或 LMP-1 以及 EBNA-1。60% 为 Ⅲ型 EBV 潜伏感染，EBV 转化 B 细胞通过分泌 IL-10 逃脱宿主免疫监视。其他长期慢性炎症背景，如慢性骨髓炎、金属植入或慢性皮肤溃疡发生的 DLBCL EBV 阳性。

该淋巴瘤好发于胸腔、骨（尤其是股骨）、关节及其周围软组织。脓胸相关淋巴瘤 50% 以上病例肿瘤直径超过 10cm，直接浸润邻近组织，但确诊时往往局限于胸腔，约 70% 患者临床分期为 Ⅰ/Ⅱ 期。PAL 患者临床表现胸痛、发热、咳嗽、咯血或呼吸困难。

脓胸相关淋巴瘤有别于原发渗出性淋巴瘤，后者只有肿瘤性浆液性渗出而没有肿块形成。

类风湿性关节炎患者关节炎周围可发生大 B 细胞淋巴瘤，EBV 阴性因而不属于这类淋巴瘤。

慢性炎症相关性 DLBCL 是一种侵袭性的淋巴瘤，PAL5 年生存率为 20%~35%，完全缓解

后 5 年生存率为 50%。肿瘤完全切除预后良好，全身状况差、乳酸脱氢酶、谷丙转氨酶或尿素血清浓度高以及临床晚期是不利的预后因素。

慢性炎症相关性 DLBCL 形态学特点不同于 DLBCL 非特殊型，多数病例显示中心母细胞/免疫母细胞形态学特征，核圆形，单个或多个核仁，大片坏死，围绕血管生长。

大部分病例表达 CD20 和 CD79a，部分出现浆细胞分化者缺失 CD20 和/或 CD79a，表达 IRF4/MUM1、CD138 和 CD30。偶尔表达一个或多个 T 细胞标记（CD2、CD3、CD4 和/或 CD7）。多数情况为 LMP1 阳性/EBNA-2 阳性的 Ⅲ 型潜伏感染，EBV 原位分子杂交可检测到 EBER 表达。

免疫球蛋白基因克隆性重排和突变；Tp53 突变见于 70% 病例。PAL 基因表达谱有别于结节性 DLBCL。HLA Ⅰ 型分子表达下调、毒性 T 细胞表位 EBNA-3B 突变可能有助于 PAL 细胞逃脱宿主毒性 T 细胞杀伤作用。

9.6.4　淋巴瘤样肉芽肿

淋巴瘤样肉芽肿（lymphomatoid granulomatosis），其瘤细胞起源于 EBV 转化的成熟 B 淋巴细胞，是一种血管中心性破坏血管的淋巴增殖性疾病，由 EBV 阳性 B 细胞和多量反应性 T 细胞构成。

淋巴瘤样肉芽肿病比较罕见，多见于成人，但亦可见于免疫缺陷儿童。男性多于女性，西方国家人群发病率高于亚洲国家；此病好发于异体器官移植、Wiskott-Aldrich 综合征、HIV 感染及 X 连锁淋巴增殖性疾病患者，临床上即使没有出现免疫低下症状的患者经严密临床与实验室分析亦证实有免疫功能的减退。

90% 以上的患者发生在肺组织，而且常为首发症状，还可侵犯脑（26%）、肾（32%）、肝（29%）和皮肤（25%~50%）；上呼吸道和胃肠道亦可受累，但相当罕见；淋巴结和脾脏的侵犯亦很少报道。最常见的主诉为下呼吸道症状，如咳嗽、呼吸困难及胸痛。

淋巴瘤样肉芽肿最常表现为大小不等的肺部结节，常呈双侧分布，主要侵及中、下肺野。较大的结节常见中心坏死及空洞。结节性损害亦可出现在肾脏和脑组织，通常与中心坏死相关。皮肤损害表现则多种多样，结节损害既可出现在皮下组织，亦可侵及真皮层，有时可见坏死和溃疡。皮肤红斑及斑丘疹相对少见。

利妥昔单抗联合强力化疗对 Ⅲ 级有效，Ⅰ 级和 Ⅲ 级对 α~2b 干扰素有反应。淋巴瘤样肉芽肿病可发展为 EBV 阳性弥漫性大 B 细胞性淋巴瘤，对 Ⅲ 级患者应按 DLBCL 治疗。少数患者在未经治疗情况下自发缓解，多数患者中位生存期不到 2 年。

镜下典型的特征为血管中心性和坏死性血管炎改变，可见多形性淋巴样细胞浸润。镜下以淋巴细胞为主，亦可见一些浆细胞、免疫母细胞和组织细胞，未见中性粒细胞和嗜酸性粒细胞。小淋巴细胞可出现非典型性，但无明显肿瘤样改变。

淋巴瘤样肉芽肿血管改变显著，浸润血管壁的淋巴细胞性脉管炎最多见，血管浸润可使血管壁失去完整性，引起梗死样灶组织坏死。血管壁纤维素样坏死常见，由 EBV 诱导产生的趋化因子介导引起。

淋巴瘤样肉芽肿病必须和结外 NK/T 细胞淋巴瘤-鼻型相鉴别，后者具有血管破坏性生长方式，亦与 EBV 感染有关。

淋巴瘤样肉芽肿，存在组织学级别和临床进展谱系，取决于大 B 细胞的比例。淋巴瘤样肉芽肿病的分级与 EBV 阳性 B 细胞的比例有关，最重要的是区分 Ⅲ 级与 Ⅰ、Ⅱ 级。由一致性非典型 EBV 阳性大 B 细胞构成而无多形性背景者归为弥漫性大 B 细胞淋巴瘤，不属于淋巴瘤样肉芽肿范畴。EBV 感染细胞通常表达 CD20，有时 CD30 表达亦呈阳性，但 CD15 表达阴性；LMP1 在大的非典型性及多形性细胞中表达可能为阳性。

多数 Ⅱ 级和 Ⅲ 级病例中，免疫球蛋白基因单克隆性可用分子遗传学技术显示。

9.6.5　ALK 阳性大 B 细胞淋巴瘤

ALK 阳性大 B 细胞淋巴瘤（ALK-positive LBCL），细胞起源于伴浆细胞分化的生发中心后 B 细胞。

占弥漫性大 B 细胞淋巴瘤的 1% 以下，目前报道不足 40 例。常见于成年男性，涵盖所有年龄组。主要累及淋巴结，或出现纵隔肿物；已报道的结外受累部位，包括鼻咽、舌、胃、骨骼和软组织；大部分患者表现为进展期（Ⅲ或Ⅳ期），中位生存期为 11 个月；更长生存期（>156 个月）的报道见于儿童。CD20 抗原通常阴性，因此对利妥昔单抗不敏感。

该淋巴瘤表现为淋巴窦内生长模式，由 ALK 阳性的单形性免疫母细胞样大 B 细胞构成，有时伴浆母细胞分化；核圆形，核仁大而居中，胞质丰富；偶见非典型多核瘤巨细胞。

肿瘤细胞中 ALK 蛋白强阳性，呈胞质内局限性颗粒状染色模式，提示为 CLTC-ALK 蛋白表达。少数病例显示 NPM-ALK 蛋白相关的胞质、胞核及核仁着色模式。

另外还可出现 CD138、VS38 等浆细胞标志物和 EMA 特征性强表达，但 B 细胞系相关的淋巴细胞抗原（CD3、CD20、CD79a）阴性；CD45 弱阳性或阴性；CD30 阴性，部分病例局灶弱阳性。

大部分肿瘤细胞表达伴轻链限制性的胞质型 Ig（通常为 IgA，IgG 罕见）。如同部分浆细胞肿瘤所描述的，部分 CK、EMA 阳性及 CD45 弱阳性/阴性病例可能误诊为癌。

CD4、CD57 和 IRF4/MUM1 亦可能阳性，CD43 和穿孔素局灶阳性。

此类肿瘤需与 CD30 阳性和 ALK 阳性 T/裸细胞间变性大细胞淋巴瘤、窦内生长的其他大 B 细胞淋巴瘤以及 HIV⁺患者累及口腔的 ALK 阴性免疫母细胞性/浆母细胞性淋巴瘤鉴别。

免疫球蛋白基因克隆性重排。该肿瘤可能表达全长 ALK，但关键致瘤因子是 2 号染色体 ALK 位点遗传学改变所致的 ALK 融合蛋白。最常见的是产生 Clathrin-ALK（CLTC-ALK）融合蛋白的 (2；17)（p23；q23）易位，少数病例与 ALK 阳性 T/裸细胞间变性大细胞淋巴瘤中所描述的 (2；5)（p23；25）易位有关。ALK 基因序列 3′端隐性插入染色体 4q22~24 亦有报道。

9.6.6 浆母细胞性淋巴瘤

浆母细胞性淋巴瘤（plasmablastic lymphoma）起源于浆母细胞，为处于增殖状态的母细胞性 B 细胞，其表型进入浆细胞基因表达程序。

浆母细胞性淋巴瘤，最初描述时发生在口腔，亦可见于其他部位，尤其是结外。HIV 阳性患者发生率高，尤其是男性，还可能与年老等其他一些免疫缺陷状态有关。发病中位年龄为 50 岁左右，年龄分布广，但主要累及成人；罕见病例见于免疫缺陷的儿童。

免疫缺陷是促进浆母细胞性淋巴瘤发生、发展的因素之一，大部分病例为 HIV 感染所致，亦有像自身免疫性疾病或防止移植治疗后异体移植物排斥反应时的医源性免疫抑制导致的免疫缺陷。部分病例无免疫缺陷史，但这部分患者往往年龄偏大。大部分患者肿瘤细胞有 EBV 感染。

浆母细胞性淋巴瘤最常以口腔肿物出现，亦可出现在其他结外部位，尤其是黏膜，包括鼻窦腔、眼眶、皮肤、骨骼、软组织和胃肠道；淋巴结受累少见，HIV 感染无关的浆母细胞性淋巴瘤则更多见于淋巴结。

大部分患者发病时即为进展期（Ⅲ或Ⅳ期）。国际预后指数（IPI）得分为中等或高危。CT 和 PET 可显示播散性骨骼受累。伴浆母细胞性淋巴瘤特征的肿瘤可发生于先前有浆细胞肿瘤的患者，如浆细胞骨髓瘤。此类病例应该看做是浆母细胞转化性骨髓瘤，有别于原发性浆母细胞性淋巴瘤。

该淋巴瘤为侵袭性临床经过，虽然近期有力地控制 HIV 感染可能改善预后，但患者多死于诊断后第一年。

浆母细胞性淋巴瘤的形态学谱可看到免疫母细胞样具有黏附性的弥漫增生的细胞，亦可见类似浆母细胞性浆细胞骨髓瘤的伴明显浆细胞分化的细胞。核分裂易见，还可出现凋亡细胞和巨噬细胞，但不如弥漫性大 B 细胞淋巴瘤明显（见图 7-5）。

具有单形性浆母细胞性细胞学特征的病例最多见于 HIV 感染背景下，口、鼻及鼻旁区（口腔黏膜型）。相反，伴浆细胞分化病例多发生于其他结外部位或淋巴结，伴浆细胞分化病例的鉴别诊断包括间变性或浆母细胞性浆细胞骨髓瘤；其高增殖指数、结外受累、免疫缺陷史和 EBER 原位分子杂交检测 EBV 阳性有助于确立浆母细胞性淋巴瘤的诊断。

浆母细胞性淋巴瘤由弥漫增生的类似 B 免疫母细胞的肿瘤性大细胞构成，部分瘤细胞具有浆细胞的免疫表型。

瘤细胞显示浆细胞表型，CD138、CD38、VS38 和 IRF4/MUM1 阳性，CD45、CD20 和 Pax5 阴性或仅仅是弱阳性；50%~85%病例 CD79a 阳性；50%~70%病例表达胞质型免疫球蛋白，以 IgG 或者 κ、λ 轻链最多见。

口腔黏膜型浆母细胞性淋巴瘤通常 CD56 阴性，但伴浆细胞分化病例可能见 CD56 表达。表达 CD56 时应高度怀疑潜在的浆细胞骨髓瘤；EMA 和 CD30 亦常有表达；Ki-67 指数通常较高（>90%）。

60%~75%病例 EBER 原位分子杂交检测 EBV 阳性，但 LMP1 极少表达。HIV 感染相关的口腔黏膜型浆母细胞性淋巴瘤 EBV 几乎 100%阳性，HHV-8 基本为阴性。

遗传学即使检测不到免疫球蛋白的表达，亦可出现克隆性 IgH 基因重排。IgH 基因可能存在体细胞高突变，或处于非突变构型。

9.6.7 起源于 HHV8 相关多中心性 Castleman 病的大 B 细胞淋巴瘤

起源于 HHV-8 相关多中心性 Castleman 病的大 B 细胞淋巴瘤（large B-cell lymphoma arising in HHV8 -associated multicentric Castleman disease），瘤细胞起源于幼稚 B 细胞，由 HHV-8 病毒感染的淋巴样细胞单克隆增生构成，这种淋巴样细胞出现于 HHV-8 相关多中心性 castleman 病背景，类似表达 IgM 的浆母细胞。瘤细胞类似浆细胞，具有丰富的胞质性免疫球蛋白，常使用浆母细胞来描述，对应的是无 Ig 体细胞性高突变的分泌 IgM 的幼稚浆细胞。该淋巴瘤必须与出现在口腔和其他结外部位的浆母细胞性淋巴瘤区别。

HHV-8 阳性浆母细胞性淋巴瘤在世界范围内，常发生在 HIV 阳性患者，很少发生在 HIV 阴性患者，主要见于 HHV-8 流行区（非洲和地中海国家）。几乎所有病例瘤细胞都表达 HHV-8，HHV-8 编码十几种细胞同源性基因产生增殖和抗凋亡信号。

该淋巴瘤好发于淋巴结和脾脏，可通过血流扩散到内脏，患者常有免疫缺陷、淋巴结肿大和 Kaposi 肉瘤。

HHV-8 阳性浆母细胞性淋巴瘤形态学表现为小片融合的 HHV-8 潜伏核抗原（LANA-1），阳性浆母细胞膨胀性生长完全破坏淋巴结和脾脏结构，同时有脾肿大，并可浸润至肝脏、肺、胃肠道，部分表现为白血病累及外周血。

肿瘤性浆母细胞细胞核 LANA-1、病毒 λ、白介素-6 阳性，胞质性 IgM 和限制性轻链 λ 强表达；CD20 阳性/阴性、CD79a 阴性、CD138 阴性、CD38 阴性/阳性、CD27 阴性、EBER 阴性。

滤泡间区浆细胞胞质性 IgM 阴性、IgA 阳性、LANA 核阴性。尽管 HHV-8 MCD 中浆母细胞持续表达单克隆 IgM，详尽的分子研究发现它们为多克隆性。随着疾病的进展，微小淋巴瘤可能是单克隆或多克隆，HHV-8 PL 是单克隆的，两者均没有 Ig 基因突变。

有人提出 IL-6 受体信号通路的激活在 HHV-8 感染的幼稚 B 淋巴增殖性疾病中扮演重要角色。没有资料显示肿瘤中有细胞遗传学改变。HHV-8 MCD 和 HHV-8 PL 都具有高侵袭性，中位生存期为数个月。

9.6.8 原发性渗出性淋巴瘤

当大 B 细胞淋巴瘤表现为浆液性渗出而不是实体瘤时，称为原发性渗出性淋巴瘤（primary effusion lymphoma，PEL），瘤细胞起源于生发中心 B 细胞，好发生于其他免疫抑制性疾病，如实体脏器移植后。

（1）临床特征

原发渗出性淋巴瘤通常表现为无肿块的浆液性渗出，部分患者在胸膜等邻近部位出现继发肿块；少见的 HHV-8 阳性淋巴瘤不同于 PEL，出现实性肿块，被称为腔外 PEL。

最常累及的部位是胸腔、心包腔、腹腔，典型病例常常是只有一个体腔受累。其他受累的部位可有胃肠道、皮肤、肺、中枢神经系统和淋巴结。

典型的临床表现是渗出而不伴有肝、脾、淋巴结肿大，部分病例曾有卡波西肉瘤病史，极少数病例可能与多中心性 castleman 病有关。有报道 HHV-8 阴性渗出性淋巴瘤见于肝病患者腹水中，EBV 相关 HHV-8 阴性大 B 细胞淋巴瘤出现于慢性化脓性炎症背景，如脓胸相关淋巴瘤。

男性患者居多，因胸膜、心包以及腹膜渗出性积液，患者出现气短、腹胀等症状；体腔以外病灶罕见。HIV 感染伴 CD4 减少，病情进展迅速，预后极差，mOS 仅为 6 个月，1 年 OS 仅为 40%。常见死因是肿瘤进展、获得性感染以及 HIV 相关合并症。

（2）病因

原发性渗出性淋巴瘤（PEL）是人类疱疹病毒 8（HHV-8）相关性的非霍奇金淋巴瘤，起源于后生发中心 B 细胞；约占 HIV 相关 NHL4%，占 HIV 不相关 NHL 的 0.3%。

几乎所有病例都与人类疱疹病毒 8（HHV-8）和卡波西肉瘤疱疹病毒（KSHV）感染相关，最常见于免疫缺陷患者。

大多数见于 HIV 感染，患者多为中青年同性恋男性，同时伴单克隆性 EBV 感染；但这种淋巴瘤即使在 HIV 感染者中亦非常少见。同时亦在接受过同种异体移植术的无 HIV 感染的患者中发现过；亦有一些患者无免疫缺陷，尤其是那些 HHV-8/KSHV 高感染地区（如地中海地区）的老年男性（HHV-8 阳性，EBV 阴性）。

（3）病毒学检测

HHV-8 感染是原发渗出性淋巴瘤主要诊断依据，血清学检测 HHV-8、组织免疫组化检测 LANA-1 是检测 HHV-8 感染的标准方法；PCR 检测外周血 HHV-8 病毒负荷；FISH 检测 EBV 的 RNA。HHV-8 相关潜伏蛋白 LANA（ORF73）瘤细胞核阳性。尽管原位分子杂交检测到 EBER，但 EBV 潜伏膜蛋白 LMP1 阴性。

所有病例均为 HHV-8/KSHV 阳性，大多数病例合并有 EB 病毒感染。在渗出病变中，可监测到高水平的 CK，尤其是 IL-6 和 IL-10。

（4）病理学特征

将渗出液离心后进行 Wright 或 May Grunwald Giemsa 染色进行观察，肿瘤细胞大小不一，可有免疫母细胞或浆母细胞样分化，又可伴有间变性分化。

细胞形态呈现免疫母细胞（圆形细胞核伴核仁突出）、浆母细胞（核偏心性、胞浆丰富、核周小体）或间变型（巨大的圆形或多边形细胞伴多型核）。间变型细胞呈现核分裂相以及 R-S 细胞。

胸膜活检显示肿瘤细胞附着在胸膜表面，混杂在纤维素之间，偶尔浸润胸膜，需要与弥漫性大 B 细胞淋巴瘤伴发的脓胸相鉴别，后者常有胸膜肿物。肿瘤细胞 EBV 阳性，HHV-8/

KSHV 阴性。

肿瘤细胞离心后形态多样，表现为大免疫母细胞样、浆母细胞样或者多形间变。胞核大、圆形或不规则形，核仁明显，胞质丰富、强嗜碱性，偶见空泡及浆细胞分化特征核旁空晕。部分细胞类似 R-S 细胞。组织学切片常比离心涂片中细胞更具有一致性。

（5）遗传学与免疫表型

IgH 重排和体细胞突变证明，PEL 瘤细胞来源于生发中心后的 B 细胞。

GEP 检测提示细胞表型位于免疫母和浆母细胞之间。免疫表型发现，肿瘤细胞通常表达 LCA；PEL 瘤细胞呈裸核淋巴细胞表型，如淋巴细胞共同抗原 CD45 阳性，而 B 细胞相关抗原阴性（CD19⁻、CD20⁻、CD79a⁻），表面和胞浆 Ig 亦缺如；通常可有活化淋巴细胞和浆细胞标记物 D30、CD38 和 CD138 表达；可有异常的胞浆 CD3 蛋白表达；T 细胞相关抗原阴性（CD3⁻、CD4⁻、CD8⁻）。

PEL 腔外变异型与 PEL 免疫表型相似，但更多地表达 B 细胞相关抗原和免疫球蛋白。

DLBCL 间变型可出现胸膜渗出，但这些淋巴瘤患者出现 c-myc 基因重排，不伴有 HHV-8 感染；外周 T 细胞淋巴瘤患者出现渗出性改变，其鉴别要点是表达 T 细胞相关抗原、TCR 基因重排；T 细胞间变大细胞淋巴瘤伴渗出性改变的患者，多数患者出现 TCR 重排以及 ALK 阳性。

脓胸相关淋巴瘤，是一种大 B 细胞淋巴瘤，常有肺结核和结核性胸膜炎病史；表现 B 细胞相关抗原、EBV 阳性，HHV-8 阴性。

该淋巴瘤可检测到免疫球蛋白基因克隆性重排和高突变，部分病例出现 T 细胞受体基因重排，有极少数 T-PEL 病例被报道。所有病例都检测到 HHV-8 基因组，AIDS 相关 PEL 基因表达谱独特，兼具浆细胞和 EBV 转化的淋巴母细胞基因谱的特征。

10 Burkitt's 淋巴瘤

Burkitt's 淋巴瘤（BL）最早发现于非洲，分布与疟疾流行地区一致，它与 EB 病毒感染有关；病变主要见于儿童；常见于回盲部、卵巢和腹腔淋巴结等结外部位，发生浅表淋巴结少见。骨髓常累及，但发生白血病的不多。

典型的 Burkitt's 淋巴瘤与 DLBCL 是容易鉴别的，但在东方人的 DLCL 中可有 Burkitt's 淋巴瘤样的分化，瘤细胞中等大小或偏小、一致，吞噬性组织细胞多见，易误诊为 Burkitt's 淋巴瘤。但仔细检查还是有一些体积稍大的细胞，有生发中心母细胞分化，有更显著的吞噬性组织细胞增生形成的满天星现象，EBV 的高表达亦是一个重要的辅助指标。其特征表现是核分裂相和核碎小体多见、细胞浆和细胞核呈方形或铸形状、细胞增殖指数（Ki-67）≥80%、CD10 阳性、Leu-8 呈阴性。

11 灰区B细胞淋巴瘤

2008 年新版 WHO 淋巴造血系统肿瘤分类对不能明确归入一种病变的病例提出了暂定的交界性分类，是指在临床、形态学和免疫表型特征上均介于两种淋巴瘤类型之间，不能明确归入特定的类别，是诊断的灰区，故称为灰区淋巴瘤（GZL）。

该定义有两种 GZL，即不能分类的 B 细胞淋巴瘤，特征为介于弥漫大 B 细胞淋巴瘤（DLBCL）和经典型霍奇金淋巴瘤/Burkitt's 淋巴瘤（CHL/BL）之间。

2008 年版 WHO 分类提出的交界性淋巴瘤是暂定的分类，还需要积累更多的信息以理解其意义。目前，对于这种交界性肿瘤的治疗尚没有一致的标准，有待于进一步研究和总结。

这种分类不是独特的病变实体，但有利于将不符合 DLBCL、BL 或 CHL 诊断标准而又具有两者重叠特征的病例进行归类，利于对这些病例治疗的效果和诊断标准进行评估。

由于 CHL 是从转化的 B 细胞发生的，因此，CHL 和 B 细胞非霍奇金淋巴瘤在生物学特征和临床表现方面有所相近并不奇怪。霍奇金淋巴瘤的 R-S 细胞是一种变异的 B 细胞，无分泌免疫球蛋白的功能，其他特征与 B 细胞非常相似。导致这一现象的生物学和分子机制很复杂，目前尚未完全明确。在多数免疫系统相对正常或有缺陷的 CHL 患者中可见到此类情况。对 CHL 和 NHL 交界部分的研究可帮助我们深入了解 CHL 的病因学以及区分 CHL 和 NHL 的分子和细胞学（见图 7-13）。

GZL 通常被用来表述不同淋巴瘤亚型之间组织学和生物学特征相近的那一部分病例，常常发生在 CHL 和 NHL 之间，以及结节性淋巴细胞为主型霍奇金淋巴瘤与 B 细胞淋巴瘤（最常见的是富于 T 细胞和组织细胞的大 B 细胞淋巴瘤）之间。同样，组织学不一致可同时或异时存在于霍奇金淋巴瘤和非霍奇金淋巴瘤的混合体之间。

限定 GZL 仅仅用于形态学特征、生物学行为以及临床特征均相似的介于霍奇金淋巴瘤和非霍奇金淋巴瘤之间的亚型。

有些类似的诊断争议，仅仅是不能明确诊断，并不是真正的生物学行为一致，如说 H/R-S 样细胞与其他良性或恶性细胞的时候。

11.1 DLBCL-BL

介于 DLBCL 和 Burkitt's 淋巴瘤特征之间不能分类的 B 细胞淋巴瘤（B-cell lymphoma, unclassifiable, with features intermediate between diffuse large B-cell lymphoma and Burkitt lymphoma, DLBCL-BL）是一类兼具 DLBCL 和 BL 形态学和遗传学特征的侵袭性淋巴瘤，但生物学行为和临床病因的不同致使它不能归入以上两类淋巴瘤中。其中有些病例以前被划做 Burkitt 样淋巴瘤（BLL）。

该型淋巴瘤相对少见，主要见于成人，半数以上患者出现广泛的结外病变；与 BL 不同，它并不好发于回盲部或下颌，骨髓和外周血亦可受累。临床表现为淋巴结病或结外肿物，亦可出现白血病症状。此类淋巴瘤侵袭性强，存活期通常<1 年，故 2008 年 WHO 分类将这种灰区淋巴瘤单独列入，以利于更好地研究该肿瘤的临床病理特点。

该分类中大部分病例的形态学特征介于 DLBCL 和 BL 之间，有些比典型的 DLBCL 细胞小，类似 BL，有些比典型的 BL 大类似 DLBCL，高增殖指数、星空现象及免疫表型与 BL 一致。

部分病例具有典型的 BL 形态学特征，但非典型免疫表型或遗传学特征除外了 BL 诊断。伴 myc 重排形态学典型的 DLBCL 或不伴 myc 重排形态学典型的 BL 不能被诊断为该型不能分类的 B 细胞淋巴瘤。有些转化的滤泡性淋巴瘤可能归入这一类型。

该类型是一异质性类目，不能作为独立的疾病实体，但对于达不到经典 BL 或经典 DLBCL 诊断标准的病例分类有帮助。

该型淋巴瘤典型时由弥漫增生的中等偏大的转化细胞构成，混有少量小淋巴细胞，无纤维化的间质反应；呈星空状的巨噬细胞、大量核分裂相和显著的凋亡都可见到，类似 BL。细胞形态学各异，部分病例类似 BL 的肿瘤细胞，但核大小和形态变化程度超过 BL 的范围；部分病例形态学与 BL 一致，但具有非典型免疫表型和/或遗传学特征。

其他一些病例免疫表型与 BL 一致，但核大小介于 BL 和 DLBCL 之间，常伴不规则核形或者出现大核仁。极少数病例核小、染色质细颗粒状，类似淋巴母细胞性淋巴瘤。后者有部分被归为"母细胞性"或"母细胞样"。TdT 免疫组化染色有助于除外淋巴母细胞性淋巴瘤。

该型淋巴瘤表达 B 细胞标志物，如 CD19、CD20、CD22、CD79a 和 sIg，但所谓二次打击病例 sIg 可能阴性。

通常免疫表型提示为 BL（CD10$^+$、Bcl-6$^+$、Bcl-2$^-$、IRF4/MUM1 阴性或极弱阳性）的病例可归入该型淋巴瘤。

形态学类似 BL 的病例，如果 Bcl-2 中等至强阳性亦可归入该型淋巴瘤。

可能划为 BL 的病例出现 Bcl-2 阳性，提示其可能是伴 myc 和 Bcl-2 同时易位的二次打击性淋巴瘤。

Ki-67 标记指数通常很高，需与 BL 鉴别，但已报道的病例中 Ki-67 标记指数从 50% 到 100% 不等。

伴 myc 重排伴或不伴 Bcl-2 重排的肿瘤中 TdT 阳性罕见。这类病例的划分存在争议，但更倾向于诊断为淋巴母细胞性淋巴瘤。其他有用的标志物还在探索中。

Ig 基因克隆性重排，5%~50% 病例有 8q24/myc 易位。虽然 BL 中 myc 是与免疫球蛋白基因融合（Ig-myc），但许多病例存在其他类型易位（非 Ig-myc）。约 15% 病例出现 Bcl-2 易位，有时伴 myc 易位（"二次打击性淋巴瘤"）。先前被归入 Burkitt 样淋巴瘤的病例 myc 和 Bcl-2 易位及二次打击出现的频率很高。

少数情况可见 Bcl-6 易位，偶伴 myc 和/或 Bcl-2 易位。二次和三次打击性淋巴瘤相对发生率随年龄增长而增加，在年长患者中达 30% 以上。相比经典型 Burkitt's 淋巴瘤，细胞遗传学分析显示非 Ig-myc 重排和二次打击病例核型复杂伴多种遗传学异常。基因表达谱研究显示一些二次打击性淋巴瘤病例的基因谱介于 BL 和 DLBCL 之间或更类似 BL。

伴 myc 易位的典型 DLBCL 不应归入该型淋巴瘤。相反，仅伴 Ig-myc 重排的淋巴瘤可能是 BL，即使形态学不典型。

11.2 DLBCL（PMBL）–CHL（NSHCL）

介于 DLBCL 和经典型霍奇金淋巴瘤特征之间不能分类的 B 细胞淋巴瘤（B-cell lymphoma, unclassifiable, with features intermediate between diffuse large B-cell lymphoma and classical Hodgkin lymphoma, DLBCL/PMBL –CHL/NSHCL），细胞起源于胸腺 B 细胞（发生于纵隔者），是一类临床、形态学和/或免疫表型特征介于 CHL 和 DLBCL 尤其是原发纵隔大 B 细胞淋巴瘤之间的 B 系淋巴瘤；青年男性最常见，通常见于 20~40 岁，西方国家报道多见，黑人与亚洲人中少见。病因不明，EBV 序列见于 20% 或以下病例中。

前纵隔大肿块为其临床最常见的特点，伴或不伴有锁骨上淋巴结侵犯，其他周围淋巴结少见，可能播散至肺、肝脏、脾脏或骨髓，非淋巴器官受累少见；纵隔大肿块可能伴有上腔静脉综合征或呼吸困难。还有与"灰区淋巴瘤"有关或无关的同时出现 CHL 和 PMBL 的复合淋巴瘤，或者先后发生。两类淋巴瘤都可先出现，但 CHL 先出现复发时较 PMBL 更为常见。

DLBCL/PMBL–CHL/NSHCL 与 CHL 或 PMBL 相比，临床过程具有侵袭性，且预后较差，常可致死。尽管某些病例采用侵袭性大 B 细胞淋巴瘤治疗方法有效，有些人建议使用霍奇金淋巴瘤治疗方案，但在最佳治疗方案上无一致意见。此淋巴瘤亦和 CHL 一样，CD20 强阳性提示预后较差。然而亦有研究得出相反的结论。

形态学典型表现，为在弥漫的纤维基质中融合成片的多形性肿瘤细胞，有些病例中见局灶纤维带，典型 PMBL 的细胞体积更大更多形。浸润的主要成分为陷窝细胞样或 Hodgkin 样多形性肿瘤细胞。细胞形态谱广，不同区域显示不同的细胞形态。坏死常见，但与 CHL 不同，坏死区域无中性粒细胞浸润。

免疫表型介于 CHL 与 PMBL 之间，表达 CD45。相比，CHL，B 系标记存在同时表达与霍奇金淋巴瘤标记 CD30 和 CD15；CD20 和 CD79a 通常阳性，且多数肿瘤细胞强阳性。细胞表面和胞浆免疫球蛋白不表达。

转录因子 Pax5、Oct-2 和 BOB.1 通常表达；Bcl-6 阳性不定，但是 CD10 通常阴性，ALK 总是阴性。背景淋巴细胞 CD3、CD4 阳性，与 CHL 相同。

有些病例形态学类似结节硬化型经典型霍奇金淋巴瘤，CD20 和其他 B 细胞标记一致的强表达，CD15 不表达，这时更倾向诊断灰区淋巴瘤。

一些病例与 PMBL 相似，CD20 丢失，表达 CD15 或出现 EBV；与 PMBL 相关的标记 MAL 至少在发生于纵隔者中表达；只有一些 CHL 和 PMBL 相异时发生的病例被研究过遗传学改变，两者存在克隆性关系。

该交界性淋巴瘤中没有特异遗传学改变，同样在 CHL 或 PMBL 中亦没有。形态学和表型改变是可逆的，可能与表遗传学改变而非遗传学改变有关。

12 黏膜相关淋巴组织淋巴瘤

原发结外的非霍奇金淋巴瘤是指原发病灶位于淋巴结和脾脏以外的组织器官，占 NHL25%~40%。

胃肠道淋巴瘤是最常见的结外淋巴瘤类型，占所有结外淋巴瘤患者的 30%~40%，占所有 NHL 的 10%~15%。其中最常见受累部位是胃，占胃肠道淋巴瘤的 60%~75%，占原发结外 NHL 的 20%~30%；第二位是小肠。

在组织病理类型方面，超过 90% 的胃肠淋巴瘤为弥漫大 B 细胞淋巴瘤和黏膜相关组织的边缘区 B 细胞淋巴瘤。

黏膜相关淋巴组织淋巴瘤于 1983 年由 Isaacson 和 Wright 等在《CANCER》杂志首次描述，为 2 例发生于小肠的低度恶性的 B 细胞淋巴瘤，在组织病理方面较结内型淋巴瘤更接近 MALT 表现。

这是一类原发于黏膜部位的具有相似组织病理、免疫表型和分子遗传学特征的慢性淋巴细胞增殖性疾病。

既往误认为"假性淋巴瘤"。1994 年，REAL 分类正式命名为外周 B 细胞肿瘤，归于边缘带 B 细胞淋巴瘤；WHO 分类系统将边缘带 B 细胞淋巴瘤（MZL）分为 3 类，即结内性 MZL、脾 MZL、结外性 MZL。

结外性 MZL 包括结外黏膜相关性 B 细胞淋巴瘤；结内性 MZL 仍属于惰性、低度恶性的淋巴瘤，但是在疾病早期阶段会出现广泛播散；而结外 MALT 病程多为局限性，5 年 OS 为 81%，FFS 为 65%，而结内性 MZL 的 5 年 OS 和 FFS 分别为 56% 和 28%[7]。

MALT 淋巴瘤大多数发生于胃肠道，其他部位包括：眼附属器、唾液腺、甲状腺、肺、胸腺和乳腺等器官。

原发于胃的 MALT 淋巴瘤占原发于胃的 NHL 的 50%，好发于 50 岁以上人群，发病高峰为 70 岁，有报道在部分 30 岁的年轻人中也可发病。Wotherspoon 等研究发现，尽管在正常胃黏膜中缺乏淋巴组织，而在 450 例幽门螺杆菌感染的胃炎患者，发现 125 例出现胃黏膜淋巴滤泡，其中 8 例患者出现 B 淋巴细胞浸润上皮，而在 110 例胃 MALT 患者中，101 例（92%）合并幽门螺杆菌感染[8]。

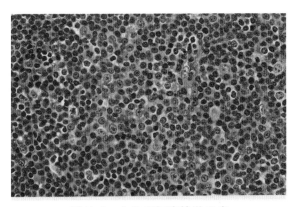

图 7-4 小淋巴细胞性淋巴瘤

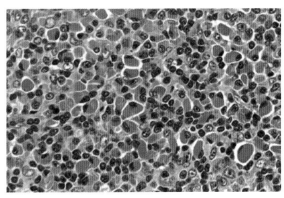

图 7-5 淋巴浆细胞性淋巴瘤

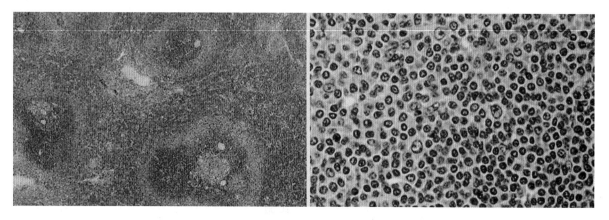

图 7-6　脾边缘带 B 细胞淋巴瘤

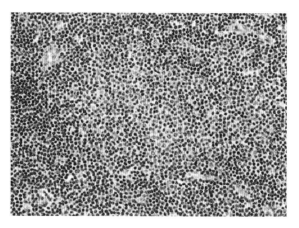

图 7-7　弥漫性小细胞性淋巴瘤

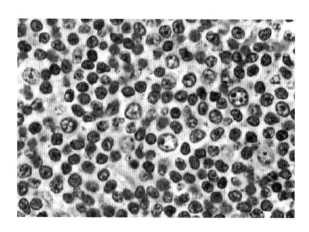

图 7-8　弥漫性小细胞性淋巴瘤（高倍）

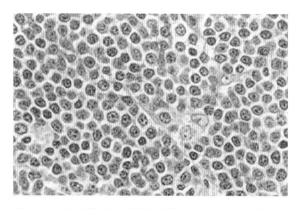

图 7-9　弥漫性 B 小细胞性淋巴瘤，瘤细胞较小，
呈单克隆性增生，可见核分裂相

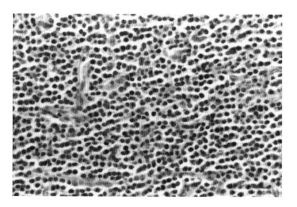

图 7-10　小 B 细胞性非霍奇金淋巴瘤

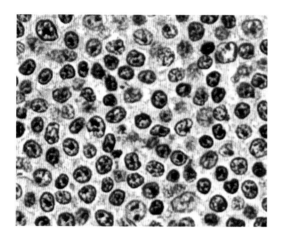

图 7-11　小细胞性淋巴瘤

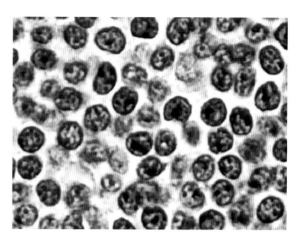

图 7-12　小细胞性淋巴瘤（高倍）

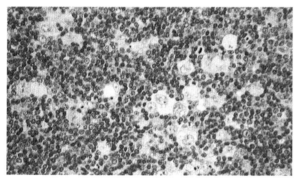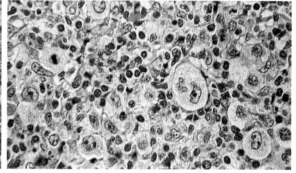

图 7-13　灰区淋巴瘤（GZL）

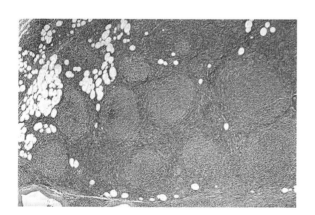

图 7-14　淋巴瘤滤泡性小裂细胞型

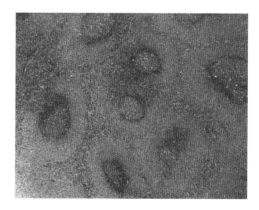

图 7-15　结内边缘带 B 细胞淋巴瘤（残存
生发中心）

第4节　T细胞淋巴瘤临床病理特点

1　主要病理特点

1.1　T系淋巴母细胞性淋巴瘤

淋巴母细胞淋巴瘤是一种恶性度较高的淋巴造血系统恶性肿瘤，T细胞型者占绝大多数（达90%），而B细胞型者仅占10%。目前，对LBL采用白血病的治疗手段，大大改善了治疗效果，64%的患者获长期生存[8]。

T系淋巴母细胞性淋巴瘤由排列较紧密，但彼此不黏附的中等大小淋巴细胞样细胞弥漫性增生构成。瘤细胞的核膜较薄，染色质呈粉尘状或颗粒状，均匀分布，核仁小或不见，胞质很少，分裂相多（高度恶性）。若核呈花瓣状或脑回状或有线状分割者，为曲核细胞系。曲核细胞性淋巴瘤常伴有纵隔肿块，瘤细胞呈点状阳性者有助于诊断为T淋巴母细胞淋巴瘤。

1.2　T系多形细胞性淋巴瘤

T系多形细胞性淋巴瘤由具有多形性的瘤细胞弥漫性增生组成。

所谓"多形性"，一是指组成的瘤细胞表现了该细胞系发育过程中不同时期的形态特点（即瘤细胞系的Polymorphic），如有的为大而胞浆淡染伊红或水样透明的透明细胞，有的为中等大小不易见到胞质的曲核性淋巴母细胞，或非曲核性淋巴母细胞，亦可见到T型免疫母细胞，胞质丰富的扭核或脑回样细胞，偶见R-S细胞等（见图7-16、图7-17、图7-18）。

二是指同一时期的瘤细胞又显示了不同的形态特征，如同透明细胞或曲核细胞，其大小及核的形态差异可以很大，但一般皆具有核膜较薄、染色质呈粉尘样或点状、核仁较小而清楚的特征，从数量上看，任何时期和形态的瘤细胞均不超过1/2。

瘤组织中常伴有小淋巴细胞、浆细胞、嗜酸性粒细胞、组织细胞、上皮样细胞等出现，可称为本瘤的"多样细胞性"。

小淋巴细胞性淋巴瘤，肿瘤细胞完全由弥漫、大小一致且形态单一的小细胞组成。T小淋巴细胞性瘤细胞常含有天青颗粒，核相对轻度异形，另一部分无颗粒者，细胞大小变异相对较大。

1.3　T系透明细胞性淋巴瘤

T系透明细胞性淋巴瘤为胞界清楚，但相互聚集或相嵌排列，胞质成水样透明之大细胞弥漫性增生，占肿瘤细胞构成的1/2以上。

核形变异大，可为圆形、卵圆形或不规则扭曲、脑回状。核膜薄而清楚，染色呈粉尘状，均匀分布，可见1~2个小核仁。

2　成人T细胞淋巴瘤

成人T细胞淋巴瘤（ATL）的病理特点为细胞浸润局限于皮下组织而极少侵犯真皮深部。低倍镜下，瘤细胞浸润于脂肪细胞之间，呈花边样方式，常见脂肪坏死和核碎裂而更加类似脂膜炎。

瘤细胞多形，核大，形态不规则，染色质致密。在较大损害中，脂肪坏死可广泛。脂肪坏死常导致组织细胞反应，包括多核巨细胞或肉芽肿。

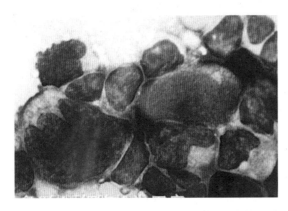

图7-16　多形性T细胞性淋巴瘤：瘤细胞核呈脑回状

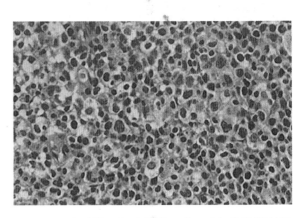

图7-17　多形性T细胞性淋巴瘤：瘤细胞弥漫性增生，核异型明显

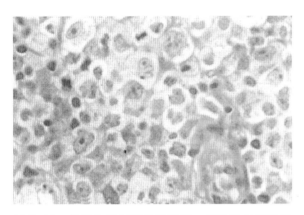

图 7-18　多形性 T 细胞性淋巴瘤：瘤组织内出现与 R-S 细胞相似的多核细胞

更常见者，巨噬细胞单个散布于瘤细胞之间，与瘤细胞相混合，常吞噬红细胞、中性粒细胞、血小板或核碎片。有时部分区域可见出血。

虽可见血管浸润，但不见血管中心性侵袭或破坏；瘤细胞表现为非 MF、Sézary 综合征之外周 T 细胞淋巴瘤的不同类型。

3　间变性大细胞淋巴瘤

间变性大细胞淋巴瘤（ALCL）最早由 1985 年 Stein 等描述其临床、组织学表现及免疫表型，称 Ki-1 阳性大细胞淋巴瘤。1994 年，Morris 等发现其有染色体 t（2；5）易位，继而发现 ALK（anaplastic lymphoma kinase，ALK-1）基因蛋白的异常与其发生有关，从而对 ALCL 的实质有了进一步了解。1997 年、2008 年，WHO 新的淋巴瘤分类中正式确立为一种独立的 NHL 实体。

3.1　临床特点

Kinney 等 [10] 报道，ALCL 占儿童淋巴瘤的 10%~20%；原发性皮肤 ALCL 发病中位年龄＞60 岁，男多于女。多数发生在淋巴结，而 40%~60% 原发或继发于结外部位，结外原发 ALCL 多见于皮肤；原发于结外其他部位者亦有报告，如肺、骨、胃肠道、乳腺及中枢神经系统等。早期单发，多数为系统性。

常见局部或系统性淋巴结肿大，伴或不伴结外病灶，进行性发热、消瘦、食欲减退，最后衰竭或继发感染而死亡。

ALCL 患者预后与发病部位、年龄、类型、临床分期密切相关，结内者 ALCL 阳性好于阴

性者。5 年存活率，ALCL 阳性者达 80%，而阴性者仅 30%。原发于皮肤者预后最好，且有少数自行消退；小细胞型亦较好。

3.2　临床分型

间变性大细胞淋巴瘤（anaplastic large cell lymphoma，ALCL）临床分为原发系统型-ALK 阳性、原发系统型-ALK 阴性、原发皮肤型及继发型。

3.2.1　原发系统型-ALK 阳性

原发系统型-ALK 阳性（ALCL-ALK+）好发于儿童和青少年，男性远多于女性（男女之比 6.5:1），常表现为外周或腹部淋巴结肿大，大肿块多见；可累及淋巴结和结外，皮肤、骨和软组织为最常见的结外受侵部位，胃肠道和中枢神经系统受侵极少见。临床上具有侵袭行为，但能治愈，预后好，5 年生存率达 80%。

瘤细胞大、畸形，呈黏附性生长，形态学上有小细胞变型和富于组织细胞变型。免疫组化显示 CD3 +/-、CD45RO +/-、LAT+、CD30+、ALK+、EMA+、CD25+、TIA1+。遗传学上 t（2；5），（p23；q35）。

3.2.2　原发系统型-ALK 阴性

原发系统型-ALK 阴性肿瘤好发于老年人（中位年龄 60 岁），无性别差异。临床上具有侵袭行为，大多表现为大肿块，但无骨和皮肤受累。预后介于 ALK+-ALCL 和 PTCL-NOS 之间，5 年生存率 48%。病理形态、免疫表型与阳性者类似，瘤细胞大，胞浆丰富，核呈马靴样（"标记细胞"），呈黏附性生长。免疫组化显示 CD3+、CD45RO+、CD20-、Pax5- 、CD30+ 和 ALK-。无 t（2；5）。

3.2.3　原发皮肤型间变性大细胞淋巴瘤

原发皮肤型间变性大细胞淋巴瘤，病变局限于皮肤，无全身受侵，无蕈样霉菌病、外周 T 细胞淋巴瘤、淋巴瘤样丘疹病或 HL 病史；ALK 阴性，预后好。常发生于四肢和躯干，25% 可出现部分或完全性自发性肿瘤消失。

3.2.4　继发性间变性大细胞淋巴瘤

继发性间变性大细胞淋巴瘤，为从其他淋巴瘤，如蕈样霉菌病、外周 T 细胞淋巴瘤等发生间变转化而来，常为老年发病，预后差，ALK 阴性。

3.3 病理分型

间变性大细胞淋巴瘤组织学分型包括多形型（polymorphic type，又称普通型或典型型）、单表型（monomorphic type）、小细胞型（small cell type）、淋巴组织型（lymphohistocyti type）、霍奇金样（Hodgkin-like-type），伴中性粒细胞浸润型、肉瘤样、富于巨细胞、印戒样细胞、黏液样及结节硬化等少见改变，以普通型多见（占70%）。

间变性大细胞淋巴瘤，瘤细胞可来源于T细胞、B细胞及裸（null）细胞（非T非B细胞），B细胞来源属于弥漫性大B细胞淋巴瘤亚型；间变性大细胞淋巴瘤一般特指T/null细胞间变性大细胞淋巴瘤。

间变性大细胞淋巴瘤，免疫表型分为T细胞型（60%~70%）、非T非B型（10%~30%）、B细胞型（10%~20%），ALK（+）和ALK（-）型。

3.4 病理组织学总特点

（1）瘤细胞早期从淋巴窦浸润，继而向实质侵犯；瘤细胞有黏着性片团或分散；最易被误诊为转移癌或肉瘤。

（2）由大、中、小瘤细胞混合，呈多形性，不同类型以某一种为主。

（3）瘤细胞以单核为主，混杂多核瘤巨细胞，核排列可为花环状、马蹄形或破骨细胞样。双核呈R-S样细胞或见胚胎样核，核仁明显，分裂相多见，胞质丰富具有特征性。

（4）瘤细胞中常伴有残留或反应性淋巴细胞、浆细胞、组织细胞及粒细胞等，组织细胞可吞噬红细胞，已往误诊为恶性组织细胞增生症。

3.5 各型组织学特点

多形型：是常见类型，由大型瘤巨细胞多见的大、中、小多形性瘤细胞组成。

单形型：以中等大小的瘤细胞为主，瘤巨细胞少，比较单形。

小细胞型：以优势的小型瘤细胞为主，可见CD30阳性瘤细胞围绕浸润血管的现象，并易见胚胎样核瘤细胞，最易误诊为小细胞癌或肉瘤。

淋巴组织细胞型：其特点是在瘤细胞间有明显的组织细胞反应性增生，有吞噬现象。

霍奇金样型：瘤细胞中易见R-S样瘤细胞，目前ALCL与霍奇金淋巴瘤之间的关系尚未明了，但二者仍各有不同点。

伴粒细胞浸润型：在肿瘤区中性粒细胞弥漫均匀浸润，偶尔有嗜酸性粒细胞浸润，这可能是与瘤细胞分泌粒细胞趋化因子有关，对于预后有何意义尚不清楚。

结外ALCL总的组织学特点与结内型相同，但缺乏淋巴结背景，无窦性浸润，但仍有反应性淋巴组织细胞混杂。原发性皮肤ALCL，瘤细胞主要浸润真皮层，可由淋巴瘤样丘疹病演变而来，为低度恶性，甚至可自行消退。

4 结外NK/T细胞淋巴瘤-鼻型/鼻腔

NK细胞是一种非T非B具有自然杀伤性能的细胞，它来源于骨髓的造血干细胞和祖细胞。其发育经历了早期阶段与后期阶段，早期阶段即造血干细胞和祖细胞在干细胞刺激因子的作用下分化为前体NK细胞，后期阶段即前体NK细胞经IL-15诱导形成成熟的功能性CD56+的NK细胞。

有研究发现，在分化过程中存在共同的具有NK细胞和T细胞双向分化功能的祖细胞（PT/NK细胞），提示NK细胞和T细胞在细胞来源上相近，这就导致它们在功能和某些抗原的表达上有重叠，但分子遗传学及免疫表型可将其区分开来，尤其是TCR基因重排是相当好的鉴别点，NK细胞TCR阴性而T细胞TCR阳性。

最近，一个新的T细胞亚群逐渐被认识，即NK样T细胞，同时表达TCR及NK细胞相关抗原。

NK/T细胞淋巴瘤-鼻型（extranodal NK/T-cell lymphoma, nasal type）是2001年WHO淋巴造血组织肿瘤新分类中的一个独立类型，主要发生于结外，占全部淋巴瘤的2%~10%。大部分来源于成熟的NK细胞，少部分来源于NK样T细胞，因此称之为NK/T细胞淋巴瘤。其发病通常和EB病毒感染有关。

NK/T-鼻型细胞淋巴瘤是一种较少见的非霍奇金淋巴瘤，除鼻腔外，其他部位如鼻咽部、皮肤、软组织、胃肠道、肺和睾丸等亦可发生。好发于成年男性，中位年龄50岁，男女之比约为 4:1。

发生于鼻腔的病例，临床症状常表现为鼻塞、流涕伴血涕或鼻衄、耳鸣、声嘶、咽痛、吞咽不适和黏膜溃疡等；进行性发展可有鼻窦、眼眶、面颊部及额骨等处侵犯。中线部位破坏是其突出的面部特征，如鼻中隔穿孔、硬腭穿孔、鼻梁洞穿性损伤，甚至累及面部皮肤等。

其他结外部位病变如皮肤，可表现为结节、溃疡和黏膜红斑等；胃肠道，可引起腹痛、肠梗阻或穿孔等；肺部，可有咳嗽、咯血和肺部肿块等症状。

由于鼻型 NK/T 细胞淋巴瘤的发病机制与 EBV 病毒感染密切相关。因此，可表现出一些较特异性的临床症状，如高热、体重减轻、肝脾肿大、血细胞减少及肝功能异常等；但浅表淋巴结往往不肿大。

局部检查，早期常于下鼻甲或鼻中隔见黏膜充血、水肿、增厚、粗糙不平；进而形成结节状或肉芽样新生物；表面糜烂、坏死、溃疡、结痂；后期呈进行性破坏，可致鼻中隔、硬腭穿孔，鼻外形改变。

几乎所有病例均有不同程度的凝固性坏死，典型者呈带状或区域性分布；多种炎细胞浸润伴小血管增生，形成所谓肉芽肿样背景。

异形淋巴样细胞（ALC）散在或弥漫分布，ALC 大小不一，多数病例以中、小型细胞混合为主（直径<10μm）；核常呈明显多形性，扭曲或不规则，染色程度不一，分裂相常见。小 ALC 胞浆较少或裸核样。

大、中型 ALC 胞浆多少不等，大多数胞浆染色较淡或透亮，细胞核位于透亮的胞浆中。邻近溃疡及组织坏死处可见小血管纤维素样坏死及血管炎。部分病例可伴有 ALC 聚集并浸润、破坏血管壁，致使小动脉管壁增厚，管腔狭窄，形成所谓"血管中心性生长模式"和"血管浸润和损毁"，多位于较深部瘤组织内。

少数病例观察到腺体及黏膜上皮内 ALC 浸润，即"亲上皮"现象。少数病例还可伴有黏膜鳞状上皮的癌样增生，伸入上皮下间质内形成上皮细胞巢，具有一定异型性，易与癌混淆。

5 血管免疫母细胞T细胞淋巴瘤

血管免疫母细胞 T 细胞淋巴瘤（angio-im-munoblastic T-cell lymphoma，AITL）是一类具有特殊临床和病理特征的外周 T 细胞淋巴瘤，属于非霍奇金淋巴瘤的一种少见亚型，约占非霍奇金淋巴瘤总发病率的 1%~2%，占所有外周 T 细胞淋巴瘤的 15%~20%[11]。近年来，随着对发病机制研究的不断深入及病理诊断技术的进步，对该病的认识亦逐渐加深。

5.1 临床特点

病因学研究表明，EBV 感染与 AITL 有关，约 95% 的 AITL 患者可以检测出 EBV 感染[12]。

AITL 患者的中位发病年龄 59~65 岁，男性略多于女性。与其他非霍奇金淋巴瘤不同，AITL 主要表现为亚急性或急性系统性疾病症状，且往往在接受抗生素治疗后表现得更加明显。90% 患者会出现轻中度淋巴结肿大，多侵及浅表淋巴结；80% 患者有发热，可为顽固性高热；75% 患者可有贫血；超过半数有肝脾肿大；约半数患者出现皮疹，可伴明显瘙痒。部分患者出现自身抗体，高 γ 球蛋白血症，骨髓浸润的发生率高。AITL 患者自身免疫异常的发生率高，如 AITL 伴有血管炎、自身免疫性甲状腺疾病。

实验室检查，常显示一系列血液学、生化学和/或免疫学异常，贫血（通常为溶血性贫血，Coomb's 实验阳性）、多克隆高丙种球蛋白血症、嗜酸性粒细胞增多症在诊断时最为常见。其他常见表现包括淋巴细胞减少、血小板减少及出现类风湿因子、抗核抗体、抗平滑肌抗体等各种自身抗体，冷球蛋白或冷凝集素阳性等；细胞遗传学检查，超过 90% 患者存在染色体克隆性异常，3+、5+、21+、X+ 等最为常见；分子生物学检查，95% 患者存在单克隆或寡克隆 TCR 重排，约 1/3 患者存在 Ig 基因重排。

大多数 AITL 患者确诊时已达 Ⅲ 或 Ⅳ 期，临床过程呈侵袭性，进展快，预后差，AITL 患者的 5 年生存率不足 20%。联合化疗优于单用激素，报道的治疗方案有 CHOP、CVP、VAP 等，完全缓解率 50%[13]。

5.2 病理免疫特征

克隆性分析证实，AITL 患者存在克隆性 T 细胞，是一种生发中心来源的辅助性 T 淋巴细胞肿瘤[14]。

AITL 的主要病理特点为淋巴结结构部分破

坏，副皮质区肿瘤细胞弥漫性浸润，细胞小至中等大小，血管分叉部位可见透明胞浆的非典型T细胞，可出现散在大的B细胞表型的免疫母细胞，可见R-S样细胞，表达CD20⁺的B免疫母细胞是AILT的特征性表现[15]。滤泡树突状细胞增生，滤泡树突状细胞CD21阳性，围绕在高内皮的小静脉周围；浆细胞、嗜酸性粒细胞增多[16]。

免疫母细胞及浆细胞浸润、树枝状小血管明显增生、血管内皮肿胀及间质嗜酸性物质沉积，是AITL病理诊断必备的三联征。

AITL之所以具有这些特殊的临床特征及检查结果，是因为其来源于一种特殊的T细胞-滤泡T辅助细胞（follicular helper T-cells，TFH）。

TFH属于效应T细胞中的一小类亚型，与已知的Th1、Th2、Th17效应T细胞亚群相比，具有特殊的显微解剖分布及不同的特征和功能。在发病早期，TFH细胞的活化与EB病毒感染密切相关。EB病毒感染B细胞后，B细胞通过MHCⅡ分子将EB病毒递呈给TFH细胞，使之活化。活化的TFH细胞分泌一种重要的趋化因子CXCR13，其促进B细胞向淋巴结募集、活化，产生γ球蛋白并释放入血，形成高γ球蛋白血症。被激活的B细胞还可释放淋巴毒素β，促进滤泡树突状细胞（follicular dendritic cells，FDC）增生，后者亦可分泌CXCR13，进一步促进TFH细胞活化，同时其还是VEGF的重要来源，在高内皮血管增生中起到重要作用。活化的TFH细胞还可分泌IL-21等细胞因子，参与调节Th1、Th17等效应T细胞功能。

目前认识的AITL的免疫表型特征，包括滤泡间CD3⁺T细胞增多，多数为CD3⁺CD4⁺T细胞；在滤泡间，体积较大的淋巴母细胞免疫表型为CD20⁺和CD79⁺。具有AITL典型特征的滤泡树突状细胞免疫表型为CD21、CD23或CD35阳性。

最近研究发现，AITL细胞异常表达CD10。淋巴结外的肿瘤性T细胞同样表达CD10，因而有助于AITL的诊断[17]。

6 皮肤T细胞淋巴瘤

原发性皮肤T细胞淋巴瘤真皮浸润中多数T细胞（80%~90%）为T辅助细胞（多为CD4⁺CD7⁻T细胞），仅10%~20%为T抑制细胞。

6.1 组织病理

6.1.1 红斑期

早期无特异性，常仅在真皮上部见非特异性炎症浸润，亲表皮现象（epidermotrophism）有提示作用，表现为表皮内散在单一核细胞，与周围角质形成细胞之间有一透明间隔或晕，偶可见几个单一核细胞聚集一起，周围有一晕样间隔（Pautrier微脓肿）。

6.1.2 斑块期

多数患者组织病理有诊断价值，表现为表皮内亲表皮现象及Pautrier微脓肿。真皮上部出现带状多形性细胞浸润，包括正常淋巴细胞、组织细胞、嗜酸性粒细胞、浆细胞。与红斑期不同之处在于有些单一核细胞是异型T淋巴细胞，后者核大而深染，外形呈特征性脑回状，而且附属器皮肤（特别是毛囊）也可见散在的单一核细胞浸润。

6.1.3 肿瘤期

异型T淋巴细胞浸润，可达皮下脂肪层；表皮可呈典型亲表皮性，但也可不受累，甚至在真皮上层出现无浸润带。

6.2 原发性皮肤γδT细胞淋巴瘤

原发性皮肤γδT细胞淋巴瘤（primary cutaneous gamma-delta T-cell lymphoma，PCGD-TCL）是一种起自具有细胞毒表型活化γδT细胞的少见肿瘤，侵袭性强，对化疗和/或放疗不敏感，5年生存率为33%。

该肿瘤好发于成人，无性别差异。病变主要累及四肢皮肤，侵犯表皮和真皮，形成多个斑块、结节或肿瘤，表皮可有溃疡形成，有时肿瘤主要侵犯真皮深部和皮下组织。

瘤细胞中等到大，侵犯表皮、真皮或皮下组织，表皮浸润可轻度亲表皮或呈明显Paget样网状细胞增生症样浸润，皮下结节可为脂膜炎样。瘤细胞常侵犯血管，可见凋亡细胞和坏死。

6.3 原发性皮肤αβT细胞淋巴瘤

原发性皮肤CD8阳性侵袭性亲表皮细胞毒性T细胞淋巴瘤（primary cutaneous CD8-positive aggressive epidermotropic cytotoxic T-cell lymphoma）是一种起自CD8⁺的αβ型细胞毒性

T 细胞的罕见肿瘤，肿瘤具有很强的侵袭性，中位存活时间仅 32 个月。

肿瘤好发于成人，临床表现为局限性或播散性皮肤斑块、结节或肿瘤，病变中央常溃疡形成和坏死。疾病可播散到肺、睾丸、CNS 和口腔黏膜等部位。

瘤细胞小、中等或大，明显多形性，浸润表皮，呈苔藓样，有明显 Paget 样亲表皮生长，也可在表皮下呈结节状浸润。表皮可萎缩或棘细胞增生，常伴有坏死、溃疡和水疱形成。皮肤附件和血管也可受侵犯和破坏。

6.4 原发性皮肤CD4阳性小/中T细胞淋巴瘤

原发性皮肤 CD4 阳性小/中 T 细胞淋巴瘤（primary cutaneous CD4positive small/medium T-cell lymphoma）是一种起自 CD4[+]、由小至中等多形性 T 细胞组成的肿瘤，预后良好，尤其孤立的局限性病变，5 年生存率 60%~80%。

肿瘤好发于成年男性，临床表现为面部、颈部或躯干上部孤立性斑块或结节，偶为单个或多个丘疹、结节或肿瘤，但从不出现蕈样肉芽肿（MF）中的皮肤斑片。

瘤细胞小或中等，可有少量大细胞，浸润真皮和皮下组织，不同于 MF，偶可局限性侵犯表皮。

6.5 皮下脂膜炎样 T 细胞淋巴瘤

皮下脂膜炎样 T 细胞淋巴瘤（SCPTCL）是临床及病理上少见的皮肤 T 细胞淋巴瘤。1991 年 Gonzalez 等首次报道了 8 例原发于皮下组织的 T 细胞淋巴瘤。2001 年 WHO 淋巴瘤的分类中将本病确定为独立的 T 细胞淋巴瘤亚型，命名为 SPTCL，归类于"成熟（外周）T 细胞和自然杀伤细胞肿瘤"；根据其临床病理特征，2005 年 WHO 和 EORTC 两大分类系统的专家经多次协调达成了共识，形成新的分类称为"WHO-EORTC 皮肤淋巴瘤分类"，仅将 αβ 表型的病例列入 SPTCL，原先分类为 γδ 表型的 SPTCL 现已被分类为皮肤 γδT 细胞淋巴瘤。

SPTCL 可发生于任何年龄，最小的 0.5 岁，最大的 84 岁，中位年龄为 39 岁，70% 的患者年龄介于 18~60 岁，无性别差异。儿童 SPTCL 罕见，其平均年龄 7.7 岁（范围 3~13 岁），并且儿童患者面部容易受累，全身症状多见，HPS 发生率高。

临床特征多表现为四肢或躯干部位的多发性皮肤红斑或黄褐至红色的皮下结节或斑块，结节可逐渐演变成溃疡，无压痛，早期无明显淋巴结受累，部分病人伴有发热、消瘦、浆膜炎、关节痛和肌痛等全身症状，约 45% 病例合并 HPS。疾病初期容易被误诊为结节性红斑或非特异性急性/慢性小叶性脂膜炎。

SPTCL 的组织病理学特征为，病变局限于皮下脂肪组织中，在皮下脂肪组织中大小不一的非典型性淋巴细胞浸润伴组织细胞吞噬反应，瘤细胞围绕单个脂肪细胞呈花边样排列，常见核分裂；肿瘤组织中可有豆袋细胞及反应性组织细胞，常合并有脂肪坏死、凝固性坏死，尤其损害较大时，可导致广泛脂肪坏死，脂肪坏死引起组织细胞反应，包括多核巨细胞或肉芽肿样增生；不累及真皮及表皮，若有真皮侵犯也应以真皮深层血管及附属器周围间质性浸润为主；偶尔可伴有血管侵犯和肉芽肿样改变。

6.6 蕈样霉菌病/Sézary综合征

蕈样霉菌病/Sézary 综合征为外周 T 细胞淋巴瘤，最早 Alibert 于 1806 年描述。临床中老年男性多见，分为红斑期（前期）、斑块期（浸润期）和瘤块期（后期）；为低度恶性，病程可长达几年至十几年，若出现瘤块或淋巴结肿大则病程加速。骨髓受累率为 10%~15%。

皮肤剥脱性红斑、严重瘙痒伴瘤细胞浸润和末梢血出现病变细胞者，称为 Sézary 综合征。

7 肠病型相关T细胞淋巴瘤

1985 年正式命名肠病相关 T 细胞淋巴瘤，其病理表现为早期肠道溃疡，不形成肿块，溃疡底散在非典型淋巴细胞和大量反应性组织细胞浸润。随后在空肠、回肠形成多发性溃疡，往往伴有穿孔。病变与皮下脂膜炎样 T 细胞淋巴瘤十分相似。

本病见于成人，以腹痛或肠穿孔而急性发病，病情十分凶险，常短期内因肠穿孔而死亡。

8 EBV相关T细胞克隆性淋巴组织增生

8.1 儿童系统性EBV阳性T细胞淋巴组织增生性疾病

儿童系统性 EBV 阳性 T 细胞淋巴组织增生性疾病（systemic EBV-positive T-cell lymphoproliferative disease of childhood）是一种与 EBV 慢性活动性感染相关的 T 细胞克隆性增生性疾病，好发于亚洲的儿童。肿瘤最常累及肝和脾，也可累及淋巴结、骨髓、皮肤和肺。患者病情进展迅速，常可致死。

镜下见上述器官被无明显异型小 T 细胞浸润，伴组织细胞增生，伴噬红细胞吞噬细胞增多症，T 细胞 CD2+、CD3+、CD8+、CD56−、TIA−1+、EBER+、TCR 基因重排。

8.2 水痘痘疮样淋巴瘤

水痘痘疮样淋巴瘤（hydroa vaccineforme-like lymphoma）是一种起源于细胞毒性 T 细胞或 NK 细胞与 EBV 相关的罕见淋巴瘤，好发于亚洲和拉丁美洲的儿童和少年，常有虫咬过敏和对日光敏感。本病临床经过不一，如病变仅局限于皮肤，局部可反复复发长达 10~15 年；如肿瘤播散到其他器官，则预后差，2 年生存率仅 36%。

病变主要累及日光暴露部位，尤其面部。临床表现为水肿和丘疹水疱性发疹，可有坏死、溃疡、结痂，留下痘疮样瘢痕。病情进展可累及淋巴结、肝和脾，伴发热和消瘦等全身症状。

形态学上，瘤细胞中等，密集于真皮层，尤其皮肤附件和神经束周围，并可侵犯和破坏血管。肿瘤向上可侵犯表皮，向下扩展到皮下脂肪组织，皮肤表面可有溃疡形成。

免疫组化显示 CD2+、CD3+、CD8+、CD43+、CD45RO+、TIA−1+、GrB+、CD4−、CD5−和 CD7−，此外，CD56+/−、CD57−，约<30%病例 CD30+。

TCR 基因可有重排，但起自 NK 细胞的病例 TCR 基因无重排，EBER+。

（廖子君，师建国，陆建荣）

参考文献

[1] 刘利敏，赵雅桐，康劲松，等.非霍奇金淋巴瘤细胞病理学形态特征和免疫表型分析.临床血液学杂志，2011，24（8）：473−475.

[2] Dorfman DM, Pinkus GS. Distinction between small lymphocytic and mantle cell lymphoma by immunoreactivity for CD23. Mod Pathol, 1994, 7: 326−331.

[3] Harris NL, Jaffe ES, Stein H, et al. A revised European American classification of lymphoid neoplasms: a proposal from the international Lymphoma Study Group. Blood, 1994, 84: 1361 − 1392.

[4] Wasman J, Rosenthal NS, Farhi DC. Mantle cell lymphoma. Morphologic findings in bone marrow involvement. Am J Clin Pathol, 1996, 106: 196−200.

[5] 朱雄增，李小秋.解读 2008 年恶性淋巴瘤 WHO 分类−B 细胞淋巴瘤.临床与实验病理学杂志，2010，26（2）125−130.

[6] Oyama T, Yamamoto K, Asano N, et al. Age-related EBV-associated B-cell lymphoprolifera-tive disorders constitute a distinct clinicopathologic group: a study of 96 patients. ClinCancer Res. 2007; 13（17）: 5124−5132.

[7] Seth M, Cohen AC, Magdalena Petryk, et al. Non-Hodgkin's Lymphoma of Mucosa-Associated Lymphoid Tissue. The Oncologist, 2006, 11: 1100 − 1117.

[8] Wotherspoon AC, Ortiz-Hidalgo C, Falzon MR, et al. Helicobacter pylori associated gastritis and primary B-cell gastric lymphoma. Lancet, 1991, 338: 1175−1176.

[9] 朱梅刚主编.恶性淋巴瘤病理诊断学.广州：广东科学技术出版社，2003：143−145.

[10] Kinney M C, Kadin ME.The pathologic and clinical spectrum of anaplastic large cell lymphoma and correlation with ALK gene dysregulaion.Am J Clin Pathol, 1999, 111: s56−s67.

[11] Smith JL, Hodges E, Quin CT, et al. Frequent T and B cell ongoclones in histologically and immunophenotypically characterized angioimmunoblastic lymphadenopathy. Am J Pathol, 2000, 156（2）: 661−669.

[12] Weiss LM, Jaffe ES, Liu XF, et al. Detection and localization of Epstein-Barr viral genomes in angioimmunoblastic lymphadenopathy and angioimmunoblastic lymphadenopathy-like lymphoma. Blood, 1992, 79（7）: 1789−1795.

[13] Jackow CM, Cather JC, Hearne V, et al. Association of erythrodermic cutaneous T-cell lymphoma, superantIgen-positive staphylococcus aur- eus, and ongoclonal T-cell receptor V beta gene expansion. Blood, 1997, 89: 32−40.

[14] Dogan A, Attygalle AD, Kyriakou C. Angioimmunoblastic T-cell lymphoma. Br J Haematol, 2003, 121: 681−691.

[15] Kyasa MJ, Parrish RS, Schichman SA, et al.

Autoimmune cytopeniadoes not predict poor prognosis in chronic lymphocytic leukemia /small lymphocytic lymphoma. Am J Hematol，2003，74：1-8.

[16] Jackow CM，Cather JC，Hearne V，et al. Association of erythrodermic cutaneous T-cell lymphoma，superantIgen-positive staphylococcus aureus， and olIgoclonal T-cell receptor V beta gene expansion. Blood，1997，89：32-40.

[17] Baseggio L，Berger F，Morel D，et al. Identification of circulating CD10 positive T cells in angioimmunoblastic T-cell lymphoma. Leukemia，2006，20：296-303.

第 8 章

淋巴瘤免疫组织化学

目 录

第 1 节　免疫组织化学概论

1　基本概念

免疫组织化学（immunohistochemistry，IHC）是通过标记抗体与特异性抗原反应显色的组织化学法，即通过免疫学中抗原抗体结合反应，用特异性抗体（单克隆或多克隆）检测组织、细胞内相应的抗原物质，形成抗原-抗体复合物；此复合物上带有事先标记的标记物，通过与标记物相对应的检测系统，如酶底物显色反应可使之呈现某种颜色，从而可检测组织细胞内的抗原，以达到诊断、鉴别诊断和研究的目的。

免疫组织化学是应用抗原和抗体特异性结合的原理，检测细胞内多肽、蛋白质等大分子物质的分布。这种方法的特异性强、敏感度高、发展迅速、应用广泛，已成为目前生物学和医学众多学科的重要研究手段。

免疫组织化学又称免疫细胞化学，是指带显色剂标记的特异性抗体在组织细胞原位通过抗原抗体反应和组织化学的呈色反应，对相应抗原进行定性、定位、定量测定的一项新技术；它把免疫反应的特异性、组织化学的可见性巧妙地结合起来，借助显微镜（包括荧光显微镜、电子显微镜）的显像和放大作用，在细胞、亚细胞水平检测各种抗原物质（如蛋白质、多肽、酶、激素、病原体以及受体等）。

2　基本原理

免疫组织化学技术是用显色剂标记的特异性抗体在组织细胞原位通过抗原抗体反应和组织化学的呈色反应，对相应抗原进行定性、定位、定量测定的一项技术。

其方法是先将组织或细胞中的某些化学物质提取出来，以其作为抗原或半抗原去免疫小鼠等实验动物，制备特异性抗体，再用这种抗体（第一抗体）作为抗原去免疫动物制备第二抗体，并用某种酶（常用辣根过氧化物酶）或生物素等处理后再与前述抗原成分结合，将抗原放大。

由于抗体与抗原结合后形成的免疫复合物是无色的，因此，还必须借助于组织化学方法将抗原抗体反应部位显示出来（常用显色剂DAB显示为棕黄色颗粒）。通过抗原抗体反应及呈色反应，显示细胞或组织中的化学成分，在显微镜下可清晰看见细胞内发生的抗原抗体反应产物，从而能够在细胞或组织原位确定某些化学成分的分布、含量。

组织或细胞中凡是能作抗原或半抗原的物质，如蛋白质、多肽、氨基酸、多糖、磷脂、受体、酶、激素、核酸及病原体等均可用相应的特异性抗体进行检测。

3　临床意义

免疫组化是近十余年来迅速发展起来的一门新兴技术，由于免疫组织化学技术具有特异性强、灵敏度高及能将形态研究与功能、代谢研究有机地结合在一起的显著特点，因此，这门新技术从一诞生起就显示出了强大的生命力和广阔的应用前景。目前，利用肿瘤相关抗原（肿瘤分化抗原和肿瘤胚胎抗原），借以判断肿瘤的来源和分化程度，已被广泛运用于肿瘤研究和诊断。

利用免疫组织化学方法已经可以对许多常规方法难以判断其来源的肿瘤加以鉴别，如检测细胞骨架的中间丝（intermediate filament），其直径平均为10nm，介于微管和微丝之间。中间丝有五类，即神经原纤维、胶质原纤维酸性蛋白、结蛋白（desmin）、波形蛋白（vimentin）和角蛋白（keratin）。它们各有其生物化学和免疫学特性，并分别存在于不同类型的细胞中，故具有相对的特异性，可用来协助诊断相应的神经细胞、神经胶质细胞、横纹肌和平滑肌、间叶组织和上皮细胞来源的肿瘤；利用激素和激素受体的特异性结合，还可对乳腺癌等激素依赖性肿瘤的雌激素受体、孕激素受体的水平进行免疫组化测定。

近年来，随着抗原的提纯和抗体标记技术的改进，尤其是自20世纪70年代中期杂交瘤技术与单克隆抗体技术的引入，使制备的抗体具有高度的特异性；简便而敏感的免疫酶标技术能够用于普通培养细胞（株）、常规福尔马林固定石蜡包埋的组织切片、若干年前的存档标本等，从而使该技术在生物医学研究和临床病理学、微生物学诊断中，日益显示出巨大的实用价值。

3.1　确定细胞类型

通过特定抗体标记出细胞内相应抗原成分，以确定细胞类型。如角蛋白是上皮性标记，前列腺特异性抗原仅见于前列腺上皮，甲状腺球蛋白抗体是甲状腺滤泡型癌的敏感标记，而降钙素抗体是甲状腺髓样癌的特有标记；有些细胞（如表皮内朗格汉斯细胞、黑色素细胞、淋巴结内指突状和树突状网织细胞）光镜下不易辨认，但免疫组化标记（S-100蛋白等）能清楚显示其形态。

3.2　辨认细胞产物

利用某些细胞产物为抗原制备的抗体，可作为相应产物的特殊标记，如内分泌细胞产生的各种激素，大多数可用免疫组化技术标记出来，据此可对内分泌肿瘤做功能分类，检测分泌异位激素的肿瘤等。

3.3　明确瘤细胞分化程度

大多数标记物都有其特定的分布部位，如上皮细胞膜抗原（EMA）着色部位在细胞膜上，但分化差的乳腺癌细胞胞浆内亦可出现阳性颗粒；角蛋白的含量亦与分化程度有关，低分化或未分化癌含量较低、染色较弱。

3.4　判定病变性质

通过标记Ig轻链（κ、λ）可区分部分B细胞性淋巴瘤与B细胞反应性增生，前者常表达单一的Ig轻链（κ+/λ+），后者常为多克隆Ig轻链（κ+、λ+）。标记Bcl-2蛋白在区别滤泡型淋巴瘤和反应性滤泡增生上有相当的意义，在滤泡型淋巴瘤，90%以上肿瘤性滤泡细胞有Bcl-2的高表达；而在滤泡反应性增生时，滤泡反应中心的细胞不表达Bcl-2蛋白，而套细胞则表达。

3.5　发现微小转移灶

某些癌的早期转移有时与淋巴结内窦性组织细胞增生不易区别。用常规病理组织学方法要在一个组织中认出单个转移性肿瘤细胞或几个细胞是不可能的，而采用免疫组化方法（如用上皮性标志）则十分有助于微小（癌）转移灶的发现。

对转移性肿瘤亦可借助免疫组化标志寻找原发瘤，如骨组织内有前列腺特异性抗原阳性细胞，提示前列腺癌转移。

3.6　分析肿瘤起源或分化表型

一些来源不明的肿瘤长期争论不休，最后可通过免疫组化标记取得共识。如颗粒性肌母细胞瘤，曾被认为是肌源性的，但该肿瘤肌源性标记阴性，而神经性标记阳性，证明为神经来源（可能来自神经鞘细胞）。分化很差的肿瘤病理上常按细胞形态分为梭形细胞肿瘤、小圆细胞肿瘤等，通过多种标记的联合应用，也可能确定其来源。

3.7　确定肿瘤分期

判断肿瘤是原位还是浸润及有无血管、淋巴管侵袭与肿瘤分期密切相关。用常规病理方法判断有时是十分困难的，但用免疫组化法可获得明确结果。如采用层粘连蛋白和Ⅳ型胶原的单克隆抗体可清楚显示基底膜的主要成分，一旦证实上皮性癌突破了基底膜，就不是原位癌，而是浸润癌了，其预后差异很大；用第八因子相关蛋白、荆豆凝集素等显示血管和淋巴管内皮细胞的标记物则可清楚显示肿瘤对血管或淋巴管的浸润。对许多肿瘤的良恶性鉴别及有无血管或淋巴管浸润，这是主要的鉴别依据，同时亦有治疗及预后意义。

3.8　指导预后判定和治疗

免疫组化标记中与预后有关的标记大致可分为三类：

（1）类固醇激素受体

如雌激素受体、孕激素受体等，它们与乳腺癌的关系已被公认，性激素受体阳性者内分泌治疗效果较好，预后也较好；相似的结果也见于子宫内膜癌和卵巢癌。

（2）肿瘤基因标记

如癌基因C-erB-2、C-myc、p53蛋白等，在肿瘤中高度表达者，患者预后较差；而nm23蛋白高度表达者，肿瘤转移率较低，预后较好。

（3）细胞增殖性标记

如表皮生长因子受体（EGFR）、增殖细胞核抗原（PCNA）、Ki-67等，表达指数越高，表明其增殖越活跃，恶性度增高，预后不良，其中以淋巴瘤、乳腺癌较为明显；且在乳腺癌的研究中发现Ki-67、PCNA、EGFR阳性者，淋巴结转移率高，并与激素受体的表达呈负相关。

3.9　辅助疾病诊断和分类

人体的免疫性疾病，主要是自身免疫性疾

病，如肾小球肾炎、皮肤自身免疫性疾病等，可用免疫组化方法对组织细胞内的免疫球蛋白、补体、免疫复合物等进行检测以辅助诊断。某些疾病的分类或分型也是在免疫组化基础上建立的。内分泌肿瘤如垂体前叶腺瘤，根据其分泌功能可分为生长激素腺瘤、泌乳激素腺瘤等10型；胰岛细胞瘤的功能分类为胰岛素瘤、高血糖素瘤等6种；淋巴瘤根据瘤细胞表面标志不同，分为T细胞性、B细胞性。肾小球肾炎的免疫学分类亦需免疫组化或免疫荧光技术。

3.10 寻找感染病因

人体疾病的致病微生物中有的在常规病理检查中不易发现，尤其是病毒性致病微生物，由于其分子水平的结构，在细胞水平上难以发现，通过免疫组化方法则可明确发现病原体抗原部位以及定量，如巨细胞病毒（CMV）、人乳头状瘤病毒（HPV）、单纯疱疹病毒（HSV）、乙型肝炎病毒（HBV）等。

4 常用免疫组化方法

免疫组织化学的全过程包括抗原的提取与纯化，免疫动物或细胞融合，制备特异性抗体以及抗体的纯化，将显色剂与抗体结合形成标记抗体，标本的制备，免疫细胞化学反应以及呈色反应，观察结果。

免疫组织化学技术，根据染色方式可分为贴片染色、漂浮染色，根据Ag-Ab结合方式分为直接法、间接法、多层法，根据标记物的性质分为免疫荧光技术（免疫荧光法）、免疫酶标技术（酶标抗体法、桥法、PAD法、ABC法）、免疫金属技术（免疫铁蛋白法、免疫金染色法、蛋白A金法）。

常用标记物：荧光素中最常用的是异硫氰酸荧光素（fluorescein isothiocyanate，FITC），荧光显微镜下，呈绿色荧光；四乙基罗达明（rho-damine RB200），荧光显微镜下，发橙红色荧光；酶，如辣根过氧化物酶、碱性磷酸酶；生物素（biotin）；铁蛋白金等。

4.1 免疫荧光方法

是最早建立的免疫组织化学技术，它是利用抗原抗体特异性结合的原理，先将已知抗体标上荧光素，以此作为探针检查细胞或组织内的相应抗原，在荧光显微镜下观察。当抗原抗体复合物中的荧光素受激发光的照射后即会发出一定波长的荧光，从而可确定组织中某种抗原的定位，进而还可进行定量分析。由于免疫荧光技术特异性强、灵敏度高、快速简便，所以在临床病理诊断、检验中应用比较广。

4.2 免疫酶标方法

免疫酶标方法是继免疫荧光后，于20世纪60年代发展起来的技术。基本原理是先以酶标记的抗体与组织或细胞作用，然后加入酶的底物，生成有色的不溶性产物或具有一定电子密度的颗粒，通过光镜或电镜，对细胞表面和细胞内的各种抗原成分进行定位研究。

免疫酶标技术是目前最常用的技术，其优点是定位准确、对比度好，染色标本可长期保存，适合于光、电镜研究等。

免疫酶标方法的发展非常迅速，已经衍生出了多种标记方法，且随着方法的不断改进和创新，其特异性和灵敏度都在不断提高，使用也越来越方便。

目前在病理诊断中广为使用的当属PAP法、ABC法、SP法等。

4.2.1 PAP法

PAP（peroxidase anti peroxidase technique，过氧化物酶-抗过氧化物酶法）即过氧化物酶抗过氧化物酶复合物法，为免疫组化的一种常用而敏感的方法；其基本特征是将过氧化物酶与抗过氧化物酶抗体制备成以3个酶分子和2个抗酶抗体构成一个环形分子（PAP复合物），待免疫组化第一抗体反应后，用一能同时识别第一抗体和抗酶抗体的第二抗体（即连接抗体）作桥接反应，最后形成第一"抗体+连接+PAP复合物"的特异结合体，通过HRP反应，即可检测抗原的存在。其敏感性高，因为其预先制备的PAP复合物中，抗酶抗体为高效的纯化抗体。另外，PAP法要求第一抗体和抗酶抗体必须来源于同一种属（见图8-1）。

4.2.2 ABC法

ABC（avidin -biotin -peroxidase complex technique）法即抗生物素-生物素-过氧化物酶法。ABC法是Hsu等于1981年在BRAB法和LAB法的基础上改良的，其特点是利用抗生物素分别连接生物素标记的第2抗体和生物素标记的酶，其第1抗体不为标记物所标记，生物

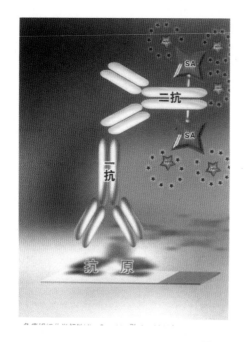

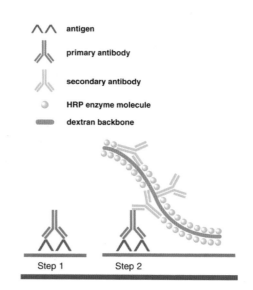

∧∧	antigen
	primary antibody
	secondary antibody
○	HRP enzyme molecule
▬▬	dextran backbone

图 8-1　免疫组化二步法

素标记的第 2 抗体与 ABC 复合物相连接。

　　ABC 复合物是将过氧化物酶结合在生物素上，再将生物素–过氧化物酶连接物与过量的抗生物素蛋白反应而制备的。

　　ABC 法的优点是敏感性强、特异性强、背景染色淡、方法简单、节约时间，并且由于生物素与抗生物素具有和多种示踪物结合的能力，可用于双重或多重免疫染色。

4.2.3　SP 法

　　SP 或 SAP 法（过氧化物酶标记的链霉卵白素或过氧化物酶标记的碱性磷酸酶染色）streptavidin/peroxidase or strepta –vidin/alkaline phosphatase）是在 ABC 法基础上的进一步改良，使卵白素与链霉（非生物素）结合，而后再结合 PO。

　　SP 法即采用生物素标记的第 2 抗体与链霉菌抗生物素蛋白连接的碱性磷酸酶及底物色素混合液来测定细胞或组织中的抗原。PA 是一种金黄色葡萄球菌细胞壁分离的蛋白质，它能与各种动物的 IgG 的 FC 段结合，在免疫组化中可作为桥抗体或标记抗体。最大的优点是不受种属的特异性限制，还具有染色时间短、灵敏度高、背景染色淡等优点，分子量小，易于穿透组织。现在，SP 法已趋于取代 ABC 法而广为应用。

5　免疫胶体金技术

　　免疫胶体金技术是以胶体金这样一种特殊的金属颗粒作为标记物。胶体金是指金的水溶胶，它能迅速而稳定地吸附蛋白，对蛋白的生物学活性则没有明显的影响。因此，用胶体金标记一抗、二抗或其他能特异性结合免疫球蛋白的分子（如葡萄球菌 A 蛋白）等作为探针，就能对组织或细胞内的抗原进行定性、定位，甚至定量研究。

　　由于胶体金有不同大小的颗粒，且胶体金的电子密度高，所以免疫胶体金技术特别适合于免疫电镜的单标记或多标记定位研究。由于胶体金本身呈淡至深红色，因此也适合进行光镜观察。如应用银加强的免疫金银法则更便于光镜观察。

6　流式细胞免疫表型分析

　　近年来，流式细胞术（FCM）的应用越来越广泛，流式细胞免疫表型分析已经成为最常用的检查项目。

　　FCM 可通过多参数分析异质性细胞群的免疫表型，从双参数分析外周血细胞到参数以上分析骨髓细胞膜、细胞浆和细胞核等多种抗原成分，涉及临床多种疾病的诊断、治疗与预后等诸方面。

白血病和淋巴瘤的免疫表型分析、微小残留白血病细胞的免疫检测是血液肿瘤的形态学诊断与监测的重要补充和深化；血液淋巴细胞免疫表型分析与免疫细胞亚群绝对计数是评价机体免疫功能、诊断与监测免疫性疾病的重要手段，精确计数外周血造血干/祖细胞的数量，是判断最佳采集时机、成功进行造血干细胞移植的关键。

第 2 节　B 淋巴细胞

1　B 细胞的发育过程

抗原 B 细胞与其他血细胞一样，也是由骨髓内多能干细胞分化而来。过去曾认为 T 和 B 细胞可能来自共同的淋巴样干细胞，但迄今对其分化途径、分化部位以及其特异的表面标志尚未明确，有待进一步研究。

已证明，B 细胞在骨髓内的发育，可经过祖 B 细胞（pro-B）、前 B 细胞（pre-B）、不成熟 B 细胞（immature B）及成熟 B 细胞（mature B）几个阶段。成熟 B 细胞释放至周围淋巴组织，构成 B 细胞库，在此阶段经抗原刺激后，可继续分化为合成和分泌抗体的浆细胞，即抗原依赖的分化阶段。

B 细胞在骨髓内分化各阶段的主要变化为免疫球蛋白基因的重排和膜表面标志的表达。B 细胞在发育分化过程中，同样亦经历选择作用，以除去非功能性基因重排 B 细胞和自身反应性 B 细胞，形成周围成熟的 B 细胞库。非依赖阶段，B 细胞在骨髓微环境或胚肝环境中的发育需经历阳性选择和阴性选择，通过这两次选择，约 75% 的 B 细胞经历凋亡过程；只有少量经历功能性免疫球蛋白基因重排的 B 细胞进入外周淋巴器官。

早祖 B 细胞阶段，首先发生 Ig 重链 DHJH 的重排；晚祖 B 细胞阶段，开始编码无 V 片段基因产物的 μ 链，轻链仍处于胚系（germ line）状态，但出现替代轻链。

晚期前 B 细胞阶段，前受体对 B 细胞分化早期起着十分重要的作用，它介导的信号可导致细胞大量增殖、RAG-1/RAG-2 的表达短暂下调、上述重排终止。此阶段若重链与轻链的

基因重排发生错位时，这些细胞将发生凋亡。

不成熟 B 细胞阶段，这个阶段的 B 细胞表面最早表达 sIgM 分子。此时若受到抗原的刺激，易致膜受体交联而产生负信号，使 B 细胞不能进一步分化成熟。这可能是自身反应性 B 细胞克隆发生流产，形成 B 细胞耐受性的机制之一。

成熟 B 细胞阶段，调控 Ig 基因重排及转录的一些胞内蛋白，参与调控 Ig 基因重排的胞内蛋白也与 B 细胞分化阶段相一致的顺序改变，包括重组活化基因 1/2（recombination activation gene 1 and 2，RAG1/2）、末端脱氧核苷酸转移酶（terminal deoxynucleotidyl transferase，TdT）、E2A 及 Id 基因、转录因子 B 细胞特异性活化蛋白（BSAP）、Oct-2 及 NF-κB 等转录因子。

B 细胞特异性活化蛋白（BSAP）由 Pax5 基因编码，参与 CD19 的转录调控。

B 细胞在骨髓成熟后，迁移至各个外周淋巴器官，构成外周 B 细胞库。这些大多是未接触过抗原的"处女"细胞。当接受抗原后可发生活化、增殖，大部分分化为浆细胞，小部分停止分化为记忆性 B 细胞。

接受抗原刺激后的活化 B 细胞，大量增殖，并经历体细胞突变、亲和力成熟和 Ig 同型转换等过程。

2　B 细胞分化发育的微环境

骨髓造血微环境（hemopoietic inductive microenviroment，HIM）是 B 细胞分化发育的重要场所，由造血细胞以外的基质细胞（stroma cell）及其分泌的细胞因子和细胞外基质（extracellular matrix，ECM）组成。基质细胞可包括巨噬细胞、血管内皮细胞、纤维母细胞、前脂肪细胞、脂肪细胞等；由间质细胞分泌的纤粘连蛋白、胶原蛋白及层粘连蛋白等形成细胞外基质，此外还可合成和分泌众多的细胞因子。HIM 的作用主要是通过细胞因子调节造血细胞的增殖与分化，通过黏附分子可使造血细胞与间质细胞相互直接接触，有利于造血细胞的定位和成熟细胞的迁出（见图 8-2）。

细胞因子中 IL-11 和 CSF 是造血干细胞向未定向祖 B 细胞分化所必需的细胞因子，IL-7 是祖 B 细胞（pro B）和前 B 细胞（pre B）的

表 8-1 B 细胞分化特征

	Pro-B	Pre-B	不成熟 B	成熟 B	浆细胞
抗原依赖	-	-	+	+	-
基质细胞依赖（配体？）	+	+	-	-	-
H 链 V 基因重排	-	DJ→VDJ	VDJ	VDJ	-
H 链蛋白	μ-	μ+	μ+	μ+δ+	+
L 链蛋白	κ-λ-	κ-λ-	κ+或 λ+	κ+或 λ+	+
Vpre-β/γ5 蛋白	+	+	±	+	-
sIgM	-	-	+	+	-
sIgD	-	-	-	+	-
thy-1	+	-	-	-	-
B200	+	+	+	+	-
TdT	+	-	-	-	-
mb-1（CD79a）	+	+	+	+	-
B29（CD79b）	-	+	+	+	-
CD19	+	+	+	+	-
CD21	-	-	-	+	-
PCA-1	-	-	-	-	+

生长因子。Kee 发现，IL-11+IL-7+CSF 三种细胞因子在无基质细胞的条件下，即可诱导干细胞分化为浆细胞。

3 B 细胞活化和生发中心的形成

B 细胞活化和生发中心的形成分 3 个阶段，即中央母细胞阶段、中央细胞阶段及记忆性/效应性 B 细胞阶段（见图 8-3）。

4 B 细胞亚群

一般可将外周静止 B 细胞分为两群细胞，分别称为 B1 和 B2 细胞，B1 细胞在个体发生、表型、分布及功能上都与 B2 有明显的不同。

胚胎干细胞分化为 B2 细胞者，在骨髓发育，分布外周淋巴器官。分化为 B1 细胞者，定位于大网膜、胸腔及肠黏膜固有层，具有自我增殖的能力。

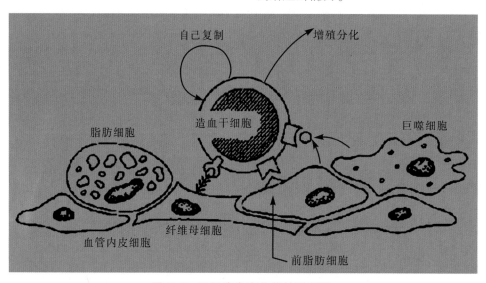

图 8-2 B 细胞发育分化的微环境

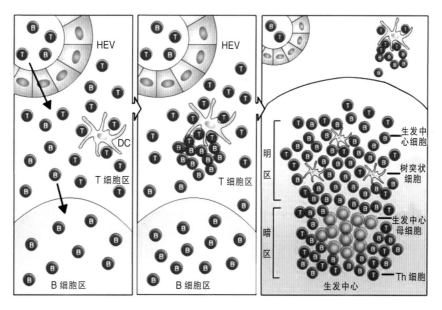

图 8-3　B 细胞的激活及生发中心的形成

B1 的分布，胚胎期为大网膜和肝脏，新生儿期为脾脏、腹腔，成年期为腹腔及胸腔。另外，B1 细胞主要在胚胎期及新生期内出现，随后为逐渐增多的 B2 细胞代替。胚胎的脾脏绝大多数为 CD5$^+$细胞，成年后仅有 10%~25%。

根据细胞表面有无 CD5 分子，B1 细胞可分为 B1a 和 B1b（见表 8-2）。

5　B 细胞的表面标志

B 细胞重要膜分子为 B 细胞抗原识别受体（BCR），即 SmIg（surface membrane immunoglobulin）；B 细胞特异标志有 Igα、Igβ（CD79a、CD79b）相当于 CD3；BCR 复合物，胞浆区尾部含有 ITAM（见图 8-4 和图 8-5）。

BCR 识别抗原特点为游离抗原，空间构像表位，无 MHC 限制性。

B 细胞活化辅助受体，由 CD19、CD20、CD21、CD81、Leu13 5 种成分组成，促进 B 细胞活化。

CD19、CD20、CD21 是 B 细胞共同抗原，CD21 即 CR2，亦是 EB 病毒受体；CD80、CD86（B7-1、2）协同刺激 T 细胞活化，CD40 促 B 细胞生长和记忆细胞产生；补体受体、IgFc 受体和细胞因子受体，促进 B 细胞活化、增殖与分化。

5.1　B 细胞抗原识别受体

B 细胞抗原识别受体（BCR）与 T 细胞受体（TCR）一样，亦是由复合分子组成，即由特异识别抗原的分子信号转导分子组成的 BCR 复合分子。

BCR 识别抗原分子早已证明是由 B 细胞表面免疫球蛋白分子（surface immunoglobulin，sIg）组成，它是由两条相同的重链 (H) 和两条相同的轻链 (L) 构成的 4 肽链分子。sIg 均为

表 8-2　B1a、B1b 和 B2 细胞亚群的表型

表面标记	B1a	B1b	B2
IgM	+++	+++	+
IgD	+/-	+/-	+++
CD5	+	-	-
CD11	+	+	-
CD23	-	-	+
CD44	+	+	-
MHC Ⅱ	+++	+++	++

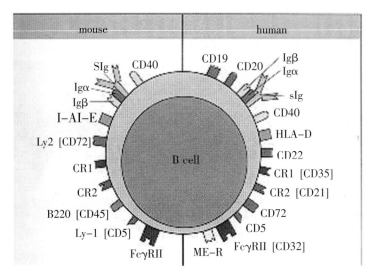

图 8-4　人、小鼠 B 细胞表面标记

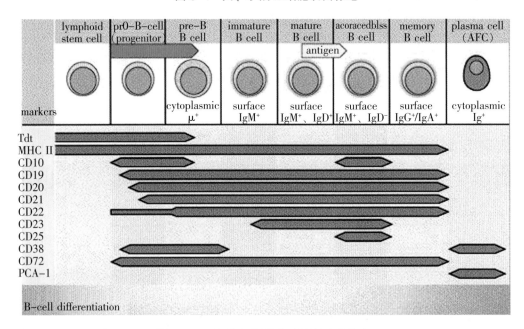

图 8-5　B 细胞不同分化阶段的表面标记

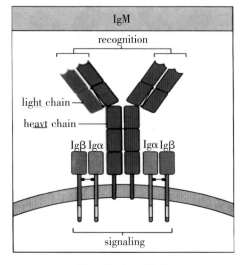

图 8-6　Ig 结构图

单体结构，在正常人外周血中多数 B 细胞可同时表达 sIgM 和 sIgD，少数 B 细胞只表达 sIgG、sIgA 或 sIgE。sIg 是鉴别 B 细胞的主要特征，可用荧光素标记的抗 Ig 抗体检测 B 细胞（见图8-6）。

近年的研究证明，BCR 还存在另一组分子，是由二硫键连接的异二聚分子组成，称之为 sIgα 和 Igβ 链（分别命名为 CD79a 和 CD79b）。它们的分子结构相关，是由 Ig 超家族基因 mb-1 和 B29 分别编码的糖蛋白分子，它们的功能与信号转导有关，与 TCR 中 CD3 分子的作用相似。

BCR 可识别可溶性蛋白抗原分子，它识别的表位是构像决定簇，这一特性与 TCR 明显不同。B 细胞经 BCR 对抗原的摄取、加工和提呈作用，通过信号转导可引起胞浆内一系列生化变化及核内基因的活化、增殖、分化、不应答或诱导细胞程序性死亡（见图 8-3）。

5.2 Fc受体

许多免疫细胞表面都有 Fc 受体，它是结合免疫球蛋白 Fc 段的分子结构。结合不同类别 Ig 的 Fc 受体，其性质各异，细胞上 FcR 的类型和数目亦是不固定的。

大多数 B 细胞表面具有 IgG Fc 受体 Ⅱ（FcrR），能与 IgG Fc 段结合。活化 B 细胞此受体密度明显增高，分化至晚期又下降。FcrR 可与免疫复合物结合，有利于 B 细胞对抗原的捕获和结合，以及 B 细胞的活化和抗体产生。如将鸡红细胞（E）与其 IgG 抗体（A）结合形成的复合物与 B 细胞混合后，可见 B 细胞周围有红细胞黏附形成的花环，称为 EA 花环，亦是检测 B 细胞的一种方法。

近年发现在活化 B 细胞表面可具有 IgE Fc 受体（FcrR Ⅱ）即 CD23 分子，它是一种 B 细胞生长因子受体，可能对 B 细胞分化增殖有重要作用。

5.3 补体受体（CR）

大多数 B 细胞表面有能与 C3b 和 C3d 结合的受体，分别称为 CR Ⅰ 和 CR Ⅱ（即 CD35 和 CD21）。CR Ⅰ 主要见于成熟 B 细胞，活化 B 细胞其密度明显增高，但进入分化晚期又下降。CR 可与抗原和抗体及补体形成的免疫复合物结合，促进 B 细胞的活化，CR Ⅱ 亦是 EB 病毒的受体。

5.4 细胞因子受体

活化 B 细胞可表达多种细胞因子受体，如 IL-1、IL-2、IL-4、IL-5 以及 IFN-γ 等受体，与相应因子结合可促进 B 细胞的增殖和分化。

5.5 丝裂原受体

B 细胞表面的丝裂原受体与 T 细胞不同，因此刺激 B 细胞转化的丝裂原亦不同。如用美洲商陆（PWM），或脂多糖与外周血淋巴组织共同培养时，B 细胞相应受体可与之结合而被激活，并进行增殖分化为淋巴母细胞，称为 B 细胞有丝分裂原反应，亦称淋巴细胞转化试验，可用于对 B 细胞的功能检测。

5.6 主要组织相容性抗原

B 细胞发育未成熟时，已表达 MHC Ⅱ 类分子，活化 B 细胞 MHC Ⅱ 类分子表达明显增多。MHC Ⅱ 类分子能增强 B 和 T 细胞间的黏附作用，同时亦是提呈抗原的分子。MHC Ⅱ 类分子交联与信号转导有关，可促进 B 细胞活化。近年证明超抗原可与 MHC Ⅱ 类分子有高亲和性，亦与促进 B 细胞的活化有关。

5.7 B细胞分化抗原

近年来，应用单克隆抗体鉴定出存在于 B 细胞表面的特有抗原分子，而不存在于其他免疫细胞上。这些抗原可表达于 B 细胞发育分化的不同阶段，故称为分化抗原，对 B 细胞的分化和鉴定具有重要意义。

通过对 CD 分子的结构与功能研究，表明这些分子不仅是 B 细胞的特异表面标志，而且具有重要的生理功能。实验证明，B 细胞的活化，除了由 BCR 与其相应抗原结合后提供活化的起始信号外，还需由其表面的辅助分子与其相应配体分子结合后，提供协同刺激信号，才能使 B 细胞处于活化状态，即 B 细胞的活化与 T 细胞一样，也是由双信号介导。

目前已发现有一系列辅助分子参与这一过程，它们是 CD19、CD21、CD20、CD22、CD40 及 CD45 等分子。这些分子对 B 细胞的活化、增殖、分化或耐受体形成都具有重要作用（见表 8-3）。

6 CD5⁺B细胞的生物学特性

根据 B 细胞表型的不同，目前可将 B 细胞分为两个亚类。最初认为，Ly-1（CD5）抗原是小鼠 T 细胞的表面标志，但以后发现在一部分 B 细胞群中其表面也可表达 Ly-1 抗原，即 Ly-1⁺（Leu-1⁺，CD5⁺）B 细胞，即 B1 细胞；而另一亚类 B 细胞，其表型则为即 Ly-1⁻（Lun-1⁻，CD5⁻）B 细胞，即通常 B 细胞，称之为 B2 细胞。

CD5⁺B 细胞比通常 B 细胞（CD5⁻）出现早。新生期小鼠脾细胞及腹腔中 CD5⁺B 细胞约占 30%，随着鼠龄的增长而减少。成年鼠腹腔 CD5⁺B 细胞占 20%~40%，脾只占 1%~2%，而在末梢血、淋巴结及骨髓内未发现，故正常小鼠 CD5⁺B 细胞主要存在于腹腔中。

表 8-3　参与 B 细胞信号转导的主要 CD 分子

CD	分子量（kD）	化学性质	表达细胞	功能
CD19	95	糖蛋白	前 B 细胞	B 细胞活化调节
			成熟 B 细胞	B 细胞发育调节
CD20	35	糖蛋白	前 B 细胞	B 细胞活化、增殖、分化
			成熟 B 细胞	
CD21	145	糖蛋白	成熟 B 细胞	B 细胞活化调节
				B 细胞发育调节
CD22	135	糖蛋白	成熟 B 细胞	B 细胞活化调节
CD40		糖蛋白	成熟 B 细胞	B 细胞增殖、分化调节
CD45	180~220	糖蛋白	成熟 B 细胞	B 细胞活化调节

人胎脾细胞 CD5⁺B 细胞可占 90%，但随年龄增长而减少。

CD5⁺B 细胞与通常 B 细胞可能存在不同分化途径，其前驱细胞骨髓内不存在，胎儿期可能由大网膜内前驱细胞产生。分化后前驱细胞供给停止，但其自身有再生能力，借以维持其细胞库。

CD5⁺B 细胞与通常 B 细胞的表面标志也不同，CD5⁺B 与通常 B 细胞比较，CD45R 抗原呈弱阳性，sIgM 强阳性，sIgD 弱阳性。腹腔 CD5⁺B 其 Mac-1⁺、CD23⁺为特征而通常 B 细胞为 Mac-1⁺、CD23⁻。

通常 B 细胞（CD5⁻）一般受外来抗原刺激，经活化、克隆扩增，发生体细胞突变，产生高亲和性特异性抗体；而 CD5⁺B 细胞对外源抗原只产生有限的应答，主要对一些自身抗原产生应答，其应答特征是不依赖 T 细胞的，其产生的抗体也无亲和性。故 CD5⁺B 细胞产生的抗体为低亲和性和多反应性的 IgM 型自身抗体及一些天然抗体。

CD5⁺B 细胞是 IgM 型自身抗体的主要产生细胞，它可能形成自身反应细胞库，与自身免疫病的发生有关。

第 3 节　T 淋巴细胞

1　T 细胞在胸腺的分化

淋巴干细胞早期即在胸腺内开始分化，应用小鼠胸腺细胞实验模型研究表明，在胚胎 11~12 天淋巴干细胞已进入胸腺，在胸腺微环境的影响下胸腺细胞迅速发生增殖和分化。

1.1　分化、成熟因素

诱导 T 淋巴细胞在胸腺内分化、成熟的主要因素，包括：

（1）胸腺基质细胞（thymusstromalcell, TSC）通过细胞表面的黏附分子直接与胸腺细胞相互作用，其中胸腺中的"抚育细胞"（nurse cell）对于 T 细胞的成熟和分化可能起着重要的调节作用。

（2）胸腺基质细胞分泌多种细胞因子（如 IL-1、IL-6 和 IL-7）和胸腺激素（如胸腺素、胸腺生成素）诱导胸腺细胞分化。

（3）胸腺细胞自身分泌多种细胞因子（如 IL-2、IL-4）对胸腺细胞本身的分化和成熟也起着重要的调节作用。

此外，胸腺内上皮细胞、巨噬细胞和树突状细胞对于胸腺细胞分化过程中的自身耐受、MHC 限制以及 T 细胞功能性亚群的形成起着决定性作用。研究表明，胸腺中的 T 细胞对于胸腺基质细胞的发育和功能同样是必不可少的。

1.2　TCR 表达

（1）功能性 TCR 的表达

应用胚胎小鼠实验系统研究发现，胚胎发育后期的胸腺细胞才有完整的 TCRα 链和 β 链基因重排，并转录为功能性的 α 链和 β 链。功能性 TCR 表达使 T 细胞具有识别抗原多肽片段/MHC 复合物的功能，并形成克隆分布 T 细胞抗原识别受体库。

（2）TCR/CD3 复合体的表达

胸腺内的前胸腺细胞（pre-thymocytes pre-T）多数表现为 CD3 阴性，在胸腺皮质中只有部分 T 细胞为 CD3 阳性，而胸腺髓质细胞均为 CD3 阳性。随着胸腺细胞的逐渐分化和成熟，TCRα 和 β 链（或 γ 和 δ 链）以及 CD3 分别得到表达，并组成 TCR/CD3 复合体，其中 TCR 能特异性地识别抗原，CD3 分子与信号转导（signal transduction）有关。

2 T细胞标记

T 祖细胞（pro-T）的表型为 CD34+、TdT+、CD10+、CD7+，未成熟 T 细胞标志 CD3、CD4 和 CD8。

在 T 细胞发育过程中，CD7 是最早出现的 T 细胞标志，且贯穿表达在整个 T 细胞分化发育过程中。

胸腺细胞要分化发育为有功能的成熟 T 细胞，细胞表面标志需经历一定的变化过程。从 CD7+、CD2-、CD3-、CD4-、CD8-、TCR- → CD7+、CD2+、CD3+、CD4-、CD8-、TCR-（即 CD4、CD8 双阴性）→ CD7+、CD1+、CD2+、CD3+、CD4+、CD8+、TCR+（即 CD4、CD8 双阳性），最后发育成 CD7+、CD2+、CD3+、CD4+、CD8-、TCR+ 和 CD7+、CD2+、CD3+、CD4-、CD8+、TCR+ 单阳性的两群成熟胸腺细胞，然后进入外周淋巴器官和血液，执行免疫功能（见表 8-4）。

3 功能性T细胞亚群抗原

3.1 Thy-1抗原

Thy-1 抗原是 1964 年用血清学方法鉴定的小鼠 T 淋巴细胞的同种异体抗原，是小鼠全 T 细胞标志，但与 CD2 和 CD3 的结构不同，为 GPI 连接分子，25~35kDa，已命名为 CDw90。

不同 T 细胞亚群，Thy-1 抗原密度不同。外周神经组织、脑组织、纤维母细胞、上皮细胞和胎鼠骨骼肌表面亦有 Thy-1 抗原，但膜表面 Ig 阳性的 B 细胞缺乏这种抗原。用抗 Thy-1 加补体除去 Thy-1 阳性细胞可使 T 细胞应答完全丧失。

在 T 细胞分化过程中，调节 Thy-1 分子的表达可能与细胞与细胞之间相互作用有关。Thy-1 与神经细胞黏附有关，并可能在免疫系统与神经系统的联系中起作用。在 T 细胞分化过程中，Thy-1 首先表达在小鼠胸腺皮质区迅速分裂的考地松敏感细胞，皮质胸腺细胞 Thy-1 密度高，在髓质区具有免疫潜能 T 细胞的 Thy-1 密度降低，外周血 T 细胞表面此抗原密度相对较低。裸鼠少部分脾细胞亦有低密度 Thy-1，提示 T 细胞前体具有 Thy-1 抗原，可能相当于成鼠骨髓中低密度 Thy-1 阳性细胞。

小鼠 Thy-1 有 112 个氨基酸残基，有 2 个等位基因，所编码的抗原分别命名为 Thy-1.1 和 Thy-1.2，两者仅在第 89 位氨基酸有差别，Thy-1.1 是精氨，酰胺酸，Thy-1.2 是谷氨酰胺。Thy-1 氨基酸组成与免疫球蛋白恒定区和 β 微球蛋白有高度的同源性，同属于免疫球蛋白超家族。

3.2 TL抗原

胸腺白血病抗原（thymus-leukemia antigen，TL 或 TLa）是一类同种异体抗原，仅表达于某些白血病和不成熟的 Thy-1 阳性胸腺细胞，为

表 8-4 T 细胞的免疫表型

	胸腺祖细胞	胸腺细胞	成熟 T 细胞
CD1		+	
CD2		+	+
CD3			+
cCD3	+	+	
CD4		+	+
CD5		+	
CD6		+	
CD7	+	+	+
CD8		+	+
TdT	+	+	

早期分化抗原。

TL 抗原与小鼠 H-2K、H-2D 和 H-2L 抗原的结构相似。正常不成熟的胸腺细胞表面只出现 TL1、TL2、TL3、TL5 和 TL6 等 5 个表型，TL4 仅出现在白血病胸腺细胞上。TL 与人的 T6/Leu6 是同类物，属 CD1。

4 T细胞在胸腺中的选择

成熟的、有功能的 T 细胞必须经过在胸腺中阳性选择和阴性选择，主要组织相容性复合物（MHC）抗原在这两种选择中起着关键的作用。

4.1 阳性选择

若一个双阳性细胞表面能与胸腺皮质上皮细胞表面 MHC Ⅰ 类或 Ⅱ 类分子发生有效结合，则可能被选择而继续发育，否则会发生程序性的细胞死亡（programmed cell death）。MHC Ⅰ 类分子选择 CD8 复合受体（co-receptor），而使同一个双阳性细胞表面 CD4 复合受体减少；MHC Ⅱ 类分子选择 CD4 复合受体，而使 CD8 受体减少。这种选择过程赋予成熟 CD8/CD4·T 细胞具有识别抗原多肽片段与自身 MHC Ⅰ 类分子复合物的能力，CD4/CD8·T 细胞具有识别抗原多肽片段与自身 MHC Ⅱ 类分子复合物的能力，成为 T 细胞 MHC 限制现象的基础。

4.2 阴性选择

经过阳性选择后的 T 细胞还必须经过一个阴性选择过程，才能成为成熟的、具有识别外来抗原的 T 细胞。位于皮质与髓质交界处的树突状细胞（dendritic cell，DC）和巨噬细胞表达高水平的 MHC Ⅰ 类抗原和 Ⅱ 类抗原，自身抗原成分与 DC 或巨噬细胞表面 MHC Ⅰ 类或 Ⅱ 类抗原形成复合物。

经过阳性选择后的胸腺细胞如能识别 DC 或巨噬细胞表面自身抗原与 MHC 抗原复合物，即发生自身耐受（self-tolerance）而停止发育，而不发生结合的胸腺细胞才能继续发育为 CD4⁺CD8⁻或 CD4⁻CD8⁺单阳性细胞，离开胸腺迁移到外周血液中去。

5 成熟T细胞的膜表面分子

T 细胞表面有多种膜表面分子，这是 T 细胞识别抗原与其他免疫细胞相互作用、接受信号刺激等的分子基因，亦是鉴别和分离 T 细胞和 T 细胞亚群的重要依据。

T 细胞膜表面分子主要有白细胞分化抗原（CD）、主要组织相容性抗原（MHC）以及各种膜表面的受体。

5.1 主要分化抗原群

5.1.1 CD2 分子

CD2 分子表达于全部人 T 细胞以及 NK 细胞表面，人 T 细胞表面的 CD2 分子即为绵羊红细胞受体（erythrocyte receptor，ER）。在一定的体外实验条件下，绵羊红细胞可与 T 细胞 CD2 分子结合，形成玫瑰花，称 E 花环形成试验（rosette formation test），为一种细胞免疫功能的检测方法。

用单克隆抗体研究证明，CD2 分子上存在着功能不同的表位，即 T111、T112 和 T113。

T111 为与绵羊红细胞结合的表位，抗 T111McAb 可使 E 花环形成，T111 与一种称为淋巴细胞功能相关抗原 3（lymphocyte function associated antigen-3，LFA-3）结合，可能与早期胸腺细胞的增殖和分化有关，亦参与细胞间相互识别和黏附作用。

T112 与绵羊红细胞结合无关，表达在静止 T 细胞上。

T113 是 T 细胞活化 CD2 分子构型变化暴露出来的表位。

5.1.2 CD3 分子

CD3 分子表达在人全部 T 细胞上，是鉴定 T 细胞的重要标记。CD3 分子是由 γ、δ、ε 和 η 等几种多肽链组成，并与 T 细胞识别抗原受体形成 TCR/CD3 复合物。其中 TCR 特异性识别抗原，而 TCR 与抗原结合后所产生的活化信号是由 CD3 分子传递到 T 细胞内部。

5.1.3 CD4 分子

CD4 分子分布在 T 细胞的辅助细胞诱导亚群和抑制细胞诱导亚群（helper inducer/suppressor inducer）表面，在 T 细胞亚群的鉴别中具有重要意义。

CD4 分子在胞膜外有 4 个结构域，其中第一结构域是人类免疫缺陷病毒（HIV）外壳蛋白 gp120 识别的部位，因此 CD4 分子是引起人类艾滋病 HIV 的受体。

由于 CD4 阳性 T 细胞具有重要的免疫功

能，HIV 感染 CD4 阳性 T 细胞后细胞数量明显减少，功能降低，是发生获得性免疫缺陷综合征（acquired immuno deficiency syndrome，AIDS）的主要原因。

CD4 分子可与抗原提呈细胞表面的 MHC Ⅱ类抗原非多态部分相结合，协助 Th 细胞识别 APC 细胞表面外来抗原与 MHC Ⅱ类抗原的复合物。

5.1.4　CD8 分子

CD8 分子由 α、β 两条链组成，常用的 CD8 单克隆抗体，如 OKT8、Leu2 等是识别 CD8 分子的 α 链。

CD8 分子分布在抑制性 T 淋巴细胞（suppressor T lymphocyte，Ts）和杀伤性 T 淋巴细胞（cytotoxic T lymphocyte，CTL 或 Tc）表面，在鉴别 T 细胞亚群中有重要的作用。

CD8 分子可与 MHC Ⅰ类抗原非多态部分相结合。Tc 杀伤病毒感染靶细胞时，Tc 必须同时识别外来抗原（如病毒抗原）和靶细胞上 MHC Ⅰ类抗原的复合物。

5.2　主要组织相容性复合物抗原

T 细胞胞膜上表达的 MHC 抗原Ⅰ类和Ⅱ类抗原，其中 MHC Ⅰ类抗原表达在所有发育阶段的 T 细胞表面，静止 T 细胞无 MHC Ⅱ类抗原，但 T 细胞活化后即可表达。

5.3　膜表面受体

5.3.1　T 细胞受体

T 细胞受体（T cell receptor，TCR）为 T 细胞特异性识别抗原的受体。成熟 T 细胞功能性的 TCR 大多由 α 和 β 两条肽链所组成，称为 TCRαβ，少部分为 TCRγδ。

与免疫球蛋白轻链和重链的结构相类似，TCR 的 α 和 β 链各有一个靠近 N 端的可变区（V 区）和靠近胞膜的恒定区（C 区）。

由于 α 和 β 链是由 V-J-C 及 V-D-J-C 基因片段重排后所编码的，因此不同的 T 细胞克隆 TCR 的氨基酸组成和排列不同，所识别抗原的特异性亦不同，形成了 T 细胞识别抗原的多样性。

5.3.2　病毒受体

CD4 分子胞膜外第一个结构区是 HIV 包膜 gp120 的受体，因此 HIV 具有选择性感染 CD4 阳性 T 细胞，导致获得性免疫缺陷综合征。此外，人类嗜 T 淋巴细胞逆转录病毒（human T lympho tropicretro virus，HTLV）或称人 T 细胞白血病毒（human T cell leukemia virus，HTLV）主要感染人 T 细胞，与人类 T 细胞白血病发病有关。

5.3.3　致有丝分裂原受体

致有丝分裂原（mitohen）是指能刺激细胞发生有丝分裂的物质。在免疫学中，主要是指刺激多克隆淋巴细胞增殖的物质。

不同的致有丝分裂原对 T 细胞和 B 细胞的作用有很大差别。常用的诱导 T 细胞发生增殖的致有丝分裂原有刀豆素 A（concanavalin A，ConA）、植物血凝素（phytohemagglutinin，PHA）和 PWM。

在临床上常用 PHA 来刺激人外周血的 T 细胞，观察 T 细胞增殖的程度，称为淋巴细胞转化试验（lymphocyte transformation test），是一种细胞免疫功能的体外检测方法。被转化的淋巴细胞表现为细胞体积增大，胞浆增多，细胞核着色变浅，疏松，可见到核仁。

外源凝集素（lectin）是指来自植物种子中可与某些糖和寡糖特异性结合的蛋白质，大多数外源凝集素分子含有 2 个或 4 个同源亚单位，可与细胞膜表面的糖或寡糖结合而凝集细胞。许多外源凝集素，如 PHA、ConA 和 PWM 等可作为致有丝分裂原，在免疫学中广泛用于刺激淋巴细胞的增殖。

5.3.4　细胞因子受体

多种细胞因子可作用于 T 细胞，这是由于 T 细胞表面表达有多种细胞因子的受体（cytokine receptor，CKR），如白细胞介素-1 受体（IL-1R）、IL-2R、IL-3R、IL-4R、IL-6R、IL-7R、IL-8R、IL-9R、IL-12R、IL-αR、G-CSFR 和 TGF-βR 等。

静止和活化 T 细胞表面细胞因子受体的数目以及亲和力可有很大差别，如静止 T 细胞 IL-2R 表达 β 链，T 细胞活化后可同时表达 IL-2R 的 α 链，并与 β 链、γ 链组成与 IL-2 结合的高亲和力受体。

T 细胞表面还具有多种内分泌激素、神经递质和神经肽等的受体，如生长激素、雌激素、甲状腺素、肾上腺皮质激素、肾上腺素、前列腺素 E、胰岛素等激素受体，内啡肽、脑啡肽、P 物质等神经肽受体，5-羟色胺、多巴胺等神经递质受体。免疫细胞表面的激素、神经肽和神经递质受体是机体神经内分泌免疫网络中的一个重要环节。

6 T细胞亚群

应用 CD4 和 CD8 单克隆抗体可将外周淋巴器官或外周血中的 T 细胞分为 $CD4^+CD8^-$ 和 $CD4^-CD8^+$ 两个主要的亚群。

6.1 CD4阳性细胞群

应用 Th 细胞克隆培养技术和细胞因子产生的不同，已发现小鼠 CD4 阳性细胞群是一个不均一的亚群，可分为 Th1 和 Th2。

Th1 细胞能合成 IL-2、IFN-γ、LT、IL-3、TNF-α 和 GM-CSF，但不能合成 IL-4、IL-5、IL-6、IL-10 和 IL-13；而 Th2 能合成 TNF-α、IL-3、GM-CSF、IL-4、IL-5、IL-6、IL-10（细胞因子合成抑制因子，CSIF）和 IL-13，不能合成 IL-2、IFN-γ 和 LT。

此外 Th1 和 Th2 均能分泌巨噬细胞炎症蛋白和前脑啡肽原；Th1 和 Th2 皆能辅助 B 细胞合成抗体，但辅助的强度和性质不同。

体外实验表明，IL-4 明显促进 B 细胞合成和分泌 IgE，如使 LPS 刺激小鼠 B 细胞合成 IgE 能力增强 10~100 倍。少量 IFN-γ 能完全阻断 IL-4 对 IgE 合成的促进作用。Th2 分泌 IL-4 对 IgE 合成有正调节作用，而 Th1 分泌 IFN-γ 则起负调节作用。

此外，Th2 通过分泌 IL-4 和 IL-5 辅助 IgA 合成，分泌 IL-10（CSIF），抑制 Th1 细胞合成细胞因子，而 Th1 对 IgG1 合成则有抑制作用，但辅助其他几种类型 Ig 的合成。由于 Th1 和 Th2 合成淋巴因子的种类不同，因而介导不同的超敏反应。

IL-3 和 IL-4 均能促进肥大细胞增殖，且相互有协同作用，IL-5 除辅助 B 细胞合成 IgA 外，还能刺激骨髓嗜酸性粒细胞的集落形成，因而 Th2 与速发型超敏反应关系密切。

Th1 通过产生 IFN-γ 阻断 IgE 合成，对速发型超敏反应有抑制作用。Th1 与迟发型超敏反应有关，可能与 IL-2、IFN-γ 等对巨噬细胞活化和促进 CTL 分化作用有关；此外，LT 亦有直接杀伤靶细胞作用。

两群 Th 克隆均能诱导抗原提呈细胞（APC）表达 MHC Ⅱ 类抗原，Th1 通过 IFN-γ 诱导 Mφ 表达 Ia 抗原，而 Th2 通过 IL-4 对 Mφ 和 B 细胞 Ia 抗原表达起正调节作用。

在人类 Th1 和 Th2 细胞亚群尚未得到最后证实。

从文献资料来看，CD4 CD45RO 前体细胞向 Th2 效应细胞分化，而 IFN-γ 则对前体细胞向 Th2 分化过程起抑制作用，因此 IL-4 和 IFN-γ 在决定 CD4 CD45RO 前体细胞向 Th1 或 Th2 分化过程中起着重要的调节作用。

人 T 细胞经多克隆活化后，在 CD4 阳性细胞中 IL-4mRNA 阳性比例不到 5%，而 60% 的 CD4 细胞有 IFN-γ 和 IL-2mRNA 的转录。

6.2 抑制细胞诱导亚群和辅助细胞诱导亚群

应用 CD45RA、CD45RO、CD29 和 CD31 单克隆抗体可将 CD4 阳性细胞群分为抑制细胞诱导亚群和辅助细胞诱导亚群。

6.2.1 CD31

CD31 是一种新的、激活后表达水平不发生明显变化的抑制细胞诱导亚群的表面标记。CD31 是一种血小板-内皮细胞黏附分子（PECAM gpⅡa），分子量为 140kDa，其结构属于免疫球蛋白超家族成员。

从外周血新鲜分离的 CD4 细胞中，CD31McAb 主要与 CD45RA 亚群反应，对 B 细胞合成 IgG 辅助作用不明显，对 ConA 和自身 MHC（自身 MLR）反应较为敏感；而 $CD31^-$ 的 CD4 细胞群中，发现有大量辅助 B 细胞合成 IgG 的活性和对某些抗原刺激的回忆反应。

CD45RA 的 CD4 细胞激活后，尽管细胞表面丢失 CD45RA，但表面 CD31 的表达仍不发生明显变化；而 CD45RO $CD45RA^-$ 的 CD4 细胞激活后不能获得 CD31 表达。由于 CD31 在 CD4 细胞激活后仍不变化，对于鉴别抑制细胞诱导亚群和辅助细胞诱导亚群是一种有用的标志。

许多黏附分子，如 CD11a/CD18（LFA-1）、LFA-3、CD2 和 CD29（VLAβ 链）主要表达在 CD45RO T 细胞表面；而 CD31 则表达在 CD45RA CD4 细胞表面。抗 CD31McAb 作用于 naiveT 细胞能触发其 VLA-4 介导的黏附作用。

内皮细胞表面 CD31 及其配体与 T 细胞表面 CD31 及其配体相互作用很可能触发整合素介导的黏附作用。

6.2.2　CD45

CD45 为异构型分子，CD45 细胞膜外部多肽链可由 A、B 和 C 3 种外显子编码。人幼稚 T 细胞只表达被抗 CD45RA 识别的 CD45A 型；记忆 T 细胞不表达任何 A、B、C 外显子产物而被抗 CD45RO 识别。

抗 CD45RA 和抗 CD45RO 识别的均是休止型细胞，抗 CD45RO 所识别的记忆 T 细胞往往亦可低水平表达一系列活化表面标记，如 CD25、MHCⅡ类抗原、CD54、CD26 等，提示这类细胞可能新近被激活过。

6.2.3　自身混合淋巴细胞反应

外周血 B 细胞和单核细胞等非 T 细胞在体外培养时能诱导某些自身 T 细胞发生增殖反应，称为自身混合淋巴细胞反应（autologousmixed lymphocyte reaction，AMLR）。这一部分 T 细胞称为自身反应性 T 细胞。作为刺激细胞的 B 细胞和单核细胞主要是通过其细胞表面的 MHCⅡ类抗原来刺激自身反应性 T 细胞，在体外培养时加入抗 MHCⅡ类抗原的抗体可阻断 AMLR。

6.3　CD8 阳性细胞群

根据 CD28 阳性或阴性可将 CD8 细胞分为细胞毒性 T 细胞（CD8/CD28$^+$）和抑制性 T 细胞（CD8/CD28$^-$）。CD28McAb 能与 60%~80%T 细胞发生反应，包括全部 CD4 细胞和部分 CD8 细胞。

静止的细胞毒性 T 细胞（CTL）以前体细胞（precursor，CTL-P）形式存在，外来抗原进入机体被抗原提呈细胞（APC）加工处理，形成外来抗原与 APC 自身 MHCⅠ类抗原的复合物，被相应 CTL 克隆细胞膜表面 TCR/CD3 所识别，抗原刺激信号和 APC 释放 IL-1 共同存在的条件下，CTL-P 被活化，并表达 IL-2R、IL-4R、IL-6R 等多种细胞因子受体，在 IL-2、IL-4、IL-6、IFN-γ 等细胞因子诱导下，迅速增殖，并分化为成熟的效应杀伤性 T 细胞（effector CTL）。

CTL 具有识别抗原的特异性，即能杀伤具有特定的外来抗原（如病毒感染靶细胞膜表面的病毒抗原）与自身 MHCⅠ类抗原结合的复合物的靶细胞。

CTL 杀伤靶细胞是通过释放多种介质和因子介导的，其代表为穿孔素、丝氨酸酯酶。

穿孔素（perforin）又称成孔蛋白（pore-fomingprotein，PFP）、C9 相关蛋白（C9 related protein）或溶细胞素（cytolysin），贮存于电子稠密胞浆颗粒（electron-dense cytoplasmic granules）中。

成熟的穿孔素分子由 534 个氨基酸残基组成，分子量为 56~75kDa，IP 为 6.4，穿孔素分子中央部位 170~390 之间的氨基酸序列与 C9328~560 氨基酸序列约有 20%同源性，这个区域与穿孔素和 C9 的多聚化和以管状形式插入到细胞膜有关。

在杀伤相时，CTL 细胞脱颗粒，穿孔素从颗粒中释放，在 Ca^{2+}存在下，插入靶细胞膜上，并多聚化形成管状的多聚穿孔素（polyperforin），含 12~16 个穿孔素分子，分子量可达 1000kDa。多聚穿孔素在靶细胞膜上形成穿膜的管状结构，内径平均 16nm。这种异常的通道使 Na$^+$、水分进入靶细胞内，K$^+$及大分子物质（如蛋白质）从靶细胞内流出，改变细胞渗透压，最终导致细胞溶解。此过程与补体介导的溶细胞过程类似，溶解细胞过程比较迅速。

CTL 本身可能释放 A 型硫酸软骨素蛋白聚糖（proteoglycans of chondroitin sulphate A type）、硫酸软骨素 A 限制因子（homologous restriction factor，HRF），因此可避免穿孔素对 CTL 自身细胞的攻击。

活化 CTL 可释放多种丝氨酸酯酶（serineestersse），如 CTLA-1（又称 CCP1 或 granzyme B）、CTLA-3（又称 H 因子或 granzyme A），其作用可能类似补体激活过程中的酯酶作用，通过活化穿孔素而促进杀伤作用。

7　Ts 和 Ts 亚群

抑制性 T 细胞（suppressorT lymphocyte，Ts）对免疫应答有重要的负调节功能，抑制性 T 细胞功能的异常，常与 T 自身免疫性疾病、第Ⅰ型超敏反应等疾病发生有关。

Ts 细胞还可分为 Ts1、Ts2 和 Ts3 不同亚群，分别起着诱导抑制、转导抑制和发挥抑制效应的作用。它们之间相互作用的确切机制还不十分清楚，可能是通过释放可溶性介质相互作用的。

第4节　淋巴瘤常用免疫表型分子的意义

1　CD10

CD10亦称为急性淋巴母细胞性白血病共同抗原，它是一种细胞表面金属内肽酶，可灭活生物活性肽，相对分子量为100000，主要在前B细胞和生发中心B细胞及一些上皮细胞中表达。

目前CD10被认为是滤泡中心细胞起源的一种标志，是GCB亚型DLBCL的标记物。一些学者研究发现，CD10的表达预后较好，甚至可以完全康复，但要能达到普遍的认定还有待于进一步研究、探讨和远期的跟踪随访。

2　CD99

CD99是MIC2基因产物[2-4]，又称P30/23MIC2，定位于胞膜，在尤文肉瘤、原始神经外胚层肿瘤有较强的表达，在白血病和T淋巴细胞瘤中亦有表达[5]。

3　Bcl-2

Bcl-2是B细胞淋巴瘤/白血病-2（B-cell lymphoma/leukemia-2）的缩写，是1984年Tsujimoto等从滤泡性淋巴细胞瘤中分离出来的一种原癌基因，是研究最早的与凋亡有关的一类重要的原癌基因。在细胞凋亡过程中，Bcl-2家族成员起着至关重要的作用。

Bcl-2基因是Tsujimoto等从滤泡性非霍奇金B细胞淋巴瘤t（14，18）染色体异位的断裂点处克隆到的一种抗凋亡基因，该基因是t（14q32，18q21），即Bcl-2从其正常位点（18q21）易位到与位于14q32的免疫球蛋白重链（IgH）座位并列的位置，约含230kb，能阻止由多种因素诱导的细胞凋亡。Bcl-2基因的过度表达并不影响细胞增殖和加速细胞分裂，而是通过延长肿瘤细胞生存阻止细胞凋亡的发生。Bcl-2基因在急性白血病的表达最初仅见于伴t（11，14）染色体异常的急性淋巴细胞性白血病（ALL）患者，最近的研究表明除ALL外，Bcl-2基因亦可表达在AML和其他类型的

白血病，并有重要的预后意义[6]。

Bcl-2抗凋亡作用的机制到目前为止认为有几种可能：①Bcl-2通过与其他蛋白间发生结合性相互作用而抑制细胞凋亡。Bcl-2与凋亡促进基因bax拮抗，抑制细胞色素细胞自线粒体释放到胞质，阻止胞质细胞色素细胞对caspase蛋白酶的激活。Bcl-2还能促进谷胱甘肽进入细胞核，从而改变核内的氧化还原反应，阻止caspase蛋白酶的活动和其他核改变，抑制细胞凋亡[7]；②Bcl-2通过参与抗氧化通路而抑制细胞凋亡；③高浓度的Bcl-2可以抑制正在发生凋亡的细胞内质网中的Ca^{2+}释放，而抑制凋亡。

值得注意的是，当Bcl-2或Bcl-x形成同二聚体（homodimer）或异二聚体（heterodimer）时，可促进细胞存活，抑制细胞凋亡。然而，bad/bax或bax/bax形成的同源或异源二聚体，不但不能像Bcl-2那样阻止细胞凋亡，反而能促进细胞凋亡；当bax与Bcl-2形成bax/Bcl-2异二聚体时，bax-Bcl-2则在细胞凋亡诱导启动过程中起制动作用，从而保护细胞使之不发生细胞凋亡，其机制尚不完全清楚[8]。当细胞内bax较多时，bax本身形成的同源二聚体占主导，则易于发生凋亡。bcl-2/bax比值对决定细胞是否进入凋亡状态有重要意义。死亡信号能激活bax，使bax从细胞浆移位到线粒体膜上。bax在移位到线粒体膜上后，很快形成同源二聚体，促进凋亡，而bcl-2则在bax诱发凋亡过程中对其功能进行限制。

4　Bcl-6

正常Bcl-6基因位于染色体3q27，组全长26kb，具有10个外显子，它编码一个含有706个氨基酸残基的蛋白质，分子量为92~98kd，属于一种转录抑制因子[9]，参与调节淋巴细胞分化、免疫反应、细胞周期发育调控等重要的功能，在B细胞的成熟发育及生发中心的形成中起重要作用。

Bcl-6基因在正常GCB细胞中（如中心母细胞与中心细胞）及50%~70%的DLBCL肿瘤细胞中表达[10]。

西方人群DLBCL的Bcl-6基因重排率为20%~40%，中国内地和台湾人群小样本DLBCL

的 Bcl-6 基因重排率为 17%~30%，提示中国人群 Bcl-6 基因重排率与国外相似。

Jerkeman 报道，用 Southern blot 方法检测 44 例冰冻标本中，6 例发生 Bcl-6 基因重排，重排率为 14%。Niitsu 报道有 23.1%（43/186）的 DLBCL 有 Bcl-6 重排。

Hoffit 报道，结外比结内 DLBCL 有更多的 Bcl-6 重排，且有 Bcl-6 重排的患者比胚系患者有更好的预后。作者推测，有些以前的报道提示 Bcl-6 重排与好的预后有关，其中原因之一是可能大多数病人是属于结外 DLBCL，而这些病例尚处于早期阶段，病变比较局限，肿瘤体积小，所以预后好。

但亦有相反的报道，如 Kramer 报道，Bcl-6 重排在结内和结外断裂率没有区别。

Niitsu 报道 Bcl-6 最常见的易位类型为 t（3；14）（q27；q32），易位对象为 Ig 重链基因（IgH）。IgH 基因的断裂点位于可变区，IgH 基因的上游序列与 Bcl-6 并列；其他的易位为 t（3；22）（q27；q21）、t（2；3）（p12；q27），易位对象分别为 λ 轻链基因（IgLλ）和 κ 轻链基因（IgLκ）。

Izidore 等[11] 研究并随访了 39 例 Bcl-6 基因高表达的初发 DLBCL 患者与低表达患者均经过蒽环类药物为基础的治疗后对比，并与 IPI 相联合分析认为，Bcl-6 高表达有较好的预后，Bcl-6 可以作为一个独立的预后因素。Bcl-6 蛋白表达与 Bcl-6 基因重排与否无关[12]。

5 cyclin D1

细胞周期分为 G1、S、G2 和 M 4 个阶段，由 3 类因子进行精密调控，它们分别是周期素依赖性激酶（cyclin-dependent Kinases，CDKs）、周期素（cyclins）和周期素依赖性激酶抑制因子（cyclin-dependent Kinases inhibitors，CKIs），其中 CDKs 处于调控中心地位，cyclins 起正调节作用，CKIs 发挥负调节作用。

目前已在哺乳动物细胞中分离出 8 类主要的周期素，连同亚类共 11 种，分别是 A、B1、B2、C、D1、D2、D3、E、F、G 和 H。周期素含量随细胞周期而变化，不同的周期素在其相应周期时相达到含量和活性的高峰，激活相应的 CDKs，随后迅速降解失活[13]，如 cyclin C、D1~D3 和 E 在 G1 期达到最大活性，并调节 G1 期向 S 期的过渡。

cyclin D1 含 295 个氨基酸，由染色体 11q13 上的 CCND1 基因编码。动物模型和细胞株实验表明，cyclin D1 蛋白过度表达可使细胞 G1 期缩短，体积变小，对分裂原的依赖性减弱[14]。在一些甲状旁腺瘤中，11 号染色体发生臂间倒位，即 Inv（11）（p15q13），CCND1（起初命名为 prad-1）转位至甲状旁腺素基因启动子的下游，受其控制，呈现蛋白过度表达[15]。

在 Bcl-1 断裂点发生染色体易位 t（11；14）（q13；q32）的淋巴瘤（后证实为套细胞淋巴瘤），由于免疫球蛋白重链的增强子转移至 CCND1 位点，促进了 cyclin D1 蛋白的合成和过度表达。

Bcl-1 位点在 CCND1 基因上游 110~130kb 处，但该间隙内不存在别的基因，因此认为 Bcl-1 基因可能就是 cyclin D1/prad-1 基因。

在几组套细胞淋巴瘤研究中，几乎所有病例皆有 cyclin D1 蛋白活性升高，其中包括没有发生 11q13 重组的病例。不过，一般来说，cyclin D1 单克隆抗体的核染色阳性和 mRNA 增多与 CCND1 基因扩增一致。

染色体 11q13 易位和 cyclin D1 蛋白表达增加在套细胞淋巴瘤中的重要性已得到国际公认，将来有可能被视作区别于其他 B 细胞淋巴瘤的分子学特征，这一特征具有高度敏感性和相对特异性[16]。cyclin D1 蛋白的表达和 Bcl-1 基因的重排还有助于诊断套细胞淋巴瘤母细胞样型和多发性淋巴瘤样息肉病[17]。

6 TdT

TdT（末端脱氧核苷酸转移酶），是一种 DNA 多聚酶，在早期 B、T 淋巴细胞均有表达，定位于胞核。TdT 是淋巴母细胞淋巴瘤的一种敏感、特异的标记物，偶尔在少部分白血病患者中有阳性表达。TdT 与 CD99 是前驱淋巴细胞重要的特异性标志物。

7 MUM1

MUM1/IRF4 亦称为多发性骨髓瘤致癌基因，它表达一个分子量为 50kDa 的蛋白，是干扰素调节因子（IRF）家族成员之一，又称为PIP（PU.1 interaction partner）、ICSAT（ICSBP in adult T-cell leukaemia cell lines or activated T cells）和LSIRF（lymphoid specific IRF）；与淋巴细胞功能密切相关，较特异地表达于淋巴细胞，是B细胞向浆细胞分化的重要调控因子[18]。故传统认为MUM1是生发中心后期分化阶段的B细胞标记物，MUM1蛋白在B细胞淋巴瘤中表达的报道已较多。

但MUM1在T淋巴细胞中的表达主要位于细胞核，在正常淋巴组织中主要表达于浆细胞、5%~10%的生发中心B细胞以及激活的T细胞，并且不伴有Bcl-6的表达。Natkunam等[19-21]发现，MUM1蛋白在霍奇金淋巴瘤及T细胞非霍其金淋巴瘤皆有表达，并认为其可能在霍奇金淋巴瘤及T细胞非霍奇金淋巴瘤的发生发展中均有一定的作用。季晓频等[22]研究中的3例T细胞淋巴瘤的MUM1蛋白表达均为阳性，提示MUM1蛋白与T细胞淋巴瘤的发生发展存在一定的关联性。

MUM1在淋巴造血系统中过表达可促进肿瘤形成。研究表明，B细胞淋巴瘤中MUM1的表达提示该细胞处于分化的终末阶段。有研究报道，DLBCL中50%~75%的患者表达MUM1[23]。

通过对不同类型的T细胞淋巴瘤的MUM1蛋白阳性表达的研究表明，MUM1在起源于前驱T细胞的TLBL/L组中的表达明显低于ALCL组及PTL组，因此可以推测MUM1在T淋巴细胞的活化上起到了重要作用。

研究发现，MUM1基因缺陷的大鼠不能形成生发中心细胞，脾脏缺乏浆细胞，血清免疫球蛋白（IgH）水平大幅度下降，活化的淋巴细胞和浆细胞数量明显减少，产生抗体和T淋巴细胞细胞毒作用或抗肿瘤反应的能力下降[20]，这表明MUM1在免疫系统的发育过程、淋巴细胞活化及终末B细胞分化中起重要作用。

对其深入研究发现，其主要下游调控因子有FK2BP3、MIG、FAIM、ZFP94等[24]，它们有抑制凋亡促进增殖的作用，其在肿瘤组织中的激活导致过表达是肿瘤发生的重要原因。

MUM1蛋白在肿瘤预后中的作用仍有争议。Hans等[25]研究发现，MUM1阳性患者的预后比较差，并在其对DLBCL的研究中证实MUM1阳性患者的无病生存率显著低于阴性患者，且MUM1+/Bcl-6+较MUM1-/BCL-6+预后不良，反映了肿瘤多基因异常导致的更为不良的疾病后果；Chang等[26]发现，MUM1蛋白表达是B细胞性慢性淋巴细胞性白血病预后良好的指标之一。

8 TIA-1

TIA-1最初发现于CD8+的T淋巴细胞，是一种溶细胞性的颗粒蛋白。近年来发现，该蛋白亦存在于细胞毒性T淋巴细胞（cytotoxicT-cell，CTL）和NK细胞，并重新命名为GMP-17。

目前普遍将TIA-1作为CTL和NK细胞的标志，TIA-1的检测对鼻型NK/T细胞淋巴瘤的诊断具有很高价值，尤其对那些CD56阴性的病例。现今仅靠细胞膜抗原表达的不同来区分各种功能性的淋巴细胞仍很困难，自从分离出了抗CTL胞质中的穿孔素（perforin）和主要颗粒物质丝氨酸酯酶（serineesterase）抗体，使区分细胞毒性淋巴细胞成为可能。

在蛋白水平，人类活化的CTL和NK细胞中有3种丝氨酸酯酶，颗粒酶A、B和3（granzymeA、B和3），成熟的T细胞中，只有活化细胞有表达。

穿孔素是一种细胞毒作用介导物质，在以细胞排粒作用为模式的淋巴细胞介导的溶细胞作用中起了主要作用。目前将颗粒酶B和穿孔素亦作为CTL和NK细胞的标志。

9 EMA

上皮细胞膜抗原（EMA）是上皮细胞表面大分子糖蛋白物质，它不仅存在于各种上皮以及各种上皮来源的肿瘤，亦可存在于部分非上皮及其来源的肿瘤，如浆细胞、组织细胞等。

应用EMA来检测正常的组织时，其阳性表达主要在细胞膜上，但在检测肿瘤时，这种阳性物不仅在细胞膜上出现，亦可在细胞浆中见到。实验中发现，肿瘤细胞在分化增生时，阳性物表达强阳性。当肿瘤细胞趋于成熟或已成熟时，阳性物表达较弱，肿瘤细胞未分化时，抗原表达呈阴性。

EMA在检测上皮组织及其来源的肿瘤组织时，抗原表达阳性，在检测非上皮来源的肿瘤如浆细胞瘤、滑膜肉瘤、上皮样肉瘤、平滑肌肉瘤、神经鞘瘤，以及恶性神经鞘瘤时，抗原亦可表达为部分阳性。因此认为，EMA 不是上皮性来源肿瘤所特有的标记物，它的特异性不高。

第 5 节　淋巴瘤诊断免疫表型分子的选择

官兵等 [28] 指出，面对 50 多种淋巴瘤，涉及 80 多种抗体和相关的分子生物学检查，如何合理选择抗体迅速获得正确诊断是目前很多病理医师，尤其是普通病理诊断医师感到十分困惑的问题。

选择多了会造成浪费，增加患者经济负担，甚至引发纠纷；选择少了不能满足诊断需要；且目前还没有一个统一和固定的标准。因每个病例皆不同，每个医生的形态学诊断和鉴别诊断水平亦不一样，对抗体数量和种类的需求也就有差异。

一般而言，对抗体的选择是建立在对形态初步判断基础上的，选择的抗体是为证实形态学的判断或辅助形态学进行鉴别诊断。对形态判断越准确，对抗体选择也就越准确。病理医生一方面要提高自身的形态学诊断水平，另一方面要熟悉相关抗体的特异性和敏感性，这样才能准确有效地选择好抗体。

1　抗体选择思路

T 细胞标记物，主要有 CD3、CD45RO、CD43、CD5、CD8、CD4、ALK、Granm B、CD56；B 细胞标记物，主要有 CD20、CD79a、CD2、CD10、Kappa、Lambda、CD21、CD38、CyclinD1、Bcl-2；其他有 LCA、CD15、CD30、MPO、CD34、TdT。这些抗体可用于淋巴瘤 33 个亚型的诊断和鉴别诊断。在实际应用中可分为一线、二线与三线抗体。

一线抗体 CD45（LCA）用于淋巴瘤与未分化小细胞癌或小细胞肉瘤难以区分时，CD45 与 vimentin、NSE 及 CK 等抗体共同使用。若仅 CD45 阳性而其他的抗体阴性，可确定为非霍奇金淋巴瘤；然后采用二线抗体，T、B 淋巴细胞、组织细胞、R-S 细胞标记抗体，进行淋巴瘤分型。

根据组织学特点选择针对性抗体，一般 T、B 淋巴细胞、组织细胞淋巴瘤及霍奇金淋巴瘤

二线抗体就可以确定类型。

但间变性大细胞淋巴瘤（ALCL）、NK/T 细胞、树突状细胞肉瘤、Langerhans 细胞肉瘤等则应增用三线抗体，如 ALCL 应用 CD30、ALK、EMA 抗体；套细胞淋巴瘤加用 CyclinD1、CD5；区别淋巴母细胞与小细胞淋巴瘤用 TdT 抗体，NK/T 细胞淋巴瘤则应用 CD56（NK 细胞标记）、TAI1 抗体，树突状细胞肉瘤应用 CD21、CD35（滤泡树突状细胞 FDC）与 S100 蛋白、CD68（指突状树突细胞，IDC），Langerhans 细胞肉瘤应采用 S100 蛋白、CD1α 抗体。

由于现在生产抗体的同类抗体，特异性与敏感性不一，如 CD45RO 与 CD20 敏感性高，而特异性较差，常有交叉反应；CD3 与 CD79a 特异性高，而敏感性较差；常用的组织细胞标记抗体，CD68 与 Mac387 亦存在敏感性差异。因此，最好同类抗体配伍使用更为全面有效，如 T 标记用 CD45RO、CD3，B 标记用 CD20、CD79α，组织细胞标记用 CD68、Mac387，Langerhans 细胞标记用 S100 蛋白、CD1α；霍奇金淋巴瘤用 CD30、CD15，这样配合使用可起到互补性作用。

1.1　T、B细胞淋巴瘤

B 细胞淋巴瘤 CD20+、CD79a+。T 细胞淋巴瘤 CD3+、CD45RO+、CD43+，其中 TdT 阳性，归为 T 淋巴母；TdT 阴性，归为外周 T，再根据其部位和形态特点进一步分类。

1.2　大淋巴细胞性淋巴瘤

霍奇金淋巴瘤 CD30+、CD15+，霍奇金细胞周围常有 T 淋巴细胞花环状围绕；弥漫大 B（细胞核大于两个小淋巴细胞或一个组织细胞）CD20+、CD79a+、Bcl-6+；T 间变大细胞淋巴瘤 ALK+、CD30+，T 标志（+）；若 B 标志（+），归为弥漫大 B。

1.3　小淋巴细胞性淋巴瘤

B 小细胞性淋巴细胞淋巴瘤 CD20+、CD79a+、CD43+、CD5+、CD23+、CD10-，套区淋巴瘤 CD20+、CD79a+、CD43+、CD5+、CD23-、CD10-、Cyclin D1+，边缘带淋巴瘤 CD20+、CD79a+、部分 CD43+、CD5-、CD23+、CD10-，滤泡性淋巴瘤 CD20+、CD79a+、CD43-、CD5-、部分 CD23+、CD10+、Bcl-6+，滤泡性淋巴瘤与

反应性滤泡鉴别，前者 Bcl-2+。B 淋巴母细胞淋巴瘤 CD20+、CD79a+、TdT+。

T 淋巴母细胞淋巴瘤 CD3+、CD43+、TdT+，T 小细胞性淋巴细胞淋巴瘤 CD3+、CD43+、TdT-。

伯基特淋巴瘤 CD20+、CD79a+、Bcl-6+、Ki-67 100%+；明显的星空现象。

1.4 有浆细胞样分化需加κ链或λ链

淋巴浆细胞样淋巴瘤 CD20+、CD79a+、部分 CD43+、CD5-、CD23-、CD10-、κ 链或 λ 链+。

浆细胞瘤 CD20-、CD79a+、CD38+、κ 链或 λ 链+。

1.5 组织细胞/树突状细胞肿瘤

Langerhans 细胞组织细胞增生症，Langerhans 细胞 CD68+、S-100+（电镜下 Birbeck 颗粒）；滤泡树突状细胞肉瘤，CD68+、CD35+、CD21+；指突状网状细胞肉瘤，CD68+、S-100+、T/B 标志均阴性（电镜下长指状突起）。

2 抗体选择策略

2011 年，官兵等[27]提出了淋巴瘤病理诊断常用免疫组化抗体的选择策略，非常详尽，对淋巴瘤临床诊断具有重要指导意义，现摘录于此，供读者参考。

2.1 淋巴结呈结节状结构

2.1.1 反应性淋巴滤泡

正常情况下，反应性淋巴滤泡易于识别；当滤泡结构不明显或异常时，IHC 可对其进行鉴别诊断。反应性滤泡，低倍镜下显示清晰的反应性滤泡，滤泡结构正常（见图 8-13）。

早期反应性结节或旺炽性增生结节及反应性滤泡结构不清晰时，B 细胞标记物（PanB；CD19、CD20、CD79a、Pax5）可显示（图 8-8、图 8-9）。中心母细胞 CD10、Bcl-6 和 Ki-67 阳性，Bcl-2 表达阴性；中心细胞 Bcl-2 阳性，MUM1 在晚中心细胞和浆细胞（Bcl-6 和 MUM1 在反应性滤泡不同时表达）阳性（见图 8-10）；Oct2 和 Bob-1 在成熟 B 细胞阳性[28]。

T 细胞主要在滤泡周围，少量渗入边缘区，套区极少；在反应中心，以 CD4+T 细胞为主。T 细胞标记物（PanT；CD3、CD5）为 T 细胞 ICH 的一线抗体，CD43 亦可作为 T 细胞标记物，但特异性较差（图 8-11、图 8-12）。

2.1.2 病变淋巴结呈异常结节状结构

具有异常结节状结构的淋巴瘤分为 3 类，即 B 细胞淋巴瘤和霍奇金淋巴瘤、T 细胞淋巴瘤（主要为 T 淋巴母细胞淋巴瘤，TLBL）、其他类肿瘤（包含转移性肿瘤）（见表 8-6）。

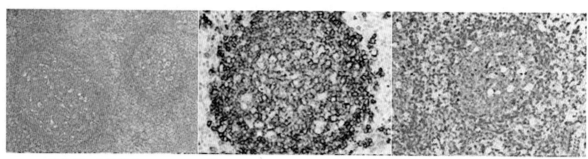

图 8-7 HE 染色　　图 8-8 滤泡 CD20 表达阳性　　图 8-9 CD79a 表达阳性

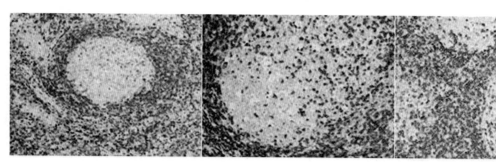

图 8-10 反应性滤泡 Bcl-2 表达阳性　　图 8-11 CD3 在滤泡周边和套区表达阳性　　图 8-12 CD43 在滤泡周边和套区表达阳性

（1）滤泡性淋巴瘤和反应性滤泡鉴别诊断

滤泡中心细胞（FCC）淋巴瘤肿瘤性滤泡和反应性滤泡可根据形态学与 IHC 进行鉴别诊断（图 8-14、图 8-15）。

FCC 淋巴瘤的滤泡由肿瘤细胞组成，CD20 和 Bcl-2 阳性（图 8-16、图 8-17）；而反应性滤泡 Bcl-2 阳性细胞少且大多为 T 细胞，CD3/Bcl-2 或 Bcl-6/Bcl-2 双染可鉴别。

反应性滤泡套区和边缘带 B 细胞 Bcl-2 表达阳性，而在反应滤泡特别是中心母细胞表达阴性。

FCC 淋巴瘤滤泡 CD10（图 8-18）、Bcl-6 和 MUM1 阳性细胞随机分布；而反应性中心 CD10、Bcl-6 阳性细胞极性分布（主要在暗区），MUM1 阳性细胞较少且主要分布在"苍白区"。

反应性滤泡 Bcl-6 和 MUM1 不同时表达，但在 FCC 淋巴瘤可同时表达。

反应性滤泡 Ki-67 阳性细胞较多且极性分布，而 FCC 淋巴瘤 Ki-67 阳性细胞少且随机分布。FCC 淋巴瘤肿瘤性滤泡套区消失（IgD 阳性），可见散在可染小体（CD68 阳性）和 CD10（图 8-18）、Bcl-6 阳性细胞；而在反应

表 8-5　反应性滤泡常用 IHC 抗体阳性部位

抗体	阳性部位
CD20	整个滤泡，包括反应性中心、套区和边缘带及滤泡周围散在的 B 细胞
Bcl-6	生发中心细胞
CD10	滤泡中心细胞
Ki-67	增殖的中心细胞
CD21	滤泡树突状细胞
CD23	滤泡树突状细胞和 B 细胞亚群
IgD	套区细胞
CD3	滤泡周边的 T 细胞和套区少量的 T 细胞
CD5	滤泡周边的 T 细胞和套区少量的 T 细胞
CD43	滤泡周边的 T 细胞和套区少量的 T 细胞
MUM1	晚中心细胞和浆细胞
Oct-2	产生免疫球蛋白的成熟 B 细胞
BOB.1	产生免疫球蛋白的成熟 B 细胞

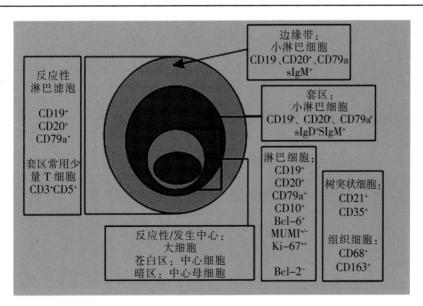

图 8-13　反应性淋巴滤泡组织形态特点及常用 IHC 标记

性淋巴结，副皮质区和髓质中可见少量 Bcl-6、CD10 阳性细胞。

FCC 淋巴瘤肿瘤性滤泡 CD3 表达阴性（图 8-19），若 FCC 淋巴瘤部分累及淋巴结，肿瘤性滤泡和反应性滤泡可共存，IHC 可对此进行鉴别诊断。

（2）FCC 淋巴瘤与其他 B 细胞淋巴瘤诊断与鉴别诊断

FCC 淋巴瘤的滤泡由肿瘤细胞组成，Bcl-2 阳性且其分布极性消失，部分滤泡可为残余的反应性滤泡。

套细胞淋巴瘤（MCL）（图 8-20、图 8-21）与边缘带淋巴瘤（MZL）肿瘤细胞增生可呈弥漫性结构，或围绕残余反应性中心形成模糊结节，免疫表型与反应性滤泡相似，Bcl-2 阴性和 CD20（图 8-22）、Bcl-6、Ki-67 阳性。

MCL、MZL 套区和边缘带 Ki-67 增殖指数高，而反应性滤泡套区和边缘带的 Ki-67 增殖指数低。

CyclinD1 阳性有助于 MCL（图 8-23）和 MZL（CD21 阳性）及弥漫性 FCC 淋巴瘤的诊断和鉴别诊断。

小淋巴细胞淋巴瘤/慢性淋巴细胞白血病（SLL/CLL）常弥漫性累及淋巴结，其较大的增

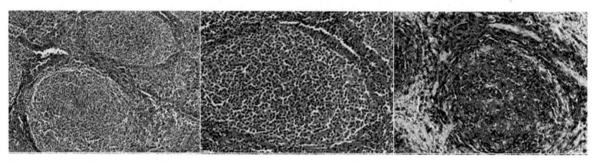

图 8-14　FCC 淋巴瘤，肿瘤性滤泡　　图 8-15　FCC 淋巴瘤，肿瘤性滤泡　　图 8-16　滤泡 CD20 阳性

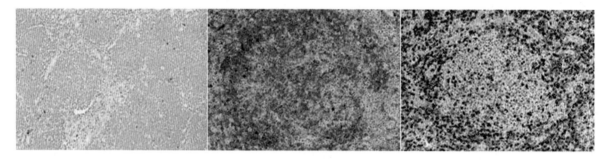

图 8-17　肿瘤性滤泡，Bcl-2 阳性　　图 8-18　肿瘤性滤泡，CD10 阳性　　图 8-19　肿瘤性滤泡 CD3 阴性滤泡

（图 8-14 至图 8-19 为 FCC 淋巴瘤）

表 8-6　具有结节状结构的淋巴瘤诊断和鉴别诊断时 IHC 抗体选择

滤泡		淋巴细胞	标记物	滤泡
反应性增生		B		反应性
B 细胞淋巴瘤	FCC 淋巴瘤	B	CD10，Bcl-6	Bcl-2⁺
	BL	B	CD10，Bcl-6，CD43⁻ᐟ⁺	
	MCL	B	Cyclin D1，CD5，CD43，IgD	反应性
	MZL	B	CD21，CD43⁻ᐟ⁺，Bcl-2	反应性
	SLL/CLL	B	CD23，CD5，CD43	假滤泡
CHL	LRCHL	B	EMA	反应性
	NSHL	—	CD15，CD30	反应性
TLBL		T	CD3（胞质阳性），CD7，CD4，CD8，TdT	

生细胞可聚集形成模糊结节（假滤泡或增殖中心）；SLL/CLL，CD10 阴性，CD23、CD5 和 CD43 阳性；Ki-67 阳性，阳性率低于反应性滤泡、极性消失。

PanB、Bcl-6、Bcl-2、CD10[30] 和 PanT 在多数情况下可对具有异常结节状结构淋巴瘤进行诊断和鉴别诊断。CD5 阳性有助于 MCL 和 SLL 的鉴别诊断，IHC 双染可对一些难以辨认的细胞进行鉴别。

（3）霍奇金淋巴瘤诊断与鉴别诊断

结节硬化型 HL（NS-HL）的结节状结构易于辨别（图 8-24，霍奇金淋巴瘤），R-S 细胞 CD15、CD30 阳性可诊断（图 8-25、图 8-26）。

结节性淋巴细胞为主型 HL（NLP-HL）的结节主要由 B 细胞组成，与反应性滤泡相比，两者之间的界限并不明显。NLP-HL 表型与反应性滤泡及 FCC 淋巴瘤相似，三者 CD10、Bcl-6 和 CD21 阳性（树突状细胞），且阳性细胞皆出现在滤泡中。其诊断的关键是辨别 popcorn 细胞或 LP 细胞（CD45、CD20 阳性，CD15、CD30 阴性）（图 8-27）。

NLP-HL 和 FCC 淋巴瘤及非典型性反应性增生鉴别诊断困难，FCC 淋巴瘤的中心细胞或中心母细胞与 popcorn 细胞形态和表型相似，LH 细胞表达"J"链有助于两者鉴别诊断。CD3、CD57 阳性 T 细胞围绕 LH 细胞形成玫瑰花环结构亦有助于鉴别诊断（图 8-28）。Pax5 在 NLP-HL 的 B 细胞表达阳性，并且 R-S 细胞显示弱阳性表达（图 8-29）。Bob.1、Oct-2 在 NLP-HL 阳性，而在经典型 HL 阴性；MUM1 表达与之相反。FCC 淋巴瘤 CD10 阳性细胞位于滤泡结构之外，而 NLPHL、经典型 HL 和反应性滤泡则无此现象，这一特点亦有助于鉴别诊断（见表 8-7）。

具有结节状结构的 HL，CD30、CD15 和 Bcl-2 及 EMA 在大多数情况下可有效进行鉴别诊断；在疑难病例中，Oct-2 和 MUM1 更具有价值。

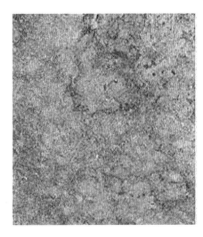

图 8-20　套细胞淋巴瘤，MCL 结节样结构

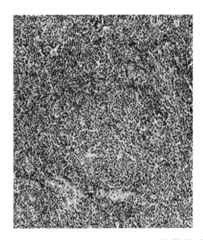

图 8-21　套细胞淋巴瘤，MCL 结节样结构

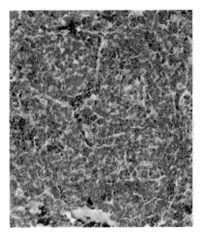

图 8-22　PanB 标记物 CD20 染色阳性

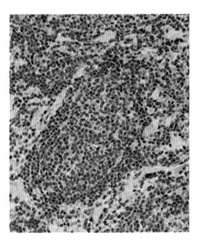

图 8-23　cyclinD1 染色阳性

2.2　病变淋巴结弥漫性结构

2.2.1 具有弥漫性单一细胞形态结构淋巴结肿瘤

（1）弥漫性单一细胞形态小细胞淋巴瘤诊断与鉴别诊断（见图8-8）：

具有弥漫性单一细胞形态结构的淋巴瘤中弥漫大细胞淋巴瘤（DL）最常见，约占整个淋巴瘤的1/3。DL形态学变化大，从大细胞、单一细胞、细胞形态大小不一、混合细胞（具有大量的淋巴细胞和/或组织细胞）等，这些特点决定了DL既可分类为弥漫性单一细胞类型，亦可分类为弥漫性混合细胞类型。

其他常见肿瘤，包括SLL/CLL、LPL、MZL、FCC淋巴瘤、弥漫性MCL和HCL（毛细胞白血病），其共同的形态学特点为以小细胞为主的弥漫性增生，约占B细胞淋巴瘤的20%。

弥漫性单一细胞形态小细胞淋巴瘤病理诊断非常困难，仅仅依靠形态学难以准确诊断，其诊断与鉴别诊断常常需要IHC。

SLL/CLL（图8-30）皮质区缺失，淋巴结结构消失，CD20和CD3/CD5双染可显示副皮质区；SLL/CLL通常无残余的淋巴滤泡（与MCL和MZL鉴别要点之一），仅在早期可见有肿瘤性淋巴细胞围绕残余的反应性中心；SLL/CLL不形成肿瘤性滤泡，但是一些较大的细胞

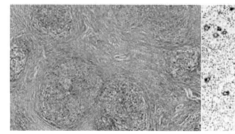
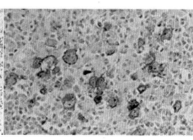

图8-24　低倍镜下显示NS-HL结节样结构和增生的纤维组织　　图8-25　R-S细胞CD15阳性　　图8-26　R-S细胞CD30阳性

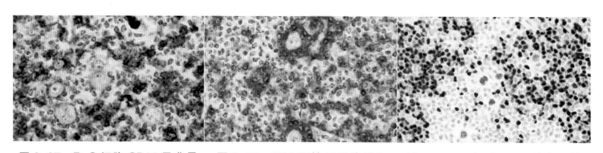

图8-27　R-S细胞CD20及背景B细胞染色阳性，但围绕R-S细胞的淋巴细胞阴性　　图8-28　CD3阳性T细胞围绕R-S细胞形成玫瑰花环样结构　　图8-29　B细胞Pax5染色阳性，R-S细胞显示典型的弱阳性

表8-7　FCC淋巴瘤和具有结节样结构霍奇金淋巴瘤诊断与鉴别诊断时IHC抗体选择

标记物	FCC淋巴瘤	NLPHL	经典型HL	反应性滤泡
CD45	+	+	-	+
CD20、CD19、CD79a、Bcl-6	+	+	-/+	+
Oct-2、Bob.1	+	+	-	+
MUM1	+	-	+	+
Pax5	+	+	+	+
Bcl-2	+	-	-	-
CD30、CD15	-	-	+	-
κ/λclonal	+	+	-	-
EMA	-	+	-	-

可聚集形成模糊的结节，Ki-67 阳性率可对此鉴别；CD20（PanB）、Bcl-2（图 8-31）、CD23（图 8-32）、CD43 和 CD5（图 8-33）阳性。

SLL/CLL 常出现一些残余 T 细胞（CD5 和 CD43 阳性），一些 B 淋巴细胞 CD20 和 CD5/CD43 双染阳性，并可与其他小细胞淋巴瘤鉴别诊断（MCL 除外）。SLL/CLL 和 MCL 表型相似，MCL cyclinD1 阳性有助于两者的鉴别诊断。

弥漫性 FCC（小细胞或大细胞）淋巴瘤滤泡结构不清晰时，CD21 和 CD23 染色可显示，或用 CD20 和 CD5/CD3 双染显示；其他一些标记物，如 CD10、Bcl-2、Bcl-2 和 MUM1 亦可显示滤泡的分布。

弥漫性 FCC 淋巴瘤 CD10 和 Bcl-6 阳性，而其他小细胞淋巴瘤 CD10 和 Bcl-6 阴性。弥漫性 FCC 淋巴瘤 Bob-1 和 Oct-2 阳性，Bcl-2 主要鉴别肿瘤性滤泡和反应性滤泡；大细胞为主的高级别 FCC 淋巴瘤，Bcl-2 阴性，滤泡结构消失并呈现弥漫增生，Bcl-6 和 Bcl-2/MUM1 双染有助于其鉴别诊断，肿瘤性 FCC 细胞 Bcl-6/Bcl-2 或 Bcl-6/MUM1 共表达，而反应中心 B 细胞无共表达。

MZL 无特征性的免疫表型，CD21 阳性可显示其滤泡树突状细胞网状结构；CD20/CD43 双染阳性有助于 MZL 早期阶段的鉴别诊断。若

浆细胞较多，MZL 和 LPL（淋巴浆细胞淋巴瘤）鉴别诊断主要依靠血清 IgM 检查，若 IgM 升高，则为 LPL。

MCL t（11；14）染色体易位；cyclinD1 阳性是 MCL 和其他淋巴瘤鉴别诊断的关键（表 4）。另外，MCL 和 SLL/CLL 免疫表型相似，CD20 和 CD5/CD43 双染共表达，但是 CD23 在 MCL 阴性而在 SLL/CLL 阳性。在 MCL 早期，可残余一些反应性中心。

LPL 主要由小 B 淋巴细胞组成，其间有浆细胞或浆细胞样特点的细胞。CD5 阴性有助于 LPL 和 SLL 的鉴别诊断。浆细胞成分可通过 κ/λ 轻链和 CD38 及 CD138IHC 染色加以鉴别，同时应检查血清肿瘤标记物。

"其他"类肿瘤，若淋巴结大部分细胞 PanB 和 PanT 表达阴性，小细胞癌是首要考虑的恶性肿瘤，对于儿童则要考虑 Ewing's 肉瘤和其他一些小圆细胞肿瘤，IHC 有助于此类肿瘤鉴别诊断。

（2）弥漫性单一细胞形态大细胞淋巴瘤诊断与鉴别诊断：

中等大小细胞 DL 和 BL 鉴别诊断则较为困难，二者免疫表型相似，PanB 阳性、BLCD10、CD43 和 Bcl-6 阳性，DL 同样亦表达这些标记物，但阳性率不同。DL，MUM1 阳性；而 BL，

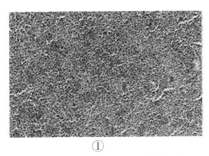 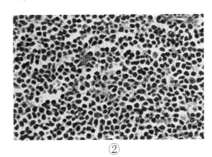

① ②

图 8-30　HE 染色示肿瘤细胞呈弥漫性结构，瘤细胞较小，形态较一致

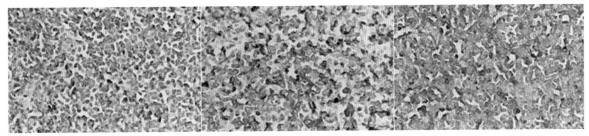

图 8-31　Bcl-2 染色阳性　　　　图 8-32　CD23 染色阳性　　　　图 8-33　CD5 染色弥漫弱阳
　　　　　　　　　　　　　　　　　　　　　　　　　　　　　　　　性，显示滤泡的分布

（图 8-30 至图 8-33：小淋巴细胞淋巴瘤/慢性淋巴细胞白血病）

表 8-8　弥漫性 B 细胞淋巴瘤诊断与鉴别诊断时 IHC 抗体选择

弥漫性B 细胞淋巴瘤		CD19，CD20， CD79a，Pax5	CD10	CD21	CD23	CD5	CD43	Bcl-6	其他
小细胞	小淋巴细胞淋巴瘤/慢性淋巴细胞白血病	+	-	-	+	+	+	-	CD11 （质阳性）
	淋巴浆细胞淋巴瘤（LPL）	+	-	-	-	-	-/+	-	cytoIg,CD38,CD138
	毛细胞白血病（HCL）	+	-	-	-	-	-	-	cyclinD1，CD11（胞质阳性），ANXA1
	滤泡中心细胞（FCC）淋巴瘤	+	+	+	-	-	-	+	Bcl-2
	套细胞淋巴瘤（MCL）	+	-	-	+	+	+	-	cyclinD1
	边缘区淋巴瘤（MZL）	+	-	+	+	-	-/+	-	
中等大小细胞和大细胞	伯基特淋巴瘤（BL）	+	+	-	-	-	+	+	CD38
	弥漫性大 B 细胞淋巴瘤（DLBCL）	+	+/-	-	-	-	-/+	+/-	MUM1
T 细胞淋巴瘤		-	-	-	+	+	+		CD3，TdT+/-CD4

　　在 PanB 中，CD20 敏感性（>95%）和特异性最佳；CD79α 和 Pax5 敏感性约为 80%。CD19 表达缺失较多，在一些 T 细胞淋巴瘤中亦有表达。

　　注：Pax5 在浆母细胞性 DL 阴性，ANXA1 对 HCL 最为特异；FCC 淋巴瘤 Bcl-2 阳性部位在滤泡，而反应性滤泡表达阴性。

MUM1 弱阳性且其阳性率较低。若肿瘤细胞 Ki-67 阳性率大于 95%，则考虑为 BL；而 Bcl-2 阳性则为 DL。

　　（3）弥漫性单一细胞形态结构 T 细胞淋巴瘤诊断与鉴别诊断（见表 8-9）：

　　弥漫性单一细胞形态结构 T 细胞淋巴瘤少见，主要为 TLBL，发病年龄在 20 岁以下，男性发病率约多于女性。病变淋巴结在低倍镜下呈现典型的弥漫性结构（图 8-34），其间散在分布可染小体（图 8-35）；CD20 可显示 TLBL 残存的淋巴滤泡（图 8-36）。另外，CD34（图 8-37）和 CD5（图 8-38）免疫组化染色阳性。

　　TLBL、B 细胞淋巴母细胞白血病/淋巴瘤

（BLBL）和 BL 三者之间组织结构，免疫表型亦有相似之处，TdT 染色（图 8-39）有助于三者之间的鉴别诊断，TLBL 和 BLBL TdT 阳性，而 BL 阴性。另外，BL 和 BLBL Pax5 阳性，而 TLBL Pax5 阴性。

　　FOXP3 作为预后标记物，其功能尚未完全证实。

2.2.2　弥漫性混合细胞形态结构淋巴瘤诊断与鉴别诊断

　　弥漫性混合细胞形态淋巴瘤是病检中最常见的淋巴瘤，包括 DL、HL、T 细胞淋巴瘤、组织细胞和树突状细胞肉瘤及转移性肿瘤（见表 8-10、表 8-11）。

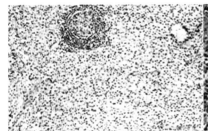

图 8-34　低倍镜下显示肿瘤细胞呈弥漫性分布，可见残存的淋巴滤泡

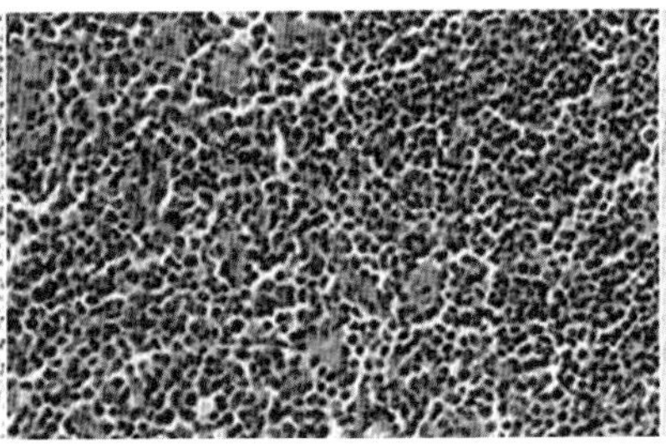

图 8-35　高倍镜下显示肿瘤细胞大小、形状较一致，肿瘤间质血管丰富，可见散在的可染小体

图 8-36　CD20 示残存的淋巴滤泡染色阳性

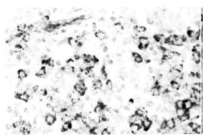

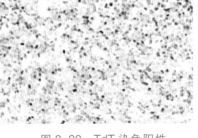

图 8-37　CD34 染色阳性

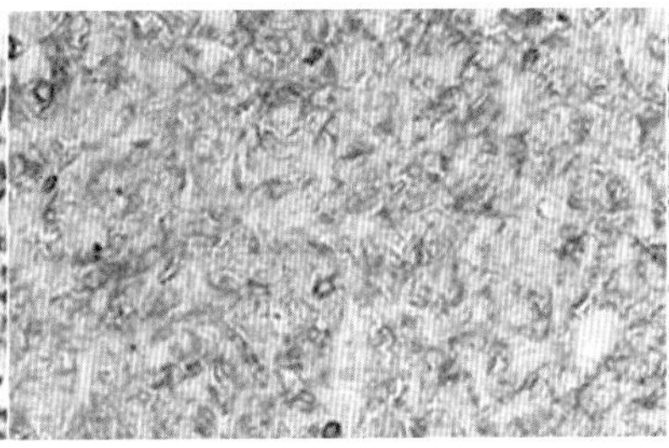

图 8-38　CD5 染色阳性

图 8-39　TdT 染色阳性

（图 8-34 至图 8-39：T 淋巴母细胞淋巴瘤）

DL 各变型之间表型相同，表达一种或多种 PanB。2/3 的 DL，Bcl-6 阳性，CD10 和 MUM1 阳性率略低。

CD10、MUM1 和 Bcl-6 可用于 GCB 和 non-GCB 变型的鉴别诊断；若 30% 细胞 CD10 阳性，或 Bcl-6 阳性、MUM1 和 CD10 阴性则为 GCB；除此之外，则为 non-GCB。

多数 DL Bob.1 和 Oct-2 阳性。DL，KI-67 阳性率较高，但是低于 BL 的 95% 水平。旺炽性反应性滤泡 Ki-67 高表达，CD20/CD3 或 Ki-67/CD20 双染有助于显示其增生的大 B 细胞。

一些罕见的 DL 变型除了常规抗体外，其他一些抗体亦有助于鉴别诊断，如 CD5 阳性 DL 变型 cyclinD1 表达阴性，而母细胞性 MCL cyclinD1 表达阳性；ALK 阳性 DL，其 CD30 亦常阳性；浆母细胞性 DL PanB 表达缺失而 CD138 和 CD38 阳性。

κ/λ 单克隆阳性有助于 DL 和旺炽性免疫母细胞反应性增生鉴别（如传染性单核细胞增多症），后者多克隆阳性。

富于 T 细胞组织细胞大 B 细胞淋巴瘤（THRL），其表型与 DL-NOS 相似。

结节性 LPHL（NLPHL），THRL 和淋巴细胞富于性经典 HL（LRCHL）之间鉴别诊断困难，IHC 有助于鉴别诊断。NLPHL 结节状结构不明显时，CD21 阳性可显示其滤泡树突状细胞网状结构。

经典型 HL，R-S 细胞 CD30 和 CD15 阳性；经典型 HL MUM1 阳性，Bob.1 和 Oct-2 阴性；而 NLPHL MUM1 阴性，Bob.1 和 Oct-2 阳性。

间变性大细胞淋巴瘤（ALCL）CD30 胞膜和高尔基区阳性。ALCL 可分为 ALK 阳性和 ALK 阴性亚型，ALK 阴性亚型预后较差（注意与 PTCL 鉴别，PTCL CD30 阳性，阳性率较低）；ALK 阳性部位位于胞质、胞核和胞膜；ALCL 可分为富于淋巴组织细胞型、小细胞型、霍奇金样型，当 CD30 阳性细胞较少时，鉴别诊断更为复杂，IHC 有助于其鉴别诊断。大部分 ALCL 为 T 细胞起源，因为存在 T 细胞受体基因重排。约 1/3 ALCL 表达 CD3，CD5、CD43 阳性率略高；多数 ALCL 颗粒酶 B、TIA1 和穿孔素阳性，但这些抗体使用较少。需要特别强调的是，仅 CD30 阳性不足以诊断 ALCL [31]。

外周 T 细胞淋巴瘤（PTCL）少见，其形态上多变（图 8-40 至图 8-43），既可分类在"单一细胞类型"，亦可分类在"混合细胞类型"。病变结节呈弥漫性且分布于副皮质区（图 8-40、图 8-41），CD3/CD20 双染可显示。PTCL

表 8-9　弥漫性 T 细胞淋巴瘤诊断与鉴别诊断时 IHC 抗体选择

弥漫性T 细胞淋巴瘤	CD2 CD3	CD4	CD8	CD5	CD7	CD25	CD30	CD56	TIA-1	其他
T 淋巴母细胞淋巴瘤（TLBL）	+	-/+	-/+	-/+	-/+	-	-	-	-	CD10，CD34，CD99
NK 淋巴瘤	+		-/+	-	-	+	-	+	+	EBV，HLA⁻，DR，GrB，Fas
成人 T 细胞白血病性淋巴瘤（ATLL）	+	+	-	+	-	+	-	-	-	FOXP3，TdT
MF/SS	+	+	-/+	+	-			-	-	
外周 T 细胞淋巴瘤（PTCL）	+	+	-/+	-/+	-	+	-/+	-/+	+/-	Bcl-2
间变性大细胞淋巴瘤（ALCL）	+	-/+	-/+	-/+	-/+	-/+	-/+	-/+	+/-	ALK1，GrB，EMA
血管免疫母细胞性 T 细胞淋巴瘤（AITCL）	-/+	+	-	+	+	+	-	-	-	CD10⁺⁻，Bcl-6⁺⁻，CXCL13，CD21/CD23
B 细胞淋巴瘤	-	-	-	-	-	-	-	-	-	CD19，CD20，CD79a，CD10，CD43⁻⁺

Pan T 阳性（图 8-42、图 8-43），尤其是 CD5 和 CD7。在少数病例中，肿瘤细胞 CD30、CD15、CD20 阳性，增加了诊断的困难性。Bcl-6 和 CD10 在 PTCL 表达阴性，有助于其与 DL 的鉴别；Ki-67 阳性率不等，最高可达 60%~70%；CD4 和 CD8 双染在部分病例中共表达或同时阴性，有助于 PTCL 和 T 细胞为主的反应性增生的鉴别诊断。

血管免疫母细胞性 T 细胞淋巴瘤（AITCL）由于肿瘤细胞形态温和，可出现与 R-S 细胞相似的大细胞及较多的反应性淋巴细胞、残余的滤泡，及滤泡树突状细胞的网状结构，因此其诊断困难。淋巴滤泡外显著增生的 FDC 围绕树枝状高内皮血管是 AITCL 具有诊断意义的形态学改变，AITCL 瘤细胞 Pan T 阳性、Bcl-6 和 Bcl-2 阳性有助于其鉴别诊断；AITCL 具有丰富的高内皮静脉，Ⅷ因子染色阳性亦有助于其鉴别诊断。

成人 T 细胞白血病淋巴瘤（ATLL）累及外周血，弥漫性浸润淋巴结。瘤细胞以小 T 细胞为主，但亦有中等细胞、大细胞和多形性细胞。散在的多核细胞与 HL 非常相似；大霍奇金样细胞是 EB 病毒感染的 B 细胞；CD25、FOX3 表达于调节性 T 细胞。

组织细胞肉瘤、滤泡树突状细胞肉瘤和网状细胞肉瘤罕见，诊断非常困难。滤泡状、树突网状细胞肉瘤在低倍镜下肿瘤呈弥漫性结构，细胞类型较混杂（图 8-44），高倍镜下可见梭形肿瘤细胞（图 8-45）。免疫组化 S100 染色阳性（图 8-46），CD21/35 染色阳性（图 8-47），Clusterin 染色阳性（图 8-48），CD68 染色散在阳性（图 8-49）。

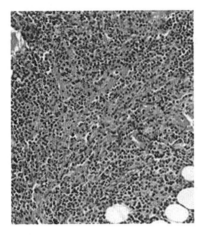

图 8-40　低倍镜下显示肿瘤细胞呈弥漫性分布，侵及周边脂肪组织

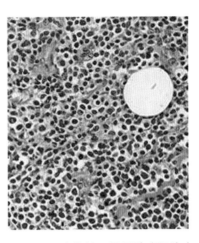

图 8-41　高倍镜下显示肿瘤细胞大

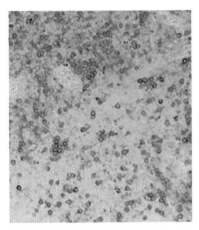

图 8-42　CD3 染色阳性，大小不一，间质血管丰富

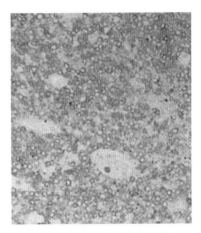

图 8-43　CD43 染色阳性

（图 8-40 至图 8-43：外周 T 细胞淋巴

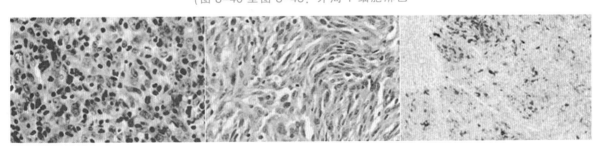

图 8-44　低倍镜下显示肿瘤呈弥漫性结构，细胞类型较混杂

图 8-45　高倍镜下显示梭形肿瘤细胞

图 8-46　S100 染色阳性

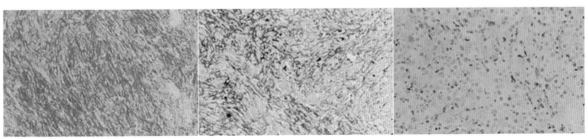

图 8-47　CD21/CD35 染色阳性

图 8-48　Clusterin 染色阳性

图 8-49　CD68 散在阳性

（图 8-44 至图 8-49：滤泡状树突网状细胞肉

表 8-10　弥漫性混合细胞形态淋巴瘤诊断与鉴别诊断时 IHC 抗体选择

抗体	DL 和 THRL	ALCL	NLPHL	经典型 HL	PTCL	反应性增生
CD45	+	-/+	-	-	+	+
CD15	-	-	+	+	-	-/+
CD30	-	+	-	+	-	-/+
CD20，79a	+	-	+	-/+	-	+/-
Pax5	-	-	+	+	-	+/-
CD3	-	-/+	-	-	+	+/-
Bcl-6	+	-	+	+	-	+
MUM1	-/+	-	-	+	-	
Oct2，BOB.1	+	-	+	-	-	+
EMA	-	+/-	+	-	-	-
κ/λ	-/+，单克隆	-	-/+单克隆	-	-	多克隆

注：抗体主要标记大细胞（包括 R-S 细胞），而不是标记小淋巴细胞。在反应性结节中，免疫母细胞 CD20 或 CD3 阳性，少数 CD30 阳性。残留滤泡 B 细胞 Bcl-6、MUM1、Oct2 或 BOB.1 表达阳性。免疫母细胞转化时，Kappa/lambda 以多克隆的形式表达。

表 8-11　其他淋巴结恶性肿瘤诊断与鉴别诊断时 IHC 抗体选择

其他弥漫性结节性增生	标记物
转移性肿瘤	CKpan，vimentin，S100，HMB-45 或其他
组织细胞肉瘤	CD45，CD68，CD163，CD11（质阳性），CD33，Iysozyme
滤泡性树突状细胞肉瘤	CD21，CD23，CD35
指状突树突状网状细胞肉瘤	CD68，S100

转移性肿瘤可能是淋巴结最为常见的恶性肿瘤，CD45、CKpan 和 S100 可用于淋巴结转移性肿瘤的快速筛查。CD45 在残余的淋巴细胞表达阳性，而转移性肿瘤细胞表达阴性；CD20 和 CD3/ 或 CD5 可进一步区分 B 细胞或 T 细胞。

3　常见淋巴瘤免疫诊断抗体的选择

3.1　霍奇金淋巴瘤

3.1.1　经典霍奇金淋巴瘤

若怀疑是经典霍奇金淋巴瘤（CHL），一般选择 CD3、CD20、CD30、CD15、Pax-5、LCA。

H-RS 细胞是 CHL 的瘤细胞，它们表达 CD30（97%）、CD15（80%）、Pax-5（95%）、CD20（20%）；基本不表达 CD3 和 LCA。

CHL 的背景细胞中，T 细胞比 B 细胞多，并且 T 细胞是围绕 H-RS 细胞，而 B 细胞远离 H-RS 细胞，这样 CD3 和 CD20 亦有助于诊断。

Pax-5 和 LCA 主要有助于鉴别间变性大细胞淋巴瘤，后者 Pax-5 阴性、LCA 阳性。

3.1.2　结节性淋巴细胞为主霍奇金淋巴瘤

若怀疑结节性淋巴细胞为主霍奇金淋巴瘤（NLP-HL），一般选择 CD3、CD20、CD21、CD30、CD15、LCA、EMA、Bcl-6、CD57。

NLP-HL 中 CD21 可清楚地显示树突状细胞网（FDC 网），常常是大网；瘤细胞不表达 CD30 和 CD15，但总是表达 CD20、LCA 和 Bcl-6，亦常表达 EMA。

背景中 CD57 阳性 T 细胞增多，有些病例中可见 CD57 阳性细胞围绕瘤细胞形成花环状；CD20 阳性的瘤细胞周围没有 B 细胞，CD3 阳性细胞常常围绕 "爆米花" 细胞。

3.2　非霍奇金淋巴瘤

3.2.1　淋巴母细胞淋巴瘤

若怀疑淋巴母细胞淋巴瘤（LB），无论是 T 还是 B 淋巴母细胞淋巴瘤，应选择 Pax-5、CD7、TdT、CD34、Ki-67。由于母细胞很幼稚，很少表达 CD3 或 CD20，因此，应选用能在幼稚细胞中表达的 CD7 和 Pax-5。

TdT 和 CD34 均可在 LB 中表达，但不是 100%，因此，上"双保险"以免漏诊。Ki-67 阳性率一般在 40%~80%。

3.2.2 小淋巴细胞淋巴瘤/慢性淋巴细胞白血病

若怀疑是小淋巴细胞淋巴瘤/慢性淋巴细胞白血病（SLL/CLL），一般选择 CD3、CD20、CD23、CD5、Ki-67、CD38、ZAP-70。CD20 往往中等程度阳性，多数病例同时表达 CD5 和 CD23；CD5 常常有两种阳性强度，强阳性的是反应性的 T 细胞，散在分布；弱阳性的是瘤细胞，弥漫分布。Ki-67 约 10%~30%。

若 CD38 和/或 ZAP-70 阳性，提示瘤细胞来源于处女 B 细胞（B1 细胞），IgH 没有发生自身突变，往往预后较差。若需要排除套细胞淋巴瘤，可加 Cyclin D1。

3.2.3 弥漫大 B 细胞淋巴瘤

若怀疑是弥漫大 B 细胞淋巴瘤（DLBCL），一般选择 CD3、CD20、KI-67、CD10、Bcl-6、MUM-1。

DLBCL 一般 CD20 阳性，CD3 阴性，Ki-67 大于 50%；CD10、Bcl-6 和 MUM-1 这 3 个抗体是用于亚型的。生发中心细胞来源的 DLBCL 一般 CD10 阳性，或只有 Bcl-6 阳性；除此之外均为生发中心外活化 B 细胞来源。

若需要与 Burkitt's 淋巴瘤鉴别，尚要选择 Bcl-2；若病变中还隐约有结节样结构，应该注意是否同时存在滤泡性淋巴瘤，因此还要选择 CD21 去证实是否结节区域存在树状突细胞网；若瘤细胞很大，具有间变的形态，可以增选 CD30；若细胞大、核仁明显、居中，可以增选 ALK 和 CD38、CD138，了解它是否为 ALK 阳性的 DLBCL 或浆母细胞淋巴瘤。

3.2.4 滤泡性淋巴瘤

若怀疑滤泡性淋巴瘤（FL）或需要与反应性增生滤泡鉴别时，一般要选择 CD3、CD20、CD21、Ki-67、CD10、Bcl-6、Bcl-2 7 种抗体。

CD3 正常情况下分布在滤泡间区，于生发中心内散在分布。若滤泡间区 CD3 阳性细胞明显减少，提示存在异常情况；若生发中心内 CD3 阳性细胞增多，注意可能造成对 Bcl-2 判断的干扰，必须进行两张切片的比对，避免因 CD3 阳性细胞增多造成对 Bcl-2 的误判。滤泡性淋巴瘤一定存在 FDC 网，Ⅰ~Ⅱ级的网比较完整，Ⅲ级的网可能稀疏。

若结节中没有网，提示可能不是 FL。若结节存在网，但没有 CD10 和 Bcl-6 表达，表明这个结节不是 FL，很可能是其他淋巴瘤进行了滤泡植入，取代了生发中心细胞而保留了 FDC 网。

CD10 在生发中心细胞表达，滤泡外只有中性粒细胞表达。若滤泡外见到成片 CD10 阳性的 B 细胞，提示是瘤细胞浸润到滤泡外。

值得注意的是，近 30%FL 可丢失 CD10，但不丢失 Bcl-6，级别越高丢失率越高。多数 FL 表达 Bcl-2，随着级别增高，阳性率有所下降，如Ⅲ级约 79% 阳性。

3.2.5 套细胞淋巴瘤

若怀疑套细胞淋巴瘤（MCL），应选择 CD3、CD20、CD21、Cyclin D1、CD5、Ki-67。

MCL 表达 CD20、Cyclin D1、CD5。CD21 显示缩小的 FDC 网，或稀疏松散的网；Ki-67 一般小于 30%，若大于 40%，提示预后不好；若要除外 FL，可增选 CD10、Bcl-6、Bcl-2。

3.2.6 边缘带淋巴瘤

边缘带淋巴瘤（MZL）没有特异性抗体，目前仍然采用排除法诊断。主要需排除 FL、MCL、SLL、Burkitt's 淋巴瘤、淋巴母细胞淋巴瘤。

MZL 为 B 细胞来源，表达 B 细胞抗原，但以上淋巴瘤的相关抗原均不表达。CK 有助于显示黏膜相关边缘带 B 细胞淋巴瘤产生的淋巴上皮病变；CD3、CD20、CD10、Bcl-6、Bcl-2、CD21 联合使用有助于判断滤泡植入。

3.2.7 Burkitt's 淋巴瘤

若怀疑 Burkitt's 淋巴瘤（BL），一般选择 CD3、CD20、CD10、Bcl-6、Bcl-2、Ki-67、MUM-1。

BL 起源于生发中心的滤泡母细胞，表达 CD20、CD10、Bcl-6；一般不表达 Bcl-2 和 MUM-1；Ki-67 一般大于 90%。

虽然起源于生发中心的 DLBCL 亦有可能出现类似的情况，但 CD10、Bcl-6、Bcl-2、Ki-67、MUM-1 5 种抗体与 BL 同时吻合的概率很低。

3.2.8 浆细胞瘤

若怀疑浆细胞瘤，应选择 CD3、CD20、

CD38、CD138、MUM-1、Ki-67、kappa（κ）和 lambda（λ）。

多数浆细胞瘤不表达 CD20，但常常表达 CD38、CD138 和 MUM-1。CD138 比较特异，但敏感性差一点。有时会遇到浆细胞分化的肿瘤，CD3、CD20、CD38、CD138 均为阴性，只有 MUM-1 弥漫强阳性。

因此，在做浆细胞肿瘤鉴别诊断时不要忘记 MUM-1；典型浆细胞瘤 Ki-67 一般比较低，10%~30%，间变型浆细胞瘤和浆母细胞瘤一般大于 50%；有时需要与增生性或反应性浆细胞鉴别，可用 Kappa 和 Lambda 了解浆细胞的克隆性。若是多克隆，提示是反应性病变；若是单克隆，提示是浆细胞瘤。

3.2.9 外周 T 细胞淋巴瘤非特殊类型

外周 T 细胞淋巴瘤非特殊类型（PTL-U）的诊断要除外其他 T 细胞淋巴瘤以后做出，亦就是说不存在其他淋巴瘤的免疫表型特征才诊断 PTL-U，但它一定表达 CD3 和 CD4。因此，选择抗体包括 CD3、CD4、CD8、CD30、CD56、Granzyme B，CD21、CD10、Bcl-6、CXCL-13、Ki-67。

CD30 是为了排除间变性大细胞淋巴瘤；CD56、CD8 和 Granzyme B 是为了排除 NK/T 细胞淋巴瘤；CD21、CD10、Bcl-6、CXCL-13 是为了排除血管免疫母细胞 T 细胞淋巴瘤。

3.2.10 NK/T 细胞淋巴瘤

NK/T 细胞淋巴瘤主要发生在鼻腔和鼻咽，亦可发生在皮肤和肠道。若怀疑 NK/T 细胞淋巴瘤，可选用 CD3、CD20、CD56、Granzyme B（或 TIA-1、穿孔素）、Ki-67 以及 EBER 原位杂交；最好选用多克隆 CD3 或 cCD3。

Granzyme B 的特异性比 TIA-1、穿孔素皆好，TIA-1 敏感性高，但它可以将组织细胞和中性粒细胞染上。若 CD56 阴性，一定要做 EBER 原位杂交，否则容易误判。90%以上病例 EBER 阳性。

3.2.11 间变性大细胞淋巴瘤

若怀疑间变性大细胞淋巴瘤（ALCL），可选择 CD3、CD20、CD30、ALK、EMA、CD4、Granzyme B、Ki-67。

2008 年 WHO 将 ALCL 分为 ALK⁺和 ALK⁻两个种类，二者有明显预后差异。因此，诊断

ALCL 时一定要选择 ALK 进一步确定是其中的哪一种。

ALK 阳性的系统性 ALCL 除 CD30 强阳性外，常常同时表达 EMA，但 CD3 等 T 细胞抗原可能丢失，成为裸细胞 ALCL。

皮肤原发 ALCL，常常保留 T 细胞抗原表达，而 EMA 和 Granzyme B 常常不表达。

ALCL 的 Ki-67 常常大于 50%。若在窦里生长，需要与癌鉴别，可增选 CK-p。若需要与 HL 鉴别，可以增选 CD15、Pax-5、LCA 和 LMP-1。

3.2.12 血管免疫母细胞 T 细胞淋巴瘤

若怀疑血管免疫母细胞 T 细胞淋巴瘤（AILT），可选用 CD3、CD20、CD21、CD10、Bcl-6、CXCL-13、Ki-67 以及 EBER 原位杂交。

典型的 AILT，CD3 广泛阳性，但不密集；CD20 灶状和散在阳性；CD21 显示 FDC 网增多变形围绕血管；CD10 约 30% 病例较多细胞阳性；Bcl-6 总是有很多细胞阳性；CXCL-13 较多细胞阳性，CXCL-13 只有在确定了 T 细胞淋巴瘤的前提下，进行 AILT 与 PTL-U 鉴别时，采用方有价值，应避免泛用 CXCL-13，因正常淋巴组织中即存在 CXCL-13。

EBER 可以在少数较大细胞中阳性，因此，在诊断比较困难的病例中，有时 EBER 有助于诊断。

3.2.13 肠病相关型 T 细胞淋巴瘤

若怀疑肠病相关型 T 细胞淋巴瘤，可选用 CD3、CD4、CD8、CD20、CD56、CD103、Ki-67、Granzyme B。

3.2.14 肝脾 T 细胞淋巴瘤

若怀疑肝脾 T 细胞淋巴瘤，可选用 CD3、CD4、CD8、CD20、CD56、Ki-67、Granzyme B，以及 EBER 原位杂交。

3.2.15 皮下脂膜炎样 T 细胞淋巴瘤

若怀疑皮下脂膜炎样 T 细胞淋巴瘤，可选用 CD3、CD4、CD8、CD20、CD56、CD38；Ki-67、Granzyme B。

3.2.16 皮肤 γδT 细胞淋巴瘤

若怀疑皮肤 γδT 细胞淋巴瘤，可选用 CD3、CD4、CD8、CD20、CD56、Ki-67、Granzyme B，以及 EBER 原位杂交。

3.2.17 原发皮肤中小 CD4⁺T 细胞淋巴瘤

若怀疑原发皮肤中小 CD4⁺T 细胞淋巴瘤，可选用 CD3、CD4、CD8、CD20、CD56、Ki-67、Granzyme B。

3.2.18 原发皮肤 CD8⁺侵袭性嗜表皮细胞毒性 T 细胞淋巴瘤

若怀疑原发皮肤 CD8⁺侵袭性嗜表皮细胞毒性 T 细胞淋巴瘤，可选用 CD3、CD4、CD8、CD20、CD56、Ki-67、Granzyme B。

3.2.19 蕈样霉菌病

若怀疑蕈样霉菌病，选用 CD2、CD3、CD5、CD7、CD4、CD8、CD20、CD56、Ki-67、Granzyme B。

3.2.20 儿童系统性 EBV⁺T 细胞淋巴增殖性疾病

若怀疑儿童系统性 EBV⁺T 细胞淋巴增殖性疾病，可选用 CD2、CD3、CD5、CD7、CD4、CD8、CD20、CD30、CD56、Ki-67、Granzyme B，以及 EBER 原位杂交。

3.2.21 种痘水疱病样淋巴瘤

若怀疑种痘水疱病样淋巴瘤，可选用 CD2、CD3、CD5、CD7、CD4、CD8、CD20、CD30、CD56、Ki-67、Granzyme B，以及 EBER 原位杂交。

第 6 节 淋巴瘤免疫组化鉴别诊断

前已述及，淋巴瘤的病理诊断是临床上极为复杂、极为困难的过程，与癌淋巴结转移的鉴别、淋巴瘤各类型之间的鉴别极为重要，因为准确的诊断、分期是制订治疗计划的前提。

1 B细胞淋巴瘤与T细胞淋巴瘤的鉴别

表 8-12 B 细胞淋巴瘤与 T 细胞淋巴瘤的鉴别

肿瘤类型	CD30	CD20	CD43	CD45RO	CD79a	Pax5
B 细胞淋巴瘤	-	+	-/+	-	+	+
T 细胞淋巴瘤	+	-	+	+	-	-

2 含有大细胞的淋巴瘤免疫组化鉴别

表 8-13 含有大细胞的淋巴瘤免疫组化鉴别

肿瘤类型	CD3	CD15	CD20	CD30	Pax5	ALK-1	Fasc Ⅰ	EMA	EBV
弥漫性大 B 细胞性淋巴瘤	-	-	+	-	+	-	-	-/+	-
富于 T 的大 B 细胞淋巴瘤	-★	-	+	-	+	-	-	-/+	-
霍奇金淋巴瘤（R-S）	-	+	-	+	+	-	+	-	+
霍奇金淋巴瘤（L&H）	-	-	+	-	+	-	-	-/+	-/+
间变性大细胞性淋巴瘤	-/+	-	-	+	-	+	-/+▲	+	-
CD30⁺的 T 细胞淋巴瘤	+	-	-	+	-	-	-	-	-

注意：★ 背景大量的 T 淋巴细胞阳性，▲ 弱阳性表达。

3 滤泡性淋巴瘤与淋巴组织反应性增生的免疫组化鉴别

表 8-14 滤泡性淋巴瘤与淋巴组织反应性增生的免疫组化鉴别

种类	CD3	CD10	CD20	CD23	Bcl-2▲	Ki-67	Bcl-6
滤泡性淋巴瘤	-	+	+	+		低指数	+
淋巴组织反应性增生	+	-	+	-	-	高指数	-

▲不能用于淋巴瘤的分类，仅有助于滤泡性淋巴瘤的诊断与滤泡反应性增生的鉴别诊断。

4 NLP-HL与CHL

表8-15 结节性淋巴细胞为主型霍奇金淋巴瘤与经典型霍奇金淋巴瘤的免疫组化鉴别

种类	CD45	CD20	CD30	Fascin	CD15	EMA	Leu-7	Bcl-6	EBV
NLP-HL	+	+	−/+◆	−	−	+▼/−	−/+★	+	−
CHL	−	−/+◆	+	+	+	−	−	−	+（60%）

◆会有少数细胞不同程度阳性，▼常阳性，★围绕L&H细胞的小细胞阳性呈玫瑰花环状。

5 霍奇金淋巴瘤与大细胞非霍奇金淋巴瘤的免疫组化鉴别

表8-16 霍奇金淋巴瘤与大细胞非霍奇金淋巴瘤的免疫组化鉴别

肿瘤类型	CD3	CD15	CD20	CD30	CD45	TIA1	Fascin	EBV
霍奇金淋巴瘤	−	+	−	+	−	−	+	+
B细胞淋巴瘤	−	−	+	−	−	−	−	−
T淋巴瘤细胞	+	−	−	−	+	+	−	−

6 弥漫性小B细胞性淋巴瘤的免疫组化分类及鉴别

表8-17 弥漫性小B细胞性淋巴瘤的免疫组化分类及鉴别

肿瘤类型	CD5	CD10	CD23	TdT	Bcl-6	IgD	CyclinD1
B淋巴母细胞淋巴瘤/白血病	−	−	+	+	−	+	−
B小细胞淋巴瘤/白血病	+	−	−	−	−	−	−
B-MALT型结外边缘带淋巴瘤	−	−	−	−	−	−	−
脾边缘带B细胞淋巴瘤	−	−	−	−	−	−	−
滤泡性淋巴瘤	−	+	+/−	−	+	+	−
套细胞淋巴瘤	+	−	−	−	−	+	+
Burkitt's淋巴瘤	−	+	−	−	+	−	−

7 结外细胞毒性T细胞/NK细胞淋巴瘤的免疫组化分类及鉴别

表8-18 结外细胞毒性T细胞/NK细胞淋巴瘤的免疫组化分类及鉴别

肿瘤类型	CD2	CD3	CD4/CD8	CD30	CD56	ALK-1	EBV	TIA-1
肠道T细胞淋巴瘤	+	+	−/−	−	−/+	−	−/+	+
肝脾γδT细胞淋巴瘤	−	−	−/−	−	+	−	−	+
皮肤/脂膜炎样T淋巴瘤	+	+	−/+	−	−/+	−	−	+
皮肤原发ALCL	−	−	+/−	+	−/+	−	−	−/+
鼻NK/T细胞淋巴瘤	+	−/+	−/+	−	+	−	+	+

8 组织细胞与树突状细胞的免疫组化表型及鉴别

表 8-19 组织细胞与树突状细胞的免疫组化表型及鉴别

种类	CD15	CD68	Mac387	S-100	CD1a	CD21/35
巨噬细胞	+	+	+	−	−	−
郎格汉斯细胞	−	−	−/+	+	+	−
指突状树突细胞	−	−	−	+	−	−
滤泡树突状细胞	−	−	−	−	−	+

第 7 节 常见淋巴瘤的免疫表型

1 霍奇金淋巴瘤的分类及免疫组化表型

表 8-20 霍奇金淋巴瘤的分类及免疫组化表型

结节性淋巴细胞为主型的霍奇金淋巴瘤	CD20$^+$、CD79a$^+$、Pax-5$^+$、CD45$^+$、Bcl-2$^-$、CD3$^-$、CD43$^-$、CD30$^-$、CD15$^-$、EMA$^{+/-}$、CD57$^+$（L&H 细胞周围呈花环状围绕的小细胞阳性）
经典型霍奇金淋巴瘤	CD30$^+$、CD15$^+$、CD20$^-$、Pax-5$^-$、CD45$^-$、Bcl-2$^-$、CD3$^-$、CD43$^-$、EMA$^-$

2 B细胞性淋巴瘤的分类及免疫组化表型

表 8-21 B 细胞性淋巴瘤的分类及免疫组化表型

前驱B淋巴母细胞性淋巴瘤/白血病	CD20$^+$、CD79a$^+$、Pax-5$^+$、CD10$^+$、TdT$^+$、sIg$^-$、CD3$^-$、CD45RO$^-$、CD43$^{+/-}$
B 小淋巴细胞性淋巴瘤/B 慢性淋巴细胞白血病	CD20$^+$、CD79a$^+$、Pax-5$^+$、CD5$^+$、CD43$^+$、CD23$^+$、IgM$^+$、IgD$^+$、CyclinD1$^-$、CD3$^-$
套细胞淋巴瘤	CD20$^+$、CD79a$^+$、CD5$^+$、Pax-5$^+$、Bcl-6$^+$、Bcl-2$^+$、CD3$-$、CD43$^{+/-}$、CD23$^-$
滤泡性淋巴瘤	CD20$^+$、CD79a$^+$、Pax-5$^+$、Bcl-2$^+$、Bcl-6$^+$、CD10$^+$、CD3$^-$、CD43$^-$、CD23$^{+/-}$
边缘带 B 细胞淋巴瘤	CD20$^+$、CD79a$^+$、Pax-5$^+$、IgM$^+$、IgD$^-$、CD3$^-$、CD43$^-$
弥漫性大 B 细胞性淋巴瘤	CD20$^+$、CD79a$^+$、Pax-5$^+$、Bcl-6$^+$、CD30$^-$、CD15$^-$、EMA$^{+/-}$、CD3$^-$、CD43$^-$、ALK-1$^-$
淋巴浆细胞样淋巴瘤	CD20$^+$、CD79a$^+$、Pax-5$^+$、CIg$^+$、Bcl-2$^+$、CD3$^-$、CD43$^-$、CD138$^-$
浆细胞/浆细胞骨髓瘤	CD138$^+$、CD79a$^{+/-}$、CD20$^-$、CD3$^-$、CD43$^-$、CD56$^{+/-}$、EMA$^{+/-}$、轻链 κ$^+$ 或 λ$^+$、CIg$^+$、Bcl-2$^-$
Burkitt's 淋巴瘤	CD20$^+$、CD79a$^+$、Pax-5$^+$、IgM$^+$、CD5$^-$、CD10$^+$、CD3$^-$、CD43$^-$、Bcl-2$^-$、EBV$^+$、Ki-67$^+$（80%以上细胞阳性）
富于 T 细胞的 B 细胞淋巴瘤	CD20$^+$、CD79a$^+$、Pax-5$^+$、CD30$^-$、ALK-1$^-$、CD15$^-$、EMA$^{+/-}$
黏膜相关 B 细胞淋巴瘤	CD20$^+$、CD79a$^+$、Pax-5$^+$、CD23$^+$、CD21$^+$、CD10$^-$、CD3$^-$、CD43$^-$、CD5$^-$、CyclinD1$^-$

3 T细胞性淋巴瘤的分类及免疫组化表型

表8-22 T细胞性淋巴瘤的分类及免疫组化表型

T细胞急性淋巴母细胞性淋巴瘤/白血病	TdT⁺，CD2⁺，CD3⁺/⁻，CD5⁺，CD4或CD8⁺，CD20⁻，CD79a⁻，Pax-5⁻
T细胞前淋巴细胞性白血病	CD2⁺，CD5⁺，CD7⁺，CD3⁺/⁻，CD20⁻，CD79a⁻，Pax-5⁻，TdT⁻
T大颗粒淋巴细胞白血病	CD3⁺，CD2⁺，CD16⁺，CD5⁺/⁻，CD7⁺/⁻，CD20⁻，CD79a⁻，Pax-5⁻
侵袭性NK细胞白血病	CD2⁺，CD16⁺，CD3⁻，CD4⁻，CD5⁻，CD7⁻，CD8⁻，CD10⁻，CD56⁺，CD57⁻，EBV⁺，CD20⁻，CD79a⁻，Pax-5⁻
血管免疫母细胞性T细胞淋巴瘤	CD2⁺，CD5⁺，CD4⁺，CD3⁺，CD8⁻，CD20⁻，CD79a⁻，Pax-5⁻
非特异性外周T细胞淋巴瘤	CD2⁺，CD3⁺，CD5⁺/⁻，CD7⁺/⁻，CD43⁺，CD45RO⁺，TIA-1⁺，Peferion⁺，EBV⁻，CD20⁻，CD79a⁻，Pax-5⁻，CD4+/CD8⁻
成人T细胞淋巴瘤/白血病	CD2⁺，CD3⁺/⁻，CD5⁺，CD7⁺/⁻，CD43⁺，CD45RO⁺，TIA-1⁺，Peferion⁻，EBV⁻，CD20⁻，CD79a⁻，Pax-5⁻，CD4+/CD8⁻
间变性大细胞性淋巴瘤	CD30⁺，EMA⁺/⁻，CD15⁻，ALK-1⁺/⁻，CD45⁻，CD20⁻，CD79a⁻，Pax-5⁻
皮下脂膜炎样T细胞淋巴瘤	CD2⁺，CD3⁺，CD5⁺，CD7⁺，CD43⁺，CD45RO⁺，TIA-1⁺，Peferion⁺，EBV⁻，CD20⁻，CD79a⁻，Pax-5⁻，CD4⁻/CD8⁺
肠病型T细胞淋巴瘤	CD2⁺，CD3⁺，CD56⁺/⁻，CD5⁺，CD7⁺，CD43⁺，TIA-1⁺，Peferion⁺，EBV⁻，CD20⁻，CD79a⁻，Pax-5⁻，CD4⁻/CD8⁻
肝脾γδT细胞淋巴瘤	CD2⁺，CD3⁺/⁻，CD16⁺，CD5⁻，CD7⁻，CD43⁺，CD45RO⁺，TIA-1⁺，Peferion⁺，EBV⁻，CD20⁻，CD79a⁻，Pax-5⁻，CD4⁻/CD8⁻
浆细胞样T细胞淋巴瘤	CD2⁺/⁻，CD3⁺/⁻，CD5⁺/⁻，CD7⁺/⁻，CD43⁺，CD45RO⁺/⁻，CD20⁻，CD79a⁻，Pax-5⁻
结节性T细胞性淋巴瘤	CD3⁺，CD5⁺，CD43⁺，CD45RO⁺，TIA-1⁺，EBV⁻，Peferion⁺，CD20⁻，CD79a⁻，Pax-5⁻
鼻咽NK/T细胞淋巴瘤	CD2⁺，CD3⁺/⁻，CD43⁺，CD56⁺，TIA-1⁺，Peferion⁺，EBV⁺，CD20⁻，CD79a⁻，Pax-5⁻，CD16⁻
蕈样肉芽肿	CD3⁺，CD5⁺，CD4⁺，CD8⁻，CD43⁺，CD45RO⁺，TIA-1⁺，EBV⁻，Peferion⁺，CD20⁻，CD79a⁻，Pax-5⁻
皮肤原发间变性大细胞性淋巴瘤	CD30⁺，EMA⁻/⁺，CD3⁻，CD4⁺，CD15⁻，ALK-1⁻，CD45⁻，CD20⁻，CD79a⁻，Pax-5⁻

4 霍奇金淋巴瘤免疫表型特征

4.1 经典型霍奇金淋巴瘤

95%的HL为此型，以出现少量H-RS细胞和大量炎症背景细胞为特征。WHO按临床特点将CHL分为4个亚型，但4个亚型肿瘤细胞的免疫表型特征是一致的。

肿瘤细胞表达CD30，75%~80%病例表达CD15，不表达EMA，ALK可与ALCL区别。

多数病例无T、B免疫表型，20%~40%病例H-RS细胞CD20⁺，须与DLBCL区别。

CHL的背景非肿瘤细胞大部分为T细胞，少数为B细胞；CHL常不表达LCA。有报道称，70%的CHL还表达CyclinD1。

4.2 结节性淋巴细胞为主型霍奇金淋巴瘤

本型仅占HL的5%，免疫表型与B-NHL

相似。肿瘤细胞多呈 CD45、CD20、Bcl-6 阳性，而 CD30 表达不稳定。

常不表达 CD15，极易与 DLBCL 混淆。但此型大多数病例表达 CD75，约 50% 表达 EMA，较为特征的是，背景中 CD21 阳性的滤泡树突状细胞呈网络状结节。

5 B细胞淋巴瘤免疫表型特征

5.1 前B淋巴母细胞淋巴瘤

前 B 淋巴母细胞淋巴瘤（B-LBL）瘤细胞，表达 TdT、HLA-DR、CD79a，几乎全部病例表达 CD19，大多数病例表达 CD10，还不同程度表达 cCD22；LCA、CD20 常阴性。

5.2 B前淋巴细胞淋巴瘤

B 前淋巴细胞淋巴瘤（B-PLL）瘤细胞，强表达 B 细胞相关抗原，1/3 病例可异常表达 CD5，sIg 阳性，不表达 CD23，可与 CLL/SLL 鉴别。

5.3 慢性淋巴细胞白血病/小细胞淋巴瘤

慢性淋巴细胞白血病/小细胞淋巴瘤（CLL/SLL），同时表达 CD5、CD23、CD43 及 B 细胞相关抗原，但 CD20 表达可能很弱；不表达 CD10、CyclinD1；CD5 异常表达为其特征，但 CD5 对组织处理，尤其是组织固定要求较高，要注意假阴性。

5.4 套细胞淋巴瘤

套细胞淋巴瘤（MCL），同时表达 CyclinD1、CD5 和 B 细胞相关抗原，但 CyclinD1 敏感性较差，组织固定和抗原修复方式是染色的关键，近年推出的免疫源性单抗效果好些。Ki-67 的高表达与不良预后有关。此型不表达 CD10、CD23，可与 CLL/SLL、FL 鉴别。

5.5 滤泡性淋巴瘤

滤泡性淋巴瘤（FL）淋巴滤泡生发中心 Bcl-2 100% 阳性表达，肿瘤性滤泡强表达 CD10；PCNA 的高表达虽对分型无特异性，但可提示预后差；FL 不表达 CD43，可与 Burkitt's 淋巴瘤区别。目前认为，Bcl-6 是生发中心 B 细胞特异性标志，但亦有研究认为，FL 中 Bcl-6 无过度表达，FL 发生恶性转化可能与 p53 突变有关，与 Bcl-6 无明显的相关性。

5.6 边缘带淋巴瘤

边缘带淋巴瘤（包括 MZL、SMZL、MALT），无特异性抗原表达，在 B 细胞相关抗原表达的同时可表达边缘带细胞相关抗原 CD21、CD35；CD20 广泛强阳性是其特征，sIg 阳性，一般不表达 CD43。

5.7 淋巴浆细胞淋巴瘤

淋巴浆细胞淋巴瘤（LPL）特征为表达 B 细胞抗原的同时，表达 CD138、kappa+/lambda- 或 kappa-/lambda+，即 B 细胞抗原与浆细胞抗原同时存在，可与多发性骨髓瘤等浆细胞疾病区别。cIg 阳性。

5.8 毛细胞白血病

毛细胞白血病（HCL）表达 B 细胞抗原，同时强表达 CD103、CD25、CD11C，一般不表达 CD43。有报道称，CyclinD1 在毛细胞白血病病例中 50%~70% 阳性。

5.9 多发性骨髓瘤

CD138 是目前浆细胞疾病较好的标记物，50%~100% 的多发性骨髓瘤（MM）病例表达 CD138；但 CD138 在血管内皮细胞、上皮细胞亦可部分表达，阳性判定时须注意鉴别。MM 还表达其他浆细胞标记物，如 kappa 或 lambda、CD38，约 50% 病例表达 CD79a，cIg 阳性；特征为不表达 B 细胞相关抗原和 CD45。

5.10 弥漫性大B细胞淋巴瘤

弥漫性大 B 细胞淋巴瘤（DLBCL），无特征性免疫标志和遗传特征。肿瘤性大细胞多表达 B 细胞相关抗原，但可能丢失部分全 B 标记，大部分病例还表达 CD10、Ki-67。

DLBCL 的 B 细胞相关抗原 CD19、CD20、CD22 和 CD79a 阳性，sIg cIg+/-，CD45+/-，CD5+/-，CD10+/-。

当间变性大细胞变型时，亦可表达 CD30，但不表达 CD15、ALK、EMA，可与 HL、ALCL 区别。

50%~75% 的病例可检测到表面（sIg）和/或胞浆（cIg）免疫球蛋白（IgM>IgG>IgA），胞浆 Ig（cIg）常见于伴有浆细胞分化的病例中。

绝大多数的间变性大 B 细胞淋巴瘤有 CD30 蛋白表达，但非间变型偶尔亦可以出现 CD30 的染色。10% 的病例表达 CD5，25%~50% 的病例表达 CD10。

研究表明，CD5 阳性的 DLBCL 更多考虑的是原发性肿瘤而不考虑为 SLL/CLL 发展而来者，此型淋巴瘤 Cyclin D1 无表达可与套细胞淋巴瘤的母细胞变型相鉴别。

30%~50%的病例表达 Bcl-2 蛋白；Bcl-6 在 DLBCL 中阳性率可达 95%。p53 突变在 DLBCL 占 6%~33%，p53 蛋白表达占 13%~70%。少数病例可表达浆细胞相关标记，如 Syndecan（CD138）。Ki-67 的表达阳性率一般在 40%以上，少数病例瘤细胞的表达率超过 90%。

熊小亮等 [32] 报道了 30 例弥漫性大 B 细胞淋巴瘤，免疫标记 LCA 均表现阳性，CD20、CD79a、CD30、Bcl-2 表达率分别为 86.7%、93.3%、6.7%、20%。15 例 DLBCL 中 IgH 基因重排阳性为 66.7%。

根据基因分析结果，DLBCL 可分为两种或 3 种亚型，即生发中心 B 细胞型（GCB）、激活外周血 B 细胞样型（ABC）和第 3 型。生发中心 B 细胞型的预后明显优于后两型。

应用寡核苷酸阵列分析技术分析弥漫性大 B 细胞淋巴瘤的基因图谱，可将 DLBCL 分为两个预后不同的群体，即 B 细胞受体调节信号、重要苏氨酸/丝氨酸磷酸化途径和凋亡相关基因高表达和低表达两组，高表达组患者预后不良。

Bcl-6 和 CD10 是生长中心 B 细胞的标记物，而 MUM1 主要表达于浆细胞和 B 细胞发育的晚期阶段，为非 GCB 的标志物。因此，应用免疫组化检测 CD10、Bcl-6 和 MUM1 表达，以诊断 DLBCL 的病理亚型（生长中心 B 细胞型和非生发中心型）。

GCB 诊断标准为 CD10 阳性（CD10 或 MUM1±）或 CD10 和 Bcl-6 共同阳性；若 CD10 和 Bcl-6 均阴性，诊断为非 GCB 型。

若 Bcl-6 阳性而 CD10 阴性，根据 MUM1 表达决定亚型，MUM1 阳性为非 GCB，阴性为 GCB。

原发性皮肤 DLBCL - 腿型（primary cutaneous diffuse large B-cell lymphoma, leg-type）是一种起自活化 B 细胞的侵袭性皮肤淋巴瘤，约占所有皮肤 B 细胞淋巴瘤的 5%~10%。肿瘤好发于老年女性，中位年龄 70 岁。肿瘤大多位于小腿，偶可位于其他部位，临床表现为迅速进展多个皮肤结节，可有溃疡形成。

免疫组化显示 CD20⁺、Bcl-2⁺/⁻、CD10⁻、Bcl-6⁺/⁻ 和 MUM-1⁺。腿型 DLBCL 比皮肤其他部位 DLBCL 侵袭性强，预后较差，患者年龄大、皮肤病变多和 Bcl-2 阳性表达是不良预后因素。

病毒相关 DLBCL 分两种，一种是老年人 EBV 阳性弥漫性大 B 细胞淋巴瘤（EBV⁺DLBCL of the elderly），好发于老年男性，预后差，EBV（LMP-1 和 EBER）阳性。EBV 阳性的老年弥漫性大 B 细胞淋巴瘤的免疫表型为 EBV 阳性、成熟 B 细胞相关抗原阳性（CD10⁺、CD79a⁺）。

免疫组化检测 EBV 相关潜在基因产物 LMP1（latent membrane protein1）阳性表达，EB 病毒诱导核心抗原（EBNA2）部分表达。EBV 感染老年 DLBCL 大部分患者表达 CD30，而 EBV 阴性 DLBCL 多数无表达；老年 EBV 感染 DLBCL 患者不表达 CD15。

另一种是起自 HHV8 相关多中心性 Castleman 病的 LBCL（large B-cell lymphoma arising in HHV8-associated multicentric Castleman disease）。多中心性 Castleman 病（MCD）常有 Kaposi 肉瘤相关人疱疹病毒（KSHV/HHV-8）感染证据，这种病毒基因组含有与人 IL-6 基因同源基因，IL-6 在促进活化 B 细胞向浆细胞分化上起重要作用，IL-6 水平增高亦与浆细胞疾病和 B 细胞淋巴瘤的发生有关。

起自 HHV8 相关 MCD 基础上的 LBCL 好发于老年男性，形态学上，瘤细胞类似浆母细胞、IB（免疫母细胞）或 CB，免疫组化显示 CD20⁺/⁻、CD79⁻、MUM-1⁺、CD138⁻、CD38⁻/⁺、IgL 常为 λ+，HHV8⁺肿瘤的侵袭性强，预后差。

5.11 Burkitt's 淋巴瘤

Burkitt's 淋巴瘤（BL），全 B 细胞标记阳性，100%表达 Ki-67，部分表达 CD10，CD43 阳性，不表达 CD5、Bcl-2。由于存在吞噬核碎片的巨噬细胞，CD68 阳性细胞可呈星空样分布。

6 T细胞和NK细胞淋巴瘤免疫表型特征

6.1 前体T淋巴母细胞淋巴瘤

前体 T 淋巴母细胞淋巴瘤（T-LBL），此型淋巴瘤 TdT、CD7、cCD3 表达最具特征；同时还可表达 CD38、CD2、CD5、CD10；LCA、

CD3 常阴性。髓系相关抗原 CD13 和/或 CD33 在此型中常有表达。

6.2 T前淋巴细胞淋巴瘤

T 前淋巴细胞淋巴瘤（T-PLL），表达 T 细胞相关抗原，约 60% 病例 CD4+/CD8-，而 CD4+/CD8+ 或 CD4-/CD8+ 较少，不表达 TdT，CD10 可与 T-LBL 区别。潘云等 [33] 报道，淋巴母细胞淋巴瘤/急性淋巴母细胞白血病（LBL/ALL）的 TdT 和 CD99 阳性率分别为 79.1% 和 96.3%。

6.3 成人T细胞白血病/淋巴瘤

成人 T 细胞白血病/淋巴瘤（ATLL），表达 T 细胞相关抗原，绝大部分病例呈 CD4+/CD8-，通常不表达 CD7，特征为几乎全部病例 CD25 阳性，颗粒酶 B、TIA-1 阴性。

6.4 NK/T细胞淋巴瘤

CD3 是 T 淋巴细胞特异性抗体，CD3（Leu4）阳性细胞代表的即是 T 淋巴细胞。更多学者认为，确实有 CD3、CD56 双阳性细胞以及 CD3、EBER1/2 双阳性细胞存在，CD3 胞浆阳性细胞代表的是肿瘤细胞，胞膜阳性则为反应性淋巴细胞。

常用 NK 细胞标记抗体，包括 CD56、CD16 和 CD57，由于 CD57 常缺失，CD16 表达报道不一致，因而 CD56 常被当作更可靠的 NK 细胞标记来使用。

CD56 是大小为 140kDa 的神经细胞黏附分子（NCAM）的异构体，属于 Ig 超家族成员，具有亲同源性质。

CD56 在淋巴瘤中表达并不常见，一旦表达，则几乎排除了 B 细胞淋巴瘤的可能，并有定位于鼻、鼻咽区域的倾向。

CD56 亦不具有疾病特异性，可在其他造血系统肿瘤中表达，如急性髓细胞性白血病、浆细胞性骨髓瘤；CD56 还常常表达于软组织起源的小圆细胞恶性肿瘤，如神经母细胞瘤、胚胎性横纹肌肉瘤、神经内分泌肿瘤、小细胞癌等。

EBER1/2 是 EBV 编码的小 RNA，在 EBV 感染细胞中，EBER-1 可达 100 万个，远远超过感染细胞中 EBV DNA 的数量（拷贝数），与 PCR、Southern blot 技术相比，EBER1/2 原位杂交更具灵敏性和特异性，阳性率达 90%~100%；并且具有定位的优点，易于建立被探测基因组与细胞的关系，目前已作为检测 EBV 隐性（潜伏）感染的标准方法。

LMP-1 是 EBV 潜在膜蛋白抗原，存在于 EBV 潜在感染的细胞中。

鼻型 NK/T 细胞淋巴瘤表达 CD2、CD56，胞质 CD3ε 阳性，胞膜 CD3 阴性，大部分表达细胞毒性颗粒相关蛋白，如 GranzymeB、TIA-1 和 Perforin 等；肿瘤亦常表达 CD43、CD45RO 及 Fas，偶尔 CD30 阳性；原位杂交大部分 EBER 阳性。

鼻型 NK/T 细胞淋巴瘤是一个独立临床病理亚型，肿瘤常有噬血管性，多伴有血管破坏和坏死 [34]。

鼻型 NK/T 细胞淋巴瘤称为 NK/T 而不是 NK 细胞淋巴瘤，是因为大多数病例为 NK 细胞肿瘤，即 EBV+、CD56+，少数病例具有 EBV+、CD56- 的细胞毒性 T 细胞表型 [36]。发生在鼻部的肿瘤，表现为鼻衄、鼻阻；皮肤和皮下组织亦是鼻 NK/T 细泡淋巴瘤常见的侵犯部位 [36]。

鼻型 NK/T 细胞淋巴瘤的确诊依靠临床表现、病理形态学特征及免疫表型三者的有机结合。在临床上，呈进行性发展的面部中线破坏性病变应高度警惕本病的可能，鼻 NK/T 淋巴瘤病理形态学具有一定特征性，包括瘤细胞的多形性、血管破坏或中心性生长方式，凝固性坏死，以及反应性炎性细胞浸润背景等 [37]。

鼻型 NK/T 细胞淋巴瘤免疫表型极具特点，最典型的免疫表型是 CD2 和 CD56+、CD45RO+，通常不表达 CD57 和 CD1a；大多数病例中可查到 EBV。很多人将 CD45RO+、CD56+、EBV+ 的病例亦归为鼻型 NK/T 细胞淋巴瘤，因为这些病例具有与 CD56+ 病例相似的临床过程 [38]。

鼻型 NK/T 细胞淋巴瘤累及皮肤病变的诊断，需除外其他原发于皮肤的淋巴瘤；如母细胞性 NK 细胞淋巴瘤，又称为 CD4+/CD56+ 淋巴瘤，常侵犯皮肤，一般不呈血管中心性生长，瘤细胞表达 CD56，不表达 EBV [39]；皮下脂膜炎样 T 细胞淋巴瘤，多表现为多发性皮下结节，瘤细胞表达 T 细胞标记，有时亦可表达 CD56，但不表达 EBV 及细胞毒性蛋白 [40]。

6.5 血管免疫母细胞性T细胞淋巴瘤

血管免疫母细胞性 T 细胞淋巴瘤（AILT），CD45RO、CD3 阳性，通常 CD4 阳性细胞多于

CD8⁺，滤泡树突状细胞标记物 CD21 阳性，常可异常表达 CD5、CD7。

6.6 外周T细胞淋巴瘤

外周 T 细胞淋巴瘤（PTCL），T 细胞相关抗原阳性，但常有部分丢失，尤以 CD7、CD5 丢失多见，以大细胞为主者，可见 CD30⁺/⁻，但 ALK、EMA 阴性可与 ALCL 区别。

6.7 间变性大细胞淋巴瘤

间变性大细胞淋巴瘤（ALCL），特征性肿瘤大细胞表达 CD30，多数表达 EMA，约 10%~20% 表达 CD15，须注意与 HL 区别；60%~80% 表达 ALK，据报道此标记物阳性表达者 5 年生存率可达 80%，儿童常 ALK、EMA 共表达，成人多为 ALK⁺/EMA⁻ 或 ALK⁻/EMA⁺。ALCL 在多数情况下仅表达少数 T 细胞相关抗原，通常 CD45RO、CD2、CD4 阳性，而 CD3、CD5、CD7 常不表达。

（廖子君，师建国，陆建荣）

参考文献

[1] Barrans SL, Carteri, Owen RG, et al. Germinal center phenotype and prove patient risk stratification in diffuse large B-cell lymphoma.Blood, 2002, 99: 1136-1143.

[2] Zhang PJ, Barcos M, Stewart C,等.急性髓细胞性白血病及相关疾病的 MTC2（CD99）的免疫反应性.世界医学杂志，2001，5（2）：3-8.

[3] 李玲，艾孜买提，温丙昭，等.髓过氧化物酶基因表达对急性白血病分型的意义.新疆医科大学学报，2000，23（4）：310-311.

[4] 翟志敏，何晓东，吴竞生，等.胞浆内抗原 CD3、CD22、MPO 的检测方法及临床意义.临床血液学杂志，2000，1（2）：77-79.

[5] David J Dabbs.Diagnostic immunohistochemistry.New York：Churchill Livingstone, 2000, 517-519.

[6] Adida C, Haioun C, Gaulard P, et al.Prognostic sIgnificance of survivin expression in diffuse large B-cell lymphomas.Blood, 2000, 96 (5): 1921-1925.

[7] Gon G, Paddock ML, Macadam RC, et al. Control of apoptosis and mitotic spindle checkpoint by survivn.Nature.1998, 396 (6711): 580-584.

[8] Oltvai ZN, Milliman CL, Korsmeyer SJ. Bcl-2 heterodimerizes in vivo with a conserved homolog, Bax, that accelerates programmed cell death.Cell, 1993, 74 (4): 609-619.

[9] Ye BH, Lista F, Coco FL, et al.Alternation of zinc fingerencodinggene, Bcl-6, indiffuse largecell lymphoma.Science, 1993, 262 (5134): 747-750.

[10] 李娟，徐刚.弥漫性大 B 细胞淋巴瘤分型研究进展.实用医院临床杂志，2007，4（6）：42-43.

[11] Izidore SL, Ronald L. HIgher grade transfor-mation of follicle center lymphoma is associated with somatic mutation of the noncoding regulatory region of the Bcl-6 gene. Blood, 2000, 96 (2): 635-639.

[12] SKInnider BF, Horsman DE, Dupuis B, et al. Bcl-6 and Bcl-2 protein expression in diffuse large B-cell lymphoma and follicular lymphoma: correlation with 3927 and 1892 chromosomal abnomalities.Hum Pathol, 1999, 30: 803-808.

[13] Hunter T, Pines J. Cyclins and cancer Ⅱ: cyclin D and CDK inhibitors come of age. Cell, 1994, 79: 573-582.

[14] Donnellan R, Chetty R. Cyclin D1 and human neoplasia. J Clin Pathol: Mol Part, 1998, 51: 1-7.

[15] Hunter T, Pines J. Cyclins and cancer Ⅱ: cyclin D and CDK inhibitors come of age. Cell, 1994, 79: 573-582.

[16] Nakamura S, Yatabe Y, Kurado H, et al. immunostaining of PRAD-1/cyclin D1 protein as a marker for the diagnosis of mantle cell lymphoma. Leukemia, 1997, 11: 536-537.

[17] Ott G, Kalla J, Ott MM, et al. Blastoid variants of mantle cell lymphoma: frequent Bcl-1 rearrangements at the major translocation cluster region and tetraploid chromosome clones. Blood, 1997, 89: 1421-1429.

[18] Mamane Y, Heylbroeck C, Genin P, et al. interferon regulatory factors: the next generation. Gene, 1999, 237 (1): 1-14.

[19] Natkunam Y, Warnke RA, Montgomery K, et al. Analysis of MUM1/IRF4 protein expression using tissue microarrays and immunohistochemistry. Mod Pathol, 2001, 14 (7): 686-694.

[20] Tsuboi K, Iida S, InagaKI H, et al. MUM1/IRF4 expression as a frequent event in mature lymphoid malignancies. Leukemia, 2000, 14 (3): 449-456.

[21] Falini B, Fizzotti M, Pucciarini A. A monoclonal antibody (MUM1p) detects expression of the MUM1/ IRF4 protein in a subset of germinal center B cells, plasma cells, and activated T cells . Blood, 2000, 95 (6): 2084-2092.

［22］ 季晓频， 赵 任， 李军民， 等.Mum1 蛋白在原发
性胃肠道非霍奇金淋巴瘤中的表达及其临床意义.
外科理论与实践， 2007， 12（5）：447-451.

［23］ Falinib， Fizzottim， Pucciarinia， et al. A mono-
clonal antibody（MUM1P）detects expressionof the
MUM1/IRF4 protein in a subset of germinal center B
cells， Plasmal cells， and actived T cell.Blood，
2000， 95（1）：2084-2092.

［24］ Schneider TJ， Fischer GM， Donohoe TJ， et al.A
noval gene coding for a Fas apoptosis inhibitory
molecule（FAIM） isolated from inducibly Fas
resistant B lymphocytes. J Exp Med， 1999， 189
（6）：949-956.

［25］ Hans CP， Weisenburger DD， Greiner TC， et al.
Confirmation of the molecular classification of diffuse
large B-cell lymphoma by immunohistochemistry
using a tissue microarray. Blood， 2004， 103（1）：
275-282.

［26］ Chang CC， Lorek J， Sabath DE， et al. Express-
ion of MUM1/IRF4 correlates with clinical outcome
in patients with B-cell chroniclymphocyticleukemia.
Blood， 2002， 100（13）：4671-4675.

［27］ 官兵，周晓军. 淋巴瘤病理诊断常用免疫组化抗体
的选择策略.临床与实验病理学杂志， 2011， 27
（1）：1-8.

［28］ Fabian P， Boudova L.Comments on the 4th WHO cl-
assification of lymphomas. Klinonkol， 2009， 22：
121-122.

［29］ Loddenkemper C， Anagnostopoulos I， Hummel M，
et al. Differential Emuenhancer activity and
expression of BOB.1， Oct -2， PU.1， and
immunoglobulin in reactive B cell populations， B
cell non -HodgKin lymphomas， and HodgKin
lymphomas.J Pathol， 2004， 202：60-69.

［30］ Adams H， Liebisch P， Schmid P， et al. Diagnostic
utility of the B cell lineage markers CD20， CD79a，
Pax5， and CD19 in paraffin embedded tissues from
lymphoid neoplasms.Appl immunohistochem Mol

Morphol， 2009， 17：96-101.

［31］ Swerdlow S， Campo E， Harris N. WHO classifica-
tion of tumours of the haematopoietic and lymphoid
tissues.Geneva：WHO Press， 2008：157-353.

［32］ 熊小亮， 温文， 刘繁荣， 等. 弥漫性大 B 细胞淋
巴瘤的病理、免疫组化特征及 IgH 基因重排的检
测.江西医学院学报， 2003， 3（5）：15-17.

［33］ 潘云， 李甘地， 刘卫平， 等. 淋巴母细胞淋巴瘤/
白血病临床病理、免疫表型及预后相关性研究. 中
华病理学杂志， 2009， 12（5）：810-815.

［34］ Jaffe ES. Krenacs L， Reffeld M. Classification of
cytotoxic T-Cell and natural KIller cell lymphomas.
Semin Hematol， 2003， 40（3） ： 175-184.

［35］ Elaine S. Jaffe， Nancy Lee Harris. 淋巴组织肿瘤.
WHO 肿瘤病理学及遗传学分类， 2001， （3）：
51-53.

［36］ Santucci M， Pimpinelli N， Massi D， et al. Cytoto-
xic/natural Killer cell cutaneous lymphomas. Report
of EORTC cutaneous lymphoma task force
workshop， Cancer， 2003， 97（3）：610-627.

［37］ Garcia Cosio M， Santon A， Mendez MC， et al.
Nasopharyngeal/nasal type T/NK lymphomas：
analysis of 14 cases and review of the literature.
Tumori， 2003， 89（3）：278-284.

［38］ Santucci M， Pimpinelli N， Massi D， et al. Cyto-
toxic/natural KIller cell cutaneous lymphomas. Report
of EORTC cutaneous lymphoma task force
workshop， Cancer， 2003， 97（3）：610-627.

［39］ Child FJ， Mitchell TJ， Whittaker SJ， et al.
Blastic natural KIller cell and extranodal natural
KIller cell-like T-cell lymphoma presenting in the
sKIn： report of six cases from the UK.Br J
Dermatol， 2003， 148（3）：507-515.

［40］ Kato N， Aikawa K. Nasal type natural Killer/T-cell
lymphoma with subcutaneous panniculitis -like
involvement： association with a poor prognosis. J
Am Acad Dermatol， 2003， 49（1）：1-5.

中篇

临床总论

第 **9** 章

淋巴瘤的常规检查

众所周知，淋巴瘤的准确诊断、临床分期、预后判断，除需要组织病理学、免疫组织化学、遗传学的检查外，还需进行详细的病史询问、全面的体格检查、影像学检查、生化检查，等等。

分期检查的目的是确定已知疾病的所有病变部位，并依据已知的临床危险因素判断预后。国际预后指数（IPI）所采用的危险因素包括年龄、疾病分期、血清乳酸脱氢酶（LDH）水平、一般状态和结外受累部位数目。在年龄为60岁及以下的患者中，预后因素包括肿瘤分期、一般状态和血清LDH水平。

第1节　主要检查指标

1　血液学检查

疾病早期外周血象常不受影响，偶见嗜酸性粒细胞增高，疾病晚期或有骨髓浸润时出现血红蛋白及血小板下降，白细胞增高较降低更为多见，血沉可增快，但非特异性。

2　病理组织形态学检查

病理组织形态学诊断仍为最传统、最主要

的方法，形态上需与其他小圆细胞肿瘤相鉴别，如 Ewing 肉瘤，横纹肌肉瘤和神经母细胞瘤，非肿瘤性淋巴组织增生过程，尤其是儿童自身免疫性疾病有长期的淋巴结肿大时很难单独以组织形态学来与 NHL 鉴别，需结合免疫组织化学，细胞及分子遗传学检查做最后诊断，根据 WF 分类，儿童 NHL 最常见的类型（90%以上）为淋巴母细胞型，小无裂型和大细胞型。

3 免疫表型分析

大部分免疫标记与相应分化阶段的正常淋巴细胞共有，但有克隆性表现或成熟组织出现幼稚细胞所具有的标记时，支持肿瘤的诊断。根据免疫表型将 NHL 分为 T 细胞性和 B 细胞性两个类型，70%以上的淋巴母细胞型 NHL 免疫表型为 T 细胞性，95%以上的小无裂型为 B 细胞性，大细胞型中以 T 细胞性多见，小部分为 B 细胞性，Ki-1 抗原（CD30）对间变性大细胞淋巴瘤有诊断意义。

4 细胞遗传学检查

肿瘤细胞有 t（8；14）、t（8；22）时支持 B 细胞性 NHL 诊断，从分子生物学水平看，如检测到免疫球蛋白或 T 细胞抗原受体基因重排可确定肿瘤为淋巴系统来源，真正组织细胞起源的类型十分少见，此时非特异性酯酶阳性，有时 T6 抗原阳性（Langerhans cell 抗原）或出现其他的单核/组织细胞抗原，并可见吞噬细胞增多。

5 分期检查

NHL 完整的诊断，应包括病理形态、免疫分型和分期，分期可指导临床治疗的强度。分期检查，应包括骨髓涂片或活检，头颅及胸腹影像学检查（选择性 CT、MRI、B 型超声或 X 线平片），脑脊液离心甩片找肿瘤细胞，全身骨扫描，通过这些检查确定肿瘤浸润范围并据此作出临床分期。

6 生化检查

不能提供诊断依据。LDH 非特异性升高，并与肿瘤负荷成正比，血清可溶性 IL-2 受体升高、β_2-微球蛋白升高，小无裂型时可出现单克隆免疫球蛋白条带，有肝脏浸润时可有肝功能异常，这些指标均不能用作与其他疾病相鉴别的主要依据。高肿瘤负荷者治疗前即可以发生自发性肿瘤细胞溶解综合征，出现电解质紊乱，如高血钾，低血钙，高血磷，高尿酸血症，高尿素氮等。

第 2 节 一般检查

一般检查主要指临床医生对患者的年龄、病史、症状的询问，以及主要相关体格检查。

1 病史询问

对于初诊患者，其病史的询问尤其重要。包括发病时间、发病时的症状，如有无体表肿块，是否伴有发热、盗汗、消瘦、体重下降、食欲减退等；是否经过抗炎或抗结核治疗，疗效如何；是否获得病理组织学诊断；或已经确诊，既往采取过何种治疗，其具体治疗方法、药物是什么，疗效评价如何，是否获得临床完全缓解，何时病情开始进展，等。是否伴有其他基础性疾病，如高血压病、糖尿病、冠心病、心律失常、慢支炎、肺气肿、消化性溃疡等。

2 体格检查

首先对患者一般情况进行评估，主要包括生命体征、营养状况、KPS（或 ECOG）评分；其次为详细查体，如浅表淋巴结（如颌下、枕后、耳前、颈、锁骨上下、腋下、滑车上、腘窝、腹股沟、腘窝淋巴结，等）是否可触及，必须检查咽淋巴环；颈静脉是否怒张、颜面部是否浮肿、胸壁静脉是否曲张，呼吸是否困难，双肺呼吸音是否清晰，叩诊是否异常；心界是否正常，心律是否整齐；腹部是否平坦，是否可触及肿块，肝脾触诊有无异常，肠鸣音是否正常，是否有移动性浊音；双下肢是否浮肿；神经系统有无阳性体征。

3 症状体征

症状体征随原发部位、远处侵犯不同而不同，如纵隔的淋巴瘤侵犯膈神经、喉返神经、交感神经，可出现相应的神经麻痹症状，但一般不如转移性淋巴结易发和显著；侵犯心包可产生心包积液；瘤细胞可经肺门沿支气管周围的间质向肺门浸润，形成自肺门向肺野呈放射状的浸润性条状影及细小结节影；侵及胸膜可产生胸腔积液，胸腔积液亦可因纵隔的淋巴瘤阻塞了淋巴液的引流造成。

霍奇金淋巴瘤的发热较多见（20%~40%），病变范围多呈局限，基本上属相邻部位的淋巴结病变，受累的淋巴结呈向心性，多沿相邻区发展，滑车上淋巴结、口咽环累及者罕见，腹腔和腹膜后淋巴结较少累及（除老年人或伴明显症状者除外），50%的患者有纵隔病变，除脾侵犯或有明显全身症状者外，较少见肝脏侵犯，骨髓与淋巴结外病变亦较少见。

非霍奇金淋巴瘤较少见发热，病变很少呈局限，受累的淋巴结呈离心性，一般不沿相邻区发展，较易波及滑车上淋巴结、口咽环，腹腔和腹膜后淋巴结较多见（尤其是肠系膜和主动脉旁组淋巴结），纵隔病变较少（除淋巴母细胞型外），肝脏、骨髓、淋巴结外病变较多见（淋巴结外病变往往是原发或首发部位）。

第 3 节　实验室检查

常规实验室检查，如全血细胞计数、肝肾功能、电解质、ESR、LDH、β_2-MG、血清碱性磷酸酶等；骨髓穿刺涂片或/和骨髓活检必须于治疗开始前进行。必要时，进行腰椎穿刺与脑脊液检查、渗出液细胞学检查、血清中相关抗体检测（抗 HTLV、抗 EBV）等。

1　血液学检查

淋巴瘤的血象变化多为非特异性，临床差异很大。

当骨髓被广泛浸润或发生脾功能亢进时，可有全血细胞减少。疾病活动期可有血沉增速，血清乳酸脱氢酶活力增高，α 球蛋白和结合珠蛋白及血浆铜蓝蛋白增多。当血清碱性磷酸酶活力或血钙增加，提示骨骼累及。

1.1　霍奇金淋巴瘤

霍奇金淋巴瘤血象变化发生较早，常有轻或中度贫血。10%属小细胞、低色素性贫血，偶伴有抗 λ 球蛋白试验阳性的溶血性贫血。

白细胞多正常，少数轻度或明显增多，伴

中性粒细胞增多；约 1/5 病例有嗜酸性粒细胞增多，晚期淋巴细胞减少。

1.2　非霍奇金淋巴瘤

非霍奇金淋巴瘤患者白细胞数多正常，伴有相对或绝对性淋巴细胞增多。进展期可见淋巴细胞减少及细胞免疫反应降低。

自身免疫性溶血性贫血或血小板减少均很罕见。约 20%弥漫性原淋巴细胞型淋巴瘤晚期可转化至白血病期，此时血象酷似急性淋巴细胞白血病；极个别患者化疗后亦可发生髓性白血病。

2　生化检查

血浆清蛋白合成减少而分解正常，故大部分病人有低蛋白血症。霍奇金病蛋白电泳 α_2 球蛋白明显增加。

疾病活动期血沉增速，血清乳酸脱氢酶活力增加；基础代谢率常轻度或中度增高。当血清碱性磷酸酶及血钙增高时，提示有骨髓累及。

血清铜的浓度能较敏感地反映霍奇金病病变的活动性；缓解后血清铜可降至正常，但复发时又回升。

由于结合珠蛋白和血浆铜蓝蛋白增多，结合珠蛋白浓度也可作为淋巴瘤活动性的指标。补体 C3 增高，结核菌素皮试、淋巴转化及花结形成试验等，均可提示细胞免疫功能低下。

一些中心认为 β_2-微球蛋白是主要的危险因素（2B 类）。

3　细胞形态学检查

如有全血细胞减少，血清碱性磷酸酶增高或骨骼病变时，可做骨髓涂片及活检检查，以寻找 R-S 细胞或淋巴瘤细胞。

但 R-S 细胞亦可见于其他恶性肿瘤，如乳腺癌、肺癌，甚至非恶性疾病如传染性单核细胞增多症等。因此，当缺乏霍奇金病组织学证据时，单独找到 R-S 细胞，并不具有特征性。此外，在胸水、腹水中也可找瘤细胞，但概率很低。

第 4 节　影像学检查

包括头颅 CT 或 MRI，胸正、侧位片/胸部 CT 检查；腹部和盆腔 B 超，有条件时，应做腹部和盆腔CT检查；必要时进行胃肠道钡餐检查、内窥镜检查（胃镜、肠镜、咽喉镜、气管镜、纵隔镜等）、静脉肾盂造影、放射性核素骨骼扫描、骨骼X线片、PET检查，甚至开胸、开腹探查。

1 X线检查

1.1 胸部X线检查

主要目的是观察肺门、纵隔、气管隆突下以及内乳链淋巴结，同时观察肺门内有无受侵。前上纵隔及肺门淋巴结的明显肿大常提示淋巴瘤，但要除外结核，真菌感染或其他肿瘤。

当疑有纵隔、肺门淋巴结及肺部淋巴瘤时，可做胸后前位及侧位X线摄片。前上纵隔及肺门淋巴结明显肿大，常提示淋巴瘤，但也要除外结核或真菌感染。对可疑部位则做断层摄片以进一步证实。

对骨骼疼痛或有明显按压痛部位可做X线摄片，若伴有血清碱性磷酸酶及血钙增高，尤其当有血象抑制时，更应疑及骨骼部位的累及，特别是胸椎、腰椎、骨盆、长骨近端等处。

胸部表现主要为两侧气管旁和肺门淋巴结肿大，通常以气管旁淋巴结肿大为主，并且多为两侧对称性，早期可能仅表现为气管两旁上纵隔阴影轻度增宽。由于此类肿瘤生长迅速，发现病变时，多数明显肿大的淋巴结均已融合成块，使上纵隔向两侧明显增宽，轮廓清楚而呈波浪状，密度均匀。

侧位胸片见肿瘤位于中纵隔上中部，即气管及肺门区，肿块边界不清楚。前纵隔胸骨后淋巴结亦常被侵及，表现为紧贴于胸骨后的圆形或椭圆形带有波浪状向后突出的阴影。

霍奇金淋巴瘤不伴有气管旁和肺门淋巴结异常，但常伴有颈部淋巴结肿大。这种类型的淋巴瘤在X线表现上甚似胸腺瘤，在病理上常可见在肿瘤内有残留的凶险组织。

霍奇金淋巴瘤无肺门淋巴结肿大者较少有肺侵犯，当有肺门或纵隔淋巴结侵犯时常规肺X线摄片阴性，但全肺断层摄影约3.5%有肺实质侵犯。

非霍奇金淋巴瘤15%~25%有纵隔淋巴结肿大，肺实质侵犯占3%~6%，常见于弥漫性。8%~10%有胸水，浆膜腔乳糜性积液或漏出液，但无恶性细胞不改变病理分期，肺片正常，做全肺断层摄影有肺浸润者不到2%；当有肺门或纵隔淋巴结肿大时应做肺分层摄片。

1.2 X线造影

此检查现已不常用。当疑有腹膜后淋巴结肿大者，可做下肢淋巴造影。淋巴瘤表现为淋巴结肿大伴造影剂泡沫样分布或/和斑点状凝聚，中心充盈缺损以及淋巴管堵塞等征象。淋巴造影的正确率可达89%左右，尤其是主动脉旁淋巴结病变，但第2腰椎以上淋巴增强常不能显示，更不能显示肠系膜、肝门、脾门淋巴结及肝脏有无侵犯。

肺实质病变、有碘过敏史或临床已肯定为Ⅲ或Ⅳ期，尤其膈下已有肿块者，均为淋巴造影的禁忌证。

2 B超检查

B超检查能发现直径>2cm的淋巴结，但无法明确肿大的原因。B超能协助发现肝脾肿大及肝脾中明显的肿瘤结节，但无法证实弥漫性浸润。

3 CT检查

CT扫描对显示纵隔各组淋巴结肿大有特殊的优点，显著优于常规X线检查。在早期病变，纵隔轻度增宽时，CT扫描可显示肿块的部位和形态符合纵隔的肿大淋巴结，以及各组淋巴结受侵的范围，对诊断很有帮助。

CT扫描还可发现下腹淋巴结造影所不能发现的淋巴组织，如肠系膜、胰周、肝门、腹主动脉等处的淋巴结。

CT扫描亦有局限性，首先它只能判断淋巴结大小，有无病变，不能观察内部结构，以明确病变性质。因此，常将一部分反应性增生亦误诊阳性，而对于外形及大小尚正常，但已有肿瘤浸润的淋巴结病则无法发现。其次盆腔淋巴结的CT显示，不如下肢淋巴结造影明确。

霍奇金淋巴瘤侵犯纵隔较非霍奇金淋巴瘤更为多见，而且较易表现两侧病变大小不对称。

4 放射性核素[67]镓扫描

放射性核素[67]镓扫描对检测组织细胞型淋巴瘤尤为灵敏。据大多数报道，[67]Ga扫描对纵隔病变有高度敏感性，敏感性为 80%~95%，而对腹膜后淋巴结的敏感性为 10%~60%。^{67}Ga 扫描对组织细胞淋巴瘤的检查有价值，60%~80% 的淋巴结侵犯能被发现。对分化较好的淋巴细胞瘤的发现率则仅有 50%。由于 ^{67}Ga 在盲肠及乙状结肠中积聚，髂窝淋巴结难以发现。

骨扫描可较 X 线更早发现骨骼病变，骨扫描示病变区域核素摄取增加，弥漫性组织细胞淋巴瘤常有骨浸润。

5 PET/CT

PET-CT 原理是利用某些物质的物理化学性质使人体的生理代谢变化成为可以相对定量的图像。由于恶性肿瘤对某些物质（如 ^{18}F-脱氧葡萄糖）的摄取量增高，故可用于检测淋巴瘤病灶，敏感性 86%~89%，特异性 96%~100%，优于电脑断层扫描[1]。对骨髓累及较敏感，结合骨髓活检可提高阳性率。

PET/CT 通过清晰显示全身病变分布情况可提示临床选择最合适病灶进行活检，PET/CT 可发现早期的、微小病灶以及代谢活跃病灶。

PET/CT 用于诊断肿瘤的优势之一是可以一次检查，全身成像，了解全身情况，并对肿瘤进行分期和再分期；PET/CT 对肿瘤疗效的观察有突出优势。Stumpe 等[2]研究了 50 例淋巴瘤 PET 显像和 CT 扫描，NHL 的 PET/CT 敏感性、特异性和准确性分别为 89%、100%、94%，CT 相应的敏感性、特异性和准确性分别为 80%、67%、73%，显然 PET/CT 较 CT 具有较高的敏感性、特异性和准确性；而 Freudenberg 等比较了 PET/CT 以及 PET 和 CT 对 27 例淋巴瘤患者的分期效果，发现三者的灵敏度分别为 93%、86%、78%。

PET/CT 还有利于判断淋巴瘤的恶性程度，并提示预后[3]。Rodriguez 等[4]指出，高度恶性淋巴瘤的 SUV 较低度恶性淋巴瘤明显增高。此外，PET/CT 还可早期评价淋巴瘤对化疗药物的敏感性及治疗评估，无论是 HL 还是侵袭性 NHL，PET/CT 均较 CT 等常规检查具有更高准确性。

《NCCN 指南》认为，PET-CT 对 HL 的分期更精确；若与临床实际不符，应重视对临床和病理的评价。

Hutchings 等报道，PET 和 PET-CT 扫描分别提高了 19% 和 17% HL 患者的分期，但亦有 5% 患者的分期因此而降低，最终约 9% 和 7% 的患者因疾病分期受到影响而改变了治疗方案。对于淋巴结病灶，PET 和 PET-CT 的敏感性为 92%，而 CT 为 83%；对于结外病灶，PET 和 PET-CT 的敏感性分别为 86% 和 73%，而 CT 为 37%。因此，指南认为，PET-CT 对于 HL 的分期更精确，敏感性和特异性均优于 CT 和 PET。若患者已行全身 PET-CT 扫描，可无需再做诊断性 CT 检查。如果 PET-CT 发现的阳性病灶与临床实际病情不符，应重视对临床和病理的评价。

《NCCN 指南》推荐在 CHL 治疗中期进行 PET-CT 检查，HL 患者在全部治疗结束后行 PET-CT 扫描。回顾性研究发现，晚期和结外 HL 患者经 2~4 周期标准剂量的 ABVD 方案化疗后再行 PET-CT 扫描，对于决定下一步治疗及判断预后越来越显示出一定价值；标危和高危 HL 患者经 2 个周期 BEA-COPP 方案化疗后行 PET-CT 扫描，阳性患者的进展复发率为 27%，而阴性患者仅为 2.3%。因此，在经典霍奇金淋巴瘤治疗的中期进行 PET-CT 检查，有助于判断下一步治疗，包括局部放疗等。

鉴于大多数结节性淋巴细胞为主型霍奇金淋巴瘤皆可能因 PET 阳性而分期过度，一般不推荐 PET-CT 用于 LPHL 的再分期检查。

PET-CT 扫描的作用在有选择的 DLBCL 病例中更为明确，对初次分期和疗效评估尤其有益。在初次分期时，PET 扫描使约 9% 的患者检查后的分期提高而改变治疗；在疗效评估中，PET 扫描可以鉴别残存肿块为纤维化或仍有存活肿瘤组织。PET 扫描已被列入疗效评价标准。

美国梅奥医院的 Thomas 等纳入接受了根治性治疗的 DLBCL 患者，在患者初始治疗结束后 3~8 周进行 PET 扫描，对扫描结果和报告进行了分析，结果报告为不确定者也包含在内，希望得出不同扫描结果的预后意义。由三位不清楚患者其他临床信息的放射科肿瘤医师独立对 PET 扫描结果给出阳性、阴性或不确定的判断，当三位医师意见一致时，对该报告给出相应的结论；当三位医师意见不一致时，则将该报告结果判为不确定。研究者还根据 PET 扫描结果及国际预后指数评分的不同，对无事件生存（EFS）率和总生存（OS）率进行了分析。结果显示，共 139 例患者被纳入评价，中位随访 31 个月；21% 的患者 PET 扫描报告为不确定。PET 报告阴性和不确定组的 3 年 EFS 率分别为 80% 和 61%。PET 报告阴性、不确定和阳性组的 3 年 OS 率分别为 86%、82% 和 51%。研究者认为，DLBCL 治疗后 PET 扫描报告为不确定的患者，其生存情况与阴性者更为相似。治疗前给予 IPI 评分可进一步提高预后判断的准确性[5]。

目前，PET/CT 应用于 B 细胞淋巴瘤的资料较多，但没有其在 T 细胞淋巴瘤（TCL）诊断中应用的资料。美国 M.D. Anderson 癌症中心的 Cultrera 等评价了以 PET/CT 扫描预测 TCL 无进展生存期（PFS）的作用。研究者对该中心 41 例 TCL 患者的 PET/CT 扫描结果进行了分析。患者接受 HCVIDD 方案（HyperCVAD 方案中以脂质体多柔比星代替多柔比星）序贯甲氨蝶呤（MTX）和阿糖胞苷（Ara-C）治疗。患者在诱导化疗前 3 周、2~4 个和 6~8 个疗程后均接受 PET/CT 进行评价。患者中位年龄为 54 岁，85% 的患者为 Ⅲ/Ⅳ 期，仅 6 例为 Ⅰ/Ⅱ 期；60% 的患者有结外累及，29% 有骨髓累及。所有患者接受了中位 4 个疗程的治疗，8 例患者因扫描或治疗不足被排除。结果显示，3 例可评价的患者中，在 2~4 个疗程治疗后 25 例 PET/CT 为阴性，但其中 15 例（60%）复发；8 例 PET/CT 为阳性，除 1 例在 6 个疗程后完全缓解，其余均发生了疾病进展（中位 PFS 为 92 天）。时序检验显示，PET/CT 阳性和阴性组之间 PFS 无显著性差异。该研究表明，与 B 细胞淋巴瘤不同，对于 TCL 患者，PET/CT 也许不是一种预测持续缓解的有效手段，其在 TCL 疗效评价中的意义仍需进一步评估。

但 PET-CT 有一定的假阳性和假阴性，且费用较高，一般不宜常规临床应用[6]。

第 5 节 有创检查

1 组织活检

淋巴瘤一般以病理检查证实，其病理检查标本无疑应以淋巴结为主。

非霍奇金淋巴瘤的肝侵犯较霍奇金淋巴瘤多见。非霍奇金淋巴瘤中，小淋巴细胞及小裂细胞比大裂细胞易有肝侵犯。经皮肝穿刺可发现 20% 左右患者有肝侵犯，肝穿阴性再做腹腔镜检查可增加 10% 的阳性率。

2 骨髓检查

骨髓象大多为非特异性，对诊断意义不大。淋巴瘤累及骨髓者很少经骨髓液涂片细胞形态学检查而发现，如做骨髓活检，则阳性率可提高 9%~22%。

在霍奇金淋巴瘤骨髓象中，如能找到 R-S 细胞，对诊断有帮助。当非霍奇金淋巴瘤转化至白血病期，骨髓象呈现典型的白血病象。

骨髓检查对淋巴瘤临床分期、疗效评估、预后判断等具有重要意义。霍奇金淋巴瘤有广泛病变或有全身症状时易有骨髓侵犯，血清碱性磷酸酶升高常提示骨髓侵犯。非霍奇金淋巴瘤中，骨髓侵犯的发生率与病理亚型有关。

淋巴瘤骨髓侵犯发生率可高达 40%~90%，而弥漫性组织细胞淋巴瘤的发生率仅为 5%~15%。由于骨髓检查的临床重要性及侵犯的局灶性，往往需做一次以上的穿刺和/或活检。对做两次以上骨髓阳性，第 2 次活检可增加 5%~10% 的阳性率，骨髓活检将使 1/4 患者的分期修正为 Ⅳ 期，此主要见于病理为滤泡型淋巴分化不良性及弥漫性淋巴细胞分化良好的 Ⅲ 期患者。

骨髓侵犯的患者仅 37% 有血象异常，非霍奇金淋巴瘤 15% 的外周血有恶性细胞，主要见于分化不良的淋巴细胞淋巴瘤。

3 腰椎穿刺检查

当淋巴瘤有以下一个或多个部位受累时，需行腰椎穿刺检查，这些部位包括鼻窦、睾丸、脑膜旁、眼眶周围、中枢神经系统、椎旁、骨髓（有大细胞）或高危病变；HIV 相关淋巴瘤亦需行腰椎穿刺检查。

4 分期性剖腹探查术

剖腹探查术有助于全面了解病变范围，使分期更为正确，以便制订合理的治疗计划。近年来，由于 B 超、CT 的广泛应用，仅在探查结果会改变治疗计划时才做剖腹探查。

分期性剖腹探查术，包括肝边缘做楔形切取活检及肝脏深部做针吸活检，脾切除术（包括脾门淋巴结）并了解脾脏受累情况以及主动脉旁、腹腔动脉、脾门及髂窝可疑淋巴结的活检。

5 腹腔镜

腹腔镜能在直视下做多次针吸活检，此外腹腔镜亦能看到胃、肠系膜、脾及脾门的病变，并发症比剖腹探查术低，对肝侵犯的诊断率不亚于剖腹探术。

（杨静悦）

参考文献

[1] Freudenberg LS, Antoch G, Schutt P, et al.FDG- PET/CT in restaging of patients with lymphoma.Eur J Nucl Med Mol Imaging, 2004, 31 (3)：325-329.

[2] Stumpe KD, Urbinelli M, Steinert HC, et al. Whole-body positron emission tomography using fluo-rodeoxyglucose for staging of lymphoma： effective-ness and comparison with computed tpmography.Eur J Nucl Med, 1998, 25 (7)：721-728.

[3] 周前. 中华影像医学：影像核医学卷.北京：人民卫生出版社，2002：242.

[4] Rodriguez M, Rehn S, Ahlstrm H, et al.Predicting maligancy grade with PET in non-Hdgkin's lym-phoma.J Nucl Med, 1995, 36 (10)：1790-1796.

[5] MacManus MP, Seymour JF, Hicks RJ.Overview of early response assessment in lymphoma with FDG-PET. Cancer Imaging, 2007, 7：10-18.

[6] 田嘉禾. PET、PET-CT 诊断学. 北京：化学工业出版社，2007：343-348.

第 10 章

淋巴瘤的临床表现

淋巴瘤是原发于淋巴结或淋巴组织的恶性肿瘤，有淋巴细胞和/或组织细胞的大量增生，恶性程度不一。

约20%的淋巴瘤患者可完全无症状，因体检或其他疾病行血液学检查时被发现。而大多数患者有非特异性的症状，如疲劳、乏力、虚弱、体重减轻或因浆细胞异常增生影响到相应的器官、组织而引起一种或多种症状和体征。

临床上以无痛性、进行性淋巴结肿大为最典型的表现，发热、肝脾肿大亦常见，晚期有恶病质、贫血等表现。

淋巴组织（又称淋巴网状组织）广泛分布于体内各处，它主要包括淋巴结、扁桃体、脾脏、胸腺、胃肠道和支气管黏膜下的淋巴组织等；此外，骨髓和肝脏亦有丰富的淋巴网状组织。

由于病变部位及范围的不同，淋巴瘤的临床表现变化多端，可仅有单组浅表淋巴结肿大而不伴有全身症状，亦可无浅表淋巴结肿大而有全身广泛浸润，并伴有相应的症状和体征。

淋巴瘤好发于淋巴结，绝大多数首先发生于颈部、锁骨上淋巴结，亦可发生于腋窝、腹股沟、纵隔、腹膜后、肠系膜等部位的淋巴结。

部分病例可首先侵犯淋巴结外淋巴组织或器官；但HL极少原发于结外淋巴组织或器官，NHL则较多侵犯结外淋巴组织或器官。

霍奇金淋巴瘤的播散方式是从原发部位向邻近淋巴结依次传播；而非霍奇金淋巴瘤的播散方式是越过邻近部位向远处淋巴结传播，并且非霍奇金淋巴瘤以多中心发病，因此非霍奇金淋巴瘤的早期常已全身散播。

第 1 节　局部表现

1　体表淋巴结肿大

无痛性淋巴结肿大为本病的特征性表现，表面光滑，中等硬度，质地坚韧，均匀，丰满。

肿大淋巴结早期可从黄豆大到枣大，孤立或散在发生于颈部、腋下、腹股沟等部位，中期可相互融合，亦可与皮肤粘连，固定或破溃。

肿大淋巴结逐渐增大，HL和低度恶性NHL的肿大淋巴结增大速度缓慢，常在确诊前数月至数年已有淋巴结肿大的病史；高度恶性淋巴瘤之肿大淋巴结增大速度迅速，往往在短时间内肿块明显增大。

淋巴瘤之肿大淋巴结在一定时间内增大速度可缓慢，在某些时间又相对比较稳定，有时经抗感染、抗结核治疗后，肿大淋巴结可一度有所缩小，以后再度增大；但极罕见有肿大淋巴结自然消退现象。

少数患者肿大淋巴结在饮酒后出现疼痛。

一般而言，颈部、颏下、滑车上、腋窝淋巴结肿大应考虑淋巴瘤的可能；颌下及腹股沟淋巴结的肿大常可因口腔、下肢炎症所致，应注意区别。

有90%的HL患者以体表淋巴结肿大为首发症状，其中60%~70%发生于锁骨上、颈部淋巴结，腋窝和腹股沟淋巴结占30%~40%。锁骨上淋巴结肿大提示病灶已有播散，右侧多自纵隔或两肺而来，左侧常自腹膜后而来。

NHL50%~70%的患者亦以体表淋巴结肿大为首发症状，40%~50%原发于结外淋巴组织或器官。半数好发于颈部，但更易累及口咽环、肠系膜和腹股沟。

2　咽淋巴环病变

咽淋巴环又称韦氏环，由口咽、舌根、扁桃体和鼻咽部组成，其黏膜和黏膜下具有丰富的淋巴组织，是淋巴瘤的好发部位，韦氏环淋巴瘤约占结外NHL的1/3。

扁桃体淋巴瘤常伴有颈部淋巴结增大，有时扁桃体肿块可阻塞整个口咽，影响进食和呼吸，并可同时或先后合并胃肠道侵犯，应予注意。

3　鼻腔病变

原发鼻腔淋巴瘤绝大多数为NHL，患者常有相当长的流鼻涕、鼻塞，或过敏性鼻炎病史，可有鼻出血，直至鼻腔出现肿块，影响呼吸。

鼻咽部淋巴瘤症状则以耳鸣、听力减退较显著，鼻咽部出现肿块经活检方能确诊。

4 胸部病变

4.1 原发纵隔淋巴瘤

纵隔淋巴结是淋巴瘤的好发部位，多见于霍奇金淋巴瘤，尤以年轻患者（结节硬化型者常有双侧肿大）多见，但亦可见于弥漫性淋巴母细胞性非霍奇金淋巴瘤，预后均较差。

纵隔病变最初主要发生于前中纵隔、气管旁及气管支气管淋巴结，受累淋巴结可是单个淋巴结肿大；亦可为多个淋巴结肿大融合成块。常侵犯一侧或双侧纵隔，但以后者较多见。

多数患者在初期常无明显症状，主要表现为胸部 X 线片上出现纵隔增宽，外形呈波浪状，随着病变的发展，肿瘤增大到一定程度时可压迫气管、肺、食管、上腔静脉，引起咳嗽、胸闷、气促、肺不张、颈交感神经麻痹综合征、上腔静脉压迫综合征。

纵隔的淋巴瘤亦可侵犯膈神经、喉返神经、交感神经，出现相应的神经麻痹症状，但一般不如转移性淋巴结易发和显著。

10%~20%的 HL 在诊断时可有肺或胸膜受累，往往是由于肺门、纵隔淋巴结病变直接侵犯所致。

4.2 肺受侵

淋巴瘤的肺部受侵，早期可无症状，胸部 X 线片上有圆形或类圆形或分叶状阴影，病变进展可压迫支气管致肺不张，有时肿瘤中央坏死形成空洞；有的肺部病变表现为弥漫性间质性改变，此时临床症状明显，常有咳嗽、咳痰、气短、呼吸困难，继发感染可有发热。

4.3 胸膜受侵

胸膜病变可表现为结节状，或肿块，或胸腔积液。胸膜结节直径超过 1cm 者，经 CT 检查可发现。

胸膜受侵的胸腔积液为渗出液，多数呈淡黄色胸水，亦可为血性；胸水脱落细胞学检查可见到幼稚或成熟的淋巴细胞，10%以下可发现恶性细胞。

淋巴瘤的胸膜受侵所致胸腔积液应注意与因纵隔淋巴结肿大阻塞淋巴管、静脉回流所致漏出液相鉴别，有时区别其性质是很困难的。

4.4 心包、心肌受侵

淋巴瘤可侵犯心肌和心包，绝大多数是由于纵隔病变直接侵犯所致，个别亦可为原发心脏淋巴瘤。

常表现为心包积液，积液量少时可无明显自觉症状，积液量增多时可有胸闷、气短，严重时发生心包填塞症状。胸部 X 线、B 超、CT 可明确心包积液。

淋巴瘤侵犯心肌表现为心肌病变，可有心律不齐，心电图异常等表现。

5 腹部病变

脾脏是 HL 最常见的膈下受侵部位，胃肠道则是 NHL 最常见的结外病变部位；肠系膜、腹膜后及髂窝淋巴结等亦是淋巴瘤常见侵犯部位。

5.1 胃肠道

据国外 1246 例淋巴瘤的病例分析发现，淋巴结外淋巴组织发生淋巴瘤病变最多见于胃肠道，在非霍奇金淋巴瘤占 13%~25%，霍奇金淋巴瘤仅占 2%；而胃肠道又以胃原发淋巴瘤较多见，绝大多数为 NHL；肠道以小肠，尤以十二指肠、回肠和回盲部较多。

胃肠道病变除原发者外，一般通过肠系膜淋巴管，由腹膜后淋巴结播散而来。

由于胃淋巴瘤病变源于胃黏膜下淋巴滤泡，早期无症状，随病变进展可出现消化不良、上腹不适等非特异性症状，病变进一步发展可出现呕血、黑便、上腹包块、贫血、消瘦等症状。

原发性小肠肿瘤以非霍奇金淋巴瘤最多见，以吸收不良综合征或脂肪泻为主要临床表现，病变多发生于空肠。

肠道淋巴瘤多表现为腹痛、腹泻、腹部肿块、消化不良、贫血、消瘦等；肿瘤阻塞肠道可出现肠梗阻，甚至肿瘤穿透肠壁形成肠穿孔，往往需要急诊手术，经病理检查可确诊。

5.2 肝脾

肝、脾原发淋巴瘤少见，但在其他部位淋巴瘤的病情进展中，肝脾受侵多见。

肝实质受侵可引起肿大，活组织检查 25%~50%的非霍奇金淋巴瘤有肝累及，尤多见于滤泡或弥漫性小裂细胞非霍奇金淋巴瘤。

淋巴瘤的肝受侵多继发于脾受侵或晚期病例，病变多为弥漫性，肝穿刺活检有助于诊断。肝实质受侵可引起肝脏肿大和肝区压痛，少数有黄疸。肝病变系脾通过静脉播散而来，故肝较脾肿大为少。

体格检查发现脾肿大者并不常见，10%左右，脾受累表明有血源播散。

脾脏浸润大多由腹部淋巴结病灶经淋巴管扩散而来。霍奇金淋巴瘤早期脾肿大不常见，但随着病程进展而增多，一般在 10% 左右。霍奇金淋巴瘤脾肿大者经病理检查，仅 32% 有病变，可见脾受累程度与临床所见并不一致。但当 HL 患者伴膈下淋巴结受侵时，70%~80% 有脾受侵，尤其是混合细胞型、有全身症状的患者。

脾内结节性病灶经 CT 检查可诊断，而弥漫性受侵或微小病灶往往难以诊断。资料显示脾大的 HL 病例，仅 60% 为组织学阳性。

5.3 腹腔淋巴结

淋巴瘤常累及腹膜后、肠系膜及髂窝淋巴结，肿大淋巴结可相互融合成块，腹部可扪及肿块或伴疼痛。

小肠淋巴瘤半数以上肠系膜淋巴结肿大，髂窝淋巴结肿大者多同时有腹股沟或股部淋巴结肿大；腹膜后淋巴结肿大的 NHL，易有发热症状，有时受累淋巴结很少，仅腹部探查时可见，提示恶性程度高，预后不良。因此，不明原因发热的淋巴瘤应行腹部 CT 或 MRI 检查。

肝门淋巴结肿大，压迫胆总管引起黄疸和肝肿大；腹膜后淋巴结肿大，可引起背痛及下肢、会阴或阴囊水肿，偶尔压迫输尿管，引起肾盂积水。

5.4 皮肤表现

淋巴瘤可原发或继发皮肤侵犯，非霍奇金淋巴瘤皮肤表现较霍奇金淋巴瘤为常见，多为特异性损害，如肿块、皮下结节、浸润性斑块、溃疡等。

晚期 NHL 侵犯皮肤可表现单发或多发皮肤结节，或与周围皮肤界线不清，表面皮肤呈淡红色或暗红色皮肤结节，可伴有疼痛，肿块可破溃或糜烂。此外，皮肤亦可表现为非特异性皮肤病变如糙皮病样丘疹、结节性红斑等，应注意鉴别。

皮肤蕈样霉菌病是一种特殊类型的皮肤淋巴瘤，病程缓慢，恶性程度低，受侵皮肤相继表现为红斑期、斑块期、肿瘤期，逐渐侵犯淋巴结，晚期可累及内脏。

5.5 骨髓与骨骼受侵

淋巴瘤的骨髓侵犯表现为骨髓受侵或合并白血病，多属疾病晚期表现之一，绝大多数为 NHL，如伴纵隔淋巴结肿大的淋巴母细胞型淋巴瘤合并急性淋巴细胞性白血病，弥漫性小淋巴细胞型则多为慢性淋巴细胞白血病。

淋巴瘤的骨髓受侵常呈弥漫性分布，不同部位的骨髓活检加涂片细胞学检查有助于骨髓受侵的诊断。

霍奇金淋巴瘤有骨质累及者占 10%~35%，非霍奇金淋巴瘤更多。骨骼受侵以胸椎及腰椎最常见，股骨、肋骨、骨盆及头颅骨次之，多从远处经血行播散或自附近软组织肿瘤浸润所致。临床表现有局部骨骼疼痛、压痛、病理性骨折、骨肿瘤及继发性神经压迫症状。X 线显示如象牙质样脊椎或溶骨样变化。

弥漫性大细胞或组织细胞型可原发于骨骼，患者年龄较轻，多在长骨，主要是溶骨性。

5.6 肾脏受侵

有报道，696 例淋巴瘤尸检中有肾浸润者占 33.5%，亦有报道高达 60% 的；以非霍奇金淋巴瘤为多，霍奇金淋巴瘤仅 13%。病变常为双侧性，多数为结节型浸润。

有肾脏浸润者，仅 23% 有临床表现，10% 有肾肿大、高血压及尿素氮潴留，其他尚可见肾盂肾炎、肾盂并肾病综合征，肾活检未发现肿瘤浸润，但显示膜性肾病，是一种免疫复合物在肾内沉淀所致的病变，淋巴瘤缓解时肾病综合征亦随之好转。

5.7 中枢神经系统受累

中枢神经系统受累多在疾病进展期，约见于 10% 的非霍奇金淋巴瘤，尤其是弥漫性原淋巴细胞、小无裂及大细胞型淋巴瘤。

腹膜后淋巴瘤可通过神经旁淋巴管、椎间孔侵犯脊椎及脊髓，产生脊髓压迫征，引起截瘫和尿潴留等，在霍奇金淋巴瘤发生率为 3%~7.5%。截瘫亦可因肿瘤侵犯硬膜外而引起。

肿瘤侵犯马尾时，可引起下肢抽痛、骶尾部麻木、酸痛及行走困难等。

大脑浸润是进展性弥漫性大细胞型非霍奇金淋巴瘤的常见并发症，侵犯脑膜最多见，脑实质累及者少见。斑块状肿瘤浸润，可导致颅神经病变、眼肌麻痹及复视。

非霍奇金淋巴瘤中脊髓累及较少见。

5.8 其他表现

淋巴瘤可原发或继发于脑、硬脊膜外、睾丸、卵巢、阴道、宫颈、乳腺、甲状腺、肾上腺、眼眶球后组织、喉、骨骼、肌肉软组织等，均有各自相应的临床表现，此不赘述。

第2节 全身表现

1 全身症状

全身症状和发病年龄、肿瘤范围、机体免疫力等有关。老年患者、免疫功能差或多灶性起病者，全身症状显著。无全身症状者存活率较有全身症状者高3倍。

淋巴瘤的全身症状主要表现为发热、消瘦（体重减轻10%以上）、盗汗等，其次有食欲减退，易疲劳、瘙痒等。

当肿瘤累及深部淋巴结时，临床常以发热为主要表现，热型多不规则。早期发热者，霍奇金淋巴瘤占30%~50%，非霍奇金淋巴瘤一般在病变较广泛时才发热，热退时大汗淋漓可视为本病特征。

全身症状明显者病期多属中晚期，若治疗反应不佳者，预后不良。

2 酒精性疼痛

17%~20%霍奇金淋巴瘤患者，在饮酒后20分钟左右，病变局部发生疼痛。其症状可早于其他症状及X线表现，具有一定的诊断意义。当病变缓解后，酒精性疼痛即可消失，复发时重又出现。酒精性疼痛的机制目前尚不清楚。

3 全身非特异性病变

淋巴瘤可伴有一系列的皮肤、神经系统非特异性表现。皮肤病变可表现为糙皮病样丘疹、色素沉着、鱼鳞癣、剥脱性皮炎、带状疱疹、荨麻疹、结节性红斑、皮肌炎等形态，总计发生率约13%~53%。

神经系统病变可表现为运动性周围神经变、多发性肌病、进行性多灶性脑白质病、亚急性坏死性脊髓病等。

4 免疫、血液系统

淋巴瘤患者10%~20%可有贫血，部分患者可有白细胞、血小板增多，血沉增快，个别患者可有类白血病反应，中性粒细胞明显增多。乳酸脱氢酶的升高与肿瘤负荷有关。

部分患者，尤其晚期患者表现为免疫功能异常，如自身免疫性溶血性贫血、Coomb试验阳性、血清单克隆免疫球蛋白峰、细胞免疫功能受损包括淋巴细胞转化率、巨噬细胞吞噬率降低等。

第3节 霍奇金淋巴瘤的表现

1 一般情况

霍奇金淋巴瘤多见于青年，儿童少见。

2 淋巴结肿大

首见症状常是无痛性的颈部或锁骨上淋巴结肿大（占60%~80%），左多于右，其次为腋下淋巴结肿大，肿大的淋巴结可活动，亦可互相粘连，融合成块，触诊有软骨样感觉，如果淋巴结压迫神经，可引起疼痛，少数患者仅有深部而无浅表淋巴结肿大。

深部淋巴结肿大可压迫邻近器官，表现出压迫症状，如纵隔淋巴结肿大可致咳嗽、胸闷、气促、肺不张及上腔静脉压迫症等；腹膜后淋巴结肿大可压迫输尿管，引起肾盂积水；硬膜外肿块可导致脊髓压迫症等。

霍奇金淋巴瘤常以浅表淋巴结的无痛性、进行性肿大为首发症状，尤以颈部淋巴结为多见，其次为腋下。首发于腹股沟或滑车上的较少。锁骨上淋巴结肿大提示病灶已有播散，右侧多自纵隔或两肺而来，左侧常自腹膜后而来。

3 发热

有一些HL病人（30%~50%）以原因不明的或周期性发热为主要起病症状。这类患者一般年龄稍大，男性较多，病变较为弥散，常已有腹膜后淋巴结累及。发热后部分患者有盗汗、疲乏及消瘦等全身症状。周期性发热约见于1/6患者。

4 肝脾肿大

体格检查脾肿大者并不常见，约 10%，脾受累表明有血源播散。肝实质受侵引起肿大和肝区压痛，少数有黄疸。肝病变是脾通过静脉播散而来，所以肝肿大较脾肿大为少。

5 器官侵犯

HL 尚可侵犯各系统或器官，如肺实质轻度浸润、胸腔积液、骨髓引起骨痛、腰椎或胸椎破坏，以及脊髓压迫症等。

6 皮肤表现

部分患者可有局部及全身皮肤瘙痒，多为年轻患者，特别是女性。全身瘙痒可为 HL 的唯一全身症状。

带状疱疹好发于 HL，占 5%~16%。

第 4 节 非霍奇金淋巴瘤的表现

1 一般情况

非霍奇金淋巴瘤可见于各种年龄组，但随年龄增长而发病增多；男较女为多。发热、消瘦、盗汗等全身症状仅见于 24% 患者，大多为晚期或病变较弥散者，全身瘙痒很少见。除淋巴细胞分化良好型外，NHL 一般发展迅速，易发生远处扩散。

刘利敏等 [1] 对华中科技大学附属同济医院 2000 年 1 月至 2008 年 4 月经临床追踪及病理学证实的 NHL165 例进行了统计分析，165 例病例中，男 90 例，女 75 例；年龄最大者 98 岁，最小者 1 岁，平均年龄 40.7 岁；部位以颈部淋巴结为首位共 81 例，其次是锁骨上及腹股沟，分别为 25 及 16 例，胸腹水 13 例，睾丸 3 例，乳腺 4 例，其他部位 12 例。

2 淋巴结肿大

大多亦以无痛性颈和锁骨上淋巴结肿大为首见表现，但较 HL 为少。分化不良的淋巴细胞易侵犯纵隔。肿大的淋巴结亦可引起相应压迫症状。

无痛性淋巴结肿大为本病的特征性表现。

肿大的淋巴结可活动，有软骨样感觉；随病程发展，周围出现大小不一新的淋巴结肿大，并可融合成团块状。如果淋巴结增大迅速，甚至侵犯神经，可引起疼痛。如侵犯皮肤，可使皮肤破溃后经久不愈，伴局部疼痛及压迫症状等。少数患者无浅表淋巴结肿大。

非霍奇金淋巴瘤，以淋巴结肿大起病者占 56%，半数好发于颈部，但更易累及口咽环、肠系膜和腹股沟。

3 咽淋巴环病变

咽淋巴环病变通常占淋巴瘤的 10%~15%，96% 为弥漫性原淋巴细胞及组织细胞型淋巴瘤，发生部位最多在软腭、扁桃体，其次为鼻腔及鼻窦，临床有吞咽困难、鼻塞、鼻衄及颌下淋巴结肿大。

4 结外侵犯

NHL 较 HL 更有结外侵犯倾向，尤其是弥漫性组织细胞性淋巴瘤。结外累及以胃肠道、骨髓及中枢神经系统为多。非霍奇金淋巴瘤转化为白血病的亦不少。

NHL 累及肠胃道部位以小肠为多，其中半数以上为回肠，其次为胃，结肠很少受累。临床表现有腹痛、腹泻和腹块，症状可类似消化性溃疡、肠结核或脂肪泻等；个别因肠梗阻或大量出血经施行手术而确诊。

5 器官侵犯

肝经组织活检证实 1/4~1/2 受累，脾肿大仅见于较后期病例；胸部以肺门及纵隔受累最多，半数有肺部浸润或/和胸腔积液；尸体解剖中近 1/3 可有心包及心脏受侵；中枢神经系统病变多在疾病进展期，约有 10%，以累及脑膜及脊髓为主；肾脏损害尸解见有 33.5%，但有临床表现仅 23%，主要为肾肿大、高血压及尿素氮贮留，近年来淋巴瘤合并肾病综合征已屡有报道，随淋巴瘤缓解而好转。

骨髓累及者 1/3~2/3，与类型有关。骨骼受侵以胸椎及腰椎最常见，股骨、肋骨、骨盆及头颅骨次之。弥漫性大细胞或组织细胞型可原发于骨骼，患者年龄较轻，多在长骨，主要是溶骨性病变。

6 皮肤表现

皮肤表现较 HL 为常见，多为特异性损害，如肿块、皮下结节、浸润性斑块、溃疡等。

第5节 常见淋巴瘤的临床特征

1 霍奇金淋巴瘤

霍奇金淋巴瘤的临床表现多种多样，按起病方式，HL 临床发展可分三型：①缓慢（静止）型，病程很长，可达 15 年之久；②迁延（变化）型，病程较长，5~6 年；③急性（进行）型，病情发展迅速，出现高热，仅 2~3 个月便可致死。最早的表现多是浅表淋巴结呈无痛性进行性肿大，常缺乏全身症状，进展较慢。90%患者以淋巴结肿大就诊，约 70%表现颈部淋巴结肿大，50%具有纵隔淋巴结肿大。

约有 1/4 的患者在诊断时已累及到淋巴结以外的组织，多见于脾、肝、肺或骨及骨髓。消化道受累可发生黏膜溃疡和消化道出血。

结节型淋巴细胞为主型霍奇金淋巴瘤，占所有 HL 的 5%，多为男性，年龄常在 30~50 岁。

经典型霍奇金淋巴瘤，占所有 HL 的 95%，发病年龄具有双峰特征，第一个峰在 15~35 岁，第二个峰在老年。

结节硬化型霍奇金淋巴瘤，在欧美为最常见的亚型，约占 70%；在中国统计占 30%~40%。结节硬化型 HL 不转变为其他亚型。

混合细胞型霍奇金淋巴瘤，占 CHL 的 20%~25%，中国报道约占所有 HL 的 40%以上；无发病年龄呈双峰的流行病学特点；中位年龄 37 岁，大约 70%患者是男性。

淋巴细胞丰富的经典型 HL，约占 CHL 的 5%，类似于 NLPHL，中位年龄较其他 CHL 亚型和 NLP-HL 高，大约 70%患者为男性。

淋巴细胞削减型 HL，是一种最罕见的 HL 亚型，占所有 CHL 不到 5%；根据现在的定义，中位年龄类似于其他 CHL 亚型，为 37 岁，75%为男性。这一亚型常与 HIV 感染有关，多发生于发展中国家。

2 前驱淋巴母细胞白血病/淋巴瘤

淋巴母细胞淋巴瘤（lymphoblastic lymphoma，LBL）为前驱淋巴细胞来源的高侵袭性非霍奇金淋巴瘤，可分为 T 细胞淋巴母细胞淋巴瘤（T-LBL）和 B 细胞淋巴母细胞淋巴瘤（B-LBL），其中 T-LBL 约占 80%，B-LBL 约占 20%；而急性淋巴母细胞白血病 80%为 B 细胞起源，20%为 T 细胞起源。

T 淋巴母细胞性淋巴瘤是一种非霍奇金淋巴瘤的少见类型，患者多为儿童（>10 岁）和青年（<30 岁），男性居多。T-LBL 常侵犯纵隔、骨髓、中枢神经系统和淋巴结，临床通常为Ⅲ或Ⅳ期的进展期表现，病程短，进展迅速，预后差，病程早期易发生骨髓侵犯，并易转化为 T 急性淋巴母细胞白血病。

B-LBL 是不常见的淋巴瘤，约占淋巴母细胞淋巴瘤的 10%（其他是 T 淋巴母细胞淋巴瘤）。从文献综述报道，约 75%的病人<18 岁；在一篇 25 例的报道中，88%的病人<35 岁，平均年龄 20 岁。大多数有白血病，侵犯骨髓；少数易侵犯皮肤、骨、淋巴结，高度恶性。

ALL 主要是儿童疾病，75%发生在 6 岁以下的儿童。2000 年美国估计的新病例大约 3200 例，约 80%~85%具有前驱 B 细胞表型。

3 慢性淋巴细胞白血病/小淋巴细胞淋巴瘤

本病常见于老年人，男性尤多见，发病中位年龄 65 岁；起病十分缓慢，往往无自觉症状，偶因查体或检查其他疾病时发现；中位生存时间为 6~7 年。以淋巴结病变为主，无白血病表现的称为 SLL，有白血病表现的则属 B-CLL。

患者就诊时病变多已广泛播散；少数患者可出现发热、消瘦或盗汗等全身症状。约 10%的患者可发生自身免疫性溶血、亦可出现低 γ 球蛋白血症（15%）、自身免疫性血小板减少症、粒细胞减少症及单纯红细胞减少性贫血。约 5%的患者可发生大细胞转化（Richter 综合征），临床表现为病情短期内恶化，进行性淋巴结、肝、脾肿大，预后不良，大多数患者于 1 年内死亡。

4 滤泡性淋巴瘤

滤泡性淋巴瘤（follicular lymphoma，FL）约占美国成人非霍奇金淋巴瘤的 35%，占全世界的 22%。FL 的发病率在欧洲、亚洲及不发达国家要低一些，在美国 FL 占低度恶性淋巴瘤的比例可高达 70%。但我国较少，占 12% 左右，以弥漫性滤泡生发中心型为多。

FL 主要发生于成人，平均年龄 59 岁，20 岁以下的人罕见。淋巴结肿大是滤泡性淋巴瘤最常见的初发表现，并且往往是仅有的表现。常表现为颈部、腋下、腹股沟无痛性淋巴结肿大，可单发或成串，质地较硬，活动性差。

5 套细胞淋巴瘤

套细胞淋巴瘤（mantle cell lymphoma，MCL）是一类比较少见的 B 细胞性非霍奇金淋巴瘤，国内报道，MCL 占 NHL 的 3.0%~8.0%。美国年发病率为 3000 至 4000 例。该病侵袭性强，mOS 仅为 3~5 年，20%~30% 患者表现为白血病。

MCL 的临床特点是有 60%~70% 的患者诊断时为 IV 期，90% 结外受累，常累及胃肠道（淋巴瘤样息肉病）；≥70% 外周血和骨髓受累，广泛累及全身淋巴结（9%）、脾（6%）、肝（3%）；兼具惰性和侵袭性淋巴瘤的特点；预后差，常规化疗 5 年生存率<30%；在结肠常表现为多发性淋巴息肉，早期为小淋巴细胞，患者一般状态好，无临床症状；之后可淋巴结肿大，肝、脾受累，呈进行性，预后差。

6 弥漫性大B细胞淋巴瘤

弥漫性大 B 细胞淋巴瘤是目前最常见的成人非霍奇金淋巴瘤，约占全部 NHL 的 30%~40%[2]。在欧美国家，DLBCL 的发病率约占 NHL 的 31%，在美国每年约有 25 000 例新发病例；在发展中国家，所占的比例更高，达 60%。在儿童淋巴瘤中，DLBCL 所占的比例在 10% 以下。

DLBCL 发病年龄范围很广，但以老年人多见，中位发病年龄为 60~64 岁，平均发病年龄 70 岁；男性患者多于女性。

弥漫性大 B 细胞淋巴瘤，可发生于结内和结外。在临床表现上，结内原发 DLBCL 常表现为淋巴结进行性肿大，10%~15% 患者有骨髓侵犯，40%~50% 患者有淋巴结外病变，患者常出现发热、盗汗、进行性消瘦等全身症状。

原发结外的可高达 40%，结外最常见的部位是胃肠道（胃和回盲部），其实可发生在结外任何部位，如皮肤、中枢神经、骨、睾丸、软组织、腮腺、肺、女性生殖道、肝、肾、脾和 Waldeyer 环。结外原发 DLBCL 常常表现为不同的生物学行为和临床特点。

7 边缘带淋巴瘤

边缘带淋巴瘤是一组单独的疾病，包括 MALT 淋巴瘤、淋巴结 MZL 和脾 MZL。

黏膜相关淋巴组织结外边缘带 B 细胞淋巴瘤，约占非霍奇金淋巴瘤的 8%，是一种在黏膜和腺体等组织中发生、具有边缘带 B 细胞的分化和表型、呈低度恶性经过的结外 B 细胞淋巴瘤，可发生于消化道、甲状腺、涎腺、眼眶、肺、生殖系统等，以胃最常见。

淋巴结边缘带 B 细胞淋巴瘤是发生在淋巴结边缘带的淋巴瘤，见于成人，女性为多，表现为局限性或全身性淋巴结肿大，对化疗有效，中位生存期为 5 年。部分病例可转化为大 B 细胞淋巴瘤。

脾边缘区淋巴瘤是由在细胞学和表型上均与外套层细胞不同的细胞组成的，原发于脾脏 B 细胞非霍奇金淋巴瘤，占非霍奇金淋巴瘤不足 1%。患者的年龄一般偏大（60 岁左右），女性比男性稍多。

8 伯基特样淋巴瘤

Burkitt's 淋巴瘤是发生于儿童和青少年的高度恶性肿瘤，占非霍奇金淋巴瘤的 3%~5%，而该病发病率在儿童和成人间显著不同，儿童可达 40%。Burkitt's 淋巴瘤除可发生于高原或气候较冷的地区之外，在整个热带非洲，下雨较多的地区发生率较高。

伯基特淋巴瘤多发于儿童，以 5~8 岁为高峰，2 岁以下罕见；成人偶见，且多为散发病例。儿童发生 Burkitt's 淋巴瘤的中位年龄是 8 岁（年龄范围 0~20 岁），5~9 岁儿童占所有病例的 1/3 以上。

Burkitt's 淋巴瘤，瘤细胞增生快速，倍增时间为 24 h 左右，Ki-67 可高达 90%~99%，属于高度恶性 NHL。临床上常常表现为结外侵犯或以白血病起病，易出现中枢神经系统 (central nervous system，CNS) 浸润，进展迅速，预后差。骨髓浸润、CNS 受累分别见于成人患者的 30%~38% 和 13%~17%。

因 BL 不同的类型和累及部位，临床表现有所不同。本病就诊时 70% 为 Ⅲ、Ⅳ期，成人病例骨髓累及占 30%~38%，一般而言，局限期（Ⅰ和Ⅱ期）占 30% 病例，进展期（晚期）病例占 70%。

9 灰区淋巴瘤

灰区淋巴瘤 (gray zone lymphoma，GZL) 包括两种 GZL 类型，即不能分类的 B 细胞淋巴瘤，特征为介于弥漫大 B 细胞淋巴瘤 (DLB-CL) 和经典型霍奇金淋巴瘤/Burkitt's 淋巴瘤 (CHL/BL) 之间，这两种类型代表了 GZL 的主要表现类型。

GZL 是一种临床上较为罕见的、特殊的淋巴瘤，国内外报道不多。GZL 最常见于年轻男性，通常在 20~40 岁，但亦可发生于其他年龄；最常见于前上纵隔，表现为大的肿物，可累及锁骨上淋巴结，很少累及外周淋巴结；可直接侵犯肺，播散至肝、脾和骨髓；当肿物巨大时，常可伴有上腔静脉综合征或呼吸困难。

10 成人T细胞白血病/淋巴瘤

成人 T 细胞白血病/淋巴瘤以白血病表现占优势者，称为 ATL；以淋巴结肿大占优势者，称成人 T 细胞淋巴瘤。

成人 T 细胞白血病/淋巴瘤男性多见，男女比约为 (2~4) :1。发病年龄低于其他 NHL，中位年龄约 44 岁，平均发病年龄为 52 岁，多在 40 岁以后发病。近年来，HTLV-Ⅰ病毒携带者的比率确有随着年龄增高的趋势。

临床表现主要为淋巴结肿大 (72%)、肝大 (47%)、脾大 (25%)、高钙血症 (28%)、皮肤缺损 (53%)，以及溶骨性病变、外周血白细胞增高，外周血和骨髓中可找到异常淋巴细胞。患者常有发热、不适等症状，LDH 升高。ATLL 可累及全身许多部位，包括淋巴结、骨髓、外周血、皮肤、肝和脾脏等，还可累及肺、胃肠道和中枢神经系统。

11 间变性大细胞淋巴瘤

间变性大细胞淋巴瘤 (anaplastic large cell lym-phoma，ALCL) 是非霍奇金淋巴瘤的一种少见、独立类型，发病率约占非霍奇金淋巴瘤的 1%~8%，发病年龄为 3~81 岁，呈双峰分布，平均年龄和年龄分布文献报道略有不同，Naka-mura 等报道的平均年龄为 28 岁，双峰年龄分别为 20 岁和 60 岁。Penny 等报道的平均年龄为 56 岁，双峰年龄为 24.5 岁和 64.5 岁。患者男性多于女性，男女之比约 2.4:1。

原发系统型，临床上多以淋巴结肿大为主要表现，病变起始部位以颈部、腋下及腹股沟淋巴结为多见；常有结外浸润，以皮肤、骨、软组织、肺和肝脏多见。HE 染色分析，骨髓受累大约 10%；用 CD30、EMA、ALK 免疫组化检测可达 30% 的患者骨髓受累。70% 患者发病时候即为 Ⅲ-Ⅳ 期，75% 患者有 B 症状，尤以发热最常见 [3]。

皮肤型 ALCL 主要发生于成年人，病程缓慢；发生于淋巴结的 ALCL 者较为常见，原发于骨骼肌的间变性大细胞淋巴瘤非常少见。

霍奇金样 ALCL 常发生于年轻人，85% 的患者为 ALK 阴性，常为 Ⅱ A 期，约 60% 的患者表现为大纵隔，但无皮肤和骨受侵。这些临床表现和 ALK 阳性系统型 ALCL 有较明显差别。

12 大颗粒淋巴细胞白血病

大颗粒淋巴细胞白血病 (large granular lymphocytic leukemia，LGLL) 是一类以循环中大颗粒淋巴细胞异常增多为特征的疾病，约占 LGLL 的 85%，常见于老年患者，中位发病年龄 60 (4~88) 岁，仅 10% 的患者年龄在 40 岁以下，儿童病例罕见，无性别差异；NK-LGLL 发病年龄小，中位年龄 39 岁。

T-LGLL1/3 的患者就诊时可无症状；初始症状包括反复细菌感染（常与中性粒细胞减少有关）、疲乏，20%~30% 的患者可有夜间盗汗、体重下降。20%~50% 的患者有脾脏肿大，肝脏肿大占 20%，淋巴结肿大、肺浸润少见。

NK-LGLL 进展较快，发病年龄小，中位年龄 39 岁。初始症状主要是发热、夜间盗汗、体重下降等 B 症状，以及肝脾肿大；大多数患者有骨髓浸润，有时可伴骨髓纤维化；有些患者可有胃肠道受累，类风湿关节炎罕见。

13 侵袭性NK细胞白血病

侵袭性 NK 细胞白血病 （aggressive natural killer cell leukemia，ANKL）是一类非常罕见的大颗粒淋巴细胞白血病 （LGLL），是以 NK 细胞系统性增生为特征，具有高度侵袭的临床病程。

ANKL 高发于亚洲人群，主要见于少年和青壮年。发病年龄 6~88 岁，中位年龄 37 岁，亚洲组为 34 岁，白人组为 60 岁。中文报道的 12 例中 10 例为男性，年龄 20~66 岁。发病年龄黄种人比白人年轻 20 岁左右，可能与遗传背景不同有关。英文文献报道发病率男女无显著差异。

ANKL 起病急，病程短，进展快，发热、盗汗、体重减轻、黄疸、胸水、腹水常见。

起病初期，约半数患者可出现血细胞异常增高，以淋巴细胞为主；但在疾病发展过程中，90%以上有全血细胞减少，表现为中性粒细胞减少、血小板减少和贫血。

多数病例发病初期贫血不明显，随着病程的进展，出血较贫血更为显著，且止血困难，许多病例死于 DIC 或重要脏器出血 （肺出血或脑出血）。NK 细胞白血病在病程中可转化为急性白血病。

14 血管免疫母细胞性T细胞淋巴瘤

血管免疫母细胞性 T 细胞淋巴瘤 （angioimmunoblastic T-cell lymphoma，AILT）是外周 T 细胞淋巴瘤中比较常见的一种类型。美国报道 1314 例 T 细胞淋巴瘤中，AILT 占 18.5%；在中国报道的 26224 例淋巴瘤中，AILT 占 10.83%。

AILT 的临床表现复杂多变，为系统性表现，可累及淋巴结、肝脾、皮肤、肺、骨、胃肠道、肾等多个系统，其临床表现及预后虽具有较大的个体差异，但也具有共同特点，如发热、全身淋巴结及肝脾肿大，皮肤、肝、肾、肺等多系统器官功能损害，贫血甚至全血细胞减少、血沉增快、多克隆免疫球蛋白增高及易并发感染等，患者常全身情况差。

15 结外NK/T细胞淋巴瘤

结外 NK/T 细胞淋巴瘤 （extranodal natural killer/T-cell lymphoma，ENKL）属于结外非霍奇金淋巴瘤的一种少见特殊类型，为细胞毒性细胞 （细胞毒性 T 细胞或 NK 细胞）来源的侵袭性肿瘤。NK/T 细胞淋巴瘤几乎均发生在淋巴结外，最常见的部位是鼻腔。

结外 NK/T 细胞淋巴瘤原发部位不同，其临床表现亦有差异；但以原发于鼻腔最为常见，但临床表现不具特异性，与病变范围及病程有关，以鼻部症状最常见。

在亚洲，67%~84%的患者为临床ⅠE 或Ⅱ E 期，肿瘤常局限于鼻腔或直接侵犯邻近结构或组织，而较少有区域淋巴结或远处转移。相反，韦氏环 NHL 多存在区域淋巴结转移，仅有 15% 局限于韦氏环，85% 有区域淋巴结或远处转移。

16 皮下脂膜炎性T细胞淋巴瘤

皮下脂膜炎性 T 细胞淋巴瘤 （subcutaneous panniculitic T-cell lymphoma，SPTCL）是近年来才被认识的一种特殊的、罕见的原发性皮肤淋巴瘤，主要累及皮下脂肪组织，类似脂膜炎。

SPTCL 可发生于任何年龄，最小半岁，最大 84 岁，中位年龄为 39 岁，70%的患者年龄介于 18~60 岁，无性别差异。

SPTCL 多表现为四肢或躯干部位的多发性皮肤红斑或黄褐至红色的皮下结节或斑块，结节可逐渐演变成坏死、溃疡及出血，无压痛。部分结节可自愈，留下皮肤轻度萎缩。几乎均为多发，直径为 0.5~13cm。早期无明显淋巴结受累。

17 蕈样霉菌病/Sézary综合征

蕈样霉菌病 （mycosic fungoides，MF）是西方最常见的原发皮肤 T 细胞淋巴瘤，西方国家发病率为 0.5/10 万人，亚洲发病率低于该水平。

蕈样霉菌病是以皮肤损害为突出表现的 T 细胞淋巴瘤，此病常开始于皮肤而后累及骨髓、血液淋巴细胞、淋巴结和内脏器官，可发展为全身性疾病。其临床经过缓慢，呈低度恶性；可以迁延数年，甚至几十年；可在疾病晚期发生淋巴结和内脏受侵，最初的皮损好发于阳光遮盖部位和臀部。肿瘤期 MF 患者，通常可见各期皮损混合存在，包括红斑、斑块和肿块等各种皮损表现，常见肿块表面有溃疡发生。

Sézary 综合征（Sézary syndrome，SS）是一种全身性成熟 T 淋巴细胞淋巴瘤，以红皮病、淋巴结肿大和外周血中 Sézary 细胞为特征。病程缓慢，在临床上没有特异性表现，早期可表现为全身皮肤瘙痒、红皮症、局限性水肿、银屑病、脂溢性皮炎、湿疹、表皮剥脱性皮炎、接触性皮炎或神经性皮炎等。因此，在临床上该病容易误诊。

18 非特殊性外周T细胞淋巴瘤

非特殊性外周 T 细胞淋巴瘤（peripheral T-cell lymphoma-unspecified，PTCL-U；peripheral T-cell lymphoma，not otherwise specified，PTCL-NOS）是指除大细胞间变性淋巴瘤、血管免疫母细胞性淋巴瘤、NK/T 细胞性淋巴瘤、皮肤蕈样霉菌病、皮下脂膜炎样 T 细胞淋巴瘤、肝脾及肠病型 T 细胞淋巴瘤外的一大类外周 T 细胞淋巴瘤。

非特殊性外周 T 细胞淋巴瘤存在明显的区域分布特点，在欧美国家发病率较低，约占非霍奇金淋巴瘤的 7%~10%；而在我国及亚洲国家发病率较高，是 T 细胞淋巴瘤中最常见的一个类型。

约半数病人有全身症状，包括发热、盗汗、消瘦及皮肤瘙痒，全身状态差；可出现副瘤综合征，如嗜酸性粒细胞增多，或嗜血细胞综合征。累及淋巴结时，临床表现为淋巴结进行性增大，可有疼痛，可单个或融合成块，在胸腔、腹腔深部的肿大淋巴结，压迫邻近器官引起咳嗽、胸闷及气促。

多数患者淋巴结外部位侵犯更常见，包括鼻腔、鼻咽、口咽、鼻窦、扁桃体、皮肤和皮下软组织、肝、脾、骨髓、胃肠道、肺、甲状腺等。

（张淑群）

参考文献

[1] 刘利敏，赵雅桐，康劲松，等.非霍奇金淋巴瘤细胞病理学形态特征和免疫表型分析.临床血液学杂志，2011，24（8）：473-475.

[2] 林桐榆.高危弥漫大 B 细胞淋巴瘤的诊断和治疗进展.肿瘤预防与治疗，2008（1）：1-7.

[3] 李博，何小慧.间变大细胞淋巴瘤的分子生物学特点和临床特征分析.国外医学肿瘤学分册，2005，32（6）：474-477.

淋巴瘤诊断学

目　录

众所周知，淋巴瘤不是单一疾病，是发生在淋巴细胞的多种不同的疾病，淋巴瘤是这些多种淋巴细胞肿瘤的统称。

淋巴瘤是恶性肿瘤中临床表现、临床分类、亚型异型、组织病理、免疫组化、分子遗传等最为复杂的一类疾病，要想极为系统地全面了解、掌握淋巴瘤各方面最新知识或进展是非常困难的，其临床诊断亦极为复杂，即使是长期从事临床一线主管医生与病理医生，对其准确诊断、制订规范的治疗计划亦有相当的难度，实属不易。但准确的诊断直接关系到治疗是否合理、科学、规范，直接影响患者的预后。因此，淋巴瘤的准确诊断在临床工作中具有不可替代的地位。

第1节　恶性组织细胞增生症的现代概念

既往将发热、消耗状态、肝脾淋巴结肿大、出血倾向、全血细胞减少、有异型组织细胞及其前体细胞在肝脾、骨髓、淋巴结等造血组织系统性肿瘤性增殖，呈致死性转归的疾患，统称为"恶性组织细胞增生症（MH）"。

目前，根据临床症状、组织学所见，以及采用近年来的免疫组织化学、分子遗传学的方法诊断的，作为MH或MH样淋巴瘤报道的疾患可归类为如下几种。

1　MH

在骨髓、肝脾内可见从幼稚至成熟的异常组织细胞增殖，部分可见吞噬血细胞的现象；免疫组化，其淋巴系的标记均为阴性的，对单核细胞/组织细胞系特异的CD68、Lyz、a1-AT、a1-ACT均阳性。

2　MH样T细胞淋巴瘤

临床征象与MH类似，在骨髓、肝脾内可见肿瘤性T细胞的浸润和噬血性组织细胞的增殖；诊断依赖免疫组织化学（CD45RO+）和基因分析。

3　血管中心性T/NK细胞淋巴瘤

曾被称为鼻/皮肤的恶性网状细胞增生症，

来源于CD2+、CD56+、CD3-的NK细胞或CD3+的NK样T细胞；是以肿瘤细胞的血管中心性增殖，浸润和破坏血管，引起组织凝固性坏死为特征的结外性淋巴瘤，好发于鼻腔、皮肤、肺、胃肠道及睾丸等部位，常常合并HPS。

4　暴发性EBV相关的噬血细胞综合征

主要见于小儿，以高热、肝脾肿大、全血细胞减少及出血倾向发病，在骨髓内可见噬血性组织细胞与异形淋巴细胞的浸润，呈急速致死经过。血清学检查，示EBV活动性感染的结果；骨髓单核细胞和淋巴结内见EBV DNA。

5　MH样B细胞淋巴瘤

临床表现类似MH，主要可见骨髓、肝脾内大型的肿瘤性B细胞浸润和噬血细胞性组织细胞增殖。

6　间变性大细胞淋巴瘤

病理的淋巴结内肿瘤细胞在实质内弥漫性分布，在窦状隙浸润为其特征，相互黏附；肿瘤细胞的典型表面抗原为CD30+、CD15-、E-MA+、LCA+。

第2节　诊断难度与原因分析

在"淋巴瘤组织病理学"、"淋巴瘤免疫组织化学"等章节中亦明确述及，淋巴瘤的临床诊断受多种因素的影响，稍微疏忽，即有可能导致诊断不确定或错误。因此，有病理学者指出，淋巴瘤的诊断和鉴别诊断是临床病理诊断中最困难的领域。

1　分类复杂而不断变化

大量的临床实践表明，不同种类、不同亚型的淋巴瘤的治疗疗效有很大差异，预后亦有显著不同。因此，对淋巴瘤的准确分类极为重要。但不同时代，有着不同检测技术与检测水平，因此淋巴瘤的分类亦随着时代的变迁而不断完善。

虽然当今已明确将淋巴瘤分为霍奇金淋巴瘤（HL）与非霍奇金淋巴瘤（NHL）两大类，并为全世界学者所接受，但其分类却经历了一个十分漫长而又富有争议的艰难过程。

回顾淋巴瘤分类发展的历史，可以说与其他肿瘤分类相比，是变化最快和更新最多的肿瘤。在每一个历史阶段，淋巴瘤分类都反映了当时人们对淋巴瘤的临床、病理和基础研究的最新认识和实践。

淋巴瘤的分类主要依据病理学。20 世纪 70 年代中期以前的分类皆是建立在纯形态学基础之上。虽然出现过众多的分类，但由于淋巴瘤的复杂性，难以建立一个公认的分类，实践亦表明只靠形态学不能完成理想的淋巴瘤分类。

20 世纪 70 年代中期，Kiel 分类和 Lukes-Collins 分类引入了免疫学的研究成果，将非霍奇金淋巴瘤分为 T 细胞和 B 细胞两大类，形成了现代分类的雏形。

自 20 世纪 80 年代后，随着免疫组织化学和分子生物学的快速发展，为淋巴瘤分类提供了大量新的客观资料。

1994 年，欧美学者将形态学、免疫组织化学和分子生物学研究成果应用于淋巴瘤分类，提出了 REAL 分类；随后经过 5 年的修正并融入了临床资料，经过 75 位病理学者和 44 位临床学者共同努力，最后在 2001 年形成了 WHO 淋巴造血组织肿瘤分类（以下简称 WHO 分类）。由于 WHO 分类结合了形态特点、免疫表型、分子遗传学特征和临床特点等方面的资料，又经过病理和临床学者的广泛长期讨论，因此 WHO 分类得到了国际上普遍认同，它是至今为止最科学的分类，是国际间、病理与临床之间交流的共同语言，是淋巴瘤认识史上的里程碑，是淋巴瘤研究成果的集中体现，是多项科学成果的结晶。

2008 年版（第 4 版）WHO 淋巴瘤分类于 2008 年 9 月 20 日问世，对淋巴瘤的诊断，更加强调其发生部位的重要性，如在弥漫性大 B 细胞淋巴瘤中分为非特殊类型、腿型、中枢神经系统等，使得部位不同而形态学相似的肿瘤可能被命名为不同的新的肿瘤实体。同时，强调了与病毒感染、普通炎性病变之间的关系。分类指出，遗传学改变和遗传易感性是认识和诊断淋巴瘤的重要依据。在该分类过程中，应用了所有可获得的信息，包括形态、免疫表型、基因型以及临床特点等以确定一种疾病；并且

认识到为了达成统一，权威专家间必要的妥协是必需的，因为唯一比不完美的分类更糟糕的是存在多种相互争议的分类；此外还认识到，除由病理学家在分类中承担主要的责任外，必须有临床医师的参与，以保证该分类在日常临床实践中具有可行性，并被接受。

另外，淋巴瘤的分类在我国亦有多次分类，如 1977 年郑州分类、1979 年洛阳分类、1982 年上海分类、1983 年北京分类、1985 年成都分类、1999 年遵义分类等。

总之，在目前最新分类中，前体淋巴细胞淋巴瘤有 3 类、7 种；成熟 B 细胞淋巴瘤有 14 类、28 种，成熟 T 细胞淋巴瘤有 17 类、20 种。

2 分类认识不断深入

早期认为，淋巴瘤是单一疾病，其后分出了霍奇金淋巴瘤与非霍奇金淋巴瘤，认识到这是两个不同的疾病，再后来非霍奇金淋巴瘤分为了 T 细胞和 B 细胞两大类，现在已认识到淋巴瘤至少包括了 50 余种独立的疾病。每一种淋巴瘤在形态学、免疫表型、遗传学和临床方面皆有自己的特点。因此，从客观上或实际中可将不同类型的淋巴瘤区分开来。

过去对 NK 细胞认识很局限，现已发现 NK 细胞在免疫表型和功能上与 T 细胞有不少相似之处，如 NK 细胞表达部分 T 细胞标记和细胞毒性分子标记，且具有细胞毒性功能。因此，WHO 分类将 NK 细胞肿瘤与 T 细胞肿瘤归在一起。

过去一直认为，淋巴瘤与淋巴细胞白血病是两个完全不同的疾病，而现在研究发现两者的本质是相同的，不同的只是它们的表现形式。例如，淋巴母细胞淋巴瘤与急性淋巴细胞性白血病，发病患者群常常在儿童，恶性度皆很高，形态学皆表现为中等大小的母细胞，免疫表型皆表达 TdT，细胞遗传学上皆有多种类型染色体易位。

很多年来，人们一直不清楚霍奇金淋巴瘤的性质和肿瘤细胞的起源。近年来，采用免疫组化、单个细胞微切技术，结合 IgH 和 TCR 分析技术，证明了霍奇金淋巴瘤中的肿瘤细胞来源于淋巴细胞，并且绝大多数来源于 B 细胞，同时还证明了肿瘤细胞具有单克隆性。因此，

亦改名为霍奇金淋巴瘤。

霍奇金淋巴瘤目前包括了结节性淋巴细胞为主型霍奇金淋巴瘤和经典霍奇金淋巴瘤两大类，后者还包括4个亚型（富于淋巴细胞型、结节硬化型、混合细胞型、淋巴细胞削减型）。

既往常用细胞的大小来判断淋巴瘤的侵袭性，即小细胞侵袭性弱，大细胞侵袭性强。近年来，通过染色体易位分析方法从过去的小淋巴细胞淋巴瘤中发现了一个新种类，即套细胞淋巴瘤。套细胞淋巴瘤虽然细胞体积小，但侵袭性很强；相反，细胞体积很大的间变性大细胞淋巴瘤，尤其是皮肤原发性间变性大细胞淋巴瘤的侵袭性很弱，预后很好。

弥漫性大B细胞淋巴瘤是一组细胞和组织形态不同的大B细胞淋巴瘤，由于免疫表型、遗传学特征和临床特点无显著差异，因此将其暂时视为同一类淋巴瘤；但是，新近采用的基因芯片方法研究发现，弥漫性大B细胞淋巴瘤至少有两种不同细胞起源的淋巴瘤，一种起源于生发中心细胞，另一种起源于生发中心以外的活化B细胞，两者的预后有显著性差异。

近来还发现，纵隔原发性大B细胞淋巴瘤具有不同于普通弥漫大B细胞淋巴瘤的独特分子谱系，提示可能是一种独立的淋巴瘤类型，它的分子谱系类似于经典霍奇金淋巴瘤结节硬化型的分子谱系，表明这两种类型的淋巴瘤可能是同一疾病两极的表现形式，在它们中间存在着一些形态和免疫表型皆介于两者之间的中间型淋巴瘤（即灰区淋巴瘤）。这些进展显现出分子谱系或基因表达谱系的研究在未来淋巴瘤的分类中，甚至在淋巴瘤预后的预测和治疗方法的选择中会起到越来越重要的作用。

3 肿瘤组织结构复杂

正常淋巴细胞与肿瘤性淋巴细胞难以分辨；淋巴结结构较难辨认，尤其是在T区淋巴组织增生状态下，结构紊乱和结构破坏难以辨清；淋巴细胞具有游走性，难以确定是正常游走还是"转移"；淋巴瘤组织中混杂着数量不等的反应性淋巴细胞。

淋巴瘤本身的复杂性亦是难以准确诊断的因素之一。瘤细胞具有多样性，如细胞大小有小、中、大、巨细胞；细胞形态有圆形、卵圆形、肾形、梭形、印戒细胞形、间变形、不规则形等。生长模式的多样性，如结节、弥漫、结节弥漫混合、窦内生长、上皮巢样生长等；生长部位的广泛性，如可发生于人体的所有系统和器官，既可发生于淋巴结内，亦可发生于淋巴结外，亦可是局灶性的，亦可是白血病样的播散性的；瘤细胞的可变性，如低度恶性可转化成高度恶性，霍奇金淋巴瘤转化成非霍奇金淋巴瘤。

由于以上原因，以及制片质量差的人为因素，人们极易在实际工作中出现误诊或漏诊。

4 形态学标准不具普遍性

因淋巴瘤的复杂性，至今仍然没有一个具有普遍性的诊断标准。但人们还是在大量实践的基础上建立起了一些诊断标准[4-5]，如正常组织结构破坏，可以是全部破坏，亦可以是部分破坏；出现单一呈片异型的淋巴细胞；一定数量的异型淋巴细胞浸润正常组织（如血管、神经、脂肪、上皮等）。

这些诊断标准可适用于大多数典型的淋巴瘤病例，但仍然还有部分淋巴瘤不能满足这些标准，如霍奇金淋巴瘤和T细胞丰富的B细胞淋巴瘤，这些淋巴瘤虽然存在组织结构破坏，但瘤细胞散在分布而不呈片。

另外，早期淋巴瘤的诊断标准亦是一个难题。众所周知，早期诊断是取得良好治疗效果的重要因素。其他很多类型恶性肿瘤已有了早期诊断标准，如原位癌、局部早期浸润癌等，而淋巴瘤的早期诊断标准至今仍然没有建立起来，主要原因是早期淋巴瘤难以辨认（结构破坏不明显，呈片异型细胞面积的大小难以界定），其次是淋巴瘤细胞亦能游走，很难从形态学上进行早期的界定。

淋巴组织"不典型增生"亦是人们关注的一个问题。从理论上讲，肿瘤的发生、发展是一个长期的、逐渐的过程，从正常组织到增生，从增生到非典型增生，再到肿瘤，这一过程经历了一个从正常组织到肿瘤组织的中间阶段。因此，有的疾病就有了"交界性病变"或"中间型病变"的诊断名称。淋巴组织疾病是否存在"交界性病变"仍然有不同看法。文献中提出过淋巴组织"不典型增生"，国内和国际上亦有人在使用，但是淋巴组织"不典型增生"的标准却难以界定。

有学者将"淋巴滤泡出现 5 个以上大小、形状一致的增生，且缺乏星空现象"、"副皮质区出现淋巴结 1/3 以上区域的融合及一致性增生"、"黏膜相关淋巴组织（胃肠道、涎腺等）增生呈灶性一致性单核样 B 细胞区"作为淋巴组织"不典型增生"诊断标准，但此标准是否能获得广泛认同尚不确定。

5　分子表型复杂

淋巴瘤诊断的难点之一是淋巴组织的结构在形态学上不易辨认，而免疫组织化学分析有助于辨清淋巴组织结构。

但淋巴瘤细胞分子表型众多，各表型表达的意义均不相同，且互相交叉，合理的抗体选择亦很困难。

所谓免疫结构（immunoarchitecture）[6-7]，即通过免疫组化染色显示淋巴造血组织的结构，包括肿瘤性和/或非肿瘤性淋巴细胞、辅助性非淋巴细胞及血管、淋巴窦、网状纤维的数量和分布模式，从整体上把握疾病的结构特征，对疾病进行诊断和鉴别诊断。

如 CD3 和 CD20 等抗体可了解 T 细胞和 B 细胞的数量和分布模式，CD21 等抗体可通过显示滤泡树状突细胞了解淋巴滤泡是否存在及其分布情况，从而判断结构是否有破坏。

正常情况下，CD3 和 CD5 阳性细胞的数量和分布模式基本一致，若病变区域表达 CD5 和 CD20，而不表达或很少表达 CD3，提示病变很可能是 B 细胞淋巴瘤（B 小淋巴细胞性淋巴瘤或套细胞淋巴瘤）；病变同时表达 CD20 和 CD43，而不表达或很少表达 CD3，提示病变可能是 B 细胞淋巴瘤。因为 CD5 和 CD43 在正常 T 细胞和部分 B 细胞淋巴瘤中表达。cyclin D1 的表达可见于淋巴瘤细胞和其他组织的细胞，但是至今尚未发现非肿瘤性的淋巴细胞表达 cyclin D1。

Bcl-2 是鉴别反应性淋巴滤泡和滤泡性淋巴瘤的又一有效抗体。一般来讲，反应性淋巴滤泡呈阴性反应，滤泡性淋巴瘤则呈阳性反应。应用 Bcl-2 抗体可鉴别大多数滤泡性淋巴组织病变的良恶性，尤其是发生在淋巴结的病变。

但是，部分皮肤滤泡性淋巴瘤可不表达 Bcl-2，应尤其注意。

6　细胞克隆性分析尚未普遍开展

由于从组织形态学上难以完全解决淋巴瘤的诊断和鉴别诊断问题，人们必然寻求形态学以外的办法。

细胞克隆性检测就是辅助解决良恶性淋巴组织病变的重要进步。从理论上讲，肿瘤是从单个癌变的细胞发展而来，因此，肿瘤细胞群具有同样的遗传学特性，即单克隆性。

采用免疫组织化学和流式细胞学方法可从蛋白水平检测一群 B 淋巴细胞是否具有单一的免疫球蛋白（Ig）轻链 λ（lambda）或 κ（kappa）（因为一个 B 细胞只能有其中一种轻链），如果这群细胞或绝大多数细胞只表达一种轻链，这群细胞就具有单克隆性，因此，可理解为具有肿瘤的特性；但是，是否诊断为淋巴瘤还必须结合形态。

流式细胞学在分析 B 淋巴细胞的克隆性方面具有比免疫组化更高的敏感性，在西方国家已广泛应用，在我国开展还不普遍。

另外，Ig 轻链 mRNA 原位杂交亦可了解 B 细胞克隆性。southern blot 和 PCR 方法通过检测 Ig 重链（IgH）和轻链（IgL）基因是否发生了克隆性重排以了解 B 细胞的克隆性。

对 T 细胞的克隆性检测，目前使用较广泛的是采用 PCR 方法检测 T 细胞受体基因（TCR）是否发生了克隆性重排，但目前尚没有有效的抗体和探针用于检测 TCR 抗原和 TCR mRNA。

除了通过 Ig（基因）和 TCR 检测淋巴细胞的克隆性外，亦有报道采用人类雄性激素受体基因在 X 染色体上失活的分析方法（HUMARA）研究淋巴细胞的克隆性[10]。

细胞克隆性检测方法的出现是淋巴瘤诊断病理学的一大进步，对疑难病例的良恶性鉴别具有很大的帮助。但是，这些克隆性检测方法并不是万能的，并不能解决所有的疑难病例。Ig 基因克隆性重排和 TCR 基因克隆性重排的敏感性只能达到 90%左右，亦就是说，即使是淋巴瘤亦有大约 10%的病例检测不到克隆性重排，亦就是假阴性。另外，虽然这种方法的特异性很高，但亦并不是百分之百。有报道显示，少数淋巴组织反应性增生病变和非淋巴组织的病变亦可检测到 IgH 克隆性重排[11]，并且在一些小组织活检（如针吸活检、内镜活检）以及微切组织和切片刮取组织中更容易出现克隆性重排[12]。出现假阴性的原因主要是 DNA 的质量不佳或引物没有与靶基因有效地结合；出现假阳性的原因是 DNA 质量不佳、分析的细胞数量太少或发生了交叉污染。

7　原发性结外器官淋巴瘤误诊原因分析

近年来，原发性结外器官淋巴瘤发病率有逐渐上升趋势，且结外淋巴瘤发生部位广泛，临床表现极其复杂，有时难以判断是结内淋巴瘤侵犯结外组织器官，还是原发性结外器官淋巴瘤；再者，其足够的组织学标本难以获取，往往需通过外科手术切取或切除方能获得，如原发性中枢神经系统淋巴瘤、原发性骨淋巴瘤、原发性肺淋巴瘤、原发性胃肠道淋巴瘤、原发性生殖系统淋巴瘤，等等。其误诊原因主要有以下几点。

（1）原发于结外器官的淋巴瘤因临床表现多样化，症状不典型，且大多数不伴随浅表淋巴结肿大，故常常难以早期确诊，是造成误诊的主要原因[13-15]。

（2）临床医生尤其是非肿瘤专科医生对结外淋巴瘤临床表现认识不足，重视不够，是造成误诊的又一主要原因[16-17]。因结外淋巴瘤涉及的器官较多，患者往往根据原发部位症状就诊于内、外、妇、儿、皮肤、五官等不同科室，这些非肿瘤专科医生大多缺乏相关知识，往往不能详细询问淋巴瘤相关病史，包括淋巴瘤的一些 B 症状，如发热、体重减轻、盗汗等。对结外淋巴瘤的临床表现缺乏认识，故常常按本专科疾病进行诊疗。

（3）少数外科医生不按医疗原则办事，切除手术标本不给予常规病理检查，以至于出现漏诊和误诊。尤其是基层医院的医生在门诊小手术时术后没有常规病理检查的习惯，常常随意丢弃或处置术中切除标本，亦是造成误诊的原因之一。

（4）某些特殊部位病理取材的局限性，如鼻咽部、扁桃体等部位，因病变位置不在黏膜表面，加之医生取材水平有所差异，以至于发生在鼻咽部的淋巴瘤常很难一次给予确诊。尤其是扁桃体淋巴瘤大多在数次活检后才最后给予确诊，早期大多误诊为鼻部其他疾患或扁桃体炎。

（5）病理科医生的技术水平不全面，取材欠佳，责任心不强亦是造成误诊的原因之一。

第3节　提高淋巴瘤诊断水平

在人体恶性肿瘤的内科治疗中，淋巴瘤的治疗疗效是较为理想的，50%~80%的病例是可治愈的。因此，作为肿瘤内科医生，很想充分发挥淋巴瘤内科治疗的优势，以便使每一例淋巴瘤患者皆能获得治疗的最佳效果。

然而，任何疾病的有效治疗来源于正确诊断，目前在医院的所有诊断手段中首推病理诊断准确率高。

就淋巴组织的增生性病变而言，病理诊断又是唯一可信赖的，因为目前的其他临床检查方法（包括影像学）更缺乏确诊的可靠性。要想达到较为理想的淋巴瘤的治疗结果，前提是正确的病理诊断。

在人体十余个系统中，淋巴系统的病理诊断被公认是难度最大的，亦是日常病理诊断工作中失误最多的。

从诊断病理角度识别诸多类别的淋巴瘤十分重要，因数十种淋巴瘤的生物学行为、治疗反应和预后差别皆较大。在治疗手段日新月异的今天，临床学家首先要根据病理报告在众多治疗方法中作出选择。

1　明确基本概念

1.1　不宜使用"恶性淋巴瘤"，而应使用"淋巴瘤"

从过去发表的国内外淋巴瘤相关文献可以看出，"恶性淋巴瘤"一词被大量使用，现在国外文献很少出现此名称，但国内期刊仍频繁可见"恶性淋巴瘤"一语，这是应当纠正的，尤其是肿瘤专科医生需注意的。因为"淋巴瘤"本身就是指来源于淋巴细胞的恶性肿瘤，且到目前为止，人们认为没有淋巴细胞发生的良性肿瘤，故已逐渐将"恶性"两字省略而称"淋巴瘤"。本书除引用文献题目遵照原名称外，其余所有地方均不使用"恶性淋巴瘤"之名。

1.2　不宜使用"转移"，而应使用"累及"

在众多的淋巴瘤文献中，病灶远处发生的相关病变，有称"转移"者，有名"累及"者；但在描述淋巴瘤远处发生相关病变者，应当使用"累及"，而不使用"转移"，如"弥漫性大B 细胞淋巴瘤累及中枢、骨髓、肝脏、脾脏"。故目前已用"累及"（involvement）而不用"转移"（metastasis）来描述淋巴瘤细胞从一处淋巴结进入到另一处淋巴结的现象。

之所以不用"转移"，是由于淋巴组织本身所具有的循环特性所决定，淋巴瘤可在很早的阶段就可出现全身多个部位的瘤灶。尽管从肿瘤的生物学行为上可看作是一种"转移"，但它又是与其他组织肿瘤（实体恶性肿瘤，如癌、软组织恶性肿瘤）的转移有不同之处，因这种淋巴瘤瘤细胞"转移"到另一正常淋巴结内的局限病灶是很难辨认的，它与其他上皮、间叶组织的恶性细胞转移到淋巴结相比，淋巴瘤的瘤细胞和淋巴结内的原本淋巴细胞是"一家"，是形态相同的细胞群。

1.3　不能使用"原位"淋巴瘤

因淋巴组织具有全身循环的特性，故淋巴瘤即使在一个局部淋巴结发生，但它已经具有远处"累及"的能力和可能。它不像发生于上皮组织的癌，在没有突破基底膜之前，癌细胞是原位生长的而不存在已经转移的可能。因此，至今淋巴瘤亦没有"原位淋巴瘤"之说。

黏膜相关淋巴组织淋巴瘤可长期局限于黏膜组织而不扩散，是因为黏膜相关淋巴组织具有"回家"（homing）现象，即进入循环后还回到原来的黏膜处，仍然是有进入全身循环的特性的。

目前，有人将滤泡型淋巴瘤称之为"原位淋巴瘤"，从理论上讲，亦是不可靠的。因为淋巴滤泡内的细胞亦进入循环，只是形态上，滤泡型淋巴瘤表现在淋巴滤泡结构的基础上而已。

1.4　假性淋巴瘤非真正淋巴瘤

假性淋巴瘤（pseudo lymphoma）又称反应性淋巴样组织增生（reactive lymphoid hyperplasia，RLH），并非真正的淋巴瘤。假性淋巴瘤可发生在不同的脏器，包括肺[18-19]、眼眶[20]、皮肤[21-22]、胃肠[23-25]、胰腺[26]等。假性淋巴瘤在病理表现上由多克隆的淋巴细胞组成，细胞弥漫分布，大小较一致，核无异型性，有淋巴滤泡形成，中央为生发中心，另有数量不等的淋巴细胞、浆细胞和组织细胞。T 细胞和 B 细胞数量相同，表明为多克隆性，生发中心以 B 细胞为主，κ 链与 γ 链比值相等，外周围绕 T 细胞。IgH 和 TCR 基因重排分析显示无基因重排，呈多克隆性。

虽然目前认为假性淋巴瘤是一个良性病变，但亦有文献指出，近半数假性淋巴瘤患者可转变为淋巴瘤，并且手术治疗是目前唯一有效的方法，放疗或化疗可能加快其向淋巴瘤的转变。

1.5　腮腺腺淋巴瘤与腮腺淋巴瘤不可混淆

腮腺腺淋巴瘤（adenolymphoma）为一种良性肿瘤。1910 年，首先由 Albrecht 和 Arzt 报道本病，并称之为"乳头状淋巴囊腺瘤"，或 Warthin 瘤（沃辛瘤）；1929 年，Warthin 报告了 2 例，并做了详细描述。对其组织发生来源观点仍不一致，目前有两种说法，①是由胚胎发育时期存在于腮腺导管内淋巴结内的腮腺组织发生而来；②是由于腺管上皮的增生与炎症或免疫反应发展形成。大多数学者认为，发生于残存在邻近淋巴结内的异位涎腺组织。经观察在胚胎的腮腺区淋巴结内和典型的腺淋巴瘤附近的淋巴结内，均查见类似的腺管。

腮腺淋巴瘤为结外淋巴瘤（黏膜相关淋巴组织淋巴瘤）之一，为低度恶性肿瘤，很少见。王燕飞等[27]报道的 166 例淋巴瘤中，原发于头颈部的结外型非霍奇金淋巴瘤 28 例，占 16.9%，腮腺淋巴瘤 6 例占 3.6%。

1.6　谨慎使用淋巴组织"不典型增生"

一般而言，上皮组织在癌变之前通常有一个增生到不典型增生的过程，不典型增生又可分为轻、中、重三度，重度不典型增生与原位癌为同一概念。

淋巴组织的增生是十分常见的，但在增生与淋巴瘤之间是否有一个不典型增生的阶段，则一直未能有一个统一的认识。

文献中在 20 世纪 70 年代即有人提出了淋巴组织的不典型增生（atypical hyperplasia）的概念，但很难得到广泛的认用，究其原因是淋巴组织不典型增生的形态标准不易掌握，以至难以获得一致的认识。

从肿瘤发生学的角度来看，任何肿瘤的形成皆是一个漫长的过程，从正常组织的细胞发展成恶性肿瘤是一个多步骤、多阶段的事件，其变化趋势是正常细胞→增生→不典型增生→癌。因此，从理论上来说，淋巴瘤在形成之前亦应该有一个不典型增生的阶段。

但在实际工作中，由于淋巴细胞在反应性增生时可表现为从小淋巴细胞到免疫母细胞的各种不同形态（大小不一、形状不一）；而淋巴瘤时，瘤细胞亦可表现为各种不同形态（不同大小、不同形状）。因此，单以两个淋巴细胞比较，即反应性增生的淋巴细胞与淋巴瘤的淋巴细胞在形态上是难以区别的，甚至瘤细胞还不如反应性增生的淋巴细胞异型性大（核大、深染、核浆比例小、分裂相多等）。这就不同于上皮组织的细胞，增生的上皮与癌变的上皮在细胞异型性上有着明显的差异。故在实际工作中，淋巴细胞的不典型增生缺乏形态上的判断标准，这就造成了淋巴组织不典型增生这一概念难以在实际工作中得到推广和应用。

因此，从理论上说，淋巴组织可有不典型增生的可能性，但在实际工作中，在掌握判断标准上有困难。

2 增强淋巴组织良恶性病变鉴别能力

在日常工作中，HE 染色和免疫组织化学染色基本上可对大多数淋巴组织良恶性病变做出诊断和鉴别诊断，尤其是对 B 细胞病变者，若对其形态难以确定良恶性病变的病例，可选择 Bcl-2、Lambda 和 Kappa 免疫组化染色或流式细胞学辅助诊断，一般可确定诊断。若少数病例仍然不能确定诊断，还可选择 PCR 进行 IgH 克隆性重排的检测。

因此，目前 B 细胞病变已不是诊断和鉴别中最困难的问题了。但是，T 细胞病变的良恶性的诊断和鉴别诊断还不太乐观，原因是至今还没有找到能够确定 T 细胞克隆性的有效抗体或辅助鉴别良恶性的抗体。另外，TCR 基因的家族成员众多，难以用简单的 PCR 方法进行检测，且 TCR 各个克隆之间的差异很小，用普通的凝胶电泳不易分辨，容易将多克隆判断为单克隆，造成假阳性增多。近几年发展起来的基因扫描（gene scan）[12]可以很好地解决分辨率的问题，但仪器太贵，不易普及。

3 淋巴瘤细胞与淋巴瘤内反应性淋巴细胞之鉴别

在上皮性肿瘤的间质中出现淋巴细胞（亦有浆细胞、组织细胞、中性及嗜酸性白细胞等）浸润是十分常见的现象，尤其是乳腺髓样癌、鼻咽癌、生殖细胞瘤以及一些称之为"淋巴上皮癌"的肿瘤间质中有大量淋巴细胞浸润；其他常见类型有癌，如肺癌、胃癌、大肠癌、肝细胞癌等亦有数量不等的淋巴细胞浸润，尤其是一些早期癌，如食管、宫颈、皮肤癌等，癌周的淋巴细胞聚集成团，围绕癌巢浸润的现象十分突出。

因此可认为，人体恶性肿瘤的早期阶段以及某些特殊类型的恶性肿瘤，间质中可出现大量淋巴细胞浸润，其中多为 T 与 B 淋巴细胞混合出现，往往在较早阶段以 T 细胞为主，较后阶段以 B 细胞为主。

在淋巴组织正常结构中，T、B 淋巴细胞及组织细胞是相互依存的关系，在免疫反应过程中缺一不可，三者总是相生相伴在一起的。如在淋巴滤泡中，可见散在许多的 T 淋巴细胞；反之，在副皮质区亦可见到许多 B 淋巴细胞。

同样，当淋巴组织发生肿瘤时，在肿瘤性淋巴细胞周围亦可出现大量反应性的非肿瘤性的淋巴细胞，甚至反应性的淋巴细胞可呈绝对优势而肿瘤性的淋巴细胞数目很少，如霍奇金淋巴瘤中的淋巴细胞为主型以及非霍奇金淋巴瘤中的富于 T 细胞的 B 细胞淋巴瘤。

由此可见，我们不能仅靠免疫组化结果，见到绝大多数淋巴细胞标记为 T 细胞即诊断为 T 细胞淋巴瘤；反之，见到绝大多数淋巴细胞标记为 B 细胞即诊断为 B 细胞淋巴瘤，而要根据 HE 形态上瘤细胞的分布特点来具体分析，是不是淋巴瘤，以及是哪一种淋巴瘤，那种简单地根据免疫标记结果做出淋巴瘤诊断的做法是很容易出错的。

在日常工作中发现，绝大多数淋巴瘤在早期阶段，常伴随着大量反应性增生的淋巴细胞出现，此时尤其需要慎重对待，要充分认识到在淋巴瘤的间质中，与上皮性肿瘤一样，可出现反应性的淋巴细胞，这些淋巴细胞不是瘤细胞。T 细胞淋巴瘤的早期可出现大量反应性的 B 细胞以及反应性的 T 细胞；B 细胞淋巴瘤的早期亦可大量出现反应性的 T 细胞以及反应性的 B 细胞，这种 B、T 细胞相伴出现的现象是淋巴瘤的常见表现，既不要误认为是反应性增生，亦不要认为哪一种细胞占优势就应诊断为哪一种淋巴瘤，更不要将之称为 T、B 细胞混合性淋巴瘤。

4 结合临床，综合判断

任何地域、任何年龄、任何职业的人群均有发生淋巴瘤的可能，其临床表现千差万别，种类多种多样。因此，当遇到疑难诊断时，除主要依据组织病理学、免疫组织化学等外，还应参考患者既往史、年龄、职业及临床表现特征，这些信息有时可提供重要线索或价值。

在辅助检查日新月异、琳琅满目的今天，年轻医师已成为几乎完全的电脑操作员，忽视病史的采集与体格检查，基本功能的训练很不够，这对淋巴瘤的初步判断、进一步有针对性检查等很不利。

详细询问病史极为重要，如首发症状、淋巴结肿大出现的时间与以后的增大速度；有无全身症状，如发热、盗汗、皮肤瘙痒、消瘦等。仔细查体体现了临床医师认真负责的态度，查体的重点是全身浅表淋巴结是否肿大，皮肤及附件有否侵犯，并注意咽淋巴环、乳腺、睾丸等有否侵犯；是否存在静脉或淋巴回流受阻、气管受压、上腔静脉综合征等。

5 诊断程序

淋巴瘤的诊断依赖于对病变淋巴结或相关组织的活检。病理学诊断至少应包括两个部分，即组织学分型和肿瘤细胞的免疫表型，必要时需进行免疫球蛋白和 T 细胞受体基因重排分析，以及细胞遗传学方面的检测。

（1）首先详细询问病史，记录症状的有无，如有无发热及发热持续的时间，无法解释的盗汗及盗汗的程度，有无皮肤瘙痒及体重减轻。

（2）仔细全面的体格检查，详细检查浅表淋巴结，包括颌下、枕后、耳前、颈、锁骨上下、腋下、滑车上、髂窝、腹股沟、腘窝淋巴结；必须检查咽淋巴环，注意有无上腔静脉综合征；在腹部注意肝、脾有无肿大，有无腹部肿块等。

（3）进行必要的实验室检查，如血常规、血沉，骨髓穿刺或活检；血清碱性磷酸酶，乳酸脱氢酶；肝、肾功能、电解质等检查。

（4）影像学检查，根据需要选择浅表淋巴结、全腹部 B 超检查，肺正侧位 X 线片、胸或腹部 CT，或 PET-CT 等。

（5）尽一切努力获得肿瘤组织标本，因确立准确的病理学诊断是最重要的一步。首选淋巴结部分或全部切除活检；细针抽吸（FNA）不足以确立淋巴瘤的初始诊断（尽管对确立复发已经足够），FNA 检查不符合成本效益比并可能误导治疗；针芯活组织检查同样不受鼓励，除非在临床上这是获取病理学诊断的唯一安全的手段；但是在某些情况下，结合形态学和流式细胞检查可提供足够的诊断信息，尤其是对于 CLL 的诊断。必要时，可进行分子遗传学分析。某些内脏特殊部位的组织标本还需借助外科探查。

第 4 节　淋巴瘤分子遗传学诊断

淋巴瘤的组织病理学诊断及免疫组织化学诊断可参见"第 7 章 淋巴瘤病理学"及"第 8 章 淋巴瘤免疫组织化学"，本节简略介绍淋巴瘤的分子遗传学诊断，并可参看"第 5 章 肿瘤分子生物学"。

近年来的研究表明，大部分白血病和淋巴瘤存在某些染色体易位，易位可产生新的融合基因，这些标志可作为诊断不同类型的白血病和淋巴瘤的指标。如世界卫生组织 2000 年发布的白血病和淋巴瘤诊断标准即将染色体易位作为最重要的指标之一。

1 诊断技术

1.1 FISH 与 PCR

在分子水平诊断白血病和淋巴瘤，主要针对特定的染色体易位和易位形成的融合基因，其方法主要包括荧光原位杂交技术（FISH）、PCR、RT-PCR、实时定量 PCR。

FISH 适用于多种临床标本，包括血液、骨髓、组织印片、体液，甚至石蜡包埋的组织标本，由于 FISH 对处于分裂中期和间期的细胞皆能检测，克服了常规的细胞遗传学诊断淋巴瘤和白血病必须细胞处于分裂中期的限制。

FISH 利用 DNA 可和其互补链接合（杂交）的原理，杂交分子探针用荧光素、生物素或者地高辛标记，检测附着在显微镜玻片上的分裂中期或间期细胞的核 DNA。FISH 的灵敏度不及 PCR，主要用于初诊和复发的检测。

PCR 是检测融合基因确定染色体易位的首选方法。尽管不同类型的白血病和淋巴瘤存在多种染色体易位，可用多重 PCR（multiplexed）在多个试管同时检测多种（通常包括 82 种）融合基因，国内外一些单位皆已经作为诊断常规。

常规的细胞遗传学方法是在全基因组水平筛查染色体易位的传统方法，但是标准的核型分析和显带技术容易漏检许多染色体的微小异常。

染色体核型的波谱分析（spectral karytyping，SKY）和比较基因组染色体异常的新技术。SKY 是用代表全部 24 条染色体的、不同染料标记的探针同时杂交，用 Fourier 光谱仪分析光谱重叠，然后用特殊的图像分析软件分析结果。SKY 可确定以前许多难以明确的染色体易位和重排，比较基因组杂交技术是用不同标记的肿瘤细胞 DNA 和正常细胞的 DNA 同时进行杂交。但该方法尚未成为临床应用的常规检查。

1.2 基因芯片

迄今白血病和淋巴瘤是依靠形态学、免疫表型、遗传学特征、临床表现和可能起源于某种正常细胞分型。随着人类基因组测序的完成，借助 DNA 芯片技术，现在有可能得到不同类型肿瘤的转录基因表达谱（gene expression profiling，GEP）。

GEP 研究最常用的平台是 cDNA 芯片，优点是可有针对性地设计排列的基因，以解决某一具体问题。如最近报道了一种称为"淋巴芯片"（lymphochip）的 cDNA 芯片，就是在芯片上集中了对淋巴细胞有生物学意义的数千种基因。弥漫性大 B 细胞淋巴瘤（DLBCL）是第一个通过 GEP 获得的信息进一步分类的肿瘤，

已经发现 DLBCL 存在两种对化疗反应不一的类型。

寡核苷酸芯片是在硅片上原位合成或者点上许多寡核苷酸探针，建立所有肿瘤通用的寡核苷酸芯片平台，可使不同类型肿瘤的数据之间的比较变得简单、方便。但是迄今为止，用于临床诊断的基因芯片尚未问世。

目前 GEP 一些研究结果已经开始影响临床检测，典型的例子是检测慢性淋巴细胞白血病（CLL）/小淋巴细胞淋巴瘤（SLL）中 ZAP-70 的表达。研究 CLL/SLL 的 GEP 发现，白血病免疫球蛋白重链可变区（IgHV）发生体细胞突变和不发生突变者有显著不同。不发生 IgHV 突变者预后不良，而有 IgHV 突变者病情进展则缓慢。检测 IgHV 突变复杂，临床不易实施。幸运的是，ZAP-70 是否高表达是突变最好的代表，高表达预示 IgHV 基因未发生突变。

1.3 蛋白质芯片

细胞功能活动的最终执行者是蛋白质，虽然蛋白质是由基因组编码的，但是在基因组可能编码的所有蛋白质中，机体只合成其中的一小部分。

对基因组产生的所有蛋白质的研究称为"蛋白质组学"（proteomics），而所有被研究的蛋白质统称为"蛋白质组"（protemoe）。

事实上，蛋白质技术早已用于白血病和淋巴瘤的日常诊断和治疗中，如 Bcl-2 蛋白是一种抗凋亡蛋白，在 t（14；18）易位的滤泡性淋巴瘤表达水平会升高，免疫组化检测 Bcl-2 蛋白已经用于 B 细胞淋巴瘤的诊断和预后判断，弥漫性大 B 细胞淋巴瘤若检测到 Bcl-2 的表达则表明预后不良，故借助单个蛋白质就可辅助诊断、判断预后。

但是，要逐一分析白血病和淋巴瘤细胞众多的致病相关蛋白质是个耗时耗力的工作，往往分析了很多蛋白仍然错过了关键的变化。目前，蛋白质组学的研究技术发展很快，已经能够像绘制基因指纹图谱一样绘制蛋白质指纹图谱，被称为蛋白芯片。

基因芯片需要将所有的靶序列均点到载体上，必须了解点样了什么序列，蛋白质图谱分析与之不同，不需要对有关的蛋白质逐个进行分离和鉴定。

蛋白质芯片基于质谱技术，尤其是表面增强的激光解析电离-飞行时间技术（surface-enhanced laser desorption ionization time-of-flight，SELDI-TOF）。用 SELDI-TOF 分析时，先把患者标本（血清、尿液、组织裂解液）结合到芯片上，洗去未结合的蛋白质和其他杂质，然后用激光使蛋白质解析，作为带电荷离子发射出去，检测它们的飞行时间，可计算质荷比（mass-to-charge ratios，m/z），用生物信息学软件来分析结果。SELDI-TOF 成功地确定了患有卵巢癌和未患卵巢癌妇女的血清蛋白质图谱特征，可检测出几乎全部卵巢癌病例，蛋白质芯片有望应用到临床诊断，包括治疗微小残留病的监测，高危人群（如移植患者）中肿瘤的筛查，肿瘤从低度恶性向高度恶性演变的监测等。

1.4 激光捕获显微切割

激光捕获显微切割（laser capture microdissection，LCM）技术的发展使得蛋白质芯片技术的应用更加广泛，使用激光脉冲可把组织中某一细胞群，如淋巴滤泡细胞，分离出来做分析，细胞凋亡是免疫系统正常发育和维持所不可缺少的一个调节因素。

正常免疫系统的细胞发育是一个受到严格调控的过程，大部分发育中的淋巴细胞皆被选择性地清除掉了；相反，在对外来的抗原产生反应时，处于静止期的淋巴细胞必须能够避免凋亡，快速地增殖，与细胞凋亡相关的蛋白质家族，比如 Bcl-2 家族，包含促进细胞凋亡和抑制凋亡的蛋白成员，它们的协同作用，共同维持免疫过程的平衡。滤泡性淋巴瘤 t（14；18）易位，引起了 Bcl-2 蛋白的过量表达，结果造成滤泡内环境调节的紊乱，蛋白质芯片有望成为白血病和淋巴瘤的诊断工具，可发现肿瘤组织中功能活跃的蛋白质，寻找生物治疗的新靶点。

2 微小残留病的检测

如今白血病和淋巴瘤的治疗取得了突破性的进展，但不幸的是，相当一部分患者最终会复发，复发的原因是许多完全缓解的患者体内仍然存在的常规方法不能检测出来的低水平的肿瘤细胞，称为微小残留病（minimal residual disease，MRD）或亚临床病灶。目前，临床治疗的目标是使患者达到分子水平上的缓解，这就要求 MRD 检测的灵敏度能够达到 1/10 细胞，能够定量、快速、价廉、易于标准化，同时能在不同实验室重复结果。

巢式 PCR 和荧光定时定量 PCR 皆能敏感地检测白血病和淋巴瘤微小残瘤病 MRD，主要是检测其融合基因，还可检测 T 细胞受体或者免疫球蛋白的基因重排，巢式 PCR 能够检测出 10^6 个正常细胞中的一个癌细胞，荧光实时定量 PCR 在一个密闭的系统中进行，不需要常规 PCR 的后续操作过程，减少了 PCR 污染的机会，因此比常规 PCR 法更优越。

近期采用的体外清除骨髓 B 细胞的自体骨髓移植、单克隆抗体和肿瘤疫苗治疗，改善了滤泡性淋巴瘤的预后。用 PCR 连续监测完全缓解的 FL 患者骨髓中的 MRD 发现，部分患者确实获得了分子水平的缓解，没有达到或维持分子缓解的患者往往复发，由于 80%~90% 的 FL 患者皆存在 t（14；18）易位，IgH/Bcl-2 是一个很好的分子标记。已经发现有骨髓检测 FL 的 MRD 比检测外周血的灵敏度高。

第 5 节　淋巴瘤鉴别诊断

前已述及，淋巴瘤发生部位广泛、临床表现多种多样、某些部位的组织标本难以获取、相似疾病众多等因素，导致其临床诊断困难，因此在获得明确诊断之前，应当仔细进行鉴别诊断，以提高诊断水平。

本节重点介绍部分相近疾病的鉴别，并可参阅下篇各相关章节。

1 慢性淋巴结炎

慢性淋巴结炎常表现为局部淋巴结肿大，但多有明显的感染灶，且有疼痛和压痛；肿大的淋巴结的直径一般不会超过 2~3cm，经过抗炎治疗后可缩小。

某些儿童反复扁桃体炎发作，因细菌随血流至全身，而导致全身浅表淋巴结肿大，但这种淋巴结常因发热而肿大，热退后又可缩小，这样可存在多年而不发展。但亦不是绝对的，某些淋巴瘤尤其是霍奇金淋巴瘤，亦会有周期性发热和淋巴结肿大、缩小的病史，故应当全面考虑。

另外，足癣患者可有腹股沟淋巴结肿大，尤其是长期存在而无变化的扁平淋巴结，一般没有重要意义；但出现没有明显原因的双侧肘部、颈部或锁骨上淋巴结肿大时，则要引起重视，需要进行进一步的检查来确定性质。

2 淋巴结结核

淋巴结结核，一般淋巴结的肿大多局限于颈部两侧，可彼此融合，并与周围组织相粘连；至疾病后期，由于肿大的淋巴结软化、溃破而形成瘘道，有时伴有其他部位的结核（如肺结核）或继发于其他部位的结核。可进行结核菌素试验或组织病理学检查。

3 Castleman病

Castleman 病（Castleman's disease，CD）又名巨大淋巴结增生（giant lymphnode hyperplasia），属原因未明的反应性淋巴结病之一，临床较为少见。

19 世纪 20 年代 CD 首先被描述，1954 年 Castleman 等正式报道一种局限于纵隔的肿瘤样肿块，组织学显示淋巴滤泡及毛细血管明显增生的疾病，称为血管滤泡性淋巴结增生（vascular follicular lymphnode hyperplasia）。1969 年，Flendring 和 Schillings 提出 CD 的另一形态学亚型，以浆细胞增生为特征，常伴全身症状。本病淋巴结肿大常十分明显，有时直径达 10cm 以上。

病变主要累及身体任何部位的淋巴组织，偶可波及结外组织，CD 病理上分透明血管型与浆细胞型。

透明血管型占 80%~90%，淋巴结直径为 3~7cm，大者可达 25cm，重量达 700g；显微镜见淋巴结内许多增大的淋巴滤泡样结构，呈散在分布。有数根小血管穿入滤泡，血管内皮明显肿胀，管壁增厚，后期呈玻璃样改变。血管周围有数量不一的嗜酸性或透明状物质分布。滤泡周围有多层环心排列的淋巴细胞，形成特殊的洋葱皮样结构或帽状带，滤泡间有较多管壁增厚的毛细血管及淋巴细胞、浆细胞、免疫母细胞，淋巴窦消失，或呈纤维化。有些病例增生的淋巴滤泡主要由小淋巴细胞组成，只有少数滤泡内有小生发中心，称为淋巴细胞型。这种类型最容易与滤泡性淋巴瘤混淆。

浆细胞型占 10%~20%。患者常伴有全身症状，如发热、乏力、体重减轻、贫血、红细胞沉降率升高、血液丙种球蛋白增高和低清蛋白血症。淋巴结切除后症状可消失。显微镜也可见淋巴结内滤泡性增生，但小血管穿入及滤泡周围的淋巴细胞增生远不及透明血管型明显，一般无典型的洋葱皮样结构。本型的主要特征为滤泡间各级浆细胞成片增生，可见 Russell 小体，同时仍有少量淋巴细胞及免疫母细胞。有人称本型为透明血管型的活动期，可有 TCRβ 或 IgH 基因重排。有报道少数浆细胞型患者可并发卡波西肉瘤，以艾滋病伴发 CD 者多见。

少数患者病变累及多部位淋巴结，并伴结外多器官侵犯，病理上同时有上述两型特点的病灶称为混合型。也有少数单一病灶者病理上兼有上述二型的特点，则为另一意义上的混合型。

CD 临床上分为局灶型及多中心型。

局灶型青年人多见，发病的中位年龄为 20 岁，90%病理为透明血管型，患者呈单个淋巴结无痛性肿大，生长缓慢，形成巨大肿块，直径自数厘米至 20cm 左右；可发生于任何部位的淋巴组织，但以纵隔淋巴结最为多见，其次为颈、腋及腹部淋巴结，偶见于结外组织如喉、外阴、心包、颅内、皮下、肌肉、肺、眼眶等均有个例报道。大部分无全身症状，肿块切除后可长期存活，即呈良性病程。10%病理为浆细胞型，腹腔淋巴结受累多见，常伴全身症状，如长期低热或高热、乏力、消瘦、贫血等，手术切除后症状可全部消退，且不易复发。

多中心型较局灶型少见，发病中位年龄为 57 岁。患者有多部位淋巴结肿大，易波及浅表淋巴结，伴全身症状（如发热）及肝脾肿大，常有多系统受累的表现，如肾病综合征、淀粉样变、重症肌无力、周围神经病变、颞动脉炎、舍格伦综合征（干燥综合征）、血栓性血小板减少性紫癜及口腔、角膜炎性反应，20%~30%的患者在病程中可并发卡波西肉瘤或 B 细胞淋巴瘤。少数患者若同时出现多发性神经病变、器官肿大（肝、脾）、内分泌病变、血清单克隆免疫球蛋白和皮肤病变，则构成 POEMS 综合征的临床征象。此外，多中心型患者临床常呈侵袭性病程，易伴发感染。

本病为局灶性病变，预后较好，而多中心性病变并伴单克隆高丙球蛋白血症时，预后较差，易发生恶变转化成淋巴瘤等。

4 假性淋巴瘤综合征

假性淋巴瘤综合征又称抗惊厥药过敏综合征，是服抗惊厥药（如苯妥英钠、鲁米那）1周至2年后发热、全身不适、多形性皮疹、全身淋巴结及肝脾肿大，可伴有关节肿痛。实验室检查，轻中度贫血，白细胞高或低，嗜酸粒细胞高，谷草转氨酶、乳酸脱氢酶、碱性磷酸酶高；淋巴结病理活检，淋巴结失去正常结构，中心被奇形怪状的网状内皮细胞所代替，皮质内可有免疫细胞、组织细胞等浸润。皮肤正常或蕈状肉芽肿样浸润，并有嗜酸性粒细胞浸润；肝轻微或中度脂肪变性，嗜酸性粒细胞浸润；骨髓嗜酸性粒细胞显著增生。

此病临床表现类似淋巴瘤，但病程可逆，预后良好，一般停药并改用其他药物可痊愈，但有发生交叉过敏的可能。

5 弥漫性大B细胞淋巴瘤相关疾病鉴别

5.1 转移癌或恶性黑色素瘤

鉴别大细胞性淋巴瘤与转移癌或恶性黑色素瘤在形态上有一定困难，免疫标记是解决这一问题的最好方法，但适当选择抗体进行标记是非常重要的。如ALCL型的DLBCL，30%的病例可不表达LCA，60%病例表达EMA。如果没有足够的对比，抗体标记亦可误导诊断。

5.2 传染性单核细胞增多症

传染性单核细胞增多症（传单），其免疫母细胞增生非常活跃，使其与大细胞淋巴瘤的鉴别困难。类似旺盛的淋巴组织反应性增生亦可见于其他的病毒感染和过敏反应。对疑为大细胞淋巴瘤的病例以下线索可帮助诊断传染性单核细胞增多症。

（1）儿童或青少年诊断大细胞淋巴瘤应当非常慎重，更应倾向于"传单"；

（2）淋巴结结构不完全消失，伴部分明显的窦和反应性滤泡（可出现坏死），倾向于"传单"；

（3）免疫母细胞缺少一定的异型性（如明显的核不规则性）时应考虑"传单"。

5.3 坏死性淋巴结炎

坏死性淋巴结炎是一种自限性淋巴结炎，通常发生于青年患者。颈部常见。活化的淋巴细胞增生活跃，可出现明显核不规则折叠，易将其误诊为大细胞淋巴瘤。如果坏死灶周围出现活化的淋巴细胞，缺乏淋巴结周围组织受累，大量的核碎片以及大量巨噬细胞，新月形核，支持坏死性淋巴结炎的诊断而非大细胞淋巴瘤。

5.4 Burkitt's淋巴瘤和髓外白血病

典型的Burkitt's淋巴瘤与DLBCL是容易鉴别的，但在东方人的DLBCL中可有Burkitt's淋巴瘤样的分化，瘤细胞中等大小或偏小、一致，吞噬性组织细胞多见，容易误诊为Burkitt's淋巴瘤。

但仔细检查还是有一些体积稍大的细胞，有生发中心母细胞分化，有更显著的吞噬性组织细胞增生形成的星天现象，EBV的高表达亦是一个重要的辅助指标。

同时可借助相应特征帮助诊断非Burkitt's淋巴瘤，如核分裂相和核碎小体多见、细胞浆和细胞核呈方形或铸形状、细胞增殖指数（Ki-67）≥80%、CD10阳性、Leu-8呈阴性等。

急性粒细胞白血病，有些病例首诊为实体瘤，如发生在眼眶、肠壁、子宫，称为粒细胞肉瘤。组织学见细胞体积大、胞浆少、核大、类圆形，极易误诊为淋巴瘤，但免疫标记不支持。除LCA阳性以外，无T/B细胞标记物表达。要注意鉴别髓外白血病，进一步标记溶菌酶（Lys）、髓过氧化物酶（MPO）、α_1抗胰蛋白酶等均可表达。当然，在形态学上注意细胞的胞浆内有嗜酸性、嗜中性颗粒的产生，核的肾形或豆形形态要高度怀疑颗粒细胞肉瘤，因在眼眶、神经组织，DLBCL很少见。

5.5 间变性大细胞淋巴瘤

形态上难以区分，必需借助于免疫组化染色。严格意义上的间变性大细胞淋巴瘤是T细胞或裸细胞性淋巴瘤，所以应该表达T细胞的表面标记物或非T非B表达。如果表达B细胞标记物，可能是DLBCL的变异型。

5.6 霍奇金淋巴瘤

DLBCL中的富于T细胞的B细胞型淋巴瘤在形态上酷似结节性淋巴细胞为主型的HL，但大细胞通常没有 H 或 R-S 细胞中的大核仁，核极度不规则。大细胞对 LCA 和 B 细胞标记起反应支持 B 细胞淋巴瘤的诊断，尤其当出现单克隆性 Ig 时，可证实这一诊断。对于 CD20 染色结果判定时需慎重，因为 R-S 细胞在具有异质性的 HL 类型中亦可呈阳性。

结节硬化型霍奇金淋巴瘤（NSHL）是西方 HL 中最常见的一个亚型，此型在鉴别诊断时有难度。它的特征是结节性生长方式及结节内胶原带形成并出现陷窝细胞，有明显的嗜酸粒细胞浸润，甚至形成嗜酸粒细胞脓肿。NSHL 合体细胞亚型的特征是在结节内陷窝细胞和单核 R-S 细胞黏合成片，反应性淋巴细胞较少，貌似 DLBCL，但多量多核的 R-S 细胞和陷窝细胞出现要警惕 HL。国内混合细胞型（MC）的 HL 占主要，大量组织细胞增生不要误判为瘤细胞。同时免疫组化有助于鉴别，HL 肿瘤细胞通常 LCA⁻、CD15⁺、40%~60% 的病例检测 EB 病毒阳性；DLBCL 通常 LCA⁺、CD15⁻，联合应用 B 系和 T 系免疫标记有诊断价值。

第 6 节　淋巴瘤临床分期与预后指数

1　临床分期

目前，国内外淋巴瘤的分期均沿用 Ann Arbor 分期法（1971 年），按淋巴瘤累计的范围分为四期。

中山大学附属肿瘤医院的林桐榆等提出了一个针对结外鼻型 NK/T 细胞淋巴瘤的新分期系统，并分析了该系统的预后价值。

Ⅰ 期：无淋巴结受累的局限性病变中无局部侵袭；

Ⅱ 期：无淋巴结受累的局限性病变中有局部侵袭；

Ⅲ 期：局限性病变伴颈部淋巴结受累；

Ⅳ 期：有播散病变。

2　预后指数

霍奇金淋巴瘤的分期采用 1994 年的 Ann Arbor 分期，多年来在临床上广泛应用，主要分期依据是肿瘤侵犯淋巴结区个数、是否位于横膈同侧、是否有结外器官的弥漫侵犯等。

欧洲癌症研究和治疗组织将年龄超过 49 岁、纵隔肿块>胸腔横径的 1/3、病变受累超过 3 个区域、ESR>50mm（第一小时末）作为不良预后因素。

HL 分为早期预后良好、早期预后不良及晚期三组，早期预后良好组，即 Ⅰ~Ⅱ 期，无 B 症状或纵隔大肿块；早期预后不良组，即 Ⅰ~Ⅱ 期伴纵隔大肿块，或伴 B 症状，或有多个病灶，或血沉显著升高；晚期，即 Ⅲ~Ⅳ 期。

表 11-1　Ann Arbor 淋巴瘤临床分期

分期		累及部位、范围
Ⅰ 期	Ⅰ 期	累及单组淋巴结
	Ⅰ E 期	单个结外淋巴样器官（如脾、胸腺、咽环淋巴组织等）
Ⅱ 期	Ⅱ 期	累及膈肌同侧的两组或两组以上的淋巴结（纵隔为单个部位，肺门淋巴结为两个部位）
	Ⅱ E 期	直接蔓延至相邻结外器官或组织
Ⅲ 期	Ⅲ 期	累及膈肌两侧的淋巴结
	Ⅲ S	累及膈肌两侧的淋巴结，再累及脾
	Ⅲ E	累及膈肌两侧的淋巴结，再累及相邻的其他器官或组织
	Ⅲ SE	累及膈肌两侧的淋巴结，再累及脾、相邻的其他器官或组织
Ⅳ 期		弥漫性或播散性累及一个或更多个淋巴结外器官或组织（如骨髓），淋巴结累及可有可无

注：各期分 A、B 两组，A 组：无全身症状；B 组：有全身症状。

1. B 症状：有其中之一者，即为 B 症状：①连续 3 天不明原因发热超过 38℃；②6 个月内不明原因体重减轻>10%；③盗汗。

2. 大肿块：指肿块直径>10cm。

3. 大纵隔肿瘤：指纵隔肿瘤最大横径与第 5、第 6 胸椎间胸廓横径之比大于 1/3（以 CT 为标准）。

表 11–2　Binet 分期

分期	指标
A 期	血液中淋巴细胞≥0.15×10⁹/L，骨髓中淋巴细胞>40%，无贫血及血小板减少。淋巴结累及区少于 3 个
B 期	A 期+淋巴结累及区（包括肝/脾）>3 个
C 期	贫血，男性血红蛋白<110g/L；女性血红蛋白<100g/L，或血小板减少<100×10⁹/L

除纵隔大肿块、B 症状外，Ⅰ~Ⅱ期 HL 的不良预后因素主要有 ESR≥50、>3 个病灶、>2 个结外病灶、混合细胞型或淋巴细胞削减型、年龄≥40 或 50 岁等；Ⅲ~Ⅳ期 HL 的不良预后因素，包括年龄≥45 岁、男性、Ⅳ期、清蛋白<40g/L、血红蛋白<105g/L、白细胞计数增高（>15.0×10⁹/L）、淋巴细胞计数减少（绝对值<0.6×10⁹/L 或者比值<白细胞总数的 8%）。

每符合一项增加 1 分（国际预后评分，IPS）。

第 7 节　常见淋巴瘤的临床诊断

1　霍奇金淋巴瘤

结节性淋巴细胞为主型霍奇金淋巴瘤（nodular lymphocyte predominant Hodgkin's lymphoma，NLP-HL），其肿瘤细胞（LP 细胞）表达 CD45、CD20、CD79a、Bcl -6、Oct -2 ⁺/Bob.1⁺，不表达 CD15、CD30（少数病例 CD30

表 11–3　国际预后指数

所有病例	危险分级	评分
年龄>60 岁		
血清 LDH 水平>正常值 1 倍	低	0 或 1
行为评分 2~4 分	低/中	2
Ⅲ 或 Ⅳ	高/中	3
结外累及区>1	高	4 或 5

表 11–4　年龄校正的国际预后指数

所有病例	危险分级	评分
年龄≤60 岁		
Ⅲ 或Ⅳ 期	低	0
血清 LDH 水平>正常值 1 倍	低/中	1
行为评分 2~4 分	高/中	2
	高	3

表 11–5　CLL 危险度分级

Rai 分期	指标	危险度分级
0	外周血淋巴细胞增多，计数>0.15×10 10⁹/L，骨髓中比例>40%	低
Ⅰ	0 期+淋巴结肿大	中
Ⅱ	0~Ⅰ期+肝和/或脾脏肿大	中
Ⅲ	0~Ⅱ期+血红蛋白<110g/L，红细胞压积<33%	高
Ⅳ	0~Ⅲ期+血小板<100×10⁹/L	高

弱阳性），大多数病例肿瘤细胞还表达 EMA、J
链、CD75，及免疫球蛋白轻、重链。肿瘤细胞
常被 CD3⁺、CD57⁺的反应性小 T 细胞所围绕而
形成花环样结构；但肿瘤细胞所在的淋巴样大
结节基本由反应性小 B 细胞（CD20⁺、CD79a⁺）
所构成。

经典型霍奇金淋巴瘤（classical Hodgkin
lymphoma，CHL）包括富于 T 淋巴细胞的经典
型霍奇金淋巴瘤（LRCHL）、结节硬化型霍奇
金淋巴瘤（NSHL）、混合细胞型霍奇金淋巴瘤
（MCHL）和淋巴细胞削减型霍奇金淋巴瘤
（LDHL）4 个形态学亚型。各型免疫表型相似，
肿瘤细胞（HRS 细胞）均 CD30⁺、CD15⁺（80%
病例）、LMP1⁺⁻、CD45⁻、CD20⁻⁺、CD79a⁻⁺、J 链
蛋白（-）、CD3⁻、CD68⁻、EMA⁻、ALK⁻，Oct-2
和 BOB.1 两者中至少有一种不表达。

2 弥漫性大B细胞淋巴瘤

弥漫性大 B 细胞淋巴瘤是目前最常见的成
人非霍奇金淋巴瘤，占西方国家成人非霍奇金
淋巴瘤的 30%~40%，在发展中国家，所占的比
例更高，达 60%。在儿童淋巴瘤中，DLBCL 所
占的比例在 10%以下。DLBCL 发病年龄范围很
广，平均发病年龄 70 岁，但亦可见于儿童；男
性患者多于女性。

弥漫性大 B 细胞淋巴瘤的定义是大的肿瘤
性 B 淋巴细胞呈弥漫性生长，肿瘤细胞的核与
正常组织细胞的核相近或大于组织细胞的核，
细胞大小不小于正常淋巴细胞的两倍。

弥漫性大 B 细胞淋巴瘤通常是原发性的，
但亦可由低度恶性淋巴瘤（如滤泡性淋巴瘤、
慢性淋巴细胞性白血病/小淋巴细胞淋巴瘤，边
缘带 B 细胞淋巴瘤、霍奇金淋巴瘤之结节型淋
巴细胞为主型）进展或转化而来，有一些病例
发生于一组自身免疫性疾病或免疫缺陷的基础
之上。

典型的 DLBCL，弥漫性增生的肿瘤细胞，
淋巴结的受累可为完全性、部分性、滤泡内、
窦样或几种形式混合。结外软组织及血管浸润
常见，可观察到广泛或清晰的硬化带。一些病
例伴有明显的硬化，形成分隔结节或"印度兵"
排列（Indian file）现象。

肿瘤细胞为大的转化淋巴细胞，体积在不

同的病例或同一病例中可有很大不同，核大于
反应性组织细胞的核。但在一些病例中，核中
等大小，造成与 Burkitt（伯基特）样淋巴瘤鉴
别困难。

核呈圆形、锯齿状或不规则折叠，染色质
空泡状或粗颗粒状，常有核仁，大小不等、嗜
碱或嗜酸性、一个或多个。胞浆中等量或丰富，
可透明、淡染或嗜双色。

一些病例中的瘤细胞呈浆细胞样，嗜碱性、
嗜派洛宁，伴有淡染的核周高尔基空晕。可有
嗜碱性胞浆碎片，与炎症反应中的"浆细胞小
体"不易区分。可见类似于 R-S 细胞的多叶核
细胞或奇异细胞。核分裂相易见。

有报道，根据免疫组化标志 CD10、Bcl-6
和 MUM1 的表达可将 DLBCL 分为生发中心
（GC）起源（CD10⁺，或 Bcl-6⁺、MUM1⁻）和非生
发中心起源（CD10⁻、MUM1⁺或 CD10⁻、Bcl-6⁻）。

在 WHO 分类中，根据组织学形态改变将
弥漫性大 B 细胞淋巴瘤分为中心母细胞型、免
疫母细胞型、富于 T 细胞/组织细胞型以及间变
型 4 种变异型，另外还有两类特殊少见的亚型，
即纵隔硬化性大 B 细胞淋巴瘤和血管内淋
巴瘤。

中心母细胞型（centroblastic type），既可是
单一形态的多核裂细胞组成的中心母细胞性淋
巴瘤，亦可是包含中心母细胞样细胞和多核裂
细胞混合形成的一种特征性多形态细胞的浸润。
肿瘤细胞从中等大小到大的淋巴细胞，卵圆形
或圆形。泡状核，染色质细腻，2~4 个核仁位
于核膜下。胞浆少，嗜双色性或嗜碱性。

免疫母细胞型（immunoblastic），大于 90%
的肿瘤细胞为免疫母细胞。一个位于中心的核，
少许嗜碱性的胞浆。有部分细胞呈浆细胞性分
化。其临床与免疫表型有助于其与浆细胞骨髓
瘤浆母分化型的髓外侵犯病灶相鉴别。

富于 T 细胞/组织细胞型（T-cell / histio-
cyte rich），大的肿瘤性 B 细胞少于 10%，大多
数细胞为反应性 T 细胞，组织细胞可有可无。
这一类型的特征是孤立或成簇的大淋巴瘤细胞
散在分布于许多小淋巴细胞（核小、圆形或稍
大、不规则变长）当中。还可掺有组织细胞、
上皮样细胞、嗜酸性粒细胞和浆细胞。富于内
皮细胞的小静脉明显。大的肿瘤性细胞可是

L&H 细胞、中心母细胞、免疫母细胞或 R-S 细胞。表达 B 细胞标记，基因分析进一步证实 B 细胞的增生呈单克隆性。最近的研究结果提示该型肿瘤细胞可能起源于生发中心 B 细胞。

间变性大细胞型（anaplastic），肿瘤细胞体积大，圆形、卵圆形、多边形、核多形性，似 R-S 细胞。可似癌巢状生长或窦内生长。肿瘤细胞 EMA 有阳性表达，LCA 可阴性。此型肿瘤无论是生物学还是临床表现皆不同于间变性大细胞性 T 细胞淋巴瘤。

纵隔（胸腺）大 B 细胞淋巴瘤（Mediastinal/thymic large B-cell lymphoma），属弥漫性大 B 细胞淋巴瘤的一种亚型，发生于纵隔，目前被认为是胸腺 B 细胞起源，有其独特的临床、免疫表型以及基因学特征。30~40 岁高发，多见于女性。临床多表现为前纵隔局部肿物，有时伴发上腔静脉症状，可累及结外部位，如肾脏、肾上腺、肝、皮肤以及脑。其发病原因不明，未检测到 EB 病毒感染。

血管内大 B 细胞淋巴瘤（Intravascular large B-cell lymphoma，嗜血管性淋巴瘤）既往称为"肿瘤性血管内皮瘤病"，是结外弥漫性大 B 细胞淋巴瘤的一种特殊亚型，肿瘤细胞为转化的外周血 B 细胞，其特征是肿瘤细胞仅在小血管的腔内浸润，部分在毛细血管内生长。据推测，此种独特的生长方式可能与肿瘤细胞归巢受体的缺陷有关，最近有研究显示在血管内大 B 细胞淋巴瘤中，缺乏 CD29（β_1 integrin）和 CD54（ICAM-1）黏附分子的表达。大多数病例可出现异常的神经症状或皮肤病变，但亦可侵犯全身器官；疾病发展迅速，很快导致死亡，但亦有报道一些病例经过适当的化疗后获得完全缓解。

当大 B 细胞淋巴瘤表现为浆液性渗出而不是实体瘤时，称为原发性渗出性淋巴瘤（primary effusion lymphoma，PEL），起源于后生发中心 B 细胞。与人疱疹病毒 8（HHV-8）和卡波西肉瘤疱疹病毒（KSHV）感染相关，大多数见于 HIV 感染者，患者多为中青年同性恋男性，但这种淋巴瘤即使在 HIV 感染者中亦非常少见；同时亦在接受过同种异体移植术的无 HIV 感染的患者中发现过；亦有一些患者无免疫缺陷，尤其是那些 HHV-8/KSHV 高感染地区

（如地中海地区）的老年男性。此型淋巴瘤预后很差，中位生存期少于 6 个月。此型肿瘤最常侵犯的部位是胸膜、心包腔和腹膜腔。典型的患者仅有一个体腔受累。胃肠道、软组织以及其他结外器官亦可受累。典型的临床症状是无淋巴结病变和器质性肿瘤（organomegaly），而仅表现为渗出。部分病例曾有卡波西肉瘤病史，极少数病例可能与多中心性 castleman 病有关。所有病例均为 HHV-8/KSHV 阳性。大多数病例合并有 EB 病毒感染。在渗出病变中，可监测到高水平的 CK，尤其是 IL-6 和 IL-10。

3 外周T细胞淋巴瘤

外周 T 细胞淋巴瘤（PTCL）的诊断与其他淋巴瘤相似，需要充分的免疫分型与 B 细胞淋巴瘤鉴别。

初次免疫组化石蜡切片染色可仅包括泛 T 细胞标志，当疑为 T 细胞淋巴瘤时需增加抗体指标，包括疑似的 T 细胞淋巴瘤的标志。

另外，PTCL 常与受体基因的克隆性重排有关，但这种现象亦可见于非肿瘤性的 T 细胞疾病。

分子和细胞遗传学分析可进一步明确淋巴瘤的 T 细胞来源，PTCL-NOS 可表达不同的 T 细胞相关抗原，同时缺乏 B 细胞相关抗原表达，绝大部分淋巴结型病例为 CD4+和 CD8-；系统型 ALCL 有 CD30 强表达。

评价 ALK-1 的表达情况，无论是根据免疫表型还是遗传学分析 t（2；5）或变异的染色体重排，对于明确预后相对好的 ALK-1 阳性肿瘤是极为重要的。

AITL 细胞表达 T 细胞相关抗原并且常为 CD4+。CXCL13 是鉴别 AITL 与 PTCL-NOS 的有用标志。AITL 亦以存在 EB 病毒（Epstein-Barr virus，EBV）阳性的 B 细胞为特征。

大约 40% 的 PTCL 中 EB 病毒编码的 RNA（EBV encoded RNA，EBER）阳性，有一些研究报道 EBER 阳性的患者预后差。评估 EB 病毒情况，有助于辨别 AITL 的特征。

4 鼻型-NK/T细胞淋巴瘤

鼻型 NK/T 细胞淋巴瘤本病发病率低，早期临床表现不典型，若病理取材不当，则极易

误诊。

鼻型 NK/T 细胞淋巴瘤以坏死性病变为主，故病灶中心多为坏死组织。因此，活检部位应在坏死灶与病变组织交界处取材，必要时反复多次并多点取材，组织块要足够大，并采用"咬切"，避免挤压导致细胞变形，以提高活检的正确率。

鼻型 NK/T 细胞淋巴瘤临床表现为中线部位的进行性破坏性病变；病理组织学特点以弥漫的肿瘤细胞形成血管中心浸润及血管破坏现象为主，间质可见大片的凝固性坏死；免疫表型主要表现为 CD56 等 NK 细胞相关抗原，CD2、胞质 CD3ε、CD8 和 CD45RO 等 T 细胞相关抗原，Granzyme B、TIA-1 和 Perforin 等细胞毒性颗粒相关蛋白；原位杂交大部分 EBER 阳性。

5 高侵袭性淋巴瘤

高侵袭性淋巴瘤主要指伯基特淋巴瘤和前体 T/B 淋巴母细胞淋巴瘤，它们的相同之处是均呈指数生长，具有骨髓和脑膜播散倾向，以及某些特征与急性淋巴细胞白血病相重叠。

伯基特淋巴瘤是罕见的侵袭性 B 细胞肿瘤，易侵犯结外部位。绝大部分（90%）的淋巴母细胞淋巴瘤是 T 细胞来源，最常见于年轻男性，常发生于纵隔。

伯基特淋巴瘤典型的免疫表型是 sIg+、CD10+、CD19+、CD20+、CD22+、TdT-、Ki-67+（100%）、Bcl-2-、Bcl-6+。在大部分（80%）伯基特淋巴瘤病例中，c-myc 基因从第 8 条染色体易位至第 14 条染色体免疫球蛋白（Ig）重链区，即 t（8；14））；其他变异型 t（8；22）或 t（2；8）较少见。

免疫表型对于鉴别前 T 和 B 细胞淋巴母细胞淋巴瘤是必需的。淋巴母细胞淋巴瘤典型的免疫表型包括前体 B 细胞淋巴瘤的 sIg 弱表达、CD10+、CD19+、CD20-/+、TdT+；前体 T 细胞淋巴瘤的特征为 sIg 弱表达、CD10-、CD1a+/-、CD2+、CD3-/+、CD4/8+/+、CD7+、CD19/20-、TdT+。

高度侵袭性淋巴瘤的初始诊断检查包括胸部、腹部和盆腔的影像学检查，以及与急性淋巴细胞白血病相似的检查。

骨髓穿刺、活检和腰椎穿刺是必需的；与弥漫性大细胞淋巴瘤一样，血清 LDH 水平在这些高度侵袭性淋巴瘤中亦具有预后意义。

伯基特淋巴瘤常与 HIV 感染相关，因此，诊断性检查中应该包括 HIV 血清学检查。这类肿瘤表现为高度细胞增殖活性，Ki-67 增殖指数高和 8q 易位常见。

6 蕈样肉芽肿和 Sézary 综合征

在国际皮肤淋巴瘤协会（the International Society for Cutaneous Lymphoma，ISCL）制定的规范中，MF 的诊断是在综合临床、组织病理学、免疫病理学和分子生物学特征的基础上做出的。

根据修订的诊断标准，SS 的诊断包括（下列之一）Sézary 细胞的绝对计数 ≥1000/mm³；CD4/CD8≥10（由于循环中 CD4 细胞数增多所引起）；和/或流式细胞检测显示免疫表型异常，包括 CD7 细胞减少明显（>40%）或 CD26 减少（>30%），同时流式细胞术检测还提示血中存在 T 细胞克隆的证据。

全面的皮肤检查，可疑皮肤病变的活检和皮肤活检的免疫组化检查是确定诊断所必需的。缺少明确的皮肤诊断时，推荐进行可疑淋巴结活检和外周血 Sézary 细胞的评价。

MF 和 SS 的特征是 CD2+、CD3+、CD4+、CD5+、CCR4+、CD45RO+ 和缺少特定的 T 细胞标志 CD7 和 CD26，MF 的一些亚型亦可为 CD8+。

如果组织学上有大细胞转化的证据，则推荐使用 CD30 进行表型分型。这些 T 细胞还表达皮肤淋巴细胞抗原（cutaneous lymphocyte antigen，CLA）和 Th2 细胞因子，且与 Th1 和 IL-12 细胞因子缺乏有关。

解释 T 细胞受体（T-cell receptor，TCR）基因重排的结果时应慎重，因为 TCR 克隆性重排并非仅在恶性疾病中发生。采用多聚酶链式反应（polymerase chain reaction，PCR）检测 TCR 基因是一项有用的技术，其意义在于能够支持 MF 和 SS 的诊断，尤其是在鉴别 MF 和炎性皮肤病时。

（董济民）

参考文献

[1] Jaffe ES, Harris NL, Stein H, et al. World Health Orgainization classification of tumors. Pathology and genetics of tumors of haematopoietic and lymphoid tissues.Lyon: IARC Press, 2001.

[2] Alizadeh AA, Eisen MB, Davis RE, et al. Distinct types of diffuse large B-cell lymphoma identified by gene expression profiling. Nature. 2000, 403: 503-511.

[3] Calvo KR, Traverse-Glehen A, Pittaluga S, et al. Molecular profiling provides evidence of primary mediastinal large B-cell lymphoma as a distinct entity related to classic Hodgkin lymphoma: implications for mediastinal gray zone lymphomas as an intermediate form of B-cell lymphoma. Adv Anat Pathol. 2004, 11: 227-238.

[4] Lennert K, Feller AC. The diagnosis of lymphoma. In: Lennert K, Feller AC, eds. Histopathology of non –Hodgkin's lymphomas. 2nd ed. Springer –Verlag, 1992, 1-6.

[5] Feller AC, Diebold J. Histopathology of nodal and extranodal non –Hodgkin's lymphomas, based on the WHO classification. 3rd ed. Springer, 2004, 409-414.

[6] Wirt DP, Grogan TM, Jolley CS, et al. The immuno-architecture of cutaneous pseudolymphoma. Hum Pathol, 1985, 16: 492-510.

[7] Ottaviani G, Bueso-Ramos CE, Seilstad K, et al. The role of the perifollicular sinus in determining the complex immunoarchitecture of angioimmunoblastic T-cell lymphoma. Am J Surg Pathol, 2004, 28: 1632-1640.

[8] Harris NL, Stein H, Coupland SE, et al. New approaches to lymphoma diagnosis. Hematology (Am Soc Hematol Educ Program), 2001: 194-220.

[9] 阎占清, 刘志广. 流式细胞分析在淋巴瘤诊断中的应用. 中华病理学杂志, 2002, 31: 293-294.

[10] Tierens A, Gavriil T, et al. Phenotype, genotype and clonality of Reed –Sternberg cells in nodular sclerosis Hodgkin's disease: results of a single-cell study. Br J Haematol, 1996, 94: 198-205.

[11] Wan JH, Sykes PJ, Orell SR, et al. Rapid method fordetecting monoclonality in B cell lymphoma in lymph node aspirates using the polymerase chain reaction. J Clin Pathol, 1992, 45: 420-423.

[12] Zhou XG, Sandvej K, Gregersen N, et al. Detection of clonal B cells in microdissected reactive lymphoproliferations: possible diagnostic pitfalls in PCR analysis of immunoglobulin heavy chain gene rearrangement. Mol Pathol, 1999, 52: 104-110.

[13] 常英展, 苏开明, 张岚, 等. 头颈部恶性淋巴瘤误诊分析. 临床肿瘤学杂志, 2002, 7 (6): 437-438.

[14] 张影, 杨正兵. 原发性胃肠道恶性淋巴瘤 67 例误诊分析. 四川医学, 2002, 23 (9): 974-975.

[15] 张霞, 房殿春, 徐钊, 等. 原发肠道恶性淋巴瘤误诊原因的分析. 第三军医大学学报, 1998, 20: 83-84.

[16] 张恩, 侯东祥, 李建辉. 恶性淋巴瘤 67 例的误诊分析. 现代肿瘤医学, 2003, 11 (3): 208-209.

[17] 麦水强, 黄仍颂, 陈铭珍, 等. 恶性淋巴瘤 23 例误诊分析. 实用儿科临床杂志, 2003, 18 (1): 54-55.

[18] Abbondanzo SL, Rush W, Bijwaard KE, et al. Nodular lymphoid hyperplasia of the lung: a clinicopathologic study of 14 cases. Am J Surg Pathol, 2000, 24 (4): 587-597.

[19] Saltzstein SL. Pulmonary malignant lymphomas and pseudolymphomas: classification, therapy, and prognosis. Cancer, 1963, 16 (7): 928-955.

[20] Knowles DM, Jakobiec FA, McNally L, et al. Lymphoid hyperplasia and malignant lymphoma occurring in the ocular adnexa (orbit, conjunctiva, and eyelids): a prospective multiparametric analysis of 108 cases during 1977 to 1987. Hum Pathol, 1990, 21 (7): 959-973.

[21] Caro WA, Helwig HB. Cutaneous lymphoid hyperplasia. Cancer, 1969, 24 (5): 487-502.

[22] Baldassano MF, Bailey EM, Ferry JA, et al. Cutaneous lymphoid hyperplasia and cutaneous marginal zone lymphoma: comparison of morphologic and immunophenotypic features. Am J Surg Pathol, 1999, 23 (1): 88-96.

[23] Tokunaga O, Watanabe T, Morimatsu M. Pseudolymphoma of the stomach. A clinicopathologic study of 15 cases. Cancer, 1987, 59 (7): 1320-1327.

[24] Abbondanzo SL, Sobin LH. Gastric "pseudolymphoma": aretrospective morphologic and immunophenotypic study of 97 cases. Cancer, 1997, 79 (9): 1656-1663.

[25] Kojima M, Itoh H, Motegi A, et al. Localized lymphoid hyperplasia of the rectum resembling polypoid mucosa -associated lymphoid tissue lymphoma: a

report of three cases. Pathol Res Pract, 2005, 201 (11): 757-761.

[26] Nakashiro H, Tokunaga O, Watanabe T, et al. Localized lymphoid hyperplasia (pseudolymphoma)

of the pancreas presenting with obstructive jaundice. Hum Pathol, 1991, 22 (7): 724-726.

[27] 王燕飞, 殷之平. 腮腺恶性淋巴瘤. 中华中西医杂志, 2004, 5 (13): 11.

淋巴瘤治疗学

目　录

第1节 治疗进展

淋巴瘤是起源于淋巴造血组织的恶性肿瘤，在我国常见恶性肿瘤中占第8位；根据组织病理学不同分为霍奇金淋巴瘤（HL）和非霍奇金淋巴瘤（NHL）两大类。

淋巴瘤的治疗，近年来取得了重大进展，HL大部分皆可治愈。NHL疗效虽不如HL，但亦有部分病例得以长期缓解。

霍奇金淋巴瘤的治疗疗效较非霍奇金淋巴瘤佳，治愈率更高，两者在病理和细胞来源、生物学行为、治疗等方面皆有诸多的不同。

近年来，随着对肿瘤细胞生物学特性不断深入认识与理解，已为治疗淋巴瘤提供了新途径，如经验性化疗方案ABVD和CHOP等的成功应用，提示侵袭性淋巴瘤有治愈的可能，这些方案已被作为霍奇金淋巴瘤、非霍奇金淋巴瘤的一线治疗方案。

1 霍奇金淋巴瘤

霍奇金淋巴瘤是最早被认识到可治愈的肿瘤之一，目前采用的病理分类仍是1994年的REAL分类和2001年、2008年的WHO分类，均是将霍奇金淋巴瘤分为结节性淋巴细胞为主型和经典型，经典型HL又分为混合细胞型、结节硬化型、淋巴细胞削减型和富含淋巴细胞的经典型四类。研究表明，结节性淋巴细胞为主型与经典型在病理和临床上皆有很大的不同。

霍奇金淋巴瘤是治疗效果最好的肿瘤之一，放射治疗和联合化疗可使80%的患者获得长期无病生存，而且多年来治疗的发展已经形成了成熟的治疗模式。

但对大量长期生存患者的长期随访结果表明，放化疗的远期并发症成为患者死亡或生活质量下降的重要原因。

因此，目前治疗研究的方向是在保证疗效的同时，尽量减少放疗剂量、缩小照射范围、探索新的化疗药物。

半个多世纪以来，ABVD方案（阿霉素、博莱霉素、长春碱类、达卡巴嗪）一直是经典型霍奇金淋巴瘤治疗的标准方案，但这个方案中的阿霉素有心脏毒性、博莱霉素有肺部毒性，

许多学者一直在寻求其他更有效、副作用更少的方案，但至今经多个临床试验证明，没有其他方案能够超越ABVD方案而成为标准方案。

对于不同分期和不同预后的患者而言，治疗的选择在于是否可单用放疗、是否在化疗的基础上加用放疗，以及在什么时机行放射治疗。

一般而言，早期预后良好患者的治疗，其扩大野放射治疗曾经是该组患者的标准治疗，但近年来随着新的化疗药物不断问世，ABVD方案2~4个周期+20或30Gy受累野放疗能够取得更好的疗效、更长的生存期和更少的并发症，因此成为普遍接受的治疗方案。

对于早期预后不良患者的治疗，放化疗联合是公认的治疗模式，一般是ABVD4个周期后行受累野的放疗（30Gy），目前还有Stanford V方案和BEACOPP剂量爬坡方案在观察中。

对于晚期HL的治疗，目前的标准方案仍然是ABVD方案，无疾病进展生存率47%，总生存率59%，因此结果并不令人满意。对于复发的患者，可考虑BEACOPP爬坡方案或在挽救化疗后给予自体干细胞移植。研究表明，大剂量化疗后行干细胞移植可改善复发患者的无失败存活率，但未能改善总生存。

2 非霍奇金淋巴瘤

非霍奇金淋巴瘤是分类、临床特点、生物学行为、组织病理、免疫组织化学、遗传学、治疗等最为复杂的淋巴瘤，它的研究进展代表了整个淋巴瘤的研究发展方向。

非霍奇金淋巴瘤分类复杂，随时代而变迁并更加细致。根据细胞来源可分为T细胞型、B细胞型、NK/T细胞型，其中B细胞型预后好，NK/T细胞型预后最差；根据生物学行为分为惰性淋巴瘤和侵袭性淋巴瘤，惰性淋巴瘤生长缓慢，滤泡性淋巴瘤是其中一大类亚型；侵袭性淋巴瘤最常见的亚型是弥漫性大B细胞淋巴瘤，占所有淋巴瘤亚型的40%~50%；根据细胞分化程度，可分为前驱T细胞、前驱B细胞淋巴瘤；根据发生部位的不同，可分为结内淋巴瘤与结外淋巴瘤（如黏膜相关淋巴组织淋巴瘤等），以及边缘带淋巴瘤。

弥漫性大B细胞淋巴瘤是中国最常见的淋巴瘤，近年来其临床分型、分子分型及治疗均

取得了显著进展，对进一步提高无疾病进展时间、准确判断预后具有重要指导意义。

2.1 外周T细胞淋巴瘤

与 DLBCL 相比，PTCL 经标准化疗方案治疗后的缓解率较低，因此预后较差。一些前瞻性随机研究中，往往同时包括 PTCL 和侵袭性 B 细胞淋巴瘤。但由于样本量小，不能评估化疗对 PTCL 的作用，目前尚无仅包括 PTCL 患者的随机研究用于比较不同化疗方案。

因 PTCL 无标准治疗方案，故对所有 PTCL 患者，首选临床试验，且临床试验对于改进目前治疗是必需的。CHOP 是最常用于治疗 PTCL 患者的一线方案。

然而，除 ALK⁺的 ALCL 外，其他亚型的预后均令人失望。在国际 PTCL 临床和病理回顾计划（the international PTCL clinical and pathologic review prject）中，除危险因素为 0 或 1 的患者外，接受蒽环类为基础的化疗的其他所有患者的预后均差。在这一回顾性研究中，加入蒽环类药物似乎并未改善生存。仅在少数具有良好预后特征的患者中，CHOP 方案常可带来治愈。在一项大不列颠哥伦比亚癌症机构（British Columbia cancer agency）进行的回顾性研究中，在接受 CHOP 或 CHOP 样方案化疗的 PTCL 患者中，低危组的 5 年 OS 率（64%）高于高危组（仅 22%）。

在一项 II 期临床研究中，Corradini 等评价了降低强度的预处理方案（reduced intensity conditioning，RIC）序贯异基因移植治疗复发或难治性 PTCL 患者的疗效。预计的 3 年总生存和无进展生存率分别为 81% 和 64%。供者淋巴细胞输注在一些移植后进展的患者中可诱导缓解。在一项法国国家调查的回顾性分析研究中报道了相同的结果，在这项研究中，绝大多数的患者采用了清髓性的预处理方案。治疗相关死亡率在此项研究中为 30%，高于 RIC 方案中6% 的治疗相关死亡率。

许多新的药物，如吉西他滨和地尼白介素在小样本的复发难治性 PTCL 患者中有效。阿仑单抗（alemtuzumab）在复发和化疗抗拒的 PTCL 患者中产生了 36% 的缓解率，但伴随着显著的血液学毒性和感染并发症，包括机会性感染引起的死亡。

2.2 B细胞淋巴瘤

相对于 T 和 NK/T 细胞淋巴瘤预后好，在治疗上，惰性淋巴瘤和侵袭性淋巴瘤有不同的化疗选择。

2.2.1 惰性淋巴瘤

惰性淋巴瘤（低度恶性）包括滤泡性淋巴瘤、慢性淋巴细胞白血病/小细胞淋巴瘤，目前没有化疗方案能够全面改善患者的总生存和无进展生存，因此当治疗的损害高于受益时，有学者主张观察与等待治疗。

一项由癌症和白血病研究组进行的随机临床试验显示，CHOP–博莱霉素方案并不优于单用环磷酰胺治疗。因此，"观察和等待"仍然是无症状、低肿瘤负荷和血细胞计数正常患者的合理选择。

目前，对治疗低度恶性、惰性 NHL 的挑战在于，需要在众多的治疗方法中确定哪一种能明显影响患者的生存。在过去的 40 年中，低度恶性淋巴瘤患者的生存率并无明显改变。

迄今为止，对初发低度恶性 NHL 患者没有标准的治疗方法。如在惰性 NHL 患者中，即使在联合应用放疗的情况下，无论是单药化疗还是多药联用化疗皆不能获得较高的治愈率。且没有任何一种方法能使大多数患者获得长期无病生存。

以烷化剂为基础的化疗方案（CHOP、CVP）曾经是惰性淋巴瘤的标准一线治疗方案，但很难达到治愈。

20 世纪 90 年代初期，以纽约大学为中心的多中心研究首先完成了福达拉滨单药治疗淋巴瘤的有效性研究，取得了较好的结果，尤其是对惰性淋巴瘤效果好；之后福达拉滨为基础的联合化疗方案开始用于临床。

目前较常用的方案为 FC 方案（福达拉滨+环磷酰胺±地塞米松）、FMC 方案（福达拉滨+米托蒽醌±地塞米松），据多个临床试验表明，福达拉滨联合方案较 CVP、CHOP 方案有更好的有效率和无进展生存期，目前已成为滤泡性淋巴瘤和慢性淋巴细胞白血病/小细胞淋巴瘤的标准一线方案。

惰性淋巴瘤患者最终由于疾病的自然病程而死亡，这与疾病转化为大细胞或更为侵袭性的淋巴瘤有关。因此，临床医师必须在低度恶性淋巴瘤很早期的时候就对其治疗，或寻求能够成功治疗转化的淋巴瘤的新方法。现在，新的生物制剂，如反义寡核苷酸和免疫毒素正被考虑应用于低度恶性 NHL 患者的治疗。

目前正在进行评估的治疗低度恶性 NHL 的特异的生物制剂，包括利妥昔单抗（抗 CD20 抗体）、epratuzumab（抗 CD22 抗体）、alem-tuzumab（抗 CD52 单抗）和 IDEC114（抗 CD80 抗体）；其他与细胞毒性药物联用可能有效的生物制剂，包括直接抗 Bcl-2 的反义寡核苷酸。

利妥昔单抗（美罗华），是针对 CD20 的靶向治疗药物，是第一个由美国 FDA 批准用于治疗 B 细胞非霍奇金淋巴瘤的单克隆抗体。多项临床试验表明，在化疗的基础上加用利妥昔单抗免疫治疗，能明显提高 B 细胞非霍奇金淋巴瘤化疗的有效性和总生存期。由于滤泡性淋巴瘤患者对初次化疗反应虽好，但无法避免复发和进展的自然病程。研究表明，即使一线方案使用了利妥昔单抗，继续使用利妥昔单抗维持治疗仍有可能有效延长滤泡性淋巴瘤患者的无病生存时间，从而改善患者的生活质量。

异基因造血干细胞移植在治疗惰性 NHL 中有一定作用。欧洲骨髓移植（EBMT）研究组对惰性淋巴瘤患者（平均 44 岁）至少 4 年的随访结果提示，该治疗方法的移植物抗宿主病（GVHD）发生率和治疗相关死亡率较高（约为 38%）。因此，研究者亦对该群患者中所进行的非清髓性移植的疗效进行了研究。该治疗组患者的中位随访时间为 21 个月，在 20 例入组患者中，84% 在随访 2 年时仍为无进展生存。与传统异基因移植相比，尽管非清髓性移植的治疗相关死亡率明显降低，但 GVHD 的发生率仍相当高。尽管需要随访时间更长和病例更多的研究来评估非清髓性移植的疗效，但非清髓性移植治疗已经表现出在细胞水平的免疫治疗作用。

2.2.2 侵袭性淋巴瘤

侵袭性（高度恶性）淋巴瘤主要包括弥漫性大 B 细胞淋巴瘤、Burkitt's 淋巴瘤、套细胞淋巴瘤等。

近年来，对于侵袭性淋巴瘤制定了许多化疗方案，主要是 CHOP、CHOP 样方案，若为 B 细胞患者可联合利妥昔单抗。

（1）弥漫性大 B 细胞淋巴瘤

关于利妥昔单抗在弥漫性大 B 细胞淋巴瘤中应用有 4 个重要临床试验，MInT、GELA、RICOVER-60、USE4494，其中 MinT 接收的是<60 岁患者，其他 3 个临床试验接收的是>60 岁的老年患者。研究结果表明，在 CHOP 基础上联合应用利妥昔单抗，能够明显提高有效率和总生存率。

另外，RICOVER-60 试验还比较了 6 个疗程与 8 个疗程化疗的差别，结论是 8 个疗程 CHOP14 优于 6 个疗程 CHOP14，但若联合了利妥昔单抗，则 8 次利妥昔单抗+6 个疗程 CHOP14 与 8 个疗程 R-CHO14 相当。此项试验亦奠定了利妥昔单抗 8 次+6 个 CHOP14 化疗的标准治疗。

在 USE4494 试验中，比较了 R-CHOP 治疗后继续利妥昔单抗维持治疗和不用利妥昔单抗维持治疗，结果表明，如果已经使用了利妥昔单抗，则不需维持治疗，如果之前没有使用，则维持治疗可取得相同的效果。

在侵袭性淋巴瘤中，Burkitt's 淋巴瘤、Burkitt 样淋巴瘤是侵袭性较强的疾病，CHOP 方案疗效差，一般选用大剂量环磷酰胺、中剂量甲氨蝶呤、阿糖胞苷为主的化疗方案。

（2）伯基特淋巴瘤

近年来，短疗程强烈化疗方案治疗伯基特淋巴瘤（Burkitt's lymphoma）获得成功。由 Magrath 等提出的 CODOX-M（环磷酰胺、长春新碱、阿霉素、高剂量甲氨蝶呤）与 IVAC（异环磷酰胺、依托泊苷和高剂量阿糖胞苷）交替的治疗方案非常有效。

在一项国际 Ⅱ 期研究中，在低危患者中 CODOX-M 可取得 81.5% 的 2 年总生存率，接受 CODOX-M 和 IVAC 交替治疗的高危患者的 2 年总生存率为 69.9%。在老年伯基特淋巴瘤和伯基特样淋巴瘤患者中，改良的 CODOX-M 方案同样有效，且耐受性好。在另一项 Ⅱ 期研究中，R-hyper-CVAD（超分割环磷酰胺、长春新碱、阿霉素、地塞米松和利妥昔单抗）与 R-MA（利妥昔单抗、甲氨蝶呤、阿糖胞苷）方案交替应用。

（3）套细胞淋巴瘤

套细胞淋巴瘤是所有非霍奇金淋巴瘤中远

期生存率最低的一种，因此等待和观察的策略是不合适的。氟达拉滨单药方案的疗效并不理想，缓解率为 32%~41%，而与烷化剂或蒽环类药物联合则能取得更高的缓解率。德国学者 Lenz 等对套细胞淋巴瘤现有的治疗措施进行评价，并对未来发展方向作了预测。研究者认为，氟达拉滨联合烷化剂或蒽环类药物可提高套细胞淋巴瘤的疗效，如再加上单抗免疫治疗，则有可能改善患者的生存状况。

大剂量清髓性放、化疗后自体造血干细胞移植应作为年轻的套细胞淋巴瘤患者的一种标准治疗，但移植后复发是主要的问题。利妥昔单抗用于这部分患者的干细胞体内净化可能有效，据报道用利妥昔单抗进行体内净化，能使自体造血干细胞移植患者在中位随访期 35 个月后总生存率达到 89%。

欧洲套细胞淋巴瘤工作组的一项研究表明，清髓性放、化疗后进行异基因造血干细胞移植能够提高 65 岁以下患者的无进展生存率。Khouri 等报告，异基因造血干细胞移植 3 年的总生存率和无失败生存率（FFS）可达到 50%，7 例患者中有 5 例在移植后 7 个月内达到分子生物学缓解。但是，感染并发症很常见，并且移植相关的死亡率很高，即使采用强度减低的预处理方案亦同样如此。

（4）淋巴母细胞淋巴瘤

淋巴母细胞淋巴瘤通常按照急性淋巴细胞白血病的方案治疗。在急性淋巴细胞白血病（ALL）成年患者的诱导治疗中，发现阿糖胞苷和高剂量米托蒽醌联合方案，及鞘内注射甲氨蝶呤，优于标准的以长春新碱和泼尼松为基础的方案。

一项由 M.D. Anderson 癌症中心进行的研究中，采用 Hyper CVAD 方案治疗淋巴母细胞淋巴瘤的 CR 率达 91%；与之前发表的 ALL 方案的结果相比，其 3 年 PFS（66%）和 OS（70%）皆更优。

在 ALL 的治疗中，两个包括利妥昔单抗的短期强化治疗方案（高剂量甲氨蝶呤加利妥昔单抗，和高剂量阿糖胞苷加利妥昔单抗）亦显示了较好的疗效，是具有前景的方案。高危患者可考虑高剂量治疗联合自体或异基因干细胞解救。

3 早期淋巴瘤

3.1 早期 HL

临床上将 Ⅰ~Ⅱ 期霍奇金淋巴瘤 HL 分为预后好和预后不良的早期 HL，预后不良因素包括大纵隔或大肿块、年龄 ≥50 岁、≥4 个部位受侵袭、血沉 >50mm/h 和 B 症状，两组的治疗方法不同。

3.1.1 预后好的早期 HL

临床试验表明，与单纯放疗比较，综合治疗（放疗+化疗）可显著提高早期预后好的 HL 的无病生存率；据报道，预后好的 Ⅰ~Ⅱ 期 HL 患者随机接受 6 周期 ABVD+受累野照射和次全淋巴结照射，6 年无复发生存率分别为 90% 和 81%（$P=0.019$）；ABVD+次全淋巴结照射和单纯次全淋巴结照射的无治疗失败生存率分别为 96% 和 87%（$P=0.05$）。早期 HL 综合治疗的疗效同样优于单纯化疗，且单纯化疗其复发率显著高于化疗后再放疗。

3.1.2 预后不良的早期 HL

预后不良早期 HL 单纯化疗或单纯放疗的复发率约为 50%，综合治疗可显著提高疗效，因而目前已成为标准方案。

20 世纪 90 年代开始，ABVD 已成为早期和晚期 HL 的标准化疗方案。一般而言，预后不良的早期 HL 在 4~6 周期化疗（MOPP、ABVD）后仅需做受累野照射，因有研究报道，预后不良早期 HL 患者接受 4 周期 ABVD 或 COPP/ABVD 化疗后，接受扩大野或受累野照射的生存率无显著性差异；且 ABVD 的化疗周期数及照射野大小，次全淋巴结照射和受累野照射的 4 年无治疗失败率均为 92%，无显著性差异。

3.2 早期中高度恶性 NHL

化疗作为一种全身治疗，能有效地控制远处器官亚临床病灶，而放疗局部控制率高。多项前瞻性临床研究表明，早期中高度恶性 NHL 综合治疗疗效优于单纯化疗或单纯放疗，且毒副作用较低。大部分肿瘤学家将 3~4 周期 CHOP 方案化疗合并受累野照射作为 Ⅰ~Ⅱ 期侵袭性 NHL（如弥漫性大 B 细胞淋巴瘤和间变性大细胞淋巴瘤）的标准治疗方案。

Ⅰ~Ⅱ 期侵袭性 NHL 单纯化疗的疗效低于

综合治疗。如 Miller 等比较了 401 例Ⅰ/ⅠE（包括大肿块）和Ⅱ/ⅡE（不包括大肿块）中高度恶性 NHL（未包括淋巴母细胞淋巴瘤）综合治疗和单纯化疗结果，综合治疗组先采用 CHOP 化疗 3 周期再行受累野照射，单纯化疗组只采用 CHOP 方案化疗 8 个周期，患者 5 年生存率分别为 82% 和 72%（P=0.02），5 年无病生存率分别为 77% 和 64%（P=0.03），严重毒副作用分别为 30% 和 40%（P=0.06）。

3.3 早期胃 MALT 淋巴瘤

胃黏膜相关性淋巴组织（MALT）淋巴瘤是指原发胃的边缘带低度恶性 B 细胞淋巴瘤，其发生发展与幽门螺杆菌（Hp）感染密切相关。

Ⅰ–Ⅱ期胃 MALT 淋巴瘤既往的主要治疗手段为手术治疗，但近年来因抗生素和放疗等有效的治疗手段出现，胃功能保留性治疗成为主要治疗方案；抗生素治疗失败、无 Hp 感染或晚期胃 MALT 淋巴瘤的有效治疗包括放疗和手术。

单纯化疗报道极少，大部分患者仅能取得部分缓解，且易局部复发。

ⅠE 期胃低度恶性 MALT 淋巴瘤 Hp 阳性者，抗 Hp 感染治疗有效，完全缓解率为 60%~100%，平均约 80%。大部分患者在治疗后 12 个月内达完全缓解，最迟为 45 个月。完全缓解后的长期随访发现，患者复发率低于 10%，5 年生存率达 90%。因此，此方法可很好地保存胃的功能。

ⅡE 期或ⅡE 期以上的胃 MALT 淋巴瘤患者，抗 Hp 感染治疗的完全缓解率仅为 0%~60%。大部分研究结果表明，转化或高度恶性胃 MALT 淋巴瘤（原发胃弥漫性大 B 细胞淋巴瘤）抗 Hp 无效。

4 复发和难治性淋巴瘤

尽管近年来淋巴瘤的治疗取得了很大的进展，但大多数患者仍然无法治愈，复发和难治性淋巴瘤成为治疗的难点。

所谓复发，是指初次化疗获得完全缓解 3 个月后复发；难治指诱导方案化疗失败或缓解早期（3 个月内）进展或反复化疗均未能获得完全缓解。复发后，超过 50% 的患者对传统化疗方案仍然敏感，但不到 10% 患者二线化疗能够延长生存期。

目前对于复发或难治患者一般采用传统化疗方案的大剂量化疗、放疗和自体干细胞移植或同种异体干细胞移植 3 种治疗方案。

1986 年报道了 400 例复发 NHL，用各种挽救方案治疗，仅 3% 在 2 年内得到持续的完全缓解。

目前常用二线化疗方案为 DHAP（顺铂+阿糖胞苷+地塞米松）、ICE（异环磷酰胺+卡铂+VP-16）、EPOCH（足叶乙甙 6+阿霉素+长春新碱+环磷酰胺+强的松）、ESHAP（顺铂+足叶乙甙+阿糖胞苷+甲基强的松龙）、MINE（异环磷酰胺+美斯纳+米托蒽醌+VP-16），国内外报道上述方案有效率 20%~80%，CR 率 20%~30%。

另外，吉西他滨最早用于实体瘤的化疗，但近几年用于淋巴瘤的治疗后取得了令人鼓舞的疗效，有效率国外报道 50%~70%，我国报道有效率达 70% 以上。2009 年 NCCN 将吉西他滨+奥沙利铂（GEMOX）作为淋巴瘤二线选择方案之一。

第 2 节 治疗原则

淋巴瘤的治疗方法主要有化学治疗、放射治疗、分子靶向治疗，还有造血干细胞移植治疗及手术治疗等。无论是霍奇金淋巴瘤，还是非霍奇金淋巴瘤，均以综合治疗为基本原则，且目前这些原则基本达成了共识。

1 霍奇金淋巴瘤

霍奇金淋巴瘤，早期以化、放疗综合治疗或放疗为主，但放化综合治疗的无复发生存期长；对于已有播散的Ⅲ~Ⅳ期淋巴瘤或有明显播散趋向的Ⅰ~Ⅱ期淋巴瘤应先行化疗，对于有较大肿块（直径≥10cm 或纵隔肿块超过胸腔横径的 1/3）以及空腔脏器淋巴瘤亦应先行全身化疗，然后根据需要进行局部放疗。

ⅢB~Ⅳ期联合化疗 ABVD 个疗程，完全缓解率可达 60%~80%，有 1/2~1/3 病例保持长期缓解，有的长达 15 年。

2 非霍奇金淋巴瘤

2.1 依据恶性程度而确定治疗原则

2.1.1 低度恶性

（1）Ⅰ、Ⅱ期

行局部放疗（30~40Gy）或扩大野放疗（病变区+引流区），6~10 年无病生存率可达60%；复发后再用化疗仍有效，长期生存率可达 75% 以上；放疗加化疗可延长无瘤生存时间。

该期亦有主张"等待观察"（watch and wait）。

（2）Ⅲ、Ⅳ期

行第一代、第二代化疗方案，治疗 4~6 个周期，可加局部放疗。

低度恶性非霍奇金淋巴瘤大多数诊断时即为广泛病变，化疗可使肿块暂时缩小但不能达到治愈，加大化疗剂量未见疗效提高；自身骨髓移植亦未取得明显成功。化疗取得一定控制后，可长期使用 α 干扰素大多可耐受 3 年，无病存活明显延长。

低度恶性常用化疗方案有 COP、COPP、Fludarabine；Rituximab（美罗华）是一种抗 CD20 的人鼠嵌合型单克隆抗体，亦是第一个获得 FDA 批准用于治疗的单抗，目前已被成功应用于低中度恶性 CD20 阳性 B 细胞 NHL 的治疗，与化疗联合可获 60%RR。该型病程缓慢，存活期长（通常 8~10 年）。

低度恶性 NHL，根治放疗剂量不超过40Gy，预防剂量 30Gy。

2.1.2 中度恶性

（1）Ⅰ A 期：可行扩大野放疗，后加或不加化疗。

（2）Ⅰ B、Ⅱ A 期：先行根治性扩大野放疗，放疗后加 3~4 周期化疗。

（3）Ⅱ B 期：先行 2~3 周期化疗，休息 2~3 周后行扩大野根治性放疗，放疗后休息 3~4周再予以 2~3 周期巩固性化疗；

（4）Ⅲ A-B、Ⅳ A-B 期：先化疗 4~6 周期，局部再予以放疗。

化疗方案可选 CHOP/COPP 化疗方案。

2.1.3 高度恶性

除Ⅰ A 期先采用扩大野根治性放疗外，余先以 4~6 周期化疗为主，若 4 周期仍未达 CR，Ⅰ B、Ⅱ A-B 期者改为扩大野放疗，然后再行或化疗巩固；Ⅲ A-B、Ⅳ A-B 患者根据需要行放射治疗。

Ⅰ、Ⅱ期宜选第一代、第二代联合化疗方案，Ⅲ、Ⅳ期宜选第二代、第三代较强的化疗方案。

另外，高度恶性的淋巴母细胞淋巴瘤，应当采用白血病样治疗方案。

目前认为，CHOP 方案仍是中高度恶性NHL 的标准方案，通常 CHOP 方案每 3 周 1 周期，共 6~8 周期，应在 CR 后至少再加 2 周期。

中高度恶性 NHL，根治性放疗剂量为50Gy，预防性剂量 45Gy，如先予以化疗达 CR者，有人主张可将剂量减至 40Gy；对于儿童，Donaldson 建议 6 岁以下 15Gy、6~9 岁 20Gy、10~14 岁 25Gy，需要提高剂量时不超过 30Gy，以免骨骼发生畸形。

2.2 依据生物学行为而确定治疗原则

2.2.1 惰性淋巴瘤

惰性淋巴瘤包括 B 细胞的小细胞淋巴瘤、边缘带淋巴瘤、滤泡性细胞淋巴瘤及 T 细胞的蕈样肉芽肿，其中位生存期可大于 10 年，现主张姑息性的治疗原则，尽可能推迟化疗，如病情进展，可给予联合化疗。

但需注意，由于 30%~85% 的惰性非霍奇金淋巴瘤在其发展过程中可转化为恶性程度更高的组织学类型；因此，一旦复发或病情进展，则应再取活检，明确疾病的性质是否已发生了改变，以选择合适的治疗方案。

淋巴结内原发的惰性非霍奇金淋巴瘤Ⅰ、Ⅱ期的Ⅰ、Ⅱ级滤泡性淋巴瘤的病变进展缓慢，10 年生存率为 80%，单纯的放射治疗即可取得很好的疗效，而单独化疗或化放疗联合应用并没有见到更好的临床效果；Ⅲ、Ⅳ期患者治疗方案的选择应慎重，目前还没有统一的模式，在病情稳定、没有影响生活质量和主要脏器功能的情况下，可观察，否则应进行必要的治疗。化疗方案不宜过强，一般 COP 或 CHOP 方案即可，强烈化疗不良反应明显，且不能改善生存。一般而言，Ⅲ级滤泡性淋巴瘤的治疗原则与侵袭性非霍奇金淋巴瘤相似。治疗惰性淋巴瘤的药物有氟达拉滨、克拉屈滨、喷司他丁等，可提高化疗缓解率。

惰性淋巴瘤，其部分患者疾病进展比较慢，患者机体免疫和肿瘤处于相对脆弱的平衡状态，没有明显的不适和进展的趋势。那么，过分的治疗不但不能提高治愈率和长期生存率，反而会损伤机体的免疫功能。此时，可采取观察等待的策略，定期密切在医生处随访，待病情进展时再行治疗。

2.2.2 侵袭性淋巴瘤

侵袭性淋巴瘤，包括 B 细胞性的套细胞淋巴瘤、弥漫性大 B 细胞淋巴瘤、Burkitt's 淋巴瘤及 T 细胞的血管免疫母细胞性淋巴瘤、间变性大细胞淋巴瘤、周围性 T 细胞淋巴瘤，占淋巴瘤中绝大多数。

侵袭性非霍奇金淋巴瘤是一种全身性的疾病，化疗在综合治疗中占有重要的位置，而放射治疗则可有效地控制局部病变，二者的有机结合，使 I、II 期患者的疗效优于任何单一治疗。

（1）I、II 期侵袭性非霍奇金淋巴瘤

目前，对 I、II 期侵袭性非霍奇金淋巴瘤最佳的治疗方案仍然存在争议，比较趋于一致的观点是，若患者的受侵部位少于 3 处或无巨大肿块，可仅接受短疗程的 CHOP 方案化疗，继以受侵部位的放疗；如果肿块直径大于 10cm 或伴有其他的不良预后因素，则应按照 III、IV 期患者对待。

（2）III、IV 期侵袭性非霍奇金淋巴瘤

III、IV 期侵袭性非霍奇金淋巴瘤以化疗为主，诱导化疗后辅以局部放疗。

目前认为，CHOP 方案仍然是侵袭性非霍奇金淋巴瘤首选的方案，通常为 3 周 1 个周期，有效者应连续化疗 6 个周期；其他的化疗方案尚有 M-BACOB、COPBLAM、ESHAP 等，大剂量环磷酰胺组成的方案对 Burkitt's 淋巴瘤效果好。

应该指出的是，CHOP 方案是否适用于所有病理类型的侵袭性非霍奇金淋巴瘤尚有待于更多的研究，进展迅速的侵袭性非霍奇金淋巴瘤 CHOP 方案的治疗效果并不理想，可能需要更强或作用时间更长的化疗药物组成新的方案。

对于具有明显不良预后因素的初治患者，诱导化疗达到完全缓解后实施自体造血干细胞移植，可明显提高其长期无病生存率和总生存率，但对于诱导化疗后仅达部分缓解的患者，选择造血干细胞移植时要根据患者的具体情况而定，接近完全缓解的患者，移植后的疗效与移植前达到完全缓解者相似。

（3）复发耐药的侵袭性非霍奇金淋巴瘤

复发耐药的侵袭性非霍奇金淋巴瘤的各种解救化疗方案的疗效和长期生存情况基本相似，自体造血干细胞移植比单纯常规解救治疗会取得更好的疗效。

近年来进行的临床研究是化疗联合抗 CD20 单抗治疗复发的侵袭性 B 细胞非霍奇金淋巴瘤，以及其他新药治疗复发耐药患者的疗效。

高度侵袭性非霍奇金淋巴瘤的预后不良，常规方案化疗的效果不佳，对于淋巴母细胞型非霍奇金淋巴瘤等的标准一线治疗方案还缺乏系统的临床研究。由于其恶性程度很高，早期即可出现远处播散，并常侵及骨髓和中枢神经系统。因此，即使很早期的患者亦应该按 IV 期对待，在选择化疗方案时必须考虑到这些因素，自体或异基因造血干细胞移植是人们正在探索的治疗方法。

（4）伯基特淋巴瘤

伯基特淋巴瘤可选择的诱导治疗包括临床试验或联合化疗方案±利妥昔单抗。诱导治疗达 CR 2 年后复发罕见，故应根据患者特点进行个体化随访。只要有可能，复发或难治患者应该接受临床试验。

低危的伯基特淋巴瘤患者是指腹部病灶被完全切除或腹部外肿块为单个，并且 LDH 水平正常的患者。

（5）淋巴母细胞淋巴瘤

淋巴母细胞淋巴瘤通常按照急性淋巴细胞白血病（ALL）的方案治疗，如 CALGB 急性淋巴细胞白血病方案（剂量密集型的环磷酰胺和蒽环类抗生素，标准剂量的长春新碱和门冬酰胺酶，及鞘内化疗）。

3 外周T细胞淋巴瘤

3.1 I~II期疾病（低-中危）

治疗中期再分期后为 CR 的患者，应完成既定的 RT。对再分期后为 PR 的患者，进行 HDT/ASCR 作为一线巩固治疗。

对该组患者，另一选择是参加临床试验（包括异基因干细胞移植）或 RT。治疗结束后，需行治疗结束后再次分期。对 CR 的患者，不必进一步治疗。治疗结束后再次分期显示 PR、经初始治疗或后续治疗未缓解或疾病进展的患者，按复发或难治性疾病治疗。

3.2　Ⅰ～Ⅱ期疾病（高-中危）

Ⅰ～Ⅱ期疾病（高-中危）或Ⅲ～Ⅳ期达 CR 的 ALK-1 阳性 ALCL 患者不需要进一步治疗。如果 ALK-1 阴性的 ALCL、PTCL-NOS 或 AITL 患者达到 CR，可进行观察，亦可采用 HDT/ASCR 作为巩固治疗。

初治后 PR、未缓解或疾病进展患者的治疗与复发或难治性疾病患者相似。

3.3　复发或难治性疾病

几项研究显示，复发或难治性 PTCL 接受 HDT/ASCR 作为二线巩固治疗后，转归与相应 B 细胞淋巴瘤相似。然而，这些研究均为回顾性，并且一般仅对移植患者进行了评价。最近的报告显示，异基因造血干细胞移植对于复发或难治性 PTCL 患者可能会是一种有效的二线治疗。

适合 HDT/ASCR 的患者可在移植前采用二线方案巩固。CR 或 PR 的患者可考虑异基因或自体干细胞支持下的高剂量治疗。不适合接受高剂量治疗的患者仅采用二线方案姑息性治疗。《NCCN 指南》建议的治疗包括阿仑单抗、硼替佐米、吉西他滨和地尼白介素。强烈推荐这些患者参加临床试验。

4　AIDS相关性B细胞淋巴瘤

HIV 相关淋巴瘤的最佳治疗方法尚未确立，绝大部分具有良好的远期效果的研究皆包括早期进行抗逆转录病毒治疗（HAART）。在 HAART 改善了 ARL 患者免疫功能的基础上，可进行化疗方案的评估。

联合化疗方案，如 CHOP 或 CDE（环磷酰胺、阿霉素和依托泊苷）联合 HAART，或 E-POCH 方案（依托泊苷、泼尼松、长春新碱、环磷酰胺和阿霉素）不联合 HAART，在 ARL 患者中皆证实有效且可耐受。

在一项回顾性分析中，HIV 阳性的伯基特淋巴瘤患者经 CODOX-M/IVAC 治疗后与经相同方案治疗的 HIV 阴性患者的预后相似。在一项最近的研究中，Mounier 等报告 HIV 评分、国际预后指数（internaional prognostic index，IPI）评分和 HAART 影响 ARL 患者的生存，但以 CHOP 为基础的化疗强度对生存无影响。

HAART 和剂量密集型化疗治疗 ARL 的作用仍存在争议。

《NCCN 指南》推荐 CODOX-M 与 IVAC 交替、剂量调整的 EPOCH 或 CDE（环磷酰胺、阿霉素和依托泊苷）方案治疗 CD4 阳性细胞计数大于 100 的 AIDS 相关性伯基特淋巴瘤；其余所有患者采用 CHOP±高剂量甲氨蝶呤（不超过 3g/m²）方案治疗。

AIDS 相关性 DLBCL 患者应采用剂量调整的 EPOCH、CDE 或 CHOP 方案治疗。虽然 HIV 相关 DLBCL 患者的预后较无 HIV 感染者差，但相当一部分患者可长期获益。患者应进行足量化疗联合生长因子支持。

鞘内预防性化疗亦正在成为治疗的重要组成部分。

利妥昔单抗的应用可增加中性粒细胞减少和感染的风险，抵消了 HIV 相关淋巴瘤患者的可能获益。由于感染的高风险，对于 CD4 阳性细胞计数小于 50 的 DLBCL 患者，强烈建议避免使用利妥昔单抗。

PCNSL 与严重免疫抑制相关，且预后差。高剂量甲氨蝶呤、RT 或抗逆转录病毒治疗可考虑用于原发中枢神经系统淋巴瘤患者。

第 3 节　化学治疗

众所周知，淋巴瘤是一种全身性恶性肿瘤，其化学治疗是其最主要的治疗手段。近年来，淋巴瘤治疗的最大突破性进展即新的细胞毒药物的不断发现、化疗方案的不断改进及分子靶向药物的诞生。因此，化学治疗在淋巴瘤的综合治疗中占有十分重要的地位。

近 50 年来，有关治疗淋巴瘤的化疗药物和方案较多，尤其是非霍奇金淋巴瘤。因此，需根据临床分期、病变部位、病理、年龄等因素综合考虑。

1 方案演变

20 世纪 70 年代中期，CHOP 方案被应用于侵袭性淋巴瘤，由于能获得较高的完全缓解率（大宗临床试验证实为 45%~55%）和较高的长期无病生存率（为 30%~35%），CHOP 方案很快作为侵袭性 NHL 的一线治疗方案，亦是近 30 年来侵袭性淋巴瘤主要化疗方案。

为追求更好的疗效，曾有许多临床试验在 CHOP 基础上进行变化，较重要的临床试验有 CHOP14 vs CHOP21、CHOEP vs CHOP、6CHOP vs 8CHOP、R-CHOP vs CHOP。

CHOP14 即将 3 周 CHOP 方案改为 2 周 CHOP 方案，实际上是将化疗的密度增加了；CHOEP 是在 CHOP 的基础上再加 VP16 治疗，是增加了联合化疗药物的数量。

在一项 2×2 的交叉设计研究中，将年轻且乳酸脱氢酶正常的 710 例患者随机分为 4 个治疗组，即 CHOP-21（3 周 CHOP）、CHOP-14（双周 CHOP）、CHOEP-21（3 周 CHOP+VP-16）和 CHOEP-14（双周 CHOP+VP-16），其中双周方案治疗的患者均给予预防性的 G-CSF 支持，治疗前有巨大肿块或结外侵犯的患者在化疗后均接受 36 Gy 的局部照射。结果显示，CHOEP 方案较 CHOP 方案有更高的 CR 率（87.6%对 79.4%）及更高的 5 年无事件生存率（69.2%对 57.6%）。多因素分析显示，缩短化疗间隔时间可延长患者的 OS。虽然 CHOEP 方案有更高的血液学毒性，但患者对研究中的 4 个方案均可较好地耐受，CHOEP 方案应该成为年轻且预后较好患者的推荐治疗方案。

另一项试验是德国 DSHNHL-B₂ 临床研究，入组条件为>61 岁的新诊断弥漫性大 B 细胞淋巴瘤的老年人，689 例。结果表明，CHOP14、CHOP21、CHOEP14、CHOEP21 4 组患者有效率分别为 76.1%、60.1%、71.6%、70%，5 年生存率分别为 53.3%、40.6%、49.8%、45.8%，毒性死亡率分别为 2.9%、3.4%、7.7%、5.3%。此项试验说明，CHOP14 效果较 CHOP21 好，加用 VP-16 能使疗效更好，而毒性明显增加。在此项试验后，欧洲国家将 CHOP14 作为老年弥漫性大 B 细胞淋巴瘤的标准治疗。

我国中山医科大学肿瘤防治中心设计了一项随机对照研究，旨在比较双周和标准 3 周 CHOP 方案对于中国初治 DLBCL 患者的疗效，将 93 例患者分为标准 3 周 CHOP 组（47 例）和研究性双周组（46 例）。两组药物剂量一致，但治疗周期从 3 周缩短为 2 周。结果显示，3 周组和双周组患者 CR 率分别为 66%和 80.4%，其中 IPI 高危和中高危患者 CR 率分别为 76.9%和 37.5%，而 IPI 低危和中低危组则分别为 81.8%和 80.6%；3 周组和双周组两年 DFS 率分别为 40.43%和 52.17%，其中 IPI 高危和中高危患者两年 DFS 率分别为 46.15%和 25%，IPI 低危和中低危组则分别为 57.88%和 54.84%（无显著性差异）。两组患者均能耐受治疗且毒性反应大致相当。因此，对于 IPI 高危和中高危组患者，双周方案较 3 周方案能进一步提高 CR 率及两年 DFS 率，而对于 IPI 低危和中低危组患者差异不显著。

但是，因中国医疗环境较差、CHOP14 的副反应相对较大，故国内仍多使用 CHOP21 的方案。

除对 CHOP 方案时间密度、剂量强度进行改进外，研究者们采用了多种方案试图提高 CHOP 方案的治疗疗效，并因此形成了第二代和第三代的化疗方案。

第一代联合化疗 CHOP 方案可治愈 30%的 DLBCL；单中心研究提示，第二、第三代方案如 m-BACOD、ProMACE-CytaBOM 以及 MACOP-B 治疗 DLBCL 治愈率可达 55%~65%。但有随机临床研究比较了 CHOP 方案与第二、第三代方案治疗 DLBCL 的疗效，每一方案包括 218 例患者，且各组预后因素均衡。结果发现，各组的 CR 率和部分缓解率无显著性差异。随访 3 年时，无病生存（DFS）率和总生存（OS）率分别为 44%和 52%，但各组差异不显著（CHOP 组、ProMACE-CytaBOM 组和 MACOP-B 组 DFS 率分别为 41%、46%和 46%，P=0.35；CHOP 组、m-BACOD 组和 ProMACE-CytaBOM 组 OS 率分别为 54%、52%和 50%，P=0.90）。各个亚组患者的生存并未因使用第三代方案而明显改善。

到目前为止，最大的比较 CHOP 与 m-BACOD、MACOP-B 和 ProMACE-cytaBOM 方案的临床研究是在 899 例中危和高危侵袭性

NHL 患者中进行的Ⅲ期临床试验。结果显示，各治疗组间的无疾病生存率和总生存率无明显差异，但第二、第三代化疗方案组的治疗相关死亡率更高。该研究结果提示，CHOP 方案仍是治疗侵袭性 NHL 的最佳方案。

有研究者还提出了一些改良的 CHOP 方案，包括增加环磷酰胺和阿霉素剂量的 Mega-CHOP 方案、加入甲氨蝶呤（CHOP-M），然而这些治疗方案中的大多数皆不能提高患者生存率。

但是，近年来随着多学科合作和分子靶向药物的发展，DLBCL 的疗效亦不断提高。

2 霍奇金淋巴瘤

1964 年，DeVita 创用 MOPP 方案以来，晚期 HL 预后大有改观，初治者的完全缓解率由 65% 增至 85%。

对于 HL 而言，MOPP 方案至少用 6 个周期，或一直用至完全缓解，并追加给 2 个周期。

MOPP 对有明显全身症状、骨髓累及、反复化疗史，属淋巴耗竭型或结节硬化型伴纵隔累及者的疗效较差。

对 MOPP 耐药者可采用 ABVD，75%~80% 可缓解，亦有用 MOPP 与 ABVD 交替治疗，用 MOPP 治疗复发的病例可再用 MOPP，59% 获得第二次缓解。第一次缓解期超过 1 年，则 93% 有二次缓解希望。

目前，ABVD 方案已取代 MOPP 成为 HL 的标准一线化疗方案。

3 非霍奇金淋巴瘤

非霍奇金淋巴瘤，化疗疗效取决于病理组织类型，一般应按病理学分类的恶性程度，分别选择联合化疗方案。

3.1 低度恶性

Ⅰ及Ⅱ期放疗后可无复发，存活达 10 年；但Ⅲ及Ⅳ期，无论放疗和化疗皆未能取得痊愈。强烈化疗虽效果尚好，但复发率高。

Portlock 回顾性分析 44 例低度恶性患者的推迟治疗的结果，全部患者中位生存时间为 10 年，且 7 例有自发性肿瘤消退。故有学者主张低度恶性患者应尽可能推迟化疗治疗，定期密切观察；如病情有进展或发生并发症者可给 COP 或 CHOP。

对有全身症状者，可单独给以苯丁酸氮芥（4~12mg，每日口服），或环磷酰胺（每日口服100mg），以减轻症状。如血象抑制不明显，可连续口服几个月。

3.2 中度恶性

无论何种病理类型，一旦诊断明确而临床分期属Ⅲ、Ⅳ或累及范围较广的Ⅱ期，均应即予 COP、CHOP 等方案化疗，3 周 1 周期，计 6~9 个周期，可使 70% 患者获得完全缓解，而 35%~45% 可有较长缓解期。

二代化疗方案尚有 m-BACOD、ProMACE-MOPP 等，可使长期无病存活期患者增加至 55%~60%。二代方案中加入等剂量甲氨蝶呤，目的是防止中枢神经系统淋巴瘤。

更强烈的第三代治疗方案有 COP-BLAM-Ⅲ、MACOP-B，可使长期无病存活增加至 60%~70%，但因毒性过大，不适于老年及体弱者。

MACOP-B 的特点是骨髓抑制药与非抑制药交替使用，故缓解率（84%）及无复发生存率（90%）均有提高。COP-BLAM 尤适用于弥漫性大细胞性淋巴瘤。

3.3 高度恶性

皆应给以强烈联合化疗，因淋巴细胞型淋巴瘤、Burkitt's 淋巴瘤进展较快，如不及时治疗，往往几周或几个月内死亡。

对高度恶性淋巴瘤应以第二代或第三代方案联合化疗，但疗效较差。

第 4 节　放射治疗

放射治疗是淋巴瘤治疗的主要手段之一，常常与化疗联合使用，是综合治疗的主要组成部分。放射反应及后遗症，包括骨髓抑制、放射性肺炎、放射性心包炎、放射性脊髓炎、性功能的障碍等。

1 霍奇金淋巴瘤

霍奇金淋巴瘤，放疗照射方法以"斗篷式"或倒"Y"式照射野应用较多。一般 4 周内给予组织量约 40Gy，治疗时重要器官需给予保护。上海医科大学肿瘤医院采用的肿瘤根治剂量是 45Gy/6 周；对肿瘤较大、退缩慢，可把局部剂量提高到 50Gy 左右。

放射治疗不仅要包括临床发现肿瘤的区域，而且要对邻近部位淋巴结区域进行预防照射。有学者总结了照射野内复发和肿瘤量的关系，发现局部复发率随肿瘤剂量的增加而减少。

1.1 治疗原则

放射治疗原则，除根据分期而定外，还要考虑病变的部位、病理、年龄等因素。尤其儿童 Hodgkin 淋巴瘤的照射，因儿童的正常组织器官对放射较敏感，可造成儿童正常发育的障碍，要特别注意保护肺、肾和其他重要器官。因此，照射野较成人小，剂量较成人低，照射前后主张加联合化疗。

（1） ⅠA、ⅡA 期，病变位于膈上，放射斗篷野加锄形野，病变位于膈下，侵犯盆腔及腹股沟淋巴结，应放射至主动脉旁淋巴结，如侵犯盆腔及主动脉旁淋巴结，应用全淋巴放射。

ⅠA、ⅡA 病例，若有大的纵隔肿块，应采用化疗与放疗综合；病理为淋巴细胞削减型，应用全淋巴放射。

（2） ⅡB 期，一般采用全淋巴结放射，亦可单用联合化疗。

若 ⅠA 期患者病灶位于右上颈，因膈下侵犯机会较少，可单用斗篷野；如病灶位于左颈，因膈下侵犯多见，故照射范围除斗篷野外，至少还要包括腹主动脉旁和脾脏。

在 ⅠB、ⅡB 期中，如病理属于混合细胞型或淋巴细胞削减型，则在用全淋巴区照射后最好加用化疗。

（3） Ⅲ1A 期，单纯放射治疗；Ⅲ2A 期，放射与化疗综合治疗；ⅢB 期，单用化疗或化疗加放疗。

对于年龄小于 10 岁或大于 60 岁的患者，因对放射耐受差，放射野不宜太大，一般多采用局部照射。

1.2 放射方法

放射治疗目前多采用 ^{60}Co 或 4~8MeVX 线，因其具有百分深度剂量高，剂量分布均匀，旁散射线较少，患者容易耐受根治性的照射等优点。分段照射方法多应用于Ⅲ、Ⅳ期患者。

1.2.1 扩大照射

用高能射线大面积照射 HL ⅠA 至 ⅡB 的方法有扩大及全身淋巴结照射两种，扩大照射除被累及的淋巴结及肿瘤组织外，尚须包括附近可能侵及的淋巴结区，如病变在膈上采用斗篷式、膈下倒 "Y" 字式。

斗篷式照射部位包括两侧从乳突端的锁骨上下、腋下、肺门、纵隔以至膈的淋巴结；要保护肱骨头、喉部及肺部免受照射。

倒 "Y" 式照射包括从膈下淋巴结至腹主动脉旁、盆腔及腹股沟的淋巴结，同时照射脾区。剂量为 30~40Gy，3~4 周为 1 周期。

1.2.2 全身淋巴结照射

全身淋巴结照射即膈上为斗篷式并加照膈下倒 "Y" 字式。

1.2.3 大面积不规则野照射

大面积不规则野的照射技术，是用一个大的照射野，包括几个相邻的淋巴结区域，同时对重要的器官如喉、肺、脊髓、肝等进行保护。

1.2.4 肺 "预防" 照射

因大纵隔肿块（指纵隔比例≥1/3）或有肺门淋巴结肿大的患者容易发生内侧肺浸润，因此，对内侧肺进行 "预防" 照射，以消灭亚临床病灶，这对于减少以后肺的侵犯有明显价值。

1.2.5 肝脏照射

肝脏放射治疗主要应用于两种情况，一种是剖腹探查发现脾侵犯而对肝脏进行 "预防" 照射，另一种情况是临床发现肝脏已有明显侵犯而进行治疗性放射。

1.2.6 复发者的放疗

对复发的患者尽可能取得病理证实，然后进行全面的检查，选择性剖腹探查，进行比较准确的分期，再结合过去治疗的情况，给予积极的治疗。

2 非霍奇金淋巴瘤

非霍奇金淋巴瘤对放疗亦敏感，但复发率高。因此，仅低度恶性患者中临床Ⅰ、Ⅱ期及中度恶性患者中Ⅰ期可单独使用放疗扩大野或仅用累及野。

非霍奇金淋巴瘤的原发病灶如在扁桃体、鼻咽部或原发于骨骼者，局部放疗后可获得较为满意的长期缓解。

2.1 放疗原则

2.1.1 低度恶性

Ⅰ、Ⅱ期者，大多采用放疗，不一定要用

扩大野放射，仅用累及野放射，但放疗后应用化疗不能解决数年后仍复发的问题；Ⅲ、Ⅳ期，大多采用化疗，但联合阿霉素（ADM）不一定能提高生存率。

2.1.2 中度恶性

Ⅰ期患者可单用放疗，Ⅱ期以上采用以阿霉素为主的化疗方案。

2.1.3 高度恶性

淋巴母细胞性淋巴瘤，采用白血病样治疗方案。免疫母细胞、小无裂细胞一般均用以阿霉素为主的化疗方案，获得完全缓解后再用 2 个周期。

2.2 肿瘤根治剂量

非霍奇金淋巴瘤的最适宜剂量，不像霍奇金淋巴瘤那样明确，诸多的临床报道所采用的剂量亦很不统一，但一般认为低于 35Gy 的病灶照射量，其局部控制率及生存率将明显下降。疗效除与总剂量相关外，还与不同的病理分类及不同原发部位有关。

对于弥漫性非霍奇金淋巴瘤，可给予 40~50Gy/5~6 周，对于滤泡型可酌减，尤其原发于浅表淋巴结者；但对于弥漫性组织细胞型，因对放射不敏感，易发生局部复发，局部控制量应达 50~60Gy；若巨大肿块或照射后残留，局部追加剂量 5~10Gy；对于原发于头颈部的可给予 45~55Gy。

2003 年，Nieder 等综合分析已发表的弥漫性大细胞淋巴瘤文献，在综合治疗的前提下，放射治疗剂量建议为原发肿瘤小于 3.5 cm（或 6 cm）、化疗后达到 CR，照射剂量为 30~36Gy；3.5~6cm 的肿瘤给予 36Gy；7~10cm 40Gy；大于 10 cm，不超过 45Gy。化疗后未达 CR 患者，照射剂量仍不明确，多采用 50Gy 照射。由于 30 或 40Gy 的照射对某些正常组织，如腮腺、眼睛、肺和心脏等产生明显不同的毒副作用。因此，有必要对照射剂量做进一步的随机对照研究。

2.3 结内型NHL放射治疗

根据组织学上的预后和分期不同，各型非霍奇金淋巴瘤的放疗亦不相同，预后好的Ⅰ、Ⅱ期，大多采用单纯放疗，主张采用累及野照射，不一定要采用扩大野照射。预后好的Ⅲ、Ⅳ期，大多采用化疗，若治疗前病灶大于 7~

10cm 或化疗后病灶不能全消的患者，可加用局部放疗；预后差的Ⅰ、Ⅱ期，采用强烈联合化疗加累及野照射，放疗后再加联合化疗；预后差的Ⅲ、Ⅳ期，病情发展较快，故应早期用强烈化疗，病灶若不易全消，可再补充局部放疗。

2.4 结外型NHL放射治疗

目前趋向于除病灶外予相邻颈部及锁骨上区的预防性照射。同时因原发 Waldeyer 环的非霍奇金淋巴瘤，尤其是扁桃体，在治疗中或治疗结束后，腹腔内的侵犯约有 34%。

原发于咽淋巴环的早期病例可用放射治疗来控制，放射治疗应包括整个咽淋巴环及颈淋巴结，一般给予肿瘤量 40~60Gy。

原发于鼻腔的病灶，照射野包括鼻腔及受侵犯的副鼻窦，预防照射鼻咽，以鼻前野为主野，二耳前野为副野，肿瘤根治剂量为 55Gy/5~6 周，预防剂量为 40~45Gy。

原发于上颌窦的病灶，设野同上颌窦癌，较上颌窦癌照射范围大些，肿瘤根治量 55Gy/5~6 周，放疗后不做手术治疗。

腹腔原发性淋巴瘤的单纯放射治疗效果较差，多与手术或化疗联合应用。

2.5 儿童NHL放射治疗

预后比成人差，合并白血病的几率高，大约有 1/3 患儿出现白血病；而纵隔受侵犯合并白血病的几率更高，治疗应以化疗为主加局部累及野照射。

第 5 节　手术治疗

手术治疗不是淋巴瘤主要治疗手段，但在某些特殊部位的淋巴瘤需依赖手术切除或切取方能获得足够组织以进行病理、免疫组化检查，明确诊断；且原发于中枢神经系统、胃肠道、肾脏、脾脏、骨、睾丸、卵巢和子宫等器官的淋巴瘤，手术往往是首选治疗方式，因术前难以明确诊断。

1　结内淋巴瘤

结内淋巴瘤患者，手术主要用于活检行病理、免疫组化检查，或用于分期性腹部探查术；对于原发于脑、脊髓、眼眶、唾液腺、甲状腺、肺、肝、脾、肠道、子宫、卵巢、骨等处的结外淋巴瘤常先做手术切除，并再辅以放疗和/或化疗。

原发于肾脏、膀胱、睾丸、卵巢、子宫、皮肤、乳腺等处的淋巴瘤宜早期手术切除，术后再辅以化疗和/或放疗。

2 原发性胃肠道淋巴瘤

原发性胃肠道淋巴瘤应强调手术治疗，可明确病变部位、切除病变组织和制订治疗计划，淋巴瘤的切除率较癌要高。

胃淋巴瘤可行胃次全切除，全胃切除应慎用；肠道淋巴瘤则可切除局部病灶肠管及相应系膜；对于切除不尽的瘤体，可于术中置银夹固定，以便术后放疗。

3 原发性泌尿生殖系统淋巴瘤

原发于肾脏、膀胱、睾丸、卵巢和子宫等器官的淋巴瘤均宜早期手术切除，术后再给放疗或化疗。

4 原发性脾脏淋巴瘤

原发于脾脏的淋巴瘤少见，术前与其他脾肿瘤较难鉴别，术后病理可确诊。Ⅰ～Ⅱ期病例单纯手术切除5年生存率为40%，若术后辅以化疗或放疗可提高到60%。

第6节 靶向治疗

对于具有明确抗原表达的淋巴瘤，如表达CD20抗原的B细胞淋巴瘤，化疗可联合分子靶向治疗（或称免疫化疗），即利妥昔单抗加化疗。

1 抗CD20抗体

1.1 DLBCL

在2011年6月12日的美罗华研讨会上，Coiffier教授指出，利妥昔单抗（美罗华）的应用使更多弥漫性大B细胞性淋巴瘤（DLBCL）患者获得治愈，RICOVER-60研究结果提示，8个周期利妥昔单抗联合6个周期CHOP14方案可能是患者较易接受的治疗选择。

R-CHOP的应用消除了non-GCB免疫表型、Bcl-2过表达和p53表达这3个预后不良

因素的影响，剂量密度CHOP14联合12次利妥昔单抗治疗可能将进一步改善患者的转归。Salles教授指出，自2000年以来，利妥昔单抗的应用是淋巴瘤治疗领域的主要进展，并认为即使治疗75~80岁的患者，R-CHOP方案较CHOP方案仍有改善生存的优势。

另外，贝伐单抗联合R-CHOP方案（RA-CHOP）亦可能延长患者的生存。

1.2 惰性淋巴瘤

MD Anderson癌症研究中心的结果显示，利妥昔单抗可延长滤泡性淋巴瘤患者的总生存率和无疾病进展生存。Keating教授指出，应该使用完全缓解、消除微小残留病灶以及提高完全缓解率等指标来评价滤泡性淋巴瘤缓解率和总生存率。

Sehn博士认为，利妥昔单抗的诱导和维持治疗延长了惰性淋巴瘤患者的总生存率，从而改变了患者的转归。

加拿大哥伦比亚大学推荐利妥昔单抗诱导和维持治疗用于初治或复发的NHL患者，利妥昔单抗作为维持治疗可明显延长缓解期和总生存率。利妥昔单抗90分钟的快速输注在诱导和维持治疗中的应用是安全的，患者的耐受性良好。

Dreyling教授指出，对于反复治疗的复发性滤泡性淋巴瘤（FL）患者，应用利妥昔单抗仍然有效。有研究显示，利妥昔单抗联合化疗用于FL患者的二线治疗比一线治疗的完全缓解率和肿瘤进展时间均有改善。

在EORTC 20981 Ⅲ期临床研究中，对分别采用R-CHOP三周方案或CHOP三周方案治疗最多6个周期就能达到PR或CR的患者随机给予利妥昔单抗维持治疗和观察。结果显示，R-CHOP治疗组较CHOP治疗组的肿瘤无进展生存期和总生存期均有延长；GLSG研究比较了R-FCM与FCM用于治疗复发性惰性淋巴瘤的疗效，结果显示，R-FCM组（无论是否曾用利妥昔单抗）的肿瘤缓解率和无进展生存期均较高。

在2011年的国际淋巴瘤会议（ICML）上，与会专家曾讨论过"利妥昔单抗耐药淋巴瘤"的议题。有学者指出，30%~50%的滤泡性淋巴瘤患者对利妥昔单抗耐药。理由是，利妥昔单

抗联合化疗一线诱导治疗的有效率为 80%~90%，而耐药患者占 10%~20%；维持治疗开始后的 2.5 年内，有 20%~30% 的患者会发生疾病进展。

1.3 套细胞淋巴瘤

在过去的几年里，各种研究表明，单用利妥昔单抗治疗套细胞淋巴瘤的疗效一般，部分缓解率为 20%~40%；反之，联合免疫疗法（利妥昔单抗+CHOP）的总缓解率和完全缓解率明显升高（分别为 94% 和 48%），但是缓解率的提高并不能延长无进展生存时间（中位生存时间为 16.6 个月）。

德国低度恶性淋巴瘤研究组（GLSG）进行的一项前瞻性随机研究，比较了 FCM（氟达拉滨+环磷酰胺+米托蒽醌）方案和 FCM 联合利妥昔单抗方案在难治性和复发性套细胞淋巴瘤中的疗效。结果显示，与单用 FCM 患者相比，FCM+利妥昔单抗组患者完全缓解率明显提高（33% 对 0%，P=0.003），总缓解率提高了 20%（62% 对 43%），这一结果明确表明，化疗联合靶向药物治疗套细胞淋巴瘤的优越性，这种缓解率的提高使总生存期明显改善，在中位随访期 19 个月后患者总生存显著改善（P=0.005）。

2 抗CD22抗体

2.1 作用机制

CD22 是分子量为 135 kD 的 B 细胞限制性跨膜唾液酸糖蛋白，表达于前 B 细胞的胞浆内、成熟正常 B 细胞和 91%~99% 的侵袭性 B 淋巴瘤细胞群的表面。

CD22 作为亲和素特异性结合含有 α-2，6-硅酸的糖蛋白，介导同型或异型细胞亲和作用；通过 B 细胞受体复合物作为共受体调节信号。

CD22 作为 NHL 导向治疗靶分子，其特点是只选择性表达于正常和恶性的成熟 B 淋巴细胞系，非 B 淋巴细胞、骨髓细胞、造血干细胞和非造血细胞系不表达 CD22，因此以 CD22 为靶点的治疗不会影响任何不表达 CD22 的组织，亦不会抑制新的 B 细胞生成；CD22 是表达于成熟和恶性 B 细胞膜上较好的内化分子，当 CD22 分子被配体结合后，细胞能将配体内吞入细胞内，所以与放射性核素、毒素结合可能增加治疗效果；在所有恶性细胞上的表达稳定，不随胞外环境不同而发生抗原调变。

2.2 抗CD22裸抗体

裸抗体抗肿瘤主要通过与相应抗原结合引起补体或抗体依赖的细胞毒作用，使肿瘤细胞死亡；促发细胞内信号系统的改变，促进细胞凋亡；抑制肿瘤细胞增殖，促进其分化。

Epratuzumab（抗 CD22 裸抗体）是人源化单克隆裸抗体，直接靶向 CD22 抗原；与放射标记的药物不同，裸抗体不会产生骨髓抑制毒性和剂量限制性毒性，且与化疗和其他药物毒性不重叠，更易与它们联合应用。

Leonard 等 [1-2] 评价了鼠源型的抗 CD22 抗体（LL2）和人源型的抗 CD22 抗体（Epratuzumab）的临床前和临床效应，结果显示，该抗体对经过前期治疗包括用美罗华治疗的惰性 NHL 和侵袭性 NHL 患者安全、效应持久，毒性可接受。临床 Ⅰ/Ⅱ 期研究表明，开发非标记抗体对侵袭性 NHL 的治疗尤其重要，因裸抗体相对容易与经常需要用于疾病控制的化疗药物联用。

2.3 抗CD22结合型抗体

放射免疫疗法（radioimmunotheropy，RIT）是将单克隆抗体与放射性核素相结合的复合物用于恶性肿瘤的靶向治疗，单克隆抗体将放射性核素传递到 NHL 肿瘤部位，有针对性地进行靶向照射。

RIT 治疗的有效性主要取决于靶抗原的特性和放射性核素的分布，最常用的放射性核素为 ^{131}I。

2.3.1 ^{131}I –LL2

Linden 等观察了接受 1 或两次标准化疗无效的患者对 ^{131}I –LL2 的反应，不同亚型的 B 细胞淋巴瘤患者中 6/11 取得了客观反应。Vose 等对多剂量服用 ^{131}I –LL2 对复发型 NHL 患者的有效性进行了临床 Ⅰ/Ⅱ 期评价，21 例患者中总体反应率为 33%。因此，经过其他治疗无效的侵袭型和惰性 NHL 患者服用 ^{131}I –LL2 皆可取得客观反映。

^{131}I 的半衰期长，在血液中和肿瘤内脱碘，导致甲状腺机能减退；^{131}I 还释放 γ 射线，限制了患者与家人与社会的联系，而释放低能量的 β 射线对组织的渗透能力有限，这些皆成为 ^{131}I –RIT 治疗的缺陷。

2.3.2 ⁹⁰Y–DOTA–Epratuzmab

单克隆抗体与放射性核素 ⁹⁰Y 结合优于 ¹³¹I，因它可对肿瘤传递更高的 β 射线（2.3 MeV vs 0.61 MeV），在范围为 5~10 mm 内可杀伤肿瘤细胞和附近的细胞，对体积大和血液循环较差的肿瘤亦有杀伤作用；且 ⁹⁰Y 单一释放 β 射线，不需要住院和防护措施，但服用 ⁹⁰Y 后不能用闪烁扫描评价。

Griffiths 等将 h-LL2 的补体决定区与不同的螯合剂连接，两个是二乙烯三氨五乙酸类化合物（DTPA），一个是大环的 1、4、7、10-四氮环十二烷 -N、N′、N″、N‴-四乙酸（DOTA）。

体内实验证明，DOTA 与 DTPA 螯合的 ⁹⁰Y–h LL2 相比，大大降低了非特异性组织的放射性剂量沉积，更具有治疗优势。

Sharkey 等观察了 DOTA 螯合的 ¹¹¹In–和 ⁹⁰Y–Epratuzumab 在 NHL 患者体内的生物分布和肿瘤靶向性、药物代谢动力学、剂量和抗体反应，结果显示，治疗效应与血液中的放射性剂量和外显影所见的肿瘤靶向性和尺寸无关。

Linden 等研究了应用 ⁹⁰Y–DOTA–Epratuzmab 进行逐步放射免疫治疗，该方法可减少患者服用的药物剂量、血液毒性，另一方面可增加放射性核素的服用量。因此，作者认为，⁹⁰Y–DOTA–Epratuzmab 是一个非常有希望治疗 NHL 的药物。

2.3.3 ¹⁸⁶Re–Epratuzumab

铼–186（rhenium–186，¹⁸⁶Re）是 RIT 治疗的理想物质，它释放的中等能量的 β 射线和低峰度（137 keV）的光子，可被闪烁扫描显影。

⁹⁹ᵐTc 和 ¹⁸⁶Re 皆是Ⅶ族元素，具有相似的化学特性，⁹⁹ᵐTc 可代替 ¹⁸⁶Re 用于 RIT 前的成像；¹⁸⁶Re 释放低能量、低丰度射线，射线成像理想，不需标记其他核素就可进行放射剂量测定。

但与 ⁹⁰Y、¹¹¹In 和 ⁷Lu 的标记相比，¹⁸⁶Re 标记方法和过程比较繁琐，或过程较简单而降低了免疫反应性；¹⁸⁶Re 较 ⁹⁰Y 在肿瘤部位保留时间短，¹⁸⁶Re 可从靶细胞分泌再由肾脏排泄。

Postema 等检测了 ¹⁸⁶Re–epratuzumab 在 NHL 患者中的最大耐受剂量和治疗有效性。结果表明，患者对 2.0GBq/m² 的 ¹⁸⁶Re–epratuzumab 可耐受，没有严重的毒性，疗效与 ⁹⁰Y–DOTA–Epratuzmab 相似。

2.3.4 BL22–RFB4–PE38

BL22–RFB4（dsFv）–PE38 是重组免疫毒素。

将单克隆抗体与毒素连接，通过抗原与抗体的特异性结合，将毒素连同抗原抗体复合物一并"内化"进入细胞，可发挥其阻抑蛋白质合成或破坏 DNA 结构等作用。

IgG 形式的抗体由于从循环消除缓慢而且对肿瘤渗透能力有限，导致毒性累积和大肿瘤部位剂量不足；相反，小抗体分子，如单链 Fv（scFv）片段能够有效渗透肿瘤组织，还可由循环系统迅速消除。这些特点使其更具临床应用优势，包括放射显影研究和服用细胞毒抗体融合蛋白的治疗。

BL22 为 RFB4 通过半胱氨酸残基的二硫键与可变区重链的连接物，再与 PE38 融合成为 RFB4（dsFv）–PE38。

BL22 是第一个在嘌呤同系物抑制的毛细胞白血病（hairy cell leukemia，HCL）患者中产生高完全反应率的免疫毒素。

Kreitman 等研究 HCL 患者的临床Ⅰ期实验证明，BL22 是可耐受和高度有效的。虽然 HCL 对 BL22 产生完全反应，但 BL22 对 CD22 抗原表达低的患者疗效较低。研究者希望在补体决定区（CDR）发生突变以增加抗体亲和能力和疗效，但没有成功。而通过在称作热点（hot spots，热点是体内抗体亲和力成熟时经常发生突变的 DNA 序列）的特定 DNA 残基突变显示，抗体的亲和力和免疫毒素活性增加。

HA22 是改进型的 BL22[10]，它是由 BL22 的 Fv 段重链 CDR3 热点 SSY 残基突变为 THW。HA22 对 CD22 阳性细胞系的细胞毒作用为 BL22 的 5~10 倍，对慢性淋巴细胞淋巴瘤和绒毛细胞淋巴瘤的毒性达到 50 倍。

删除 PE 的 Arg490 可破坏蛋白酶降解位点，导致 PE 在鼠体内的半衰期增加；然而，Kreitman 等[11] 没有删除 HA22 的 Arg490，而是将它突变为丙氨酸，因丙氨酸可破坏胰酶和相关蛋白酶的识别位点，且丙氨酸没有改变主链的结构和蛋白结构。HA22（丙氨酸）的抗肿瘤效果和细胞毒性是 HA22（精氨酸）的 2 倍。

2.3.5 双特异性免疫毒素

抗 CD22 免疫毒素已成功用于治疗绒毛细胞淋巴瘤，然而这只是淋巴瘤患者的极小一部分。为扩大患者群体，研究者将抗 CD19 与抗 CD22 免疫毒素进行联合治疗，Vallera 等[12]研制了单分子的重组双特异性抗体毒素（DT2219），它可与更多的 B 淋巴瘤和白血病细胞起反应，毒素包含抗 CD19 和 CD22 抗体的单链 Fv 及白喉毒素 A 段。完整的白喉毒素包含两个片段，片段 A 催化 ADP 糖基化延长因子 2，导致蛋白合成抑制和细胞死亡；片段 B 用合适的配体（抗 CD19/CD22）代替可产生细胞特异性的免疫毒素。DT2219 显示出较单独使用抗 CD19 和 22 抗体更高的抗肿瘤活性。

2.3.6 抗体联合

Leonard 等[13]对 Epratuzumab 和利妥昔单抗的联合疗效进行了研究，结果表明，Epratuzumab 和美罗华联合应用，临床活性明显增强，且患者对其耐受性良好。

Leonard 等[14]还观察了 Epratuzumab 与 Hu1D10（抗 HLA-DR β 链多聚体抗体）临床前和早期的临床疗效，结果显示这些药物作为新的治疗制剂具有高有效性和低毒性的特点。Stein 等[15]发现，联合应用 IMMU-106（人源化抗 CD20 抗体）和 Epratuzumab 对 SU-DHL-6 肿瘤细胞系比单独应用任何抗体更有效。这些结果与临床观察一致，其机理或许可用抗 CD20 抗体治疗后 CD22 表达上调来解释，这提示更高的抗原表达可能有助于更有效的治疗。

第 7 节 造血干细胞移植

造血干细胞移植适用于难治复发的侵袭性淋巴瘤及治疗反应不好的惰性淋巴瘤。对照研究显示，自体造血干细胞移植对于侵袭性淋巴瘤的治疗，可使长期生存率比常规化疗增加 30%。

对于套细胞淋巴瘤、Burkitt's 淋巴瘤及血管免疫母细胞性淋巴瘤，若放化疗不能缓解，应考虑行异基因造血干细胞移植。一般而言，大于 60 岁的老年患者不宜采用干细胞移植。

对 60 岁以下患者，能耐受大剂量化疗者，可考虑全淋巴结放疗及大剂量联合化疗，结合异基因或自身骨髓移植，以期取得较长期缓解和无疾病进展期。目前国内外研究，自身骨髓移植对弥漫性、进展性淋巴瘤取得令人鼓舞的结果，其中 40%~50% 以上获得肿瘤负荷缩小，18%~25% 复发病例被治愈。

CHOP 虽然是侵袭性晚期 NHL 的标准化疗方案，但高危患者应用 CHOP 方案化疗的预后仍然很差。大部分随机对照研究认为，高剂量化疗加骨髓移植作为侵袭性 NHL 的首程治疗和常规化疗比较，未能提高生存率。但是，侵袭性 NHL 化疗后复发，高剂量化疗加骨髓移植挽救治疗能提高其生存率。

1 首程治疗

目前，全世界共有 7 项大的随机对照研究，比较了常规化疗和高剂量化疗加干细胞移植首程治疗侵袭性 NHL 的疗效，年龄皆在 60 岁或 65 岁以下，多伴有一项或多项预后不良因素，临床分期 Ⅲ~Ⅳ 期。在这些研究中，5 项研究表明，高剂量化疗和常规化疗结果相同；一项研究认为，ABCVP 高强度化疗优于 ABCVP 加骨髓干细胞移植；仅一项研究结果显示，高剂量化疗（CEEP+BEAM +ASCT）优于常规 8 个周期 CHOP 方案化疗。

因此，根据这些临床随机研究结果，目前高剂量化疗加干细胞移植仍不是侵袭性 NHL 首程治疗的标准治疗方案。

法国、意大利、德国和欧洲 EORTC 等 6 项随机研究证明，侵袭性 NHL 首程治疗应用高剂量化疗加外周干细胞移植未改善生存率和无病生存率。Kaiser 等报道，临床 Ⅱ~Ⅲ 期、LDH 增高、年龄 18~60 岁的侵袭性 NHL（Kiel 分类）进入随机对照研究。根据 REAL 和 WHO 重新分类，60% 为 DLBCL，12.5% 为原发纵隔 B 细胞淋巴瘤。患者接受 2 周期 CHOEP 方案化疗后，部分缓解和完全缓解患者随机分成两组，3 周期 CHOEP+受累野照射和 1 周期 CHOEP+BEAM+自体干细胞移植和受累野照射，两组的生存率、EFS 均无显著差别。根据 IPI 确定为高危或高中危 NHL 的患者两组生存率仍未见显著差别。高剂量化疗组复发后挽救治疗疗效明显低于常规化疗组。LNH93-3 等研究结果显示，ACVBP 高强度化疗优于骨髓移植。仅有一项研究认为，侵袭性 NHL 高剂量化疗加自体干细胞移植作为首程治疗优于常规 CHOP 方案。

Milpied 等的研究包括年龄 15~60 岁的患者，20% 的患者为临床 I ~ II 期，弥漫性大 B 细胞淋巴瘤占 75%。IPI 指数为全部低至中高危患者，未包括高危患者。高剂量化疗改善了全组患者的无事件生存率，而且能改善年龄调整后中高危患者的总生存率。

在法国 GELA LNH-87 的进一步分层研究中发现，根据国际预后指数分层为中高危和高危（IPI=2~3）的患者应用高剂量化疗加骨髓移植作为首程治疗能改善其无失败生存率和总生存率。常规化疗和高剂量化疗+骨髓移植的 8 年总生存率分别为 49% 和 64%，8 年无病生存率分别为 39% 和 55%（*P* =0.02）。对常规化疗相对不敏感的侵袭性 NHL，高剂量化疗加骨髓移植未改善患者的生存率。在一项小的研究中，常规 CHOP 化疗 3 周期后达 PR 的患者随机分为高剂量化疗和常规化疗，高剂量化疗未提高生存率。

为进一步验证高中危和高危年青侵袭性 NHL 首程高剂量化疗加骨髓移植的疗效，SWOG、ECOG、CALGB（Cancer and Acute Leukemia Group B）和加拿大 NCI 开展了一项临床 III 期试验 S9704，比较中高危和高危弥漫性大 B 细胞淋巴瘤首程高剂量化疗和高剂量挽救性化疗的疗效，患者随机分成两组，6 周期 CHOP+即时 ASCT 和 8 周期 CHOP、复发时挽救性自体干细胞移植，目前尚处于研究中。

外周 T 细胞淋巴瘤（PTCL）是一种常规化疗效果较差的少见恶性疾病，清髓性治疗和自体造血干细胞移植（autologous stem cell transplantation，ASCT）在其治疗中的地位尚不明确。

Reimer 教授等进行了一项前瞻性多中心 II 期临床试验，探索一线 ASCT 治疗 PTCL 的疗效。患者在 4~6 个疗程 CHOP 方案后接受 Dexa BEAM 或 ESHAP 方案诱导治疗及干细胞采集。完全缓解或部分缓解的患者在清髓性放化疗（超分割的全身放疗及大剂量环磷酰胺化疗）后接受 ASCT。共 83 例患者入组该研究，66% 的患者接受了移植，不能接受移植的主要原因为疾病进展。意向治疗分析结果显示，接受了清

髓性治疗患者的总反应率为 66%；中位随访 33 个月后，仍有 43 例患者存活。CR 患者的 3 年总生存率及无进展生存率分别为 53% 和 36%。研究提示，一线 ASCT 对 PTCL 有确切疗效，但这还需要随机试验予以证实，亦需要进一步改进移植前的治疗以提高移植率。

2 挽救治疗

有一项前瞻性随机研究证明，侵袭性 NHL 复发后对化疗敏感的患者采用高剂量化疗可改善生存率。1995 年法国报道，109 例中高度恶性淋巴瘤首程治疗后复发、对化疗敏感的年轻患者，高剂量化疗+自体骨髓移植和标准挽救性化疗比较，明显改善了无病生存率和总生存率，5 年 EFS 分别为 46% 和 12%，5 年总生存率为 52% 和 32%（*P*=0.038）。在美国的临床 II 期研究中取得了相似的结果。

第 8 节 常见淋巴瘤多学科治疗规范

1 霍奇金淋巴瘤

总的治疗原则是 I、II 期行根治量放疗（45~50GY），III 期行根治量放疗加 MOPP/CHOP 交替化疗 4~6 周期；IV 期若肿块直径小于 5cm 行 MOPP/CHOP 化疗 4~6 周期，缓解后再加 2 周期，若肿块大于 5cm 则加局部放疗 35~40Gy 至缓解后，再行 MOPP、CHOP 化疗各 1 个周期。

1.1 分型治疗

1.1.1 结节性淋巴细胞为主型

I A、II A 期，累及野或区域淋巴结放疗；I B、II B 期，化疗+累及野放疗；III A、IV A 期，化疗±放疗或姑息性局部放疗；III B、IV B 期，化疗±放疗。累及野放疗剂量为 30~36Gy。

1.1.2 经典型

放化疗联合方案：

（1）I A、II A 期预后好者：ABVD×4 周期+RT；或 Stanford V×2 周期+RT（适合非大肿块）。

（2）I、II 期预后差者：ABVD×4 周期，达 CR、PR 者，加 ABVD×2 周期+RT；或 Stanford V×3 周期，对肿块>5cm 或 PET/CT 有残留处+RT。

（3）Ⅲ、Ⅳ期：ABVD×6~8 周期，4 周期达 CR、PR 者加 ABVD×2，有大肿块的局部+RT；或 Stanford V×3 周期+RT；或剂量递增的 BEACOPP×8+RT。

放疗剂量的确定：

（1）Ⅰ~Ⅱ期无大肿块，化疗后 CR 者，累及野放疗 30Gy；化疗后 PR 者，累及野放疗 30Gy，残留病灶加量至 36~40Gy。

（2）Ⅰ~Ⅱ期大肿块，化疗后 CR 者，累及野放疗 30Gy，原大肿块处加量至 36Gy；化疗后 PR 者，累及野放疗 36Gy，残留病灶加量至 36~40Gy。

（3）Ⅲ~Ⅳ期大肿块，化疗后大肿块病灶处放疗 36~40Gy。

1.2 早期霍奇金淋巴瘤

1.2.1 传统治疗

早期（Ⅰ、Ⅱ期）霍奇金淋巴瘤的传统治疗认为，放射治疗是Ⅰ、Ⅱ期及Ⅲ1A 期 HL 主要治疗方法。20 世纪 60 年代，Kaplan 等确定了肿瘤根治的照射剂量 36~44Gy/4~5 周，及采用扩大野照射技术，照射野包括病变淋巴结区及临床未发现病灶的邻近淋巴结区。设计了斗篷野（mantle 野）、锄形野、盆腔野，锄形野加盆腔野组成倒 Y 野；次全淋巴结照射（sub-total nodal irradiation，STNI）包括斗篷野加锄形野。全淋巴结照射（total nodal irradiation，TNI）包括斗篷野和倒 Y 野。

Ⅰ期、Ⅱ期、Ⅲ1A 期 HL 传统的标准治疗是采用 STNI（膈上病变可不予盆腔野照射）或 TNI。Ⅰ期、Ⅱ期患者 10 年生存率约 90%，Ⅲ1A 期 70%~80%。

1.2.2 现代治疗

近年来，不少国家对早期 HL 采用放、化疗结合的方法，疗效提高 25%。仅用放疗已不再作为早期 HL 的标准治疗，因其复发率高并易诱发第二肿瘤。放化疗结合，90% 以上的 HL 可获治愈。

现代放疗和化疗的应用虽已使霍奇金淋巴瘤成为可治愈性肿瘤，但大量长期生存患者的随诊结果显示，15 年死亡率较普通人群高 31%，死亡原因中第二肿瘤占 11%~38%（实体瘤和急性非淋巴细胞白血病）、急性心肌梗死 13%、肺纤维化 1%~6%；此外还可引起不育以

及畸形等。

MOPP 及 COPP 化疗方案中烷化剂（氮芥、环磷酰胺）及甲基苄肼可导致急性非淋巴细胞白血病及不育；ABVD 方案中阿霉素等蒽环类药可造成迟发心脏损害，如心力衰竭；博莱霉素可产生肺纤维化。

放疗可引起实体瘤，如肺癌、乳腺癌，心脏损害使急性心肌梗死的危险增加 3 倍（斗篷野照射），放射性肺炎（斗篷野照射）及不育（照射卵巢、睾丸）。

在对 HL 治疗远期并发症新认识的基础上，提出了防止和减少远期严重并发症、提高生存质量的新治疗策略。

目前早期霍奇金淋巴瘤的治疗主要根据患者临床分期结合预后因素制定新的治疗策略。主要不良预后因素，包括年龄>50 岁、B 症状（主要指发热、消瘦）、纵隔或脾巨大肿块病变（巨大肿块指肿块最大直径≥10cm，纵隔巨大肿块指后前位胸部 X 线片肿块最大直径≥胸椎 5~6 水平胸腔内径的 1/3）、病变≥3 个淋巴结区受累、血沉快（≥30mm/h 伴有 B 症状，≥50mm/h 不伴有 B 症状）。

早期霍奇金淋巴瘤根据上述预后因素分为预后良好组（无上述不良预后因素）及预后不良组（具有 1 个或更多不良预后因素），并分别制定不同的治疗策略。

20 世纪 90 年代以来，分析百万电子伏特 X 线的治疗资料，结果显示，达到照射野内肿瘤控制率 98%、亚临床灶肿瘤照射量为 32.4Gy，<6cm 肿瘤照射量为 36.9Gy，>6cm 肿瘤照射剂量为 37.4Gy。

根据放疗和化疗作用的不同特点和远期并发症的不同，取长补短有机结合，可适当减少放射剂量及缩小放射野，同时适当减少化疗周期数及减少烷化剂的应用。

适量应用蒽环类药及博莱霉素可减少心脏损害和肺毒性的并发症；采用 ABVD 化疗方案可避免第二肿瘤和不育，从而在保持或提高早期霍奇金淋巴瘤治愈率的前提下，减少远期并发症，改善生活质量。

Diehl 等推荐Ⅰ~Ⅱ期无不良预后因素的患者，可采用扩大野照射（DT30~36Gy），或 4~6 周期化疗（如 ABVD 方案）加病灶野放疗

（DT20~36Gy）；Ⅰ、Ⅱ期伴有不良预后因素的患者，可采用4~6周期化疗加病灶野放疗（DT20~36Gy）。

1.3 晚期霍奇金淋巴瘤

联合化学治疗是晚期霍奇金淋巴瘤的主要治疗手段，常用的联合化疗方案有MOPP、COPP、ABVD和ABVD/MOPP（或COPP）交替方案。巨块病灶或残存病灶可加病灶野放疗。Ⅲ、Ⅳ期患者治愈率50%~70%。

MOPP或COPP治疗完全缓解率70%~80%，ABVD治疗完全缓解率75%~82%，AB-VD/MOPP交替方案完全缓解率83%~89%。应用联合化疗治疗达完全缓解后需再给予2个周期的巩固化疗，通常共需6~8个周期。

值得注意的是，对Ⅱ期以上的HL治疗，对照研究表明，联合化疗的效果优于放疗，而且放疗会造成儿童发育延迟，化疗亦避免剖腹探查病理分期对患者的损害，所以目前对ⅠB、ⅡB及Ⅲ、Ⅳ期的患者，即使有纵隔大肿块，亦主张采用化疗。巨大肿块或化疗后残留的肿块，可加用局部放疗。

1.4 挽救治疗

应用ABVD或MOPP（COPP）/ABVD联合化疗方案完全缓解率约80%，复发率约30%，治愈率约65%，尚不令人满意。

初始治疗应用联合化疗不能达到完全缓解的难治病例或完全缓解后复发病例需给予挽救治疗。

初治单独放射治疗后复发病例可给予联合化疗，仍可取得良好的疗效，其总生存率与初治接受放、化疗综合治疗无显著差异。

初治联合化疗完全缓解后超过12个月以上的延迟复发病例，应用最初的化疗方案仍可取得良好疗效，长期生存率约45%。

初治联合化疗方案，如MOPP和COPP不能达到完全缓解的病例或完全缓解后12个月内短期复发病例，应改用与原化疗方案无明显交叉耐药性的新方案，如MOPP或COPP改为ABVD方案；或ABVD改为COPP方案；若对MOPP及ABVD方案均耐药可改用依托泊苷、长春瑞滨、司莫司汀等药组成新的化疗方案。短期复发病例上述挽救化疗疗效不佳，长期生存率约14%。

短期（12个月内）复发病例及初治联合化疗方案不能达到完全缓解的难治病例，可进行大剂量化疗联合自体造血干细胞移植治疗，其中化疗尚敏感的病例疗效较好，长期生存率为30%~50%，化疗耐药病例仅约20%。

1.5 常用推荐化疗方案

ABVD方案是目前治疗HL的标准一线化疗方案，二线化疗方案有MOPP-ABV、BEA-COPP、Stanford-V、MINE、GDP、DHAP、ES-HAP等。

MOPP：CR84%，34%复发，复发者多发生在CR后4年内；影响MOPP方案CR的因素是有无症状，无症状者CR100%，有症状者81.7%CR。

ABVD：CR75%，与MOPP无交叉耐药性，MOPP无效的病例用ABVD治疗75%~80%可缓解。

ABVD/MOPP交替：CR88.9%。

1.5.1 结节性淋巴细胞为主型

（1）ABVD±利妥昔单抗

ADM 25mg/m²，d1、15；BLM 10mg/m²，d1、15；VLB 6mg/m²，d1、15；DTIC 375 mg/m²，d1、15；利妥昔单抗（美罗华）375 mg/m²，d1。4周重复。

（2）CHOP±利妥昔单抗

CTX 750mg/m²，d1；VCR 1.4mg/m²，d1（最大剂量2mg）；ADM 50mg/m²，d1；Pred 60mg/m²，po，d1~5；利妥昔单抗375mg/m²，d1。3周重复。

（3）EPOCH±利妥昔单抗

CTX 750mg/m²，d1；ADM 50mg/m²，d1；VCR 1.4mg/m²（最大剂量2mg），d1；VP-16 100mg/m²，d1~3；Pred 60mg/m²，po. d1~5；利妥昔单抗375 mg/m²，d1。3周重复。

（4）COP±利妥昔单抗

CTX 750mg/m²，d1；VCR 1.4mg/m²（最大剂量2mg），d1；Pred 60mg/m²，po，d1~5；利妥昔单抗375mg/m²，d1。3周重复。

（5）单药利妥昔单抗

利妥昔单抗375 mg/m²，3周重复。

1.5.2 经典型

Ⅰ.一线方案

（1）ABVD

ADM 25mg/m², d1、15；BLM 10mg/m²,
d1、15；VLB 6mg/m², d1、15；DTIC 375 mg/
m², d1、15。4 周重复。

（2）Stanford V

ADM 25 mg/m², w1、3、5、7、9、11；
VLB 6 mg/m², w1、3、5、7、9、11；HN₂ 6mg/m²,
w1、5、9；VCR 1.4 mg/m² (max 2mg)，w2、4、
6、8、10、12；BLM 10 mg/m², w2、4、6、8、
10、12；Vp-16 60 mg/m², w3、7、11；PDN
40 mg/m², po, qod (12w)。12 周重复。

* ≥50 岁者，自第 10 周起，VLB 每周减
量 1mg/m² 至 4mg/m²；**PDN 第 10 周起逐渐减
量，PDN 隔天减 10 mg。

（3）BEACOPP

BLM10 mg/m², d8；VP16 100 mg/m², d1-
3；ADM 25 mg/m², d1；CTX 650 mg/m², d1；
VCR 1.4 mg/m²，（最大剂量 2mg），d8；PCZ
100 mg/m², po, qd, d1~7；Pred 40 mg/m², po,
qd, d1~14。3 周重复。

（4）剂量递增的 BEACOPP

BLM 10mg/m², d8；Vp-16 200mg/m², d1~
3；ADM 35mg/m², d1；CTX 1200mg/m², d1；
VCR 1.4 mg/m² (最大剂量 2mg)，d1；PCZ 100
mg/m², po, qd, d1~7；Pred 40mg/m², po, qd,
d1~14。3 周重复。

（5）MOPP（有心脏病史）

HN₂ 6 mg/m², d1、8；VCR 1.4 mg/m² (max
2mg)，d1、8；PCZ 100 mg/m², po, d1~14；
PDN 40 mg/m², po, d1~14。4 周重复。

Ⅱ. 二线方案

（1）MINE

IFO 1333mg/m², d1-3 (mesna 解救)；MIT
8 mg/m², d1；Vp-16 65 mg/m², d1~3。3 周
重复。

（2）Stanford V（具体组成见上）

（3）ICE

IFO 5000mg/m²，（ivd, 24h, mesna 解救）
d2；CBP AUC =5（最大 800mg），d2；Vp-16
100 mg/m², d1~3。2 周重复，G-CSF 支持。

（4）MOPP（具体组成见上）

（5）DHAP

DXM40mg, iv, d1~4；Ara-C 2000mg/m²,
bid, d2；DDP 25mg/m², d1~4。3 周重复。

（6）ESHAP

VP-16 40mg/m², d1~4；MP（甲基泼尼松
龙）500mg, iv, d1-5；Ara-C 2000mg/m², d5；
DDP 25mg/m², d1~4。3 周重复。

（7）GDP

Gem 1000mg/m², d1、8；DXM 40mg, po
(or iv)，d1~4；DDP 75mg/m², d1。3 周重复。

1.6 随访

第 1~2 年，每 2~3 个月一次；第 3~5 年，
每 3~6 个月一次；然后每年一次。复查内容包
括血常规、ESR、LDH、胸片或胸部 CT、腹部
B 超；如颈部行放疗，每半年查 TSH。

2 淋巴母细胞淋巴瘤

Ⅰ~Ⅳ期淋巴母细胞淋巴瘤均应视为全身疾
病，按急性白血病方案治疗。其推荐治疗方案
为 Hyper CVAD（CTX +VCR +ADM +DXM）与
MTX+Ara-C 交替，必须配合最佳支持治疗及预
防肿瘤溶解综合征。

3 慢性淋巴细胞白血病/小细胞淋巴瘤

CLL/SLL 之Ⅰ、Ⅱ期者，局部放疗或观察；
若出现进展，则按Ⅲ、Ⅳ期治疗原则。Ⅲ、Ⅳ
期，出现自身免疫性血细胞减少、反复感染、
有症状、终末器官功能受损、逐渐进展或组织
学转化等，应进行化疗。

一线化疗方案有 F±R（氟达拉滨±利妥昔
单抗）、FC±R（氟达拉滨+环磷酰胺±利妥昔单
抗）、苯丁酸氮芥（冲击或持续）±强的松，及
CVP（环磷酰胺，长春新碱，强的松）；二线化
疗方案有阿仑珠单抗、PC±R（喷司他丁±环磷
酰胺±利妥昔单抗）、PC±阿仑珠单抗或利妥昔
单抗。

4 弥漫性大B细胞淋巴瘤

弥漫性大 B 细胞淋巴瘤（DLBCL）是最常
见的非霍奇金淋巴瘤，占 NHL 的 30%~40%。
近 10 年来，随着抗 CD20 单克隆抗体利妥昔单
抗（R）的应用，DLBCL 的治疗取得了里程碑
式的进步。

针对利妥昔单抗联合化疗的多项国际多中
心临床试验确立了依据国际预后指数（IPI）危
险度、年龄等因素对 DLBCL 进行分层治疗的策

略。这些研究表明，对 DLBCL 的治疗越来越细化、精确，强调分层、适度治疗。

但是，在取得巨大进步的同时亦引发了许多新的问题，解决这些问题无疑还需要开展多中心前瞻性临床试验。另外，这些研究结果均源自国外，鉴于东西方人群的遗传差异，有必要针对国内 DLBCL 患者开展多中心的前瞻性临床试验，以确立国人 DLBCL 的最佳治疗策略。

一线化疗方案为利妥昔单抗+CHOP、利妥昔单抗+EPOCH；二线化疗方案为 ICE（异环磷酰胺，卡铂，足叶乙甙）、DHAP（地塞米松，顺铂，阿糖胞苷）、MINE（美斯纳，异环磷酰胺，米托蒽醌，足叶乙甙）、ESHAP（足叶乙甙，甲基强的松龙，阿糖胞苷，顺铂）及 miniBEAM（卡莫司丁，足叶乙甙，阿糖胞苷，苯丙氨酸氮芥）。

4.1 放射治疗

对放疗在 DLBCL 中的作用历来存有争议。在利妥昔单抗问世之前，SWOG8736 研究提示，在 I 期或 II 期不伴巨大肿块的患者中，CHOP 联合受累野放疗（IFRT）可减少化疗次数；而 GELA LNH 93-1 研究则显示，强烈化疗如 ACVBP 方案优于 CHOP+IFRT；ECOG 1484 研究显示，8 周期 CHOP 治疗达 CR 后给予 IFRT 巩固可改善患者 DFS，控制局部症状，而 GELA 93-4 研究则表明，4 周期 CHOP 后加与不加 IFRT 无论 EFS 还是 OS 均相当。

引入利妥昔单抗后，SWOG0014 研究表明，对于 aaIPI=0 且不伴有巨大肿块的早期 DLBCL 患者，3 周期 R-CHOP+IFRT 的 4 年 OS 达 92%，与 MInT 研究疗效相仿。因此，2009 年 NCCN 指南推荐，对于早期不伴巨大肿块的患者，给予 3 周期 R-CHOP+IFRT 或 6~8 周期 R-CHOP。

4.2 局限期治疗

（1）局限期 DLBCL（≤60 岁且没有不良危险因素）患者，宜采用以阿霉素为基础的化疗（3 周期）后 RT，可获得良好的远期预后。

CHOP 方案化疗已成为 II 期巨块型或 III~IV 期 DLBCL 患者的标准治疗。

在 SWOG 8736 研究中，局限期侵袭性 NHL 患者 CHOP（3 周期）化疗后 RT 者的 5 年 PFS（77%对比单纯 CHOP 组的 64%）和 OS（82%对比单用 CHOP 组的 72%）明显提高，但继续随访时，该差异消失了。ECOG（E1484）研究显示，对于单用 CHOP（8 周期）已达 CR 的患者，加用 RT 延长了无病生存期。

在有选择的病例中，对巨块型病变进行 RT 可能有益。建议的备选治疗包括剂量密集型的 R-CHOP14 方案和剂量调整的 EPOCH-R（剂量调整的依托泊苷、泼尼松、长春新碱、环磷酰胺和阿霉素及利妥昔单抗）方案。

但一项在老年患者中进行的随机研究比较 CHOP（4 周期）联合或不联合 RT，结果显示，联合治疗组的效果更差。GELA 研究中亦发现，ACVBP 方案优于 CHOP 加 RT。

在有选择的病例中，对巨块型病变进行 RT 可能有益。建议的备选治疗包括剂量密集型的 R-CHOP14 方案和剂量调整的 EPOCH-R（剂量调整的依托泊苷、泼尼松、长春新碱、环磷酰胺和阿霉素及利妥昔单抗）方案。

研究发现，剂量密集型的 CHOP-14 方案优于标准的 CHOP-21 方案，与单纯 CHOP-14 方案相比，CHOP-14 联合利妥昔单抗更佳；6 周期的 R-CHOP-14 的 OS 明显优于 8 周期，因其远期非肿瘤相关死亡率更低。

研究显示，剂量调整的 EPOCH-R 方案可克服一些危险因素（如肿瘤高增殖率），推荐 R-EPOCH 联合 RT 用于局限期病变的患者。

（2）对非巨块型的局限期患者，可行足程（6~8 周期）R-CHOP 或缩短周期的 R-CHOP（3 周期），联合局部 RT。

对于存在不良预后因素的患者，如果已行 R-CHOP 治疗 6~8 周期，RT 是可选择的，但并非必需。

无不良预后因素，但由于临床原因存在 RT 禁忌者，可仅行 6~8 周期 R-CHOP 治疗。对存在巨块病变的患者，6~8 周期 R-CHOP 后予局部 RT，可能更加有效。

4.3 晚期

低中或中高危的晚期（III~IV）DLBCL 患者应予足程（6~8 周期）的 R-CHOP-21 方案治疗。含有利妥昔单抗的 R-CHOP 方案因毒性低，应为首选；亦可选择类似的以蒽环类为基础的方案。研究表明，在 CHOP 基础上加用利妥昔单抗可改善晚期弥漫性大 B 细胞淋巴瘤患者的预后。

4.4 初始一线治疗

对于初治患者，主要依据年龄、IPI 危险度分为老年（>60 岁）、年轻低危（校正年龄 IPI，aaIPI，0~1 分）和年轻高危（aaIPI 2~3 分）DLBCL 3 个不同的层次进行治疗。

年轻低危 DLBCL，MInT 研究 34 个月随访数据显示，利妥昔单抗联合化疗组（413 例）3 年 EFS（79% 对 59%，P<0.0001）和 OS（93% 对 84%，P=0.0001）均显著优于单纯化疗组（411 例）。比较不同化疗方案，R-CHOP-21 与 R-CHOEP-21 组 3 年 EFS 和 OS 相当，因此对年轻低危初治 DLBCL 患者推荐 6 周期的 R-CHOP-21 方案。

年轻高危 DLBCL，对于 aaIPI 为 2~3 分的年轻患者目前还没有公认的治疗方案，主要治疗策略为利妥昔单抗联合大剂量或高密集型化疗，缓解后进行自体造血干细胞移植（ASCT）。意大利 GIMURELL 研究结果显示，该治疗的 4 年 FFS 和 OS 分别为 73% 和 80%，显著优于历史对照（44% 和 54%，P=0.001 和 0.002），且患者耐受性良好。

维持治疗，ECOG 4494 研究提示，CHOP+利妥昔单抗维持（MR）治疗较单纯 CHOP 方案可显著提高 2 年 FFS（74% 对 45%，P<0.001），而 R-CHOP 与 R-CHOP+MR 两组间无显著差异（77% 对 79%，P=0.81）。因此，利妥昔单抗+化疗诱导缓解后的患者可不接受利妥昔单抗维持治疗。

4.5 诱导治疗后的再分期及治疗选择

接受诱导治疗的患者在化疗 3~4 周期后，应该在 RT 前进行疗效评估，包括复查所有的阳性病变部位；在治疗中期进行再次分期，目的是发现诱导治疗后无效或病变进展的患者。

功能显像（PET 扫描）对明确残留肿块是纤维化还是有活性的肿瘤细胞非常有帮助。若 PET 扫描阳性，推荐在更改治疗方案前对残留肿块再次活检。治疗中期 PET 扫描可能产生假阳性，应在临床研究中进行，此时如果有临床指征，应该对可能原发难治的患者进行中期 PET 扫描；在诱导治疗结束时进行再分期。

治疗结束后再分期的准确时间尚不明确。一般而言，复查 PET 扫描的时间最好不要早于治疗结束 8 周。治疗中期分期后，所有达到 CR 的患者和达到 PR 的 III~IV 期病变患者，应完成原治疗计划。

4.6 复发、难治性 DLBCL 的治疗

对 DLBCL 初始治疗结束后再次分期后，若为 PR 或疾病进展的患者应按复发或难治性疾病进行治疗，HDT/ASCR 是复发或难治性疾病患者的首选治疗。

因此，对于复发难治 DLBCL 的治疗策略主要是利妥昔单抗联合化疗诱导缓解后行 ASCT。

前瞻性随机临床试验 HOVON 证实，对于 CD20 阳性的复发进展侵袭性淋巴瘤患者（DLBCL 患者占 89%~91%），R-DHAP 治疗的客观缓解率（ORR）为 75%，显著高于单纯 DHAP 组的 54%（P=0.01）。中位随访 24 个月，R-DHAP 组的 EFS 和 PFS 分别为 50% 和 52%，亦显著优于 DHAP 组的 24%（P<0.001）和 31%（P< 0.002）。对于拟行 ASCT 的复发难治患者，诱导化疗中加入利妥昔单抗亦有益于提高疗效。一项回顾性研究表明，22 例接受 R-DHAP+ASCT 的患者 2 年 OS 显著高于历史对照组（74% 对 33%，P=0.0424）。

随着利妥昔单抗广泛应用于 DLBCL 的一线治疗，对于利妥昔单抗+化疗后复发难治患者的挽救治疗成为了目前另一个研究焦点。在 GELA LNH 98-5 研究中，接受 R-CHOP 化疗的患者复发后，利妥昔单抗联合挽救治疗并不能改善患者 2 年生存（P=0.23）。但 Palacios 等报道，接受过 R-CHOP 或 R-CHOP 样化疗后复发进展的淋巴瘤患者再次接受含利妥昔单抗方案疗效较好。

一项 II 期研究资料显示，利妥昔单抗联合异环磷酰胺、卡铂和依托泊苷（ICE）治疗复发或难治性 DLBCL 可达到 53% 的 CR 率，明显优于单纯 ICE 治疗的历史对照的缓解率（27%）。

有报道，耐药 B 细胞淋巴瘤应用利妥昔单抗联合 ICE 可达到 71% 的总缓解率（25% 的 CR 和 46% 的 PR）。

利妥昔单抗与其他方案（DHAP、EPOCH 和 MINE）联合治疗复发或难治的 DLBCL 患者同样是有效的，适合行高剂量化疗的复发或难治疾病患者应接受含有或不含有利妥昔单抗的

二线方案治疗。

建议的方案包括 ICE、DHAP、GDP（吉西他滨、地塞米松、顺铂）；MINE（米托蒽醌、异环磷酰胺、美司钠、依托泊苷）；miniBEAM（卡莫司汀、依托泊苷、阿糖胞苷、马法兰）和 ESHAP（甲基泼尼松龙、依托泊苷、阿糖胞苷、顺铂）。

二线方案化疗后达 CR 或 PR 的患者应考虑行 HDT/ASCR 的巩固治疗，可在干细胞解救之前或之后对治疗前阳性病变部位追加 RT。

达到 CR 但不宜行高剂量治疗的患者，可予单药利妥昔单抗或联合化疗方案，如 E-POCH、CEPP（环磷酰胺、依托泊苷、泼尼松、达卡巴肼）±利妥昔单抗，或低剂量口服化疗方案如 PEPC（泼尼松、依托泊苷、达卡巴肼、环磷酰胺）治疗。

在 HDT/ASCR 后复发的患者应该参加临床试验或接受个体化治疗。然而，对连续 3 个方案治疗后疾病进展者，除无病间期（disease-free survival）长的患者外，从现有的治疗方案中进一步获益的可能性很小。

Cabanillas 等设计了 GemOX–R （或称 GROC）方案，以吉西他滨、奥沙利铂和 R 三药为基础，在粒细胞集落刺激因子支持下，每 14 天给药 1 次，剂量为 R 375mg/m² 第 1 天、吉西他滨 1250mg/m² 第 2 天、奥沙利铂 100mg/m² 第 2 天，37 例患者均可进行评价，总有效率为 81%，2 年 OS 率和无进展生存率分别为 33% 和 29%。另一令人振奋的发现是，16 例接受 GemOX-R 方案治疗患者取得了比先前方案者更长的 PFS。最常见的非血液学毒性反应是可逆的转氨酶升高、部分可逆的神经毒性和腹泻。研究者认为，GemOX-R 剂量密集型方案，对具有不良预后因素（如年龄偏大、难治性淋巴瘤）的患者，是一个有效的挽救方案，其疗效与 DHAP、ESHAP、RICE 方案相当，且血液学和非血液学毒性较少。

既往研究提示，对于 HIV 相关的淋巴瘤，EPOCH 方案具有良好的效果，但当在标准的 EPOCH 方案基础上加用 R 时，患者的感染风险显著增加，是否能耐受，美国 Levime 等进行了一项多中心随机 II 期临床试验，回答了此问题。106 例 HIV 相关 B 细胞淋巴瘤患者（74%的患者为 DLBCL）被分为 A、B 两组，A 组 R 与 EPOCH 方案同时使用，B 组 EPOCH 方案治疗结束后给予每周 1 次的 R 治疗。结果显示，两组的毒性反应，包括 3/4 级中性粒细胞减少性发热（16%vs15%）、感染（27%vs29%）和死亡（10%vs7%）等均无显著性差异。A、B 组的完全缓解/完全缓解不确定率（CR/Cru 率）分别为 69% 和 53%，1 年无失败生存率（FFS）分别为 78% 和 68%。该研究结果提示，同期使用 R 与 EPOCH 方案不但没有增加严重毒性反应发生率，而且使疗效得到了保证。

4.7 老年DLBCL的治疗

老年 DLBCL 的治疗，多项国际多中心前瞻性随机临床试验确立了 R-CHOP 方案的一线治疗地位。如法国的 GELA 研究、德国高度恶性非霍奇金淋巴瘤（DSH–NHL）研究组的 RI-COVER-60 研究等均显示，R-CHOP 组的无事件生存率（EFS）、无进展生存率（PFS）、无病生存率（DFS）、总生存率（OS）等均优于 CHOP 组。

在 GELA 的研究中，研究者将 399 例初治的老年晚期 DLBCL 患者（60~80 岁）随机分组，分别接受 8 周期的 CHOP 或 R-CHOP 治疗。该研究的远期结果显示，无论对低危还是高危患者，随访 5 年和 7 年时，R-CHOP 组的无事件生存、PFS、无病生存和 OS 均更优，并且差异达到统计学意义。这项结果已经被另外 3 个随机试验证实，包括美罗华国际试验（the MabThera International Trial, MInT）（该试验将结果扩展至预后良好的年轻患者）、HOVON 研究和 ECOG/CALGB 研究（在大于 60 岁的患者中证实了这些结果）。

另外，RICOVER-60 研究还提示，6 周期 R-CHOP-14 对于老年初治 DLBCL 是最佳选择。

美国内布拉斯加州淋巴瘤研究组（NLSG）报道了 249 例≥80 岁老年 NHL 患者的治疗结果，患者中位年龄为 83 岁，90%为侵袭性组织学类型，56%的患者接受≥4 个周期的化疗，90%接受 CAPBOP 或 CNOP/CHOP±R 方案化疗，24%接受联合放化疗。30%的患者因早期退出治疗或缺乏随访未进行评价，可评价患者的有效率为 86%。中位随访 54 个月，5 年 OS 率和 PFS 率分别为 28% 和 22%，其中 206 例可评价并完成治疗计划者的 5 年 OS 率和 PFS 率分别为 29% 和 25%。对于完成既定化疗的患者，年龄校正后高 IPI 评分是治疗失败的独立预测因素，而放疗和≥4 个周期的化疗则可降低治疗失败的风险。该研究者认为，以蒽环类为基础的化疗可使相当比例的 80 岁以上老年患者长期无病生存，但这种较强烈的化疗亦使相当一部分患者未能完成既定治疗。

4.8 纵隔大 B 细胞淋巴瘤的治疗

纵隔大 B 细胞淋巴瘤 (PMBCL) 为 DLBCL 的一种特殊亚型，占 DLBCL 的 6%~10%。回顾性研究表明，增强剂量化疗方案（如 MACOP-B、VACOP-B）用于 PMBCL 一线治疗优于 CHOP 或 CHOP 样方案。

由于 PMBCL 细胞表达 CD20，联合利妥昔单抗能否提高其疗效，目前没有明确的结论，推测利妥昔单抗联合化疗可进一步提高对 PMBCL 的疗效。Dunleavy 等比较了 DA-EPOCH 与 R-DA-EPOCH 对初治 PMBCL 患者的疗效，两组分别中位随访 8.6 年和 3.4 年，R-DA-EPOCH 组 OS 达 100%，EFS 达 94%，高于 DA-EPOCH 组的 94% (P=0.1) 和 64% (P=0.036)。研究者认为，利妥昔单抗可提高 PMBCL 疗效。

由于大部分 PMBCL 患者均伴有纵隔巨大肿块，单纯化疗可能不能完全使之消除，因此 IFRT 曾普遍应用于 PMBCL 患者。意大利回顾性研究提示，IFRT 可使对化疗有效者进一步获益；但来自英国哥伦比亚的研究结果则显示巩固性放疗并不能提高生存率。Dunleavy 等亦认为，在 R-DA-EPOCH 化疗背景下可不用放疗。因此，是否需要对 PMBCL 患者进行放疗，以及哪类患者需要放疗还有待进一步明确。

5 套细胞淋巴瘤

套细胞淋巴瘤 (mantle cell lymphoma, MCL) 是一种具有独特临床病理特征的非霍奇金淋巴瘤亚型，具有独特的临床、病理形态学、免疫表型及遗传学特征[16]，属于小 B 细胞淋巴瘤。

因 I、II 期临床极少见，绝大部分为 III、IV 期，因此主要以化疗联合分子靶向治疗。

一线治疗方案有"利妥昔单抗+大剂量 Hyper-CVAD（环磷酰胺，长春新碱，阿霉素，地塞米松）与甲氨蝶呤+阿糖胞苷"交替、"利妥昔单抗+CHOP"、"利妥昔单抗+EPOCH（足叶乙甙，强的松，长春新碱，环磷酰胺，阿霉素）"，一线巩固治疗方案为"ASCT"、"临床试验中的异基因移植（非清髓或清髓）"。

二线治疗方案有"FC（福达华，环磷酰胺）±利妥昔单抗"、"PCR（喷司他丁，环磷酰胺，利妥昔单抗）"、"克拉屈滨"、"FCMR（福达华，环磷酰胺，米托蒽醌，利妥昔单抗）"、"硼替佐米"。

MCL 是侵袭性淋巴瘤，临床上难以治疗，对传统化疗反应差，单药化疗有效率 40%，联合化疗有效率 70%，但患者大多在 6~18 个月时出现进展，生存期较短，中位生存期 30~40 个月[17]。

利妥昔单抗+CHOP 方案 II 期临床试验显示，ORR 达 96%，并有分子生物学缓解，但中位无进展生存期 (PFS) 仅 16.6 个月。德国淋巴瘤研究小组对一组 122 例新诊断 MCL 患者进行随机 III 期临床试验（R+CHOP 方案和 CHOP 方案）显示，R+CHOP 与 CHOP 相比，生存期明显延长[18]。

在一项开放标签式、随机对照、III 期临床试验中，Hess 等对比了 temsirolimus 与常规治疗方案在复发或难治性套细胞淋巴瘤中的作用。入组患者必须接受过包括烷化剂、蒽环类药物及利妥昔单抗在内的治疗。患者按 1:1:1 的比例随机分 3 组，temsirolimus 175mg 静脉给药，每周 1 次连续 3 周，再给予 temsirolimus 75mg 或 25mg 每周 1 次的维持治疗；第三组患者则接受吉西他滨、氟达拉滨、依托泊苷、长春碱或来那度胺等常规单药治疗（I C 组）。结果显示，每组 54 例，所有患者中位年龄 67 岁，81% 为男性，50% 的患者既往接受过 3 个以上化疗方案的治疗，32% 的患者接受过干细胞移植。Temsirolimus 75 mg 组患者与 I C 组患者相比，有更高的治疗有效率及更长的无进展生存期，在总生存期方面亦有获益趋势。

Forstpointner 等[19] 报道，RFCM（美罗华，福达拉宾，环磷酰胺，米托蒽醌）方案治疗复发和难治性 MCL 有效率达 58%，且没有严重的不良反应，耐受性好。研究认为，采用新的联合化疗、生物治疗及造血干细胞移植等方法能改善 MCL 患者的疗效，延长其生存时间[20]。

6 滤泡性淋巴瘤

目前，FL 的治疗是以全身联合化疗加局部放疗为主，有条件者还可进行干细胞移植。化疗完全缓解率可达 80% 以上，长期生存率可达到 60%~65%。

一线治疗方案有"氟达拉滨±利妥昔单抗"、"FND（氟达拉滨，米托蒽醌，地塞米松）±利妥昔单抗"、"利妥昔单抗"、"苯丁酸氮芥"、"环磷酰胺"、"CVP（环磷酰胺，长春新碱，强的松）±利妥昔单抗"、"CHOP±利妥昔单抗"；二线治疗包括放射免疫治疗、自体移植、异体移植、化学治疗、分子靶向治疗。

6.1 初始治疗

Ⅰ、Ⅱ期，可行局部放疗，或化疗后再放疗，或单纯扩大野放疗；Ⅱ期大肿块、腹部病变，及Ⅲ、Ⅳ期，伴有症状、继发性血细胞减少，病情进展，可行局部放疗，以减轻局部症状，或单药、联合化疗，或参加临床试验。

6.2 组织学向弥漫大B细胞淋巴瘤转化的治疗

多次既往治疗者，可参加临床试验，或放射免疫治疗，或化疗±利妥昔单抗，或受累野放疗，或最佳支持治疗；很少或无既往治疗者，应以蒽环类为主的化疗±放疗，或化疗±利妥昔单抗。

大剂量化疗联合利妥昔单抗的使用可增加 FL 对化疗的敏感性，同时延长利妥昔单抗的用药时间，还会提高 FL 患者的 EFS，且患者外周血和骨髓 t（14；18）阳性细胞数量明显减少，循环 B 淋巴细胞和 IgM 水平下降，而毒副反应却并没有增加[21]。

Ladetto 等[22]对进展期滤泡中心型淋巴瘤（follicular center lymphoma，FCL）进行高剂量序贯化疗，CR 可达 88%，PCR 检测 Bcl-2/IgH 易位的转阴率达 47%；自体干细胞移植后，65% 的病例达到了临床和分子学缓解，4 年 EFS 达到了 85%。再结合美罗华等新药治疗，既增加了化疗敏感性又降低了化疗毒性反应。因此，这种高效的治疗方法理论上可常规应用。

7 边缘带淋巴瘤

边缘带淋巴瘤（MZL）是一组单独的疾病，包括 MALT 淋巴瘤、淋巴结 MZL 和脾 MZL；淋巴结 MZL 与其他全身惰性淋巴瘤治疗原则相同。具体治疗方法可见相关章节。

胃的 MALT 淋巴瘤与幽门螺旋杆菌（H.pylori）感染有关，根治感染可使肿瘤缓解；其他的 MZL 亦与慢性感染有关。

8 原发性胃NHL

原发性胃 NHL，绝大多数为 B 细胞来源，常为局部病变，生物学行为其恶性程度较低，国内报道以中度恶性最为常见，占 80% 以上。局部治疗可使部分患者获得治愈,疗效较好,上海肿瘤医院报道其 3 年、5 年生存率为 82.1% 和 78.6%。

多数为ⅠE 和ⅡE 期。Mussheff 根据预后将ⅡE 分为ⅡE1 和ⅡE2，前者指胃邻近淋巴结受累，后者指非相邻部位，如腹腔淋巴结、主动脉旁淋巴结、髂窝淋巴结等受累。

手术治疗为原发性胃 NHL 之ⅠE 和ⅡE 期一线治疗手段，因手术可取得可靠的病理标本、能准确分期，能获得重要的预后指标，如原发肿瘤的大小、浆膜浸润与否、淋巴结受侵与否和术后残留灶大小等，可避免因放疗或化疗引起未切除肿瘤出血和穿孔，单纯手术可治愈部分患者。

胃大部切除是必要的，全胃切除会引起严重营养不良和其他并发症，且不易耐受放化疗，故不主张采用；对黏膜或黏膜下病例单纯手术可使部分病例获得治愈，但因复发率高仍提倡术后化疗。

有研究报道，对ⅠE 者是否加放疗，疗效无显著性差异；对Ⅱ~Ⅳ，多数学者认为用综合治疗较单一治疗能提高疗效；对ⅡE 放疗可采用局部野照射。

9 鼻型-NK/T细胞淋巴瘤

局限于鼻腔的Ⅰ期病例，采用单纯放疗，照射野为鼻前野，靶区包括双侧鼻腔筛窦、同侧上颌窦使用混合射线照射，因颈部转移率极低，一般不做颈预防性照射（颈转移对预后有明显影响）。单纯放疗后 5 年生存率 89%~92%（Ⅰ期）；如病变超出鼻腔采用化放综合治疗。

放疗是治疗 NK/T 细胞淋巴瘤的主要手段。鼻型 NK/T 细胞淋巴瘤对放疗比较敏感，尤其是临床早期病例（Ⅰ/Ⅱ期），单独进行放疗效果很好。

Hongyo 等发现，早期患者单独进行放疗有 52% 可达到完全缓解，另有 42% 的病例可达到部分缓解，临床缓解率高达 94%。同样有学者提出，对于早期鼻型 NK/T 细胞淋巴瘤患者行单独放疗是非常有效的治疗形式。

但 Kim 等研究发现，在放射治疗有效的患者中，有 50% 复发，并且 25% 有全身播散转移；1、2 年累积局部复发率达 86% 和 88%，累积全身播散率达 91% 和 96%。

Li 等报道，56 例鼻型-NK/T 细胞淋巴瘤患者，分别进行了单独放疗，单独化疗及放化疗联合治疗，结果显示，放化疗联合治疗的效果明显要好，5 年生存率可达到 59%，高于单独放疗的 50% 和单独化疗的 15%。

另有学者亦对一组中量样本的鼻型-NK/T 细胞淋巴瘤患者的治疗方案进行了调查，结果亦发现，放化疗联合治疗的效果要好于单独放疗或单独化疗。因此，目前鼻型 NK/T 细胞淋巴瘤的最佳治疗方案应以放化疗联合治疗为主。

鼻型 NK/T 细胞淋巴瘤患者往往对化疗不敏感，或短暂缓解后又很快复发。传统治疗非霍奇金淋巴瘤的化疗方案以含有蒽环类药物的 CHOP 方案最为常用。Cheung 等对一组 79 例早期的鼻型 NK/T 细胞淋巴瘤患者在放疗后增加化疗，其结果对于ⅠE 期患者无效，故认为在肿瘤的早期阶段普遍存在对化疗的抵抗。

研究发现，应用 CHOP 化疗方案治疗鼻型-NK/T 细胞淋巴瘤的 5 年总生存率仅为 7%~25%。究其原因，大多数鼻型-NK/T 细胞淋巴瘤表达多耐药基因的 mRNA 及其表达产物 P-糖蛋白（PgP）。

PgP 可与药物分子结合，使细胞内药物浓度降低，从而使药效减弱或丧失，细胞因此产生耐药性。因此，它可引起 NK/T 细胞淋巴瘤对多柔比星等脂类细胞毒性药物产生耐药性。

Isogai 等认为，ProMACE-CytaBOM（甲氨蝶呤、环磷酰胺、阿糖胞苷和博莱霉素等与 PgP 无关的药物） 化疗方案可作为一个比较好的选择，在治疗 1 例 23 岁的鼻型-NK/T 细胞淋巴瘤患者时，在放疗后出现远处累及，随后给予 3 个周期的 ProMACE-CytaBOM 方案，患者完全缓解，随访 30 个月无复发。

另外，左旋门冬酰胺酶可水解血清中的天门冬酰胺，使得某些缺乏门冬酰胺合成酶的肿瘤细胞缺少必要的氨基酸，使 DNA、RNA 及蛋白质的合成受到抑制，从而发挥抗肿瘤的作用。NK 细胞及 T 细胞本身缺乏门冬酰胺合成酶。Obama 等应用 4 个周期的左旋门冬酰胺酶结合长春新碱、泼尼松龙，成功地治疗了 1 例晚期鼻型-NK/T 细胞淋巴瘤患者。由此可见，以左旋门冬酰胺酶为主的化疗方案对治疗鼻型-NK/T 细胞淋巴瘤是有效的。

近年来，应用自体或同种异基因造血干细胞移植治疗鼻型-NK/T 细胞淋巴瘤亦被逐渐应用于临床。Yokoyama 等应用同种异基因造血干细胞移植成功治愈了 1 例 36 岁日本女性鼻型-NK/T 细胞淋巴瘤患者。因此，未来自体或同种异基因造血干细胞移植治疗鼻型-NK/T 细胞淋巴瘤亦将受到关注。

10 Burkitt's淋巴瘤

其治疗原则是以强烈化疗为主，低危 Burkitt's 淋巴瘤，采用联合化疗，其方案有 CODOX-M（环磷酰胺，长春新碱，阿霉素，大剂量甲氨蝶呤）与 Hyper CVAD（环磷酰胺，长春新碱，阿霉素，地塞米松）与甲氨蝶呤+阿糖胞苷交替。

高危 Burkitt's 淋巴瘤，联合化疗方案有 CODOX-M/IVAC（环磷酰胺，长春新碱，阿霉素，大剂量甲氨蝶呤+异环磷酰胺，足叶乙甙，大剂量阿糖胞苷）、HyperCVAD（环磷酰胺，长春新碱，阿霉素，地塞米松）与甲氨蝶呤+阿糖胞苷±利妥昔单抗。

CHOP 方案疗效欠佳。

11 AIDS相关B细胞淋巴瘤

合并 AIDS 的淋巴瘤有 Burkitt's 淋巴瘤、DLBCL、原发中枢神经系统淋巴瘤，随着高效抗逆转录病毒的治疗（HAART），其 HIV 相关淋巴瘤的发生率已逐渐下降。

其治疗方法参见相关章节。

12 蕈样肉芽肿和Sézary综合征

斑片/斑块期患者的初始治疗，包括作用于皮肤的治疗（局部或全身），以及用于难治或进展性疾病的全身生物治疗。对于全身生物治疗无效的患者、侵袭性强或有皮肤外病变的患者，可行化学治疗。

12.1 作用于皮肤的治疗

12.1.1 药物与光疗

作用于皮肤的局部治疗，包括局部应用皮质激素、氮芥、卡莫司汀或贝沙罗汀（bexarotene）；作用于皮肤的全身治疗，包括光疗法 UVB（紫外光照射）或 PUVA（补骨脂素+UVA）和全身皮肤电子束治疗（total skin electronic beam therapy，TSEBT），适用于广泛皮肤受侵的患者。

采用 UVB（包括窄带）的光治疗和光化学治疗（PUVA）是可供早期 MF 患者选择的治疗。在经长期随访的研究中，PUVA 与无病缓解的延长相关。在一项回顾性分析中，用窄带 UVB 光治疗和 PUVA 治疗早期 MF，CR 率（81%对 71%），PR 率（19%对 29%），无复发生存（24.4 个月对 22.8 个月）均相仿。然而，UV 的累积剂量与 UV 相关的皮肤肿瘤风险增高相关。这样，光治疗可能不适合那些有鳞状细胞癌、基底细胞癌或黑色素瘤病史的患者。窄带 UVB 的皮肤毒性小于宽带 UVB 和 PUVA，因此，对于早期斑片和薄斑块病灶的患者，开始治疗时应首先选择窄带 UVB 而不是 PUVA。

局部应用皮质类固醇激素是有效的，尤其是对于斑片期的 MF，CR 率超过 90%。然而，长期使用激素可导致皮肤萎缩或皮纹形成，随着药效的增强，上述皮肤改变的风险亦增高。在大面积的皮肤上应用高效能的激素可导致全身吸收。

局部应用化疗药如氮芥或卡莫司汀治疗 MF 已有数十年的历史，对 203 例接受氮芥局部治疗的 MF 患者进行长期随访，结果证实了此治疗方法的安全性。水溶液和软膏制剂的疗效相似，但软膏的毒性更低。

T1 的患者比 T2 患者的缓解率高（93%对 85%），生存率亦更高（65%对 34%）。T1 病例

的 5 年和 10 年的无进展率（freedom from progression，FFP）分别为 92%和 85%，而 T2 的 5 年和 10 年 FFP 为 83%。

合成的维 A 酸类药物如贝沙罗汀已经在 MF 和 SS 患者的治疗中显示出有效性。贝沙罗汀凝胶是唯一经 FDA 批准用于 MF 和 SS 的局部治疗药物。FDA 的批准是根据两项开放性、历史对照的临床研究（共包括 117 例 CTCL 患者）的数据。在一项包括 67 例早期 MF 患者的 Ⅰ～Ⅱ期临床研究中，观察到 21%的 CR 和 42%的 PR。既往未经过治疗的患者缓解率高于接受过局部治疗者。而包括 50 例早期难治性 MF 患者的Ⅲ期多中心试验中，观察到 44%的总缓解率，8%的患者达到 CR。

12.1.2 放射治疗

MF 对于放射线非常敏感，放射治疗（RT）是早期 MF 最有效的单一治疗方法。TSEBT 对于厚的全身斑块病灶（T2）或肿瘤期（T3）尤其有效。在一项回顾性分析中，148 例 T2 和 T3 患者，单独接受 TSEBT 或联合辅助性的氮芥局部治疗，CR 率显著高于单独应用氮芥（T2 期为 76%对 44%，T3 期为 44%对 8%）。

12.2 全身治疗

体外光分离置换疗法（extracorporeal photopheresis，ECP）、干扰素、全身应用维 A 酸、地尼白介素（Denileukin diftitox）或 vorinostat 皆属于全身治疗。经作用于皮肤的治疗无效的患者，应首先选择以上的全身治疗而不是传统化疗。

多药联合化疗保留给单药化疗无效或具有肿大淋巴结或实体器官病变的患者使用。无其他不良预后因素时，推荐延迟使用全身化疗，直至多种局部的和作用于皮肤的治疗失败为止。

12.2.1 体外光分离置换疗法

ECP 是利用补骨脂素和 UVA 体外照射的一种免疫调节治疗，通过白细胞分离术，将白细胞移至体外。用 8-甲氧基补骨脂素处理白细胞，然后暴露于 UVA，最后将白细胞回输给患者。ECP 是一项维持时间较长的 MF 治疗手段，特别适合已有血液受侵或有血液受侵风险的患者（红皮病Ⅲ期或具有 Sézary 综合征的ⅣA 期）。

12.2.2 维 A 酸

干扰素和维 A 酸（全反式维 A 酸，ATRA）

和异维 A 酸（13-顺式维 A 酸）用于治疗 CTCL 已经有许多年。

已经有两项多中心临床试验评价了口服贝沙罗汀治疗难治的或顽固的早期和进展期的 CTCL。对于早期 CTCL，贝沙罗汀每日在 300mg/m² 时耐受性良好，对 54% 的患者有效，进展期 CTCL 患者接受每日贝沙罗汀 300mg/m² 时，可观察到 45% 的临床 CR 和 PR。剂量超过 300mg/m² 时，缓解率为 55%，包括 13% 的临床 CR。在开始治疗之前使用适当的药物时，副反应是可逆的和可控制的。贝沙罗汀胶囊于 1999 年 12 月获得了 FDA 的批准，用于治疗难治性 CTCL。回顾性比较 ATRA 和贝沙罗汀，两者治疗复发 MF 和 SS 的疗效相似。

12.2.3 地尼白介素

地尼白介素是白介素 2（interleukin-2，IL-2）和白喉毒素相耦联的重组融合蛋白，其靶点为恶性 T 和 B 细胞表达的高亲和力 IL-2 受体（CD25）。在 Ⅲ 期临床试验中，对于曾经接受过其他治疗的患者，总缓解率为 30%，中位缓解时间为 6.9 个月。在基线时有明显瘙痒的患者中，观察到 68% 的患者出现有临床意义的改善（包括患者自我评分的总体 QOL、皮肤外观和瘙痒严重程度）。

然而，地尼白介素与明显的副反应相关，包括超敏反应和血管渗漏综合征。骨髓抑制并不常见。地尼白介素于 1999 年 2 月获批准用于治疗表达 IL-2 受体 CD25 成分的顽固性或复发性 CTCL。

12.2.4 组蛋白去乙酰化酶抑制剂

组蛋白去乙酰化酶（histone deacetylase，HLAC）抑制剂是一类新的药物，是组蛋白去乙酰化、细胞周期阻滞和凋亡的强效诱导剂。

一项 Ⅱ 期临床试验已经证实了 vorinostat 用于难治性 CTCL 患者的疗效和安全性。在一项 Ⅱ B 期临床研究中，包括 74 例顽固性、进展性或难治性 CTCL 患者，总缓解率和中位时间至进展时间分别为 29.7% 和 4.9 个月。在 Ⅱ B 及以上期的缓解患者中，中位时间至进展时间超过 9.8 个月。接受贝沙罗汀胶囊和地尼白介素后缓解率和中位缓解时间相仿。

Vorinostat 于 2006 年 10 月获 FDA 批准用于两种全身治疗之中或之后的进展性、顽固性或复发性 CTCL，是获得此适应证的首个 HLAC 抑制剂。

12.2.5 全身化疗

全身化疗仅用于晚期病变。对接受过作用于皮肤治疗和全身生物治疗的难治性早期病变，全身化疗可作为二线治疗。

低剂量甲氨蝶呤治疗早期 MF 和 SS 已有多年，但描述治疗结果的文献却为数不多；吉西他滨单药对经过很多治疗的晚期 CTCL 有效，一线治疗 CTCL 亦有效；喷司他丁在晚期 MF 或 SS 患者中，单药或与干扰素 α 联合均显示了疗效；无对照组的个案报道提示替莫唑胺和硼替佐米有效；聚乙二醇化阿霉素亦在复治的、晚期或难治性 CTCL 中显示了明显的疗效。

12.2.6 联合生物治疗

联合生物治疗不同于联合化疗，用于治疗单一治疗方法失败的疾病，或晚期、进展性、难治性疾病，或有症状的疾病。

CTCL 的临床试验中已经研究了数种联合治疗，最常使用的联合治疗形式是光治疗联合干扰素/全身应用的维 A 酸、ECP 联合干扰素或/和全身应用的维 A 酸。

PUVA 联合干扰素-α 治疗 Ⅰ B 期至 Ⅳ B 期的患者，可得到 93% 的总缓解率，中位缓解持续时间超过 25 个月。在另一项前瞻性 Ⅲ 期试验中，低剂量干扰素 α 和 PUVA 治疗早期 MF，可获得 84% 的 CR 率。在 ECP、干扰素和贝沙罗汀联合方案的基础上加用 PUVA 治疗 SS，可使病灶迅速、持久地缓解。

在一个对晚期和预后不良的 CTCL 患者的长期随访研究中，联合治疗模式（ECP 联合干扰素和/或全身应用的维 A 酸）与单独 ECP 治疗相比，缓解率更高（84% 对 75%）；接受联合治疗的患者中位生存期更长（74 个月对 66 个月），联合治疗耐受性良好。

贝沙罗汀联合 PUVA、ECP 和/或干扰素亦在晚期患者中获得更高的缓解率；全身维 A 酸治疗与生物反应调节剂的联合用于晚期患者亦已经进行过研究。

12.3 初始治疗

12.3.1 Ⅰ A~Ⅱ A 期

Ⅰ A 期单独使用作用于皮肤的治疗，预后便极为良好。

ⅠA 期的主要治疗是作用于皮肤的治疗，可单独使用一种，或联合其他作用于皮肤的治疗（包括局部 RT）。可选择的治疗包括局部应用皮质类固醇激素、氮芥或卡莫司汀、贝沙罗汀，使用 UVB 的光治疗（用于斑片状病灶或薄的斑块状病灶）或 PUVA（用于厚的斑块状病灶）。

ⅠA~ⅡB 期需要较广泛的皮肤治疗。外用维 A 酸不推荐用于广泛皮肤受侵，因为能够产生较多激惹。除了其他用于 ⅠA 期的皮肤治疗手段，对于皮肤症状严重或有广泛厚斑块病灶或肿瘤病灶的患者，TSEBT 亦是一种选择。尽管 TSEBT 对 T1 期（ⅠA 期）非常有效，它仅保留给广泛性或顽固性皮肤病变的治疗，因为它的毒性相对较大，长期治疗结果并无优势。

对于广泛治疗无效的患者，加用其他治疗是必需的。

早期疾病（ⅠA 期，ⅠB~ⅡA 期）伴有血液受侵（B1）或组织学上向滤泡型或大细胞型转化者，预后较差，因此，这些患者最好接受更强烈的治疗，如分别采用局限性 ⅡB 的或具有 B1 的 Ⅲ 期的治疗手段。

12.3.2 ⅡB 期

ⅡB 期患者可分成两类，一类是局限的肿瘤病灶伴有/不伴有斑片/斑块病变，另一类是全身肿瘤或局限肿瘤伴有血液受侵（B1）或大细胞转化的 MF。

局限性肿瘤的患者可应用局部照射治疗。用于 ⅠA~ⅡA 期的作用于皮肤的治疗可用以处理残存的斑片/斑块病变；或可采用全身治疗（SYST-CATA），包括 ECP、全身维 A 酸类治疗（贝沙罗汀、ATRA 或异维 A 酸（13-顺式-维 A 酸）、干扰素、vorinostat、地尼白介素或低剂量甲氨蝶呤。

广泛性肿瘤患者或局限肿瘤患者伴有血液受侵（B1）或大细胞转化的 MF 患者，采用 TSEBT 或全身治疗，联合/不联合辅助性的作用于皮肤的治疗。

建议的全身治疗选择，包括 ECP、全身应用维 A 酸类（贝沙罗汀、ATRA 或异维 A 酸（13-顺式-维 A 酸）、干扰素、vorinostat、地尼白介素、化疗药物如甲氨蝶呤、脂质体阿霉素、吉西他滨（一线治疗）和苯丁酸氮芥、依托泊苷、环磷酰胺、替莫唑胺（二线治疗）。

12.3.3 Ⅲ 期

Ⅲ 期患者的治疗取决于血液受侵的程度，无明显血液受侵（B0）或有一些血液受侵（B1），而受侵程度不及 SS 中所观察到的。

无明显血液受侵的患者采用广泛的作用于皮肤的治疗（与 ⅠB~ⅡA 所推荐的相似）联合或不联合全身治疗（ECP、低剂量甲氨蝶呤和其他推荐用于 ⅡB 期的生物治疗）。

目前还缺乏 vorinostat 联合光治疗或 RT 的安全性资料。

除外用皮质激素外，其他广泛的作用于皮肤的治疗用于 Ⅲ 期患者时耐受性不佳。

对于 Ⅲ 期具有明显血液受侵的患者，主要的治疗是 ECP、低剂量甲氨蝶呤或全身生物治疗。

中效皮质激素应与全身治疗联合使用，以减轻皮肤症状。对这组患者应考虑抗生素治疗，因为他们出现继发感染的风险增高。

12.3.4 Ⅳ 期

Ⅳ 期的病变包括 SS（有或没有淋巴结受侵）和淋巴结巨块或内脏肿大（实体器官病变）。SS 患者应用单一的全身生物治疗（ECP、全身应用维 A 酸、干扰素、vorinostat、地尼白介素或低剂量甲氨蝶呤）或联合治疗。

淋巴结巨块或器官肿大的处理常常采用化疗（SYST-CAT B）联合或不联合 RT 和作用于皮肤的治疗。SYST-CAT B 药物通常起效更快，更常应用。在一定临床条件下可应用 SYST-CAT A 药物甚至单纯 RT。

辅助性生物治疗可考虑在化疗后应用以延长缓解持续时间。所有有效的患者（从 ⅠA 至 Ⅳ 期）应该考虑进行维持治疗或逐渐减量治疗，以获得最佳的缓解持续时间。PR 的患者或初始治疗后复发的患者，在开始适用于难治性疾病的治疗前，应采用初始治疗中其他的备选治疗方法，以达到更好的缓解。除此之外，复发性或顽固性疾病的患者应该考虑参加临床试验，Ⅳ 期的患者亦应考虑临床试验。

13 原发性脑NHL

脑原发性 NHL，按工作分类划分，80% 为中高度恶性，20% 为低度恶性，绝大多数为 B

细胞来源，临床以 50 岁以上男性多见。

脑原发性 NHL 对激素敏感，40% 使用激素后肿块明显退缩，但作用短暂，不能作为真正的治疗。

放疗是公认的治疗措施，低度恶性、单一病灶和无免疫缺陷者接受放疗后可获得较长的生存。单纯放疗 5 年生存率 3%~26%；放疗联合化疗 5 年生存率提高到 40%；现不主张先放后化。鞘内化疗无结论。

加速超分割放疗不能延长生存，目前主张常规分割放疗，不主张全脊髓预防性照射；病灶剂量不应小于 50Gy，否则明显降低生存率；中等剂量（全脑 40Gy、瘤床 18~20Gy）可获较高的影像学缓解率。

CHOP 方案不提高生存率，包括 MTX 方案可提高生存率；多药联合化疗毒性增加，不提高治疗疗效；单纯 MTX 静脉滴注有效率 100%，剂量 3.0~8.0g/m²。

14 原发性眼眶NHL

原发于眼眶 NHL 少见，占全部 NHL 不足 1%。一般认为，眼眶 NHL 来源于结膜下组织和泪腺中淋巴类组织的恶性变。绝大多数为 B 细胞来源，低度恶性占 2/3，余为中度恶性，高度恶性极为罕见。低度恶性中，存在一定比例 MALT 型 NHL，其绝大多数为假性淋巴瘤的诊断，美国的 Scott L 报道 48 例眼眶 NHL，低度恶性占 45 例，其中 29 例为 MALT。

目前，不主张对眼眶 I 期 NHL 使用化疗，因单独放疗的 10 年生存率与同年龄组正常人群相比无明显差异；无可靠的资料证明辅助化疗能延长 I 期 NHL 生存时间；眼眶 I 期 NHL 2/3 低度恶性，化疗具有较大毒副作用且肿瘤退缩较慢。

对病理分级为高度恶性、临床分期较晚、初治后出现复发播散者，可考虑化疗；双眼眶受侵不是影响预后的因素（预后类似单侧），故不作为化疗的绝对指标。

放疗在眼眶淋巴瘤的治疗上占有重要地位，I 期眼眶 NHL 单独放疗 10 年生存率达 80%~100%。美国 Scott L 认为，晚期眼部并发症与剂量 ≥35Gy 有关，低度恶性者 15~30Gy 可达很好的局部控制。目前一般认为，以 30Gy 左右

为宜；对中高度恶性者如以手术减瘤，中高度恶性者 36~40Gy 其局部控制率达 100%，更高剂量不提高生存率，相反增加晚期并发症；眼眶周围区域淋巴结受侵极少，不主张预防性颈部照射；三维适形放疗可考虑作为治疗的选择。

15 原发性腮腺NHL

原发性腮腺 NHL 少见，仅占腮腺肿瘤的 1%~7%。B 细胞来源占绝大多数，半数以上为低度恶性，其中黏膜相关淋巴瘤占有一定比例。

本病可并发自身免疫性疾病如干燥综合征、类风湿性关节炎及雷诺氏病等；预后良好，女性多见，很少远处侵犯。

对低度恶性者，仅行局限野放疗，DT30Gy，注意成角楔形板使用，尽量避开对侧腮腺照射；该型不宜化疗。

对中高度恶性者，首先予以足量的化疗；放疗双面颈联合野+患侧下颈锁骨上照射，联合野中线剂量 25Gy 时，如病变未及腮腺深叶，可改为成角加楔形滤板照射，尽量使对侧腮腺剂量不超过 26~29Gy，使对侧腮腺的功能不受影响。

16 原发性睾丸NHL

原发性睾丸 NHL，工作分类 90% 以上为中高度恶性；约 20% 可同时伴有或相继出现对侧睾丸受侵，腹膜后淋巴结、肝、脾亦易受累；可出现韦氏环、骨髓、肝、脾、肺、中枢神经系统受累，比例高达 30%。

早期发现较易，但 I、II 期的复发率在 50% 以上，对复发者予以联合化疗很少能治愈。

I、II 期睾丸淋巴瘤传统治疗方法，是经腹股沟高位睾丸切除术加髂动脉及腹主动脉旁淋巴结照射，文献报道 5 年生存率 16%~50%，复发率 50%，化疗可提高疗效。目前对 I、II 期主张"睾丸切除+全身化疗+放疗"；化疗方案可用 CHOP 3 周期或 MACOP-B6 周期；放疗行腹主动脉、髂动脉旁淋巴区域及阴囊照射，DT35~40Gy/4~5 周。

是否预防性照射对侧睾丸意见未统一（对侧睾丸继发性受累机会大；睾丸对化疗有屏障作用；中等剂量 25~30Gy 可获得良好的效果，副作用小）。

17 原发性骨NHL

1928 年，Oberling 最早报道该病，当时称为骨网织细胞肉瘤，国内该病发病率较低。病理学特征75%为中高度恶性，25%为低度恶性。Mayo Clinic 的资料中，60%病变限于骨，1/3 病例为 2 个或 2 个以上的骨受侵。病变以长骨最多见。

早期（Ⅰ、Ⅱ期）以放疗为主；晚期予以化疗为主。儿童和青少年骨 NHL 应予以化疗。

放射野应包括受累骨的全部，予以 40Gy 缩野包括病灶和邻近软组织，补量 10~15Gy。

原发部位与预后有一定关系，原发于股骨者 10 年生存率78%，原发于上下颌骨者 10 年生存率 56%，原发于骨盆者为 36%，原发于脊柱者24%。

第9节　常见细胞毒药物不良反应与处理

化学治疗是淋巴瘤的主要治疗手段，但淋巴瘤化疗药物主要是细胞毒药物，而细胞毒药物不良反应众多，且往往是剂量限制性毒性，在临床上发生严重不良反应的概率非常高。因此，要安全、有效地使用细胞毒药物，必须积极预防和及时发现各种不良反应并立即处理。

化疗前，必需的检查内容包括血常规、尿常规、肝功能、肾功能、电解质、心电图、乳酸脱氢酶、血沉、骨髓等。化疗后，每 2~3 天复查一次血象。

1 骨髓抑制

1.1 中性粒细胞减少

白细胞尤其是中性粒细胞下降的程度与所用抗肿瘤药物的种类、剂量、用法、患者的一般状态以及以往接受治疗的情况等许多因素有关。

中性粒细胞减少的程度和持续时间与化疗后发生感染的危险性呈正相关，最常引起感染的病原菌多为革兰阴性菌，感染的部位主要为消化道和呼吸道。中性粒细胞减少是化疗最常见的死亡原因，是肿瘤化疗的主要剂量限制性毒性。

白细胞下降多开始于停药后 1 周左右，至 10 日左右达到最低点，在低水平维持 2~3 日，即开始回升，7~10 日后恢复正常。

1.1.1 升白治疗

一般而言，Ⅰ度和Ⅱ度的白细胞抑制不需要处理，多可自然恢复；Ⅲ~Ⅳ度白细胞抑制需要积极处理。

发现中性粒细胞下降时决定是否应用或需要用多少剂量 G-CSF 时，需要考虑 3 个问题，一是化疗药物的种类、剂量和联合用药，二是化疗开始和结束的时间至发现粒细胞下降的时间，三是患者的 KPS 评分情况和有无感染的易感因素。

一般而言，对于 KPS 评分 80 分以上者，曾应用剂量较足的较强的骨髓抑制药，如 IFO、TAT 等，白细胞下降未到最低点的Ⅰ度抑制亦需要 G-CSF 支持；反之，某些药物发生Ⅱ度以上抑制亦并非需要 G-CSF 支持。具体应用 G-CSF 剂量应充分考虑以上 3 种情况再决定，不应一概而论。

治疗性用药，指白细胞总数下降到 $2.0×10^9/L$ 以下或中性粒下降到 $1.0×10^9/L$ 以下时开始应用，一般应用到白细胞总数回升到 $10×10^9/L$ 以上，或中性粒达到 $2.0×10^9/L$ 时方可停药。

如果患者上周期化疗出现Ⅳ度骨髓抑制，为使下周期顺利进行，可预防应用；多于化疗结束后 48 小时开始用药，需用到患者安全渡过

表 12-1　骨髓抑制的分度

	正常	Ⅰ	Ⅱ	Ⅲ	Ⅳ
白细胞	>4.0	3.9~3.0	2.9~2.0	1.9~1.0	<1.0
粒细胞	>2.0	1.9~1.5	1.4~1.0	0.9~0.5	<0.5
血小板	>100	99~75	74~50	49~25	<25
血红蛋白	>11.0	10.9~9.5	9.4~8.0	7.9~6.5	<6.5

白细胞的最低点而开始回升后。

需注意，应用 G-CSF 后，白细胞变化会出现两个峰，释放峰标志着骨髓有一定的储备，第二个峰才代表骨髓的恢复。应用 G-CSF 并不能阻止白细胞继续下降，但应用后最低点白细胞较不用时高，更容易渡过危险期。

少量多次输新鲜成分血对于Ⅲ度和Ⅳ度的白细胞抑制有效。

1.1.2 抗生素应用

首先寻找隐匿的感染灶，进行阴道拭子、咽拭子及血、尿、痰等细菌培养，胸片检查等。

一般而言，骨髓抑制Ⅲ度时，若无发热，不需要应用抗生素；Ⅲ度时，若有发热，应该预防性应用抗生素；Ⅳ度时，无论是否有发热，均应该应用抗生素。

1.1.3 一般护理

当患者的 WBC 在（2.0~4.0）×10⁹/L 时，注意口腔、会阴及皮肤清洁卫生；保持室内空气新鲜，经常通风，室温、湿度适宜；避免去公共场所以减少感染机会，如果必须外出，最好戴口罩；严格按医嘱服用升白细胞药物，定期复查血常规；不宜食用生、冷及有刺激性的食物。

1.1.4 保护性隔离

当 WBC≤0.5×10⁹/L 或 ANC≤0.5×10⁹/L 时，入住简易的层流床并更换床罩，消毒床单位；每日对房间进行紫外线消毒 2~4 次，每次 30 分钟，室内用具用 0.05% 肝炎灵消毒液擦洗一遍；进入房间接触患者前用肝炎灵消毒液泡手 3~5 分钟；患者宜食用洁净、易于消化的半流质或流质。

层流室隔离：隔离房间洁净度为 100 级无菌层流房间，入住时需全身擦洗，换上消毒衣服，按层流要求进行隔离；常规应用抗生素，最好两种或以上联合应用；对于疑有感染者进行血或分泌物培养。

皮肤护理：严格无菌操作技术，进入隔离房间前用消毒液洗手；注意清洁腋窝、腹股沟、会阴部、臀部、乳房下方等容易出现皮肤损伤感染部位；大便后用 1:5000 高锰酸钾坐浴，以预防肛周感染；保留锁骨下或颈静脉插管时，插管处每周消毒换药 3 次，换药处干燥后再盖上敷料。

口腔护理：饭后用 0.03% 呋喃西林和 3% 碳酸氢钠交替漱口；用软毛牙刷刷牙，一旦出现口腔溃疡改用棉签沾生理盐水擦拭牙齿，并在溃疡处涂抹消炎膏每日 3~5 次。

上呼吸道护理：指导患者进行咳嗽、深呼吸练习，严禁有感染性疾病的医护人员或家属进入隔离房间。

泌尿道护理：嘱咐患者多饮水，保持患者每日尿量在 2000~3000ml，注意观察患者尿液颜色的变化。

1.2 血小板降低

导致白细胞减少的抗肿瘤药物大多会同时引起血小板降低，以血小板减少为剂量限制性毒性的治疗淋巴瘤的药物主要有吉西他滨等。

血小板下降到Ⅳ度时，易发生中枢神经系统自发性出血；血小板（25.0~50.0）×10⁹/L 时，容易发生出血。

1.2.1 升血小板

血小板减少的处理主要是防止出血，可应用造血生长因子和输注血小板。Ⅰ度和Ⅱ度的血小板抑制不需处理，Ⅲ度和Ⅳ度需积极处理。IL-11 可使化疗后血小板减少的时间显著缩短。

血小板低于（40~60）×10⁹/L 并有可能继续下降时，可考虑使用 IL-11；低于（20~40）×10⁹/L 并有出血倾向时除了使用 IL-11，还应输注血小板。

一般而言，如果没有出血倾向不需要输血小板；如果有出血倾向，则需要输血小板。

1.2.2 临床护理

穿柔软、棉质内衣裤，忌用刺激性强的肥皂洗澡；男性患者剃须最好使用电动剃须刀，避免皮肤伤口；刷牙时用软质牙刷，避免牙龈出血；避免进食粗糙、坚硬的食物。

注意查看皮肤有无瘀点、瘀斑，出现的部位、时间，有无消化道及呼吸道出血的情况。

能口服的药物尽量不要注射，如必须进行注射，应当用棉球按压针眼直至出血停止。特别是当血小板≤1.0×10⁹/L 时，输液结束拔针后一定要压迫血管 2~4 分钟；用石蜡油涂局部以防口、鼻黏膜干裂引起出血。

2 恶心、呕吐

2.1 呕吐分类

急性呕吐：应用抗癌药物后 24 小时内发生，多发生于用药后 1~2 小时，特别多见于初次化疗者；

迟发性呕吐：应用抗癌药物后超过 24 小时发生，有时可持续数日；

预期性呕吐：应用抗癌药物之前发生，是一种条件反射，易感性由多种因素决定。

2.2 常用止吐药物分类及作用机制

见表 12-2。

2.3 治疗

急性呕吐在化疗或呕吐之前予以预防性应用止吐药物：胃复安，或 5-HT$_3$ 受体拮抗剂与地塞米松配合；迟发性呕吐尚缺少有效的防治方法，多在发生后予以治疗；预期性呕吐常规止吐药物无效，可选用抗焦虑或抗抑郁药；5-HT$_3$ 受体拮抗剂化疗前半小时给药，6~8 小时可重复用药，合用激素效果更好。

3 腹泻

一般而言，淋巴瘤化疗其腹泻发生率不高，一旦发生严重腹泻，需及时处理。轻者停止化疗或应用止泻药即可停止，腹泻次数较多或年老体弱患者需要补充足够的能量；维持水及电解质平衡，尤其要防止低钾血症的发生。

大便培养阳性者应予抗感染治疗，主要是针对大肠杆菌感染。

饮食调理，主张进食高蛋白、高热量、少渣食物，避免对胃肠道有刺激的饮食，避免进食产气性食物如糖类、豆类、碳酸饮料等；严重腹泻时，应先进流质，待腹泻停止后逐渐改为半流质直至普食。

肛门护理，排便后用温水及软性肥皂清洗肛门，并保持肛门部干燥；表面涂氧化锌软膏，防止局部皮肤受损；严重者可用高锰酸钾液坐浴。

注意大便的次数和性质，如有异常留标本送检，疑有感染需行培养。

4 便秘

临床最常见引起便秘的药物主要是长春碱类和止吐药物，尤其是 5-HT$_3$ 受体拮抗剂；

其他因素包括肿瘤所致肠道内、外梗阻，饮食因素、长期卧床等。

主张多食富含纤维性食物，有助于软化粪便；进行适当的运动，有助于胃肠道蠕动；适当补充液体，防止呕吐和腹泻所导致的脱水；对于有便秘史的患者应用长春碱类化疗药或/和合并应用 5-HT$_3$ 受体拮抗剂，可预防性应用粪便软化剂或缓泻剂，如酚酞、番泻叶、开塞露等；严重者，需通便灌肠。

表 12-2 常用止吐药物分类及作用机理

药物	作用机制	作用部位	疗效	副作用
激素类	不明		一般	消化道溃疡、糖尿病、类皮质醇增多症、水钠潴留
抗组胺类（非那根）	抗血清素	周围系统及 CNS	一般	口干、嗜睡、肌注引起局部疼痛
吩噻嗪类（氯丙嗪）	抗-DOTA	CTZ 和周围系统	好	低血压、体温降低、中枢受抑、肝功能损害
胃复安	抗-DOTA 及抗 5-HT$_3$	周围系统及 CNS	较好	嗜睡、乏力、锥体外系综合征
苯二氮卓类（安定）	抗血清素	大脑皮质	一般	嗜睡、乏力、便秘、心悸
5-HT 受体结抗剂	抗 5-HT$_3$	CTZ 和周围系统	好	头痛、便秘、轻度的转氨酶升高

注：延髓化学感受受体激发区（CTZ）。

5　口腔溃疡

口腔溃疡一旦发生，往往标志着其他部位的消化道亦可能已经发生溃疡。一般用药 5~6 日后开始出现，到停药 1 周左右逐渐愈合。常用化疗药物以 MTX 及更生霉素最多且重，VP-16 次之。

接受化疗后口腔炎的发生率约为 40%，早期表现为轻度红斑和水肿；严重的口腔炎可引起溃疡、感染和出血，并且由于疼痛而影响进食；严重者可延及咽部、食管以至肛门，少数波及阴道口及尿道。多在化疗后 5~14 天出现，持续 7~10 天可愈合。

一旦发生口腔溃疡，应当向患者介绍有关口腔卫生及护理的常识，每天观察患者口腔内感觉及味觉有无变化；保持口腔卫生，用软牙刷刷牙，选用非刺激性洁牙剂；进食后 30 分钟用复方硼酸溶液、3% 碳酸氢钠或 3% 双氧水含漱；忌烟酒、避免食用过热、过凉、辛辣、粗糙的刺激性食物。

口腔炎护理，用 0.2% 的洗必泰或地塞米松 10mg、庆大霉素 16 万 U 的生理盐水进食前含漱，每次 10~15ml，在口内保留 0.5~1 分钟，每天 2~3 次，可减轻吞咽或咀嚼时的疼痛，降低感染发生的机会，有利于黏膜上皮的修复；若疑有霉菌感染则应予 5% 碳酸氢钠或制霉菌素漱口；若疑有厌氧菌感染可用 3% 双氧水含漱；进食对口腔黏膜刺激性低、胃肠道易于消化吸收并富含维生素、高蛋白的流质饮食，以促进黏膜组织增生，加速溃疡愈合；口腔溃疡出血严重者，可用 G-CSF 或 GM-CSF 口含及锡类散等外敷治疗。

6　肝功能损伤

6.1　药物引起肝功能损害的类型及机制

药物性肝功能损害主要表现为血清酶学改变，如 ALT、AST、ALP、γ-GT 等显著升高，而临床症状不甚明显。短期内出现的肝功能损害多为一过性，停药后可自行恢复（见表 12-3）。

6.2　临床处理

治疗前，应充分了解患者既往用药史、饮酒史以及有无肝功能不全情况，化疗前、后定时检查肝功能并与原发或肝转移性肿瘤、病毒性肝炎等鉴别。

化疗时注意饮食调节，多进清淡并富含维生素、矿物质及高蛋白的饮食，避免高糖、高脂肪饮食致肝脏负担加重。

保肝药物，如联苯双酯有助于降低转氨酶，但应缓慢减量以防"反跳"；类固醇激素对改善症状、防止肝纤维化有一定帮助；其他可选用维生素 B 族、大剂量维生素 C、复方甘草酸苷、门冬氨酸、极化液等。

急性肝损害（轻微），通常发生于化疗结束后 1~2 周，一般不严重，停止化疗或推迟化疗 1 周多会恢复；或治疗后 1 周复查肝酶，正常即可恢复化疗。

慢性肝损害，通常发生于长期多周期的化疗后，表现为肝酶升高，一般不会太高，B 超或 CT 发现肝脏回声不均，常有多个大小不等的囊肿，彩超和增强 CT 有助诊断。需要长期给予保肝治疗，随诊中通常会发现伴有脂肪肝。

7　肾功能损害

目前还没有一种检查手段能敏感地反映出肾小管的受损程度，常用检测手段为肾血流图、肌酐清除率及血肌酐。24 小时肌酐清除率计算方法为：

Ccr=尿肌酐（mg/dL）×24 小时尿量（ml）/血肌酐（mg/dL）×1440ml

正常值：100±10ml/min。

肾毒性多发生于用药后 7~12 天，1 个月左右恢复，少数不可逆。临床上，多在复查肾功

表 12-3　药物引起肝功能损害的类型及机制

病理改变	机制	代表药物
肝细胞损伤坏死	抗肿瘤药物或其代谢产物对肝细胞的急性、直接作用	L-ASP、MTX、CLB、6-MP
肝纤维化	不明	MTX（小剂量长期应用）
静脉闭塞	抗肿瘤药物引起肝静脉内皮细胞损伤，导致非血栓性静脉闭塞，进而发生小叶中心出血、肝细胞坏死	常规剂量：CBP、DTIC、6-MP、6-TG 高剂量：CTX、BCNU、CCNU、MMC

表 12-4　常见化疗药物的肾脏毒性

药物	毒性剂量范围	毒性类型	备注
DDP	50~200mg/m²	肾小管坏死	毒性与剂量有关，为剂量限制毒性
CBP	AUC>9	肾小管坏死	发生率明显低于 DDP，毒性与 AUC 有关
BCNU	>1200 mg/m²	肾小管萎缩，肾小球坏死	剂量累计毒性
CTX	50 mg/kg	出血性膀胱炎	大剂量有肾毒性，巯基磺酸钠可防止膀胱炎
IFO	1.2g/m²	出血性膀胱炎	大剂量有肾毒性，巯基磺酸钠可防止膀胱炎
MTX	HD-MTX-CFR	肾小管萎缩，肾小球坏死	直接损害肾小管和肾小球，碱化尿液、CF 解救
MMC	>30mg/m²	溶血性尿毒症	剂量累积毒性

能时发现 BUN、Cr 升高，GFR 下降。

化疗前需评估患者的肾功能，常用指标为 BUN、Cr、β_2-MG 等；每次化疗前检查血肌酐或肌酐清除率，GFR 或肌酐清除率<60%时化疗要慎重；对有多年高血压、糖尿病的老年患者，慎用或减量使用肾毒性强的化疗药。

DDP 肾损害最大，主要是损伤肾小管。使用 DDP 等肾毒性强的药物时，要求应用前、后 6 小时内尿量保持在 150~200ml/h，此后的 2~3 天内维持尿量 100ml/h 以上。

使用 MTX 前 1 天水化、碱化尿液（pH>7.4）至化疗结束后 3 天，最好同时监测血药浓度。

对于肿瘤负荷较大、化疗敏感的肿瘤进行大剂量化疗时，应同时合用促进尿酸排泄的药物。

一旦发现肾功能异常，建议使用利尿剂的同时合用肾血管扩张剂、抗氧化剂、碱性药物，保持尿液呈碱性，且每日尿量应大于 3000ml。最有效的药物是阿米福丁，但价格昂贵。目前应用较多的措施是水化、高张盐水。

8　神经毒性

易引起末梢神经炎的药物主要有 VCR、DDP、紫杉醇、VP-16、LOHP 等。目前没有非常好的有针对性的治疗，有报道化疗时肢体局部放置冰袋可减轻末梢神经炎的发生，化疗间歇时给予 B 族维生素有利于末梢神经症状的减轻。

严重的末梢神经炎是停化疗的指征；停止化疗后，多数患者的症状会有不同程度的减轻，甚至消失。

表 12-5　常见引起神经毒性的药物

类型	药物	发生率	表现
抗代谢类	MTX	鞘内和大剂量应用时易发生，约 60%	急性期：化学性脑、脊髓膜炎、脑膜刺激征 慢性期：脑白质病、记忆力下降、痴呆等症状
	Ara-C 5-FU	鞘内和大剂量应用时易发生，可达 15%~37%	脑白质和小脑损害症状：震颤、运动失调、构音障碍、定向力障碍等 急性小脑综合征：共济失调、定向力障碍等
长春碱类	VCR	50%	末梢神经和自主神经损害：由指尖开始的向心性麻木感、便秘/腹痛、直立性低血压、麻痹性肠梗阻等
铂类	L-OHP DDP	85%~95% 50%（大剂量应用时）	外周感觉神经病变：肢端感觉减退和/或感觉异常，伴或不伴痉挛，常由寒冷所触发；30%为听力障碍，外周感觉神经病变
紫杉类	PTX TXT	70%（用量>250mg/m²） 50%（100 mg/m² 连用 5 周后）	以周围神经损害为主：肢端呈手套、袜子状麻木、灼热感、深部腱反射减弱，甚至肌力减退

奥沙利铂有一个特别的副作用，即周围性感觉神经病变。这类病变可自行恢复而无后遗症，这些症状常因感冒而激发或加重。感觉异常可在治疗休息期减轻，但在累积剂量大于 800mg/m²（6 个周期）时，有可能导致永久性感觉异常和功能障碍。

奥沙利铂在治疗终止后数月之内，3/4 以上患者的神经毒性可减轻或消失。当感觉异常在两个周期中间持续存在，疼痛性感觉异常和/或功能障碍开始出现时，本品给药量应减少 25%（或 100mg/m²），如果在调整剂量之后症状仍持续存在或加重，应停止治疗。在症状完全或部分消失之后，仍有可能全量或减量使用，应根据医师的判断做出决定。

对于这类周围性感觉神经病变没有比较好的处理方法。不能接触冷的东西，可吃一些含维生素 B 族的食物，因为维生素 B_1、B_6、B_{12} 皆有营养神经的功能。

9　过敏反应

化疗药物过敏反应，其局部可表现为荨麻疹、药疹、剥脱性皮炎；全身表现有 Ⅰ~Ⅳ 型过敏反应，严重者会导致死亡。

对于过敏反应发生率较高，程度较严重的化疗药物需要预防性抗过敏治疗，如紫杉类、博莱霉素、L-门冬酰胺酶，无论剂量大小、滴注时间长短，均必须行抗过敏预处理。

局部荨麻疹并非停药指征，但需要严密观察或治疗好转后继续用药；如有全身过敏表现，应立即停药，联合应用 H1、2-受体拮抗剂，并根据病情变化适当应用糖皮质激素、升压药或支气管扩张药。

10　肺毒性

肺毒性主要是肺纤维化，容易引起肺纤维化的药物有博莱霉素、平阳霉素、MTX（大剂量）、CTX（大剂量），博莱霉素和平阳霉素最易引起肺纤维化。肺纤维化是剂量限制性毒性。

博莱霉素，终身剂量国际规定为 360~400mg/m²，我国目前暂时规定为 360mg（总量），或 250mg/m²。

肺功能测定（主要是 CO 弥散功能）是检测肺纤维化最敏感和有效的方法；胸片检测肺纤维化不敏感，通常在肺纤维化导致 CO 弥散功能下降 2 个月以上才能表现出来；自我检测，化疗间歇有无活动后憋气和发绀，如果有应该立即停药，检测肺功能。

用药前对患者身体状况进行全面评估，高龄、肺功能不良、慢性支气管炎患者应禁用或慎用博莱霉素等肺毒性发生率高的药物。

严格掌握药物应用量，BLM 累积量不宜超过 300mg；BCNU、CCNU（淋巴瘤不常用）不宜超过 1200mg/m² 和 1100mg/m²；BUS 的阈值量为 500mg；BLM、BUS、MMC 等肺毒性发生率高的药物避免联合使用，或与放疗同时应用；

一旦发生肺毒性应立即停药，应用大剂量

表 12-6　常见引起过敏反应的抗肿瘤药物

药物	发生率	反应类型	临床表现
顺铂	5%以下	Ⅰ 型	发热、瘙痒、咳喘、呼吸困难、出汗、眼睑肿胀、支气管痉挛、荨麻疹、血压下降
甲氨蝶呤	高剂量时发生率较高	Ⅰ 型，偶有 Ⅲ 型	Ⅲ 型出现肺损伤表现，多是由于长期反复使用，导致机体产生相应的抗体（主要是 IgE）
阿糖胞苷	有报道单用时可达 33%	Ⅳ 型	长期使用易出现，用后数小时出现发热、倦怠感、骨关节疼痛、皮疹、结膜充血
Vp-16	1%~3%	Ⅰ 型	呼吸困难、胸闷、血压下降、意识障碍、皮疹
博莱霉素	10%	Ⅰ 型	皮疹、瘙痒、呼吸困难、咳嗽，可能与机体内在性游离发热物质增多或组胺增多有关
L-门冬酰胺酶	6%~43%	Ⅰ 型	荨麻疹、呼吸困难、血压下降、喉头痉挛、喘鸣等，发生机制与抗体有关
紫杉类	轻症约 40%，重症约 2%	Ⅰ 型	呼吸困难、喉头痉挛、血管性水肿、荨麻疹、面部潮红等，与血浆游离组胺或赋形剂有关

皮质类固醇激素，逐渐减量并维持足够长时间，配合有效抗生素预防可能发生的感染，以及低氧流量吸入均有助于肺毒性的治疗。很多研究发现，激素对于 BLM 引起的肺纤维化无效；化疗期间吸氧会加重肺损害。

11 心脏毒性

阿霉素和表阿霉素对于心肌有影响，而且很久不会消失，是剂量限制性毒性反应。主要表现为心肌收缩力受影响，最常见的是左室射血分数下降，严重时为充血性心力衰竭，有些患者甚至在停止化疗后一段时间内发生心力衰竭。

阿霉素，国际上认为终身剂量为 400mg/m²，我国目前暂且定为总量 400mg；表阿霉素，国际上认为终身剂量为 900~1000mg/m²，我国采取和国际上相同的标准。

紫杉醇类药物对心脏的传导系统有影响，主要表现为房室传导阻滞、心率失常，化疗期间一定要进行心电监护。

另外，大剂量氟尿嘧啶可诱发心肌缺血，表现为心绞痛；大剂量甲氨蝶呤亦可引起心电图改变。

心脏检测方法主要是超声心动图，左室射血分数不应低于 60%（绝对标准），和上次化疗相比左室射血分数下降不超过 20%（相对标准）。自我检测亦非常重要。心电图改变可有心律失常、心包炎、心肌缺血和心肌梗死。

其预防、治疗方法如下。

（1）严格掌握适应证：

儿童、老年人或心电图有异常者应慎用阿霉素，必须使用时，从较小剂量开始，并在总剂量上酌情减量。凡患有心脏疾患如心力衰竭、心肌炎、心肌病者禁用。

（2）严格掌握药物剂量：

急性心脏毒性多为一过性，很快消失，但与剂量无关；慢性心脏毒性则为不可逆性，与剂量大小呈正比，特别是在阿霉素累积量超过 500mg/m² 时易发，故应将累积量限制在 400mg/m² 以内。

（3）预防性给药，保护心肌：

化疗时可同时服用维生素 E 或同时辅以能量合剂、氨基酸、丹参等心肌营养药物，以减轻心脏毒性。

（4）注意给药期间的心脏监测：

可分别在用药前、用药后各做 1 次心电图，以便早期发现药物对心脏的毒性作用。

（5）在用药中，要定期监测脉搏或心率，并注意观察有无胸闷、气短、心动过速、心律不齐症状，必要时给予氧气吸入并采取半坐卧位，以改善症状，维持治疗，严重者应及时停药。

12 局部皮肤、静脉损害

化疗药物局部皮肤、静脉损害，主要表现为血管外渗漏和化学性静脉炎。

12.1 化学性静脉炎

根据静脉炎的临床表现可分为 3 类，红热型，沿静脉血管走向区域发热、肿胀及疼痛；栓塞型，沿静脉走向处变硬，呈条索状硬结，外观皮肤有色素沉着，血流不畅伴疼痛；坏死型，沿静脉穿刺部位疼痛剧烈，皮肤发黑坏死，甚至深达肌层。

化学性静脉炎的治疗，目前尚无有效的方法，主要依靠预防。

表 12-7 抗肿瘤药物心脏毒性的分型

类型	发生时间	临床表现
急性毒性 （急性心肌炎）	多在用药过程中发生，持续时间短	非特异性心电图变化：T 波平坦、S-T 段降低、室性期前收缩和室上性心律失常
亚急性毒性	常发生在第 1 或第 2 疗程给药后 4 周内	心包炎、心肌缺血和心功能障碍，充血性心力衰竭
慢性毒性	多在常规剂量治疗后 6~8 个月发生	心肌病：低血压、窦性心动过速或过缓、心室肥大、心肌劳损、室上性心律失常，充血性心力衰竭

表 12-8　常用蒽环类药物的推荐累积量

药物	推荐剂量
柔红霉素	$500\sim600mg/m^2$
阿霉素	$450\sim550mg/m^2$，如与 VCR、BLM、CTX 联用或心脏、纵隔同时或曾经放疗者应减至 $300\sim450mg/m^2$
表阿霉素	以往未曾用过阿霉素者，最高累计为 $900mg/m^2$；如曾用过阿霉素但低于 $450\sim550mg/m^2$，则用量为阿霉素剩余量的 2 倍
阿克拉霉素	不宜超过 $1100mg/m^2$；以往曾用过柔红霉素或阿霉素，则总量应在 $600mg/m^2$ 以下
吡喃阿霉素	同表阿霉素
米托蒽醌	安全系数为表阿霉素的 2 倍

12.2　药物外渗

外渗易引起皮肤损害的与淋巴瘤治疗相关的药物主要有 VCR、Vp–16，ADM、EPI、BLM、MTX 等，最易引起皮肤损害的药物是 ADM、EPI，最严重的是异长春花碱。

（1）用药前仔细观察注射部位的组织完整性及其状态；注药前先向血管内注入 $5\sim10ml$ 生理盐水，以确保静脉血管通畅。

（2）应选择前臂最容易穿刺的大静脉，切勿靠近肌腱、韧带和关节，避免在有皮下血管或淋巴管部位穿刺及 24 小时内被穿刺过的静脉穿刺点远端避免再次穿刺化疗。

（3）注射化疗药物时应注意观察注射部位有无红斑、水肿或疼痛。

（4）化疗药物外渗后，应立即停止注射，制动并保留注射针头；尽量回抽残留药物，注入皮质激素，并拔掉针头。

（5）可在渗漏部位皮下多点注射止痛药物、相应解毒剂，避免局部按压；或普鲁卡因+生理盐水+地塞米松，局部封闭；冰袋冷敷局部；或外用激素药膏。

（6）根据所用细胞毒药物特点采取冷敷，抬高患肢；疼痛剧烈者可用 2% 利多卡因局封；可反复多次直至疼痛消失。

（7）密切观察局部皮肤的变化及随访，出现溃疡时应考虑手术治疗。

表 12-9　抗肿瘤药物外渗后解毒剂的应用

药物	解毒剂	使用方法	解毒机制
氮芥	10%硫代硫酸钠 4ml	局部皮下或皮内注射	通过碱化作用使之失活
丝裂霉素	10%硫代硫酸钠 4ml 纤维素 C1ml（50mg/ml）	局部皮下或皮内注射	直接灭活 直接灭活
阿霉素	氢化考的松 $50\sim100mg$	局部皮下或皮内注射	减轻炎症反应
	8.4%碳酸氢钠 5mg	静注	降低与 DNA 的结合力
	二甲基亚砜+纤维素 E	外涂	清除自由基
	去甲肾上腺素 10mg	皮内注射	通过 β_2 受体防止 ADM 毒性
长春碱类	透明质酸酶 1ml	皮下注射	稀释抗癌药物
	生理盐水 1ml	皮下注射	稀释抗癌药物
	氢化考的松 25mg	皮下注射	减轻炎症反应
顺铂	10%硫代硫酸钠 $5\sim10ml$	局部注射	通过碱化作用使之失活
足叶乙苷	透明质酸酶 $1\sim2ml$	局部注射	稀释抗癌药物

第 10 节 疗效与预后

1 疗效判定标准

见表 12-10。

2 预后指标

虽然可通过分子生物学技术进一步分辨出不同预后的患者，但目前临床上最实用的指标是国际预后指数（IPI）。IPI 由 5 个方面组成，即年龄（是否大于 60 岁）、一般状况（是否能生活自理）、血清乳酸脱氢酶（LDH）（是否高于正常水平）、疾病分期（早期还是晚期）、结外病变（是否有淋巴结以外的病变）。

PET-CT 的应用为淋巴瘤的预后和疗效判定提供了极大的便利，在 CT 检查仍提示有肿块存在时，PET 检查可明确该残留肿块是否仍有活性，亦即是否有肿瘤组织的残留，如此可清晰地判断出患者是否获得完全缓解。

乳酸脱氢酶（lactic dehydrogenase，LDH）是一种糖酵解蛋白，广泛存在于人体组织内，以肾、心和骨骼肌含量最丰富，其次以肝、脾、胰及肺组织较多，正常人血清可测出 LDH，不少器官病变和某些恶性肿瘤时血清 LDH 可升高。

有研究表明，Ⅲ、Ⅳ期 LDH 明显增高的淋巴瘤患者中肝脾受侵的几率多；而在肝脾受侵的患者中，发热、盗汗等全身症状的出现亦较多，提示 LDH 明显增高与肝脾受侵及高热、盗汗等全身症状之间有十分密切的关系。Ⅰ、Ⅱ期及Ⅲ、Ⅳ期 LDH 增高的淋巴瘤患者的 1~4 年

预期存活率均较 LDH 不增高组明显缩短，差异有显著性，表明 LDH 增高对预后不利。

β_2-MG 产生于体内有核细胞，许多恶性肿瘤，如白血病、淋巴瘤、MM、MDS 等恶性血液病患者血清中 β_2-MG 均有不同程度的升高。β_2-MG 可作为初诊时一个独立的血清学预后指标，可预测患者对化疗的反应和生存情况，β_2-MG 升高者对化疗的有效率低且预后差。

中山医科大学附属医院报道，75 例初治 NHL 患者的 β_2-MG 值高于正常者达 52%；在确诊时其水平的高低与 Ann Arbor 分期相一致，各组间有显著的差异。确诊时 β_2-MG 的水平与化疗效果有明确的相关性，β_2-MG 正常组 RR 达 87.2%，其中 CR 60.5%、PR 25.6%；β_2-MG 升高组 RR75%，其中 CR 仅 50%、PR25%，两者比较有显著的统计学差异。

EB 病毒（EBV）在 T 细胞非霍奇金淋巴瘤中的检出率较 B 细胞 NHL 高，中山大学附属肿瘤医院的林桐榆等进行了一项前瞻性多中心研究，纳入 125 例 T 细胞淋巴瘤患者，通过免疫学方法测定血清 EBV 抗体 VCA-IgA 和 EA-IgA，实时定量 PCR 技术检测外周血游离 EBV DNA 拷贝数，分析各检测指标与患者临床特征、疗效和预后之间的关系。结果显示，所有患者外周血游离 EBV DNA 中位浓度为 13400 拷贝数/ml，阳性率为 39.2%，各亚型淋巴瘤的阳性率之间有显著差异，以结外鼻型 NK/T 细胞性淋巴瘤为最高（69.4%）；与阴性患者相比，外周血游离 EBV DNA 阳性者的 CR 率较低（38.8% vs57.0%，P=0.037），复发率较高（42.1% vs18.2%，P=0.045）。随着外周血游离

表 12-10　疗效评判标准

分类	体检	淋巴结	淋巴结肿块	骨髓
CR	正常	正常	正常	正常
CRu	正常	正常	正常	不确定
	正常	正常	减少>75%	正常，或不确定
	正常	正常	正常	阳性
PR	正常	减少≥50%	减少≥50%	无关
	肝/脾缩小	减少≥50%	减少≥50%	无关
复发/进展	肝/脾肿大	新病灶	新病灶	复发
	或现新病灶	或增大	或增大	

EBV DNA 浓度升高，所有患者的 5 年无病生存率和 OS 率均呈线性下降。所有患者 VCA-IgA 和 EA-IgA 阳性率分别为 30.6% 和 1.6%，两者均与患者疗效和预后无显著相关。结果提示，相对于血清 EBV 抗体，外周血游离 EBV DNA 浓度更能预测 T-NHL 预后。

3 霍奇金淋巴瘤

霍奇金淋巴瘤的分期采用 1994 年的 Ann Arbor 分期，多年来在临床上广泛应用，主要分期依据是肿瘤侵犯淋巴结区个数，是否位于横膈同侧，是否有结外器官的弥漫性侵犯等。

欧洲癌症研究和治疗组织将年龄超过 49 岁、纵隔肿块>胸腔横径的 1/3、病变受累超过 3 个区域、ESR>50mm（第 1 小时末）作为不良预后因素。

根据分期和预后因素不同，可将霍奇金淋巴瘤分为早期预后良好的 HL、早期预后不良的 HL 和晚期 HL。

另外，根据分期不同，相关不良预后因素亦不完全相同。局限期的不良预后因素为大肿块、ESR≥50、>3 个淋巴结区域受累；进展期的不良预后因素为清蛋白 <4g/dL、Hb<10.5g/dL、男性、年龄≥45 岁、IV 期、WBC≥15×10⁹/L、淋巴细胞<0.6×10⁹/L 或占白细胞分类<8%。每一预后不良因素每年减少生存率 7%~8%。

霍奇金淋巴瘤的预后与其组织类型密切相关，淋巴细胞为主型预后最好，5 年生存率为 94.3%；而淋巴细胞耗竭型最差，5 年生存率仅 27.4%；结节硬化及混合细胞型在两者之间。

霍奇金淋巴瘤的预后与临床分期亦密切相关，I 期 5 年生存率为 92.5%，II 期 86.3%，III 期 69.5%，IV 期为 31.9%；有全身症状较无全身症状为差。儿童及老年预后一般比中青年为差；女性治疗后较男性为好。

下列各种因素在霍奇金淋巴瘤初诊时有提示预后的价值：

（1）临床分期：疾病的范围愈小，预后愈好；

（2）组织学亚型：淋巴细胞为主型和结节硬化型较混合细胞型预后为佳，而后者又较淋巴细胞耗竭型为佳；

（3）肿瘤细胞负荷大者差；

（4）全身症状：发热、盗汗、体重减轻较之无这些症状者差；

（5）年龄：>40 岁者较差；

（6）疾病部位的数目、结外病变的数目以及有无骨髓病变；

（7）性别：女性较男性疾病进展慢。

4 非霍奇金淋巴瘤

非霍奇金淋巴瘤的预后，病理类型较为重要。弥漫性淋巴细胞分化好者，6 年生存率为 61%，弥漫性淋巴细胞分化差者 6 年生存率为 42%，淋巴母细胞型淋巴瘤 4 年生存率仅为 30%。

有无全身症状对预后影响较 HL 小。低恶性组非霍奇金淋巴瘤病程相对缓和，但缺乏有效根治方法，所以呈慢性过程而伴多次复发，亦有因转化至其他亚型淋巴瘤，对化疗产生耐药而致死亡。但低度恶性组如发现较早，经合理治疗可获得 5~10 年甚至更长存活期。

发病时的年龄、乳酸脱氢酶、一般状况、临床分期和淋巴结以外的实质脏器受侵的数目，与非霍奇金淋巴瘤患者的预后明显相关。低危组患者的预期 5 年生存率为 73%，低中危组为 51%，中高危组为 43%，高危组为 26%。

4.1 弥漫性大 B 细胞淋巴瘤

弥漫性大 B 细胞淋巴瘤，通过 6~8 个周期的 R-CHOP 方案化疗，可使近 80% 的患者获得治疗反应。其中在早期患者中，小于 60 岁的患者，治愈率接近 70%，即使年龄大于 60 岁，早期患者亦有近 50% 的治愈率。

DLBCL 的预后因素包括临床分期、LDH、结外受侵、年龄、国际预后指数；与预后相关的其他因素，包括 CD5、Bcl-2、Bcl-6、细胞周期蛋白 D 和 p53 等基因表达。

国际预后指数（IPI）是 DLBCL 重要预后指标，M.D. Anderson 癌症中心的研究证明，弥漫性大 B 细胞淋巴瘤 IPI 为 2 时，其 5 年总生存率和无病生存率为 71% 和 64%，而 IPI3~4 时的生存率和无病生存率分别为 40% 和 35%。

LDH 升高、II 期巨块型疾病、年龄 60 岁以上或 ECOG 一般状态评分≥2 的 DLBCL 患者的预后较差。

CD5 阳性与 CD5 阴性 DLBCL 比较，其结外器官受侵多见、一般状态差、LDH 增高多见、预后差，其生存率明显低于 CD5 阴性 DLBCL。

p53 突变是影响预后的重要因素，Leroy 等报道 69 例 DLBCL，16 例 (23%) 有 p53 突变，有 p53 突变和无 p53 突变的 6 年生存率分别为 44% 和 79% (P=0.01)。

含有蒽环类药物的化疗方案使 DLBCL 变成潜在可治愈性疾病，虽然多数患者对初始化疗方案有反应，但是只有约半数的患者可被治愈。如何在治疗前筛选出对常规治疗疗效差的 DLBCL 患者，并根据情况合理调整治疗方案，是改善高危患者预后的关键。其中病理亚型、分期、国际预后指征 (IPI) 和病变特殊部位等方面均为 DLBCL 治疗前必须考虑的因素。

临床上，区别高危和低危患者具有重要的意义，因高危患者对常规化疗方案不敏感，而低危患者较为敏感，使用研究性方案可增加治疗相关毒性。

1993 年，国际几个大研究机构对已报道的各种可能与 NHL 预后相关的临床因素进行多因素分析，制订出侵袭性 NHL 的 IPI，包括年龄 (>60 岁)、临床分期 (Ⅲ~Ⅳ)、血清乳酸脱氢酶 (LDH) 水平 (≥1 倍)、体能状态 (PS 评分 ≥2) 及多处结外器官侵犯 (>1) 等 5 个因素。进一步可将患者分为低危组 (0~1 个因素)、低中危组 (2 个因素)、高中危组 (3 个因素) 和高危组 (4~5 个因素) 4 个预后组，这 4 组的 5 年生存率分别是 73%、51%、46% 和 26%。在 1274 例 60 岁以下的患者中，根据年龄校正的预后模型包括分期、LDH 水平和 PS 评分，将患者分为 4 组，5 年生存率分别是 83%、69%、46% 和 32%。两个预后模型中，完全缓解率降低或复发率增加均可导致死亡率上升。这两个指标，即 IPI 和年龄校正 (aaIPI) 的预后指征，均较 Ann Arbor 分期能更准确地预测长期生存。

中国研究者进行了一项纳入 121 例经过病理和免疫组化证实为 DLBCL 患者的研究，根据 IPI 亦将这些患者分为低危、中低危、中高危和高危 4 个亚组，各组的 CR 率分别是 90.6%、80.6%、72.7% 和 41.9%，3 年无病生存 (DFS) 率分别是 59.1%、47.2%、31.8% 和 9.7%。因此，IPI 亦适用于中国高危淋巴瘤患者的预后预测。

DLBCL 可分为生发中心亚型和激活 B 细胞亚型，前者预后明显优于后者。DNA 阵列分析和免疫组化皆证明了 Bcl-6 和 CD-10 阳性 (生发中心型) 是预后好的因素，而 Bcl-2 表达是预后不良因素。

儿童 DLBCL 大部分为生发中心型 (GCB，80%) 和中心母细胞形态学变异型为主，缺乏 t (14；18)，而成人 DLBCL 只有 50% 为生发中心型，因此，儿童 DLBCL 的预后优于成人 DLBCL。相反，颅内原发 DLBCL 绝大部分为激活 B 细胞型，预后差。

同一 IPI 亚组 DLBCL 患者的预后仍有较大差异。研究者进行了 DLBCL 患者预后与分子生物学关系的研究：通过定量 RT-PCR 测定了 66 例 DLBCL 患者的 36 个基因，建立了预后模型。其中包括 GCB 特征性表达的基因如 LMO-2 和 Bcl-6，ABC 特征性表达的基因如 Bcl-2、CCND-2、SCYA-3 以及淋巴结基因 FN-1，通过基因测定的方式检测它们对预后的预测价值。即使在 IPI 低危患者中，6 基因模型亦识别出一些高危患者，其 5 年生存率仅有 57%，而中危和中高危 IPI 患者 5 年生存率则仅有 27%。

4.2 鼻型 NK/T 细胞淋巴瘤

鼻型 NK/T 细胞淋巴瘤临床进展迅速，预后很差。Kim 等研究表明，其 5 年生存率仅为 20%~56%；而国内杨拴盈等亦发现，其 3 年及 5 年生存率分别为 58.1% 和 33.3%。有研究发现，年龄 >60 岁、进展期病变和临床行为表现差的患者，其预后差。

EB 病毒感染及 Ki-67 的表达同样可提示预后，Ki-67 的高表达 (≥65%) 亦可明显缩短生存期。因此认为，EBV 感染及 Ki-67 的高表达均为鼻型 NK/T 细胞淋巴瘤独立的负性预后因素。

（赵　征）

参考文献

[1] Leonard JP, Coleman M, Ketas JC, et al. Phase

I / II trial of epratuzumab （humanized anti－CD22 antibody） in indolent non－Hodgkin's lymphoma. J Clin Oncol, 2003, 21: 3051－3059.

［2］ Leonard JP, Coleman M, Ketas JC, et al. Epratuzumab, a humanized anti－CD22 antibody, in aggressive non－Hodgkin's lymphoma: phase I / II clinical trial results. Clin Cancer Res, 2004, 10: 5327－5334.

［3］ Linden O, Tennvall J, Hindorf C, et al. ^{131}I-labelled anti－CD22 MAb （LL2） in patients with B-cell lymphomas failing chemotherapy. Treatment outcome, haematological toxicity and bone marrow absorbed dose estimates. Acta Oncol, 2002, 41: 297－303.

［4］ Vose JM, Colcher D, Gobar L, et al. Phase I / II trial of multiple dose [131]Iodine－MAb LL2 （CD22） in patients with recurrent non－Hodgkin's lymphoma.Leuk Lymphoma, 2000, 38: 91－101.

［5］ Griffiths GL, Govindan SV, Sharkey RM, et al. ^{90}Y-DOTA-hLL2: an agent for radioimmunotherapy of non－Hodgkin's lymphoma. J Nucl Med, 2003, 44: 77－84.

［6］ Sharkey RM, Brenner A, Burton J, et al. Radioimmunotherapy of non－Hodgkin's lymphoma with [90]Y－DOTA humanized anti－CD22 IgG （[90]Y－Epratuzumab）: do tumor targeting and dosimetry predict therapeutic response? J Nucl Med, 2003, 44: 2000－2018.

［7］ Linden O, Hindorf C, Cavallin－Stahl E, et al. Dose－fractionated radioimmuno－therapy in non－Hodgkin's lymphoma using DOTA－conjugated, [90]Y－radiolabeled, humanized anti－CD22 monoclonal antibody, epratuzumab. Clin Cancer Res, 2005, 11: 5215－5222.

［8］ Postema EJ, Raemaekers JM, Oyen WJ, et al. Final results of a phase I radioimmunotherapy trial using 186Re-epratuzumab for the treatment of patients with non－Hodgkin's lymphoma. Clin Cancer Res, 2003, 9: S3995－S4002.

［9］ Kreitman RJ, Squires DR, Stetler－Stevenson M, et al. Phase I Trial of Recombinant Immunotoxin RFB4 （dsFv）－PE38 （BL22） in Patients With B-Cell Malignancies.J Clin Oncol, 2005, 23: 6719－6729.

［10］ Ho M, Kreitman RJ, Onda M, et al. In vitro antibody evolution targeting germline hot spots to increase activity of an anti－CD22 immunotoxin.J Biol Chem, 2005, 280: 607－617.

［11］ Bang S, Nagata S, Onda M, et al. HA22 （R490A） is a recombinant immunotoxin with increased antitumor activity without an increase in animal toxicity.Clin Cancer Res, 2005, 11: 1545－1550.

［12］ Herrera L, Yarbrough S, Ghetie V, et al.Treatment of SCID/human B cell precursor ALL with anti-CD19 and anti－CD22 immunotoxins.Leukemia, 2003, 17: 334－338.

［13］ Leonard JP, Coleman M, Ketas J, et al. Combination antibody therapy with epratuzumab and rituximab in relapsed or refractory non－Hodgkin's lymphoma. J Clin Oncol, 2005, 23: 5044－5051.

［14］ Leonard JP, Link BK. Immunotherapy of non-hodgkin's lymphoma with hLL2 （epratuzumab, an anti－CD22 monoclonal antibody） and Hu1D10 （apolizumab）. Semin Oncol, 2002, 29 （1 Suppl 2）: 81－86.

［15］ Stein R, Qu Z, Chen S, et al. Characterization of a new humanized anti－CD20 monoclonal antibody, IMMU－106, and Its use in combination with the humanized anti－CD22 antibody, epratuzumab, for the therapy of non－Hodgkin's lymphoma. Clin Cancer Res, 2004, 10: 2868－2878.

［16］ Swerdlow S H, Berger F, Isaacson H K, et al.Mantle Cell LymphomaDreyling M, Lenz G, Hoster E, et al. Early consolidation by myeloablative radiochemothrapy followed by autologous stem cell transplantation in first remission significantly prolongs progression free survival in mantal cell lymphoma-results of a prospective randomized trial of the Eurropean MCL network .Blood, 2004, 105: 2677－2684.

［17］ Howard OM, Gribben JG, Neubeyg DS, et al. Rituximab and CHOP induction therapy for newly diagnosed mantle cell lymphoma: molecular complete responses are not predictive of progression-free survival.J Clin Oncol, 2003, 20: 1288－1294.

［18］ Kaufmann H, Raderr M, wohrer S, et al.Antitumor activity of rituximab plus thalidomide in patients weth relapsed/refractory mantle cell lymphoma. Blood, 2004, 104: 2269－2271.

［19］ Forstpointner R, Dreyling M, Repp R, et al.The addition of ritaximab to a combination of fudarabine, cyclophosphamide, mitoxantrone （FCM） significantly increases the response rate and prolongs survival as compared with FCM alone in patients with relapsed and refractory follicular and mantle cell lymphomas: results of a prospective randomized study of the German Low Grade Lyphoma Study Group.Blood, 2004, 104: 3064-3071.

[20] Torlako YICE, Nislsens S, Vyberg M. et al.Antibody selection in immunohistochemical detection of cyclinD1 in mantle cell lymphoma.AM J Clin Pathol, 2005, 5: 782-789.

[21] Ghielmini M, Hsu Schmitz S F, Cogliati S B, et al.

Prolonged treatment with rituxmab in patients with follicular lymphoma significantly increases event-free survival and response duration compared with the standard weekly 4 scheduleLadetto M, Corradini P, Vallet S, et al. High rate of clinical and molecular remission in follicular lymphoma patients receiving high-dose sequential chemotherapy and autografting at diagnosis: a multicenter, prospective study by the Gruppo Italiano Trapianto Midollo Osseo (GTTMO) . Blood, 2002, 100 (5): 1559-1565.

淋巴瘤并发症

目 录

近 30 年来，随着分子生物学、遗传学研究的不断深入，淋巴瘤在诊断、分类、分型等方面取得了重大进展，治疗的近期有效率明显提高，远期生存率亦有显著改观。

但在淋巴瘤初诊、初治和整个治疗过程中，以及随着患者生存期的延长，淋巴瘤患者常可发生一系列并发症或伴随症，为进一步提高治疗疗效带来了巨大挑战。

第 1 节　第二肿瘤

近年来，随着淋巴瘤诊治水平的不断提高，患者的生存期得到不同程度的延长。长期生存后伴发出现的合并症，亦越来越受到重视，其中危害性最大的，也是备受关注的当属合并第二肿瘤。

2007 年，一项关于儿童白血病、淋巴瘤合并第二肿瘤随访 6.5 年的国际研究表明，在观察的 16540 例患者中（其中白血病 12731 人，HL1246 人，NHL2563 人）发生第二肿瘤的共 133 例。发现这些患者发生第二肿瘤的风险比正常人高出 7 倍。

HL 最常合并的肿瘤是甲状腺癌、乳腺癌、非黑素瘤皮肤癌、急性白血病；而 NHL 则是甲状腺癌和脑肿瘤[1]。

多原发性恶性肿瘤（multiple primary malignant neoplasms，MPMNs）是指不同器官或部位同时或先后发生的两个或两个以上原发恶性肿瘤。

1932 年，经 Warren 和 Gate 概括为以下 3 个标准：

（1）每一肿瘤必须证实为恶性肿瘤，并发生在不同部位，两者不相连续；

（2）每一肿瘤应具有其各自独特的病理学形态；

（3）必须排除转移或复发等情况。

1961 年，Moertel 等对 MPMNs 做了较为系统的分析，并提出了同时性多原发性恶性肿瘤（synchronous multiple primary malignant neoplasms，SMPMNs）及异时性多原发性恶性肿瘤（metachronous multiple primary malignant neoplasms，MMPMNs）的概念，即多个恶性肿瘤发生间隔时间在 6 个月内者称为 SMPMNs；多个恶性肿瘤发生间隔时间超过 6 个月者，称为 MMPMNs[2]。

1 淋巴瘤合并白血病

1.1 概论

德国淋巴瘤工作组曾提出了提高剂量的 BEACOPP 化疗方案应用于 HL 患者，M. Scholz 等荟萃分析了 8 个关于 HL 治疗方案的随机临床试验随访 10 年（1978~1998 年）的结果，提高剂量的 BEACOPP 化疗方案无病生存率及总生存率均优于传统剂量的 BEACOPP 和标准的 COPP/ABVD 方案。欣喜之余，研究组发现，化疗药物剂量的提高增加了急、慢性毒副反应的风险。通过长期随访，发现继发肿瘤是其中最严重的副反应之一。5357 例 HL 患者，67 例继发 AML/MDS、97 例 NHL。

目前淋巴瘤治疗后继发白血病的现象已经越来越引起人们的重视。

目前大多认为，单纯放疗导致继发白血病的风险相对较低，多发生于暴露放疗后的 5~9 年；化疗可明显增加白血病的发病风险，该风险与化疗药物剂量及种类有关，但放、化疗联合是否存在中和效应，从而降低白血病的发病风险尚不明确。

继发血液系统恶性肿瘤的累积发病率分别是，5 年 0.2%±0.03%、10 年 0.4%±0.04%。

烷化剂是目前公认的致突变剂。现已表明，烷化剂是继发性白血病确切的诱导剂，有研究认为，氮芥比环磷酰胺更易致突变；拓扑异构酶 Ⅱ 抑制剂也可能是导致继发性白血病的一个重要因素。两者均可作用于 DNA 合成过程，引起染色体畸变而发展为白血病。

解毒酶的多态性与继发 AML 相关；宿主本身遗传学综合征；白血病与淋巴瘤有共同病原体，如人 T 细胞白血病病毒、人类免疫缺陷病毒、丙型肝炎病毒、EB 病毒、乙型肝炎病毒等均报道与肿瘤相关。

淋巴瘤继发白血病中以急性髓系白血病多见，急性淋巴细胞白血病相对少见，占 5%~10%。有文献研究资料表明，年龄<30 岁、病理为淋巴母细胞型、高度恶性、病期晚、纵隔增宽、脾肿大、血中白细胞总数大于正常、淋巴细胞比率>50%，易合并白血病。

1.2 治疗

应按白血病治疗，包括诱导缓解、中枢神经系统预防治疗，维持治疗与加强治疗等阶段。继发白血病预后较差，AML5 年的生存率 23.7%，显著低于原发为 AML 的患者 5 年生存率 53.2%。

在针对某一具体治疗相关性白血病患者制定治疗方案时，要根据患者的年龄、既往治疗方案、一般身体状况、核型异常分级、合并症等情况，综合考虑，因人而异。

2 淋巴瘤合并乳腺癌

对于 HL 的女性患者最常合并的实体瘤是乳腺癌，潜伏期常常很长（近 15 年），对于年轻的 20~25 岁的患者发病风险相对较高。

文献比较了原发乳腺癌（BC）与淋巴瘤合并乳腺癌（HL-BC）189 例的异同，指出 HL 合并乳腺癌的患者死亡风险是单纯乳腺癌组患者的 2 倍。

可能的原因，是由于既往多有放疗（接受放疗 19%，38%），接受了乳房部分切除的局限乳腺癌中，35% 没有接受放疗（其中 70% 这些患者既往曾因 HL 接受过放疗）；化疗病史，影响了治疗策略的选择。同时 HL 合并 BC 有着其自身的生物学特性，HL-BC（近 80%）肿瘤比普通的增殖指数更高的乳腺癌患者侵袭性更高。

值得一提的是有文献报道，淋巴瘤继发乳腺癌的患者罹患心脏疾患的风险增加了 2~4 倍，考虑与既往放疗及化疗药物，尤其是蒽环类药物的使用相关。

3 淋巴瘤合并肺癌

淋巴瘤合并实体瘤较 AML 少见，常见的是肺、乳腺、胃肠道肿瘤，其发病率呈中度上升。继发于 HL 治疗后 20 年的实体瘤累积发生危险率为 13.1%，而同期发生 AML 和 NHL 的总体危险率为 8.1%。

继发肺癌是 HL 死于继发性实体瘤的最重要的原因，诊断 HL 后继发肺癌，平均发病时间是 7 年，而且多发生在接受膈上放疗的患者；吸烟可使肺癌的发生危险提高 20 倍，有吸烟史者继发肺癌占 53%；组织病理学以小细胞为主，占 50%，13% 单用放疗者发生肺腺癌。主要的危险因素有含烷化剂的化疗，放疗剂量大

于 5Gy，化疗周期数及放疗的总剂量、吸烟史。

第 2 节　淋巴瘤合并周围神经病变

1 流行病学

淋巴瘤合并周围神经病变在临床上并不常见，其临床表现多样且不具有特异性，当其以"周围神经病变"为首发症状时，易导致误诊。

其发生大多与病毒感染（HIV、带状疱疹病毒）、神经根压迫及既往的治疗有关，如放射后神经病变，化疗药物所致的周围神经毒副反应。

由淋巴瘤直接浸润（可以是系统性淋巴瘤累及周围神经，也可以是原发于周围神经）病变及发生神经系统副瘤综合征、淋巴瘤相关血管炎或淀粉样变性引起的病例少见。

周围神经病变在 NHL 患者中更为常见，分期越晚，则发生率越高，为 6.5%~17.5%。

以 B 细胞多见，NK/T 细胞少见，钱敏等报道的 13 例淋巴瘤合并周围神经病变中，除 1 例具体病理类型不详外，余 12 例患者均为非霍奇金淋巴瘤，9 例系 B 细胞性非霍奇金淋巴瘤，3 例为 T 细胞性非霍奇金淋巴瘤。发病年龄多为 50 岁以后，男性和女性发病几乎各占一半，75% 的患者年龄 >50 岁。

表 13-1　霍奇金淋巴瘤并发乳腺癌 [3]

研究者	病例数	淋巴瘤发病年龄	淋巴瘤治疗(%)		乳腺癌发生的潜伏期	继发乳腺癌的发病年龄	乳腺癌组织病理类型(%)			死亡率(%)
			放疗	放疗+化疗			I C	DCIS	pN +	
Yahalom [33]	37　(45)	27	73	27	15	43	82	18	31	27
Aisenberg [10]	14　(16)	24	71	29	16	40	94	6	17	76
Gervais-Fagnou [52]	15　(17)	25	73	27	17	41	93	7	25	13
Wolden [22]	65　(71)	25	58	42	18	43	87	13	27	23
Cutuli [18]	119　(133)	24	62	38	15	41	90	10	54	30
El-Din [34]	28　(39)	25	50	50	16	45	85	15	32	NS
Meattini [53]	39	31	54	37c	19.5	51	86	14	21	31
Present Series	189　(214)	25	28	72	18.5	42	87	13	32	23

表 13-2　霍奇金淋巴瘤并发乳腺癌的特征 [4]

		局部乳腺癌				区域和远处的乳腺癌			
		HL-BC		BC-1		HL-BC		BC-1	
		病例数（人）	比率（%）	病例数（人）	比率（%）	病例数（人）	比率（%）	病例数（人）	比率（%）
		187	63	241 128	60	111	37	164 095	40
诊断乳腺癌的年龄	≤39 岁	48	26	14 028	6	45	41	13 558	8
	40~59 岁	96	51	93 239	39	53	48	70 556	43
	60~69 岁	22	12	56 602	23	8	7	36 185	22
	≥70 岁	21	11	77 259	32	5	5	43 796	27
P		<0.0001				<0.0001			
诊断乳腺癌距诊断 HL 的时间	0~5 年	16	9	NA		9	8	NA	
	5~10 年	35	19	NA		17	15	NA	
	10~15 年	42	22	NA		28	25	NA	
	15~20 年	49	26	NA		32	29	NA	
	20~25 年	31	17	NA		17	15	NA	
	>25	14	7	NA		8	7	NA	
病理分级	高分化	24	13	34 324	14	6	5	7 992	5
	中分化	51	27	64 837	27	28	25	35 537	22
	低分化	62	33	48 556	20	54	49	47 116	29
	未分化	4	2	4 560	2	2	2	4 618	3
	不明确	46	25	88 851	37	21	19	68 832	
P		0.02				>0.2			
雌激素受体状况	阳性	87	47	105 641	44	48	43	56 296	34
	临界值阳性	0		803	<1	0		574	<1
	阴性	50	27	27 828	12	35	32	20 248	12
	不明确	50	27	106 856	44	28	25	86 977	53
P		<0.0001				0.004			
孕激素受体状况	阳性	77	41	90 508	38	42	38	47 915	29
	临界值阳性	3	2	1 245	<1	0		757	<1
	阴性	57	30	40 299	17	39	35	27 426	17
	不确定	50	27	109 076	45	30	27	87 997	54
P		0.005				0.06			

2 临床表现

淋巴瘤合并周围神经病变的临床表现多样，可为感觉运动神经病变、亚急性感觉运动性多发性神经病、脑神经病变、单神经病变或一个孤立的正中神经或坐骨神经麻痹等，也可能像格林巴利综合征或马尾症候群或四肢轻瘫。

可以发生于淋巴瘤诊断之前，也可以发生于淋巴瘤进展期。

钱敏等报道的 13 例淋巴瘤合并周围神经病变中临床主要表现为听力减退、周围性面瘫、眼球活动障碍以及面部感觉异常、腰骶神经根受累（8/13）。

临床表现为下肢麻木、无力，其中 4 例有下肢根性疼痛，1 例疼痛严重者，1 例同时伴有一侧上肢剧烈疼痛，5 例脑膜刺激征阳性，5 例大小便障碍，8 例脑神经及腰骶神经根同时受累患者中 6 例听力减退。

3 检查与诊断

淋巴瘤合并周围神经病变，临床无特异性表现，有时诊断较困难。通过肌电图检查可以发现多种周围神经病变，但不具有特异性。

1975 年，Vital 等曾首次报道了 1 例淋巴瘤周围病变通过神经活检被确诊。腓肠神经是神经活检中最常选择的外周神经，遗憾的是神经活体组织阳性检出率较低，而根据肌电图或MRI 检查结果选择受累神经进行活体组织病理检查可提高阳性率。

脑脊液检查大多正常，通常为蛋白质轻度升高，血糖基本正常，淋巴细胞计数轻度增加。最典型的是蛋白质和细胞轻度增加。反复多次送检及结合免疫组化染色可提高阳性率。

MRI 能够显示病变的数目、部位和程度。此外，可以显示有关神经增厚、扩大的信号，并可能有助于确定活检的位置。PET-FDG 全身检查，可提高诊断与分期判断，以及对治疗和治疗反应的评估。

4 治疗

目前，淋巴瘤合并周围神经病变的治疗尚无统一的标准。对周围神经病变的治疗，可采用免疫抑制、血浆置换、静脉免疫球蛋白等。对于神经-肌肉接头处或周围神经系统的副瘤综合征效果尚可。

第 3 节 噬血细胞综合征

噬血细胞综合征（hemophagocytic syndrome，HPS）又称噬血细胞性淋巴组织细胞增多症(hemophagocytic lymphohistiocytosis，HLH)、淋巴瘤相关性噬血细胞综合征（LASH），是一种少见的单核吞噬细胞系统反应性增生疾病，可导致多个组织器官中大量组织细胞增生和浸润。HLH 可分为原发性噬血细胞综合征(FHLH) 和继发性噬血细胞综合征（sHLH）两大类。

1 病因学

噬血细胞综合征，在恶性肿瘤中，以造血系统肿瘤，尤其是外周 T 及 NK 细胞淋巴瘤多见，B 细胞淋巴瘤相对少见，主要是弥漫性大B 细胞淋巴瘤；HD 相关的 HLH 文献也有报道。文献报道总发生率为 25%~40%，多为亚洲病例，致死率较高。

继发性 HPS 的发生多与感染、肿瘤、自身免疫性疾病、HIV 等相关，其中感染主要指病毒感染，尤其是 EB 病毒。

有学者回顾性研究了 34 例 HL 患者合并噬血细胞综合征，以男性多见（男女比例约为3.3:1），合并 EB 病毒表达的占到 94%；34 例中位发病年龄为 43 岁（19~84 岁），分期均为 IV期。病理类型以淋巴细胞为主型、混合细胞型为主，结节硬化型仅仅占到 15%，这与文献中报道淋巴细胞为主型、混合细胞型有较高的 EB病毒感染率是一致的。

2 发病机制

HLH 是一种组织细胞病，其生物学本质是NK 细胞功能障碍导致的持续活化的 T 淋巴细胞与组织细胞增生、浸润，并引起高细胞因子血症（(IFN -γ、TNF- α、IL-1、IL-6、GM - CSF)。其中，IFN-γ、TNF-α、IL-1、IL-6 可导致发热、肝功能损害、高三酰基甘油血症和凝血功能障碍，TNF-α、TNF-γ 可抑制造血祖细胞增殖使血细胞生成减少，同时异常增多的

表 13-3　噬血细胞综合征的病因

原发性（遗传性）噬血细胞综合征
家族性噬血细胞淋巴组织细胞增生症（FHL）
继发性（反应性）噬血细胞综合征
感染相关的（IAHS）
病毒（VAHS）
EB病毒、HIV、巨细胞病毒、肝炎病毒、水痘-带状疱疹病毒、
H5N1禽流感病毒等，其中以EB病毒临床最为常见（EBV-HLH）
细菌（BAHS）：
肠道革兰阴性杆菌、肺炎球菌、葡萄球菌等
真菌
其他：
杜氏利什曼原虫
疾病相关的恶性肿瘤（MAHS）
淋巴瘤（LAHS）
其他（白血病、乳腺癌等）
非恶性疾病
自身免疫病（AAHS）：SLE、still病
其他疾病
X-连锁淋巴组织增生性疾病
药物相关的
苯妥英钠

噬血细胞导致大量血细胞破坏，最终导致全血细胞减少。

HLH患者的全血细胞减少的主要机制是多种炎性因子介导的造血抑制，而不是活化组织细胞的噬血过程。虽然HLH以噬血命名，但未能检出噬血细胞却不能完全除外HLH可能，因为噬血细胞的检出率与穿刺部位及疾病发展阶段有关。

原发性噬血细胞综合征，即家族性噬血细胞性淋巴组织细胞增生症（FHL），为常染色体隐性遗传疾病，婴幼儿多见，70%发生于1岁以内。近年的研究发现，染色体9q21、3222突变以及编码成孔蛋白（poreforming protein，PRF1，10q21）、Munc1324（UNC13D，17q25）和突触融合蛋白-11（STX11 6q24）基因突变与FHL的发病密切相关。

继发性噬血细胞综合征目前发病机制尚不完全明确。有研究表明，EB病毒感染T细胞后可表达EBV潜在膜蛋白-1（Epstein-Barr virus latent membrane p rotein-1，LMP-1），EB病毒相关性恶性疾病的发病与LMP-1密切相关。

3　病理特征

主要是良性组织细胞增生伴噬血现象，以红细胞被吞噬最为常见。增生的组织细胞主要浸润淋巴结的淋巴窦和髓索、肝脏的肝窦和门脉区、脾脏的红髓以及骨髓。因此，骨髓、肝、脾、淋巴结活检有特异性。

穿孔素编码基因突变可见于20%~40%的感染性FHL患者。

4　实验室检查

HLH最常见的外周血异常为血细胞减少，几乎发生于所有HLH患者。

常为两系或是全血细胞减少，以血小板计数减少最为明显，血小板计数的变化可作为本病活动性的一个指标。

骨髓，早期噬血细胞现象不明显，可有明显的吞噬血细胞现象；晚期骨髓增生减低，有时可见大的颗粒状淋巴细胞，胞体延长如马尾或松粒状，可能是HPS中的一种特殊类型的淋巴细胞。

肝功能异常，主要表现为血清转氨酶、胆红素、乳酸脱氢酶升高，清蛋白水平降低。

通常伴有血三酰基甘油水平升高；凝血功能异常，表现为凝血时间延长、纤维蛋白原含量明显降低。

血清铁蛋白显著升高，SF 水平升高对 HLH 具有可靠的诊断价值，SF 水平越高，诊断 HLH 的可靠性越大，监测 SF 水平有助于病情判断，其值变化与病情活动度有关，且对临床疗效有评价作用。

脑脊液检查，可见蛋白含量升高，细胞增多 [(5~10) ×10⁹/L]，以淋巴细胞数目增多，可能有单核细胞，很少有噬血细胞。

NK 细胞活性减低，高细胞因子血症，如 INF-γ、IL-6、IL-1 水平的显著增高。

5 临床表现

临床表现常常缺乏特异性，尤其是 SHLH，容易被原发疾病的症状所掩盖，造成漏诊。

典型症状为发热，热型波动而持续，可自行下降；肝、脾肿大、呈进行性增大，一半患者有淋巴结肿大，甚至为巨大淋巴结；约 20% 患者可出现一过性皮疹，多伴有高热，无特异性；两系或三系血细胞减少。

日本学者 Ohno 等发现，B 细胞 LAHS 与 T/NK 细胞 LAHS 相比，有以下特点：①多见于老年人；②临床症状，如三系减少及凝血异常、肝功能损害的程度要轻于 T 细胞 LAHS；③血清 IL-6，TNF-α 和 IL-10 明显升高，而 INF-γ 明显减低。但在临床预后方面存在争议。

6 诊断标准

淋巴瘤相关 HLH，其临床症状隐匿，容易导致漏诊、误诊；淋巴瘤与 HLH 的临床症状多有重叠，容易忽视；甚至有些淋巴瘤是以 "HLH" 首发的；早期诊断及治疗对预后有重要意义。NK 细胞活性减低及 sCD25 水平升高是早期诊断敏感的指标。

6.1 分子生物学指标

符合 HLH 的分子生物学诊断，主要为引起 FHL 的几种基因突变。

6.2 症状、体征、实验指标

以下 8 条指标中符合 5 条：

（1）发热持续 > 7 天，体温 > 38.5℃。

（2）脾脏肿大。

（3）血细胞减少（外周血三系中至少有两系减少）：

血红蛋白 <90g /L（<4 周的婴儿 <100g /L）；

血小板 <100×10⁹ /L；

中性粒细胞 <1.0×10⁹ /L，且由非骨髓造血功能减低所致。

（4）高三酰基甘油血症和/或低纤维蛋白原血症：

空腹三酰基甘油 ≥3.0 mmol /L；

纤维蛋白原 ≤1.5g /L。

（5）骨髓、脾脏或淋巴结中发现噬血现象，无恶性肿瘤证据。

（6）NK 细胞活性减低或缺失。

（7）铁蛋白水平 ≥500 μg /L。

（8）可溶性 IL-2 受体 (sCD25) ≥2400U/ml。

满足以上所述的（1）或（2），即可诊断为 HLH。

除了上述的 8 项表现外，以下的临床表现和检查结果也可作为诊断 HLH 的依据：

（1）脑膜刺激症、淋巴结肿大、黄疸、皮疹、水肿；

（2）转氨酶升高、低蛋白血症、低钠血症、血脂代谢异常；

（3）脑脊液单核细胞或淋巴细胞增多、蛋白含量升高；

（4）肝脏组织活检呈慢性持续性肝炎表现。

很多 HLH 患者早期骨髓检查不能发现噬血的典型表现，此时不能以此排除 HLH 的诊断。

7 治疗

7.1 治疗原则

本病发展迅速，一旦诊断需立即治疗，以减轻大量细胞因子对机体脏器的损伤、清除克隆增殖的 T /NK 细胞和活化的巨噬细胞。

目前对于 FLH，推荐 HLH-2004 方案治疗，40 周后可行造血干细胞移植。

戴铁颖等报道 T 细胞淋巴瘤合并噬血细胞综合征 20 例，随访 19 例，生存期 <6 个月 17 例，6 个月至 1 年者 2 例。在 CHOP 化疗 1 个疗程之内死亡者 10 例。证实常规 CHOP 方案化疗效果差。

有研究者采用氟达拉滨联合激素和免疫球蛋白（FDIg 方案）用于治疗 LAHS，14 例患者治疗后，9 例（64.3%）病情好转。

有报道用蛋白酶体抑制剂（硼替佐米）、单克隆抗体（如 CD52）等新的靶向药物以及放射免疫疗法等作为新的治疗尝试。

王昭等报道，氟达拉滨联合地塞米松治疗血管免疫母细胞性 T 细胞淋巴瘤继发噬血细胞综合征 1 例，经过 FD 方案治疗后病情明显改善，初步提示该方案对继发性 HLH 具有较好的疗效，可以降低继发性 HLH 的高致死率，为临床提高疾病治疗效果、改善疾病预后和转归提供新的思路。

外周血造血干细胞移植被认为优于常规化疗和免疫抑制剂。有人提出，在病情稳定的情况下，应尽早进行 allo-HSCT，对 HPS 和淋巴瘤均是治愈性手段。

大剂量的化疗和造血干细胞移植可能改善 LA-HLH 的预后，但与急性白血病不同，allo-HSCT 治疗淋巴瘤的效果还不尽如人意，移植相关死亡率高、移植后复发都是较为棘手的难题。

HPS 容易发生在淋巴瘤进展或复发阶段、分期晚，病情容易复发，日本一组 20 例外周 T/NK 细胞淋巴瘤的报道中，发生 HPS 几乎均为淋巴瘤终末期阶段。Fanny 回顾性研究 34 例 HL 患者合并噬血细胞综合征，均为Ⅳ期患者。在原发病无法控制的情况下，复发机会更高。

本病化疗疗效差的可能原因有：①LAHS 起病急，早期病情隐匿，延误诊断，从而使治疗延后；②LAHS 患者确诊后大都一般情况差，伴外周血三系减少和肝功能损害，难以胜任常规剂量化疗；③化疗不能逆转已发生的高细胞因子血症及免疫激活，LAHS 易发生早期耐药；④CHOP21 方案对 T 细胞性淋巴瘤疗效差，甚至无效。

7.2 HLH-94方案

在 HLH-94 方案之前，没有关于治疗 HLH 的标准或指南，HLH-94 方案推出后，有众多协作组参加了此项研究，结果显示该方案显著改善了 HLH 患者的预后。

2002 年，发表了共有 21 个国家的协作组参加的 HLH-94 方案治疗结果，该方案使 HLH 的治疗有明显进步。

1994~1998 年共有 113 名患儿（年龄均<15 岁）按 HLH-94 方案进行了诊断和治疗，其中仅有 25 例有明确的家族史，平均随访时间为 3.1 年，113 名患儿的 3 年生存率为（55 ±9）%（95%的可信区间），初始和后续治疗的有效率为 78%（88 /113），之后 88 名患者中有 65 人接受移植，20 人未经骨髓移植且已停止治疗存活超过 12 个月。65 名接受骨髓移植的患儿其 3 年生存率为（62 ±12）%。

2011 年，公布了迄今最大的关于 HLH-94 方案治疗的研究结果，该方案共 249 例患者（1994~2003 年），中位随访时间 6.2 年，91%的患者随访≥5 年，5 年生存率为 54%±6%，72 例（29%）的患者在行 HSCT 前死亡，64 例在 1 年内死亡，124 例行 HSCT 的患者，5 年生存率在 66±8%。FHL 5 年生存率为 50%±13%，其中未行 HSCT 的患者无 1 例存活。在 2 个月内死亡的患者多伴有黄疸、水肿、血肌酐的增高。49 例（20%）患者未行造血干细胞移植且已停止治疗 1 年以上仍可存活且无疾病活动迹象。这些患者往往年龄较大，多为女性，多无神经系统症状，不伴有肝脏肿大[10]。

7.3 HLH-2004 方案

在 HLH-94 方案的基础上，国际组织细胞学会对 HLH 的诊断和治疗进行了修订，于 2004 年推出了新的方案。

其治疗分为初始治疗和造血干细胞移植/后续治疗。有所不同的是，HLH-2004 方案提出在初始治疗时即合并应用环孢素 A、依托泊苷和地塞米松。在初始治疗 8 周后，非家族遗传疾病经初始治疗获得缓解的患者可停治疗，凡确诊为家族遗传性疾病的患者或是非家族遗传疾病经初始治疗后仍持续，或缓解后又复发的患者，须接受以地塞米松、依托泊苷、环孢素 A 为主的后续治疗，如有合适供者需尽早行造血干细胞移植。

目前，HLH-2004 方案作为 HLH 的诊断和治疗指南已在临床中推广，但其仍为前瞻性研究方案，该方案的治疗效果有待证实。

7.3.1 原发性或家族性治疗方案

（1）初始治疗（8 周）

地塞米松：每日 10mg/m²，第 1~2 周；每日 5mg/m²，第 3~4 周；每日 2.5mg/m²，第 5~6 周；每日 1.25mg/m²，第 7 周，减停 1 周；

足叶乙苷：每次 150mg/m²，2 次/ 周，第 1~2 周；每次 150mg/m²，1 次/ 周，第 3~8 周；

环孢素 A：（肾功能正常者）每日 6mg/kg，口服，使血药浓度维持在 200mg/L 左右。

有神经症状者或脑脊液异常者，MTX 与泼尼松龙二联鞘注，第 3 周开始，每周 1 次，共 4 次。

（2）维持治疗（9~40 周）

地塞米松：每日 10mg/m²，3d/2 周；

Vp-16：每次 150mg/m²，1 次/周；

环孢素 A：同初始治疗，直至 40 周后。

40 周后造血干细胞移植。

7.3.2 继发性噬血细胞综合征治疗方案

在 8 周初始治疗后根据病情终止治疗。

高泽宝等[11]分析了 10 例噬血细胞综合征患儿，10 例中 6 例（60%）与感染相关，2 例（20%）与非感染相关，2 例（20%）病因不明。按 HLH-2004 方案诊治，1 例在治疗过程中死于消化道出血，9 例早期均能获得缓解，5 例完成治疗在随访中。

张丽娟[12]对 10 例行 HLH-2004 方案化疗的 sHLH 患者进行回顾性分析。结果表明，化疗中 7 例患者有临床反应，3 例患者无反应；5 例 sHLH 患者未完成 8 周初始治疗，其中 4 例死亡，1 例因严重药物副反应改用 CHOP 方案，治疗 4 个疗程后获疾病缓解；5 例患者完成初始治疗，3 例获疾病缓解，2 例疾病控制不佳。3 例缓解患者中，1 例死于疾病复发，另 2 例维持缓解；2 例控制不佳的患者中，1 例死亡，另 1 例出院后获疾病缓解。同时指出，感染相关的 HLH（IAHS）患者予 HLH-2004 方案化疗联合有效抗感染治疗后缓解率高，而 EB 病毒相关的 HLH（EBV-HLH）或淋巴瘤相关的 HLH（LAHS）患者缓解率低、缓解后易复发。

朱音[13]报道了按 HLH-2004 诊断标准的 18 例患儿，用流式细胞仪和基因测序法检测患儿的穿孔素基因。检测发现，1 例患儿的穿孔素在 CD8⁺T 细胞和 NK 细胞中的表达几乎完全缺如，基因测序发现该患儿的穿孔素基因存在错义突变（G47C），确诊为原发性 HLH。14 例接受 HLH-2004 治疗，随访时间 2 周至 39 个月，临床缓解 4 例，复发 4 例，持续活动 4 例，失访 2 例。共死亡 7 例。

7.4 其他治疗

主要是针对原发疾病的治疗和积极的支持辅助治疗，包括经验性应用广谱抗生素预防感染（或根据临床细菌培养结果应用敏感抗生素治疗已有感染）、预防真菌感染、对病毒感染患者抗病毒治疗、静脉输注丙种球蛋白、输注血液制品等。

8 预后

噬血细胞综合征的预后多数取决于原发疾病，20%~40% 的病例死于感染和出血。Ishii 等[14]对 567 例 HLH 患者研究后报道，IAHS（除 EBV 感染）的 5 年 OS 率高达 80%、MAS 达 90%，FHL 和 B 细胞淋巴瘤继发的 HLH 达 50%，而 NK /T 细胞淋巴瘤继发的 HLH 预后最差（5 年 OS<15%）。文献报道，B 细胞淋巴瘤合并 HPS 中位生存期 242d，鼻 NK/T 细胞淋巴瘤合并 HPS 时中位生存期仅为 36~69d。宁丰等[15]报道 4 例患者合并 HPS 后短期病情恶化，发生 HPS 后生存期仅为 2.0~4.5 个月。

第 4 节　肿瘤溶解综合征

肿瘤溶解综合征（tumor lysis syndrome，TLS）的概念最早于 1980 年由 Cohen 等提出，是指肿瘤细胞快速溶解后，细胞内各种电解质离子、核酸和蛋白质及其代谢产物大量突然释放入血，并超过机体自身稳定机制所引起的高氮质血症、高血钾、高血磷、高尿酸血症、低钙血症和急性肾功能不全等，多发生于肿瘤细胞自发溶解或者于化疗后溶解所致。TLS 最多见于血液系统恶性肿瘤。

由于 TLS 是一组潜在的危及生命的代谢紊乱症候群，可导致急性肾功能衰竭和死亡。而采取积极有效的防治措施，可降低 TLS 发生的风险，故 2009 年 NCCN 非霍奇金淋巴瘤诊疗指南中，首次建议在高度恶性淋巴瘤的治疗中针对 TLS 采取预防措施。

1 流行病学

TLS往往继发于抗肿瘤的治疗，包括细胞毒类药物、生物制剂、皮质醇类激素和放疗。往往发生于血液细胞恶性肿瘤或对于治疗高度敏感的实体瘤；在很少的情况下，迅速增长的肿瘤亦会自发产生TLS。

文献报道的TLS的发生率相差悬殊（其中LTLS0.42%~42%，CTLS0.33%~27%）。这主要取决于肿瘤类型、化疗药物的选择及是否采取有效的防治措施等等。

黄爽等[16]报道103例成熟B细胞淋巴瘤患儿中，诊断ATLS者占18例（17.5%），病理类型均为伯基特型；冒青等[17]报道169例ALL和47例IV期NHL患儿TLS的发生率分别为5.3%、17%，120例B系和96例T系淋巴系统恶性肿瘤TLS的发生率分别为5.8%、10.4%，差异无显著性。

需要特别指出的是，发生于老年患者的TLS，其临床表现不典型，诊断主要依靠实验室检查；而老年患者常常合并其他基础疾患，一旦出现TLS，预后差，需要针对高危ATLS患者采取早期预防、早期诊断和及时治疗，对于改善预后有重要意义。

张文英等报道2例老年高危非霍奇金淋巴瘤（弥漫性大B细胞型），发生ATLS后1例表现为低钾血症，1例表现为高钾血症，对2例患者均采用别嘌呤醇、水化、碱化尿液治疗，1例同时接受透析治疗，但2例最终因病情持续进展而死亡。

2 高危因素

宿主方面因素为年龄>65岁、治疗前已经存在肾脏损害、肾脏血流减少、尿路梗阻性疾患、少尿，脱水；低钠血症（限于实体瘤）。

肿瘤本身因素，病理类型中急性淋巴母细胞淋巴瘤、伯基特淋巴瘤、弥漫性大B细胞淋巴瘤，以及对化疗敏感或增值指数较高的实体瘤；巨块型肿瘤（>10cm）；全身广泛病变（尤其是巨块小细胞肺癌或伴有广泛肝脏等）脏器转移癌（肝脾、肾脏肿大，多数与肿瘤转移相关，提示，疾病侵犯广泛，肿瘤负荷较重）、骨髓受侵。

生化指标有，白细胞>50×10^9/L，LDH>400u/L，AST>50u/L，血肌酐>1.4mg/dL；存在高尿酸血症（血尿酸>8mg/dL），血尿酸每增长1mg/dL，相应的TLS的危险度增加1.7倍，同时肾功能减退的风险增加2.2倍。

治疗因素，如应用阿糖胞苷、顺铂、皮质醇类激素等。

导致细胞溶解潜在的因素，如支持治疗、不足够的水化，其他原因引起的高钾血症、高磷血症、尿酸排出延迟。

3 发病机制

肿瘤细胞溶解后，其细胞内容物（尤其是核酸）及代谢产物释放入血，导致高尿酸血症、高钾血症、高磷血症、低钙血症等。

3.1 高尿酸血症

核酸经过代谢最终转化为尿酸，可经过肾脏排出体外，人体每天可排出尿酸约500mg。尿酸微溶于水，当血尿酸的浓度超过420μmol/L，可导致尿酸析出。

肾脏排泄尿酸有赖于肾小管过滤，近曲小管分泌和重吸收，排出量与尿酸在尿中的溶解度有直接关系。

当肾脏不能清除过多的尿酸，尤其是尿pH值降低时，尿酸则以尿酸结晶的形式存在而很少溶解，尿酸结晶在肾脏远曲小管、集合管、肾盂、肾盏及输尿管迅速沉积，或形成尿酸盐结石，导致严重尿路堵塞而致急性肾功能不全，表现为少尿、无尿，迅速发展为氮质血症。

3.2 高磷血症/低血钙症

发生机制主要是肿瘤细胞中的磷酸盐高出正常细胞数倍，肿瘤细胞崩解，大量无机磷释放入血，已证实幼稚淋巴细胞中磷含量较成熟的淋巴细胞多4倍；合并感染时伴随组织分解，大量磷进入血；细胞毒性药物可干扰维生素D的羟化作用而影响钙的吸收。

血磷增高，可与血钙结合成磷酸钙，沉积于肾小管。血中钙、磷乘积是一个常数，血磷增高可导致低钙血症。

3.3 高钾血症

发生机制主要为肿瘤细胞溶解，大量钾进入血液；TLS发生的代谢性酸中毒，使细胞外液的H^+进入细胞而细胞内的K^+释放出细胞外；

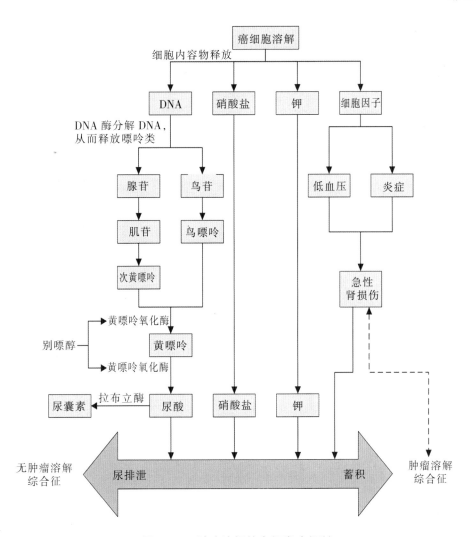

图 13-1　肿瘤溶解综合征发病机制

TLS 发生的尿酸性肾病，使钾排出减少。

3.4　代谢性酸中毒

发生机制主要为肿瘤负荷增加、微循环障碍，血液黏稠度高，组织灌注不足，存在低氧血症；肿瘤细胞溶解，释放出大量磷酸，加之排泄受阻，从而使机体内非挥发性酸增多；肾功能不全时，肾脏排出磷酸盐、乙酰乙酸等非挥发性酸能力不足而在体内潴留，肾小管分泌 H^+ 和合成氨的能力下降，HCO_3^- 重吸收减少。

3.5　急性肾功能不全

是 TLS 最严重的并发症，而且是导致死亡的主要原因。发生机制主要为尿酸结晶或磷酸钙沉积堵塞肾小管；细胞因子的释放导致低血压、炎性反应，引起肾脏血灌注量减少；与抗肿瘤治疗相关，某些细胞毒类化疗药物可引起肾脏功能损害，如 L-门冬酰胺酶、白消安、硼替佐米、甲氨蝶呤、利妥昔单抗、6-巯基嘌

呤、多柔比星等。

急性肾脏损伤与 TLS 的发生往往相互促进，一方面，急性肾功能衰竭导致肾脏清除代谢产物的能力下降，从而加剧 TLS 的发生；另一方面，由于大量的尿酸、黄嘌呤及磷酸盐等物质蓄积于肾小管，加重肾脏损害，并进一步使代谢产物浓度增高。

4　临床表现

1929 年，Bedrna 即报道在肿瘤治疗过程中会出现严重的代谢紊乱；1977 年，Crittenden 报道在肿瘤治疗中可出现高尿素血症伴急性肾功能衰竭；1980 年，Cohen 首次引入急性肿瘤溶解综合征这一名称；1993 年，Hande 和 Garrow 首次提出将 TLS 分为实验 TLS（laboratory LTS，LTLS）和临床 TLS（clinical TIS，cTLS）的诊断分类系统；2004 年，Cairo 和 Bishop 对

Hande–Garrow 诊断系统进行了修订。

4.1 高尿酸血症

当尿酸>7.5mg/dL（446μmol/L）即会产生相应的胃肠道症状，如恶心、呕吐、厌食等；以及肾功能不全的表现，偶有痛风发作。

4.2 高钾血症

主要表现为心肌收缩功能降低，可使心脏停搏于舒张期；出现心律失常，ECG 改变，血压早期升高，晚期降低；出现血管收缩等类缺血症，如皮肤苍白、湿冷、麻木、酸痛等，疲乏、四肢松弛性瘫痪；腱反射消失，动作迟缓、嗜睡。

4.3 低钙血症

症状与血钙减低的程度可不完全一致，而与血钙降低的速度有关，低钙血症时神经肌肉的兴奋性升高，可出现肌痉挛，严重的低钙血症能导致喉、腕、足、支气管痉挛，癫痫发作甚至呼吸暂停；还可出现精神症状如烦躁不安，抑郁以及认知能力减退等。

心血管系统主要为传导阻滞等心律失常，严重时可出现心室纤颤等，心电图典型表现为 Q–T 间期和 ST 段明显延长。

4.4 高磷血症

本身并不产生临床症状，但可直接作用于肌肉细胞，使得肌肉功能障碍，细胞氧亲和力减低，心肌对运动耐受力明显下降等。

4.5 代谢性酸中毒

疲乏、呼吸增快，严重者出现恶心、呕吐、嗜睡、昏迷。

4.6 其他

充血性心力衰竭、气短、水肿、液体过剩、癫痫发作，昏睡、晕厥，甚至猝死。

5 诊断

5.1 诊断指标

2004 年，Cairo 和 Bishop 对 Hande–Garrow 诊断系统进行了修订，即 LTLS 是指治疗开始 3 天前或 7 天后（以下因素≥2 个异常，基线值需通过治疗前的多次监测确定）：

（1）尿酸≥476μmol/L 或增加 25%；

（2）钾≥6.0mmol/L 或增加 25%；

（3）磷≥2.1mmol/L（儿童）或≥1.45mmol/L（成人）或增加 25%；

（4）钙≤1.75mmol/L 或减少 25%。

CTLS 则定义为 LTLS 合并以下之一项：

（1）肾损害：血肌酐≥1.5 倍年龄校正的正常上限；

（2）心律失常/猝死；

表 13-4 TLS 分级系统

	0	1	2	3	4	5
LTLS	−	+	+	+	+	+
肾功能不全	肌酐<1.5 倍上限	肌酐=1.5 倍上限或肌酐清除率：30~45ml/min	肌酐>1.5~3 倍上限或肌酐清除率：20~30ml/min	肌酐>3~6 倍上限或肌酐清除率：10~20ml/min	肌酐>6 倍上限或肌酐清除率：<10ml/min	患者死亡
心律不齐	无	无干预指征	无紧急干预指征	有症状的和不能完全控制的或可用器械控制（如除颤仪）	危及生命，如心律失常合并充血性心力衰竭、低血压、晕厥、死亡休克	患者死亡
癫痫	无	无	一次短暂全身发作，抗惊厥药物可以很好控制或偶有不影响日常生活活动的局灶性运动性癫痫发作	有意识改变的癫痫；控制不佳的癫痫发作；尽管药物干预，仍暴发癫痫全身大发作	长期、反复，或者难以控制的癫痫（如癫痫持续状态或顽固性癫痫症）	患者死亡

（3）癫痫。

5.2 危险度分层

由于单个高危因素并不能准确判断 TLS 发生风险的大小，Coiffier 等[18]针对不同肿瘤类型制订了危险度分层标准，以据此进行分层治疗。目前主要根据肾功能不全程度、心律失常、癫痫的危重程度等临床情况来评价分级。

6 治疗

肿瘤溶解综合征，重在预防。其处理原则包括判定高危患者及尽早诊断并对其并发症进行处理等。

6.1 静脉补液

对于有 TLS 危险因素的 TLS 患者当静脉补液，适量的补液是预防急性肾损伤的首要措施（补液量以每日 2500~3000ml/m² 为宜）。

除合并急性肾功能衰竭或少尿症，或尿路梗阻症，及老年和心肺功能减低者外，推荐患者在肿瘤治疗开始前 24~48h 行静脉水化。当患者充分水化后，尿量仍不满意，又无尿路梗阻或血容量不足的症状，为保证以上尿量，可使用利尿剂，如甘露醇（0.5g/kg）或呋塞米（0.5~1）mg/kg，如有严重少尿或无尿，可考虑单剂量呋塞米（2~4）mg/kg。至少尿量大于每小时 2ml/kg。

6.2 碱化尿液

碱化尿液可促进尿酸溶解、排泄，但却降低了磷酸钙的溶解，因高磷血症较之高尿酸血症更难以纠正，与此同时，增加了黄嘌呤和次黄嘌呤等代谢产物的水平，在应用别嘌呤醇后，可能导致黄嘌呤结晶在肾小管沉积，引起黄嘌呤阻塞性肾病。

目前碱化尿液的治疗对是否可降低急性肾功能发生的危险度尚不能明确，但通过对尿酸盐肾病动物模型的研究表明并无裨益[19]。当出现进行性加重的高磷血症时，需要及时中止碱化尿液的治疗。

使用拉布立酶的患者不推荐使用，除非有其他临床情况需要尿液碱化，否则 TLS 的病人不推荐常规使用。

6.3 降低尿酸

TLS 发生的一个主要原因是尿酸阻塞性肾病，减低尿酸产生是一个重要的治疗措施。

6.3.1 别嘌呤醇

别嘌呤醇通过竞争性抑制黄嘌呤氧化酶阻止次黄嘌呤和黄嘌呤向尿酸转化，从而起到有效阻止尿酸形成，并减少尿酸性尿路梗阻病的作用。别嘌呤醇通常剂量至少在每天 300mg/m²。

临床使用过程中发现存在一定局限性，如起效时间慢，通常 2~3 天时间起效，一定程度上延误了对 TLS 的治疗；增加肾脏排泄尿酸前体（次黄嘌呤和黄嘌呤）的负荷。黄嘌呤在尿中比尿酸难溶，有时可出现黄嘌呤肾病和结石。因血黄嘌呤的水平不作为常规检测，目前对于

表 13-5　危险度分层标准

肿瘤类型	危险度分层		
	高危	中危	低危
淋巴瘤	Burkitt's 淋巴瘤、T淋巴母细胞淋巴瘤、B-ALL	弥漫性大 B 细胞淋巴瘤	惰性淋巴瘤
ALL	WBC≥100×10⁹/L	WBC（50~100）×10⁹/L	WBC≤50×10⁹/L
AML	WBC≥100×10⁹/L	WBC（10~50）×10⁹/L	WBC≤10×10⁹/L
CLL		WBC（10~100）×10⁹/L	WBC≤10×10⁹/L
其他血液恶性肿瘤（包括CML、MM）和实体瘤		氟达拉滨治疗快速增殖和期望对治疗快速反应	剩余患者
分层治疗方案	水化+初始拉布立酶治疗	水化+初始别嘌呤醇（在儿科病人中初始治疗可考虑拉布立酶），如有高尿酸血症发生需初始行拉布立酶治疗	临床观察和监测

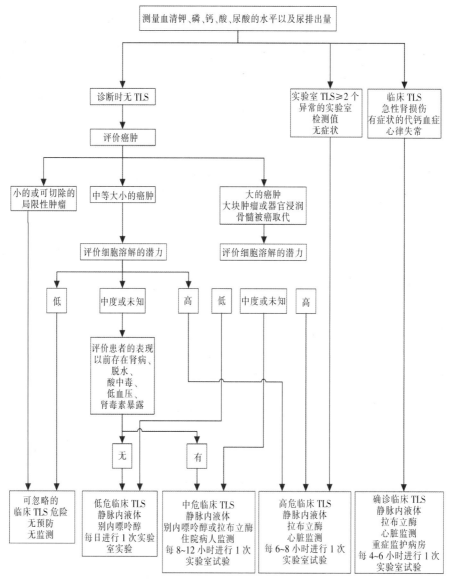

图 13-2　肿瘤溶解综合征诊治处理

其对肾脏造成的损害并不明确。肾功能不全时排泄受阻，致使体内蓄积，不良反应增加，应适当减少用量。对于病人体内存留的尿酸的排泄，使用别嘌醇治疗无效。与噻嗪类利尿剂合并，可增加血尿酸含量。同时使用有发生肾功能衰竭及出现过敏的报道。

此外，别嘌呤醇还禁忌与卡培他滨联合使用，为了避免黄嘌呤堆积和拉布立酶底物的缺乏，两药也不应同时使用。

6.3.2　拉布立酶

拉布立酶是由来自曲霉菌 DNA 克隆的酿酒酵母（Saccharomyces cerevisae）基因工程突变株产生的重组尿酸氧化酶。尿酸氧化酶可催化尿酸的氧化，形成尿囊素，后者为一种比较容易排泄的代谢物，其溶解度为尿酸的 5~10 倍。

该药 2001 年 6 月在德国和英国首次上市。

Pui 等[20] 首次报告了重组尿酸氧化酶拉布立酶（rasburicase）的安全性和疗效。131 例白血病或淋巴瘤儿童接受拉布立酶治疗，有效剂量为 0.2mg/kg，在开始治疗后的前 48h，每 12h 给药 1 次。65 例高尿酸血症病人，开始治疗 4h 内尿酸即从 577pmol/L 降至 60pmol/L，起效迅速。血磷和肌酐浓度也在 1~3 天内显著减少。Pui 等[20] 在 121 例病人中检测到 14% 病人出现抗体，但 Goldman 等[21] 在 23 例病人中进行的研究则未见病人出现抗体[14,15,16]。

Goldman 等[21] 进行的公开标签随机多中心的拉布立酶和别嘌醇对照研究，52 例白血病或淋巴瘤儿科病人（年龄 0.3~17 岁）参与，按照尿酸水平（<8mg/dL 或 >8mg/dL）和疾病（淋巴瘤或白血病）分层。拉布立酶组在治疗的初始 96 小时内尿酸水平下降 72%。随机接受拉布立酶的患者，首剂药后 4 小时，血浆尿酸浓度降低 86%。而别嘌醇组病人相应的为 12%。此外，接受拉布立酶的基础高尿酸血症病人（10 例）在 4 小时以内均达到 5mg/dL 以下的尿酸水平。而对照组，在开始使用别嘌醇治疗时的高尿酸血症病人无一例尿酸水平达到 5mg/dL 以下。

拉布立酶的推荐剂量，为每日 0.20mg/kg，于 30 分钟内静脉滴注，用药时加至 50ml 的 0.9% 氯化钠溶液中。本品治疗时间一般为 5~7 天。

拉布立酶的常见不良反应有发热，恶心，呕吐和皮疹。发生率分别为 6.8%、1.7%、1.4%、1.4%。腹泻（0.9%）、头痛（0.9%）、过敏（0.6%）等较少见。

禁用于对尿酸氧化酶或辅料过敏者，G-6-PD 缺乏以及其他细胞代谢异常者易出现贫血，该药为一种蛋白质，因而可能诱导抗体产生。再次给药后可能增加过敏反应或使临床作用受到限制。但大多数病人在接受 1 个疗程该药治疗后，在以后的化疗中可以换用别嘌醇。

6.4 合并症的处理

6.4.1 电解质紊乱

（1）高磷血症

中等（≥2.1mmol/L）者，避免静脉磷酸盐、口服磷酸盐黏合剂（氢氧化铝）15ml（50~150mg/(kg·24h) q6h；严重者透析或血液滤过。目前，尚缺乏有效的血磷吸附剂用于治疗 TLS。

（2）低钙血症

低钙血症（≤1.75nunol/L）有时可导致严重的心律失常，故需要引起足够的重视，但过多钙剂的输入，可加速磷酸钙的沉积，加重肾脏损害，形成肾结石，故临床上对于没有症状的低钙血症无需处理；有症状者，葡萄糖酸钙 50~100mg/kg 缓慢静推（心电监护下）。

（3）高钾血症

中等（≥6mmoL/L）和无症状者，避免静脉或口服补钾，心电监护，聚苯乙烯磺酸钠（降钾树脂）；严重（>7mmol/L）和/或有症状者，还需加用葡萄糖酸钙 100~200mg/kg，缓慢静推，胰岛素 0.1u/kg 静滴+D25（硫化双氯酚）

2ml/kg 静滴，透析治疗。

6.4.2 肾功能不全

有些患者尽管已采取了恰当的预防措施，仍然不可避免地发生了急性肾功能衰竭，需要给予及时的肾脏替代治疗。

替代治疗的指征和其他原因引起的急性肾功能衰竭是相同的，只是由于 TLS 往往迅速合并出现高钾血症、少尿，替代治疗的阈值可考虑适当降低。

研究表明，替代治疗持续时间越长，对于血磷的清除越有利，故有人提出对于 TLS 患者可考虑连续的静脉-静脉血液滤过（continuous venovenous hemofiltration, CVVH）[22]。

文献报道，一项 CVVH 治疗，选取伯基特淋巴瘤 8 例，伯基特白血病 3 例，中位年龄：48 岁，IPI 均大于 3，7 例已经同时伴有 TLS，4 例有 TLS 的高危因素。给予 LMB-89 方案化疗，在化疗前或化疗开始后的 2 小时内应用 CVVH，中位随访时间：19.7 个月（1~97.8 个月），CVVH 平均给予 109 小时（70.5~157.5h）。无 1 例出现因代谢紊乱所致的死亡，除 1 例外，其余患者肾脏功能均完全恢复；1 年无病生存和总生存率均达到 82%。

因此，对于伯基特淋巴瘤和有发生 TLS 高危因素的急性白血病，CVVH 不失为一种安全有效的治疗手段。

由于别嘌吟醇和拉布立酶的使用，使得高尿酸血症相对少见，故透析是否可有效地清除血尿酸，尚不明确。

6.5 肿瘤治疗方案调整

对于有高危 TLS 的患者，化疗的最初几天可考虑适当降低治疗强度。目前对于侵袭性 B 细胞淋巴瘤、伯基特淋巴瘤化疗前可给予低剂量的 COP 方案诱导化疗，同样对于儿童急性淋巴细胞白血病也可先给予强的松化疗，以期降低 TLS 的发生率。

6.6 监测

高危患者在开始治疗后需要持续的心电监护、监测电解质、肌酐、尿酸每 4~6 小时 1 次。对于中危的患者需要监测电解质、肌酐、尿酸每 8~12 小时 1 次，对于低危患者可每日监测。监测持续的时间，取决于治疗的药物。因为尿量是一个重要的指标用于观察 TLS，故需要及时记录出入量，尤其是尿量。

第5节 自身免疫性溶血性贫血

自身免疫性溶血性贫血（autoimmune hemolytic anemia，AIHA）是体内免疫功能调节紊乱，产生自身抗体和/或补体吸附于红细胞表面，通过抗原、抗体反应加速红细胞破坏而引起的一种溶血性贫血。

自身免疫性溶血性贫血可根据抗体作用于红细胞膜所需的最适温度，分为温抗体型和冷抗体型；还有一种特殊的 IgG 型冷抗体，即 D-L 抗体（Donath-Landsteiner antibody），根据是否存在基础疾病，温、冷抗体型溶血均可分为原发和继发两大类。

NHL 常常合并 AIHA，尤其是低度恶性的淋巴瘤（CLL 多见），发生于 HL 的很罕见。

1 发病因素

原发性温、冷抗体型自身免疫性溶血性贫血不存在基础疾病。

继发性温抗体型自身免疫性溶血性贫血常见的病因有：

（1）系统性红斑狼疮（SLE），类风湿性关节炎；

（2）淋巴增殖病：淋巴瘤、慢性淋巴细胞白血病（CLL）等；

（3）感染：麻疹病毒、EB 病毒等；

（4）肿瘤：白血病、胸腺瘤等；

（5）其他：MDS、炎症性肠病、甲状腺疾病等。

继发性冷抗体型自身免疫性溶血性贫血常见的病因有 B 细胞淋巴瘤、瓦氏巨球蛋白血症肾病、慢性淋巴细胞白血病（CLL）、感染（如支原体肺炎、传染性单核细胞增多症）。

继发性阵发性寒冷性血红蛋白尿常见的病因有梅毒、病毒感染等。

2 淋巴瘤合并AIHA

淋巴瘤合并 AIHA，AIHA 可独立早于淋巴瘤发生，亦可伴随淋巴瘤或疾病进展的阶段发生。

HL 患者中，AIHA 很少先于 HL 发生。并发 AIHA 的 NHL 患者绝大多数临床分期较晚（Ⅲ~Ⅳ），或存在结外病变（IE）；一部分患者，AIHA 则常伴随自身免疫性疾病发生，如 SLE，以 DLBCL 最为常见。

AIHA 最常见于慢性淋巴细胞白血病/小淋巴细胞淋巴瘤（CLL/SLL）。CLL/SLL 患者并发的 AIHA 仅 1/3 发生于疾病早期，而余下的 2/3 则伴随疾病的进展而发生。

文献报道的发生率在 5%~10%。Carol 等研究中观察了 960 例 CLL 患者，其中 AIHA 的发生率为 7%；提出 CLL 伴发 AIHA 的高危因素为较高的淋巴细胞计数（20.4×10^9/L：14.2×10^9/L，$P=0.004$）、β_2-微球蛋白水平升高（>2.5mg/L）、ZAP-70（>20%）、CD38（>30%）的高表达。

S. Sallah 等一项研究选取了 1989 年到 1999 年 517 例淋巴瘤患者（除外 CLL 和免疫母细胞淋巴瘤），其中合并 AIHA 16 例（3%），均为直接抗球蛋白实验阳性的 AIHA。12 例女性（75%），4 例男性（25%），女性多见（$P=0.005$）。中位年龄为 68 岁，（33~82 岁），Ⅲ 期（12.5%）、Ⅳ 期（62.5%）、温抗体型 13 例（81%），冷抗体型 3 例（19%），IgG 型 5 例（31%）、IgM 型 4 例（25%）。中位随访时间为 14.5 个月，7 例患者 AIHA 的诊断先于 NHL，7 例 AIHA 同时伴发于 NHL。T 细胞淋巴瘤更易合并 AIHA（33% vs 14%，$P=0.047$（与该队列相比较））；2 例患者合并出现 Evan's 综合征，2 例患者合并 SLE。治疗后 CR 占 44%，PR 占 37.5%；16 例患者在随访时仍然存活的有 7 例，其中 6 例是温抗体型。NHL 合并 AIHA、该队列的总生存率分别是 44%、76%（$P=0.006$）。

3 发病机制

目前，CLL 合并 AIHA 的发病机制尚不明确。可能原因是 B 淋巴细胞克隆产生抗红细胞抗体（AeAb）；杂合型 FAS 基因突变，导致 FAS 分子缺陷，从而使淋巴细胞凋亡异常，使其对自身免疫性疾病易感，同时对自身反应性淋巴细胞的清除发生异常。可见红细胞自身抗体的产生，免疫监视机制失调起到决定性的作用。

此外，20 世纪 90 年代曾认为，嘌呤类似物，由于过强的免疫抑制，增加了 AIHA 的发生率，但通过近年来的研究发现，目前该学说仍存在争议。

4 治疗

目前，对于淋巴瘤合并 AIHA 尚没有标准的治疗方案。

CLL 合并 AIHA 患者，通常按照 1956 年 Dameshek 等制定的激素治疗标准进行治疗。其目的是使抗体合成减少、改变抗体的亲和力，改变抗体结合红细胞的清除。

如果激素治疗无效，可考虑选择细胞毒药物、静脉免疫球蛋白及环孢素 A、脾脏切除等。

值得一提的是，对于难治的 AIHA 需要重视原发病的治疗。Eve[23] 报道 1 例 66 岁女性，诊断套细胞淋巴瘤 6 个月后出现 AIHA，对于传统的激素治疗效果差，但是经过化疗，肿瘤控制后，病情得以缓解。

近年来，美罗华在 AIHA 中的治疗，越来越引起关注。王健等[24] 报道采用利妥昔单抗合并甲基泼尼松龙冲击治疗 6 例慢性淋巴细胞白血病/小 B 淋巴细胞淋巴瘤合并自身免疫性溶血性贫血患者，完全缓解 2 例，部分缓解 4 例，总有效率为 100%，完全缓解率为 33%，疗效显著。

Fabbri 等[25] 报道用美罗华有效治疗 1 例 61 岁的难治性脾边缘带淋巴瘤合并 AIHA。提示对于一线治疗失败，可考虑选用美罗华。

Jourdan 等[26] 报道，美罗华可用于治疗难治复发的低度恶性的淋巴瘤，同时对 AIHA 有较好的疗效，尤其是冷球蛋白血症。

Alexander 等[27] 通过对 ML 合并 AIHA 的研究，发现针对 AIHA 的治疗包括激素、免疫球蛋白以及脾脏切除，抗淋巴瘤治疗措施包括化疗±美罗华。接受传统抗 AIHA 治疗（激素或者免疫球蛋白治疗）患者的 CR 率仅为 23%，而接受脾脏切除和抗淋巴瘤治疗的患者 CR 率更高，分别是 75% 和 69%。

5 预后

AIHA 合并 CLL 是否影响预后目前仍存在争议。Zent 等[28] 通过研究 1750 例慢性淋巴细胞白血病/小淋巴细胞淋巴瘤（CLL/SLL）患者，AIHA 发生率为 2.3%，发现 AIHA 对于治疗的

反应性较好，并未影响患者的总生存率。Fodor 等[29] 研究脾边缘带淋巴瘤伴发 AIHA 的发生率为 23%，合并 AIHA 的脾边缘带淋巴瘤患者分别于诊断的 7~28 个月死亡，预后差。

（雷宝霞，王云梅）

参考文献

[1] Milena Maule, Ghislaine Scélo.Risk of Second Malignant Neoplasms After Childhood Leukemia and Lymphoma: An International Study J Natl Cancer Inst, 2007, 99: 790-800.

[2] Warren S, GatesO. Multiple primary malignant tumors: a survey of the literature and statistical study. Am J Cancer, 1932, 51 (16): 1358-1361.

[3] B.Cutuli. Breast cancer occurred after Hodgkin's disease: Clinico -pathological features, treatments and outcome: Analysis of 214 cases.Critical Reviews in Oncology/Hematology, 2012 (81): 29-37.

[4] Michael T, Milano. Long-Term Survival Among Patients With Hodgkin's Lymphoma Who Developed Breast Cancer: A Population-Based Study.Journal of clinical oncology, 2010, 28.

[5] Henter JI, Home AC, Egeler RM, et al. HLH-2004: Diagnostic and therapeutic guidelines for Hemophagucytie lymphohistiocytosis.Pediatr Blood Cancer, 2007, 48（2）: 124-131.

[6] 戴铁颖，沈建平，林圣云，等 .T 细胞淋巴瘤并噬血细胞综合征 20 例临床分析 . 肿瘤学杂志，2011, 17 (12): 949-950.

[7] 王昭，冯翠翠，付丽，等 . 氟达拉滨联合地塞米松治疗血管免疫母细胞性 T 细胞淋巴瘤继发噬血细胞综合征 1 例 . 肿瘤学杂志，2008, 14 (10): 860-861.

[8] Fanny Me'nard, Hodgkin Lymphoma/Associated Hemophagocytic Syndrome: A Disorder Strongly Correlated with Epstein-Barr Virus Clinical Infectious Diseases. 2008, 47: 531-534.

[9] Henter J I, Samuelsson Horne A, AricòM, et al. Treatment of hemophagocytic lymphohistiocytosis with HLH -294 immunochemotherapy and bone marrow transplantation. Blood, 2002, 100 （7）: 2367/2373.

[10] Helena Trottestam Chemoimmunotherapy for hemophagocytic lymphohistiocytosis: long-term results of the HLH -94 treatment protocol.Blood, 2011, 118

（17）：4577/4584.

[11] 高泽宝，田玉珍.儿童噬血细胞综合征10例临床分析.当代医学，2010，33（5）：65-66.

[12] 张丽娟，仇红霞，李建勇，等.HLH-2004方案治疗继发性噬血细胞性淋巴组织细胞增多症10例临床分析.中国实验血液学杂志，2010，（6）：1525-1530.

[13] 朱音，高怡瑾，朱晓华，等.HLH-2004方案诊断治疗小儿噬血细胞综合征结果分析.临床儿科杂志，2009，（8）：718-722.

[14] IshiiE，Ohga S，Imashuku S，et al. Nat ionw ide survey of hem ophagocytic lymphohist -iocytosis in Japan. Int J Hematol，2007；86（1）：58- 65.

[15] 宁丰，王景文，叶进，等.鼻NK/T细胞淋巴瘤合并噬血细胞综合征临床分析.临床和实验医学杂志，2012，11（2）：92-94.

[16] 黄爽，杨菁，张蕊，等.儿童成熟B细胞淋巴瘤并发急性肿瘤溶解综合征18例临床分析.中华儿科杂志，2011，49（8）：622-625.

[17] 冒青，汤静燕.儿童淋巴系统恶性肿瘤急性肿瘤细胞溶解综合征发生高危因素和防治策略.临床儿科杂志，2005，23（2）：81-83.

[18] Coiffier B，Altman A，Pui CH，et a1.Gdelines for the management of pediatric and adult tumor lysis syndrome：an evidence-based review.J Clin Oncol，2008，26（16）：2767-2778.

[19] Conger JD，Falk SA. Intrarenal dynamics in the pathogenesis and prevention of acute urate nephropathy. J Clin Invest，1977，59：786-93.

[20] Pui CH，Relling MV，Laseombes F，et a1.Unite oxidase in prevention and treatment of hyperurieemia associated 1with lymphoid malignaneies.Leukemia，1997，11（11）：1813-1816.

[21] Goldman SC，Itoleenlerg JS，Firddestein IZ，et al. A randomized comparison between rasburicase and allopurinol in children with lymphoma or leukemia at high risk for tumor lysis.Blood，2001，97（10）：2998-3003.

[22] Gutzwiller JP，Schneditz D，Huber AR，et al. Estimating phosphate removal in haemodialysis：an additional tool to quantify dialysis dose.Nephrol Dial Transplant，2002，17：1037-1044.

[23] Eve HE，Rule SA. Autoimmune haemolytic anaemia associated with mantle cell lymphoma. Int J Hematol，2010，91（2）：322-325.

[24] 王健，何玲.利妥昔单抗与甲基泼尼松龙治疗慢性淋巴细胞白血病/小B淋巴细胞淋巴瘤合并自身免疫性溶血性贫血的临床观察.临床医学，2011，31（3）：94-95.

[25] Fabbri A，Activity of rituximab monotherapy in refractory splenic marginal zone lymphoma complicated with autoimmune hemolytic anemia. Clinical Lymphoma Myeloma，2006，6（6）：496-499.

[26] Jourdan E.Severe autoimmune hemolytic anemia following rituximab therapy in a patient with a lymphoproliferative disorder.Leuk Lymphoma，2003，44（5）：889-890.

[27] Alexander W，Hauswirth，Cathein S，et al.Autoimmune hemolytic ane-mias，Evans' syndrome，and pure red cell aplasia in non -Hodgkin lymphoma.Leukemia& Lymphoma，2007，48（6）：1139-1149.

[28] Zent CS. Autoimmune cytopenia in chronic lymphocytic leukemia/small lymphocytic lymphoma：changes in clinical presentation and prognosis，2009，50（8）：1261-1268.

[29] Fodor A. Autoimmune hemolytic anemia as a risk factor of poor outcome in patients with splenic marginal zone lymphoma.Pathol Oncol Res，2009，15（4）：597-603.

第14章

淋巴瘤常用治疗药物

近半个多世纪以来，众多的抗肿瘤药物不断问世，有数十个种类，上千种药物。因此，本章主要介绍与淋巴瘤治疗密切相关的药物。

第1节 细胞毒药物

肿瘤细胞毒药物主要指人们常说的化学治疗药物，它们对肿瘤细胞有直接的细胞毒作用，包括烷化剂、抗代谢剂、生物碱、抗生素、金属络合物等。

1 烷化剂

烷化剂是指能向其他化学分子引入烷基的化合物，在各类抗肿瘤化学药物中，烷化剂最早问世，且为最大的家族之一。自1942年氮芥（HN_2）用于临床治疗淋巴瘤获得成功以来，烷化剂的基础研究与临床应用得到迅猛发展，同类新药不断研制成功并应用于临床。

烷化剂通常含有1个或2个烷基，分别称为单功能或双功能烷化剂。其烷基可转变成缺乏电子的活泼中间产物，这些中间产物能与细胞的重要生物学成分，如氨基、巯基、羟基、羧酸基、磷酸基、咪唑基等发生作用，这一作用即烷化反应。它可使这些细胞成分不能在细胞代谢中起作用，细胞组成因此出现变异，影响细胞分裂，并引起细胞死亡。氮芥类烷化剂的主要作用是抑制细胞 DNA 合成。

1.1 氮芥

HN_2 是最早用于临床并取得突出疗效的抗肿瘤药物，为氯乙胺类烷化剂的代表，是一种高度活泼的化合物。在中性和弱碱性条件下，迅速与细胞多种重要生物学成分如蛋白质的羧基、氨基、巯基，核酸的氨基、羟基、磷酸基等结合，发生烷化的作用，影响细胞的分裂。HN_2 所含烷基可使 DNA、RNA 和蛋白质的亲核基团烷化。HN_2 为细胞周期非特异性药物，但 G_1 期、M 期细胞对 HN_2 的细胞毒作用最为敏感，可使 G_1 期延迟进入 S 期；大剂量时对各周期的细胞和非增殖细胞均有杀伤作用。

临床主要用于淋巴瘤，如 MOPP 方案。对霍金奇淋巴瘤有效率可达 70%，对非霍金奇淋巴瘤有效率为 40%。

该药毒性反应较大，局部反应严重，目前已被新的烷化剂取代，临床上很少使用。

1.2 环磷酰胺

CTX 为 HN_2 的衍生物，其作用与 HN_2 类似，但抗瘤谱比 HN_2 广，毒性亦比 HN_2 小，亦为细胞周期非特性药物，但对 G_2 期作用显著。

本品在体外无活性，在体内经肝微粒体混合功能氧化酶 P450 活化后方具有烷化活力。首先是其环 N 原子邻近的 C 被氧化，生成 4-羟基环磷酰胺，自发开环生成醛磷酰胺，4-羟基环磷酰胺与醛磷酰胺两者维持动态平衡，经可溶性酶分别氧化成 4-酮基环磷酰胺和羧基磷酰胺，后两者无细胞毒作用，是从尿中排泄的失活性产物，约占 CTX 用量的 80%。未经氧化的醛磷酰胺可自发生成丙烯醛和磷酰胺氮芥（PM），PM 是 CTX 的活性代谢物，具有烷化活性和细胞毒作用。PM 和 DNA 形成交叉联结，影响 DNA 功能，抑制肿瘤细胞生长与繁殖。

CTX 为目前广泛应用的烷化剂之一，为淋巴瘤常用药物之一。

1.3 异环磷酰胺

异环磷酰胺为环磷酰胺的同分异构体，20世纪 60 年代中期首先在德国合成，但直至 20世纪 80 年代有了尿路保护剂美司钠（Mesna）之后才进入临床，目前各国广泛运用。

本品为一潜化型药物，在药效学及药代学方面与 CTX 有明显不同。CTX 的抗癌作用是浓度依赖性，在一定浓度下维持的时间决定它的抗癌效应；IFO 的抗癌作用具有累积性，而毒性却因分次给药而降低。据此，分次给药的方案已成功应用于临床，提高了抗癌疗效和患者耐受性。IFO 亦需进入体内首先经肝细胞色素 P450 激活后才能发挥烷化抗癌作用。IFO 在肝脏的水解过程较 CTX 慢，部分 IFO 在活化前经过脱氯乙基作用而形成氯乙醛和去氯乙基异环磷酰胺。去氯乙基异环磷酰胺、异环磷酰胺氮芥及羟基异环磷酰胺等均是具有烷化活性的代谢物。本品活化物与肿瘤细胞 DNA 发生交叉联结，阻止 DNA 复制，裂解 DNA。

IFO 静脉滴注进入血液，很快分布于各组织中。首先在肝内经 P450 酶激活后，形成 4-羟异环磷酰胺，再进一步经酶活化，转化成有细胞毒作用的异环磷酰胺氮芥，干扰完整的细胞核所引起的 DNA-DNA 交叉链的形成。

该药联合应用组成 ICE 方案是治疗复发或耐药的进展期非霍奇金淋巴瘤的主要方案之一，完全缓解率 27%，2 年 PFS 43%，2 年 OS 56%。

使用本品时，必须用尿路保护剂巯乙磺酸钠（美司钠，Mesna），常用剂量为 IFO 的 20%，给药时间与化疗药同时、后 4 小时、8 小时分 3 次静脉注射；同时应多饮水、碱化尿液等，可降低膀胱炎的发生。

1.4 氮烯咪胺

本药是化学合成的一种新型抗肿瘤药物，在体内经肝微粒体药物代谢系统代谢为具有烷化剂活性的产物，阻断核酸合成，抑制 RNA 和蛋白质合成作用强于 DNA 合成的抑制。同时具有抑制嘌呤核苷酸合成的作用和较好的抗肿瘤转移活性。

DTIC 为细胞周期非特异性药物，主要作用于 G_2 期，使 G_2-M 期阻滞。静脉注射后 30 分钟血浆浓度达到高峰，少量药物可透过血脑屏障，脑脊液中的浓度为血药浓度的 14%。

临床除主要用于恶性黑色素瘤及软组织肉瘤外，还为霍奇金淋巴瘤 ABVD 方案中主药之一。

1.5 甲基苄肼

甲基苄肼为细胞周期非特异性药物，进入人体后自身氧化形成 H_2O_2 和 OH^-，可引起类似电离辐射作用，特别是鸟嘌呤的第三位和腺嘌呤的第一位上发生甲基化，抑制 RNA、DNA 及蛋白质合成。该药口服吸收快而完全，血浆半衰期为 7~10 分钟，吸收后迅速分布至各组织，肝肾中浓度最高，可进入脑脊液。

甲基苄肼主要用于霍奇金淋巴瘤，常联合用药，如 MOPP 方案。

1.6 替莫唑胺

替莫唑胺为咪唑并四嗪类具有抗肿瘤活性的烷化剂，不直接发挥作用，在体循环生理 pH 状态下，它经非酶途径迅速转化为活性化合物 MTIC［3-甲基-（三嗪-1-）咪唑-4-甲酰胺]。MTIC 的细胞毒作用主要表现为 DNA 分子上鸟嘌呤第 6 位氧原子上的烷基化以及第 7 位氮原子的烷基化。口服后替莫唑胺可被迅速完全吸收，约 1 小时达血浆峰浓度，其平均消除半衰期为 1.8 小时。

替莫唑胺除用于常规治疗后复发的恶性胶质瘤外，单药治疗也可用于复发或耐药的蕈样肉芽肿。

1.7 苯丁酸氮芥

苯丁酸氮芥口服吸收完全，生物利用度大于 70%，在 1 小时内，肝脏可达最高的组织浓度。其代谢产物苯乙酸氮芥于用药后 2~4 小时在血浆中达峰值，其血浆浓度与原形相当，半衰期 1~2 小时，药时曲线下面积大，具有双功能烷化剂作用。

苯丁酸氮芥主要用于慢性淋巴细胞白血病，也可用于淋巴瘤、多发性骨髓瘤及巨球蛋白血症的治疗。

霍奇金淋巴瘤，单药每日 0.2mg/kg，持续治疗 4~8 周。非霍奇金淋巴瘤，单药每日开始剂量为每日 0.1~0.2mg/kg，持续治疗 4~8 周；维持治疗时可以减少每日的剂量或采用间歇治疗。

1.8 苯达莫司汀

苯达莫司汀（Treanda）是一种烷化剂药物，可用于慢性淋巴细胞白血病[1]（相对于一线治疗效果并未证明其疗效优于一线药物苯丙酸氮芥）及惰性的 B 细胞非霍奇金淋巴瘤曾单用或联合利妥昔单抗方案化疗并在 6 个月之内病情进展者[2]。

对于慢性淋巴细胞白血病（CLL），$100mg/m^2$，静注，超过 30 分钟，d1、2，每 28 天 1 周期，共 6 周期。

对于 NHL，$120mg/m^2$，静脉注射，超过 60 分钟，d1、2，每 21 天 1 周期，共 8 周期。

2 抗代谢药物

抗代谢药物是一类能干扰细胞代谢过程的药物，其化学结构往往与核酸代谢所必需的物质如叶酸、嘌呤、嘧啶等的结构相似，通过特异性地竞争性对抗而干扰核酸代谢，尤其是影响 RNA 合成，阻止细胞分裂增殖。抗代谢药物主要抑制 DNA 合成，对 S 期最敏感。

2.1 甲氨蝶呤

甲氨蝶呤是最早应用于临床并取得成功的抗叶酸制剂，属于细胞周期特异性药物，主要作用于 S 期，对处于对数生长期的细胞作用尤强。

MTX 亦是非霍奇金淋巴瘤的常用治疗药物之一，如 HD-MTX 方案。

2.2 阿糖胞苷

Ara-C 在细胞内先经脱氧胞苷酶催化磷酸化，转变为有活性的阿糖胞苷酸，再转化为二磷酸阿糖胞苷及三磷酸阿糖胞苷，与三磷酸脱氧胞苷竞争而抑制 DNA 多聚酶，干扰核苷酸掺入 DNA，阻止 DNA 链的延长，并引起链断裂。阿糖胞苷易透过血脑屏障，脑脊液浓度为血中浓度的 40%~60%。除用于急性粒细胞白血病外，也是非霍奇金淋巴瘤治疗的常用药物之一。

2.3 氟达拉滨

氟达拉滨（FDB）结构类似于 Ara-C，在脱氧胞苷酶及其他激酶的作用下，磷酸化为三磷酸化合物，抑制 DNA 聚合酶活性，阻止 DNA 合成。氟达拉滨对慢性粒细胞白血病有明显疗效，有效率在 80% 以上；亦是惰性淋巴瘤治疗的主要药物之一。

2.4 吉西他滨

吉西他滨为一种破坏细胞复制的二氟核苷类抗代谢药，是核糖核苷酸还原酶抑制剂。吉西他滨在细胞内经核苷激酶的作用转化为具有活性的二磷酸核苷与三磷酸核苷，后者可显著抑制核苷酸还原酶活性，致使合成 DNA 所必需的三磷酸脱氧核苷的产生受抑制。

除主要用于不能手术的晚期或转移性胰腺癌及局部进展性或转移性非小细胞肺癌外，也可联合组成 GDP 方案用于复发或耐药的进展期 B 细胞非霍奇金淋巴瘤，缓解率 49%，中位 TTP 3.1 个月，中位 OS 8.9 个月 [3]。

2.5 克拉屈滨

克拉屈滨为抗代谢类药物，其抑瘤活性与脱氧胞苷激酶和脱氧核苷酸激酶活性有关。它主要以被动转运进入细胞，在细胞内被脱氧胞苷激酶磷酸化，转化为克拉屈滨三磷酸，掺入到 DNA 分子中，妨碍 DNA 断裂后的修复作用，造成 NAD 和 ATP 的耗竭，破坏细胞代谢，影响细胞的 DNA 合成。因此本品对分化或静止期的淋巴细胞和单核细胞均有抑制 DNA 合成和修复的作用。

联合利妥昔单抗或单用于套细胞淋巴瘤的治疗。一般溶于 500ml 生理盐水中静脉滴注，建议剂量为克拉屈滨 0.09mg/(kg·d)，做 24 小时的连续滴注，连用 7 天。

不良反应，可伴有长时间各类血细胞减少的骨髓抑制，包括再生障碍性贫血；发生于治疗后几周的溶血性贫血（在淋巴样恶性肿瘤患者体内报道过）。胆红素和转氨酶出现可逆的轻微增加。按克拉屈滨注射液的标准给药方案治疗很少有严重神经毒性的报道。

2.6 喷司他汀

喷司他汀是腺嘌呤脱氨酶抑制药，用于治疗成人 T 细胞白血病和毛细胞白血病及蕈样肉芽肿。

本品是一种腺苷脱氨酶（ADA）的强抑制剂。类淋巴系统的组织中 ADA 活性高，急性淋巴细胞性白血病和髓细胞性白血病患者的淋巴母细胞和髓母细胞中 ADA 活性增高。

本品在体外与 ADA 的结合亲和力高，并能抑制动物和人慢性髓细胞性白血病患者髓细胞中的酶活性。

对急性淋巴母细胞性白血病患者静注本品 0.1~1mg/kg 时，本品的剂量与抑制淋巴母细胞的 ADA 活性相关。静注本品后，随着 ADA 的活性被抑制，细胞的脱氧腺苷三磷酸（dATP）

水平增高。dATP 通过抑制核糖核苷酸还原酶阻断 DNA 合成。本品还能抑制 RNA 合成和增强对 DNA 的损伤。

用于包括对 α-干扰素治疗无效的毛细胞白血病，推荐剂量为每 2 周静注 $4mg/m^2$，如无毒性表现，治疗应继续到完全缓解。

2.7 Pralatrexate

Pralatrexate 又名 Folotyn，为叶酸代谢抑制剂，竞争性抑制二氢叶酸还原酶。适应于复发难治性外周 T 细胞淋巴瘤。

静脉注射，$30mg/m^2$，每周 1 次，共 6 周，每 7 周为 1 周期；可因毒性减量至 $20mg/m^2$ 或中断治疗。待毒性改善后可继续，直至疾病进展或不可接受的毒性发展。治疗前可补充叶酸及维生素 B_{12}。

3 抗生素类

抗肿瘤类抗生素是由微生物产生的具有抗肿瘤活性的化学物质。其研究始于 20 世纪 40 年代，现已有十余种广泛应用于临床，是当今肿瘤化疗药物的重要组成部分，在淋巴瘤化疗中占有举足轻重的地位。

3.1 阿霉素

阿霉素含有脂溶性的蒽环配基，又有水溶性的柔红糖胺，并有酸性酚羟基和碱性氨基，具有很强的抗肿瘤活性。一者与 DNA 结合，由配基嵌入 DNA 双螺旋碱基对（主要为 G-C 碱基对）之间，嵌入配基的 B 环和 C 环与碱基发生作用，这样 DNA 作为核酸合成模板的功能受损，抑制 DNA 聚合酶的活性，阻碍 DNA 和 RNA 的合成；二者 ADM 在酶的作用下还原为半醌自由基，此自由基的形成与心脏毒性有关；三者与铜、铁形成的螯合物可增强其和 DNA 的结合；四者 ADM 与细胞膜的磷脂结合，破坏膜酶（如腺苷酸环化酶）的活性、细胞膜的结构与功能。ADM 对细胞增殖各期均有杀伤作用，为细胞周期非特异性药物，对 S 早期及 M 期最显著，G_1 期及 S 晚期则不敏感，并对 G_1、G_2 期有延缓作用。

临床应用广泛，是淋巴瘤治疗的重要药物之一。

3.2 表阿霉素

表阿霉素是意大利学者 Arcamone 等于

1975 年通过半合成途径合成的一种蒽环类抗肿瘤抗生素，与 ADM 的区别只是在氨基糖部分 4′位羟基由顺式变成反式，但这种立体结构的细微变化导致其心脏、骨髓毒性明显降低。EPI 主要作用是直接嵌入 DNA 碱基对之间，干扰转录过程，阻止 mRNA 的形成。EPI 抑制 DNA 和 RNA 的合成，故对细胞周期各阶段均有作用，为细胞周期非特异性药物。

目前，临床上常代替阿霉素。

3.3 吡喃阿霉素

吡喃阿霉素为日本学者梅泽滨夫等 1979 年半合成的新的蒽环类抗肿瘤抗生素，其化学结构与 ADM 相似，是 ADM 的氨基糖部分第 4′位 OH 基上的一个异构体。THP-ADM 与 ADM 一样，为细胞周期非特异药物。对肿瘤细胞的作用主要是以很快的速度进入细胞核内，抑制 DNA 聚合酶 α 和 β，阻止核酸合成；药物嵌入 DNA 的双螺旋链，使肿瘤细胞中止于增殖周期 G_2 期，不能进入 M 期，导致肿瘤细胞死亡。

临床应用亦很广泛，可代替阿霉素用于淋巴瘤、急性白血病等。

3.4 米托蒽醌

米托蒽醌于 1979 年首先由美国的 Murdock 和 Lederle 实验室合成并证明其抗肿瘤活性；NVT 为细胞周期非特异性广谱抗癌药，其化学结构与阿霉素相似，只是在第 9 位 C 原子上没有氨基糖部分；其抗癌活性亦与 ADM 相当。因其无氨基糖结构，不产生自由基，且有抑制脂质过氧化作用，故心脏毒性较低。NVT 抗肿瘤作用机制主要是抑制 DNA 合成，它可与碱基强有力地结合而嵌入 DNA，引起 DNA 链间和链内交叉联结，导致单链与双链断裂；其次 NVT 对 RNA 聚合酶亦有抑制作用。NVT 可杀灭任何细胞周期的肿瘤细胞，使增殖与非增殖细胞均受到抑制，但对 S_2 期细胞最为敏感。

主要用于淋巴瘤、急性白血病和乳腺癌。

3.5 博莱霉素

博莱霉素又名争光霉素，是日本梅泽滨夫自轮状链丝菌培养液中提取的一种碱性水溶性糖肽类抗肿瘤抗生素，含有 13 种组分的复合物。日本的博莱霉素制品的主要成分为 A2，能与 DNA 结合，可使 DNA 分子发生单链或双链断裂。在 DNA 结构的破坏上，BLM 需要有 O_2 和 Fe^{2+} 的存在。BLM 被认为是一种金属螯合物，能与 Fe^{2+} 形成 Bleomycin Fe^{2+} 复合物，这一复合物能为氧分子（O_2）提供电子，形成过氧化物和羟基，正是这些高度活性的中间产物最后破坏 DNA，引起 DNA 断裂。

除用于各种鳞癌外，亦可用于淋巴瘤，如 ABVD 方案。

4 植物类

近年来，植物来源的抗肿瘤药物重新引起人们的关注，大量的新药不断问世，如常用于淋巴瘤的长春新碱、长春花碱、足叶乙甙等。

长春碱主要抑制细胞中微管的聚合并使其解聚，抑制纺锤体的形成，从而使细胞停止在有丝分裂中期；Vp-16 作用于 DNA 拓扑异构酶 Ⅱ，不影响微管集合，不使细胞停止在有丝分裂期，而是使细胞不进入有丝分裂，使细胞群阻断在 G_2 期。

4.1 长春花碱

长春花碱抗肿瘤作用靶点是微管，与微管蛋白二聚体结合，抑制微管蛋白的聚合，从而妨碍纺锤体微管的形成，使核分裂停止于中期，引起核崩溃、呈空泡状或固缩。VLB 还作用于细胞膜，干扰细胞膜对氨基酸的转运，使蛋白质合成受到抑制；亦可通过抑制 RNA 聚合酶的活力而抑制 RNA 合成。

主要用于淋巴瘤，为最有效的药物之一。

4.2 长春新碱

长春新碱是 VLB 的 CH_3 为 CHO 所取代，作用机制与 VLB 一样，与细胞管蛋白二聚体结合，抑制微管聚合，使分裂的细胞不能形成纺锤体，核分裂停止于中期而阻碍正常分裂。抑制胞膜类脂质合成，抑制氨基酸在细胞膜上的转运。VCR 还干扰蛋白质代谢及抑制 RNA 多聚酶的活力。

对急、慢性白血病，淋巴瘤有效。对儿童肾母细胞瘤有明显疗效。

4.3 足叶乙甙

足叶乙甙是鬼臼毒素的半合成衍生物之一，其作用位点是拓扑异构酶 Ⅱ，形成一种药物-酶-DNA 三者之间稳定的可裂性复合物，干扰 DNA 拓扑异构酶 Ⅱ（DNA topoisomerase Ⅱ），致使受损的 DNA 不能修复。拓扑异构酶 Ⅱ 插入

DNA 中，产生一般细胞功能所需的断裂反应；VP-16 似乎可通过稳定脱氧核糖核酸断裂复合物，引起 DNA 和拓扑异构酶Ⅱ的双线断裂。

主要对小细胞肺癌有效，有效率达 40%；亦是淋巴瘤的常用治疗药物之一。

5 铂类

在所有铂类药物中，顺铂仍是肿瘤化疗最常用的药物之一，1985 年全世界顺铂的产量达 150kg，居抗肿瘤药物之首。二代铂卡铂、三代铂草酸铂目前在临床上也得到广泛应用。

5.1 顺铂

顺铂是中心以二价铂同两个氯原子和两个氨分子结合的重金属络合物，类似于双功能烷化剂，可与 DNA 形成链内、链间交叉连接，破坏 DNA 功能，阻止 DNA 复制。DDP 为细胞周期非特异性药物，但可能对 G_1 期细胞最敏感。高浓度时亦抑制 RNA 及蛋白质合成。

DDP 具有抗癌谱广、作用强、与多种抗肿瘤药有协同作用、且无交叉耐药等特点，为当前联合化疗中最常用的药物之一，近年来也常用于淋巴瘤的治疗。

5.2 草酸铂

草酸铂为第三代铂类抗肿瘤药物，其中央铂原子被一草酸和 1，2-二氨环己烷包围，呈反式构象；其水溶性为 DDP 的 8 倍，是一种极为稳定的配合物。DNA 为其作用靶点，产生烷化结合物而作用于 DNA，形成链内和链间交联，阻断其复制与转录。

草酸铂除用于大肠癌外，近年来也用于淋巴瘤的治疗，如 Gem+L-OHP+DXM 方案。

第 2 节　生物反应修饰剂

生物反应修饰剂（BRMs）是指能够直接或间接地修饰宿主-肿瘤间的相互关系、改变宿主对肿瘤细胞的生物学应答，产生有利于宿主而不利于肿瘤的治疗效应的物质或措施。BRMs 包括免疫调节剂、细胞因子、肿瘤抗原、效应细胞、抗体及肿瘤抑制因子。下面简略介绍几种常用而主要的 BRMs。

1　干扰素

干扰素（Interferon，IFN）是 1957 年 Issaacs、Lindenman 首次研究发现的，目前在临床已得到广泛应用。

干扰素是病毒或干扰素诱生剂进入机体诱导宿主细胞产生的一类糖蛋白，具有种属特异性、作用广谱性及无害性等生物学性质，不被免疫血清中和，亦不被核酸酶中和。

干扰素具有抗病毒繁殖、抗细胞分裂增殖及调节机体免疫 3 大功能，此主要介绍抗肿瘤作用。

IFN 具有抑制肿瘤细胞增殖，直接溶癌，降低肿瘤细胞的恶性生物学行为及暴露肿瘤特异性表面抗原等功能。不仅对肿瘤细胞有直接作用，而且通过免疫系统发挥间接作用，IFN 是自然杀伤细胞天然的强有力的诱导剂，在体内外 IFN 皆可促使 NK 细胞的成熟与活化，增强 NK 细胞杀伤肿瘤细胞的能力。IFN 在体内外均能激活巨噬细胞，增强其吞噬和细胞毒功能；活化的巨噬细胞又可产生干扰素，然后再相继活化 T 细胞、NK 细胞，发挥抗肿瘤作用。

常用的干扰素有干扰素-α-2a、干扰素-α-1b、干扰素-α-2b 和干扰素-γ。干扰素可用于低度恶性淋巴瘤的治疗。

2　白细胞介素-2

白细胞介素-2（Interleukin-2，IL-2）是由活化的 T-淋巴细胞分泌的一种细胞因子，1976 年由 Morgan 等人首先发现。IL-2 既是产生免疫应答的基本物质，又是免疫应答过程中的重要调节者，具有广泛而重要的生物活性。IL-2 的靶细胞主要是 T-淋巴细胞，其生物活性主要是促进 T 细胞生长及克隆性扩散，诱导或增强细胞毒性细胞的杀伤作用，协同刺激 B 淋巴细胞增殖及分泌免疫球蛋白（Ig），增强活化的 T 淋巴细胞产生干扰素（IFN），白介素-4~6 和集落刺激因子（CSF）与诱导淋巴细胞表达 IL-2R 等。

临床应用广泛，可用于非霍奇金淋巴瘤的全身治疗，皮肤淋巴瘤的局部治疗。

3 胸腺素

胸腺素（又名胸腺肽、胸腺多肽、胸腺素F5，外文缩写TFS、TP）是胸腺上皮细胞的分泌产物，是T细胞分化、发育和成熟所必不可少的要素。TP可增强淋巴细胞表面E受体，使未成熟的T淋巴细胞分化，转变为成熟的有免疫活性的T淋巴细胞，并使T淋巴细胞数量增加，从而达到增强或抑制B淋巴细胞产生抗体的作用，使机体免疫相对平衡。可用于淋巴瘤化疗后免疫功能重建。

4 淋巴因子激活的杀伤细胞

淋巴因子激活的杀伤细胞（LAK-C）是采用白细胞介素2（IL-2）等细胞因子在体外刺激，活化外周血淋巴细胞诱生的具有非特异性细胞毒作用的效应细胞，以IL-2诱生扩增的LAK细胞抗瘤活性最强，临床应用最广。LAK-C在体外对肿瘤细胞有广泛杀伤作用，不仅对NK敏感的靶细胞，而且对NK不敏感的靶细胞以及自身和同种异体肿瘤都有杀伤作用。

与IL-2联合，治疗应答率为15%~45%。

对肾母细胞瘤、恶性黑色素瘤、淋巴瘤、头颈部鳞癌及癌性胸腹水有较好疗效。

5 沙利度胺

沙利度胺（又名反应停，酞胺哌啶酮、沙利度胺THD），具有免疫调节、抗炎及抗血管生成及调节细胞黏附、中枢神经抑制作用。

沙利度胺可用于复发难治性套细胞淋巴瘤，以及多发性骨髓瘤、骨髓异常增生综合征、骨髓纤维化、难治复发白血病、急性髓样白血病、慢性粒细胞白血病、巨球蛋白血症、淀粉样变性病、慢性移植物抗宿主疾病等。

常规50mg开始，每周增加50mg，直到每日200~300mg，也有小剂量治疗每日100~200mg，均可取得相同疗效。

本药为强致畸药，故孕妇禁用，育龄妇女需采取有效避孕措施方可应用。停药6个月以上方可怀孕。一般发生在妊娠前3个月，尤其是第45~55天。

长期大剂量使用本品（40g以上）可出现多发性神经炎，感觉异常等现象。一旦出现应

即停药，约25%完全恢复，25%好转或部分恢复，还有50%停药4~5年后仍不恢复。

其他不良反应有嗜睡、困倦、头晕、头痛、便秘、口干、皮疹、皮肤干燥、四肢水肿，食欲亢进、恶心、深静脉血栓、低血压、心律过慢等少见。大部分均轻微并可以耐受，停药后可以消退。

6 雷利度胺

雷利度胺（又名来那度胺，Lenalidomide，Len）是沙利度胺类似物。研究表明，此类药物具有更强的抗肿瘤作用，这种类似物没有沙利度胺的致畸作用，药物的不良反应较少。Len刺激T细胞增殖活力是沙利度胺的50~200倍，抑制TNF-α的作用明显增强，而刺激IL-2和INF-γ分泌的作用则比沙利度胺强50~100倍，并且在体外抑制骨髓瘤细胞DNA合成的作用还强于沙利度胺。

雷那度胺除适用于多发性骨髓瘤、骨髓增生异常综合征外，单药还可用于不适合大剂量化疗的套细胞淋巴瘤及弥漫性大B细胞淋巴瘤的二线治疗。

雷利度胺推荐起始剂量为每天10mg。禁忌用于怀孕妇女。

第 3 节　靶向治疗药物

肿瘤靶向治疗是指将抗肿瘤药物或者能够杀伤肿瘤细胞的活体物质通过使用特异性的载体运送到肿瘤部位，使治疗效果及药物效应尽可能地局限在特定的肿瘤细胞、组织或器官内，而尽量不影响正常细胞、组织或器官的结构和功能，从而达到既能提高疗效，又能减轻毒副反应的治疗方法。本节主要介绍淋巴瘤的靶向治疗药物。

1 利妥昔单抗

利妥昔单抗（又名美罗华，rituximab，C2B8）是基因工程方法针对B细胞淋巴瘤CD20抗原研制的高纯度、部分可变区（V区）为鼠源，其他部分和稳定区（C区）为人源构成的一种鼠/人嵌合型的单克隆抗体。利妥昔单抗能特异性地与CD20结合导致B淋巴细胞溶

解的免疫反应，抑制其增殖，诱导 B 细胞凋亡，通过补体依赖的细胞毒作用及抗体依赖细胞介导的细胞毒作用杀伤肿瘤细胞，并提高肿瘤细胞对化疗的敏感性。

临床主要用于 CD20 阳性的 B 细胞淋巴瘤。复发或化疗耐药的惰性 B 细胞淋巴瘤，可单药或与化疗联合应用；利妥昔单抗+CHOP 方案为弥漫性大 B 细胞淋巴瘤的标准治疗。

用法是利妥昔单抗 375mg/m²，静脉滴注，每周 1 次，连续 4~8 周；或与化疗连用，在每周期化疗前使用。治疗前用药包括解热镇痛药及抗组胺药，也可使用皮质激素。不良反应主要有发热（73%）、寒战（38%）、恶心（19%）、头痛（16%）、乏力（16%），一般可耐受。少见的有过敏反应如皮疹及低血压、气管痉挛等。

2 吉妥珠单抗

吉妥珠单抗（Gemtuzumab，Mylotarg）是抗 CD33 的人源化单克隆抗体。CD33 是一种黏附蛋白，在 80%~90% 的髓系血液细胞中表达，且以急性髓系白血病 AML 细胞有高表达，而 CD33 在正常骨髓干细胞上并不表达，故 CD33 作为 AML 靶向治疗的靶点。

吉妥珠单抗可用于第一次复发且大于 60 岁的 CD33 阳性的 AML 患者，或不适合再做化疗的患者；还可用于小于 60 岁的 AML 患者，和化疗合用可提高缓解率或在缓解后巩固疗效。

用法为吉妥珠单抗，单用 9mg/m²，d1、15 静脉注射；与化疗合用，剂量可降低到 3~6mg/m²，可减轻异常肝功能及 VOD 的概率。

输注引起的发热、寒战、转氨酶上升、肝内静脉阻塞性疾病（VOD）等。

3 阿仑单抗

阿仑单抗又名阿灵珠单抗（alemtuzumab，Campath），是抗 CD52 的人源化单克隆抗体，CD52 广泛分布于正常的 B 淋巴细胞、T 淋巴细胞、单核细胞、巨噬细胞及淋巴瘤细胞表面，在慢性淋巴细胞白血病（CLL）细胞表面尤其丰富，在恶性增殖的浆细胞表面也有很高的表达，而在红细胞、血小板及干细胞表面则检测不到。因此，CD52 为 CLL 及多发性骨髓瘤的治疗靶点。

阿仑单抗主要用于治疗对烷化剂和氟达拉滨耐药的进展期慢性淋巴细胞白血病[4]。治疗烷化剂及氟达拉滨耐药的进展期 CLL 单药有效率为 21%~33%；单药也可作为 CLL 一线治疗[5]，但对巨块型淋巴结肿大（>5cm）疗效不佳，且需检测 CMV 再激活。

每支（3mg）campath 含有 30mg alemtuzumab，24mg 氯化钠，3.5mg 磷酸氢二钠，0.6mg 氯化钾，0.6mg 磷酸二氢钾，0.3mg polysorbate 80，0.056mg 依地酸二钠。不含防腐剂。

阿仑单抗，起始剂量为 3mg/d，静脉输注 2 小时。若患者可以耐受，剂量可增加至 10mg/d，如还可以耐受，加量至 30mg/次，静脉输注，隔日用药，3 次/周，持续 12 周（建议每次剂量不超过 30mg，或每周累积剂量不超过 90mg）。

使用时 100ml 0.9% 无菌生理盐水或 5% 葡萄糖稀释，轻轻颠倒混匀。每次输液持续时间为 2 小时以上。原药 2~8℃ 避光保存，严禁冻存。稀释后室温（15~30℃）避光保存，8 小时内使用。

静脉输注 30 分钟前予苯海拉明 50mg 和对乙酰氨基酚 650mg 预防和减轻输液反应；如出现严重输液反应，予以氢化可的松 200mg。

本品仅能静脉输注，不能静脉注射或静脉冲击给药。全身活动性感染、免疫缺陷症（如 HIV 血清学检查阳性）、已知对本品中阿仑单抗及其他添加成分有 I 型超敏反应及过敏史的患者均禁忌。

不良反应很多，诸如：

（1）输液相关反应，如寒战、发热、恶心、呕吐、低血压、皮疹、乏力、荨麻疹、呼吸困难、瘙痒、头痛、腹泻。

（2）全身副反应，如发热、乏力、疼痛、衰弱、水肿、脓血症、单纯疱疹、念珠菌病、病毒感染和其他病原菌感染。

（3）血液系统，有全血减少、骨髓增生低下、贫血、中性粒细胞减少、血小板减少、淋巴细胞减少、紫癜。

（4）循环系统，有低血压、高血压、心律失常（心动过速）。

（5）中枢和外周神经系统疾病，有头痛眩

晕、颤抖。

（6）消化系统，有食欲不振、呕吐、腹泻、胃炎、溃疡性口炎、黏膜炎、腹痛、消化不良、便秘。

（7）呼吸系统，有呼吸困难、咳嗽、支气管炎、肺炎、咽炎、鼻炎、支气管痉挛。

（8）皮肤病变，有皮疹、斑丘疹、红斑疹、多汗。

注意事项如下：

（1）每周检查外周全血细胞计数，如果出现中性粒细胞减少、血小板减少则需增加检查频次。定期检测 $CD4^+$ 细胞直至达到 $2×10^8/L$。

（2）首次出现 $ANC<0.25×10^9/L$ 或/和 $PLT≤25×10^9/L$，则需停药，直至 $ANC≥0.5×10^9/L$，或 $PLT≥50×10^9/L$。重新用药时，停药时间在 7 天以内者，剂量同停药前；如停药时间超过 7 天，则从 3mg 起用，渐渐增加至 10mg，30mg。

（3）如果第二次出现 $ANC<0.25×10^9/L$ 或/和 $PLT≤25×10^9/L$，则需停药，直至 $ANC≥0.5×10^9/L$，或 $PLT≥50×10^9/L$。重新用药时，停药时间在 7 天以内者，剂量为 10mg/d；如停药时间超过 7 天，则从 3mg 起用，且只能加量至 10mg/d。

（4）如果第三次出现 $ANC<0.25×10^9/L$ 或/和 $PLT≤25×10^9/L$，则永久停药。

（5）如果患者用药前 $ANC<0.5×10^9/L$ 或/和 $PLT≤25×10^9/L$，则于 ANC 和/或 PLT 减少至用药前 50% 以下时停药。在 ANC 和/或 PLT 调高至用药前水平时，重新开始用药。如果停药时间超过 7 天，则从 3mg 起用，渐渐增加至 10mg，30mg。

（6）治疗期间每 1~2 周监测巨细胞病毒抗原，或治疗期间予以更昔洛韦，直至治疗结束后 2 个月。

4 抗Bcl-2反义寡核苷酸（G3139）

抗 Bcl-2 反义寡核苷酸（G3139）是目前已用于临床治疗血液系统肿瘤的反义寡核苷酸类药物。

Bcl-2 是一种调控细胞死亡的"存活基因"，位于染色体 18q21 部位，通过其表达的产物，阻断内源性核酸内切酶的 DNA 切割活性，从而阻断细胞程序性死亡。当血液系统发生肿瘤，Bcl-2 mRNA 过度表达，导致恶性细胞过度增殖。因此，可将 Bcl-2 作为药物作用的靶点，设计反义寡核苷酸以抑制 Bcl-2 的功能，诱导细胞凋亡，达到抑制肿瘤的目的。

G3139 用于复发或难治性套细胞淋巴瘤；用于复发或难治性急性白血病。

用量为每日 3mg/kg，可单独或与化疗联合。

5 硼替佐米

硼替佐米（Bortezomib）是哺乳动物细胞中 26S 蛋白酶体糜蛋白酶样活性的可逆抑制剂。26S 蛋白酶体是一种大的蛋白质复合体，可降解泛蛋白。泛蛋白酶体通道在调节特异蛋白在细胞内浓度中起到重要作用，以维持细胞内环境的稳定。蛋白水解会影响细胞内多级信号串联，这种对正常的细胞内环境的破坏会导致细胞的死亡。而对 26S 蛋白酶体的抑制可防止特异蛋白的水解。体外试验证明硼替佐米对多种类型的肿瘤细胞具有细胞毒性[6]。

硼替佐米除主要用于多发性骨髓瘤外，还可用于复发的套细胞淋巴瘤。

硼替佐米，$1.3mg/m^2$，静脉滴注，d1、4、8、11。

常见为疲劳、外周神经病变及胃肠道反应，骨髓抑制主要是血小板下降。

6 西罗莫司酯化物

西罗莫司酯化物（temsirolimus，商品名：Torisel）为一种雷帕霉素靶蛋白（mammalian target of rapamycin，mTOR）的抑制剂。

西罗莫司酯化物与一种细胞内蛋白（FKBP-12）结合，而蛋白-药物复合物抑制控制细胞分裂的 mTOR 的活性。mTOR 活性的抑制作用导致在被处理肿瘤细胞中一种 G1 生长停滞。当 mTOR 被抑制，其磷酸化 p70S6k 和 S6 核糖体蛋白能力，在 pI3 激酶/AKT 通路中 mTOR 的下游被阻断。在用肾细胞癌细胞株体外研究，西罗莫司酯化物抑制 mTOR 的活性和导致缺氧诱导因子 HIF-1 和 HIF- 2α 和血管内皮生长因子水平减低。

西罗莫司酯化物可用于晚期肾癌及复发难治性套细胞淋巴瘤的治疗[7]。

推荐剂量是 25mg，30~60 分钟输注，每周

1 次。治疗应继续直至疾病进展或发生不能接受的毒性。

每次开始给予 Torisel 前患者应接受预防性静脉苯海拉明 25~50mg。

最常见不良反应是皮疹、虚弱、黏膜炎、恶心、水肿和厌食；最常见实验室异常是贫血、高血糖、高脂血症、高三酰基甘油血症、碱性磷酸酶升高、血清肌酐升高，淋巴细胞减少，低磷血症，血小板减少症，AST 升高和白细胞减少症。

7 Ofatumumab

Ofatumumab 为单克隆抗体 Arzerra，是一种可引起免疫应答以对抗正常及恶性 B 细胞的单克隆抗体，其附着于 CD20 蛋白分子上的大小环状表位。CD20 存在于 B 细胞表面，而这样的细胞在 CLL 中呈现为恶性。

适用于氟达拉滨及阿仑单抗治疗无效的慢性淋巴细胞白血病的治疗[8]。

初始剂量 300mg/周，随后 1 周 2000mg/周剂量为 7 周，然后 4 周后 2000mg/4 周，4 次。治疗前应用口服或静脉抗组胺药物（苯海拉明）及地塞米松抗反应。

不良反应有白细胞减少、血小板减少、贫血；肺炎、发热、咳嗽、疲劳、气喘、皮疹、支气管炎及上呼吸道感染、输液反应（如气管痉挛、喉部水肿、低血压、发热、皮疹等）。

第 4 节 其他药物

1 他扎罗汀

维甲酸类是一类作用广泛、作用机制复杂的化合物，能抑制多种恶性肿瘤细胞增殖、诱导恶性肿瘤细胞分化，并作为化学预防药用于肿瘤防治。

他扎罗汀为皮肤外用的类维生素 A 的前体药，具有调节表皮细胞分化和增殖等作用。在大多数生物系统中通过快速的脱酯作用而被转化为活性形式即他扎罗汀的同源羧酸，该活性产物可相对选择性地与维 A 酸受体的 β 和 γ 亚型结合，但其治疗银屑病的确切机制尚不清楚。

在淋巴瘤治疗中，该药常用于蕈样霉菌病。

外用，每晚临睡前半小时将适量本品涂于患处，涂抹面积不能超过体表面积的 20%。用药前，先清洗患处；待皮肤干爽后，将药物均匀涂布于皮损上，形成一层薄膜；涂药后应轻轻揉擦，以促进药物吸收；之后再用肥皂将手洗净。

本品外用后，主要不良反应为皮肤反应，表现为瘙痒、灼热、刺痛、红斑、刺激感、皮肤疼痛、湿疹、脱屑、皮炎、开裂、浮肿、脱色、出血和干燥等。

孕妇、哺乳期妇女及近期有生育愿望的妇女禁用。

2 贝沙罗汀

贝沙罗汀（又名 Bexarotene）是一种新型的合成维甲酸类似物，它可选择性地与维甲酸类 X 受体（RXR）亚单位（RXRa，RXRb，RXRg）结合，因而可以选择性地发挥其功能，并可降低临床用药的毒性；它可抑制造血系统肿瘤细胞系的生长，诱导一些恶性肿瘤细胞系的程序化死亡。

临床可用于治疗顽固性皮肤 T-细胞淋巴瘤及蕈样霉菌病。每日 300~400 mg/m^2。

3 咪喹莫特

咪喹莫特（又名 Imiquimod、Mikuimote）主要成分为咪喹莫特，属咪唑喹啉类化合物，是一个小分子免疫调节剂。

该药不具有直接抗病毒活性，也不引起直接的、非特异的细胞溶解破坏作用，但临床前研究提示本品可能通过诱导体内包括 INF-α 在内的细胞因子而产生抗病毒活性。研究表明，局部应用 5% 咪喹莫特乳剂，通过皮肤全身吸收很少。

临床可用于原发性皮肤 B 细胞淋巴瘤的局部治疗。

4 地尼白介素

地尼白介素（Denileukin diftitox, Ontak）是白介素-2 和免疫毒素的融合剂，可介导白喉毒素的细胞毒作用，杀伤表达 IL-2 受体的细胞。

人类 IL-2 受体有 3 种形式，低亲和力（CD25）、中亲和力（CD122/CD132）及高亲和力，表达于活化 T 细胞、活化 B 细胞、活化巨噬细胞，包括皮肤 T 细胞淋巴瘤在内的某些白血病和淋巴瘤细胞表达一种以上 IL-2 受体亚单位。

体外实验发现，地尼白介素与细胞表面高亲和性 IL-2 受体结合后，通过白喉毒素作用，抑制细胞蛋白合成，可使细胞几小时内死亡。

临床上常用于表达 CD25（白细胞介素 2 受体，IL-2R）的难治性、复发性皮肤 T 细胞淋巴瘤。治疗皮肤 T 细胞淋巴瘤单药有效率为 30%~38%，完全缓解率为 10%~16%。

推荐方案，每日 9mg/kg 或 18mg/kg，静脉用药，连用 5 天，21 天为一个疗程。输液时间 15 分钟以上。

不良反应：

（1）全身症状：发热、寒战、感染、头痛。

（2）呼吸系统：呼吸急促、咳嗽、声音嘶哑。

（3）循环系统：心率加快、心律失常。

（4）消化系统：吞咽困难、腹痛、消化不良，在老年患者更易于发生。

（5）皮肤病变：皮疹、皮肤发热、潮红、皮肤红斑、注射部位肿痛。

（6）肌肉骨骼：背痛、胸痛、肘部疼痛、腹股沟疼痛、腿痛、足部或下肢肿胀、面部肿胀。

（7）神经精神：睡眠障碍、眩晕、晕厥、共济失调、视力突然改变、手足无力、指（趾）尖麻木。

（8）泌尿系统：絮状尿、血尿、尿痛、排尿困难、尿少。

注意事项：

（1）用药前检测血常规、心电图、血压。

（2）用药后定期检测血常规、心电图、血压、神经系统检查。

（3）稀释和配制时需要无菌操作，用塑料注射器和配液袋，不能使用玻璃容器，因为药品会吸附在玻璃上，影响药品浓度。

（4）配液过程中药物浓度至少 15mg/ml，最好吸出所需要的药品，注入空的静脉输液袋内。每 1ml 药品加入不超过 9ml 的不含防腐剂的无菌盐水。

（5）输液前 30 分钟给予抗组胺药、解热镇痛药，密切观察输液反应和过敏反应，并予相应处理。

（6）输液时间不短于 15 分钟。

（7）本品不能一次冲式给药，应该使用输液泵或者静脉输液袋。

（曹舫）

参考文献

[1] Knauf WU, Lissichkov T, Aldaoud A, et al. Phase Ⅲ randomized study of bendamustine compared with chlorambucil in previously untreated patients with chronic lymphocytic leukemia. J Clin Oncol, 2009, 27: 4378-4384.

[2] Fischer K, Stilgenbauer S, Schweighofer CD, et al. Bendamustine in combination with rituximab (BR) for patients with relapsed chronic lymphocyticle-ukemia (CLL): A multicentre phase Ⅱ trial of the German CLL Study Group (GCLLSG). ASH Annual Meeting Abstracts, 2008, 112: 330.

[3] Crump M, Baetz T, Couban S, et al. Gemcitabine, dexamethasone, and cisplatin in patients with recurrent or refractory aggressive histology B-cell non-Hodgkin lymfhoma: a Phase Ⅱ study by the National Cancer Institute of Canada Clinical Trials Group (NCIC-CTG). Cancer, 2004, 101 (8): 1835-1842.

[4] Keating MJ, Flinn I, Jain V, et al. Therapeutic role of alemtuzumab (Campath-1H) in patients who have failed fludarabine: Results of a large international study.Blood, 2002, 99: 3554-3561.

[5] Hillmen P, Skotnicki AB, Robak T, et al. Alemtuzumab compared with chlorambucil as first-line therapy for chronic lymphocytic leukemia. J Clin Oncol, 2007, 25 (35): 5616-5623.

[6] Fisher RI, Bernstein SH, Kahl BS, et al. Multicenter phase Ⅱ study of bortezomib in patients with relapsed or refractory mantle cell lymphoma. J Clin Oncol, 2006, 24 (30): 4867-4874.

[7] G Hess, R Herbrecht, J Romaguera, et al. Phase Ⅲ study to evaluate temsirolimus compared with investigator's choice therapy for the treatment of relapsed or refractory mantle cell lymphoma. J Clin Oncol, 2009, 27: 3822-3829.

[8] Wierda WG, Kipps TJ, Mayer J, et al. Ofatumumab as single-agent CD20 immunotherapy in fludarabine-refractory chronic lymphocytic leukemia. J Clin Oncol, 2010, 28: 1749-1755.

第 *15* 章

淋巴瘤常用化疗方案

　　化学治疗是淋巴瘤的主要治疗手段，但化疗药物众多，方案亦是变化万千，临床医生有时感到莫衷一是，难以抉择，尤其是非霍奇金淋巴瘤化疗方案的合理选择。因此，本章详细介绍 NCCN 和 ESMO 指南推荐方案以及 ASH、ASCO 和 Haematologica 等报道的临床研究方案。

第 1 节　霍奇金淋巴瘤

1　ABVD方案

Doxorubicin 25mg/m², 第 1、15 天；
Bleomycin 10mg/m², 第 1、15 天；
Vinblastine 6mg/m², 第 1、15 天；
Dacarbazine 375mg/m², 第 1、15 天。
每 4 周重复。

ABVD 方案为霍奇金淋巴瘤的一线方案，目前已经替代 MOPP 方案成为治疗霍金奇淋巴瘤的首选化疗方案。

由于维持治疗不延长生存期，而且增加化疗毒性并抑制免疫功能，故一般霍金奇淋巴瘤 ABVD 化疗方案在使患者病情缓解后巩固 2 个疗程（不少于 6 个疗程）即结束治疗；若 AB-VD 化疗方案失败，可考虑使用大剂量化疗联合自体造血干细胞移植解救。

该方案主要副作用有心脏损害、肺纤维化等。

2 MOPP方案

Mechlorethamine 6mg/m²，第1天；

Vincristine 1.4mg/m²（最大剂量2mg），第1天；

Procarbazine 100mg/m²，po，第1~7天；

Prednisone 40mg/m²，po，第1~14天。

据统计，使用MOPP方案治疗霍金奇淋巴瘤完全缓解率（CR）达50%，5年生存率可达75%。但是使用该化疗方案治疗霍金奇淋巴瘤延续3个月以上的患者第二种肿瘤发生率可达3%~5%，不孕率高达50%，可导致霍金奇淋巴瘤患者患急性非淋巴细胞白血病等第二肿瘤。目前，该方案已被ABVD所代替。

3 其他一线方案

3.1 MOPP/ABV交替方案

MOPP：

Mechlorethamine 6mg/m²，第1天；

Vincristine 1.4mg/m²（最大剂量2mg），第1天；

Procarbazine 100mg/m²，po，第1~7天；

Prednisone 40mg/m²，po，第1~14天。

ABV：

Doxorubicin 35mg/m²，第8天；

Bleomycin 10mg/m²，第8天；

Vinblastine 6mg/m²，第8天。

每4周重复。

在欧美国家，ABVD仍是局限期伴大包块或进展期CHL的一线标准推荐方案。关于ABVD与MOPP、MOPP/ABVD的直接对比研究已经证实ABVD在疗效（5年FFS 63%，5年OS 81%）和毒副反应方面均优于MOPP或MOPP/ABVD交替方案。因此，MOPP或MOPP/ABVD目前临床

一线治疗已不再推荐使用。

3.2 BEACOPP 和 Escalated–BEACOPP（BEA-COPP剂量增强方案）

Bleomycin 10mg/m²，第8天；

Etoposide 100（200*）mg/m²，第1~3天；

Doxorubicin 25（35*）mg/m²，第1天；

Cyclophosphamide 650（1250*）mg/m²，第1天；

Vincristine 1.4mg/m²，第8天；

Procarbazine 100mg/m²，po，第1~7天；

Prednisone 40mg/m²，po，第1~14天。

每3周重复，剂量增强方案（*为增强方案剂量）需G–CSF支持。

2012年ASCO年会公布了一项欧洲EORTC开展的关于escalated–BEACOPP方案和ABVD/COPP方案的疗效比较研究。该研究编号为E ORTC20012，是一项前瞻性Ⅲ期临床试验。针对进展期经典型霍奇金淋巴瘤患者。于2002年至2010年入组患者共计549例，均为进展期CHL，IPS≥3，年龄<60岁。分别接受8周期ABVD或BEACOPP"4+4"模式治疗（escalated–BEACOPP4周期+BEACOPP4周期）。4年EFS分别为63.9%和69.3%（P=0.312），4年PFS分别为72.8%和83.4%（P=0.005）。4年OS分别为86.7%和90.3%（P=0.208）。该研究证实，尽管在PFS方面escalated–BEACOPP优于ABVD方案，但是在OS方面，escalated–BEACOPP和ABVD并无显著差别[1]。

3.3 Stanford V

Doxorubicin 25mg/m²，第1、15天；

Vinblastine 6mg/m²，第1、15天；

Mechlorethamine 6mg/m²，第1天；

Vincristine 1.4mg/m²（最大剂量2mg），第8、22天；

Bleomycin 5U/m²，第8、22天；

Etoposide 60mg/m²，第15、16天；

Prednisone 40mg/m²，po，每隔1天。

4周重复，共3个疗程。>50岁患者在第3疗程内剂量分别降到4mg/m²（VLB）和1mg/m²（VCR）；泼尼松，第10周起每隔1日渐少10mg；同时加巩固放疗。

Stanford V方案是一种短疗程（12周）周疗方案。可联合受累野放疗（≥5cm包块）。

Horning等研究证实5年FFP为89%，OS为96%。而意大利HD9601研究发现尽管在OS方面，Stanford V和ABVD无显著差别，但是前者3年FFS仅为53%，而ABVD方案的3年FFS为81%。此外该方案每周期给药次数较多，国内住院病人使用不便。因此关于Stanford V方案的临床结果仍需进一步验证。

4 挽救化疗方案

4.1 MIME方案

Mitoxantrone 8mg/m²，第1天；

Ifosfamide 1000mg/m²，第1~5天（用mesna尿路保护）；

Etoposide 100mg/m²，第1~3天。

每3周重复。

4.2 DEXA-BEAM 方案

Dexamethasone 24mg/d，po，第1~10天；

BCNU 60mg/m²，第2天；

Melphalan 20mg/m²，第3天；

Etoposide 200mg/m²，bid，第4~7天；

Ara-C 100mg/m²，bid，第4~7天。

G-CSF支持下，每4周重复。

2~4疗程后大剂量化疗+造血干细胞解救。

4.3 IFO+NVB 方案

Ifosfamide 3000mg/m²，第1~4天（mesna保护）；

Vinorelbine 25/m²，第1、5天；

Prednisone 50mg/m²，第1~5天；

每3周重复，G-CSF支持。

大剂量化疗和造血干细胞解救；大剂量抑制骨髓治疗（如CBV和BEAM）和自体骨髓或外周血干细胞解救是对最初诱导治疗失败或首次复发病人的有效治疗方法。

4.4 OPPA方案

Vincristine 1.5mg/m²（最大每日剂量2.0mg），第1、8、15天；

Procarbazine 100mg/m²（最大每日剂量150mg），口服，第1~15天；

Prednisone 60mg/m²，po，第1~15天；

Doxorubicin 40mg/m²（最大累积量160mg/m²），第1、15天。

每3周重复。

4.5 OEPA 方案

将OPPA中的甲基苄肼转换成依托泊苷125mg/m²，第3~6天，以减轻生殖毒性反应。

4.6 COPP方案

Cyclophosphamide 500mg/m²，第1、8天；

Vincristine 1.5mg/m²（最大每日剂量2mg），第1、8天；

Procarbazine 100mg/m²（最大每日剂量150mg），po，第1~14天；

Prednisone 40mg/m²，po，第1~14天。

每3周重复。

4.7 Brentuximab vedotin（SGN-35）方案

Brentuximab vedotin 1.8mg/kg ivgtt d1。every 3 weeks，total 16 cycles。

英国淋巴瘤组研究组（BNLI）和德国霍奇金淋巴瘤研究组（GHSG）开展的Ⅲ期临床研究均证实，对于一线治疗后复发或难治的CHL，接受自体干细胞支持下的大剂量化疗可以显著改善患者的EFS和PFS，因此HDT/ASCR是复发难治CHL的标准推荐治疗模式。而对于HDT/ASCR后复发患者的治疗疗效较低。R. W. Chen等于2011年公布一项Ⅱ期临床研究，采用针对CD30抗体的药物偶联物Brentuximab vedotin治疗接收自体干细胞移植后复发难治的HL患者。Brentuximab vedotin是将CD30抗体与抗微管药auristatin E结合的产物。该研究入组102例患者，中位年龄31岁。ORR为75%，其中CR为34%。2011年FDA批准该药用于HDT/ASCR治疗后复发，或既往接受过2种化疗方案的复发进展的CHL患者[2]。

4.8 Bendamustine 方案

Bendamustine 100~120mg/m² ivgtt，d1、2，每28天为1周期。

该方案用于多程、多方案化疗后复发以及ASCT治疗失败的HL患者。ORR为75%，其中CR为38%。

4.9 ChIVPP方案

Chlorambucil 6mg/(m²·d)，po，d1~14;

Procarbazine 100mg/(m²·d)，po，d1~14;

Prednisone 40mg/m²，po，d1~14;

Vinblastine 6mg/m²，iv，d1、8。

Every 21 days per cycle。

4.10 GVD方案

Gemcitabine 1g/m², ivgtt，d1，8；

Vinorelbine 20mg/m²，ivgtt，d1，8；

Liposomal doxorubicin 15mg/m²，ivgtt，d1，8。

Every 21 days per cycle。

CALGB 59804研究针对复发进展的HL，采用GVD方案化疗，ORR为70%，其中CR为19%。4年EFS和OS分别为70%和52%。对于ASCT治疗失败患者吉西他滨可减量至800mg/m²，长春瑞滨减量至15 mg/m²，而脂质体阿霉素减量至10 mg/m²。对于ASCT治疗失败患者，GVD方案治疗的4年EFS和OS仅为10%和34% [3]。

4.11 IGEV方案

Ifosfamide 2g/m²，ivgtt，d1~4；

Gemcitabine 800mg/m²，ivgtt，d1，4；

Vinorelbine 20mg/m²，ivgtt，d1；

Prednisolone 100mg，ivgtt，d1~4。

Every 21 days per cycle。

该方案是用于复发难治的CHL的解救化疗或HDT/ASCT之前的动员化疗。ORR为81.3%，其中CR为53.8%。

第 2 节　非霍奇金淋巴瘤

1　CHOP-21方案

CTX 750mg/m²，ivgtt，d1，8；

ADM 50mg/m²，ivgtt，d1；

VCR 1.4mg/m²，d1；

PDN 100mg/m²，po，d1~5。

每3~4周重复。

在多项北美的协作研究中，CHOP这一著名的第一代联合化疗方案均证明了可治愈30%的晚期中度~高度恶性NHL。

1993年，Fisher等 [4] 代表SWOG和ECOG发表了一个大型前瞻性随机研究的临床Ⅲ期报告。其中比较了CHOP和其他3个更新的方案m-BACOD、ProMACE-CytaBOM和MACOP-B的临床结果，每组至少218例。其结果是4组的患者预后没有任何统计学差别。随访3年后，ProMACE-CytaBOM 和 MACOP-B 组的生存率是50%、m-BACOD组是52%、CHOP组是54%。因毒性而导致的死亡率是，CHOP组1%、Pro-

MACE-CytaBOM组3%、m-BACOD组5%、MACOP-B组6%。因此得出结论，CHOP方案仍然是治疗晚期中度~高度恶性淋巴瘤现有的最佳方案。

对于高度恶性淋巴瘤，一般均采用CHOP为主的化疗方案，完全缓解为51%~54%，长期的无病生存率为49%。

CHOP治疗大细胞淋巴瘤，一般均给予6个疗程，完全缓解后至少巩固2个疗程。化疗中ADM、CTX的剂量强度是重要的预后因素，而能否获得完全缓解与长期生存密切有关。虽然现在有许多新的化疗方案出现，但CHOP方案仍为治疗晚期大细胞淋巴瘤的常用方案。

若患者年龄轻、一般情况好、淋巴瘤Ⅳ期、恶性程度高，可选择相对较强的化疗方案，如CHOP-E、CHOP-M，或者缩短疗程等。加Vp-16 3周或2周的CHOP方案对≤60岁患者是安全的方案，但对>60岁者应该特别注意治疗带来的毒性相关死亡。

对于T细胞淋巴瘤的常见类型，如PTCL-NOS、AITL、ALCL- ALK+、ALCL-ALK⁻，采用CHOP方案是否可以带来生存获益是国际研究热点，2010 年 DSHNHL公布一项研究，采用CHOP-21/14或CHOEP-21/14，治疗289例T细胞淋巴瘤患者，对于年龄大于60岁患者，采用剂量密度（3周方案调整为2周）、增加化疗周期（6周期提高到8周期）或联合依托泊苷均未显著改善EFS和OS。因此该研究认为，6周期CHOP-21仍是老年外周T细胞淋巴瘤患者的标准治疗方案。

CHOP方案本身属于缓和的方案，除阿霉素（或Epi-ADM\THP）外，对骨髓的抑制较轻。若患者可以耐受，可加用Vp-16 200mg，d1~3，评价疗效一般要用完6个疗程后进行。

在用药顺序上，环磷酰胺应在长春新碱静脉推注4~6小时后应用，因为长春新碱主要作用于M期，这种作用于4~6小时后达高峰，此时再用环磷酰胺疗效增加。

2　CHOP-14方案

关于CHOP-21用于侵袭性NHL治疗，长期随访并分层分析发现，年龄超过60岁患者的5年OS仅为33%。德国高度恶性非霍奇金淋巴瘤研究组（DSHNHL）采用减少化疗间期或增加新药（etoposide），以提高疗效。

NHL-B2研究于2004年公布，入组689例，年龄61~75岁。分别接受CHOP-14、CHOP-21、CHOEP-14和CHOEP-21方案，CR为76.1%、60.1%、71.6%和70.0%。CHOP-14的5年EFS和OS分别为43.8%和53.3%。该研究推荐CHOP-14作为>60岁的侵袭性NHL患者的治疗方案。

3 CHOEP-21方案

此方案即在CHOP-21方案的基础上加Vp-16 100mg/m²，d1~3。

该方案由德国高度恶性非霍奇金淋巴瘤研究组（DSHNHL）2004年公布，NHL-B1的研究证实CHOEP是年轻、预后良好（LDH正常）的侵袭性非霍奇金淋巴瘤患者的标准方案。入组患者年龄18~60岁，接受CHOEP-14、CHOEP-21、CHOP-14和CHOP-21。其CR分别为90.4%、84.9%、78.5%和80.1%；含etoposide的CHOEP方案组的平均CR为87.6%，而CHOP组平均CR为79.4%，组间差异显著（*P*=0.003）；而2周和3周方案CR无显著差异（84.6% vs 82.5%，*P*=0.477）。联合足叶乙苷的CHOEP方案较之CHOP可以显著提高5年EFS（约11.6%）。而减少化疗间期（提高剂量密集，由3周减为2周）并未显著改善EFS。

因此，CHOEP-21是继CHOP-21作为晚期中高度恶性非霍奇金淋巴瘤的标准化疗方案27年后，针对年轻、预后良好（LDH正常）的侵袭性非霍奇金淋巴瘤患者的新的推荐方案。

2010年DSHNHL研究证实，对于年轻、低危（LDH正常）的PTCL患者，在CHOP基础之上联合Vp-16可以显著改善EFS，CHOEP和CHOP的3年EFS分别为70.5%和51%；且对于ALK⁺的ALCL，采用CHOEP较之CHOP可以进一步提高3年EFS（91.2% vs 57.1%）。

4 CHOEP-14方案

CHOEP-14即在CHOP-14方案基础上加Vp-16 100mg/m²，d1~3。

德国高度恶性非霍其金淋巴瘤研究组（DSHNHL）的NHL-B1研究发现，CHOEP-14与CHOP21比较，可显著提高CR（10.3%），改

善EFS（14.7%）和OS（10.2%）。该研究认为，对于低中危险组或高危的年轻NHL患者，CHOEP-14是推荐方案。

5 CNOP方案

CNOP即Cyclophosphamide 750mg/m²，d1；Vincristine 1.4mg/m²，d1；Mitoxantrone 10~12mg/m²，d1；Prednisone 100mg，po，d1~5。

CNOP主要用于年老不能耐受阿霉素类药物的患者。一项前瞻性、随机对照Ⅲ期研究证实，对于年龄≥60岁晚期中、高度恶性非霍奇金淋巴瘤患者，采用CNOP和CHOP，CR分别为31%和49%，3年OS分别为26%和42%。该研究认为，CNOP治疗晚期老年侵袭性非霍奇金淋巴瘤并不优于CHOP方案[5]。

6 R-CHOP-21方案

R-CHOP-21即在CHOP-21方案基础上加利妥昔单抗（Rituximab，R）375mg/m²，d1。

CHOP是弥漫性大B细胞淋巴瘤的标准化疗方案，对于年老患者CR为40%~50%，3年EFS为30%，OS为35%~40%。

2002年，法国淋巴瘤研究组GELA公布一项前瞻性、随机对照Ⅲ期研究，入组均为老年（年龄60岁至80岁）、既往未接受治疗的弥漫性大B细胞淋巴瘤患者。入组399例患者，其中202例接受R-CHOP-21，共8周期；另外196例患者接受CHOP方案化疗。CR分别为76%和63%，随访2年EFS分别为57%和38%，2年OS为70%和57%。该研究（GELA LNH98-5 trial）随访5年，EFS分别为47.5%和28%，mEFS分别为3.8年和1.1年，PFS分别为54%和30%，OS分别为58%和45%。2009年该研究公布随访10年结论显示，10年OS分别为43%和28%。

GELA的LNH98-5研究证实，8周期RCHOP-21是老年弥漫性大B细胞淋巴瘤患者的标准化疗方案[6]。

MInT研究证实，6周期RCHOP-21是年轻低危DLBCL的标准化疗方案。该研究分层分析，对于预后良好组（无大包块、无不良预后因素）患者，6周期RCHOP的3年EFS和OS分别为97%和100%；而预后稍差组（aaIPI=1、大包块）3年EFS为75%，对于这样的患者，仍需寻找进一

步提高疗效的方案和策略。预后稍差组中3/4患者表现为大包块，多数研究采用7.5cm作为肿块直径标准。

7 R-CHOP-14方案

R-CHOP-14方案即在CHOP-14方案基础上加利妥昔单抗（Rituximab，R）375mg/m²，d1。

GELA的LNH98-5研究证实，8周期的R-CHOP-21方案是老年DLBCL患者的标准化疗方案；而德国高度恶性非霍奇金淋巴瘤研究组DSHNHL的NHL-B2研究采用减少化疗间期以提高疗效，证明6周期CHOP-14方案治疗年龄超过60岁侵袭性NHL患者，较之CHOP-21可以显著改善CR、EFS和OS。

为进一步明确联合Rituximab、增加化疗周期数（6周期与8周期）以及提高剂量强度能否进一步提高长期生存，DSHNHL设计RICOVER60研究（the Rituximab with CHOP over age 60 years trial）。入组1222例老年（61~80岁）DLBCL患者，分别接受6周期和8周期CHOP-14、6周期和8周期RCHOP-14，3年EFS分别为47.2%、53%、66.5%和63.1%，3年OS分别为67.7%、66%、78.1%和72.5%。研究还发现，4周期化疗未达到CR患者，8周期治疗并不优于6周期CHOP-14。该研究认为，6周期的RCHOP-14是老年DLBCL患者的标准化疗方案。

RICOVER-60研究亦是第一个关于6或8周期化疗受益比较的随机研究，与6周期CHOP-14比较，6周期RCHOP-14是唯一显著改善老年DLBCL患者EFS、PFS和OS的方案[7]。

8 R-CHOEP-21方案

R-CHOEP-21即在CHOEP-21方案基础上加利妥昔单抗（Rituximab，R）375mg/m²，d1。

2006年，MInT研究（the MabThera International Trial）证明，6周期R-CHOP样方案（RCHOP和RCHOEP）较之CHOP可以改善年轻、预后良好（aaIPI0-1）的DLBCL的EFS、PFS和OS。该研究还发现，尽管CHOEP-21较之CHOP可以显著改善OS（两者3年EFS分别为62%和54%，$P=0.03$显著差异），R-CHOP和R-CHOEP在3年EFS方面无显著差异（81% vs79% $P=0.52$）；可能原因是Rituximab抵消了足叶乙苷的

细胞毒作用，同时CHOEP更加明显的血液学毒性损伤了NK细胞等免疫调节因子，而后者是调节美罗华抗体依赖细胞毒作用的主要细胞。因此，对于提高剂量强度或剂量密集化疗是否联合Rituximab，应谨慎考量。

如上所述，考虑到R-CHOP临床应用更加便捷，目前推荐6周期RCHOP-21作为年轻低危的侵袭性DLBCL的标准方案[8]。

9 Mega CHOEP-21方案

Mega-CHOEP-21方案即high-CHOEP-21方案：

CTX 1400mg ivgtt，d1；
ADM 65mg/m² ivgtt，d1；
Vp-16 525mg/m² ivgtt，d1；
VCR 2mg，d1；
PDN 100mg，d1~5。

德国高度恶性非霍奇金淋巴瘤研究组（DSHNHL）的NHL-B1和MInT试验均已证实，CHOEP治疗年轻、低危、侵袭性非霍奇金淋巴瘤患者优于CHOP。DSHNHL于2007年公布一项研究，采用剂量增加的CHOEP-21治疗年轻、低危的侵袭性淋巴瘤，DSHNHL随后又开展提高剂量和减少化疗间期的MegaCHOEP-14/-21方案研究。该研究发现，较之其他大剂量化疗方案，MegaCHOEP并未进一步改善外周T细胞淋巴瘤患者的生存[9]。

2010年，DSHNHL的研究证实，对于年轻、aaIPI2~3的外周T细胞淋巴瘤患者，采用Mega-CHOEP治疗，3年EFS仅为31.6%，而标准剂量CHOEP-14的EFS为57.9%，差异显著，进一步证实提高剂量的Mega-CHOEP并未带来生存获益[10]。

10 CEPP方案

CEPP即：

Cyclophosphamide 600mg/m²，ivgtt，d1,8；
Etoposide 70mg/m²，ivgtt，d1~3；
Procarbazine 60mg/m²，po，d1~10；
Prednisone 60mg/m²，po，d1~10。

该方案适用于不能耐受蒽环类药物或复发的中度和高度恶性的非霍奇金淋巴瘤患者。斯坦福大学癌症中心研究，CEPP初始治疗的RR为72%，CR为40%，二线治疗CR为34%[11]。

11 IMVP方案

IMVP方案即：

Ifosfamide 1000 mg/m², ivgtt, d1~5；

Methotrexate 30mg/m², d3,10;

Etoposide 100 mg/m², d1~3;

Every 21 days per cycle。

该方案用于复发或难治NHL的二线治疗，CR为37%，mRFS为12个月，mOS为15个月，疗效预测因素是一线治疗是否取得CR[12]。

12 DHAP±R方案

DHAP即：

Dexamethasone 40mg，d1~4；

Cisplatin 50~100mg/m²，d1；

Ara-C 1~2g/m²，q12h，d2；

every 3~4 weeks per cycle。

对于复发难治淋巴瘤，采用IMVP或MIME解救治疗的CR为24%~37%，然而其疗效持续时间较短。阿糖胞苷单药RR为22%，体外研究证明大剂量阿糖胞苷与顺铂有协同作用，联合地塞米松可进一步提高阿糖胞苷与顺铂抗肿瘤效应，同时减轻恶心呕吐等消化道反应。

大剂量阿糖胞苷疗程总剂量为4~8g/m²，然而上述剂量血液学毒性极大。顺铂联合博莱霉素和长春新碱治疗复发淋巴瘤的CR为0%~21%。该方案多用于CHOP、MTX和Vp-16治疗耐药患者[13]。

13 ESHAP±R方案

ESHAP即：

Etoposide 40~60mg/m², d1~4;

Solumedrol 500mg，iv，d1~4；

Ara-C 2.0g/m²，d5；

Cisplatin 25 mg/m²，d1~4。

ESHAP于20世纪90年代用于临床，试验设计为ESHA与ESHAP比较，两者疗效显著差异，RR分别为33%和75%。

ESHAP是继DHAP之后另一个疗效稳定的解救方案。1988年Velasquez等首先采用DHAP治疗复发难治NHL，RR为55%，CR为31%。1994年，设计将依托泊苷联合DHAP方案，组成ESHAP方案，其中阿糖胞苷剂量减半。多项研究发现，在TTF和OS方面，ESHAP均优于DHAP。

WS Velasquez等采用ESHAP方案治疗122例复发难治患者，随访4年，RR为64%，CR为37%，mOS为14个月，3年OS为31%。Wei-Shu Wang等采用ESHAP方案解救治疗32例亚裔复发淋巴瘤患者，mOS为8.6个月，mTTF为11.4个月[14]。

14 MIME-ESHAP方案

MIME-ESHAP即：

Ifosfamide 1.5g/m²，d1~3；

Mitoxantrone 10mg/m²，d1；

Etoposide 80mg/m²，d1~3；

Followed by：

Etoposide 40mg/m²，d1~4；

Methylprednisone 250mg/d，d1~4；

High-dose cytarabine 2·Dg/m²，d5；

Cisplatin 25mg/m²，d1~4。

MD Anderson癌症中心的MA Rodriguez等采用该方案治疗92例复发NHL患者，对于MIME取得CR患者接受3周期ESHAP巩固治疗，对于PR或无效患者接受6周期化疗。RR为69%，CR为48%，mOS为24个月。mTTF为12个月。

西班牙肿瘤中心Fernándezde Larrea等采用MIME-ESHAP方案治疗61例复发难治的HL患者（既往接受ABVD方案治疗），RR为79%，CR为41%。

15 EPOCH±R方案

EPOCH即：

Etoposide 50mg/m²，d1~4；

Doxorubicin 10mg/m²，d1~4；

Vincristine 0.4mg，d1~4；

Cyclophosphamide 750mg/m²，d5；

Prednisone 60mg，po，d1~5。

对于复发或难治性非霍奇金淋巴瘤患者，二线治疗多采用非交叉耐药和心脏毒性低的方案治疗。

Goldie-Coldman假说认为，肿瘤细胞的耐药性源于其基因的自发突变，随着时间推移，耐药细胞与肿瘤细胞呈正比增加，辅助化疗的延迟易导致微小转移灶的扩散及耐药菌株的出现，故化疗越早肿瘤耐药细胞株的产生越少。

Goldie-Coldman理论认为，肿瘤可自发产生耐药的基因突变，产生细胞膜泵p170、自由基清除剂、细胞内靶点突变以及DNA损伤修复酶等。

长春碱类和依托泊苷属于时间依赖性药物，体外研究表明，肿瘤细胞长期暴露于低浓度化疗药物如阿霉素、长春碱类和依托泊苷，不易产生耐药；此外细胞凋亡亦是化疗敏感性的决定因素之一。

EPOCH方案采用96小时持续静脉滴注模式。依据血液学毒性，该方案调整CTX剂量，ANC最低值<500/µL时，减少25%（187mg/m²）。入组131例复发难治NHL，CR为24%，PR为50%，组织病理为惰性的患者的RR为81%，而CR仅为8%；组织病理为侵袭性的患者CR为36%，RR为70%；组织病理为转化型侵袭患者的RR为78%。提示惰性NHL患者更易产生耐药现象。

该研究认为，二线化疗的疗效评估主要根据初始化疗状态。诱导失败患者（初始化疗从未获得CR）的RR为60%，CR仅为9%，化疗抗拒患者（初始化疗从未获得PR）的RR为57%。而化疗敏感患者的RR为83%，CR为33%。二线方案是否受益主要依据初始化疗抗拒患者的RR，反映其克服耐药的能力。

该研究证实，对于一线化疗抗拒患者（从未获得PR）接受EPOCH治疗，仍可获得57%的RR；对于蒽环类耐药患者，采用持续静脉滴注化疗仍然获益，RR为50%；对于EPOCH治疗敏感患者，随访5年EFS和OS分别为19%和37%。

含铂方案如DHAP和ESHAP已广泛用于淋巴瘤的解救治疗，但目前尚无关于3种方案的随机对照研究。回顾分析，ESHAP、EPOCH和DHAP的总RR分别为64%、74%和54%。对于侵袭性NHL患者ESHAP、EPOCH和DHAP的RR分别为48%、70%和54%，CR分别为26%、36%和28%。ESHAP和EPOCH方案比较，3年OS分别为31%和41%，mOS分别为14个月和17.5个月。EPOCH方案的提出，改变了既往非交叉耐药方案是克服耐药的唯一手段的理念，为复发难治淋巴瘤提供了新的治疗途径[15]。

16　ICE±R方案

ICE即：

Ifosfamide 5g/m², civ, 24h, d2；

Etoposide 100mg/m², d1~3；

Carboplatin AUC5, maximum dose 800mg, d2。

对于复发难治的侵袭性非霍奇金淋巴瘤，二线治疗的目的是提高CR，为HDCT/ASCT争取机会。

早期PBSCT的动员采用大剂量CTX联合G-CSF，后续逐渐采用ESHAP和DHAP方案，然而含有大剂量阿糖胞苷的动员方案，其CD34⁺细胞动员率较低，而且含顺铂药物可能带来严重肾脏毒性。

Mini-BEAM因含有卡莫斯汀和美法仑等细胞毒性药物不适于ASCT。ICE方案是由Moskowitz等人于1993年设计，采用ifosfamide持续静脉泵入联合etoposide和carboplatin输注的方案，RR为66.3%，CR为24%[16]。

17　PEP-C方案

PEP-C即：

Prednisone 20mg, po；

Cyclophosphamide 50mg, po；

Etoposide 50mg, po；

Procarbazine 50mg, po。

该方案适用于复发、难治的惰性淋巴瘤患者，可每周5天、7天或隔日给药。RR为69%，CR为36%[17]。

18　Mini-BEAM方案

Mini-BEAM即：

BCNU 60mg/m², d1；

Etoposide 75mg/m², d2~5；

Ara-C 100mg/m², q12h, d2~5；

Melphalan 30m/m², d6。

4周重复

传统化疗可使51%~85%的NHL患者获得CR，然而其中20%~40%患者复发。对于复发难治的非霍奇金淋巴瘤，传统解救化疗的RR为48%~70%，其中CR为26%~36%。对于初始化疗敏感的中度恶性NHL患者，复发后采用HDCT/ASCT可以获得较好疗效[18]。

C. Girouard等研究发现，Mini-BEAM解救治疗复发难治的非霍奇金淋巴瘤，RR为43%，CR为16%。

19 GDP±R方案

GDP即：

Gemcitabine 1000mg/m², d1、8；

Dexamethasone 40mg, po, d1~4；

Cisplatin 75mg/m², d1。

3周重复

吉西他滨是胞嘧啶阿糖胞苷双氟化产物，可增加细胞膜通透性和脱氧胞苷激酶的亲和力，使之在细胞内存留时间延长。干扰DNA合成，同时阻止DNA切补修复，具有克服耐药机制。

在Ⅰ期临床研究，采用每周单次给药，血液学毒性的最大耐受剂量为1500mg/m²。非血液学毒性（流感样症状和皮疹等）的MTD为9~65mg/(m²·d)，结合上述MTD，推荐的周剂量强度为1000mg/m²。

Zinzani等于1998年公布了吉西他滨治疗复发难治的PTCL-NOS和MF的初步临床研究，发现RR为69%，至2010年公布该研究的长期随访结论，发现39例复发难治PTCL-U和MF患者中，RR为51%，其中PTCL-U的RR为55%，CR为30%。MF的RR为48%，CR为16%。所有CR患者的DFS为15~120个月[19]。

20 R-GEMOX方案

R-GEMOX即：

Rituximab 375mg/m², d1；

Gemcitabine 1000mg/m², d2；

Oxaliplatin 100mg/m², d2。

2周重复

复发难治性非霍奇金淋巴瘤仍是当前治疗难点。化疗敏感复发的侵袭性NHL患者，接受HDCT/ASCT是主要解救手段。

然而对于老年性不能耐受HDCT或对于诱导化疗抗拒患者，需要低毒、高效的解救方案。吉西他滨是双氟胞苷类产物，具有细胞内存留时间延长、药物浓度高的特点。单药治疗复发难治侵袭性淋巴瘤，RR为20%~25%；奥沙利铂较之顺铂，肾脏毒性显著降低；利妥昔单抗联合奥沙利铂、吉西他滨可以协同增效，毒性无

递增。肾脏毒性发生率仅为9%，未出现3至4度神经毒性。El Gnaoui等研究发现，R-GEMOX方案的RR为83%，CR为72%[20]。

21 Burkitt's淋巴瘤化疗方案

21.1 CALGB 9251方案

第1周期（cycle 1）：

Cyclophosphamide 200mg/m², d1~5；

Prednisone 60mg/m², d1~7。

降低瘤负荷，减少肿瘤溶解综合征发生率。

第8天开始2~7周期化疗，化疗周期为21天。

第2、4、6周期（cycle 2、4、6）：

Ifosfamide 800mg/m², d1~5；

Methotrexate 150mg/m², 30min, 1.35g/m², over 23.5hours（total 1.5g/m²)) d1；

Vincristine 2mg, d1；

Cytarabine 150mg/m², d4、5；

Etoposide 80mg/m², over 1hour, d4、5；

Dexamethasone 10mg/m², po, d1~5。

第3、5、7周期（Cycle 3、5、7）：

Cyclophosphamide 200mg/m², d1~5；

Methotrexate 150mg/m², 30min, 1.35g/m², over 23.5hours（total 1.5g/m²) d1；

Vincristine 2mg, d1；

Doxorubicin 25mg/m², d4、5；

Dexamethasone 10mg/m², po, d1~5。

Intrathecal chemotherapy cycle 2~7。

Methotrexate 15mg, d1；Cytarabine 40mg, d1；Hydrocortisone 50mg, d1。

Cranial irradiation 24Gy/12 fractions after cycle 7（只用于骨髓受累患者）。

对于儿童和青少年侵袭性淋巴瘤和血液病患者，采用短疗程高剂量的密集化疗可以显著提高RR，改善OS。

对于成人Burkitt's淋巴瘤患者尚无标准化疗方案。CALGB根据德国L3ALL治疗方案特点，设计烷化剂（环磷酰胺和异环磷酰胺）联合抗代谢药（大剂量甲氨蝶呤）和鞘注化疗以及预防性CNS放疗。该研究发现，大剂量甲氨蝶呤联合鞘注化疗，可显著降低CNS疾病复发率。因此，仅对于高危患者（骨髓受累），采用化疗结束后预防性颅脑放疗。该方案CR为68%，

RR为80%；3年EFS为45%，DFS为67%，OS为50%[21]。

21.2 CODOX-M/VAC方案

CODOX-M：

Cyclophosphamide 800mg/m², d1；200mg/m²，d 2~5；

Vincristine 1.5mg/m² （max 2mg），d1、8；

Doxorubicin 40mg/m²，d1；

Cytarabine 70mg，d1、3；

年龄≤65岁：

Methotrexate 300mg/m²，1hour，d10；

Methotrexate 2700mg/m²，23hours，d10；

年龄>65岁：

Methotrexate 100mg/m²，1hour；

Methotrexate 900mg/m²，23hours；

Leucovorin 15mg/m²，甲氨蝶呤开始后36小时；

every 6hours 至methotrexate <5×10⁻⁸ M；

Methotrexate 12mg，IT（Leucovorin，po，甲氨蝶呤用后24小时）d15、16。

对于低危患者（LDH正常、PS≤1、Ann Arbor stage Ⅰ~Ⅱ、结外受累部位≤1）接受3周CODOX-M方案化疗。

对于高危患者（具有不良预后因素：LDH异常、PS≥2、Ann Arbor stage Ⅲ~Ⅳ、结外受累部位≥2）采用CODOX-M与IVAC交替方案化疗[22]。

21.3 IVAC方案

Etoposide 60mg/m²，d1~5；

Ifosfamide 1.5g/m²（适于年龄≤65岁）d1~5；

1g/m²（适于年龄>65岁）d1~5；

Cytarabine 2g/m²（适于年龄≤65岁）d1、2；

Cytarabine 1g/m²（适于年龄>65岁）d1、2；

Methotrexate 12mg，IT，d5。

Graham M等于2008年公布剂量调整的CO-DOX-M/IVAC方案治疗Burkitt's淋巴瘤研究（MRC/NCRI LY10 trial）结论。入组1228例患者，依据Burkitt's淋巴瘤诊断标准（GC免疫表型、Bcl-2⁻、Ki-67>95%、c-myc重排），其中58例为Burkitt's淋巴瘤，其余70例为DLBCL。前者中位年龄为37岁，后者为56岁。骨髓受累分别为44%和24%。低危组完成3周期CODOX-M方案化疗，中位化疗间隔时间为23~25天；高危

组完成CODOX-M/IVAC交替方案治疗，中位化疗间隔时间为21~29天。低危组2年PFS和OS分别为85%和88%。高危组2年PFS和OS分别为49%和52%。该研究发现，对于非BL的高度增殖性的DLBCL，采用CODOX-M/IVAC方案治疗，无论高危、低危组，较之RCHOP，均不能显著改善OS。对于c-myc、Bcl-2和BCL-6均突变的DLBCL患者，采用CODOX-M/IVAC方案治疗亦不能克服不良预后因素。

21.4 HyperCVAD±R方案

HyperCVAD 1：cycle 1、3、5、7；

Cyclophosphamide 300mg/m²，every 12hour d1~3；

Vincristine 2mg，d4、11；

Doxorubicin 50mg/m²，d4；

Dexamethasone 40mg，d1~4；d11~14；

HyperCVAD 2：cycle2,4,6,8；

Methotrexate 1g/m²，24hours，d1；

Leucovorin 50mg IV；15mg，every 6hours IV。甲氨蝶呤治疗36小时开始。

Cytarabine 1~3.0g/m²，every 12hours，d2、3；

Rituximab 375mg/m²，d1、11（适用于cycle1、3）；d2、8（适用于cycle2、4）；

Methotrexate 12mg，IT，d2；Cytarabine 100mg，IT，d7。

21.5 CALGB 10002方案（化疗联合Rituximab）

第1周期（Cycle 1）：

Cyclophosphamide 200mg/m²，d1~5；

Prednisone 60mg/m²，d1~7。

降低瘤负荷，减少肿瘤溶解综合征发生率。第8天开始2~7周期化疗，化疗周期为21天。

第2、4、6周期（cycle 2、4、6）：

Ifosfamide 800mg/m²，d1~5；

Methotrexate 1.5g/m²，over 24hours（total 1.5g/m²）d1；

Vincristine 2mg，d1；

Cytarabine 1g/m²，d4、5；

Etoposide 80mg/m²，over 1hour，d4、5；

Dexamethasone 10mg/m²，po，d1~5。

第3、5、7周期（cycle 3、5、7）：

Cyclophosphamide 200mg/m²，d1~5；

Methotrexate 150mg/m²，30min，1.35g/m²，

over 23.5hours（total 1.5g/m²）)d1；

Vincristine 2mg，d1；

Doxorubicin 25mg/m²，d4、5；

Dexamethasone 10mg/m²，po，d1~5。

Intrathecal chemotherapy cycle 2~7

Methotrexate 15mg，d1；Cytarabine 40mg，d1；Hydrocortisone 50mg，d1。

Rituximab使用方法：

第2周期第8天 50mg/m²，第10天和第12天375mg/m²。

第3至7周期，第8天375mg/m²。

CALGB10002方案是在CALGB9251方案基础上联合利妥昔单抗，并在粒细胞刺激因子支持下完成，该方案去除了预防性中枢神经照射。入组105例患者，均为未接受治疗的Burkitt's淋巴瘤。中位年龄43岁。46%患者IPI≥2。接受CALGB10002方案治疗，随访3.2年，CR为83%，2年EFS为77%，2年OS为80%。分层分析，年龄小于60岁患者更易从该方案获益（2年EFS为87%，2年OS为87%）。低危组患者较高危患者生存显著改善，高危组患者2年EFS和OS分别为55%和55%，而低危组患者为90%和92%。在毒副作用方面，感染发生率为72%，恶心呕吐等胃肠道反应发生率为20%，疲乏发生率为26%。该研究认为，在G-CSF支持下，联合利妥昔单抗的大剂量化疗可以显著提高疗效，毒性反应可耐受[23]。

22 淋巴母细胞淋巴瘤/急性淋巴细胞白血病化疗方案

22.1 BFM方案

BFM（Berlin-Frankfurt-Munchen）方案，适用于儿童和青年急性淋巴母细胞白血病患者。

巩固阶段（5周）治疗：

Prednisone 7.5mg/m²，d0；3.75mg/m²，d1、2；

Cyclophosphamide 1000mg/m²，d0、14；

Mercaptopurine 60mg/m²，po，d0~27；

Vincristine 1.5mg/m²，d14、21、42、49；

Cytarabine 75mg/m²，d1~4、d8~11、d15~18、d22~25；

甲氨蝶呤鞘注：12mg，d1、8、15、22；

预防性颅脑照射：18~24Gy。

中期维持（8周）治疗：

Mercaptopurine 60mg/m²，po，d0~41；

Methotrexate 15mg/m²，po，d0、7、14、21、28、35。

延迟强化（7周）治疗，包括2个阶段：

再诱导阶段治疗：

Dexamethasone 10mg/m²，po，d0~20，再减量7天；

Vincristine 1.5mg/m²，d0、14、21；

Doxorubicin 25mg/m²，d0、7、14。

再巩固阶段治疗：

L-Asparaginase 6000IU/m²，im，d3、5、7、10、12、14；

Vincristine 1.5mg/m²，d42、49；

Cyclophosphamide 1g/m²，d28；

Mercaptopurine 60mg/m²，po，d28~41；

Cytarabine 75mg/m²，SC/IV，d29-32，d36-39。

甲氨蝶呤鞘注：12mg，d29、36。

长期维持（12周）治疗：

Vincristine 1.5mg/m²，d0、28、56；

Prednisone 40mg/m²，po，d0~4、28~32、56~60；

Mercaptopurine 75mg/m²，po，d0~83；

Methotrexate 20mg/m²，po，d7、14、21、28、35、42、49、56、63、70、77；

甲氨蝶呤鞘注 12mg，d0。

该方案由儿童癌症研究组（CCG the Children's Cancer Group）设计实施，用于儿童和青年（13~20岁）急性淋巴细胞白血病患者；而淋巴瘤母细胞淋巴瘤为高度恶性淋巴瘤，按照急性白血病治疗。

已知16~20岁的青年ALL患者预后差，国际多采用儿科白血病方案化疗或成人ALL治疗策略。Wendy Stock等于2008年公布了年轻ALL患者（16~20岁）分别接受BFM方案或CALGB8811治疗的疗效对比，CR均为90%，7年EFS分别为63%和34%，OS分别为67%和46%。该研究发现，尽管两种方案CR相同，而BFM方案的EFS和OS显著优于CALGB方案。分层分析发现，对于年龄18岁至20岁患者接受CALGB8811方案，EFS仅为29%。该研究认为对于青少年患者（16~20岁），采用BFM方案，可以获得更多生存益处。可能原因是该方案采用更多非骨髓抑制性化疗药物如长春新碱、左旋门冬酰胺酶和地塞米松，并且较早采用中枢神经预防性治疗[24]。

22.2　提高剂量的BFM方案（GMALL方案）

诱导阶段Ⅰ：

Prednisone 60mg/m²，po，d1~28；

Vincristine 2mg，d1、8、15、22；

Daunorubicin 45mg/m²，d1、8、15、22；

甲氨蝶呤 15mg，鞘注，d1；

L-Asparaginase 5000U/m²，d15~28。

诱导阶段Ⅱ：

Cyclophosphamide 1000（650）mg/m²，d29、43、57；

Cytarabine（iv，1h）75 mg/m²，d31~34、d38~41、d45~48、d52~55；

6-Mercaptopurine 60 mg/m²，po，d29~57。

甲氨蝶呤 15mg 鞘注 d31、38、45、52；

巩固阶段Ⅰ：

大剂量阿糖胞苷联合米托蒽醌：

Cytarabine 1.0g/m²，iv，3hours，q12h，d1~4；

Mitoxantrone 10mg/m²，iv，30min，d3~5（2~5）；

大剂量氨甲蝶呤联合左旋门冬酰胺酶、6-巯基嘌呤：

Methotrexate 1.5g/m²，ivd，24h，d1、15；

Asparaginase 10000IU/m²，d2、16；

6-Mercaptopurine 25mg/m²，d1~5、d15~19。

再诱导阶段Ⅰ：

Prednisolone 60 mg/m²，po，d1~28；

Vincristine 2mg，d1、8、15、22；

Adriamycine 25mg/m²，d1、8、15、22。

药预防性鞘注（d1）：

Methotrexate 15mg；

Cytarabine 40mg；

Dexamethasone 4mg。

再诱导阶段Ⅱ：

Cyclophosphamide 1 000（650）mg/m²，IV d29；

Cytarabine 75 mg/m² iv，1h，d31~34,d38~41；

6-Thioguanine 60 mg/m² po，d29~42。

药预防性鞘注（d29）：

Methotrexate 15mg；

Cytarabine 40mg；

Dexamethasone 4mg。

巩固阶段Ⅱ：

替尼泊苷联合阿糖胞苷

VM-26 100（60）mg/m²，d1~3；1~5；

Cytarabine 100（75）mg/m²，ivd，1，d1~5；

Cyclophosphamide 1 000 mg/m²，d1；

Cytarabine 500 mg/m²，24h，d1。

T淋巴母细胞淋巴瘤（T-LBL）占非霍奇金淋巴瘤2%，成人患者好发，男性、纵隔大肿块多见，骨髓受累超过25%的患者诊断为T-ALL，采用传统CHOP样方案化疗，CR仅为53%~79%；提高剂量的CHOP治疗，CR为80%，DFS为56%。采用ALL方案治疗，CR为77%~100%，DFS为45%~67%。提高剂量的密集诱导化疗和巩固治疗可带来生存获益。

BFM方案适于青少年（13~20岁）ALL患者，采用诱导和再诱导，联合大剂量MTX和6-巯基嘌呤巩固治疗，维持治疗至24个月。

德国成人急性淋巴细胞白血病多中心研究组（GMALL）的04/89和05/93研究针对T-ALL治疗开展广泛研究。Dieter Hoelzer等公布了该研究，入组45例T-LBL患者，分别接受GMALL的04/89或05/93治疗方案，包括诱导、巩固、再诱导和再巩固等阶段，其中初始诱导阶段为8周，含8种细胞毒药物；再诱导阶段为6周，包括6种细胞毒药物。04/89研究的巩固阶段包括初始巩固和再巩固两个阶段，含有替尼泊苷和阿糖胞苷各2周期化疗；而05/93研究的初始巩固阶段包括大剂量阿糖胞苷和米托蒽醌联合，以及大剂量甲氨蝶呤和左旋门冬酰胺酶联合。05/93研究的再巩固阶段包括，环磷酰胺和阿糖胞苷与替尼泊苷和阿糖胞苷交替共4周期化疗。

GMALL方案适于成人T-LBL患者，该研究入组患者90%以上年龄低于50岁，89%患者出现纵隔大肿块，40%患者出现胸腔和心包积液；72%患者为进展期（Ⅲ~Ⅳ期），84%患者乳酸脱氢酶异常升高。CR为93%，对于Ⅰ~Ⅲ期患者CR为100%，Ⅳ期CR为89%。75%患者CR出现在8周诱导化疗后，7年OS为51%，GMALL用于T-LBL患者治疗，早期治疗相关死亡率明显低于T-ALL，为5%~10%，原因是T-LBL的骨髓储备明显好于ALL。成人T-LBL治疗时间为6~12个月[25]。

22.3 CALGB 8811方案

CALGB 8811方案分为诱导、巩固和维持治疗3个阶段：

（1）诱导阶段治疗（4周）：

Cyclophosphamide 1200mg/m²，d1；

Daunorubicin 45mg/m²，d1、2、3；

Vincristine 2mg，d1、8、15、22；

Prednisone 60mg/m²，po，d1~21；

L-asparginase 6000IU/m²，sc，d5、8、11、15、18、22。

对于年龄≥60岁患者：

Cyclophosphamide 800mg/m²，d1；

Daunorubicin 30mg/m²，d1、2、3；

Prednisone 60mg/m²，d1~7。

（2）早期强化阶段（4周重复，共8周）治疗：

Cyclophosphamide 1.0g/m²，d1；

6-Mercaptopurine 60mg/m²，po，d1~14；

Cytarabine 75mg/m²，sc，d1~4，d8~11；

Vincristine 2mg，d15、22；

L-asparaginase 6000u/m²，sc，d15、18、22、25。

甲氨蝶呤鞘注。

（3）中枢神经系统预防和维持（12周）治疗：

6-Mercaptopurine 60mg/m²，po，d1~70；

Methotrexate 20mg/m²，po，d36、43、50、57、64。

甲氨蝶呤鞘注。

（4）后期强化（8周）治疗：

Doxorubicin 30mg/m²，d1、8、15；

Vincristine 2mg，d1、8、15；

Dexamethasone 10mg/m²，po，d1~14；

Cyclophosphamide 1g/m²，d29；

6-Mercaptopurine 60mg/m²，po，d29~42；

Cytarabine 75mg/m²，sc，d29~32、36~39。

（5）后期维持（至24个月）治疗：

Vincristine 2mg，d1；

Prednisone 60mg/m²，po，d1~5；

Methotrexate 20mg/m²，po，d1、8、15、22；

6-Mercaptopurine 60mg/m²，po，d1~28。

急性淋巴细胞白血病采用传统化疗，CR为65%~85%，而缓解期短；后续研究采用剂量密集化疗联合缓解后巩固治疗的CR为68%~85%，

中位缓解时间为50个月，部分研究报道中位CR时间为23个月。这些研究结果提示，采用初始诱导缓解后的数月和数年的多药剂量密集强化和巩固治疗，可获得长期的无病生存时间。

CALGB8811研究参照高危儿童ALL的治疗方案，采用5种药物（环磷酰胺、柔红霉素、长春新碱、强的松、左旋门冬酰胺酶）联合诱导化疗，较之CALGB7612和8011研究的4药方案（柔红霉素、长春新碱、强的松、左旋门冬酰胺酶），增加单药环磷酰胺（1200mg/m²），以期获得更快的肿瘤缓解，缓解后采用BFM方案巩固治疗。左旋门冬酰胺酶治疗前，需检测血清淀粉酶水平。

对于年龄≥60岁患者，环磷酰胺、柔红霉素剂量减低1/3，强的松用量7天。早期强化治疗8周，采用环磷酰胺、阿糖胞苷皮下注射、口服6-巯基嘌呤、静注长春新碱和皮下注射左旋门冬酰胺酶。

中枢神经预防采用颅脑照射（24Gy）和甲氨喋呤鞘注，每周1次，共5周。配合每周口服甲氨蝶呤1次；后期强化8周采用阿霉素、长春新碱、环磷酰胺和地塞米松和6-巯基嘌呤。治疗总时间为24个月。该方案治疗ALL的CR为85%，mOS为36个月。分层分析，青年组（<30岁）CR为94%，3年OS为69%。老年组（≥60岁）CR仅为39%。中青年组（30~59岁）CR为85%，3年OS为39%。

22.4 HyperCVAD方案

HyperCVAD属于剂量密集方案，包括两个方案。

22.4.1 HyperCVAD A方案

Cyclophosphamide 300mg/m²，iv，3h，q12h，d1~3；

Mesna 1.8g/m²，CIV，与环磷酰胺同时开始，至环磷酰胺结束后6小时；

Vincristine 2mg，d4、11；

Doxorubicin 50mg/m²，24h，d4；

Dexamethasone 40mg，d1~4、11~14。

22.4.2 HyperCVAD B/MA方案

HD MTX-Ara-C：

MTX 200mg/m²，iv，2h，d1；

Ara-C 800mg/m²，iv，22h，d1。

甲酰四氢叶酸解救：甲氨蝶呤用后12小时

开始，15mg，q6h，共8次；50mg，q6h，至血清水平减低至0.1μm。

Ara-C 3g/m²，2hours iv，q12h，d2~3（年龄超过60岁患者Ara-C减量至1g/m²）；

Methylprednisone 50mg，ivd，q12h，d1~3。

预防性鞘注指征：乳酸脱氢酶超过600u/L（25-225U/L）；

MTX 12mg，IT，d2；

Ara-C 100mg，IT，d8。

总共16次；对于低危患者采用4次鞘注。

对于儿童ALL采用密集方案的CR超过90%，治愈率达到70%；然而，采用儿童ALL治疗方案的成人患者，CR仅为75%，DFS为20%~35%。

依据患者和疾病特征（年龄、PS、器官功能、白血病细胞免疫表型以及是否CR）将疾病预后分为预后良好型，占25%，其DFS为50%~60%；预后不良型，占75%，DFS仅为20%。

Ph⁺的成人ALL占15%~20%，预后极差，DFS不足10%。

HyperCVAD方案是由Murphy等人于1986年正式提出，采用超分割剂量的环磷酰胺联合大剂量阿糖胞苷和甲氨蝶呤治疗儿童Burkitt和成熟B细胞ALL，然而该方案具有较严重的骨髓毒性。随着G-CSF在实体肿瘤广泛应用，HyperCVAD方案联合G-CSF用于成人ALL治疗[26]。

2000年，Hagop等公布改良HyperCVAD方案治疗成人ALL的研究结论，CR为91%，5年DFS为38%，5年OS为39%；其中T-ALL患者的3年OS为63%，5年OS为43%。该研究采用鞘注和大剂量MTX和Ara-C替代中枢神经系统预防性照射，以减轻放疗带来的长期神经毒性。

成人淋巴母细胞淋巴瘤占NHL2%~4%，常表现为纵隔和膈上淋巴结受累，20%患者出现CNS侵犯。80%的LBL是T-LBL，年轻女性多见，常见皮肤受累。采用传统CHOP样方案化疗CR为40%~70%，DFS为20%~50%；而接受ALL方案化疗，CR为70%~80%，DFS为30%~50%。

Deborah等于2004年公布HyperCVAD治疗成人LBL的研究结论，CR为91%，3年PFS为66%，3年OS为70%。Hoelzer等采用BFM方案治疗LBL，CR为93%。

22.5 LMB方案

LMB方案为B细胞非霍奇金淋巴瘤和B细胞急性白血病联合化疗方案，分3个阶段。

22.5.1 疗前治疗阶段-COP方案

Cyclophosphamide 300mg/m²，d1；

Vincristine 2mg，d1；

Prednisone 60mg/m²，d1~7。

22.5.2 诱导阶段-COPADM方案

Vincristine 2mg，d1；

Cyclophosphamide 500mg/m²，d2~4；

Methotrexate 3.0g/m²，d1；

Adriamycin 60mg/m²，d2；

Prednisone 60mg/m²，d1~7。

22.5.3 巩固阶段-CYVE（LMB86）

Etoposide 200mg/m²，d2~5；

Ara-C 50mg/m²，12h，d1~5；

Ara-C 3.0g/m²，d2~5。

在法国，超过80%儿童Burkitt's淋巴瘤和ALL3（FAB标准）患者接受LMB治疗获得治愈。

1995年，由Carole Soussain等公布了LMB方案治疗成人B-ALL患者的研究结果，入组65例成人小无裂淋巴瘤和ALL3患者，CR为89%，3年OS为74%。分层分析，Ⅰ~Ⅱ期患者OS为100%，而Ⅲ期为80%，Ⅳ期为57%。对于年龄超过40岁患者，CR为77%，3年OS为70%。年龄小于40岁患者，CR和OS分别为92%和75%。该研究强调，对于年龄40~60岁患者，MTX和Ara-C的剂量分别为3.0g/m²和2.0g/m²。年龄超过60岁患者，MTX和Ara-C的剂量为1.0g/m²。

23 NK/T细胞淋巴瘤化疗方案

NK/T细胞淋巴瘤占淋巴瘤2%~10%，亚洲国家发病率较高，占所有患者70%以上。依据原发病灶部位分为鼻腔-NK/T细胞淋巴瘤和鼻型-NK/T细胞淋巴瘤。

23.1 VIPD方案

Etoposide 100mg/m²，d1~3；

Ifosfamide 1200mg/m²，d1~3；

Cisplatin 33mg/m²，d1~3；

Dexamethasone 40mg，iv or po，d1~4。

对于早期NK/T细胞淋巴瘤，采用初始放疗，CR达到83%~100%，明显优于CHOP样方案的疗效（20%~59.3%），且OS得到显著改善

（83.3%vs32%）。然而，仍有部分患者2年内复发，患者出现复发的主要原因是肿瘤表达MDR蛋白。因此，同步放化，以及后续化疗从而克服耐药是早期NK/T细胞淋巴瘤的治疗策略。

Seok等于2009年公布该研究结论，对于局限期NK/T细胞淋巴瘤患者，采用初始同步放化（mDT40Gy；顺铂30mg/m²，1次/周），后续采用VIPD方案3周期化疗。同步放化治疗的CR为73.3%，后续VIPD方案治疗后CR达到80%，3年OS和PFS分别为86.3%和85.2%[27]。

23.2 SMILE 方案

Dexamethasone 40mg，d2~4；

Methotrexate（MTX）2 g/m²，6h，d1。

甲酰四氢叶酸解救：甲氨蝶呤用后30小时开始；

Ifosfamide（IFO）1.5 g/m²，iv，d2~4；

美司钠 300mg/m²，在异环磷酰胺使用0、4、8小时。

L-asparaginase（L-asp）6000U/m²，iv，d8、10、12、14、16、18、20；

Etoposide（ETP）100mg/m²，d2~4；

Frequency：every 28 days。

多数NK/T细胞淋巴瘤鼻型患者发病时即表现为进展期，约占68%。这些患者采用传统CHOP样方案化疗的ORR仅为36%，而复发难治患者疗效不足10%。

Y.L. Kwong等设计SMILE方案治疗Ⅳ期NK/T细胞淋巴瘤鼻型患者，方案包括地塞米松、甲氨蝶呤、异环磷酰胺、左旋门冬酰胺酶和足叶乙苷。

SMILE方案的设计基于以下考虑，依托泊苷在NK/T细胞淋巴瘤治疗取得疗效，尤其针对合并儿童EBV相关性噬血细胞综合征的淋巴瘤患者治疗取得明显疗效。左旋门冬酰胺酶可诱导门冬酰胺酶低表达的NK/T淋巴瘤细胞凋亡，甲氨蝶呤和异环磷酰胺对于MDR表型的淋巴瘤患者治疗仍然有效。试验中，甲氨蝶呤和足叶乙苷的剂量分为4个水平，最终确定上述剂量强度。于2008年公布该研究Ⅰ期结论，CR为50%，ORR为67%；至2010年该研究公布Ⅱ期研究结论，入组39例Ⅳ期NK/T细胞淋巴瘤鼻型患者，中位年龄47岁，男性居多，其中复发患者13例，原发耐药患者5例。接受SMILE方案治疗后，CR为38%，ORR为74%。该研究强调，尽管SMILE方案较之既往CHOP样方案，在CR和ORR方面均有显著提高，然而该方案4度骨髓毒性和感染发生率较高（41%），因此需要G-CSF预防性治疗[28]。

24 滤泡淋巴瘤化疗方案

REAL和WHO淋巴瘤分类依据组织病理级别将FL分为3级，1级是指每高倍镜视野可见0~5个中心母细胞，2级是指每高倍镜视野（HPF）可见6~15个中心母细胞，3级是指每高倍镜视野（HPF）可见超过15个中心母细胞。

对于Ⅰ~Ⅳ期非大包块的FL患者（1~2级），局部放疗是标准治疗方案，M.D. Anderson癌症中心一项前瞻性研究证实，RT辅助CHOP方案化疗较之单纯RT并未显著改善RFS。

对于Ⅱ期大包块以及Ⅲ~Ⅳ期FL患者，出现症状、终末器官功能损伤、肿瘤继发血细胞减少、疾病进展以及患者意愿。Bruce等于2003年公布单药环磷酰胺或CHOPB方案治疗FL的前瞻性研究结论，该研究于1980年由CALGB开展，接受CTX或CHOPB方案治疗，CR分别为66%和60%，10年随访FFS分别为25%和33%，而OS分别为44%和46%。该研究入组患者组织病理分别为滤泡小裂细胞淋巴瘤和滤泡小裂和大细胞混合淋巴瘤，即REAL和WHO分类中的1~2级FL。分层分析发现，对于1级FL患者，CHOPB较之CTX并未显著改善生存。而2级FL中的部分患者联合化疗可以进一步改善疾病控制率和生存率。每日环磷酰胺100mg/m²，口服，每3周为1周期。

24.1 Bendamustine+rituximab 方案

Bendamustine 90mg/m²，d1,2；

Rituximab 375 mg/m²，d1；

every 28 days per cycle。

2012年ASCO年会公布了一项关于苯达莫司汀联合美罗华或CHOP联合美罗华治疗惰性淋巴瘤和套细胞淋巴瘤的Ⅲ期临床研究的最终结论。该研究是德国StiL NHL1试验。入组患者514例，分别为滤泡淋巴瘤、边缘带淋巴瘤、小淋巴细胞淋巴瘤以及套细胞淋巴瘤等。接受6个周期的苯达莫司汀（90 mg/m²，第1和第2天）+利妥昔单抗（375 mg/m²，第1天），或CHOP联合利妥昔单抗（375 mg/m²，第1天）。两组分别纳入261例和253例患者。两组PFS分别为69.5个月和31.2个月（P<0.001）。分层分析发现，无论年老（≥60岁）或年轻（<60岁）患者，B-R的临床获益均显著优于CHOP-R。LDH正常患者B-R的PFS优于CHOP-R。LDH异常升高患者，B-R组的PFS改善，但无显著差异（P=0.118）。在组织病理分型方面，除去边缘带淋巴瘤，其他亚型患者B-R组的PFS均显著优于CHOP-R组。对于滤泡淋巴瘤，低危患者（FIPI 0~2）接受B-R组的PFS显著优于CHOP-R组（P=0.043）。而中、高危险组（FIPI 3~5）接受B-R或CHOP-R，PFS无显著差异。该研究认为，对于既往未接受治疗的惰性淋巴瘤、老年性套细胞淋巴瘤患者，接受B-R方案治疗，患者的PFS显著优于CHOP-R。该研究作者认为鉴于苯达莫司汀-利妥昔单抗方案可使无进展生存期增加1倍且相关毒性发生率显著降低，应考虑将该方案作为这类患者的首选一线治疗[29]。

24.2 FCMR方案

Fludarabine 25mg/m²，d1，2，3；

Cyclophosphamide 200mg/m²，4h infusion，d1，2，3；

Mitoxantrone 8 mg/m²，d1；

Rituximab 375 mg/m²，d0。

该方案是德国低危淋巴瘤研究组（GLSG）开展的一项Ⅲ期临床研究，入组患者均为复发或难治性滤泡淋巴瘤、套细胞淋巴瘤以及部分淋巴母细胞淋巴瘤。分别接受FCM或FCMR方案治疗，ORR分别为58%和79%（P=0.01），分层分析FL患者的RR分别为70%和94%，MCL患者的RR分别为46%和58%。未分层患者的mPFS分别为10个月和16个月（P=0.0381）。分层分析无论FL还是MCL患者，FCMR组的PFS（P=0.0139）和OS（P=0.0042）均显著改善[30]。

24.3 BVR 方案

Bendamustine 90mg/m²，ivgtt，30 ~60min，d1，4；

Rituximab 375mg/m²，d1；

Bortezomib 1.3mg/m²，d1,4,8,11（第1天输注时间在利妥昔单抗和苯达莫司汀之间进行）；

Every 28 days per cycle。

对于复发难治的惰性淋巴瘤和套细胞淋巴瘤，接受rituximab可以进一步提高PFS，部分患者接受HDT/ASCR可以改善OS。如前所述对于惰性淋巴瘤，尤其是低危患者，在一线治疗方面，bendamustine联合rituximab较之RCHOP可以显著改善PFS。该研究采用bendamustine联合rituximab和Bortezomib治疗复发难治的惰性淋巴瘤和套细胞淋巴瘤。ORR为83%，CR为52%。2年PFS为47%。在毒副反应方面，恶心等消化道反应为50%，神经毒性为47%，疲乏为47%，便秘和发热分别为40%。上述反应均为1~2级[31]。

24.4 Rituximab maintenance therapy

Rituximab 375mg/m²ivgtt every 3 months；

Total 2 years。

对于接受CHOP或RCHOP诱导治疗缓解的FL患者，接受rituximab维持治疗，其mPFS为3.7年，而未行维持治疗患者的PFS仅为1.3年。其5年OS分别为74%和64%（P=0.07）。在OS方面无显著差异的主要原因是二线治疗接受了rituximab治疗[32]。

24.5 Radioimmunotherapy

tositumomab 450mg，ivgtt，d0；d7~14

^{131}I-tositumomab，35mg，ivgtt，d0；d7~14。

单克隆抗体标记核素治疗。tositumomab（托西莫单抗）是鼠源化IgG2a单克隆抗体，与B细胞表面CD20结合。其与放射性^{131}I结合杀伤肿瘤细胞。Mark S等研究采用tositumomab标记的^{131}I治疗76例进展期FL患者，ORR为95%，CR为75%。分子水平CR（PCR检测BCL-2）为80%。5年PFS为59%，mOS为6.1年。2012年ASCO年会公布一项Ⅲ期研究SWOG S0016。该研究采用免疫化疗RCHOP和CHOP序贯放射免疫疗法（^{131}I联合tositumomab）治疗高危滤泡淋巴瘤患者。入组患者共计554例。患者均伴高危因素（Ⅱ期伴大包块、Ⅲ~Ⅳ期）。分别接受6周期RCHOP或6周期CHOP序贯^{131}I联合tositumomab。分层分析预后因素包括：年龄、分期、LDH、受累淋巴结数目和大小、PS以及血红蛋白、β₂微球蛋白、骨髓是否受累、B症状等。随访2年，其PFS分别为76%和80%，OS分别为97%和93%，均无显著差别。血清β_2微球蛋白、LDH以及FIPI是主要不良预后因素。该研究认为，对于进展期具有高危因素的FL，无论采用RCHOP或CHOP序贯^{131}I联合tositumomab均具有很好的疗效，然而两种治疗方案在改善生存方面（PFS和OS）均无显著差异。该研究进一步证实LDH、β_2-微球蛋白和FIPI一样，仍是FL的主要不良预后因素[33]。

（赵　征）

参考文献

[1]　Patrice P. Carde, Matthias Karrasch et al. ABVD (8 cycles) versus BEACOPP (4 escalated cycles => 4 baseline) in stage III–IV high–risk Hodgkin lymphoma (HL): First results of EORTC 20012 Intergroup randomized phase III clinical trial. J Clin Oncol 30, 2012 (suppl; abstr 8002), 2012 ASCO Annual Meeting.

[2]　R. W. Chen, A. K. Gopal, S. E. Smith, et al. Results from a pivotal phase II study of brentuximab vedotin (SGN –35) in patients with relapsed or refractory Hodgkin lymphoma (HL). J Clin Oncol, 2011, 29: 8031. 2011 ASCO Meeting Abstracts.

[3]　N. L. Bartlett, D. Niedzwiecki, J. L. Johnson, et al. Gemcitabine, vinorelbine, and pegylated liposomal doxorubicin (GVD), a salvage regimen in relapsed hodgkin's lymphoma: CALGB 59804. Annals of Oncology, 2007, 18: 1071–1079.

[4]　Richard I.Fisher, Ellen R. Gaynor et al. Comparison of a standard regimen (CHOP) with three intensive chemotherapy regimens for advanced non –hodgkin's lymphoma. N Engl J Med,1993,328:1002–1006.

[5]　Eva Osby, Hans Hagberg, Stein Kvaloy et al. CHOP is superior to CNOP in elderly patients with aggressive lymphoma while outcome is unaffected by filgrastim treatment: results of a Nordic Lymphoma Group randomized trial. Blood,2003,101:3840–3848.

[6]　Coiffier B, Lepage E, Briere J, et al. CHOP chemotherapy plus rituximab compared with CHOP alone in elderly patients with diffuse use large B–cell lymphoma. N Engl J Med, 2002,346: 235–342.

[7]　Michael Pfreundschuh, Joerg Schubert et al. Six versus eight cycles of bi–weekly CHOP–14 with or without rituximab in elderly patients with aggressive CD20+ B–cell lymphomas: a randomised controlled trial (RICOVER-60). Lancet Oncol, 2008,9: 105–116.

[8]　Michael Pfreundschuh, Lorenz Trümper et al. CHOP-like chemotherapy plus rituximab versus CHOP–like chemotherapy alone in young patients with good –prognosis diffuse large –B –cell lymphoma: a randomised controlled trial by the MabThera International Trial (MInT) Group. Lancet Oncol, 2006,7: 379–91.

[9]　M. Nickelsen, M. Ziepert et al. High–dose CHOP plus etoposide (MegaCHOEP) in T–cell lymphoma: a comparative analysis of patients treated within trials of the German High–Grade Non–Hodgkin Lymphoma Study Group (DSHNHL). Annals of Oncology, 2009,20: 1977–1984.

[10]　Norbert Schmitz et al. Treatment and prognosis of mature T–cell and NK–cell lymphoma: an analysis of patients with T–cell lymphoma treated in studies of the German High –Grade Non –Hodgkin Lymphoma Study Group. Blood,2010, 116: 3418–3425.

[11]　NelsonJ. Chao, Saul A et al. CEPP (B) :An Effective and Well–Tolerated Regimen in Poor-Risk, Aggressive Non– Hodgkin's Lymphoma. Blood, 1990, 76 (7): 1293–1298.

[12]　Cabanillas F.Hagemeister FB.Bodey GP.Freireich EJ. IMVP –16: an effective regimen for patients with lymphoma who have relapsed after initial combination chemotherapy. Blood, 1982, 60 (3):693–697.

[13]　Gisselbrecht C, Glass B, et al. R –ICE versus R –DHAP in relapsed patients with CD20 diffuse large B–cell lymphoma (DLBCL) followed by autologous stem cell transplantation: CORAL study [abstract]. J Clin Oncol, 2009, 27:Abstract 8509.

[14]　Martin A, Conde E,Arnan M, et al. R–ESHAP as salvage therapy for patients with relapsed or refractory diffuse large B–cell lymphoma: the influence of prior exposure to rituximab on outcome. A GEL/TAMO study. Haematologica, 2008, 93: 1829–1836.

[15]　Wilson WH, Dunleavy K, Pittaluga S, et al. Phase II study of dose –adjusted EPOCH and rituximab in untreated diffuse large B–cell lymphoma with analysis of germinal center and post –germinal center biomarkers. J Clin Oncol, 2008, 26: 2717–2724.

[16]　Kewalramani T, Zelenetz AD, Nimer SD, et al. Rituximab and ICE (RICE) as secondline –line therapy prior to autologous stem cell transplantation for relapsed or primary refractory diffuse large B –cell lymphoma. Blood, 2004, 103:3684–3688.

[17]　Coleman M, Martin P, Ruan J, et al. Prednisone, etoposide, procarbazine, and cyclophosphamide (PEP –C) oral combination chemotherapy regimen for recurring/refractory lymphoma: low-dose metro-

nomic, multidrug therapy. Cancer, 2008, 112: 2228-2232.

[18] Martin A, Fernandez-Jimenez MC, Caballero MD, et al. Long-term follow-up in patients treated with Mini-BEAM as salvage therapy for relapsed or refractory Hodgkin's disease. Br J Haematol, 2001, 113 (1):161-171.

[19] Gopal AK, Press OW, Shustov AR, et al. Efficacy and safety of gemcitabine, carboplatin, dexamethasone, and rituximab in patients with relapsed/refractory lymphoma: a prospective multi-center phase II study by the Puget Sound Oncology Consortium. Leuk Lymphoma, 2010, 51:1523-1529.

[20] Corazzelli G, Capobianco G, Arcamone M, et al. Long-term results of gemcitabine plus oxaliplatin with and without rituximab as salvage treatment for transplant-ineligible patients with refractory/relapsed B-cell lymphoma. Cancer Chemotherapy Pharmacol, 2009, 64:907-916.

[21] Rizzieri DA, Johnson JL, Niedzwiecki D, et al. Intensive chemotherapy with and without cranial radiation for Burkitt leukemia and lymphoma: final results of Cancer and Leukemia Group B Study 9251.Cancer, 2004, 100 (7):1438-1448.

[22] LaCasce A, Howard O, Lib S, et al. Modified magrath regimens for adults with Burkitt and Burkitt-like lymphoma: preserved efficacy with decreased toxicity. Leuk Lymphoma, 2004, 45: 761-767.

[23] DA Rizzieri, JL Johnson, JC Byrd,et al. Efficacy and Toxicity of Rituximab and Brief Duration, High Intensity Chemotherapy with Filgrastim Support for Burkitt or Burkitt-Like Leukemia/Lymphoma: Cancer and Leukemia Group B (Calgb) Study 10002 [abstract]. Blood, 2010, 116: Abstract 858.

[24] Stock W, La M, Sanford B, et al. What determines the outcomes for adolescents and young adults with acute lymphoblastic leukemia treated on cooperative group protocols? A comparison of Children's Cancer Group and Cancer and Leukemia Group B studies. Blood, 2008, 112:1646-1654.

[25] Hoelzer D, Gokbuget N, Digel W, et al. Outcome of adult patients with T-lymphoblastic lymphoma treated according to protocols for acute lymphoblastic leukemia. Blood, 2002, 99: 4379-4385.

[26] Thomas DA, O'Brien S, Cortes J, et al. Outcome with the hyper-CVAD regimens in lymphoblastic lymphoma. Blood, 2004, 104:1624-1630.

[27] Kim SJ, Kim K, Kim BS, et al. Phase II trial of concurrent radiation and weekly cisplatin followed by VIPD chemotherapy in newly diagnosed, stage IE to IIE, nasal, extranodal NK/T-cell lymphoma: Consortium for Improving Survival of Lymphoma study. J Clin Oncol, 2009, 27: 6027-6032.

[28] Yamaguchi M, Kwong YL, Kim WS, et al. Phase II study of SMILE chemotherapy for newly diagnosed stage IV, relapsed, or refractory extranodal natural killer (NK) /T-cell lymphoma, nasal type: The NK-Cell Tumor Study Group Study. J Clin Oncol, 2011, 29: 4410-4416.

[29] Mathias J. Rummel, Norbert Niederle, et al. Bendamustine plus rituximab (B-R) versus CHOP plus rituximab (CHOP-R) as first-line treatment in patients with indolent and mantle cell lymphomas (MCL): Updated results from the StiL NHL1 study. J Clin Oncol 30, 2012 (suppl; abstr 3) .2012 ASCO Annual Meeting.

[30] Roswitha Forstpointner, Martin Dreyling, Roland Repp,et al. The addition of rituximab to a combination of fludarabine, cyclophosphamide, mitoxantrone (FCM) significantly increases the response rate and prolongs survival as compared with FCM alone in patients with relapsed and refractory follicular and mantle cell lymphomas: results of a prospective randomized study of the German Low-Grade Lymphoma Study Group. Blood, 2004, 104:3064-3071.

[31] Jonathan W. Friedberg, Julie M. Vose, Jennifer L. Kelly, et al. The combination of bendamustine, bortezomib, and rituximab for patients with relapsed/refractory indolent and mantle cell non-Hodgkin lymphoma. Blood, 2011, 117 (10): 2807-2812.

[32] Marinus H.J, Martine Van Glabbeke, Livia Giurgea, et al. Rituximab Maintenance Treatment of Relapsed/Resistant Follicular Non-Hodgkin's Lymphoma: Long-Term Outcome of the EORTC 20981 Phase III Randomized Intergroup Study. J Clin Oncol, 2010, 28:2853-2858.

[33] Oliver W. Press, Joseph M Unger, et al. A phase III randomized intergroup trial (S0016) comparing CHOP plus rituximab with CHOP plus iodine-131-tositumomab for front-line treatment of follicular lymphoma: Results of subset analyses and a comparison of prognostic models. J Clin Oncol, 30, 2012 (suppl; abstr 8001) . 2012 ASCO Annual Meeting.

下篇

临床各论

第 **16** 章

霍奇金淋巴瘤

目 录

第1节 分类历程

1 本质认识与分类历程

人们普遍认为霍奇金淋巴瘤（Hodgkin lymphoma，HL）是人类最早认识的一种淋巴瘤，迄今已有 180 年的历史。

1832 年，英国伦敦 Guy 医院的 Thomas Hodgkin（托马斯·霍奇金）医生通过尸体解剖、肉眼观察，在他的论文中对 7 例淋巴结和脾脏肿大的病例进行了描述。因此，霍奇金被公认为是第一个描述淋巴瘤的人。

1865 年，Wilks 进一步描述了这类疾病的临床特征，其中有 4 例是霍奇金描述过的病例。因此，Wilks 称其为霍奇金病（Hodgkin's disease，HD）。

1878 年，Greenfield 首次对 HD 进行了初步的组织形态学描述；1898 年 Sternberg 和 1902 年 Reed 分别进一步描述了 HD 的组织学特点，尤其对病变中具有特征性的巨细胞进行了详细的描述；Sternberg 着重描述了巨细胞多叶核的特点，而 Reed 则强调了巨细胞的大核仁。因此，这种特征性的巨细胞后来被称为"Reed-Sternberg（R-S）细胞"。

目前，将单叶核的巨细胞称为"Hodgkin（H）细胞"，多叶核的巨细胞称为"Reed-Sternberg（R-S）细胞"，它们统称为"Hodgkin/Reed-Sternberg（H/R-S）细胞"。

180 年来，对霍奇金淋巴瘤的性质一直存有较大争议，有人认为是炎性疾病，亦有人认为它是一种肿瘤。

然而目前人们已普遍公认为，霍奇金淋巴瘤是一种具有特殊临床和病理特征的淋巴瘤。因此，"霍奇金淋巴瘤（Hodgkin's lymphoma，HL）"亦称"霍奇金病（Hodgkin's disease，HD）"，但现在准确的称呼应为"霍奇金淋巴瘤"。

最早根据单纯形态学的观察，1949 年 Jackson 和 Parker 将其分为副肉芽肿型、肉芽肿型和肉瘤型 3 个亚型；1963 年，Luckes 和 Butler 又将其分为 6 个亚型，即 HL 结节型、HL 弥漫性、结节硬化性、混合细胞性、弥漫纤维化性、网状细胞性；1965 年，Rye 国际会议讨论决定将 Luckes 和 Butler 的 6 个亚型合并为 4 个亚型，即淋巴细胞为主型、结节硬化型、混合细胞型、淋巴细胞削减型 [1]。

根据近 20 年来形态学、分子生物学、免疫学和临床研究进展，人们认识到 HL 不是单一疾病，而是两个独立疾病，即结节性淋巴细胞为主 HL（NLP-HL）和经典型 HL（C-HL）。

NLP-HL 与 CHL 在流行病学、临床特征、形态学、免疫表型、遗传学与 EB 病毒的相关性、自然史方面皆有所不同。

但这两个 HL 亦具有一些共同的特征：

（1）通常发生于淋巴结，特别好发于颈部淋巴结；

（2）多见于年轻人；

（3）在组织学中，HL 由少数散在体积大的单核和多叶核瘤细胞（称为 H/R-S 细胞）和其周围大量非肿瘤性的反应性细胞组成；

（4）肿瘤细胞常常被 T 细胞围绕形成花环样图案。

虽然现在已经知道，绝大多数病例中的瘤细胞起源于 B 细胞，但上述两个方面的特征则不同于其他非霍奇金 B 细胞淋巴瘤。

HL 占所有淋巴瘤的 30% 左右，其绝对发病率没有明显变化，而 NLP HL 则不同，其发生率一直稳步上升。

在 1994 年修订的欧美淋巴瘤分类（REAL 分类，1994 年）的基础上 [2]，2001 年世界卫生组织的淋巴造血系统肿瘤分类正式将它们命名为结节性淋巴细胞为主型霍奇金淋巴瘤（nodular lymphocyte predominant Hodgkin lymphoma，NLP-HL）和经典型霍奇金淋巴瘤（classical Hodgkin lymphoma，CHL）；CHL 又包括富于淋巴细胞型（lymphocyte rich classical Hodgkin lymphoma，LRC-HL）、结节硬化型（nodular sclerosis Hodgkin lymphoma，NS-HL）、混合细胞型（mixed cellularity Hodgkin lymphoma，MC-HL）和淋巴细胞削减型（lymphocyte depletion Hodgkin lymphoma，LD-HL）4 个亚型 [3]，这些亚型在发病部位、临床特征、生长方式、纤维化、背景反应性细胞的组成、瘤细胞的数量和非典型程度以及与 EBV 的感染频度均有所不同，但肿瘤细胞的免疫表型是相同的。

2 H/R-S细胞的起源

近年来，尽管大家普遍认为 HL 是一种肿瘤，但就其 H/R-S 细胞的起源和克隆性的问题一直没有一个肯定的结论。主要原因是 HL 与非霍奇金淋巴瘤不同，在组织切片上 H/R-S 细胞较少，占多数的是反应性的背景细胞，即为各类白细胞、组织细胞、小淋巴细胞等。故很难应用传统的分子生物学方法进行分析，如在大量反应性背景细胞下培养和建立纯化的 H/R-S 细胞株极为困难。

虽然对 H/R-S 细胞的起源有过很多的探索与猜测，亦提出过多种看法，如起源于组织细胞、树突状网织细胞（FDC）、淋巴细胞等，但皆因没有充分的证据而不能得到人们的普遍认同。

直到 20 世纪末、21 世纪初，人们通过免疫组织化学、单个细胞微切技术和分子生物学技术相结合的方法才证明了 H/R-S 细胞来源于淋巴细胞，98%以上的 H/R-S 细胞起源于生发中心阶段分化成熟的 B 细胞，极少数来源于 T 细胞，并且这些细胞具有单克隆性[4-8]。

第 2 节　流行病学

HL 占所有恶性肿瘤的 1%，占所有恶性淋巴系统肿瘤的 30%，发病与年龄、性别、种族、地理分布以及社会经济地位等相关。白种人常见，每 100 000 名的西欧人发病人数为 2.3 名，其次为非洲裔美国人和西班牙裔。亚洲人发病率最低。

1 地域差异

霍奇金淋巴瘤的流行病学较为复杂，主要因地域、性别、年龄、种族不同而有所差异。总之，与发展中国家相比，在发达国家霍奇金淋巴瘤更易发生；且好发于年轻女性，结节硬化型最常见[9]。

美国每年有 7000~7500 人被诊断为霍奇金淋巴瘤，约占全部癌症新患者的 1%。

在发展中国家，HL 好发于男性，混合细胞型最常见，我国亦如此[10]。男女比例在 5~11 岁为 3:1，19~49 岁为 1.5:1。中国 HL 发病率较低，占所有淋巴瘤的 10%左右[11-13]，但儿童的霍奇金淋巴瘤发病率较高，占所有淋巴瘤的 33%~53%，好发于男孩，主要是混合细胞型和淋巴细胞削减型，侵袭性较强。

2 经济贫富

流行病学调查发现，霍奇金淋巴瘤发病率在不同经济发展及社会文明程度的国家呈现相反关系的特征。在北美及欧盟国家，儿童霍奇金淋巴瘤发病率很低，成年人发病率很高；在非洲尼罗河流域国家，15 岁之前有一发病高峰，青少年时期则表现为轻度上升。

介于经济发达与不发达国家之间，还有 3 种类型，如波罗的海流域中欧及东欧国家和拉丁美洲地区，其青年成人霍奇金淋巴瘤的发生与发达国家相似，而儿童霍奇金淋巴瘤的发病率高于发达国家，这种中间类型有向发达国家转化的趋势。

在同一国家的不同经济发展区域，亦可表现为不同类型的发病率曲线，如挪威城市人口为发达国家类型，而其农村则表现为中间类型。

在同一地区一段历史时期经济发展的变更中，亦可证实这种发病率特征的改变，1925~1950 年这段时间，美国多数地区霍奇金淋巴瘤的死亡率从发展中国家类型过渡到了发达国家类型，亦即高峰年龄从儿童年龄段后期推移向青年成人阶段。在高度发达的城市，例如旧金山、洛杉矶和波士顿，这种伴随社会经济的转移，则表现得更为明显。在老年人霍奇金淋巴瘤的年龄发病专率保持相对的稳定。

3 年龄变化

在西欧国家，霍奇金淋巴瘤具有明显的年龄双峰特征。从国际癌症调查的资料来看，在多数发达国家，10 岁以下发病少见，10 岁以后发病率有显著上升，20 岁达高峰，以后则呈下降趋势达 45 岁，45 岁以后霍奇金淋巴瘤的发病率则随着年龄增长而稳定上升，在老年期达到另一高峰。这种流行病学特点提示，第一个高峰可能与某种病毒感染因素有关。在发展中国家，这种病毒感染发生较早，而在发达国家由于社会经济等多种原因使得初次感染发生延迟。

发展中国家霍奇金淋巴瘤的发病率一般不呈现双峰模式，总的发病率亦普遍低于发达国家。

另外，霍奇金淋巴瘤的组织学类型亦与年龄有关，如在发达国家，结节硬化型主要见于15~34岁；在发展中国家，混合细胞型主要见于5~15岁。

结节硬化型（nodular sclerosis）和混合细胞型（mixed cellularity）占HL的80%~90%，结节硬化性多见于女性、成人，混合细胞型多见于老年。

第3节 病因学

1 病毒感染

早在20世纪70年代，人们就猜测HL与EBV感染的关系。Levine等[14]通过测定患者EBV抗体的滴度，首先证明了这种猜测。Weiss等[15]在1987年通过应用DNA印迹法分析EBV末端重复区的数量，发现在HL组织中E-BV呈单克隆性，即EBV末端重复区数量相同，这意味着EBV感染发生在细胞克隆性增殖以前；后来很多学者通过各种各样方式的研究亦确认了这一发现，并显示EBV的检出率为17%~44%，约50%患者的R–S细胞中可检出EB病毒基因组片段。用荧光免疫法检测部分HL患者血清，亦可以发现高价抗EB病毒抗体，HL患者淋巴结连续组织培养，在电镜下可见到EB病毒颗粒，在20%HL的R–S细胞中亦可找到EB病毒。

MacMahon认为，青年霍奇金淋巴瘤本质上可能是一种群体中的感染过程，病因是某种低感染度的生物因素，很可能是病毒；老年期霍奇金淋巴瘤则由相同于其他淋巴瘤和白血病的病因和进程所致，与社会及经济环境无明显的相关性。

人类免疫缺陷病毒相关HL与EBV亦有非常密切的关系[16]，霍奇金淋巴瘤的发病率在HIV患者中明显增高，90%的HIV患者的HL是EBV阳性[17]。疱疹型DNA病毒、C型逆转录病毒、麻疹病毒的感染亦被认为与淋巴瘤的发病有关，免疫组织化学结果、逆转录多聚酶

链反应和原位荧光免疫杂交结果皆显示，50%以上患者的HL细胞中存在麻疹病毒[18]。产生这些现象的原因可能是免疫功能不全或缺陷、人体基因易感性和环境因素作用的结果。

值得注意的是，曾有学者认为霍奇金淋巴瘤是一种传染病。1971年，N.J.Vianna等提出霍奇金淋巴瘤本质上是一种传染病的看法，是根据在一个高中毕业班和与之有联系的社会群体中集中发生了12例霍奇金淋巴瘤，后来又扩散到了31例这一事件的观察，并认为霍奇金淋巴瘤可在一部分通过社会人际接触而密切联系在一起的群体中水平传播。1973年Vianna再次报告，在已经出现第一例霍奇金淋巴瘤的高中学校中，有5所学校在随后的5年中出现了第二例霍奇金淋巴瘤，其师生后续发生霍奇金淋巴瘤的病例高于预期值接近3倍；16所无霍奇金淋巴瘤的同类学校，在随后的5年中则依然没有霍奇金淋巴瘤的发生。以后，许多学者进行了印证性研究，对青年霍奇金淋巴瘤患者，严格配对后进行多方位、从学校到社会回顾性的比较研究，然而却均未发现患者与对照组之间有任何暴露性相关因素，亦未发现任何支持传染病假说的证据。

目前，还没有充分的证据来支持霍奇金淋巴瘤是传染病的假说。当然，疾病可能最初由感染所致，但并不由传染而播散，例如亚急性硬化性全脑炎为感染性疾病，但非传染性疾病，不因人际接触而传播。

2 家庭社会环境

就世界范围而言，霍奇金淋巴瘤发病在中年人群中呈相似性，儿童发病高峰向青年成人的发展则是伴随不同地区社会经济发展而出现的一种现象；显然，儿童霍奇金淋巴瘤的某些病因应包含在这种过渡性转移之中，这可能涉及儿童生活环境中的某些致病因素。

某些广泛传播而免疫接种可获得终身防护的感染性疾病表现有同样的特征，如瘫痪性脊髓灰质炎（PP），在没有疫苗的时代，无论是国际还是区域性的资料都显示出儿童患病危险度以生活环境不良者为高、青年成人则以生活环境优越者为高的特征。

分析青少年霍奇金淋巴瘤的家庭情况亦得

出同样的结论，独生子女霍奇金淋巴瘤患病危险度为中等（3 个子女）家庭子女的 1.8 倍；而在多子女家庭则序位排行越晚的孩子，患病的可能性会越小。表明霍奇金淋巴瘤发病与优越的生活条件和卫生条件相关，提示不接触或晚接触环境中的某些因素为霍奇金淋巴瘤发病的危险因素。

青年霍奇金淋巴瘤患者的兄弟姐妹具有更高霍奇金淋巴瘤的患病趋向，其危险度为相应群体的 5 倍，然而与霍奇金淋巴瘤者相同性别的兄弟姐妹危险度为 9，而异性兄弟姐妹，一起生活、娱乐、从事相同活动的机会更多。依据这样的事实似乎可以推测不大可能是某种遗传因素在霍奇金淋巴瘤的发病上起重要作用；社会环境较生理环境与霍奇金淋巴瘤发病有更高的相关性。

成人患霍奇金淋巴瘤的危险性在各个年龄组均与所处社会地位及所受教育程度有关，尤其是青年人群中。美国霍奇金淋巴瘤死亡率在高社会层次男性有 15% 的升高，而在女性这一差异达 40%；以色列调查资料显示，霍奇金淋巴瘤预期相对发病率，高中毕业生是未接受高中教育者的 1.7 倍；波士顿资料显示，研究生群体较高中未毕业群体，霍奇金淋巴瘤的相对发病程度增加 2.6 倍。

另外，单合子孪生子霍奇金淋巴瘤患者其同胞的发病危险高 99 倍，可能是由于对病因存在相同的遗传易感性和/或相同的免疫异常。

3 职业暴露

职业暴露因素与霍奇金淋巴瘤的发生有一定相关性，分析不同人群霍奇金淋巴瘤发病的相对危险度，例如与生物接触的教师，与患者接触的医务人员等，结果显示，不同来源职业的患病率差异很大。

许多报告认为，职业接触木材、家具制造及造纸业的人群，具有霍奇金淋巴瘤的高危趋向，其相对发病率（RI）1.1~5.2、相对死亡率（RM）1.4~4.2。显然霍奇金淋巴瘤与木材暴露职业的关系是肯定的。长期的木材粉尘可能是一种持续的抗原刺激，肿瘤发生机制可能相似于病毒诱发淋巴瘤或巨细胞为基础的发病过程。

4 疾病因素

已明确扁桃体切除术是两种与霍奇金淋巴瘤具有相同流行病学特征疾病的危险因素，即多发性硬化症和瘫痪性脊髓灰质炎。国际 12 组流行病学调查资料显示，接受过扁桃体切除术的青少年相对于未切除组发生霍奇金淋巴瘤的危险度为 0.7~3.6，此较大差异可能涉及组织间非暴露因素对比的不均衡性，扁桃体切除术涉及儿童所处社会层次，家庭经济条件，子女多少及序位以及地区医疗状况等十分复杂的相关因素。

第 4 节 组织病理学

霍奇金淋巴瘤的组织学特征是在以淋巴细胞为主的多种炎性细胞混合浸润的背景上，有不等量的 R-S 细胞及其变异细胞散布。

1 肿瘤细胞成分

肿瘤细胞是指经典型 R-S 细胞及其变异型细胞，统称为 H/R-S 细胞，有 7 种不同的形态。

1.1 经典型 R-S 细胞

经典型 R-S 细胞是一种胞浆丰富、微嗜碱性或嗜双染性的巨细胞，直径为 15~45μm，有两个形态相似的核或分叶状核，核大、圆形或椭圆形，核膜清楚，染色质粗糙，沿核膜聚集呈块状。

核内有一大而醒目的、直径与红细胞相当的、嗜酸性的中位的核仁，呈包涵体样，核仁周围有空晕，看起来很醒目，如同"鹰眼"。

典型的 R-S 细胞的双核面对面排列，彼此对称，似物影镜映，因此有"镜影细胞"（mirror image cell）之称。这种细胞非常具有特征性，在 HL 中具有比较重要的诊断价值，故有诊断性 R-S 细胞之称。

值得注意的是，R-S 细胞只是诊断 HL 的一个重要指标，但不是唯一的指标。除此之外，还必须具备"反应性背景"这项必不可少的指标。

因 R-S 细胞样的细胞亦可见于其他不少疾病，如间变型大细胞淋巴瘤、恶性黑色素瘤、精原细胞瘤、低分化癌等，而这些疾病都不具有反应性背景。

1.2 R-S变异细胞

1.2.1 单核型 R-S 细胞

单核型 R-S 细胞，又称为"霍奇金细胞"（Hodgkin cell，H）。在形态上除了是单核外，其余特征与经典型 R-S 细胞相同。

这种细胞可能是经典型 R-S 细胞的前体细胞，即核分裂前的细胞，亦可能是由于切片时只切到了经典型 R-S 细胞的一叶核所致。

这种细胞可见于各型经典型霍奇金淋巴瘤，但 MC-HL 更多见。

在反应性增生的淋巴组织中，有时会见到类似这种单核型 R-S 细胞的免疫母细胞，应予以鉴别。免疫母细胞要小些，核仁亦较小，2~3μm，核仁周围没有空晕，因此不够醒目。

1.2.2 多核型 R-S 细胞

多核型 R-S 细胞的特点是瘤细胞体积大，大小、形态多不规则，可以呈梭形，有明显的多形性。

核大，形态不规则，染色质粗，有明显的大核仁。核分裂相多见，常见多极核分裂。见于淋巴细胞削减型 HL。

这种细胞亦有较高的诊断价值，主要见于 LD-HL 和 MC-HL，但亦可见于非霍奇金淋巴瘤，如间变性大细胞淋巴瘤。

1.2.3 陷窝型 R-S 细胞

陷窝型 R-S 细胞又称为"陷窝细胞"（lacunar cell），是经典型 R-S 细胞的一种特殊变异型。

形态特点是细胞大，细胞界限清楚，胞浆丰富而空亮，核多叶而皱折，核膜薄，染色质稀疏，核仁多个，且较典型的 R-S 的核仁小，

嗜碱性。

出现这种细胞的原因完全是人为所致，是由于组织固定不好造成细胞收缩引起的，如果先将淋巴结切开再固定这种现象就会消失。因此，亦不难理解为什么这种细胞多见于包膜厚纤维条带多的 NS-HL。

1.2.4 固缩型 R-S 细胞

固缩 R-S 细胞，又称为"干尸细胞（mummified cell）"，这种细胞比经典型 R-S 细胞小，细胞膜塌陷，形态不规则，如同细胞缺水的干瘪状；最醒目的是细胞核，低倍镜下很容易注意到形态不规则的、深染如墨的细胞核。

细胞核的大小不一，核仁因核深染而不明显。这种细胞是一种凋亡的 R-S 细胞，可见于各型 HL。

因该细胞很少见于其他肿瘤（可见于间变型大细胞淋巴瘤），因此对 HL 的诊断有提示作用。

1.2.5 奇异型 R-S 细胞

奇异型 R-S 细胞较大，可以是单核，亦可以是多核，细胞核不规则，异型性明显，核分裂多见。主要见于 LD-HL。

1.2.6 L&H 型 R-S 细胞

L&H 型 R-S 细胞又称为"爆米花"细胞（popcorn cell）。L&H 细胞比经典型 R-S 细胞略小，比免疫母细胞大，胞浆少，为单一核，核大，常扭曲重叠或分叶，形似爆米花，因此有"爆米花"之称。

核染色质细，核呈泡状，核膜薄，核仁多个嗜碱性，中等大小，比经典型 R-S 细胞的核仁小。

L&H 细胞主要见于 NLP-HL，但在部分

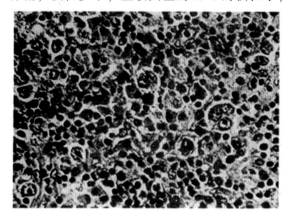

图 16-1 霍奇金淋巴瘤：散在大细胞为 RS 细胞

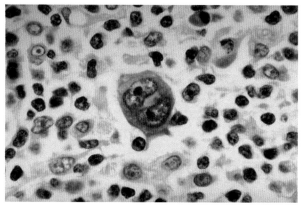

图 16-2 Reed-Sternberg 细胞

LRC-HL 中亦可见少数 L&H 细胞，此时应做免疫标记进行鉴别。

传统上一直认为，L&H 细胞是 R-S 细胞的一种变异型，但近年来免疫表型和遗传学研究显示，L&H 细胞明显不同于经典型 R-S 细胞及其变异型，如 L&H 细胞几乎总是 CD20+、CD15−、CD30−，Ig 基因具有转录的功能及可变区存在自身突变和突变正在进行的信号，而经典型 R-S 细胞及其变异型细胞几乎都呈 CD30+，大多数 CD15+，少数（20%~40%）CD20+，Ig 基因虽然有重排和自身突变，但不具有转录的功能。

因此，L&H 细胞是 R-S 细胞的一种变异型这种传统的观点正在被动摇。

2 反应性背景成分

肿瘤细胞仅占整个病变组织的很少一部分，0.1%~10.0%。病变背景的反应性成分占绝大多数，主要有小淋巴细胞、浆细胞、嗜酸粒细胞、中性粒细胞、组织细胞、上皮样细胞、纤维母细胞；不同的组织学亚型有不同的背景成分。

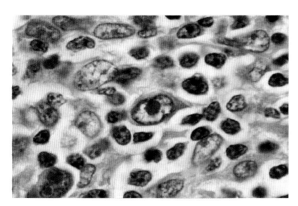

图 16-3　霍奇金淋巴瘤单核 R-S 细胞

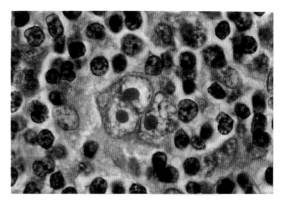

图 16-4　霍奇金淋巴瘤多核 R-S 细胞

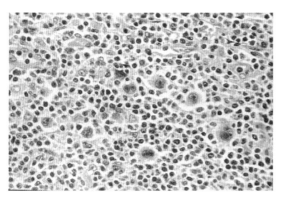

图 16-5　霍奇金淋巴瘤双核 R-S 细胞

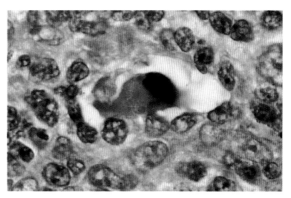

图 16-6　霍奇金淋巴瘤陷窝细胞

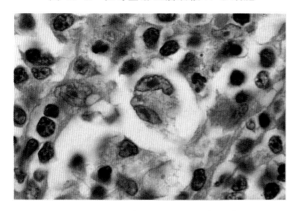

图 16-7　霍奇金淋巴瘤陷窝细胞

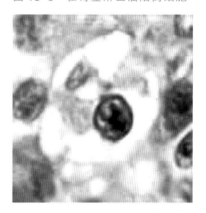

图 16-8　lacunar cell 陷窝细胞
（nodular sclerosis，结节硬化型）

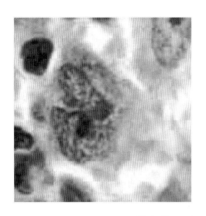

图 16-9 popcorn cell（爆米花细胞）

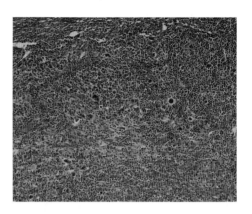

图 16-10 典型的组织学结构
（lymphocyte predominance，淋巴细胞为主型）

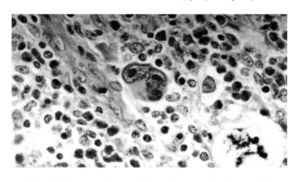

图 16-11 经典霍奇金淋巴瘤（混合细胞型）：病变组织背景为嗜酸性粒
细胞、小淋巴细胞等炎细胞，可见诊断性 R-S 细胞及病理性核分裂

第 5 节 各亚型临床病理特点

1 结节性淋巴细胞为主型霍奇金淋巴瘤

1.1 概念

结节性淋巴细胞为主型霍奇金淋巴瘤（nodular lymphocyte predominance HL，NLP-HL），既往有称"霍奇金副肉芽肿"（Jackson 和 Parker）、"淋巴细胞和/或组织细胞（L&H）为主型霍奇金淋巴瘤"（Lukes 和 Butler）、"淋巴细胞为主霍奇金淋巴瘤"（Rye）。

NLP-HL 为单克隆 B 细胞肿瘤，起源于生发中心 B 细胞，中心母细胞分化阶段；其特征是结节性和弥漫性混合形态的增生性病变，病灶中有散在肿瘤性大细胞，称为"爆米花（popcorn）"或 L&H 细胞（淋巴细胞和/或组织细胞性 R-S 细胞变异型），这些细胞位于滤泡树突状网织细胞（FDC）组成的球形大网中，其中还充满了非肿瘤性淋巴细胞。

现在仍不清楚是否存在单纯的弥漫性 LP-

HL，过去很多诊断为弥漫性 LP-HL，可能要么是富于淋巴细胞的经典型 HL，要么是 T 细胞丰富的大 B 细胞淋巴瘤。目前仍不能排除 NLP-HL 与 T 细胞丰富的 B 细胞淋巴瘤存在重叠。

可能的合并症有伴随有弥漫性大细胞性 B 细胞淋巴瘤，至少在部分病例表现有淋巴和组织细胞的过度增生而不是伴随有进行性的淋巴瘤；偶尔外周 T 细胞淋巴瘤亦可能伴随发生。

NLP-HL 占所有 HL 的 5%，多为男性，年龄常在 30~50 岁。

1.2 组织形态学

1.2.1 前驱病变

部分患者在同一淋巴结内同时有 NLP-HL 和进行性转化生发中心（progressive transformation of germinal center，PTGC），或在 NLP-HL 诊断前、后的淋巴结活检中仅见到滤泡增生。PTGC 表现为滤泡增大，其中以套区的小 B 淋巴细胞为主，生发中心被取代。虽然 NLP-HL 中常见 PTGC，但是它是否真的是 NLP-HL 的瘤前病变，尚无定论。大多数反应性增生和

PTGC 并不发展成为 HL。

1.2.2　光镜特点

淋巴结结构常全部消失，但可有一圈周边未被累及的淋巴结组织（可见反应性滤泡）；

特征性的淋巴结大、圆形、深染，密集成堆或分离，因组织细胞的存在，可表现为斑纹状；可有组织细胞的环。

肿瘤组织主要由小淋巴细胞、组织细胞、上皮样组织细胞和掺杂其中的少数 L&H 细胞组成。

L&H 细胞核大，核常扭曲重叠、多叶核，呈爆米花样细胞。染色质呈泡状，核膜薄，核仁多个嗜碱性，比经典 H/R-S 细胞的核仁小。不过，有的 L&H 细胞可能有大核仁，多个核，貌似经典 H/R-S 细胞，结节边缘可见组织细胞和一些多克隆性浆细胞。

弥散区主要由小淋巴细胞和组织细胞组成，后者可单个或成簇存在。L&H 细胞的数量不等。

淋巴细胞和组织细胞（L&H 细胞）又称"爆米花"样细胞，认为是 RS 细胞的一种变异。

RS 细胞的特点为分叶状的核、薄的核膜、细的染色质、多数小的嗜碱性或嗜酸性核仁、中等量嗜酸性双色性的胞浆。

该瘤很少以弥散性为主的形式出现。根据现在的标准，在弥散性病变中只要找到一个具有典型 NL-PHL 特征的结节就足以排除原发性 T 细胞丰富的 B 细胞淋巴瘤（T-cell rich B-cell Lymphoma，TCRBCL）的诊断。

在结节区和弥散区均不存在中性粒细胞，偶尔在病变附近存在反应性滤泡增生伴有进行性转化生发中心。

1.3　免疫学特点

L&H 细胞结节内外表达 B 细胞系列的标记，即 CD20、CD79a、J-chain（J 链）、EMA+，CD30 常阴性，CD15 阴性；结节为富于小的 B 细胞和滤泡树突状细胞，即排列得像滤泡，CD20+ 的 L&H 细胞非常突出，因为周边有不染色的 T 细胞，呈玫瑰花环状排列。

免疫学研究发现，L&H 细胞有独特的、不同于典型 H/R-S 细胞的免疫表型，许多性质与 B 细胞系相似，表达 CD45、CD20、CD79a、Bcl-6、Oct2+/Bob.1+，不表达 CD15、CD30（少数病例 CD30 弱阳性）。大部分病例呈 J 链+、CD75+ [19]；约 50 % 的病例 EMA+ [20]，Ig 轻链和重链常呈强阳性。

几乎所有病例中的 L&H 细胞均不表达 CD15 和 CD30，但偶尔亦可表达 CD30，这是由于存在反应性 CD30 阳性的淋巴样母细胞（免疫母细胞）。

少数情况下，L&H 细胞可呈 CD30 弱阳性；Ki-67 阳性的 L&H 细胞看上去多数呈环状，周围有一圈 CD3+ 的 T 细胞和 CD57+ 的细胞。

Oct2 能够选择性地标记 L&H 细胞，因此是很有用的标记物 [21]。Oct2 是一转录因子，通过激活 Ig 基因的启动子及相邻的活化因子 Bob.1 [22]。

Oct2 和 BOb1 在鉴别 CHL 和 NLP-HL 上是有价值的。因为 L&H 细胞均表达 Oct2 和 Bob1，但 CHL 中的 H/R-S 细胞要么有一种不表达，要么两种均不表达；同时表达 Oct2 和 Bob1 的 CHL 病例尚未见到。

NLP-HL 的背景结构是由滤泡树突状细胞构成的球形大网，其中充满了大量的小 B 细胞、CD57+ T 细胞。病变区内没有 CD10+ 的生

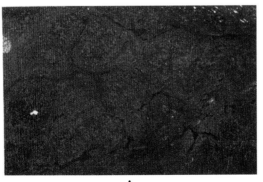

A

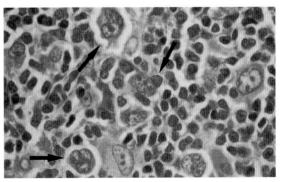

B

图 16-12　A：低倍镜下，增生的纤维组织分割淋巴结呈不规则的结节状；B：小淋巴细胞背景中见多个诊断性 R-S 细胞

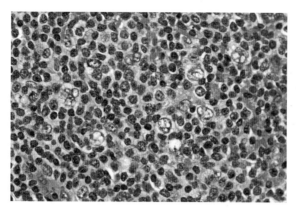
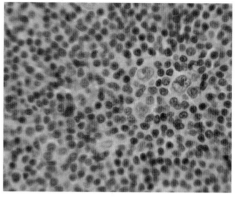

图 16-13 结节性淋巴细胞为主型：结节样，背景小淋巴细胞多，
上皮样组织细胞混合，"爆米花样"细胞

发中心细胞，CD20⁺染色有助于辨认 HE 切片中弥散病变区域中的结节。弥散区域中 T 细胞数量很多，即使在结节中 T 细胞数量亦很多。

肿瘤细胞常被 CD3⁺、CD57⁺的反应性小 T 细胞所围绕而形成花环样结构，但肿瘤细胞所在的淋巴样大结节基本由反应性小 B 细胞（CD20⁺、CD79a⁺）所构成。

在临床实践中，石蜡切片免疫组化辅助诊断 NLP-HL 常用抗体组合及典型免疫表型有：肿瘤细胞 CD45（LCA）⁺、CD20（L26）⁺、CD79a⁺、EMA⁺ᐟ⁻、CD15⁻、CD30⁻ᐟ⁺、CD3⁻、CD45RO（UCHL1）⁻、CD68（KP1）⁻、Ki-67⁺（检测瘤细胞增殖活性），背景细胞多为 CD20⁺的小 B 细胞和散在分布的 CD57⁺的 T 细胞。

1.4 遗传学

L&H 细胞呈单克隆性 Ig 基因重排。从组织中提出的 DNA 常查不出 Ig 基因呈单克隆，只有在单个细胞中提出的 DNA 才能查到。Ig 基因可变区具有很多自身突变点，并且存在突变正在进行的信号。Ig 基因重排是具有功能的，在多数病例的 L&H 细胞中可测到转录的 Ig mR-NA。L&H 细胞没有 EBV 感染，但旁边的反应性淋巴细胞或许可查出 EBV。

1.5 临床特点

常为年轻患者，就诊时多为Ⅰ期或Ⅱ期，5%~10%患者为进展期；表现多为孤立性肿大的淋巴结而不是融合的结节，最常累及表浅的淋巴结（颈部、腹股沟、腋下），纵隔、脾、骨髓受累罕见。该病发展缓慢，容易复发（25%~36%），并常延迟至多年以后（有时超过 15 年，复发的病变保持相同的组织学），但仍保持对治

疗良好反应，很少致死。

1.6 治疗与预后

最佳治疗方案还有待产生，可能应与经典的霍奇金淋巴瘤的治疗有所不同。外科切除是重要的，对于Ⅰ期病变是否要用放疗还无定论，即使放疗，可能局部放疗合适。

Ⅰ~Ⅱ期患者的预后佳，10 年生存率大于80%。现在还不清楚是否在诊断后立即采取治疗能够取得更好的预后。因此，在有的国家（如法国），对于Ⅰ期患者在做局部淋巴结切除后不再进行进一步治疗。晚期患者（罕见）的预后较差，多数在 1~2 年内死于本病；3%~5%的病例进展成为大 B 细胞淋巴瘤；与 NLP-HL 有关的大 B 细胞淋巴瘤若是局限性的，则其预后较好。已证实 NLP-HL 与 DLBCL 之间存在克隆性关系。

1.7 弥漫性淋巴细胞为主型霍奇金病（DLP-HL）

Lukes 和 Butler 分类中的弥漫性淋巴细胞和组织细胞型霍奇金淋巴瘤，现在看来至少是由两种实体组成的：

（1）弥漫性副肉芽肿：由 L&H 细胞、淋巴细胞以及组织细胞（上皮样细胞）混合组成，但失去结节生长方式。与 NLP-HL 相似，诊断性的 R-S 细胞难以找到。现在有人认为此型是从 NLP-HL 发展而来的，因为网状纤维染色和免疫组织化学染色可显示出在常规 HE 染色切片上看不到的结节。此型的临床过程尚未确定，大概与 N-LP 相似，亦呈惰性。

（2）富于淋巴细胞的经典型霍奇金病：即 Lennert 分类中的富于淋巴细胞的混合细胞型。

镜下见单核霍奇金细胞以及少量的诊断性 R-S 细胞散在分布于小淋巴细胞和组织细胞背景中，见不到或者仅有极少数 L&H 细胞。免疫组化染色结果倾向于经典的霍奇金病而不支持 NLP-HL。临床上亦不像 NLP-HL 那样高复发，此型可进展为 MC-HL 或 LD-HL。在新的 WHO 分类中命名为富于淋巴细胞的经典霍奇金淋巴瘤。

2 经典型霍奇金淋巴瘤

2.1 概念

经典型霍奇金淋巴瘤（CHL）是由分散在各种非肿瘤性的小淋巴细胞、嗜酸性粒细胞、中性粒细胞、组织细胞、浆细胞、纤维母细胞和胶原纤维形成的混合性浸润背景中的由单核的 Hodgkin 细胞和多核的 Reed-Sternberg 细胞组成的单克隆性的淋巴样肿瘤。

根据背景的成分 H/R-S 细胞的形态，CHL 可分为 4 个亚型，即淋巴细胞丰富型 CHL（LR-CHL）、结节硬化型 HL（NS-HL）、混合细胞型 HL（MC-HL）和淋巴细胞削减型 HL（LD-HL），这 4 种不同组织亚型的 H/R-S 细胞具有相同的免疫表型和遗传学特征，但它们的临床表现和与 EBV 的关系是不同的。

98% 以上 H/R-S 细胞起源于生发中心阶段分化的成熟 B 细胞，极少数起源于外周 T 细胞。

2.2 流行病学与病因学

CHL 占所有 HL 的 95%，发病年龄具有双峰特征，第一个峰在 15~35 岁，第二个峰在老年。有传染性单核细胞增生症病史的患者发生 HL 的危险性大；有呈家族和地区聚集的报道。

EBV 在 CHL 的发病过程中可能起着重要作用。EBV 是部分 HL 中发现的唯一病毒，对其他病毒的检测尚未取得成功。

EBV 在 H/R-S 细胞中的感染率与组织学亚型和流行病学因素有关，最高的（大约 75%）见于 MC-HL，最低的（10%~40%）是 NS-HL。在发展中国家和 HIV 感染的人群中 EBV 感染率度要高得多，接近 100%。

EBV 的亚型亦随地区不同有所变化。在发达国家主要是 1 型 EBV，在发展中国家主要是 2 型，并且双重感染比较普遍，EBV⁺ 的 HL 通常在复发时仍然保持同样 EBV 株。

HR-S 细胞中的 EBV 表达 LMP1 和 EBNA-1，但不表达 EBNA-2，这种表达形式是 EBV 潜伏感染 II 型的特征。

免疫缺陷如 HIV 感染所致的免疫监视功能失常可能引起 EBV 相关的 HL。

2.3 组织形态学

2.3.1 肉眼观

淋巴结增大，周围形成包膜，切面呈鱼肉状。NS 中可见明显结节，致密纤维条带和包膜增厚。脾脏受累及时，白髓之间可见散在结节，有时可见大瘤块，如果是 NS，可见纤维条带。发生在胸腺的 HL 可出现囊性变。

2.3.2 镜下观

淋巴结结构破坏。经典的诊断性 R-S 细胞是一种胞浆丰富、微嗜碱性的大细胞，至少有两个核或分叶状核，核大圆形，核膜清楚，染色质淡，单个嗜酸性核仁。诊断性 R-S 细胞必须是每个核叶至少有一个核仁。单核的大细胞为肿瘤细胞变异型称为霍奇金（Hodgkin）细胞。

有的 H/R-S 细胞胞浆致密，核固缩，这种变异型细胞称为"干尸"细胞，很多这些肿瘤细胞不是原型细胞；陷窝细胞是 NS-HL 的特征。

肿瘤细胞仅占整个病变的很少一部分，0.1%~10%。病变中反应性的成分根据组织学亚型有所不同。继发病灶（如骨髓和肝脏）的确定是在炎性背景中有 CD15⁺ 和/或 CD30⁺ 的非典型单核细胞，并不要求一定要有典型多核 R-S 细胞。

2.4 免疫表型

几乎所有的 H/R-S 细胞呈 CD30⁺，75%~85% 呈 CD15⁺，通常 CD45⁻，J 链、CD75、CD68 总是阴性；有的病例可能仅有很少数肿瘤细胞呈 CD15⁺。

约 40% 病例可有 CD20 表达，但强度变化很大，并且阳性细胞数量很少；CD79a 很少阳性。

约 90% 病例表达 B 细胞特异活化因子蛋白（BSAP），这进一步证明 H/R-S 细胞是 B 细胞来源。BSAP 在 H/R-S 细胞表达较反应性 B 细胞弱，这样容易辨认。BSAP 是一种 B 细胞特异性转录因子和 PAX5 基因产物。

EBV 的潜伏期膜蛋白 1（LMP1）的表达依

不同的组织亚型和流行病因素有所不同，有些病例少数 H/R-S 细胞可表达很弱的一种或几种 T 细胞抗原，通常对此很难判断，因为 H/R-S 细胞周围有大量 T 细胞包绕。

多数 T 细胞抗原阳性的 CHL 没有 TCR 基因重排，而表现出 Ig 基因重排。因此，T 细胞抗原表达常常是奇异表达。

5%病例可有 EMA⁺，但较弱。

还有一个特点是不存在转录因子 Oct2 和/或共同活化因子 BOB.1，BOB.1 在促进 Ig 转录有重要作用。多数 H/R-S 细胞表达 Ki-67。

在临床实践中，石蜡切片免疫组化辅助诊断 CHL 常用抗体组合及典型免疫表型有肿瘤细胞 CD30⁺、CD15⁺/⁻、LMP1⁺/⁻、CD45（LCA）⁻、CD20（L26）⁻/⁺、CD79a⁻/⁺、CD3⁻、CD45RO（UCHL1）⁻、CD68（KP1）⁻、Ki-67⁺（检测瘤细胞增殖活性）。

肿瘤细胞较多的 CHL 看上去与间变性大细胞淋巴瘤（ALCL）相似，但 CHL 的 HR-S 呈 BSAP 阳性，而 ALCL 总是阴性。EMA 和 ALK 的阴性率亦有一定帮助。LMP1 亦有利于 CHL 的诊断。最难鉴别诊断的是大 B 细胞具有间变性的形态（即 B-间变性大细胞淋巴瘤）。可能二者之间确实存在生物学上重叠。

2.5 遗传学

98%以上的病例有 Ig 基因克隆性重排，很少的病例有 TCR 重排。已重排的 Ig 基因的重链可变区内包含着高负荷的自身突变，通常没有正在突变的信号（标志）。这些发现，显示 H/R-S 细胞起源于生发中心细胞或其后代。因为只有当 B 细胞参与生发中心反应时，才会起动重链基因自身突变。

对 CHL 和滤泡性非霍奇金淋巴瘤复合瘤的研究发现，两者具有相同的前体细胞，这些前体细胞已证明携带有重链基因自身突变，并且与生发中心 B 细胞是一致的。这一发现支持 H/R-S 细胞起源于生发中心 B 细胞，而不是"后生发中心"B 细胞。

最初的单个细胞研究得出的结论是，H/R-S 细胞不能产生功能性的 Ig 分子，这是由于突变使编码停止或干扰了抗原的连接或干扰了轻、重链的修补。但是，原位杂交和最近的单细胞研究显示，所有病例的 H/R-S 细胞缺乏转录的 Ig mRNA，无论是（25%）否（75%）存在缺陷 Ig 基因突变；进一步的研究显示，Ig 转录的消失是由于 Ig 基因的起动子失活，这可能又是由于八聚体转录因子 Oct2 缺失或/和其协同活化因子 BOB.1 缺失所致。在其他 B 细胞淋巴瘤（包括 NLPHL）通常没有 Oct2 和/或 Bob.1 缺失。

常规细胞遗传学和 FISH 研究显示，多核瘤细胞常呈非整倍体和多倍体核型，但是这些技术不能证明 H/R-S 细胞中特异性的、周期性的染色体改变。然而，对比基因组杂交可能显示染色体周期性变化，如染色体 2P、9P、12q 上的亚区可周期性获得，以及染色体 4P16，4q23-24，9P23-24 特有的高水平扩增。H/R-S 细胞不存在 t（14；18）和 t（2；5）异位。

2.6 细胞因子和化学因子

CHL 常有细胞因子、化学因子和/或一些受体在 H/R-S 细胞上过表达和异常表达，其中包括 IL-2、IL-5、IL-6、IL-7、IL-9、IL-10、IL-13 和 IL-13 受体（IL-BR）、粒细胞-巨噬细胞集落刺激因子、淋巴毒素-a、转化生长因子-β（TGF-β），eotaxin 和 CC 化学因子 TARC。细胞因子和化学因子异常表达，可能有助于解释 CHL 中为什么存在大量混合的反应性细胞。eotaxin 过表达可能与嗜酸性粒细胞浸润有关，TGF-β 表达与纤维化有关，CC 化学因子 TARC 与浸润 T 细胞群体中 Th2 细胞为主有关。

2.7 凋亡阻断

失去了表达 Ig 的 B 细胞会迅速进入凋亡。因 H/R-S 细胞不会产生 Ig，不会死于凋亡，在这些细胞中凋亡通路被阻断了，现在尚不清楚 CHL 中阻断凋亡的机制是什么。然而，有研究提示，核转录因子 NF-κB 与此有关，因为该因子在 H/R-S 细胞中一直保持活性。另外，还得到了一项体外实验发现的支持，即 NF-κB 因子失活使 H/R-S 细胞凋亡的敏感性恢复。H/R-S 细胞中 NFkB 一直保持活性可能是由于 IkB 家族成员的缺陷（如突变）所致，IkB 是 NF-κB 的天然抑制物；或许是 IkB 激酶的异常活动所致。

此外，TRAF1（具有介导 NF-κB 活性、阻断凋亡，并在 H/R-S 细胞过表达）可能亦与此有关。

其他基因，如 EBV 的 LMP1、p53 可能与 CHL 的发病机制有关，EBV 感染可促使 LMP1 在 H/R-S 细胞中表达。LMP1 具有转化和抗凋亡的潜能。但是 EBV 只存在于部分 HL 病例中。因此，EBV 不是 HL 唯一的阻断凋亡的因素。然而，EBV 很可能是一个协同因素。尽管 p53 过表达的频率很高，但是 T-p53 的突变在单个细胞水平仍未得到证实。

2.8 临床特点

患者常有浅表淋巴结肿大，局限于 1~2 个淋巴结区，NS 多累及纵隔淋巴结，腹腔淋巴结和脾脏受累常多见于 MC。全身症状有发热、盗汗、体重明显下降（称为 B 症状），见于 40% 的患者。

CHL 最常累及颈部淋巴结（75%），其次是纵隔、腋下和主动脉旁淋巴结，非中轴淋巴结（如肠系膜、滑车上淋巴结）很少受累，55% 的患者表现为局限性病变（Ⅰ 或 Ⅱ 期），约 60% 的患者有纵隔淋巴结受累，其中多数是 NS-HL。脾脏受累并不少见（20%），这与肿瘤结外扩散危险性增高有关。骨髓很少受累（5%），因骨髓缺乏淋巴管，一旦骨髓出现浸润，提示是经血管播散（即为 Ⅳ 期）。

2.9 预后

目前，放疗和化疗方法可使大多数 HL 患者治愈，分期和全身症状成了比组织学亚型重要得多的预后指标；临床和实验室的参数亦与预后有关。

2.10 经典型霍奇金淋巴瘤各亚型特点

2.10.1 结节硬化型霍奇金淋巴瘤

结节硬化型霍奇金淋巴瘤（nodular sclerosis-HL，NS-HL）是 CHL 的一个亚型，其组织学特点为至少存在一个胶原纤维包绕的结节和腔隙型的 H/R-S 细胞。

该型在欧美为最常见的亚型，约占 70%。在中国统计占 30%~40%。结节硬化型 HL 不转变为其他亚型，而是按照富于细胞期→结节形成→融合→纤维化的程序发展。

（1）形态学

结节硬化型霍奇金淋巴瘤，其命名来源于在此型晚期肿大的淋巴结为宽大的胶原束分割成界限清楚的结节，这种胶原束在偏光显微镜下呈双折光性，经常围绕在血管周围。

NS-HL 的 3 大组织学特点是累及的淋巴结呈结节状的生长方式、胶原束分割和腔隙型 H/R-S 细胞：

①宽的、少有纤维母细胞的胶原束围绕至少一个结节，胶原束在相差显微镜下观察呈双折光改变，胶原分割的过程中伴有淋巴结的包膜增厚；②结节内，腔隙型 H/R-S 细胞常分散在炎性背景中；③有时亦可见诊断性的 R-S 细胞。

结节内除了典型的 R-S 细胞外，还有腔隙型或胞浆型的 R-S 细胞（陷窝细胞）。

腔隙型细胞大，直径 40~50μm 直径，胞浆丰富而空亮，核多叶而皱折，核仁较典型的 R-S 细胞小；胞浆的空亮是由于福尔马林固定后胞浆收缩至核膜附近所产生的，在 Zenker 固定液或 BS 液固定的组织中不出现腔隙，某些病例可出现有成片的腔隙型 R-S 细胞，尤其在硬化区周围。

经福尔马林固定，HR-S 细胞常发生收缩，因此，这些细胞看起来像处在一个陷窝中，故称为 "陷窝细胞"。结节中的陷窝细胞可以聚集成堆，这种现象偶尔与结节中的坏死灶有关，当这种显现非常明显时就有了 "变异型合体细胞" 的名称，嗜酸性粒细胞和中性粒细胞常常较多。

成片的腔隙型细胞易被误认为大细胞性非霍奇金淋巴瘤、癌、生殖细胞肿瘤或胸腺瘤，具有这种特点的 NS-HL 称为合体细胞变体、肉瘤样变体或肉瘤性变体。

NS-HL 中的 H/R-S 细胞、小淋巴细胞和其他肿瘤性反应细胞数量变化很大。

有作者认为，腔隙型 R-S 细胞是较纤维化更重要的特征。在无纤维化时，只要有腔隙型 R-S 细胞的存在就可诊断 NS-HL（所谓 "细胞期"）。

但腔隙型 R-S 细胞并不是结节硬化型特有的，亦可见于 MC-HL，甚至反应性病变。德国科隆大学的 Fischer 教授提出 NS-HL 诊断的 2/3 原则，即 3 种主要的组织学改变：诊断性 R-S 细胞、腔隙型 R-S 细胞和硬化，可以按照不同的比例组成各种各样的 "面孔"。只要有其中两种改变就可诊断结节硬化型霍奇金淋巴瘤。

（2）病理分级

英国淋巴瘤研究组建立了NS-HL的分级制，Ⅰ级为75%以上的结节在丰富的淋巴细胞、混合细胞或纤维组织细胞背景上有散在的R-S细胞；Ⅱ级为至少25%的结节内有数量较多的R-S细胞（定义是40倍视野下见到成片细胞区）。

对常规临床无需分级，但对研究有用，在某些研究中，Ⅱ级NS-HL等同于伴淋巴细胞削减的结节硬化型HL。

（3）免疫表型

NS-HL肿瘤细胞（包括R-S细胞和陷窝细胞）的免疫表型为CD15+、CD30+、LCA-。EBV编码的LMP1的检出率（10%~40%）较其他亚型少。

（4）临床特点

多数患者就诊时为临床Ⅱ期，40%的患者有B症状。纵隔受累占80%，脾或肺占10%，骨髓占3%。

（5）预后

NS-HL的预后略好于MC-HL和LD-HL，部分原因是该瘤倾向于处于低级别状态。纵隔形成巨大肿块是本病发展成晚期的危险因素。

2.10.2　混合细胞型霍奇金淋巴瘤

混合细胞型霍奇金淋巴瘤（mixture cellularity HL，MC-HL）是CHL的一个亚型，有散在的经典的H/R-S细胞，背景为弥漫或结节不清的炎性细胞，无结节性的硬化和纤维化。与Rye分类不同，现在MC-HL被认为是一个真性亚型。

MC-HL占CHL的20%~25%，中国报告约占所有HL的40%以上，在发展中国家和HIV感染病人中本型更为多见，尤其在儿童多见并和EB病毒感染有一定的关系。无发病年龄呈双峰的流行病学特点；中位年龄37岁，大约70%是男性。

（1）形态学

镜下见淋巴结结构破坏，淋巴结可呈部分（常在副皮质区）或弥漫性受累。散在的霍奇金细胞与数量相当多的诊断性的R-S细胞散在分布于各种炎细胞（包括小淋巴细胞、嗜酸性粒细胞、中性粒细胞、组织细胞、上皮样细胞、浆细胞等）组成的背景中。

可有嗜酸性无定型物质沉积；还有灶性的坏死，坏死灶周围可有纤维化，但胶原纤维无双折光；有时可见散在上皮样细胞团，甚至可有肉芽肿形成。

背景细胞成分变化可以很大，常有嗜酸性粒细胞、浆细胞和单个核的霍奇金细胞与数量相当多的、典型的R-S细胞相混合，其中可能以一种为主；还可见到数量相当多的免疫母细胞，以及介于霍奇金细胞和免疫母细胞之间的非典型细胞。

（2）免疫组化

免疫组化染色R-S细胞和霍奇金细胞为CD15+，CD30+，LCA-；EBV编码的LMP-1的表达率（约75%）要比NS-HL和LRC-HL高得多。

（3）临床特点

MC-HL就诊时常是Ⅲ或Ⅳ期，B症状常见；常累及周围淋巴结，但纵隔受累少，30%累及脾脏，3%累及肝，1%~3%累及其他器官。

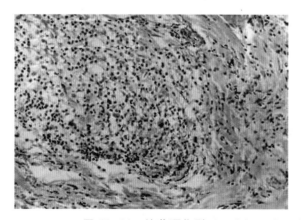
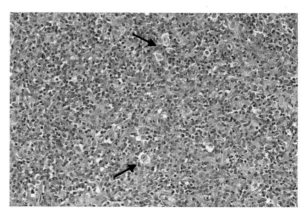

图16-14　结节硬化型（nodular sclerosis）HL：陷窝细胞多，镜影 R-S 细胞少；
边界清楚的结节，纵隔包块；女青年多见。免疫组化：CD15+、CD30+

（4）预后

在放化疗方法引入之前，MCHL 的预后较 NSHL 差，比 LDHL 略好。

2.10.3　淋巴细胞丰富的经典型霍奇金淋巴瘤

淋巴细胞丰富的经典型 HL（LRCHL）是 CHL 的一个亚型，呈结节状（常见）或弥漫性。散在 H/R-S 细胞。背景中有大量的小淋巴细胞，不存在中性和嗜酸性粒细胞。

LRCHL 大约占 CHL 的 5%，类似于 NLPHL，中位年龄较其他 CHL 亚型和 NLPHL 高，大约 70% 患者为男性。

（1）形态学

该类型淋巴瘤有两种生长方式，即结节性（常见）、弥漫性（少见）。病变区有大量的小结节以致结节间的 T 区变窄消失，小结节由小淋巴细胞组成。可有生发中心，常成小的或退化的同心圆。

H/R-S 细胞多见于膨大的套细胞区，部分 H/R-S 细胞可以像 L&H 细胞或单核的陷窝细胞，这一亚型容易与 NLPHL 混淆，最近发现大约 30% 被诊断为 NLPHL 型的是 LRCHL。

具有典型的 CHL 的 H/R-S 细胞免疫表型是鉴别所必需的，嗜酸性和嗜中性粒细胞通常不存在，但亦有可能出现少量。当小淋巴细胞的背景中出现大量的组织细胞和上皮样细胞时这种病例很容易混淆。

（2）免疫表型

H/R-S 细胞的免疫表型与其他类型的 CHL 相同。小结节内的小淋巴细胞具有套细胞的特点（IgM⁺、IgD⁺），因此这些结节主要代表了膨大的套细胞区。

至少部分结节内有呈同心圆的小生发中心，较罕见，因此，这一特点有助于鉴别诊断。弥漫性 LRCHL 中淋巴细胞几乎都是 T 淋巴细胞。

（3）临床特点

多数患者为 I 或 II 期。B 症状罕见。临床特点类似于 NLPHL，但复发的频率似乎要少些。典型的累及部位是外周淋巴结，也累及纵隔（15%）。

（4）预后

生存率较其他亚型 CHL 稍好，类似于 NLPHL 的预后。LRCHL 患者复发后的预后比 NLPHL 差；后期可转为淋巴细胞削减型 HL。

2.10.4　淋巴细胞削减型霍奇金淋巴瘤

在过去的几十年中，LDHL 的定义经历过几次变化，这是由于可靠的临床资料有限所致。在 WHO 的分类草案中，淋巴细胞削减型 HL（lymphocyte depletion，LDHL）曾被称为具有间变性大细胞淋巴瘤和霍奇金病特点的恶性淋巴瘤；包括两种形态学变体，在 Lukes 分类中称为"弥漫纤维化型"和"网状细胞型"。过去很多诊断为 LDHL 的病例现在认为是非霍奇金淋巴瘤，常常是间变形或多形性大细胞形态，其余的可能是 NS-HL 的淋巴细胞削减型（即 II 型 NS-HL）。

随着对各种非霍奇金淋巴瘤，尤其是周围 T 细胞淋巴瘤和间变性大细胞淋巴瘤的认识，现在 LD-HL 的诊断病例越来越少。

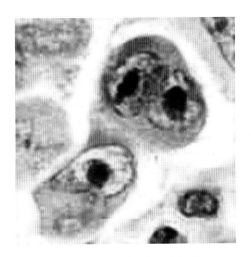

图 16-15　经典型 R-S 细胞

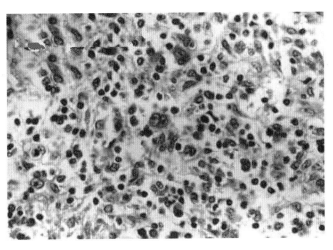

图 16-16　混合细胞型（mixed cellularity）HL：单核，双核 R-S 细胞多

弥漫纤维化型，由于大量的非双折光性网状纤维的增加和无定形蛋白物质的沉积，淋巴细胞和其他细胞的数量极度减少；诊断性 R-S 细胞罕见，坏死明显。

网状细胞型（即"霍奇金肉瘤"）的特点是细胞丰富；在非典型的单个核细胞背景中有大量的诊断性 R-S 细胞和多型性 R-S 细胞；成熟淋巴细胞、嗜酸粒细胞、浆细胞、中性粒细胞和组织细胞少见。坏死区较其他类型霍奇金病更为广泛。"网状细胞型"霍奇金病在鉴别诊断上应与大细胞性非霍奇金淋巴瘤（尤其是大细胞间变性淋巴瘤），以及合体细胞性的结节硬化性淋巴瘤相区别。

LD-HL 是一种最罕见的 HL 亚型，占所有 CHL 不到 5%；根据现在的定义，中位年龄类似于其他 CHL 亚型，为 37 岁，75% 为男性。这一亚型常与 HIV 感染有关，多发生于发展中国家。

（1）形态学

此型的组织学特点为淋巴细胞的数量减少而 R-S 细胞或变异型的多形性 R-S 细胞相对较多，有两种不同的形态：

1）弥漫纤维化型：淋巴结内细胞明显减少，由排列不规则的非双折光性网状纤维增加和无定形蛋白物质的沉积所取代；其间有少数诊断性 R-S 细胞、组织细胞和淋巴细胞；常有坏死。

2）网状细胞型：特点是细胞丰富，由多数多形性 R-S 细胞和少量诊断性 R-S 细胞组成；

甚至可见梭形肿瘤细胞；成熟淋巴细胞、嗜酸性粒细胞、浆细胞、中性粒细胞和组织细胞少见，坏死区较其他类型 HL 更为广泛。

（2）免疫表型

与其他 CHL 亚型一致，多数 HIV+病例有 EBV 感染，LMP-1+。

（3）临床特点

LD-HL 多为晚期（70%），约 80% 有 B 症状。腹腔器官、腹膜后淋巴结和骨髓常常是选择性的被累及，而外周淋巴结则较少受累及。

（4）预后

预后不良，80% 的患者存活少于 3 年，HIV+的患者具有相对的侵袭过程。

第 6 节　常规检查

其基本检查包括淋巴结检查、韦氏环、肝脾、行为状态（PS）、B 症状，以及血常规、ESR、LDH、清蛋白、肝肾功能、胸片、B 超，颈、胸、腹、盆 CT，ⅠB、ⅡB、Ⅲ、Ⅳ期行骨穿。

1　血液检查

血象变化较早，贫血多见于晚期患者，为正色素、正细胞性贫血，偶见溶血性贫血，2%~10% 患者 Coomb's 试验阳性；偶伴抗人球蛋白试验阳性。

少数病例可出现中性粒细胞增多，约 1/5 患者嗜酸粒细胞升高。晚期淋巴细胞减少；骨

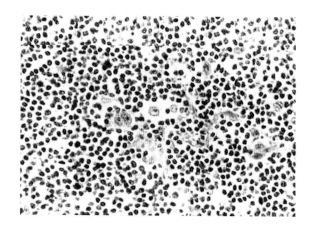

图 16-17　淋巴细胞为主型（lymphocyte predominance）HL，见 L&H 细胞，典型 R-S 细胞少，背景小淋巴细胞、组织细胞多

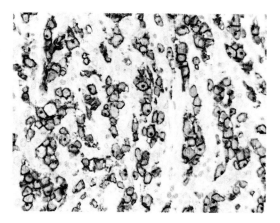

图 16-18　CD30 免疫标记

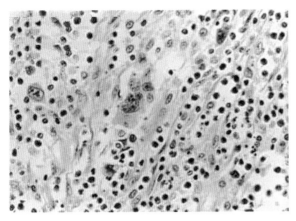

图 16-19　淋巴细胞削减型（lymphocyte deple-tion）HL。淋巴细胞↓，瘤细胞↑，多形性 R-S↑

髓被广泛浸润或发生脾功能亢进时，可有全血细胞减少。

外周血淋巴细胞减少（<1.0×10⁹/L）、血沉增快、血清乳酸脱氢酶升高可作为病情检测指标。

疾病活动期有血沉增速，血清乳酸脱氢酶活力增高，α球蛋白、结合珠蛋白及血浆铜蓝蛋白增多。当血清碱性磷酸酶活力或血钙增加时提示骨骼累及。

2　骨髓检查

大多为非特异性，如能找到 R-S 细胞对诊断有帮助。R-S 细胞大小不一，20~60μm，多数较大，形态极不规则。胞浆嗜双色性，核外形不规则，可呈"镜影"状，亦可多叶或多核，偶有单核，核染色质粗细不等，核仁大小可及核的 1/3。

结节硬化性 HL 中 R-S 细胞由于变形，胞浆浓缩，两细胞核之间似有空隙，称为"腔隙型 R-S"细胞。

浸润大多由血源播散而来，骨髓穿刺涂片阳性率仅 3%，但活检法可提高至 9%~22%，用以探索骨髓转移，意义较大。

3　免疫学检查

本病存在细胞免疫缺陷，表现迟发性皮肤免疫反应低下。经典型霍奇金淋巴瘤的 R-S 细胞 CD15 及 CD30 抗原表达阳性，是识别 R-S 细胞的重要免疫标志。

4　胸部及纵隔X线检查

当疑有纵隔、肺门淋巴结及肺部淋巴瘤时，可做胸后前位及侧位 X 线摄片，可发现肺门淋巴结肿大和肺部浸润。

5　造影

下腔静脉造影可发现第二腰椎以上主动脉旁肿大的淋巴结，静脉肾盂造影可显示输尿管是否移位；双足淋巴管造影，可早期发现腹腔和主动脉旁淋巴结肿大。

6　超声检查

B 型超声扫描对发现腹腔病变帮助很大。若高度怀疑腹腔淋巴结有病变时，可做剖腹探查，同时做脾脏切除，取腹腔和腹腔后淋巴结和肝组织做病理活检。

7　PET-CT检查

采用传统 CT 检测病灶大小来评价疗效，可能会出现疗效判定滞后的情况，因淋巴结内纤维组织浸润，可导致治疗后几个月仍存在残存肿块的可能。

GHSG HD15 研究入组 817 例患者中，311例（38%）治疗后残存肿块大于 2.5cm，然而其中 245 例患者（79%）PET 检查为阴性，这些患者未接受后续放疗，其预后与 CT 判断为 CR 的患者一致[23]。该研究认为，在判定疗效方面，PET 这样的生物学检测优于 CT 这样的形态学检测结论。

Gallamini 和 Hutchings 等采用 PET 在治疗早中期判定疗效，为进展期 HL 患者制定个体化治疗策略提供依据。入组 260 例晚期 CHL 和部分 II 期伴不良预后因素患者（B 症状、≥3个淋巴结区受累、ESR≥40、膈下病灶、大包块），接受 ABVD 或 ABVD 样方案化疗，分别来自意大利和丹麦肿瘤中心。2 周期化疗后接受 PET/CT 或 PET 检测，检查前血糖低于 160mg/dL。标准最小摄入值（minimal residual uptake，MRU）为 2~3.5；受测患者中，PET 阳性为 50 例，PET 阴性为 210 例。50 例 PET 阳性患者中，43 例（86%）治疗失败（进展或复发）；210 例 PET 阴性患者中，199 例（95%）

持续 CR。中位随访 2.19 年，PET 阳性组 2 年 PFS 仅为 12.8%，而 PET 阴性组为 95%，组间差异显著（P<0.0001）。

既往研究证实，PET 检测阴性预测价值为 97%~100%，阳性预测价值为 87%~90%；早期检测为阴性患者的 2 年 PFS 为 96%，而阳性检测患者为 0%~6%。

Gallamini 和 Hutchings 的研究，样本量大、随访两年（超过 90% 会在确诊后 2 年内出现进展或复发），数据可靠性高。在 PET 检测之前，IPS 中 IV 期是唯一影响疗效的因子。随着 IPS 增高，PET 阳性风险亦增高。该研究认为，早中期 PET 检测是晚期 HL 最主要的预后因子。

于 2011 年由 J. A. Barnes 等公布关于早中期 PET 检查是否可预测早期 CHL 治疗疗效和生存预后的研究，该研究入组 96 例早期非大包块 CHL 患者，4 年 PFS 和 OS 分别为 88% 和 97%。早期 PET 检测阴性患者的 PFS 为 91%，而阳性患者 PFS 为 87%，组间无显著差异（P=0.57）；而治疗结束后 PET 检测阳性患者 4 年 PFS 为 54%，阴性患者为 94%，4 年 OS 分别为 84% 和 100%，组间差异显著。该研究认为，早期 PET 检查结果不能作为早期 CHL 疗效预测和生存预后判定指标；而治疗结束后 PET 检测可以准确预测疗效和预后 [24]。

第 7 节　临床表现

霍奇金淋巴瘤之临床表现多种多样，其诊断主要决定于病理分型、原发肿瘤的部位和受累器官、疾病的早期或晚期等因素。按起病方式，HL 临床发展可分三型：①缓慢（静止）型，病程很长，可达 15 年之久；②迁延（变化）型，病程较长，5~6 年；③急性（进行）型，病情发展迅速，出现高热，仅 2~3 个月便可致死。

1　早期表现

最早的表现多是浅表淋巴结呈无痛性进行性肿大，常缺乏全身症状，进展较慢。

2　淋巴结肿大

90% 患者以淋巴结肿大就诊，约 70% 表现颈部淋巴结肿大，50% 具有纵隔淋巴结肿大。

病变的淋巴结肿大，初起时，淋巴结柔软，彼此不粘连，无触痛；随着病程的进展，相邻肿大的淋巴结相互粘连、融合成大的肿块，有时直径可达到 10cm 以上，不易推动。若发生在颈部淋巴结，甚至可形成包绕颈部的巨大肿块。随着纤维化的增加，肿块由软变硬。

与 NHL 引起全身弥散性淋巴结肿大不同，HL 一般首先引起单个或附近淋巴结肿大。

3　压迫表现

肿大的淋巴结可引起局部压迫症状，如纵隔淋巴结肿大压迫气管、支气管，引起干咳；腹痛可由于腹膜后淋巴结肿大所致，骨盆或腹股沟淋巴阻塞可引起下肢水肿；淋巴瘤发生在脊髓腔硬膜外，可引起压迫症状。

4　结外组织受累

约有 1/4 的患者在诊断时已累及到淋巴结以外的组织，多见于脾、肝、肺或骨及骨髓。消化道受累可发生黏膜溃疡和消化道出血。

4.1　肺部浸润

肺实质的浸润可似肺叶硬化或支气管肺炎，并可引起空洞或肺脓肿。X 线改变多为绒毛状渗出性改变，与真菌感染不易区别。多有呼吸加快和发热，甚至出现呼吸功能衰竭。

4.2　肝脏受累

可出现肝内胆管梗阻症状，肝脏中度肿大，巩膜黄染，血清直接与间接胆红素和碱性磷酸酶增高。

4.3　骨髓浸润、骨骼受累

出现中性粒细胞、血小板减少和贫血。骨受累可产生疼痛，并有椎骨成骨细胞病损（"象牙"椎骨），罕见的是溶骨性病变伴有压缩性骨折。

5　全身表现

全身症状可有低热，或呈特征性回归热型，即高热数天后，可有几天或几周的无热期（Pel-Ebstein 热）。常伴有食欲减退、恶心、盗汗和体重减轻（即 B 症状），这些症状当病灶局限时常不出现。

皮肤瘙痒是成人常见的症状，在小儿极少

见，甚至在全身广泛脏器受侵时亦不出现。

此外，亦可出现各种免疫功能紊乱如免疫性溶血，血小板减少或肾病综合征。

6 感染

霍奇金淋巴瘤本身，或由于化疗皆可引致细胞免疫功能低下，此类患者很易发生继发感染，约有 1/3 患儿出现带状疱疹，并可扩散侵犯肺组织。隐球菌、组织胞浆菌和白色念珠菌等真菌感染亦是常见的并发症，且病灶比较广泛。

第 8 节　诊断与鉴别诊断

近年来，国际上对霍奇金淋巴瘤的诊断研究有 3 大进展，即 R-S 细胞与 EB 病毒密切关系的确定、对 R-S 细胞来源的初步认识（来源于 B 细胞）和新的改进分类的提出。

1 诊断思路

对于年长少年持续性、无原因的颈淋巴结肿大，应怀疑本病，因为这一年龄组的患者，由于上呼吸道炎症而引起的颈淋巴结肿大者已较少见；其他部位找不到原因的慢性淋巴结肿大亦应考虑此病。

诊断时，应详细询问病史和做全面的体格检查，对原因不明的进行性淋巴结肿大、纵隔肿块、腹部肿块及原因不明的长期发热或间歇热等，应想到霍奇金淋巴瘤的可能，应及时进行淋巴结等活体组织检查，取得病理组织学诊断。以下几点可作为诊断要点：

（1）通常累及淋巴结，主要是颈部淋巴结；

（2）病人以儿童、青年和成年人为主；

（3）肿瘤细胞，即 R-S（Reed-Sternberg）细胞和 Hodgkin 细胞（散在分布的多核或单核的瘤巨细胞，总称 H/R-S 细胞），仅占细胞总数的少部分，并分散在丰富的反应性炎细胞和伴随细胞群之中；

（4）肿瘤细胞通常为 T 细胞围绕，形成玫瑰花环。

2 临床分期

HL 的分期，目前使用的是修改后的 Ann Arbor 分期（见表 16-1）。

表 16-1　Ann Arbor/Cotswords 分期系统

分期		定义
Ⅰ 期	Ⅰ 期	病变累及 1 个淋巴结区
	Ⅰ E 期	病变累及 1 个淋巴系统以外的器官或部位的局部侵犯
Ⅱ 期	Ⅱ 期	病变累及横膈同侧两个或更多的淋巴结区
	Ⅱ E 期	病变累及 1 个以上的淋巴结区伴 1 个结外器官或组织的局部侵犯
Ⅲ 期	Ⅲ 期	横膈上下均有淋巴结病变
	Ⅲ S 期	伴脾累及
	Ⅲ E 期	结外器官局限受累
	Ⅲ SE 期	脾与局限性结外器官受累
	Ⅲ 1 期	腹腔病变限于上腹部：脾或脾门淋巴结、腹腔淋巴结或肝门淋巴结或以上病变合并存在
	Ⅲ 2 期	腹腔病变限于下腹部：腹主动脉旁、肠系膜、髂或腹股沟淋巴结
Ⅳ 期		1 个或多个结外器官受到广泛性或播散性侵犯，伴或不伴淋巴结肿大。如：骨髓（M）、肺实质（L）、胸膜（P）、肝脏（H）、骨骼（O）、皮肤（D）等
分组	每期分 A、B 亚组	
	A 组	表示无下述任一症状
	B 组	表示患者具有以下症状之一：①原因不明的反复发热；②盗汗；③原因不明的 6 个月内体重减少 10%。

霍奇金淋巴瘤的病变范围（分期）采用 Ann Arbor/Cotswords 分期系统（表 16-3）。

局限期霍奇金淋巴瘤，北美协作组将其定义为临床分期 Ⅰ~Ⅱ 期无 B 症状，且无大包块（≥10cm）患者。

对于临床分期为 Ⅰ~Ⅱ 期伴有 B 症状（体重减轻≥10%、发热、盗汗），或伴有大包块患者，按进展期治疗原则执行。

北美 NCCN 霍奇金淋巴瘤指南将 HL 分为 3 组，即早期预后良好组（Ⅰ~Ⅱ 期无不良预后因素）、早期预后不良组（Ⅰ~Ⅱ 期伴不良预后因素如，纵隔大包块、B 症状、超过 3 个部位淋巴结区受累、ESR 异常升高≥50），以及进展期（Ⅲ~Ⅳ 期）。

欧洲 ESMO 淋巴瘤指南指出不良预后因素，包括年龄 50 岁或以上、B 症状、ESR 异常升高、大包块、受累淋巴区域≥4 个。

3 鉴别诊断

颈部淋巴结肿大，在排除良性病变后，其恶性病变应排除鼻咽癌、甲状腺癌、上段食管癌等，纵隔肿块需除外肺癌、胸腺瘤，腋下淋巴结肿大应与乳腺癌鉴别。

3.1 结节硬化型霍奇金淋巴瘤的鉴别诊断

3.1.1 坏死性淋巴结炎和猫抓病

有的 NS-HL 病例，尤其是纵隔和下颈部的淋巴结活检，可以出现广泛的凝固性坏死或者化脓性坏死，从而掩盖肿瘤性特点，可能被误

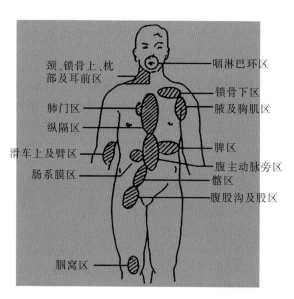

图 16-20 淋巴瘤分期定义的淋巴结解剖区

诊为坏死性淋巴结炎或猫抓病性淋巴结炎。此时寻找腔隙型 R-S 细胞和经典的 R-S 细胞的最佳部位是在坏死灶的边缘。有时腔隙型 R-S 细胞具有较小的核仁，与组织细胞不易鉴别。

CD30（BerH2）的免疫组化染色可以帮助区别；CD15（LeuM1）染色在此时无用，因为组织细胞亦呈 CD15 阳性。

3.1.2 硬化性炎症和硬化性纵隔炎

NS-HL 常常伴有明显的纤维化和硬化，在小活检中容易误诊为硬化性炎症。因此，如果在纵隔和下颈部的活检中有硬化，即使没有找到腔隙型细胞，只要临床表现支持淋巴瘤诊断，亦应怀疑 NS-HL，可以做连续切片或者再次活检。

3.1.3 恶性纤维组织细胞瘤

NS-HL 的纤维组织细胞——纤维母细胞性变种可以被误诊为恶性纤维组织细胞瘤，若注意到梭形细胞不具有明显的异形性，仔细寻找可偶然见到腔隙型细胞和典型的 R-S 细胞，可以肯定 NS-HL 的诊断。

3.1.4 转移癌

合体细胞型的 NS-HL 与转移癌、恶性黑色素瘤区别困难。边缘窦侵犯，梭形肿瘤细胞，核的多型性，以及中性粒细胞穿入肿瘤细胞的现象可有力地支持转移癌的诊断；若难以区别，可借助免疫组化染色。

3.1.5 大细胞淋巴瘤

合体细胞型的 NS-HL 和大细胞淋巴瘤的明确区别非常困难，出现典型的结节硬化型改变的区域有助于霍奇金淋巴瘤的诊断，虽然霍奇金淋巴瘤和非霍奇金淋巴瘤的组合性淋巴瘤可以发生，但毕竟太少见。

免疫组化染色，NS-HL 的肿瘤细胞一般为 LCA⁻、CD15⁺，而大细胞淋巴瘤通常为 LCA⁺、CD15⁻，并且有 T 或 B 细胞标记。

3.1.6 淋巴结病毒感染

在传染性单核细胞增多症等病毒性疾病，染病淋巴结副皮质区可见免疫母细胞增生，其核仁大，居中，类似 R-S 细胞，且 CD30 阳性，有时胞浆空亮，类似陷窝细胞。此时还有其他病毒感染的特点，如滤泡增生，副皮质区扩大，血管增多以及灶性坏死等。嗜酸性粒细胞少见，且无典型霍奇金淋巴瘤的背景和硬化。

3.2 混合细胞型霍奇金淋巴瘤的鉴别诊断

3.2.1 外周 T 细胞淋巴瘤

MC-HL 与外周 T 细胞淋巴瘤有时难以区别。外周 T 细胞淋巴瘤的瘤细胞具有更大的异形性，形成从小细胞到大细胞的谱系，甚至大细胞具有嗜酸性的核仁，以及嗜酸性粒细胞、上皮样细胞和血管增生的背景。核的不规则和分叶，染色质呈细颗粒状，空亮的胞浆支持外周 T 细胞淋巴瘤的诊断。

免疫组化染色时，CD30 和 CD15 的阳性反应出现于大细胞，从而支持霍奇金淋巴瘤的诊断。由于 MC-HL 和外周 T 细胞淋巴瘤都是富于 T 细胞的肿瘤，对 T 细胞标记染色的解释应相当谨慎。

3.2.2 富于 T 细胞的 B 细胞淋巴瘤

富于 T 细胞性的 B 细胞淋巴瘤极易误为霍奇金淋巴瘤，但是大 B 细胞通常不具有 R-S 细胞的大而红染的核仁，核形不规则的变异程度亦更大。免疫组化染色大细胞呈 LCA 和 B 细胞标记阳性反应，而且有单克隆性的免疫球蛋白表达。在此，对于 L26（CD20）染色的解释应当谨慎对待，因为 R-S 细胞亦可以阳性。

3.2.3 反应性免疫母细胞增生

反应性免疫母细胞增生，例如传染性单核细胞增多症，有时亦可以见到 R-S 样细胞。但是背景中有大量增生的活化淋巴细胞和免疫母细胞，而没有众多的嗜酸性粒细胞和浆细胞，可以和霍奇金淋巴瘤区别。

3.2.4 滤泡间"霍奇金样"淋巴结炎

淋巴结反应性增生的滤泡间区为主型可见滤泡间的淋巴细胞、免疫母细胞、浆细胞、嗜酸性粒细胞和上皮样组织细胞及血管增生，形成类似霍奇金淋巴瘤的图像；但免疫母细胞较 R-S 细胞小，核仁嗜碱性而非嗜酸性。免疫反应具有 T 或者 B 细胞标记，而 CD15 阴性。

3.2.5 转移癌或恶性黑色素瘤

转移癌（特别是鼻咽癌）或恶性黑色素瘤以分散形式侵犯淋巴结，尤其是癌细胞具有明显的嗜酸性核仁时，可能与霍奇金淋巴瘤引起混淆。

成团聚集的肿瘤细胞支持转移癌的诊断，必要时可做免疫组化加以区别。

3.3 结节性淋巴细胞为主型霍奇金淋巴瘤的鉴别诊断

3.3.1 进行性转化的生发中心

进行性转化的生发中心（progressive transformation of germinal centre，PTGC）是一种反应性的病变，形态改变为在滤泡反应性增生的背景中出现大的散在的深染结节，结节内以小淋巴细胞为主，伴以散在的生发中心细胞，结节不具有生发中心的外套层。

由于 PTGC 和 NLP-HL 有相似的组织学特点，而且可见于同一淋巴结内，有的 NLP-HL 患者随访后出现 PTGC，有少量的 PTGC 患者发展为 NLP-HL。因此，Poppema 等首先提出结节性的淋巴细胞为主型的霍奇金病起源于淋巴结的 B 细胞区，并且是从进行性转化的生发中心过渡来的。对于怀疑为 PTGC 的病例应当排除 NLP-HL 的可能。

3.3.2 滤泡性淋巴瘤

NLP-HL 的结节一般较滤泡型淋巴瘤大，主要由小淋巴细胞组成，而滤泡型淋巴瘤结节中的瘤细胞较大，核有裂或者不规则。免疫组织化学检测到 Bcl-2 蛋白表达支持滤泡型淋巴瘤的诊断。临床上，如患者年龄在 40 岁以下，滤泡型淋巴瘤的诊断要十分谨慎。

3.3.3 小淋巴细胞性淋巴瘤和 CLL

小淋巴细胞性淋巴瘤一般呈弥漫性分布，可有假滤泡，不形成结节。瘤细胞小而一致，可伴有散在的个别副免疫母细胞。不伴有上皮样细胞反应。临床上小淋巴细胞性淋巴瘤和 CLL 患者年龄一般在 40 岁以上。

3.3.4 富于淋巴细胞的经典型霍奇金淋巴瘤

常呈滤泡间浸润，有散在典型 R-S 细胞及其变种。大细胞免疫表型为 $CD30^+$、$CD15^+$、$CD20^-$。

第 9 节　治疗

1　治疗原则

1.1　Ⅰ 期、Ⅱ 期

可单用放射疗法，但治疗的照射野要扩大，包括膈上所有淋巴结分布的区域，大多数患者要扩大到主动脉周围的淋巴结和主动脉分叉处以及脾脏或脾蒂。此种治疗方案约可治愈80%的患者（治愈是指治疗后5年无病生存），此后复发极为罕见。

对特殊的ⅠA期，结节硬化型或淋巴细胞占优势型患者，单用斗篷式照射可能已足够。大面积侵犯纵隔（>胸腔直径的1/3）的患者，仅用放疗复发率高，化疗后放疗可使约75%的患者无复发存活期延长。

近年来，不少国家对早期HL采用放、化疗结合的方法，疗效提高25%。仅用放疗已不再作为早期HL的标准治疗，因其复发率高并易诱发第二肿瘤。放化疗结合，90%以上的HL可获治愈。

1.2 ⅡB期、Ⅲ期

对ⅡB和ⅢA1期的疾病，可使用放疗和化疗，照射所有淋巴结（斗篷式及倒Y型）可使总存活率达85%~90%，5年无病存活率可达65%~75%；对ⅢA2期疾病常使用联合化疗方案，可使用或不使用淋巴结部位的放射疗法，治愈率已达75%~80%。

由于单用放疗不能治愈ⅢB期霍奇金病，因此需要单独使用联合化疗方案或联合化疗方案合并放疗，生存率为70%~80%。

1.3 Ⅳ期A、B期

应用联合化疗方案，特别是应用MOPP方案。根据近年随机研究，对大多数霍奇金病患者治疗来说，ABVD已成为标准方案，该方案已使70%~80%的患者获完全缓解，而且>50%患者在10~15年内持续无病生存。

前瞻性研究结果并未证实，交替使用MOPP与ABVD或加入其他药物联合方案的疗效会优于ABVD方案。

2 化学治疗

目前，最经典的化疗方案仍为MOPP、ABVD。MOPP，CR84%，34%复发，复发者多发生在CR后4年内。影响MOPP方案CR的因素是有无症状，无症状者CR100%，有症状者CR81.7%。ABVD，CR75%，与MOPP无交叉耐药性，MOPP无效的病例用ABVD治疗75%~80%可缓解；ABVD/MOPP交替，CR88.9%。

经典型霍奇金淋巴瘤，方案可选择ABVD、Stanford V、高危患者（IPI≥4）可选剂量递增的BEACOPP；ⅠA、ⅡA预后好者，宜选ABVD×4周期+RT，或Stanford V×2周期+RT（适合非大肿块）；Ⅰ、Ⅱ预后差者，宜选ABVD×4，达CR、PR者加ABVD×2周期+RT，或Stanford V×3周期；对肿块>5cm或PET/CT有残留处者+RT；Ⅲ、Ⅳ期者，ABVD×6~8；4周期达CR、PR者，加ABVD×2，有大肿块的局部+RT，或Stanford V×3周期+RT，或剂量递增的BEACOPP×8+RT。

对于单纯化疗者，最适化疗周期数仍未确定。现有多数研究，单纯化疗者采用ABVD方案6周期化疗；而北美研究组NCIC/ECOG采用2周期ABVD获得CR患者，再行2周期ABVD方案化疗，其5年PFS为95%，而2周期化疗未获CR患者的5年PFS仅为81%。

局限期CHL90%患者的OS超过5年，因此在20世纪50年代至90代初期的近30年时间里，肿瘤和血液学专家对放疗联合化疗的治疗模式未提出质疑。直至1989年巴黎召开的霍奇金淋巴瘤国际研讨会，公布了关于9000例早期CHL患者的长期随访结果。25年的随访总死亡率为22%，随访前10年，主要死因是肿

表16-2　HL治疗原则

分类	分期	治疗原则
结节性淋巴细胞为主型霍奇金淋巴瘤	ⅠA、ⅡA期	累及野或区域淋巴结放疗
	ⅠB、ⅡB期	化疗+累及野放疗
	ⅢA、ⅣA期	化疗±放疗或姑息性局部放疗
	ⅢB、ⅣB期	化疗±放疗
经典型霍奇金淋巴瘤	Ⅰ和Ⅱ期	化疗+累及野照射
	ⅢA、ⅢB和Ⅳ期、非大肿块	化疗
	ⅢA、ⅢB和Ⅳ期、大肿块	化疗±大肿块部位照射

瘤复发，而随访 13 年以后第二肿瘤和心血管疾病是主要死亡原因。第二肿瘤和心血管疾病的发生与放疗剂量和照射野范围，以及化疗方案（如 MOPP）密切相关。

3 放射治疗

3.1 结节性淋巴细胞为主型霍奇金淋巴瘤

ⅠA~ⅡA 期：累及野放疗 30~36 Gy。

3.2 经典型霍奇金淋巴瘤

（1）Ⅰ~Ⅱ期无大肿块：化疗后 CR 者，累及野放疗 30Gy；化疗后 PR 者，累及野放疗 30Gy，残留病灶加量至 36~40Gy。

（2）Ⅰ~Ⅱ期大肿块：化疗后 CR 者，累及野放疗 30Gy，原大肿块处加量至 36Gy；化疗后 PR 者，累及野放疗 36Gy，残留病灶加量至 36~40Gy。

（3）Ⅲ~Ⅳ期大肿块：化疗后大肿块病灶处放疗 36~40Gy。

4 分层治疗

不同国家和地区霍奇金淋巴瘤研究组关于早期 HL 的不良预后因素的定义不完全相同，美国和英国采用大包块或无大包块作为主要不良预后因素判断指标，而德国和欧洲癌症治疗组在大包块基础之上联合其他 3 种因子作为不良预后因素判定指标。

4.1 北美 NCIC/ECOG 研究

北美 NCIC/ECOG 研究，无论预后良好组还是不良预后组，在 5 年 EFS 和 OS 方面均无显著差别。

此研究仅针对非大包块的 ⅠA~ⅡA 早期 CHL 患者，对于低危早期患者（ⅠA 且组织病理类型为淋巴细胞为主型或结节硬化型；包块<3cm；ESR<50mm/h；累及上颈段）和高危患者（包块>10cm 或≥1/3 胸腔；腹腔内病灶）均排除，入组患者随机进入含放疗的综合治疗组，或单纯化疗组。综合治疗组依据不良预后因素分别接受次全淋巴结照射或 2 周期 ABVD 方案化疗联合次全淋巴结照射；单纯化疗组均接受 2 周期 ABVD 方案化疗，CR 患者再行 2 周期化疗，总共 4 周期 ABVD 方案化疗；未获得 CR 患者总共接受 6 周期 ABVD 方案化疗。该研究发现，采用单纯 ABVD 方案化疗较之含

放疗的联合治疗组，并未改善疾病控制，其 5 年 PFS 为 87%，而放化结合组 5 年 PFS 为 93%，组间差异显著（P=0.006）。

分层分析发现，上述差异的产生主要是由于预后不良组患者产生。针对预后不良组分别采用化放结合或单纯化疗，其 5 年 PFS 分别为 95% 和 88%，组间差异为 7%，相当于为使 1 位患者获得缓解，需要让 14.3 名患者接受治疗。因此需要进一步考虑治疗相关的毒性和并发症。

4.2 早期 CHL 的治疗

对于早期 CHL，采取化放结合治疗还是单纯放射治疗，目前有多项研究，认为放化结合治疗优于单纯放疗，是标准治疗模式。

早期研究采用扩大野或次全淋巴结照射方法治疗局限期 CHL，获得明显疗效；但即使预后良好的早期 CHL 患者，单纯放疗的长期毒副反应影响该模式的临床推广。

2001 年，Henry 等公布了 SWOG 研究结论，单纯次全淋巴结放疗 STLI 和放化综合治疗（CMT，次全淋巴结野放疗联合化疗）比较，CMT 组的 FFS 明显改善，尽管在 3 年 OS 方面无显著差异。

EORTC/GELA H7F 研究证实，次全淋巴结野放疗（STLI）和 CMT（6 周期 EBVP：表阿霉素、博莱霉素、长春花碱、强的松），联合受累野放疗（IFRT），10 年 EFS 显著改善。

EORTC/GELA H8F（favorable prognostic features）研究证实，对于预后良好性的膈上区病灶的 Ⅰ~Ⅱ期 CHL，3 周期 MOPP/ABV 联合受累野放疗，在 5 年 EFS（98%vs74%）和 10 年 OS（97%vs92%）方面，均优于单纯次全淋巴结照射，组间差异显著。该研究入组 1538 例早期膈上病变的预后良好的 CHL 患者，该研究认为，对于预后良好型早期 CHL，放化结合治疗优于单纯放疗，是标准治疗模式。

德国霍奇金淋巴瘤研究组的 GHSG 的 HD7 研究证实，早期 CHL 患者接受 2 周期 ABVD 联合扩大野的放疗，优于单纯扩大野放射治疗。CMT 组的 7 年 FFTF（无失败治疗时间）显著改善。因此，对于早期 CHL 患者，化疗联合受累野的放疗仍然是标准治疗策略 [25]。

对于早期 CHL，单纯化疗不能作为标准治疗。Straus 等针对 152 例早期 CHL 患者，分别

表 16-3 常用化疗方案

分类	方案名称		药物	剂量	用法	周期
结节性淋巴细胞为主型霍奇金淋巴瘤	ABVD ±美罗华		ADM	25mg/m²	iv, d1、d15	4周重复
			BLM	10mg/m²	iv, d1、d15	
			VLB	6 mg/m²	iv, d1、d15	
			DTIC	375 mg/m²	ivd,d1、d15	
			美罗华	375 mg/m²	ivd,d1	
	CHOP± 美罗华		CTX	750 mg/m²	iv, d1	3周重复
			VCR	1.4 mg/m²	iv, d1	
			ADM	50 mg/m²	iv, d1	
			Pred	60 mg/m²	po,d1~5	
			美罗华	375 mg/m²	ivd,d1	
	EPOCH ±美罗华		CTX	750 mg/m²	iv, d1	3周重复
			ADM	50 mg/m²	iv, d1	
			VCR	1.4 mg/m²	iv, d1	
			VP-16	100 mg/m²	ivd, d1~3	
			Pred	60 mg/m²	po,d1~5	
			美罗华	375 mg/m²	iv, d1	
	CVP± 美罗华		CTX	750 mg/m²	iv, d1	3周重复
			VCR	1.4 mg/m²	iv, d1	
			Pred	60 mg/m²	po,d1~5	
			美罗华	375 mg/m²	iv, d1	
	单药美罗华		美罗华	375 mg/m²	iv, d1	3周重复
经典型霍奇金淋巴瘤	一线方案	ABVD	ADM	25mg/m²	iv, d1、d15	4周重复
			BLM	10mg/m²	iv, d1、d15	
			VLB	6 mg/m²	iv, d1、d15	
			DTIC	375 mg/m²	iv, d1、d15	
		Stanford V	ADM	25mg/m²	iv, w1、3、5、7、9、11	12周重复
			VLB	6mg/m²	iv, w1、3、5、7、9、11, ≥50岁者自第10周起每周减量 1 mg/m² 至 4 mg/m²	
			HN₂	6mg/m²	iv, w1、5、9	
			VCR	1.4 mg/m²	iv, w2、4、6、8、10、12	
			BLM	10mg/m²	iv, w2、4、6、8、10、12	
			VP-16	60mg/m²	iv, w3、7、11	
			PND	40mg/m²	po, qod (12w),第10周起逐渐减量,隔天减 10 mg	
		BEA-COPP	BLM	10mg/m²	iv, d8	3周重复
			VP-16	100mg/m²	ivd, d1~3	
			ADM	25mg/m²	iv, d1	
			CTX	650mg/m²	iv, d1	
			VCR	1.4mg/m²	iv, d8	
			PCZ	100mg/m²	po,qd,d1~7	
			Pred	40mg/m²	po,qd,d1~14	

续表

分类	方案名称		药物	剂量	用法	周期
经典型霍奇金淋巴瘤	一线方案	剂量递增的BEA-COPP	BLM	10mg/m²	iv, d8	3周重复
			VP-16	200mg/m²	ivd, d1~3	
			ADM	35mg/m²	iv, d1	
			CTX	1200mg/m²	iv, d1	
			VCR	1.4mg/m²	iv, d1	
			PCZ	100mg/m²	po,qd,d1~7	
			Pred	40mg/m²	po,qd,d1~14	
		MOPP	HN₂	6mg/m²	iv, d1、8	4周重复
			VCR	1.4mg/m²	iv, d1、8	
			PCZ	100mg/m²	po,qd,d1~14	
			PDN	40mg/m²	po,qd,d1~14	
	二线方案	MINE	IFO	1333mg/m²	d1~3	3周重复
			MIT	8 mg/m²	d1	
			VP-16	65 mg/m²	d1~3	
		Stanford V	同上			
		ICE	IFO	5000mg/m²	ivd, d2	2周重复
			CBP	AUC=5	ivd, d2	
			VP-16	100mg/m²	ivd, d1~3	
		MOPP	同上			
		DHAP	DXM	40mg	iv,d1~4	3周重复
			Ara-C	2000mg/m²	ivd, bid, d2	
			DDP	25mg/m²	ivd, d1~4	
		ESHAP	VP-16	40mg/m²	ivd, d1~4	3周重复
			MP	500mg	ivd, d1~5	
			Ara-C	2000mg/m²	ivd, d5	
			DDP	5mg/m²	ivd, d1~4	
		GDP	Gem	1000mg/m²	ivd, d1、8	3周重复
			DXM	40mg	po, d1~4	
			DDP	75 mg/m²	ivd, d5	

采用 CMT（6 周期 ABVD 联合 RT）或 6 周期 ABVD 方案化疗，5 年 PFS 和 OS 方面无显著差异，但后续研究发现，CMT 组患者有 20% 提高。2010 年 Christine Herbst 等公布了关于早期 CHL 接受 CMT 治疗的 meta 分析 [26]，共 5 个随机临床研究的 1245 例早期 CHL 患者，分别接受 CMT 或单纯化疗，在肿瘤控制方面，HR 为 0.41；在 OS 方面，HR 为 0.40。该荟萃分析认为，早期 CHL 患者，采用 CMT 较之单纯化疗，

可以显著改善疾病控制率和 OS。

4.2.1 预后良好型早期 CHL 的治疗

关于预后良好型早期 CHL 的治疗策略，主要来自 EORTC/GELA 和 GHSG 的研究。

1988 年开始的 H7 研究，主要针对早期 HL 治疗相关毒性反应，采用降低药物剂量和减低放疗野的方法，试图改善治疗的长期毒性。

入组 722 例早期 HL 患者，依据预后不良因素（年龄、性别、受累淋巴结区数目、B 症

表 16-4　不同研究小组制定的不良预后指标

研究小组	预后不良指标
德国霍奇金淋巴瘤研究组	纵隔大包块（纵隔：胸腔比例≥0.33），结外受累，ESR 异常升高（≥50，不伴有 B 症状；≥30，伴有 B 症状），受累淋巴结区域≥3
欧洲癌症研究和治疗组	纵隔大包块（纵隔：胸腔比例≥0.35），年龄≥50，ESR 异常升高（≥50，不伴有 B 症状；≥30，伴有 B 症状），受累淋巴结区域≥4
北美 NCIC/ECOG 研究	年龄≥40，ESR≥50，组织病理类型（混合细胞型或淋巴细胞削减型），受累淋巴结区域≥4

状、ESR、组织病理类型、大包块）分为预后良好组（H7-F）和预后不良组（H7-U）。

H7-F 组患者接受 6 周期 EBVP 方案联合 IFRT 治疗，或单纯次全淋巴结照射。其 10 年 EFS 分别为 88% 和 78%，10 年 OS 均为 92%。该研究认为对于早期预后良好型患者，在 EFS 方面化放结合治疗优于单纯放疗，而在 OS 方面无显著差异。由于 EBVP 联合 IFRT 在毒性方面显著低于 STLI，因此可作为预后良好型早期患者的治疗方案。

德国霍奇金淋巴瘤研究组的 GHSG 的 HD7 研究证实，2 周期 ABVD 联合 EFRT 的 5 年 TTF 为 91%，而单纯放疗组的 TTF 仅为 75%。

EORTC/GELA H8F 研究证实，采用 3 周期 MOPP/ABVD 联合 IFRT 显著优于单纯 STNI（次全淋巴结照射）。

无论是 EORTC/GELA 采用的 MOPP/ABVD，还是 GHSG 采用的 EFRT，对于预后良好的早期 CHL 患者均不是标准治疗手段。

GHSG HD10 研究是针对预后良好的早期 CHL，采用 2 周期或 4 周期 ABVD，联合 20Gy 或 30Gy IFRT。研究证实，对于预后良好型的早期 CHL，2 周期 ABVD 联合 20GyIFRT，疗效不低于其他联合组，其 5 年 TTF 均为 93%。因此，建议对于预后良好的早期 CHL，可将 2 周期 ABVD 联合 20GyIFRT 作为标准治疗策略[27]。

目前 EORTC/GELA/ⅡLHL10 组研究正在开展 3 周期 ABVD 联合 IFRT 试验。

另外，德国 GHSG HD13 研究，是在早期预后良好型 CHL 患者 ABVD 标准方案基础之上，减少化疗药物，观察是否带来相同的生存获益。分别采用 2 周期 ABVD、AV、ABV 和

AVD 方案均联合 30GyIFRT。前期研究证实，未接受达卡巴嗪治疗组预后差。

此外，EORTC H9F 研究，采用 6 周期 E-BVP 联合不同剂量的 IFRT（0、20、36Gy）治疗早期预后良好型 CHL 患者，证实 20Gy IFRT 是标准选择[27]。

4.2.2　预后不良型早期 CHL 的治疗

关于预后不良型早期 CHL 的治疗策略主要来自 EORTC/GELA 和 GHSG 的研究。

EORTC H7-U 研究，采用 6 周期 MOPP/ABV 杂合方案联合 IFRT，或 6 周期 EBVP 联合 IFRT。10 年 EFS 分别为 88% 和 68%，10 年 OS 分别为 87% 和 79%。组间差异显著。该研究认为，对于预后不良的早期 CHL 患者，6 周期 MOPP/ABV 优于 EBVP[28]。

EORTC/GELA H8-U 研究，分别采用 4 周期或 6 周期 MOPP/ABV 联合 IFRT，以及 4 周期 MOPP/ABV 联合次全淋巴结照射。5 年 EFS 分别为 84%、88% 和 87%，7 年 EFS 分别为 86% 和 84%，10 年 OS 分别为 88%、85% 和 84%，组间无显著差别。该研究认为，对于预后良好型早期 CHL，放化结合治疗优于单纯放疗，是标准治疗模式；对于早期预后不良的 CHL，4 周期化疗联合受累野放疗是标准治疗方案。增加化疗周期或扩大放疗野均不能进一步提高疗效[29]。

EORTC/GELA H9-U 研究，采用 4 周期或 6 周期 ABVD 联合 IFRT，其 4 年 EFS 分别为 87% 和 91%，组间无显著差别。

上述研究建议，对于预后不良型的早期 CHL，4 周期 ABVD 联合 IFRT 是标准治疗策略；针对 ABVD 方案的长期毒性，国际多项研究开展低毒性的联合化疗方案，证实较之

ABVD 方案并未提高疾病控制，反而降低疗效。

EORTC/GEAL H9-U 和 GHSG HD11 采用 BEACOPP 治疗早期预后不良 CHL。

GHSG HD8 采用 4 周期 ABVD 联合扩大野 RT（EFRT）或受累野放疗（IFRT），随访 5 年 FFTF 和 OS 均无显著差异，而 IFRT 毒性较低 [30]。

EORTC H8U 和 GHSG HD8 研究最终认为，4 周期 ABVD 联合 30GyIFRT 是早期预后不良型 CHL 的标准治疗模式；对于伴有大包块的早期 CHL，目前建议 4~6 周期 ABVD 联合 30Gy IFRT 是标准治疗模式。

EORTC H10 研究和 GHSG HD11 研究，对早期预后不良 HL 采用 4 周期 ABVD 或 4 周期 BEACOPP 联合 20 或 30GyIFRT，其 PFS 未进一步提高，因此不建议采用 BEACOPP 完全替代 ABVD；且中期评价 20GyIFRT 不优于 30Gy-IFRT [31]。

GHSG HD14 研究，采用 2 周期提高剂量的 BEACOPP 联合 2 周期 ABVD，较之 4 周期 ABVD 可显著提高 3 年 PFS（97%vs91%，*P*<0.0017）。但是，尽管 PFS 有 6% 的提高，其毒性反应明显高于 4 周期 ABVD。

4.3 晚期CHL的治疗

在联合化疗方案用于治疗进展期 CHL 以前，其 5 年疾病控制率不足 5%。MOPP 方案是霍奇金淋巴瘤治疗领域的分水岭，其 RR 超过 50%。因此，该方案是 20 世纪 80 年代晚期 HL 的标准治疗方案，后经多项国际多中心研究比较 ABVD 与 MOPP/ABVD 或 MOPP 方案的疗效 [32]。

Bonnadonna 等的研究首先证明，在 MOPP 基础上联合 ABVD 治疗晚期 CHL，可显著提高 OS（83.9%vs63.9%）。

Santoro 等采用 3 周期 MOPP 联合 RT，再使用 3 周期 MOPP 方案与 3 周期 ABVD+RT+3 周期 ABVD 治疗比较，随访 7 年，ABVD 组的 OS 显著优于 MOPP 组（77.4%vs67.9%）。

Canellos 等的研究，采用 6~8 周期 ABVD 与 6~8 周期 MOPP 或 12 周期 ABVD/MOPP 交替方案比较，该研究证实 ABVD 方案与 ABVD/MOPP 交替方案等效，而毒性明显降低 [33]。进一步研究采用 ABVD 与 MOPP/ABV 杂合方案

比较，两者等效，后者的严重毒性反应和第二肿瘤发生显著增加。

研究证实，交替 MOPP/ABVD 和 ABVD 等效，均优于 MOPP 单独化疗方案。MOPP/ABV 杂合方案疗效优于 MOPP/ABVD 序贯治疗方案。

ABVD、交替 MOPP/ABVD、杂合 MOPP/ABV3 种等效方案，其 5 年 FFS 为 60%~70%。但 ABVD 方案因其低毒高效性，患者较易耐受，而且门诊患者可以方便执行该方案，无需密切检测血细胞。因此，现有国际淋巴瘤研究组均推荐 ABVD 作为晚期 HL 的标准化疗方案。

尽管 ABVD 方案作为晚期 CHL 治疗标准方案被广泛接受，一项长期随访研究却发现，123 例晚期 HL 接受 ABVD 方案治疗后，随访 14.1 年，FFS 和 OS 分别为 47% 和 59%。研究提示，ABVD 的疗效有待进一步提高 [34]。

5 提高ABVD方案疗效的方法

5.1 多药交替或杂合方案

具有代表性的方案是意大利研究中的 Stanford V、MOPP/EBV/CAD 方案和英国研究中的 ChIVPP/PABIOE、ChIVPP/EVA 方案。

意大利研究的 Stanford V 方案是依据每周时间将肿瘤持续暴露于有效药物中，化疗总时间缩短至 3 个月；MOPP/EBV/CAD 方案采用将有效药物剂量密集和杂合的原理，以期增加疗效。

关于 Stanford V（SV）方案的多中心研究最初于 2000 年由 ECOG 报道，47 名 CHL 患者接受 SV 方案化疗，其中 87% 患者接受后续放疗；其 5 年 FFP 为 85%，OS 为 96%。

另一项单中心前瞻性研究报道，142 例 CHL 患者接受 SV 化疗，其中 91% 完成后续巩固放疗；5 年 OS 为 96%，FFS 为 89%。

一项意大利研究，入组 355 例 ⅡB、Ⅲ 和 Ⅳ 期 HL 患者，分别接受 6 周期 ABVD、3 周期 Stanford V 和 6 周期 MOPP/EBV/CAD 方案化疗；化疗结束后 3 组中，分别有 76、71 和 50 例患者接受局部放疗。RR 分别为 89%、76% 和 94%，5 年 FFS 分别为 78%、54% 和 81%，5 年 PFS 分别为 85%、73% 和 94%。其中 Stanford V 疗效最低，较其他两种方案，差异显著（*P*<0.01）；MOPP/EBV/CAD 方案毒性最大，Stanford V 次之，ABVD 方案毒性最小。因此，该研究认为 ABVD 联合局部放疗仍然是最好选择[35]。

英国淋巴瘤组 LY09 研究，采用 ChIVPP 和 PABIOE 交替方案，从而减低每种药物的总剂量，以期降低长期毒性反应。PABIOE 方案是在 ABVD 基础上改良而来，足叶乙甙替代达卡巴嗪，长春新碱替代长春花碱，增加强的松。入组 870 例进展期 HL 患者，分别接受 ABVD 或多药交替或杂合方案（ChIVPP/PABIOE 交替方案、ChIVPP/EVA 杂合方案）。其 3 年 EFS 均为 75%，3 年 OS 分别为 90% 和 88%，组间无显著差异，后者毒性反应显著。该研究认为，ABVD 仍是标准治疗方案。

2009 年，英国癌症研究所淋巴瘤组公布了一项大型、随机、对照研究[36]针对 520 例晚期和具有不良预后因素的早期 CHL 患者，采用 ABVD 或 Stanford V 方案化疗，后续采用巩固放疗。该研究结论是，在 5 年 PFS 和 OS 方面，ABVD 组和 Stanford V 方案组无显著差别，分别为 76%vs74%、90%vs92%。

既往关于巩固放疗的研究众多，其中部分研究认为对于多药联合化疗获得 CR 患者，再接受放射治疗，并不能获益[37]。而英国淋巴瘤组 LY09 研究认为，无论化疗疗效怎样，后续放疗均可得到生存获益[38]。

因此，英国癌症研究所淋巴瘤组研究进一步分析发现，将后续放疗和未放疗组对照，在 PFS 方面，未联合放疗的 SV 组患者的 PFS 进一步缩短。而 ABVD 组 PFS 未显著改变。该研究认为，SV 需要与放疗联合治疗，尤其对于大包块或脾脏病灶患者。与 ABVD 比较，Stanford V 方案疗程短、急性肺损伤发生率低，在 PFS 和 OS 无显著差异的前提下，仍是可选择方案之一；而 ABVD 因其疗效确切、低毒性，尤其是获得 CR 患者可避免进一步放射治疗带来的毒副反应，仍然是当今国际淋巴瘤治疗标准化疗方案。

5.2 增加剂量的 BEACOPP 方案

既往多项研究证实，ABVD 或 COPP/ABVD 交替等方案，5 年疾病控制率为 61%~66%，5 年 OS 为 73%~83%。然而，仍然有大约 1/3（30%~40%）晚期 CHL 患者治疗失败。

德国霍奇金淋巴瘤研究组采用 BEACOPP 这样剂量密集方案，期望改善上述情况。BEACOPP 方案较之 ABVD 方案，在剂量强度和密度方面均有所增加。

该方案最初于 1991 年由德国霍奇金淋巴瘤研究组设计提出。设计的理论基础是，缩短化疗周期（由 4 周缩短为 3 周时间）可提高肿瘤 5 年控制率大约 3%；而在标准剂量基础上提高化疗药物剂量 30%，可提高肿瘤 5 年控制率为 10%~15%。随着 G-CSF 等出现，使提高剂量强度化疗成为可能。

Skipper 肿瘤化疗模型认为，肿瘤体积随时间变化的过程与两个因素密切相关，一是化疗期间肿瘤细胞的敏感性，二是化疗间歇期肿瘤再生。

该模型的前提条件是肿瘤对化疗相对敏感，治疗有效率（TE）=杀伤瘤细胞/初始瘤负荷。

结合 HD3 和 HD6 研究中 706 例晚期 HL 患者资料分析，TE 为负数时，提示肿瘤原发耐药，病情进展治疗无效，这样的患者约占 12%；TE0~1 患者获得 PR 和 CR，但最终复发，约占 30% 患者；TE>1，患者可以获得 cCR（持续完全缓解），约占 58% 患者；TE≥2 的患者大约占 20%，这些患者存在过度治疗。

该模型认定，对于化疗敏感患者，缩短化疗时间（4 周减为 3 周），5 年肿瘤控制率仅提高 3%，而剂量增加 30%，对于相对化疗敏感肿瘤可提高控制率 10%，对于肿瘤化疗高度敏感（呈线性关系）患者，可提高控制率为 14%~15%。因此，对于初治患者，在标准化疗方案基础上增加药物剂量可以提高疗效。

20 世纪 90 年代，COPP/ABVD 一度成为标准治疗方案。因此，初期增加药物剂量的研究在该方案基础上开展。然而，该方案中甲基苄肼须口服 14 天，环磷酰胺第 1 和第 8 天给药，均不利于 G-CSF 使用。ABVD 方案也因为治疗时间较长，不利于加量增加和 G-CSF 使用。另一方面，增加剂量的药物应该疗效明确，且骨髓毒性可以为 G-CSF 缓解。基于这样的设计思路，德国霍奇金淋巴瘤研究组开展 BEACOPP 方案。

前期剂量爬坡试验证实，在 BEACOPP 基础剂量之上，环磷酰胺可增加至 193%，阿霉素可增加至 140%，足叶乙甙可增加至 200%。

GHSG HD9 入组 1196 例晚期 CHL 患者，分别接受 8 周期 COPP/ABVD 交替方案、8 周期 BEACOPP 方案以及 8 周期剂量增加的 BEA COPP 方案治疗[39]，10 年 FFTF 分别为 64%、70% 和 82%，10 年 OS 分别为 75%、80% 和 86%，增加剂量的 BEACOPP 在 FFTF（freedom from treatment failure）和 OS 方面显著优于其他两组。分层分析发现，对于中危预后组（IPS2-3）患者获益更大。

增加剂量的 BEACOPP 方案的毒性反应在 3 组中最大，不育发生率为 87%~93%。

HD12 研究，采用 4 周期 escalated-BEACOPP 联合 4 周期常规剂量 BEACOPP 与 8 周期 escalated-BEACOPP 对比分析，"4+4"组 5 年 OS、FFTF 和 PFS 分别为 91%、85.5% 和 86.2%，"4+4"组进展患者显著增多[40]。因此，对于进展期患者，采用 8 周期增加剂量的 BEACOPP 方案联合受累野放疗可作为标准治疗策略。

目前，ABVD 与 escalated-BEACOPP 的直接对照研究有 3 项。

意大利研究组的 HD2000 试验，入组 307 例进展期 HL 患者（ⅡB、Ⅲ和Ⅳ期），分别接受 4 周期 escalated-BEACOPP 和 2 周期 standard-BEACOPP、6 周期 COPPEB-VCAD；对照组采用 6 周期 ABVD。5 年 PFS 分别为 78%、81% 和 68%；其中 BEACOPP 组的 PFS 较 ABVD 组显著延长（P=0.038），5 年 OS 分别为 92%、91% 和 84%（组间无显著差异）；尤其对于 IPS≥3 患者，接受 escalated-BEACOPP 方案化疗，临床 PFS 获益更多，然而 PFS 的获益并未转化为 OS 的延长（92%vs84%，P=0.89）[41]。

另一项意大利研究，采用 6~8 周期 ABVD 或 "4+4" 模式化疗（4 周期 escalated-BEACOPP 和 4 周期 standard-BEACOPP），入组患者均为Ⅲ~Ⅳ期或 IPS≥3。在 3 年 FFP 方面 "4+4" 模式组显著获益（87%vs71% P=0.01），3 年 OS 无显著差别（90%vs91%）。

研究表明，对于进展期 HL，含 escalated-BEACOPP 方案的化疗较之 ABVD，可显著改善 PFS，而未能转化为 OS 延长，且毒性增加。未能获得 OS 显著获益的原因之一是，ABVD 组复发进展后，仍有机会接受二线化疗，从而进一步延长生存。

第三项研究是 Brillant 等开展 meta 分析，证实 escalated-BEACOPP 较之 ABVD 方案化疗，可显著改善 PFS，而 OS 未能进一步延长[42]。

GHSG HD9 研究证实了 8 周期的 escalated-BEACOPP 较之 standard-BEACOPP 和 COPP-ABVD 可显著改善 10 年 FFTF 和 OS。分层分析发现，escalated-BEACOPP 只对中危患者（IPS2-3）会带来显著生存获益；而低危（0~1）和高危组（IPS≥4）患者，两种方案的生存获益相当。

另外，对于老年患者（年龄大于 60 岁），3 种方案在 FFTF 和 OS 方面均无显著差别。

综合上述特点，escalated-BEACOPP 方案在欧洲尤其是德国被广泛推荐，而在北美地区由于其严重的血液学毒性、不育和较高的第二肿瘤（急性髓性白血病和骨髓增殖不良）的发生率，并未被广泛接受[43]。

为进一步降低化疗毒性，GHSG HD12 研究比较 8 周期 escalated-BEACOPP 和 "4+4" 模式组（4 周期 escalated-BEACOPP 联合 4 周期常规剂量 BEACOPP），在 5 年 TTFT 和 OS 方面两种化疗方案均无显著差异，而 "4+4" 模式组患者的血液学毒性低。GHSG HD15 研究，比较了 8 周期 escalated-BEACOP、6 周期 escalated-BEACOPP 和 8 周期 BEACOPP-14，组间无显著差异。

第 10 节　预后

1　预后情况

HL 的治疗疗效优于非霍奇金淋巴瘤，尤其是 NLPHL 之Ⅰ~Ⅱ期患者的预后非常好，10 年生存率大于 80%[44]。在最近几十年里，HL 的治疗取得了很大进步，尤其是现代多学科治疗后，80% 的 HL 早期和 60% 的晚期患者无论哪种亚型皆可以得到治愈[45]。

一般认为，治疗是否成功取决于 3 个因素，即进展期疾病的复发（Ⅳ期或 B 症状）、复发的时间，以及组织学类型、病程及已接受治疗时间长短。早期患者采用放疗和晚期患者采用化

表 16-5　进展期 CHL 的欧洲临床研究

研究组	公布时间	治疗方案	入组病例数	结论	随访时间
意大利研究	2005 年	6 周期 ABVD or 12 周 Stanford V or 6 周期 MOPP/EBV/CAD 杂合方案 联合 IFRT	98 89 88	5 年 FFS 和 OS 分别为 83%；91% 67%；89% 85%；87%	随访 5 年
英国淋巴瘤研究组	2005 年	6 周期 ABVD or 6 周期 ChIVPP/EVA 3 周期 ChIVPP/PABIOE	391 109 275	3 年 EFS、FFP 和 OS 分别为 77%；86%；90% 77%；76%；83% 74%；93%；90%	随访 3 年
英国国家癌症研究所淋巴瘤研究组	2009	6~8 周期 ABVD 12 周 Stanford V 联合 RT	252 248	5 年 PFS 和 OS 分别为 76%；90% 74%；92%	随访 5 年
德国霍奇金淋巴瘤研究组 GHSG HD9	2003	4 周期 COPP/ABVD 8 周期标准 BEACOPP 8 周期剂量增加的 BEACOPP	260 469 466	5 年 FFTF 和 OS 分别为 69%；83% 76%；88% 87%；91%	随访 5 年
德国霍奇金淋巴瘤研究组 GHSG HD9	2009	4 周期 COPP/ABVD 8 周期标准 BEACOPP 8 周期剂量增加的 BEACOPP	260 469 466	10 年 FFTF 和 OS 分别为 64%；75% 70%；80% 82%；86%	随访 10 年
德国霍奇金淋巴瘤研究组 GHSG HD12	2009	8 周期增加剂量 BECOPP+IFRT 8 周期增加剂量 BECOPP 4 周期增加剂量 BEACOPP+4 周期标准剂量 BEACOPP+IFRT 4 周期增加剂量 BEACOPP+4 周期标准剂量 BEACOPP	887 887	5 年 PFS 和 OS 分别为 88%；92% 85%；90%	随访 5 年

疗为主的综合治疗，治愈率为 80%。由于 H/R-S 细胞仅占背景细胞 1%，因此很难准确检测其相关分子表型，从而预测疗效和生存预后判断。

影响预后的因素有年龄（小于 50 岁者比大于 50 岁的生存率高）、性别（女性生存率较高）、病理（淋巴细胞为主型预后最好，5 年生存率为 94.3%；淋巴细胞削减型预后最差，5 年生存率仅为 27.4%）、分期（Ⅰ期 5 年生存率为 92.5%，Ⅱ期为 86.3%，Ⅲ期为 69.5%，Ⅳ期

为 31.9%）及分组（有 B 症状者预后差）。国际晚期霍奇金淋巴瘤预后因素计划组公布 5000 余患者的资料，其 5 年 PFS 为 66%，5 年 OS 为 78%。

在 HL 中，约 1/3 进展期患者和约 15% 早期患者出现复发。出现早期复发的局部晚期患者称为耐药性 HL，其预后差。对于这样的患者，如果在疾病初期即可明确其耐药性，则多数患者可避免因治疗导致的长期毒性和严重合并症。

2 预后因素

2.1 年龄

单变量分析发现，年龄是总生存的主要预后因素，主要原因是对于老年复发 HL 患者，其解救治疗疗效差。

年龄≤34 岁复发进展的患者，其 5 年 OS 为 42%；而年龄 55~65 岁复发进展的患者，5 年 OS 仅为 5%。

年龄≤44 岁无复发患者，7 年 PFS 为 97%，45~54 岁患者 PFS 为 91%，而 55~65 岁患者 PFS 为 84%。

2.2 组织学类型

CHL 预后与组织学类型和临床分期紧密相关。组织病理类型与 OS 具有相关性，而与 PFS 无显著相关性。

淋巴细胞为主型预后最好，5 年生存率为 94.5 %。经典型霍奇金淋巴瘤的结节硬化型在发达国家最常见，占 60%~80%，多见于年轻成人及青少年，女性略多，常表现纵隔及膈上其他部位淋巴结病变，预后较好。

混合细胞型在欧美国家占 15%~30%，不同年龄均可发病，临床表现腹腔淋巴结及脾病变更常见，就诊时约半数患者已处晚期（Ⅲ、Ⅳ期），预后较差。

淋巴细胞削减型少见，约 1%，多见于老年人及人类免疫缺陷病毒（HIV）感染者；常累及腹腔淋巴结、脾、肝和骨髓，诊断时通常已广泛播散，易发生血行播散；常伴全身症状，病情进展迅速。大约 20% 的患者出现外周血白细胞增多（≥15 000/mm³），80%患者外周血淋巴细胞比例不足 25%。

结节性淋巴细胞为主型，病变通常累及周围淋巴结，初诊时多为早期局限性病变，约 80%属Ⅰ、Ⅱ期。自然病程缓慢，预后好。治疗完全缓解率可达 90%，10 年生存率约 90%；但晚期（Ⅲ、Ⅳ期）患者预后差。

富于淋巴细胞型经典型霍奇金淋巴瘤约占 6%，平均年龄较大，男性多见。临床特征介于结节性淋巴细胞为主型与经典型霍奇金淋巴瘤之间，常表现为早期局限性病变，罕见巨块病灶、纵隔病变及 B 症状，预后较好，但生存率较 NLPHL 低。

有的国家对于Ⅰ期患者在做局部淋巴结切除后不再进行进一步治疗，采取的治疗原则是观察等待（watch and wait），意味着作出这种诊断后，临床无需过度治疗，仅密切观察及随访即可；若发现有异常，再进行放化疗亦不迟。

2.3 受累淋巴区域数目

EORTC 分析了 1059 例早期 HL 患者的生存预后与受累淋巴结区域数目的关系，发现受累淋巴结区域数目与肿瘤隐匿性播散密切相关。

发生两个淋巴结区域受累的 CSⅡ2 患者，大约 50%出现另侧膈肌的区域淋巴受累，其中 80%~85%出现脾脏和主动脉旁淋巴结受累。

出现 3 个和 3 个以上淋巴结区域受累的早期 CSⅡ3 患者，另侧膈肌淋巴受累为 50%，隐匿性病灶累及盆腔淋巴结或结外区域。

2.4 血沉

EORTC 公布了血沉（ESR）与早期Ⅰ~Ⅱ期 CHL 患者治疗后复发和生存的相关性。该研究入组了 772 例早期 HL 患者，依据 ESR 治疗前后水平分为 6 种类型，即①正常；②治疗前异常升高，治疗后即可恢复正常；③治疗前异常升高，治疗后 3 个月内恢复正常；④治疗前后均异常升高；⑤治疗前正常，治疗后异常波动；⑥治疗前异常升高，治疗后波动。

研究结果显示，治疗后 ESR 仍异常升高的患者，其早期易复发、预后差，肿瘤侵袭性强和存在耐药可能；ESR 治疗前后均异常升高的患者，其死亡风险较治疗后 ESR 正常患者高 7 倍，应采用强度治疗。

3 转归

3%~5%的病例进展成为大 B 细胞淋巴瘤，但与 NLPHL 有关的大 B 细胞淋巴瘤如果是局限性的，其预后较好。已证实 NLPHL 与 DLBCl 之间存在克隆性关系。

值得注意的是，美国国立癌症研究所 Schonfeld 等的一项基于人群的研究显示，霍奇金淋巴瘤存活者发生急性髓性白血病（AML）的危险可增至普通人群的 6 倍以上，且该危险在霍奇金淋巴瘤诊断后的 10 年内为最高。

Schonfeld 等在北欧和北美 14 个基于人群的癌症登记处，检出了在 1970 年 1 月至 2001 年 12 月期间被诊断为霍奇金淋巴瘤的 35511 例

表 16-6　不同研究小组的 HL 风险评估、预后判断

	研究组别			
	EORTC	GHSG	NCIC/ECOG	NCCN 2010
风险因素	纵隔大包块	纵隔大包块	淋巴细胞削减型或混合细胞型	纵隔大包块
	年龄大于 50 岁	结外病灶	年龄≥40 岁	血沉≥50 或伴 B 症状
	血沉≥50 无 B 症状或血沉≥30 伴 B 症状	血沉≥50 无 B 症状或血沉≥30 伴 B 症状	血沉≥50	≥3 个淋巴结区域病灶
	≥4 个淋巴结区域病灶	≥3 个淋巴结区域病灶	≥4 个淋巴结区域病灶	≥2 个结外病灶
预后良好型	临床分期Ⅰ、Ⅱ期不伴有风险因素	临床分期Ⅰ、Ⅱ期不伴有风险因素	临床分期Ⅰ、Ⅱ期不伴有风险因素	临床分期Ⅰ、Ⅱ期不伴有风险因素
预后不良型	临床分期Ⅰ、Ⅱ期伴有风险因素	临床分期Ⅰ、ⅡA 期伴有风险因素 临床分期ⅡB 伴血沉升高或淋巴结受累区域≥3 个	临床分期Ⅰ、Ⅱ期伴有风险因素	临床分期Ⅰ、Ⅱ期伴有风险因素（依据是否大包块和其他风险因素采取不同的治疗策略）

患者，这些患者均存活了 1 年以上。结果显示，所有研究对象中有 217 人被诊断为 AML，其未经校正的超额绝对危险（EAR）为 6.2；若按病程划分，在淋巴瘤诊断后的 10 年以内、10~14 年和 15 年以后，EAR 分别为 7.9、4.6 和 1.3；若按年龄划分，则年龄≥35 岁者的 EAR 显著高于<35 岁者；若按年代划分，1970~1984 年间患者的 EAR 显著高于 1985~2001 年间患者。研究提示，霍奇金淋巴瘤患者发生 AML 的危险在 1985 年以后出现了显著性下降，这可能与近年来化疗方案的改进有关。

部分长期生存的 HL 患者，可发生第二原发肿瘤。M. Henry-Amar 等研究发现，9000 例早期 CHL 患者，治疗后其长期死亡率为 22%。随访前 10 年，其主要原因是肿瘤复发；在随访 13 年以后，其死亡原因主要是第二肿瘤和心血管疾病。该研究也是第一个证实治疗长期毒性会影响患者的生存。

Ngak 等公布一项关于年龄≤50 岁、早期霍奇金淋巴瘤患者，治疗后随访 20 年，其第二肿瘤和心脏病的发生率继续升高，其发病风险为健康人的 2~7 倍。其他相关研究进一步证实，随访至 25 年，其第二肿瘤（如肺癌、乳腺癌和急性髓细胞白血病等）发生风险依然升高，未

出现平台现象[46]；Hodgkin 等分析 32591 例 CHL 患者，来自 16 个北美癌症机构，其第二癌症发生风险为 2.3，随访 25 年其实际发生风险为 22%。

（赵　征）

参考文献

[1] Lukes RJ, Butler JJ. The pathology and nomenclature of Hodgkin's disease. Cancer Res, 1966, 26 (6): 1063-1083.

[2] Harris NL, Jaffe ES, Stein H, et al. A revised European-American classification of lymphoid neoplasms: a proposal from the International Lymphoma Study Group Blood, 1994, 84 (5): 1361-1392.

[3] Jaffe ES, Harris HL, Stein M, et al.Pathology and genetics: tumours of hematopoietic and lymphoid tissue.World health organization classifica tion of tumour, Lyon: IARC Press, 2001.

[4] Stein H, Hummel M.Hodgkin's disease: biology and origin of Hodgkin and Reed-Sternberg cells.Cancer Treatment Review, 1999, 25 (3): 161-168.

[5] Kanzler MA, Kuppe R-S R, Hansmann ML, et al. Hodgkin and Reed-Sternberg cells in Hodgkin's

disease represent the outgrowth of a dominant tumor clone derived from （crippled） germinal center B cells.J Exp Med, 1999, 184 （4）: 1495-1505.

[6] Marafioti T, Hummel M, Foss HD, et al.Hodgkin and Reed-Sternberg cells represent an expansion of a single clone originating from a germinal center B-cell with functional immunoglobin gene rearrangement but defective immunoglobin transcription. Blood, 2000, 95 （4）: 1443-1450.

[7] Muschen M, Rajewsky K, Brauninger A, et al. Rare occurrence of classical Hodgkin's disease as T cell lymphoma.J Exp Med, 2000, 191 （2）: 387-394.

[8] Seitz V, Hummel M, Marafitioti T.Detection of clone T-cell reception gamma chain gene rearrangement in Reed-Sternberg cells of classic Hodgkin disease. Blood, 2000, 95 （10）: 3020-3024.

[9] Glaser SL, Jarrett RF.The epidemiology of Hodgkin's disease.Baillieres Clin Haematol, 1996, 9 （3）: 401-416.

[10] 全国淋巴瘤协作组.1096 例霍奇金淋巴瘤的组织病理学研究.中华病理学杂志, 1991, 20 （3）: 263-267.

[11] 杨侃, 刘艳辉, 薛新华, 等.苏州、南京、青岛与沈阳四地区恶性淋巴瘤的病理组织学与免疫学类型研究.中华肿瘤杂志, 1993 , 15 （2）: 86-89.

[12] Liang R, Choi P, Todd D, et al.Hodgkin's disease in Hong Kong Chinese. Hematol Oncol, 1989, 7 （6）: 395-403.

[13] Ji X, Li W.Malignant lymphoma in Beijing. J Environ Pathol Toxicol Oncol, 1992, 11 （5-6）: 327-329.

[14] MacMahon B.Epidemiology of Hodgkin's disease. Cancer Res, 1966, 26 （6）: 1189-1201.

[15] Weiss LM, Strickler JG, Warnke RA, et al.Epstein-Barr viral DNA intissue of Hodgkin's disease.Am J Pathol, 1987, 129 （1）: 86-91.

[16] Uccini S, Monardo F, Stoppacciaro, et al. High frequency of Epstein-Barr virus-genome detection in Hodgkin's disease of HIV-positive patients. Int J Cancer, 1990, 46 （4）: 581-585.

[17] Hjalgrim H, Askling J, Rostgaard K, et al. Characteristics of Hodgkin's lymphoma after infectious mononucleosis.N Engl J Med, 2003, 349: 1324-1332.

[18] Benharroch D, Shemer Avni Y, Myiat YY, et al. Measles vitus: evidence of an association with Hodgkin's disease. Br J Cancer, 2004, 91: 572-579.

[19] Stein H, Hansmann ML, Lennert H, et al.Reed-Sternberg and Hodgkin cells in lymphocyte-predominant of Hodgkin disease nodular subtype contain.J chain.Am J Clin Pathol, 2000, 86 （5）: 292-297.

[20] Anagnostopous I, Hansmann ML, Franssila K.European. Task Force onlymphoma Project on lymphocyte predominance Hodgkin disease: Histologic and immunohistological analysis of submitted cases reveals types of Hodgkin disease with a nodular growth pattern and abundant Lymphocytes.Blood, 2000, 96 （5）: 1889-1899.

[21] Stein H, Marafioti T, Foss HD, et al.Down-regulation of BOB.l/ OBF.1 and Oct2 in classical Hodgkin disease but not in lymphocyte predominant Hodgkin disease correlates with immunoglobulin transcription.Blood, 2001, 97 （2）: 496-501.

[22] Laumen H, Nielsen PJ, Wirth T （2000）. The BOB.1/ OBF.1coactivator is essential for octamer-dependent transcription in B cells.Eur J Immunol, 2000, 30 （2）: 458-469.

[23] Kobe C, Dietlein M, Franklin J, et al. Positron emission tomography has a high negative predictive value for progression or early relapse for patients with residual disease after first-line chemotherapy in advanced-stage Hodgkin lymphoma. Blood. 2008, 112: 3989-3994.

[24] J. A. Barnes, A. S. LaCasce, et al. End-of-treatment but not interim PET scan predicts outcome in nonbulky limited-stage Hodgkin's lymphoma. Ann Oncol, 2011, 22 （4）: 910-915.

[25] Nancy L. Bartlett, et al. The Present: Optimizing Therapy-Too Much or Too Little? Hematology, 2010, 1: 108.

[26] Christine Herbst, Fareed A. Rehan. Combined modality treatment improves tumor control and overall survival in patients with early stage Hodgkin's lymphoma: a systematic review. Haematologica, 2010, 95: 494-500.

[27] Engert A, Diehl V, Pluetschow A, et al. Two cycles of ABVD followed by involved field radiotherapy with 20 Gray （Gy） as the new standard of care in the treatment of patients with early-stage Hodgkin lymphoma: final analysis of the randomized German Hodgkin Study Group （GHSG） HD10. Blood, 2009, 114 （22）: Abstract 716-717.

[28] E. M. Noordijk, P. Carde, N. Dupouy, et al. Combined modality therapy for clinical stage I or II Hodgkin's lymphoma: long-term results of the

European organisation for research and treatment of cancer H7 randomized controlled trials. Journal of Clinical Oncology, 2006, 24 (19): 3128–3135.

[29] Christophe Fermé, Houchingue Eghbali, et al. Chemotherapy plus Involved–Field Radiation in Early–Stage Hodgkin's Disease.N Engl J Med, 2007, 357: 1916–1927.

[30] A. Engert, P. Schiller, A. Josting, et al. Involved–field radio therapy is equally effective and less toxic compared with extended–field radiotherapy after four cycles of chemotherapy in patients with early–stage unfavorable Hodgkin's lymphoma: results of the HD8 trial of the German Hodgkin's lymphoma study group. Journal of Clinical Oncology, 2003, 21 (19): 3601–3608.

[31] Borchmann P, Diehl V, Goergen H, et al. Combined modality treatment with intensified chemotherapy and dose –reducedinvolved field radiotherapy in patients with early unfavorable Hodgkin lymphoma (HL): final analysis of the German Hodgkin Study Group (GHSG) HD11 trial. Blood, 2009, 114: 299–300.

[32] Duggan DB, Petroni GR, Johnson JL, et al. Randomized comparison of ABVD and MOPP/ABV hybrid for the treatment of advanced Hodgkin's disease: report of an intergroup trial. J Clin Oncol, 2003, 21: 607–614.

[33] Canellos GP, Anderson JR, Propert KJ, et al. Chemotherapy of advanced Hodgkin's disease with MOPP, ABVD, or MOPP alternating with ABVD. N Engl J Med, 1992, 327: 1478–1484.

[34] Canellos GP, Niedzwiecki D. Long–term follow–up of Hodgkin's disease trial. N Engl J Med, 2002, 346: 1417–1418.

[35] Paolo G. Gobbi, Alessandro Levis, et al. ABVD Versus Modified Stanford V Versus MOPPEBVCAD With Optional and Limited Radiotherapy in Intermediate –and Advanced –Stage Hodgkin's Lymphoma: Final Results of a Multicenter Randomized Trial by the Intergruppo Italiano Linfomi. J Clin Oncol, 2005, 23: 9198–9207.

[36] Peter J. Hoskin, Lisa Lowry, et al. Randomized Comparison of the Stanford V Regimen and ABVD in the Treatment of Advanced Hodgkin's Lymphoma: United Kingdom National Cancer ResearchInstitute Lymphoma Group Study ISRCTN 64141244. J Clin Oncol, 2009, 27: 5390–5396.

[37] Aleman BMP, Raemaekers JMM, Tirelli U.et al. Involved –field radiotherapy for advanced Hodgkin's lymphoma. N Engl J Med, 2003, 348: 2396–2406.

[38] Johnson PWM, Sydes MR, Radford JA, et al. Consolidation radiotherapy is associated with improved outcomes after chemotherapy for advanced Hodgkin Lymphoma: Analysis of results from the UKLG LY09 trial (ISRCTN97144519). Blood, 2008, 112: 11 (abstr 368).

[39] Andreas Engert, olker Diehl, et al. Escalated–dos BEACOPP in the Treatment of Patients With Advanced–Stage Hodgkin's Lymphoma: 10 Years of Follow–Up of the GHSG HD9 Study. J Clin Oncol, 2009, 27: 4548–4554.

[40] Diehl V, Haverkamp H, Mueller RP, et al. Eight Cycles of BEACOPP escalated compared with 4 cycles of BEACOPP escalated followed by 4 cycles of BEACOPP baseline with or without radiotherapy in patients in advanced stage Hodgkin lymphoma (HL): final analysis of the randomised HD12 trial of the German Hodgkin Study Group (GHSG). Blood, 2008, 112 (11): abstract1558.

[41] Federico M, Luminari S, et al. ABVD compared with BEACOPP compared with CEC for the initial treatment of patients with advanced Hodgkin's lymphoma: results from the HD2000 Gruppo Italiano per lo Studio dei Linfomi Trial. J Clin Oncol, 2009; 27 (5): 805–811.

[42] Brillant C, Bauer K.et al. Escalated BEACOPP versus ABVD–like chemotherapy for Hodgkin lymphoma patients: a Cochrane review . Blood, 2009, 114 (22): 3705.

[43] Ranjana Advani Optimal Therapy of Advanced Hodgkin Lymphoma. Hematology, 2011; 310–316.

[44] Diehl V, Franklin J, Sextro M, et al. Clinical presentation and treatment of Lymphocyte Predominance Hodgkin Disease. In: Hodgkin's Disease, MauchP, ArmitageJO, DiehlV, eds, Lippincott Williams &Wilkins: Philadelphia, 2000, 563.

[45] 谭文勇.霍奇金淋巴瘤的综合治疗研究进展.国外医学肿瘤分册, 2003, 30 (4): 315–317.

[46] Jonathan W. Friedberg. Hodgkin lymphoma: answers take time. Blood, 2011, 117: 5274–5276.

前驱淋巴母细胞白血病/淋巴瘤

淋巴母细胞淋巴瘤（lymphoblastic lymphoma，LBL）为前驱淋巴细胞来源的高侵袭性非霍奇金淋巴瘤。因淋巴母细胞淋巴瘤与急性淋巴细胞白血病（acute lymphoblastic leukemia，ALL）在细胞形态学、免疫表型、基因型、细胞遗传学等生物学特征及临床表现和预后等方面相似，故 WHO 新分类将淋巴母细胞淋巴瘤和急性淋巴细胞白血病归为同一组疾病。

LBL 属于高度侵袭性淋巴瘤，可分为 T 细胞淋巴母细胞淋巴瘤（T-LBL）和 B 细胞淋巴母细胞淋巴瘤（B-LBL），其中 T-LBL 约占80%，B-LBL 约占 20%；而急性淋巴细胞白血病80%为 B 细胞起源，20%为 T 细胞起源。

第1节 流行病学

前驱淋巴母细胞淋巴瘤，简称为淋巴母细胞淋巴瘤，发病率占成人非霍奇金淋巴瘤的2%~4%，占儿童 NHL 发病率的 40%左右，其中约一半的患儿在 10 岁以上。发病率男性多于女性。

T 淋巴母细胞性淋巴瘤是一种非霍奇金淋巴瘤的少见类型，患者多为儿童（>10 岁）和青年（<30 岁），男性居多。

B-LBL 是不常见的淋巴瘤，约占淋巴细胞母淋巴瘤的 10%（其他是 T 淋巴母细胞淋巴瘤）。从文献综述报道，约75%的病人<18岁；在一篇25例的报道中，88%的病人<35岁，平均年龄20岁。

ALL主要是儿童疾病，75%发生在6岁以下的儿童。2000年美国估计的新病例大约3200例，80%~85%具有前驱B细胞表型。

第2节　病理组织学

前体B细胞和T细胞肿瘤是由不成熟的淋巴细胞-前体B细胞或前体T细胞来源的一类具有高度侵袭性的肿瘤。随肿瘤进展时期的不同，在临床和组织病理学上可表现为淋巴母细胞淋巴瘤（lymphoblalstic lymphoma，LBL）、急性淋巴母细胞白血病（acute lymphoblastic leukemia，ALL）或淋巴瘤和白血病共存的状态。

由于ALL和LBL同属于一个亚型，组织学的改变无法区别，命名可根据临床表现，如果病变局限于肿块，没有或者只有最少的骨髓和外周血累及，命名为LBL；如果有广泛的骨髓和外周血受累，则诊断为ALL。

ALL/LBL的特点是骨髓内肿瘤性淋巴母细胞的弥漫性增生，取代原骨髓组织，并可浸润全身各器官、组织，特别是淋巴结、肝和脾脏等，多引起全身淋巴结肿大。

镜下见淋巴结结构有不同程度的破坏，大量母细胞弥漫性浸润，并可累及淋巴结的被膜和结外脂肪组织。

浸润脾脏时可致脾脏中度肿大，镜下见红髓中母细胞浸润，并可压迫白髓；浸润肝脏时致肝脏中度肿大，镜下见母细胞主要浸润于汇管区及其周围肝窦内。

ALL/LBL还可浸润脑、脊髓、周围神经、心肌、肾脏、肾上腺、甲状腺、睾丸和皮肤等乃至全身各器官和组织。前T细胞性的LBL/ALL常有特征性的纵隔肿块。

淋巴母细胞不表达MPO和苏丹黑B（SBB）。淋巴母细胞可用SBB染成浅灰色，但没有髓母细胞染色强。淋巴母细胞可呈PAS⁺，部分病例核周可出现PAS⁺的晕；还可呈高尔基区NSE点状阳性。

1　T淋巴母细胞淋巴瘤

T淋巴母细胞性淋巴瘤由排列较紧密，但彼此不黏附的中等大淋巴细胞样细胞弥漫性增生构成，瘤细胞的核膜较薄，染色质呈粉尘状或颗粒状，均匀分布，核仁小或不见，胞质很少，分裂相多（高度恶性）；若核呈花瓣状或脑回状或有线状分割者，为曲核细胞系。曲核细胞性淋巴瘤常伴有纵隔肿块。瘤细胞呈点状阳性者有助于诊断为T淋巴母细胞。

2　B淋巴母细胞淋巴瘤

B淋巴母细胞淋巴瘤，淋巴母细胞向B细胞分化，细胞小至中等大小，核圆或扭曲，胞浆少，核染色质细或稍致密，核仁不明显，分裂相多见。瘤细胞增生呈弥漫性或结节状，单行浸润形成串珠状排列；累及骨髓和外周血（白血病），偶然仅累及结外或结内（淋巴瘤）。

3　急性B淋巴细胞白血病

淋巴母细胞在涂片和印片中变化很大，从小细胞至大细胞，小细胞胞浆少，染色质致密、核仁不明显；大细胞的胞浆中等，呈浅蓝至蓝灰色，偶有空泡，染色质弥散，核仁清楚，数量多。嗜天青颗粒见于10%病例。

这些发现可能与t（9；22）（q34；q11.2）细胞遗传学异常有关。部分病例中淋巴母细胞有伪足（手镜细胞，hand mirror cells）。

在骨髓活检中，B-ALL的淋巴母细胞相对一致，核呈圆形、椭圆形、带凹陷，有时呈曲核。核仁通常不明显。染色质稀疏、核分裂数变化较大，在骨髓活检中B-ALL的核分裂数不如T-ALL的多。

B-LBL的特点是受累的部位病变呈弥漫性分布；部分淋巴结受累病例中，淋巴母细胞侵犯副皮质区累及生发中心。

淋巴母细胞表现一致，圆形至椭圆形核，核膜不同程度卷曲。染色质细点状，核仁通常不明显。

大多数病例，核分裂相多，部分病例可见灶性"星空"现象。B和T淋巴母细胞增殖的形态特征相似，形态学不能用于鉴别它们的免疫表型。

第 3 节　免疫组织化学

约 95% 的 ALL/LBL 病例的母细胞均表达原始淋巴细胞的标记——末端脱氧核苷酸转移酶（terminal deoxynucleotidyl transferase，TdT），相当部分病例的瘤细胞表达 CD10 抗原，以及 B 和 T 淋巴细胞分化抗原。免疫表型对于鉴别前 T 和 B 细胞淋巴母细胞淋巴瘤是必需的。

TdT 是一种 DNA 多聚酶，在早期 B、T 淋巴细胞均有表达，定位于胞核[1]。TdT 是淋巴母细胞淋巴瘤的一种敏感、特异的标记物，偶尔在少部分白血病患者中有阳性表达。

CD99 是 MIC2 基因产物[2-4]，又称 p30/23MIC2，定位于胞膜，在尤文氏肉瘤、原始神经外胚层肿瘤有较强的表达，在白血病和 T 淋巴细胞瘤中亦有表达[5]，TdT、CD99 对 LBL 的诊断有决定性作用。

1　B-ALL/LBL 免疫表型

B-ALL/LBL 中的淋巴母细胞呈 TdT+、HLA-DR+、CD19+、CD79a+，多数病例中的淋巴母细胞亦呈 CD10+、CD24+，但在 t（4；11）（q21；q13）ALL 中的淋巴母细胞通常不表达 CD10、CD24。

表达 CD22、CD20 的情况不定，CD45 可呈阳性。胞浆 CD22 被认为具有细胞学特异性。可有髓系相关抗原 CD13 和 CD33 表达，但这些表达并不能排除 B-ALL 的诊断。

前驱 B 淋巴母细胞的分化程度具有临床和遗传学的相关性。在最早阶段，即所谓早前驱 B-ALL，母细胞表达 CD19，胞浆 CD79a，胞浆 CD22，核 TdT；在中期，即所谓普通 ALL，母细胞表达 CD10；在最成熟的前驱 B 分化阶段，即所谓的前 B-ALL，母细胞表达胞浆 mu 链（cyt-mu）。

sIg 阴性是其重要的特征，但当出现阳性时不能完全排除 B-ALL/LBL。

2　T-ALL/LBL 免疫表型

前体 T 细胞淋巴瘤的特征为 sIg 弱表达、CD10-、CD1a+/-、CD2+、CD3-/+、CD4/8+、CD7+、CD19/20-、TdT+。TdT 阴性不能完全排除 LBL 诊断。

第 4 节　遗传学

1　ALL

众多研究表明，ALL 染色体异常发生率高达 60%~90%，特征性遗传学改变与疾病的发生和预后有关。

编码转录因子的肿瘤基因通常是由于染色体易位而被激活，这已成为 T-ALL 的发病机制在分子水平上的普遍事件；现已知同源盒基因 HOX11L2、HOX11 的转录活化在 T-ALL 发病机制中具有重要作用。

近年来的研究表明，大约 20% 儿童 T-ALL 由于 t（5；14）（q35；q32）而导致 HOX11L2 激活表达，是儿童 T-ALL 中最常见的特征性分子遗传学改变之一。

HOX11 异常表达大约见于 30% 成人 T-ALL，可因染色体 t（10；14）（q24；q11）或 t（7；10）（q35；q24）而激活。

2　B 淋巴母细胞淋巴瘤

Ig 基因常重组（IgH>IgL），其次是染色体 t（12；21）（p13；q22）；TEL/AML1。

表 17-1　急性淋巴母细胞白血病/淋巴瘤的免疫分型

亚型	B 细胞标记					T 细胞标记			%	预后
B 细胞性	TdT	CD19	CD10	Cμ	sIg	CD7	CD3	CD2		
极早期前 B	+	+	-	-	-	-	-	-	5~10	较差
早期前 B	+	+	+	-	-	-	-	-	50~60	最好
前 B	+	+	+	+	-	-	-	-	20	较好
T 细胞性	+	-	-	-	-	+	+	+	15	较差

B-ALL/LBL 的细胞遗传学异常可分为低二倍体 (hypodiploid)、高二倍体 (hypeidiploid)、异位和假二倍体。ALL-t (9；22) (q34；q11.2)；BCR/ABL。ALL- (v；11q23)；MLL 重排。ALL-t (12；21) (p13；q22)；TEL/AML1。ALL-t (1；19) (q23；p13.3)；PBX/E2A。ALL-低二倍体，ALL-高二倍体>50。

上面有些遗传学上的实体 (entity) 具有特征性的免疫表型。MLL 重排的白血病具有 CD10⁻的特点，并常见 CD24⁻、CD15⁺。

t (1；19) 的 B-ALL 呈 CD10⁺、CD34⁻、CD20⁻，或不清晰并且胞浆型 mu⁺。t (12；21) 的 B-ALL 呈 CD10 和 HLA-DR 强阳性，而 CD19 和 CD20 通常阴性。

第5节 常规检查

高度侵袭性淋巴瘤的初始诊断性检查包括胸部、腹部和盆腔的影像学检查，以及与急性淋巴细胞白血病相似的检查。

骨髓穿刺、活检和腰椎穿刺是必需的，与弥漫性大细胞淋巴瘤一样，血清 LDH 水平在这些高度侵袭性淋巴瘤中亦具有显示预后意义。

第6节 临床表现

尽管从病理学分类看，LBL 和 ALL 为同一细胞来源，但是从临床上看两者表现不一，LBL 有以实体瘤为主的表现，亦有以血液和骨髓系统疾病为主的表现。

ALL 往往没有显著的外周淋巴结肿大，纵隔肿物的发生率明显低于 LBL，仅约 20%；而 LBL 往往没有 ALL 中常见的外周血循环中肿瘤细胞增多和脾肿大，并且在 LBL 外周血和骨髓的受累很少导致血小板减少。

前-T 细胞性 ALL 患者多为青少年，常有纵隔肿块，甚至可出现上腔静脉压迫和呼吸道压迫症状。由于骨髓内肿瘤细胞的增生抑制了骨髓正常造血功能而致患者产生贫血、成熟粒细胞减少、血小板减少、出血和继发感染等。骨痛和关节痛可为显著表现。

LBL 在临床上通常皆有急性淋巴母细胞白血病的表现，周围血象白细胞总数升高，可达

(20~50) ×10⁹/L；周围血中可出现多少不等的异常淋巴母细胞。淋巴结、脾、肝肿大，镜下，瘤细胞主要浸润肝脏的汇管区及其周围肝窦。

T-LBL 常侵犯纵隔、骨髓、中枢和淋巴结，临床通常为Ⅲ或Ⅳ期的进展期表现，病程短，进展迅速，预后差，病程早期易发生骨髓侵犯，并易转化为 T 急性淋巴母细胞白血病。

B 淋巴母细胞性淋巴瘤儿童多见，6岁以下占 75%，大多数有白血病，侵犯骨髓；少数易侵犯皮肤、骨、淋巴结，高度恶性。

第7节 诊断与鉴别诊断

1 诊断

LBL 的 HE 切片在光镜下，核分裂相数与瘤细胞大小呈分离现象是其特点之一。细胞呈弥漫一致的中等大小，染色质细，核分裂多，核浆比高，部分病例可见曲核细胞，在一些 B 细胞 LBL 中也可见到曲核细胞，易与白血病和其他非霍奇金淋巴瘤相混淆。所以，仅靠 HE 形态，很难确诊 LBL。因此，免疫组织化学进一步诊断是非常必要的手段。

2 鉴别诊断

2.1 T-ALL等

B-LBL 与 T-ALL、有轻微分化的急性髓性白血病 (AML)、原始造血细胞增多的反应性骨髓等的鉴别，仅靠免疫表型即可区分 T-ALL、B-ALL 和轻微分化的 AML。

2.2 原始造血细胞增多症

原始造血细胞增多可见于幼儿和伴有多种疾病的成年人，如缺铁性贫血、神经母细胞瘤、血小板减少性紫癜以及细胞毒性治疗后的反应。

这些细胞的核浆比很高，染色质一致，核可有凹陷或裂痕。核仁通常不清楚；即使存在核仁也不易辨认。

外周血中通常没有原始造血细胞；在骨髓活检中，原始造血细胞均匀分布在间质中。染色质非常粗，核仁和核分裂相罕见。

从免疫表型很难区别原始造血细胞和白血病 B 淋巴母细胞，这两种细胞都表达 TdT 和 CD10。

然而，多参数流式细胞学的检查有所区别，原始造血细胞的特点是表达 CD10、CD19、CD20、CD34、CD45。这些连续系列性表达表明，原始造血细胞有一定分化成熟，分为中期（CD10$^+$、CD19$^+$、TdT$^-$、sIg$^-$）和晚期（CD19$^+$、CD20$^+$、sIg$^+$）免疫表型为主的两种表型。

相反，B-ALL 中的淋巴母细胞不同于正常情况而出现不成熟细胞占优势（TdT$^+$、CD19$^+$、sIg$^-$、CD20$^-$）以及少量成熟细胞。

3 Burkitt's淋巴瘤、MCL的母细胞变异型

儿童的淋巴母细胞瘤主要应鉴别 Burkitt's 淋巴瘤，成人的淋巴母细胞瘤的鉴别还包括 MCL 的母细胞变异型，而 TdT 易将这些淋巴瘤区分开。淋巴母细胞淋巴瘤是唯一一个能表达 TdT 的淋巴瘤，髓母细胞浸润呈氯乙酸酯酶、MPO（髓过氧化物酶）和溶菌酶阳性。

第 8 节　治疗

1 治疗原则

LBL 治疗原则以化疗为主，加局部放射治疗。对Ⅲ或Ⅳ期患者采用与白血病一样的治疗方案。具体治疗方案依据原发部位、受侵范围、临床分期而不同。

对Ⅰ~Ⅳ期的淋巴母细胞淋巴瘤患者均视为全身性疾病，采用强化序贯化疗；在诱导及强化治疗过程中采用甲氨蝶呤加地塞米松鞘注进行中枢神经系统预防。

LBL 属高度恶性肿瘤，病死率高，但按现代急性淋巴细胞白血病的治疗方案治疗，仍有可能治愈。BFM-90 方案是目前疗效较好的方案之一。总疗程需 2~3 年。

放疗仅限于姑息性减症治疗。

2 化疗

2.1 COMP或CHOP方案

采用 COMP 或 CHOP 方案治疗效果较差，仅 21% 的患者达到完全缓解，2 年无病生存率仅为 6%。

2.2 BFM-90方案

目前国外对儿童青少年淋巴母细胞瘤疗效最好的方案是德国的 BFM-90 淋巴母细胞方案，包括诱导缓解、巩固治疗、中枢神经系统预防、再诱导缓解和维持治疗。

德国的研究数据曾显示，BFM-90 方案诱导治疗的长期无病生存率（DFS）可达 90%，最近我国有研究表明采用该方案诱导治疗，3 年以上 DFS 接近 60%。

孙晓非等 [6] 报道，中山大学肿瘤防治中心收治 57 例淋巴母细胞淋巴瘤患者（T 淋巴母细胞淋巴瘤患者为 43 例，B 淋巴母细胞淋巴瘤患者为 14 例），采用改良 BFM-90 方案治疗 13 例 B 淋巴母细胞淋巴瘤患者，其中 12 例患者（92.3%）获得完全缓解（见表 17-2）。

2.3 Hyper-CVAD方案

Hyper-CVAD 方案毒副作用大，如果原样照搬可能会使 80%~90% 的患者发生Ⅳ级骨髓抑制，患者急性死亡率可达 9%，一般只作为强化巩固治疗。该方案若要作为诱导治疗方案，可用于发热、消瘦、盗汗等 B 症状较明显的患者，对这些患者疗效较好。

A 方案：

CTX：300mg/m²，bid，ivd，2h 以上，d1~3。

Mesna：每日 600mg/m²，iv，CTX 前 1h 至最后一次 CTX 后 12h。

VCR：2mg，iv，d4、11。

ADM：50mg/m²，ivd，2h 以上，d4。

DXM：40mg/d，iv or po，d1~4、d11~14。

21 周。

B 方案：

MTX：1.0g/m²，ivd，24h，d1。

CF：首次 50mg，iv，后 15mg，iv，q6h，共 8 次。

Ara-C：3.0g/m²，iv，bid，d2、3。

A、B 两方案交替共 8 周期，每周期均 MTX12mg（d2）、Ara-C100mg（d7）脊髓腔注射。

2.4 CODOX-M/IVAC方案

CODOX-M

CTX：800mg/m²，iv，d1。

CTX：200mg/m²，iv，d2~5。

ADM：40mg/m²，iv，d1。

VCR：1.5mg/m²（最大剂量 2mg），iv，d1、8。

表 17-2　BFM-90 方案

方案名称	药物名称	单次剂量	使用方法	使用时间
诱导Ⅰ	PDN	60mg/m²	po	d1~28
	VCR	1.5mg/m²	iv	d8、15、22、29
	DNR	30mg/m²	ivd	d8、15、22、29
	门冬酰胺酶（L-ASP）	10000IU/m²	ivd	d12、15、18、21、24、27、30、33
	CTX	10000mg/m²	iv	d8、11、15、18
	Ara-C	75mg/m²	ivd 2h	d38~41、45~48、52~55、59~62
	MTX	12mg	鞘注	d1、5、29、45、59
	Ara-C	70mg	鞘注	d1、3
诱导Ⅱ	DXM	10mg/m²	po	d1~28
	VCR	1.5mg/m²	iv	d8、15、22、29
	DNR	30mg/m²	ivd	d8、15、22、29
	L-ASP	10000IU/m²	ivd	d8、11、15、18
	CTX	1000mg/m²	iv	d36
	Ara-C	75mg/m²	ivd2h	d38~41、45~48
	MTX	12mg	鞘注	d38、45
巩固	6-MP	25mg/m²	po	d1~56
	MTX	5g/m²	持续静滴 24h	d8、22、36、50
	CF	150mg/m²	在 MTX 结束后 12h 静脉注射，然后 12mg/m² 肌注 q6h，直至 MTX 的血浓度低于 10⁻⁸。	
	MTX	12mg	鞘注	d8、22、36、50
以上诱导Ⅰ、Ⅱ和巩固治疗交替应用，Ⅰ/Ⅱ期共 1 年，Ⅲ/Ⅳ期共 1.5 年				
维持	6-MP	50mg/m²	po	1~1.5 年
	MTX	20mg/m²	ivd	

MTX：　6.7g/m²，持续静滴 24h，d10，连同 CF 解救。

CF：　192mg/m²，在 MTX 结束后 12h 静脉注射，然后 12mg/m² 肌注，q6h，直至 MTX 的血浓度低于 10^{-8}。

MTX：　12mg，鞘注，d15。

Ara-C：　70mg，鞘注，d1、3。

IVAC：

IFO：　1500mg/m²，ivd（美司钠保护），d1~5。

VP-16：　60mg/m²，ivd，d1~5。

Ara-C：　2g/m²，ivd 2h，q12h×4，d1~2。

MTX：　12mg/m²，鞘注，d5。

CODOX-M 与 IVAC 每 3 周重复。

2.5　Hoelzer-linker 方案

2.5.1　MRC-ECOG 诱导化疗方案

（1）第一阶段：1~4 周

VPD 方案：

VCR：2mg，iv，d1、8、15、22。

PDN：60mg/m²，po，d1~28，随后在 7 日内迅速减量直至停药。

DNR：60mg/m²，iv，d1、8、15、22。

L-ASP：10000U/kg，ivd，或肌肉注射，d17~28。

（2）第二阶段：5~8 周

CAM 方案：

CTX：650mg/m²，iv，d1、15、22、29。

Ara-C：75 mg/m²，ivd，d1~4、8~11、15~

18、22~25。

6-MP：60mg/m²，po，qd，d1~28。

中枢神经系统预防与治疗：

第一阶段：d15，MTX12.5mg，鞘内给药。

第二阶段：d1、8、15、22，MTX12.5mg，鞘内给药。

2.5.2 强化治疗

第二阶段全部结束后开始，维持 4 周：

MTX：3mg/m²，iv，d1、8、22。

L-ASP：10 000U/kg，ivd，或肌肉注射，d2、9、23。

2.5.3 巩固治疗

（1）第 1 周期

Ara-C：75 mg/m²，ivd，d1~5。

VCR：2mg，iv，d1、8、15、22。

DXM：10mg/m²，po，d1~28。

VP-16：100mg/m²，ivd，d1~5。

（2）第 2 周期

Ara-C：75 mg/m²，ivd，d1~5。

VP-16：100mg/m²，ivd，d1~5。

（3）第 3 周期

DNR：25mg/m²，iv，d1、8、15、22。

CTX：650mg/m²，iv，d29。

Ara-C：75 mg/m²，ivd，d31~34、38~41。

6-MP：60mg/m²，po，qd，d29~42。

（4）第 4 周期

Ara-C：75 mg/m²，ivd，d1~5。

VP-16：100mg/m²，ivd，d1~5。

3 中枢神经系统预防与治疗

约 7% 的 LBL 患者初诊时已侵犯 CNS，若不进行 CNS 预防，复发率达 32%~50%。通过鞘内注射甲氨蝶呤、CNS 放疗以及全身大剂量化疗可有效预防 CNS 复发。但 24Gy 的预防照射对减低 CNS 复发尚有争议。

4 造血干细胞移植

诱导缓解后的维持治疗非常关键，自体造血干细胞移植对降低复发很有意义。若患者预后不良因素较多，则适宜做异基因造血干细胞移植。有条件的患者，尤其是在诱导和巩固治疗强度不够的情况下，应该做移植。国外经验证明，自体移植后，一次大剂量化疗可取代 2~

3 年维持治疗。

诱导治疗达缓解后进行自体造血干细胞移植，后期若不加维持治疗，则远期疗效不佳。因无论采用大剂量的 Hyper-CVAD 还是 BFM-90 方案进行诱导治疗，所起的作用已经接近自体造血干细胞移植，而它们仍需要后期维持治疗。

第 9 节　预后

1　LBL

淋巴母细胞淋巴瘤预后与多种因素有关，如年龄 >30 岁、LDH 升高、骨髓、CNS 以及淋巴结外浸润、Ⅳ 期病程、B 症状等。一般而言，T-LBL、临床 Ⅲ~Ⅳ 期、Ki-67 增殖数 <80% 以及非化疗组预后较差。

此外，治疗反应亦是重要的预后指标。德国的研究数据表明，BFM-90 方案的长期无病生存率可达 90%。大剂量化疗和造血干细胞移植可能是延长生存期的关键，尤其是对于有不良预后因素的高危患者，在第一次完全缓解期进行自体造血干细胞移植，可获得 60%~77% 的无病生存率。

目前，对 LBL 采用白血病的治疗手段，大大改善了治疗效果，64% 的患者获长期生存 [7]。B-LBL 缓解率很高，中位生存率达约 60 个月。

2　ALL

一般而言，B-ALL 是预后比较好的白血病。在儿童组，完全缓解率近 95%，在成人组达 60%~85%，儿童的无病存活率是 70%；约 80% 的儿童 B-ALL 似乎是可治愈的。

可根据细胞遗传学谱、年龄、白细胞计数、性别及初次治疗反应来确定是否为 B-ALL 的儿童危险组。

婴儿病例常有 11q23 位 MLL 基因易位，其预后差。在儿童，50% 以上病人有高二倍体核型或 t（12；21）异常，其预后较好，85%~90% 病人可长期生存。

长期缓解或生存的因素，包括 4~10 岁、高二倍体，特别是含有三 T4 和/或 10 和/或 17 的

54-62、t（12；21）（p13；q22）及在诊断时低或正常白细胞计数。

预后不良的因素，包括<1 岁、t（9；22）（q34；q11.2）及 t（4；11）（q21；q23）细胞遗传学异常。

成人 B-ALL 还没有遗传学的特殊改变，25％病例有 t（9；22）（q34；q11.2）异常，与预后不良有关；11q23 异位较儿童更常见；高二倍体伴 51-65 染色体和 t（12；21）不常见。

目前治疗预后较好组别是 51 和 65 之间的高二倍体，与流式细胞学 DI1.16 至 1.6 一致；t（12；21）（p13；q22），后者是 12 p13 位 TEL 基因与 21q22 位转录因子编码的 AML1 基因融合而成。

治疗预后较差的基因型有：

（1）t（9；22），这是 22 q11.2 位 BCR 基因与 9 q34 位 ABL 基因融合的结果，多见于成人。

在多数 t（9；22）ALL 儿童病例中，存在一种 P190kd BCR/ABL 融合蛋白，大约 1/2 的 t（9；22）ALL 成人病例产生 p210kd 融合蛋白，该蛋白见于 CML；其余病例有 p190 蛋白。从临床上来看二者没有绝对的差异。

（2）早期分化阶段的 B-ALL 可以存在 t（4；11），11q23 位的 MLL 基因与 4q21 位 AF4 基因融合；11q23 位的其他异位是由于 MLL 与其他伙伴基因融合；11q23 异常的 ALL 亦可以发生。

（3）t（1；19）见于 25％儿童 B-ALL 伴胞浆 mu 表达，19p13.3 位 E2A 与 1q23 位 PBX 的融合，这与某些治疗预后不良有关。

（4）高二倍体与预后不良有关。其他异常（6q、9p、12p 缺失，少于 50 的高二倍体，近似三倍体和近似四倍体）与预后中等有关。

（张淑群）

参考文献

［1］Jaffe ES, Harris NL, Stein H, et al.World health organization classification of tumours：pathology and genetics of tomurs of haematopoietic and lymphoid tissues.New York：WHO Publication Center, 2001：111-117.

［2］Zhang PJ, Barcos M, Stewart C, et al.急性髓细胞性白血病及相关疾病的 MTC2（CD99）的免疫反应性.世界医学杂志，2001，5（2）：3-8.

［3］李玲，艾孜买提，温丙昭，等.髓过氧化物酶基因表达对急性白血病分型的意义.新疆医科大学学报，2000，23（4）：310-311.

［4］翟志敏，何晓东，吴竟生，等.胞浆内抗原 CD3、CD22、MPO 的检测方法及临床意义.临床血液学杂志，2000，1（2）：77-79.

［5］David J Dabbs. Diagnostic Immunohistochemistry. New York：Churchill Livingstone，2000：517-519.

［6］孙晓非，甄子俊，夏奕，等.B 淋巴母细胞淋巴瘤的临床特点和采用改良 BFM-90 方案治疗的结果.中华血液学杂志，2006，27（10）：649-651.

［7］朱梅刚.恶性淋巴瘤病理诊断学.广州：广东科学技术出版社，2003：143-145.

第 *18* 章

慢性淋巴细胞白血病/小淋巴细胞淋巴瘤

目　录

第 1 节　概论

慢性淋巴细胞白血病/小淋巴细胞淋巴瘤（chronic lymphocytic leukemia/small lymphocytic lymphoma，CLL/SLL）是一种以单克隆、成熟小淋巴细胞在外周血、骨髓和淋巴组织不断蓄积为特征，并产生相应临床症状的一种慢性 B

淋巴细胞增殖性疾病。

CLL/SLL 是由成熟 B 细胞来源的惰性肿瘤，随肿瘤发展时期的不同，在临床和病理上可表现为小淋巴细胞淋巴瘤（SLL）、慢性淋巴细胞白血病（CLL，简称慢淋）或淋巴瘤和白血病共存的状态。

SLL 与 CLL 其实为同一疾病的不同时相，均为起源于单克隆、成熟小淋巴细胞的淋巴系统恶性疾病，两者的区别在于 CLL 临床多为外周血和骨髓异常淋巴细胞浸润的白血病样表现；而 SLL 多为淋巴结、器官肿大的淋巴瘤样表现，但 SLL 的患者随着病情的发展，迟早可出现骨髓和周围血的累及。

换言之，肿瘤细胞侵犯血液和骨髓时即为慢性淋巴细胞白血病，只侵犯淋巴结而血液和骨髓未受影响者即为小淋巴细胞淋巴瘤；而淋巴瘤细胞白血病是指小淋巴细胞淋巴瘤（分化好的淋巴细胞淋巴瘤，低度恶性非霍奇金淋巴瘤）以外的其他类型淋巴瘤的骨髓侵犯。世界卫生组织（WHO）新的造血和淋巴组织肿瘤分类将 B-CLL 与 SLL 视为同一疾病的不同临床表现[1]。

另外，不同时期的分类对其命名有差异，如 Rappaport 称"高分化淋巴细胞性，弥漫性"、Kiel 称"免疫细胞瘤，淋巴浆细胞样型"、Lukes-Collins 称"小淋巴 B 细胞性，CLL"、WF 称"小淋巴细胞性，CLL"、REAL 称"B 细胞慢性淋巴细胞性白血病"、FAB 称 B 细胞慢性淋巴细胞性白血病。

第 2 节　流行病学

1　流行情况

慢性淋巴细胞白血病在欧美发病率较高，占全部白血病的 25%，占慢性白血病的 50%；我国发病率低，不到全部白血病的 4%、慢性白血病的 10%，陈书长等[2] 报告占同期白血病总数的 3.2%；日本和印度与我国相似。患者多为老年男性，中位年龄 72 岁，50 岁以上占 90%，30 岁以下者很少见。男女之比为 2:1。

近年来，我国对白血病的研究侧重于急性白血病和慢性粒细胞白血病（以下简称慢粒），

对慢淋报道比较少[3-5]，特别是慢淋的诊断易被忽略。

2　病因学

目前认为，慢性淋巴细胞白血病的病因尚未明了，可能遗传因素具有一定的作用，部分慢性淋巴细胞白血病患者有染色体核型、数量和结构的异常，其中以 12~14 号染色体异常多见，以 12 号染色体三倍体最多见。

B 细胞慢性淋巴细胞白血病染色体易位（11；14），其 11 号染色体上的原癌基因 Bcl-1（B 细胞淋巴瘤/白血病-1）易位至 14 号染色体上含有重链基因的断裂点处，从而产生异常蛋白质表达，可能是 B 细胞生长因子。

第 3 节　组织病理学

慢性淋巴细胞白血病是由于单克隆性小淋巴细胞扩增、蓄积浸润骨髓、血液、淋巴结和其他器官最终导致正常造血功能衰竭的恶性疾病。

1　瘤细胞起源

慢性淋巴细胞白血病一直以来被认为是由一群外表成熟、免疫学上功能不完备的淋巴细胞构成，而且为一群分化程度较低的惰性细胞被动累积而形成[6]；但随着对 CLL 的深入研究，提出了完全不同的观点。Michael 等[7] 认为，B-CLL 细胞来源于成熟的、免疫学上完备的 B 淋巴细胞，B-CLL 细胞在体外类似正常的 B 淋巴细胞，可发育成浆细胞，经历同型转换，发生体细胞突变等。李倩等[8] 报道的 35 例 CLL 中无一例 CD10+，排除了 CLL 的淋巴细胞起源于生发中心的可能，即非干细胞起源。

生发中心阶段，在 T 细胞介导下，B 细胞免疫球蛋白基因出现体细胞高度突变，导致抗体谱表达多样化。现有研究证实，CLL 是由克隆性 CD5+ 的 B 细胞增殖而来。大约 60%CLL 患者出现体细胞突变，大约 50% 的 IgM+ 的 CLL 患者出现 IgVH 突变，非 IgM+（IgG 或 IgA）患者中大约 75% 出现 IgVH 突变。

大约 60% 的 CLL 为生发中心前记忆 B 细胞增殖而来，其余 40% 患者为生发中心后记忆 B

细胞增殖而来。

慢性淋巴细胞白血病绝大多数为 B 淋巴细胞，极少数为 T 淋巴细胞。国内已多次报道我国 T 系慢淋的发病率显著高于欧美国家的 2%~5%，达 10%~15%。杨仁池[9] 回顾分析了 9 例 T-CLL，发现其中 6 例符合 LGLL 的诊断；另有 1 例外周血多数淋巴细胞胞体大、胞浆丰富、无颗粒，LGL 仅占 0.14。李倩等[8] 应用一组系列相关的单克隆抗体射门的三色流式细胞术对 35 例 CLL 免疫表型进行检测，以常规 R 显带及荧光原位杂交（FISH）检测 13q14.3、11q22 位点缺失，结果 35 例 CLL 中，B-CLL 29 例，T-CLL 4 例，CLL/PLL（慢淋-幼淋混合型）2 例；35 例 CLL 均表达 CD5，其中 B-CLL 主要表达 CD19+、CD20+，T-CLL 主要表达 CD2+、CD3+、CD7+、CD8+，2 例 CLL/PLL 混合型 CD5-。

2 细胞形态学亚型

2.1 细胞形态

1989 年，FAB 协作组提出了慢性淋巴系白血病的分型方案，提出了淋巴细胞可有 3 种细胞形态。

（1）小淋巴细胞

直径<14μm 或为红细胞的 2 倍，核圆，染色质高度浓集，无核仁，核浆比很高。

（2）大淋巴细胞

直径>14μm 或红细胞的 2 倍，染色质高到中等度浓集，核仁无或很不清楚，核浆比中到低，部分大淋巴细胞胞浆可强蓝染。

（3）幼稚淋巴细胞（PL）

直径常>14μm，染色质高到中等度浓集，有大而明显且常居中的核仁，核浆比中到低。

2.2 FAB分型

1994 年，FAB 协作组将 CLL 分为两大形态学亚型[10]。

（1）典型 CLL

外周血涂片上小淋巴细胞>0.90，呈稠密而单调的图像。

（2）不典型 CLL

不典型 CLL 又称混合细胞型 CLL，小淋巴细胞<0.90，有≥0.10 的大细胞。

按后者的不同又分 2 个亚型：

CLL/PL：PL 占 0.10~0.55，病程中部分病例 PL 保持在 0.55 以下，部分病例 PL 逐渐增加，超过 0.55 即移行为幼淋巴细胞白血病（PLL）；

大细胞型 CLL：大小淋巴细胞混合型，大淋巴细胞≥0.10，PL<0.10。

Oscier 等[11] 和 Mututes 等[12] 又将此型规定为小淋巴细胞<0.85，有核裂隙和/或淋巴浆细胞样特征（胞浆丰富，强蓝染）的细胞>0.15。Que 等[13] 和 Criel 等[14] 报告分别在 180 例和 390 例 CLL 中，典型 CLL 各占 87.8 % 和 77.0 %，CLL/PL 各占 7.8 % 和 13.0 %，大小淋巴细胞混合型各占 4.4 % 和 10.0 %；Mututes 等[15] 报告在 544 例 CLL 中典型 CLL 占 83%，CLL/PL 占 10 %，其余不典型 CLL 占 7 %。

2.3 北京分型

1997 年，在北京召开的全国慢性白血病临床形态学诊断分型（类）分（病）期标准及分子生物学应用学术研讨与读片会议，提出了慢性白血病临床形态学诊断分型（类）分病（期）建议标准，包括大小淋巴细胞混合型（LL/SL-MC）、幼淋巴细胞混合型（CLL/ PLL-MC）典型小淋巴细胞型（CLL-TSL）、不典型大淋巴细胞型（CLL-ATLL）、幼淋巴细胞白血病、毛细胞白血病（HCL）。

赵应斌等[16] 报道的 17 例 CLL 患者中，共检出大小淋巴细胞混合型 8 例，占 47.1%；幼淋巴细胞混合型 4 例，占 23.5%。

3 瘤细胞特点

慢性淋巴细胞白血病细胞是由小圆形淋巴细胞、前（幼）淋巴细胞（prolymphocyte）和副免疫母细胞（paraimmunoblast）组成，3 种细胞形成具有诊断意义的假滤泡（增生中心）；有些病例可见浆细胞样分化，核分裂相少见。

肿瘤性小淋巴细胞稍大于正常小淋巴细胞，染色质呈凝块状，核圆或稍不规则，可见小核仁，胞质少；幼淋细胞中等大小，核圆，染色质中度凝集，有明显单个小核仁，胞质中等，淡染；副免疫母细胞类似免疫母细胞，但体积稍小，胞质较少。

4 淋巴结病理

CLL患者的淋巴结肿大，切面呈灰白色鱼肉状，镜下见淋巴结结构不同程度破坏，为成片浸润的、成熟的小淋巴细胞所取代，其中可见由前淋巴细胞和免疫母细胞组成的模糊结节样结构，又称"假滤泡"（pseudofollicular）；受累部位偶尔发生在滤泡间区。

病变以小淋巴细胞为主，这些细胞比正常淋巴细胞稍大，染色质呈块状，核圆形，偶尔见小核仁，核分裂相极少见。假滤泡（亦称为增殖或生长中心）包含一群小、中、大各型细胞。

在部分病例中小淋巴样细胞可表现出中等程度的核不规则，这时应与套细胞淋巴瘤鉴别。如果存在假滤泡和/或前淋巴细胞和副免疫母细胞应诊断为CLL。部分病例有浆细胞样分化；这与Kiel分类中的淋巴浆细胞样免疫细胞瘤是一致的。

幼淋巴细胞中等大，染色质疏松，小核仁；副免疫母细胞体积中到大，核圆形和椭圆形，染色质疏松，中位嗜酸性核仁，胞浆嗜碱性。假滤泡和副免疫母细胞的数量在不同的病例是不一样的，但这些组织学改变与临床过程是否有相关性还不清楚。

5 脾脏病理

在脾脏，常常主要是白髓受累及，但红髓亦可受累；假滤泡亦可见到，但比淋巴结要少见。

6 骨髓和外周血病理

CLL/SLL的病变特点是成熟的小淋巴细胞的浸润，所有的CLL和绝大多数的SLL患者均有骨髓受累，骨髓内可见小淋巴细胞弥漫性或灶性呈非骨小梁旁性浸润，正常造血组织减少。

在骨髓和外周血涂片中，CLL是小淋巴细胞，染色质呈块状，胞浆淡染，透亮到稍嗜碱性。核仁不明显或没有核仁，烟（smudge）或蓝细胞（是指细胞核不清楚的细胞）是血涂片中见到的典型细胞。

幼淋巴细胞（细胞较大，核仁较明显）的比例在血片中通常少于2%，当这些细胞数量增多、出现p53异常和12号染色体三倍体时，意味着疾病的侵袭性亦增强。CLL变异型是指幼淋巴细胞大于10%，但少于55%。

骨髓受累可呈结节、弥漫、间质浸润或三者结合；假滤泡在骨髓较淋巴结少见，但亦可见到；小梁旁集聚不具有典型性。

骨髓累积的形态与预后有关，结节性和间质浸润性主要见于早期CLL，而晚期疾病或骨髓衰竭时常常呈弥漫性浸润。

部分CLL病理的形态表现出非典型性改变。如出现幼淋巴细胞、大淋巴细胞，偶尔还能见裂细胞，这些细胞的比例在血片中有多有少，但都具有CLL的特征性免疫表型。如果幼淋巴细胞数量大于10%，表明该病具有临床侵袭性，并将其命名为CLL/PL。

转化成DLBCl（Richter综合征）的特征是大细胞形成片状，这些细胞像副免疫母细胞，但更常见的是中心母细胞或免疫母细胞样的细胞。CLL或许亦可与霍奇金淋巴瘤（HL）有关。这种情况可出现在CLL的背景中有散在的R-S细胞，或在某一区域见到经典的HL。

7 细胞染色

其细胞化学染色方法主要有过氧化物酶（MPO）、苏丹黑染色（SBB），中性非特异性酯酶（NSE）和α-丁酸酯酶（NBE）染色，糖原（PAS）染色，特异性酯酶（CE）染色，酸性磷酸酶（ACP）染色，抗酒石酸酸性磷酸酶（TRAP）染色等。

崔雯等[17]指出，慢性淋巴细胞白血病细胞化学特点及与其他成熟淋巴细胞增生性疾病（CLDP）的鉴别鲜见报道。作者采用9种细胞化学染色方法对75例CLL患者骨髓片进行染色分析，有81.3%诊断CLL，其余诊断为成熟淋巴细胞增生性疾病。

7.1 NSE染色

NSE染色，国内外许多学者均指出T-CLPD NSE较B-CLL强，这一点有利于T、B细胞鉴别。NBE染色在CLPD病例中均表现弱阳性，对T、B细胞的鉴别无意义。

7.2 CE染色

CE是粒细胞及肥大细胞的标志酶，在淋巴系中只有大颗粒淋巴呈阳性反应。LGLL

100％病例表达阳性，明显高于 CLL 和 B-NHL，因此可用 CE 染色来鉴别 CLL 和 LGLL [18]。

7.3 PAS 染色

崔雯等 [18] 报道，CLL PAS 染色均为阳性，72.9％病例阳性率大于 90％，50.0％患者强度可见（+++），9.3％可见（++++）；而其他 CLPD 中 PAS 染色也均呈阳性，阳性率均大于 70％，明显高于淋巴细胞 PAS 正常值，HCL 最强，其次为 B-CLL、LGLL 和 NHL。Haghoe 等 [19] 认为，CLL PAS 含量增高并不是其所特有的，HL、非霍奇金淋巴瘤等淋巴细胞增生性疾病，PAS 普遍增高。

7.4 ACP、TRAP 染色

ACP 和 TRAP 染色，有专家指出酸性水解酶是成熟 T 淋巴细胞的标志酶，通过检查确定 B-CLL 都是低水平的，但也有例外 [19]。

在崔雯等 [18] 的观察中，B-CLL 中 16％ ACP 染色阳性率达到 90％，3％可见（++++）。在总结的 CLPD 中，T-细胞型（T-NHL，LGLL）ACP 阳性率及强度明显高于 B-细胞型（CLL，HCL，PLL）。

1971 年，有报道抗酒石酸是毛细胞白血病（HCL）所特有的，但随后又发现 HCL TRAP 有的呈阴性反应；1982 年，有学者报道淋巴瘤细胞、B-CLL、T-NHL 和 T-ALL 等均有 TRAP 阳性病例 [20]。崔雯等 [18] 的研究亦说明抗酒石酸并不是毛细胞所特有的，在反应强度上仅有 HCL 和 B-NHL 可见（++++）。B-NHL 中脾淋巴瘤，特别是毛细胞脾淋巴瘤与 HCL 很难鉴别。从实验结果看 CLL TRAP 阳性率小于 14％，强度（+），明显低于 HCL 和 NHL。

第 4 节　免疫组化与遗传学

1　免疫组化

慢性淋巴细胞白血病是一种克隆性淋巴细胞增殖性疾病（LPD），成熟淋巴细胞在淋巴组织和外周血中过度增生和蓄积，并易侵犯淋巴结、脾脏、肝脏和骨髓 [21]；而免疫表型的研究对诊断 CLL、排除反应性淋巴细胞增多和其他 B 或 T 淋巴细胞增生性疾病，以及对 CLL 预后评价等均具有特殊价值。

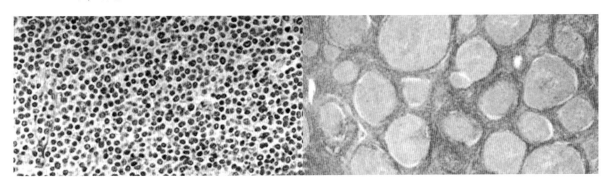

图 18-1　小淋巴细胞性：相对单一形态的小淋巴细胞弥漫性浸润 [18]

图 18-2　滤泡性：低倍镜下肿瘤细胞形成明显的背靠背结节状生长方式 [18]

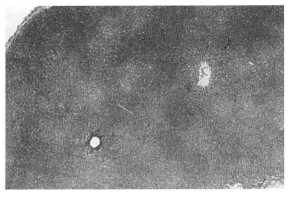
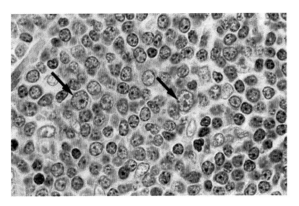

图 18-3　慢性淋巴细胞白血病累及淋巴结，假滤泡在背景中规则分布（Giemsa 染色）[18]

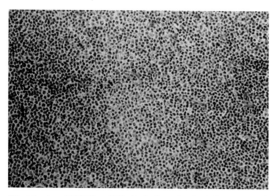

图 18-4 假滤泡（增殖中心）相当于图 18-3 中被小淋巴细胞的暗背景包围的明区（PAS 染色）[18]

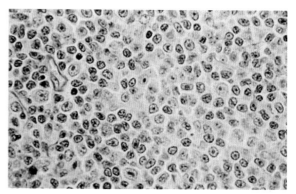

图 18-5 高倍镜显示假滤泡中一簇较大的淋巴细胞（幼淋巴细胞和副免疫母细胞）[18]

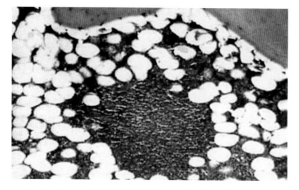

图 18-6 环钻骨髓切片显示以结节方式浸润 [18]

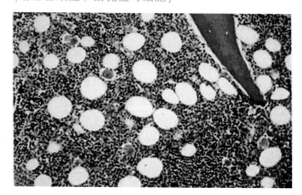

图 18-7 环钻骨髓切片显示间质浸润 [18]

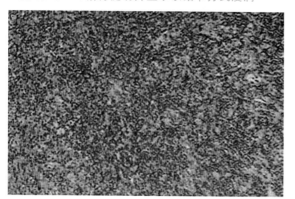

图 18-8 CLL 伴发经典 HL，暗区是浸润的 CLL，而明区是 HL [18]

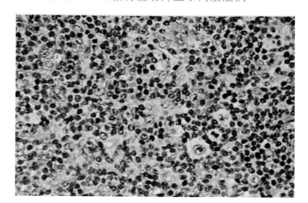

图 18-9 高倍镜下，在淋巴细胞和组织细胞背景中可见经典的 R-S 细胞 [18]

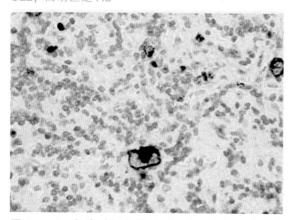

图 18-10 免疫过氧化物酶染色显示 CD15 在大细胞中典型的膜和高尔基区着色 [18]

1.1 T-CLL 的争议

多年来一直认为，95% 以上的慢淋为 B 细胞型，3%~5% 为 T 细胞型。因此，在既往报道的 CLL 文献中，除 B-CLL 外，还包括 T-CLL。1990 年，第四次 MIC 协作组会议建议用 LGLL 代替 T-CLL 这一命名 [22]。

但是，1992 年福田隆浩等 [23] 报告日本的 10 例 CLL 中，T-CLL 占 3 例。这是经 HTLV-I 的血清学和分子生物学检查排除了成人 T 细胞白血病，以及经光镜和电镜检查排除了 PLL 和 LGLL 之后作出的诊断，故认为 T-CLL 是存在的。其细胞大小不等，核常呈切迹等多样性，无核仁和胞浆颗粒，免疫表型为 CD2[+]、CD3[+]或 CD5[+]、CD7[+]，可有 CD4[+]/CD8[-]、CD4[-]/CD8[+]、CD4[-]/CD8[-]3 型，基因分析有 TCR-β 或 γ 链基因重排；2 例有显著脾肿大，3 例均治疗无效，生存期短，预后不良；1995 年，Hoyer 等[24]报道所谓真正的 T-CLL，其特点是白血病细胞胞体小，核/浆比例大，胞浆淡蓝色、无颗粒，胞核圆形、卵圆形或轻度不规则、无核仁；免疫表型为 CD2[+]、CD3[+]、CD4[+/-]、CD5[+]、CD7[+]、CD8[-/+]、CD16[-]、CD56[-]、CD57[-]；预后很差，中位生存期仅 13 个月。我国 1991 年汤美华等[25]及 1998 年华东等[26]报道的慢性淋巴细胞白血病 118 例中，T-CLL 各占 6%和 11%，表明 CLL 虽远较西方人发病率低，但其中 T-CLL 却较西方人常见，这可能是东方人的特点。另外还发现，CD8[+]型病情呈良性经过，而 CD8[-]型呈进行性，迅速死亡。

近年来，倾向于认为此病不存在或极为罕见，过去报道的 T-CLL 可能是 T-PLL 的误诊[27]。目前已将 T-CLL 归为 T 细胞幼淋细胞白血病（PLL）。

1.2 主要免疫表型

1.2.1 免疫表型的异质性

慢性淋巴细胞白血病患者不仅在形态学上具有异质性，在免疫表型上亦具有广泛的异质性[28]，后者的存在提示慢淋可能起源于淋巴细胞个体发育的不同阶段。同时对预后的判断亦具有一定的价值。

推测多数 CLL 病例可能起源于循环中的 CD5[+]、CD2[+]、IgM[+]、IgD[+]的幼稚 B 细胞，这种细胞可见于外周血、初级滤泡和滤泡套区，提示这些细胞是未被致敏的 CD5[+]、IgM[+]的 B 细胞，这些细胞亦可能是记忆 B 细胞。

Michael[30]认为，B-CLL 的活性标志 CD23、CD25、CD69 和 CD71 高表达，尤其 CD23[+]，是 B 细胞激活后获得的细胞表面标志，这些表型表达表示 B 细胞或其前体被激活后，企图跨越细胞循环，因此，细胞不处于静止期或表面抗原不成熟期。

姚建新等[31]应用系列相关单克隆抗体通过三色/四色流式细胞术对 126 例 CLL 进行免疫表型分析，结果 126 例 CLL 中，117 例为 B 系

来源（92.9%），9 例为 T 系来源（7.1%）。117 例 B-CLL 均表达 CD19，其他 B 系抗原 CD20、CD22、CD23 阳性率分别为 88.6%、66%、74.2%。无一例表达 FMC7 和 CD10；所有 B-CLL 中 CD5[+] B-CLL 占 79.1%，CD5[-]B-CLL 占 20.9%。9 例 T-CLL 患者均为成熟 T 细胞表型，仅表达 T 系抗原，不表达任何 B 系抗原。

值得注意的是，有人用流式细胞术研究发现，大于 40 岁的正常人中，有 3.5%表达 B-CLL 的免疫表型，称之为"意义未定的慢性淋巴细胞增殖性疾病"，而 B-CLL 的家族成员中，13.5%有此表现。

Paolo[32]对 500 例>65 岁，平均 73 岁的健康老年人的外周血做了淋巴细胞免疫表型检测，22 例有类似 CLL 的免疫表型 CD5[+]、CD19[+]、CD20[+]、CD79b[+]、sIg 弱阳性，对 19 例 CD19[+]者进行了 B 细胞的单克隆性检测，结果 16 例 κ[+]或 λ[+]；22 例（5.5%）显示 CLL 免疫表型研究显示，B 淋巴细胞的单克隆性增加在外周血正常的老年人中常见，B 细胞的单克隆性可能是淋巴细胞衰老的现象。Andy[33]研究了 CLL 患者和相匹配年龄的老年人 B 淋巴细胞免疫表型 CD19、CD5、CD79b、CD20 的表达情况，证明 3.5%的健康老年人表达低水平的类似 CLL 的免疫表型，而 CLL 患者表达水平较高。这种现象是否说明了 CLL 的惰性发展过程有待进一步研究。

1.2.2 相似疾病的免疫表型鉴别

CLL 的典型免疫表型为 CD5[+]、CD21[+]、CD43[+/-]、C D10[-]、CD19[+]、CD20[dim]、sIg[dim] 和 cyclinD1[-]；部分患者免疫表型不典型（sIg[bright]、CD20[bright]或 CD23[-/dim]），同时由于部分套细胞淋巴瘤（MCL）可能 CD23[+]等，所以对所有患者特别是免疫表型不典型者，需要进行 cyclinD1 的免疫组织化学染色和/或利用荧光原位杂交（FISH）检测 t（11；14）与 MCL 相鉴别。

多数情况下，CLL 细胞为 CD5、CD19 和 CD23 阳性，CD20 和 sIg 弱阳性，而 CD79b 和 FMC7 很弱或阴性。这些标记可很好地将 CLL 与形态学相似的套细胞淋巴瘤、脾边缘带淋巴瘤（SMZL）以及前 T 淋巴细胞淋巴瘤（T-PLL）鉴别开。

MCL 表达 CD5、CD19，不表达 CD23，sIg 和 CD20 强阳性，并伴有 t (11；14) 染色体改变；SMZL 通常为 CD5 和 CD23 阴性，而 sIg、CD79b 和 CD20 强阳性。

CD23 和 cyclin D1 对鉴别 CLL/SLL 与套细胞淋巴瘤很有价值。但部分 CLL 病例 CD23 阴性或仅有部分阳性，极少数套细胞淋巴瘤可表达部分 CD23。因此，在 CD5+、CD23- 的病例中应检查 cyclin D1。

CLL 均为较成熟的免疫表型，与急性白血病的免疫表型有明显的差别，未出现其常见的抗原表达序列不保真及不平衡等特征[34]。

CD5 是 B-CLL 的特征，这不同于 PLL 和毛细胞白血病 (HCL)；与此二病不同还在于 CLL 表达新激活的 B 系抗原 CD23，但更成熟的 B 系标记 SmIg 和 FMC7 则为阴性或仅低表达[28]。

1.2.3 典型 CLL 与不典型 CLL

在典型 CLL 和不典型 CLL 之间，多数抗原的表达差异无显著性，但不典型 CLL 常见 FMC7 和 SmIg 高表达[14-15]，这与其预后不良相吻合，此型表达 CD11a、CD11c、CD21、CD49d、CD72 的病例亦较多[14]。不典型 CLL 表达 CD11c 较为常见，主要是在大细胞型 CLL 中部分病例表达[35]。Wormsley 等[36] 报告的 14CD11c+、CD5+CLL 临床特征与 CLL 或 PLL 相似，但无 PL 特征性的核仁，亦无 HCL 的临床和形态学特征；而 Hanson 等[35] 报告的 14 例 CD11c+CLL (半数 CD5+) 则具有 HCL 的一些临床特征 (脾肿大、WBC 轻度增高)，但无毛细胞的形态学特征，抗酒石酸酸性磷酸酶染色阴

性。故认为 CD11c+CLL 这一独特的类群是来自典型 CLL 和 HCL (细胞发育阶段较 CLL 晚) 之间发育阶段细胞的恶性转化。

在有些具有典型 CLL 形态的病例中可出现免疫表型分离，即 CD5- 或 CD23-，FMC7+ 或 CD11c+，或表面 Ig (sIg) 强阳性，或 CD79b+。

1.3 CD5 抗原表达

CD5 最初被认为是全 T 细胞抗原，后来研究发现，CD5 在 B-CLL 和某些淋巴增生性疾病中有表达，在 PLL 及 SLVL 中表达较低。

CD5 抗原作为一种 T 细胞抗原，在 B 系慢淋中表达，有人认为与 B 细胞进入激活状态有关。有报道认为 CD5 阳性和 CD5 阴性 CLL 细胞来自两个不同克隆。

CD5 抗原作为 B 系慢淋的一个独特的免疫学标志，在国内外慢淋的研究中备受关注，其在慢淋白血病细胞上的表达，各家结果相差较大。

国外大系列研究报道[28]，CD5 阳性率为 90%~95%，但明显较国内汤美华等[25] 报道 93 例 B 系慢淋中 CD5 阳性率仅 38% 为高，同时亦较盛瑞兰等[37] 报道 CD5 阳性率 23.0% 为高；华东等[26] 报道的 16 例 B 系慢淋中有 12 例表达 CD5，阳性率为 75%。

1.4 CD23 抗原表达

CD23 依赖 IgE 促进体内外的免疫应答，阻止生发中心 B 细胞的凋亡。CLL 患者 CD23 的表达与疾病进展及生存期缩短相关[30]，但亦有认为 CD23 表达的 CLL 患者有较好的预后。

Stefano 等[38] 报道，CD23 的特征是可从

表 18-1　小细胞淋巴瘤的典型免疫表型与其他淋巴瘤的鉴别诊断

	CD20	CD79a	CD10	CD23	CD5	CD43	Bcl-2	CyclinD1	TdT
CLL	+	+	−	+	+	+	+	−	−
FL	+	+	+	−	−	−	+	−	−
MCL	+	+	−	−	+	+	+	+	−
LPL	+	+	−	−	−	−/+	+	−	−
MZL	+	+	−	−	−	−/+	+	−	−
SMZ	+	+	−	−	−	−/+	+	−	−
MALC	+	+	−	−	−	−/+	+	−	−
HCL	+	+	−	−	−	−	+	−	−
BLB	−/+	+	+/−	−/+	−	−	−	+	+

淋巴细胞表面裂解并释放到血清中，成为可溶性 CD23（sCD23），且膜 CD23 水平和血清中可溶性 CD23 含量无相关性。进一步研究显示，sCD23 可预测 CLL 患者预后，sCD23 高水平预示 CLL 有较短的生存期，提示 CLL 患者即使在疾病早期也需要及时治疗；膜 CD23 水平和 CLL 患者预后的关系有待进一步研究。

1.5 CD19 抗原表达

CD19、CD20 为 B 系淋巴细胞抗原，对 CLL 患者无特异性。在 B 细胞个体发育中，CD19 出现得较早，成熟时仍有表达，但表达程度减弱。华东等[26] 报道，CD19 阳性率为 87.5%，提示 B 系慢淋可能涉及 B 细胞发育的各个阶段。

1.6 CD38 抗原表达

CD38 是一种出现在活化 T 细胞、浆细胞、Pre-B 细胞、单核细胞等多种细胞的膜抗原，具有白细胞活化和成熟的信号转导活性。CD38 对 B 细胞的功能意义尚不清楚，但其表达的水平因成熟度的不同而不同。

最初认为，CD38 的表达是代替检测 IgVH 基因重排的分子标志，且与 CLL 细胞免疫球蛋白重链可变区基因 IgVH 突变与否相关[39]，CD38 表达为 IgVH 未突变的标志，预示 CLL 病情进展，预后不良；IgVH 突变常常伴有 CD38⁻，预示 CLL 有较稳定的临床过程；而 Terry 等[40] 认为，CD38 的表达不仅在 CLL 未突变组，在突变组亦有一定数量患者表达，即 CD38 的表达不是 CLL 细胞突变与否划分的标准。亦有研究发现，CD38 的表达与 IgVH 基因突变无相关性；且 CD38 不是独立的预后指标。因此，对于 CD38 对 CLL 预后的预测价值尚不明确，需与外周血白细胞计数增加及 β_2-M 增加等相关预后因子综合判断。

1.7 ZAP-70 抗原表达

ZAP-70 蛋白是一类介导 T 细胞信号转导途径的胞内酪氨酸激酶，广泛表达在 T 细胞和 NK 细胞中。Wiestner 等[41] 发现，IgVH 未突变者 ZAP-70 的阳性率为突变者的 5.54 倍；Chen 等[42] 认为，ZAP-70 可替代 IgVH 基因突变作为 CLL 最有效的预后指标。

1.8 其他抗原表达

CD22 抗原在大多数正常休止期 B 细胞上表达，随着 B 细胞的活化，其表达随之减弱。

巨核系抗原 CD42b、CD61 作为急性巨核细胞白血病（M7）诊断的指标，在 15% 急性髓细胞白血病的其他亚型中亦有表达，但在慢淋中表达国内尚未见报道，其临床意义目前尚不清楚。

2 遗传学

通过分子遗传谱研究，可明确 CLL 的发病机制，预测疾病进展时间、总生存以及治疗时机等。常见分子标志物，包括 IgVH 突变状态、ZAP-70、脂蛋白脂肪酶、CD38 等。

细胞遗传学方面检测，如 del（11q）（11 号染色体长臂缺失）和 del（17p）、IgVH 未突变、ZAP-70 和 CD38 高表达等均与高危预后相关。

最常见的细胞遗传学异常是 del（13q），大约 50% 的 CLL 患者会出现 13 号染色体长臂缺失。此外，大约 20% CLL 患者出现 del（11q），这些患者多为年轻男性、大包块、预后差的患者[43]；大约 20% 的 CLL 患者出现 Trisomy 12；不足 10% 的 CLL 患者出现 del（17p），疾病进展迅速，治疗疗效差，生存期短。

17 号染色体突变包括短臂 1 区 3 带（13q）的 p53 位点，p53 的缺失和突变导致疾病进展和对化疗药物敏感性降低；单纯 del（13q）的 CLL 患者预后较好，del（13q）多发生于 CLL 的 IgVH 突变患者；而 IgVH 未突变患者常常伴有 del（17p）和 del（11q）。

CLL 患者在遗传学方面存在异质性，CLL 在分化程度方面也存在异质性，如 IgVH 重排状态。大约 50% 的 CLL 患者存在 IgVH 体细胞突变，这样的患者呈临床惰性表现。依据 IgVH 是否突变，可将 CLL 分为两类，一类是 IgVH 未突变的幼稚、生发中心前 B 细胞，另一类是 IgVH 突变的生发中心后 B 细胞，已接触抗原。基因表达谱研究证实两种类型的 CLL 患者均具有一致的表型，无论突变或不突变的 CLL 均来自同样的细胞起源。

IgVH 突变区多集中在 IGHV1-69、IGHV4-34、IGHV3-7、IGHV3-21。多数区域突变患者预后较好，而 IGHV3-21 突变患者病情进展迅速。

由于 IgVH 突变检测较难在临床开展，因而寻找替代标志物是研究热点。基因表达谱分析突变和未突变的 CLL 患者，基因表达蛋白存在差异，其中 ZAP-70 主要在未突变患者表达；通过 western blotting、PCR、免疫组化以及流式细胞仪均可检测。但部分研究证实，ZAP-70 表达与 IgVH 突变状况无必然相关性，部分 IgVH 未突变患者，并未出现 ZAP-70 表达，而表现为 del（17p）、del（11q）以及 IgHV3-21 突变等不良预后因素[44]；ZAP-70 可用于预测疾病进展时间[45]。

5%~30% 的 CLL 患者表达 CD38，在多数 IgVH 未突变患者中表达。荧光原位杂交技术较之传统的有丝分裂中期分析法更加准确和灵敏，可以检测非有丝分裂细胞的染色体病变，检测 trisomy 12q13、del 13q14、17p13 和 11q22-23 的灵敏度达到 80%。

2.1 抗原受体基因

CLL 患者中 95% 为 B 系来源，主要以小的成熟淋巴细胞增多为主，具有免疫球蛋白重链或轻链基因重排。最近的资料显示，CLL 存在两种独特的重链基因重排，40%~50% 的病例不存在重链可变区基因的自身突变，这与幼稚的 B 细胞一致；而 50%~60% 的病例存在自身突变，这与经历过生发中心转化的 B 细胞一致。

Ig 可变区的突变是随机的，这些随机突变的可变区经常可在 CLL 病例中发现。Ig 可变区无突变的病例呈 CD38+。在很多病例中，表面 Ig 的抗原特异性是针对自身抗原——即自身交叉反应，胞浆 Ig 可见于 5% 的病例。

2.2 12号染色体三倍体

CLL 常见的染色体异常为 12 号染色体三倍体（12 三体），如单用细胞遗传学方法，其在 CLL 中占 10.8%~11.7%，若并用敏感性更高的荧光原位杂交方法，则占 14.4%~18.0%。13q14 基因缺失可达 50% 的病例；存在 12 号染色体三倍体的病例多数没有 Ig 可变区基因的突变，而存在 13q14 异常的病例常常有突变。

伴有 12 三体的 CLL 免疫表型常呈 CD20、FMC7 和 SmIg 高表达，而无 CD23 表达，肿瘤细胞增殖率较高，诊断时多处于进展的临床分期，生存期较短，预后不良。

12 三体在不典型 CLL 中的发生频率显著地高于典型 CLL，前者高达 35.8%~57.0%，而后者仅为 3.5%~9.7%；在有 12 三体的病例中 88% 为不典型 CLL，无 12 三体的病例中仅 17% 为不典型 CLL，故 12 三体与不典型形态学明显相关[46-48]。

在免疫表型上，12 三体阳性 CLL 与无此异常的不典型 CLL 相比具有如下特征：CD20、FMC7 和 SmIg 表达强度均较高，且表达少见于 CLL 的 CD11a 和 CD38。

2.3 del（11q）、del（13q）

del（11q）是典型 CLL 最常见的染色体异常，占 21%；在不典型 CLL 中占 13.5%。del（13q）在 CLL 的发生率约 8%，95% 以上见于典型 CLL，不典型 CLL 仅占 5% 或无表达[48]，这些异常与预后无关。

2.4 p53突变

10%~15% 的 CLL 患者有抑癌基因 p53 的突变（在 PLL 发生率更高），有此异常的患者诊断时有较高的 Binet C 期发生率、较高的肿瘤细胞增殖率、生存期短、需要及时治疗、对治疗有耐药，且预后不良。

Lens 等[47] 研究了 32 例 CLL（17 例典型 CLL，15 例 CLL/PL）的 p53 基因（包括点突变和等位基因缺失，二者均使 p53 基因失活），11 例有 p53 异常，其中 8 例为 CLL/PL。

Cordone 等观察了 181 例 CLL，亦发现有 p53 蛋白阳性表达（代表有 p53 基因突变）的患者 PL 的比例显著较高，且 p53+细胞的比例随疾病的进展和恶化逐渐增高；在 p53- 的 154 例中 CLL/PL 仅占 15%，而在 p53+ 的 27 例中 CLL/PL 却占 41%（P=0.002），说明 p53 基因异常与 CLL/PL 相关，进一步证明 CLL/PL 是 CLL 中的一个预后不良的亚型。

Lens 等[47] 还发现 p53 异常的典型 CLL 只有一个等位基因失活，而恶化程度高和不易治疗的 CLL/PL 则会有 2 个等位基因失活，这提示 p53 异常的积累可能伴随着从典型 CLL 发展为 CLL/PL。

p53 异常和 12 三体之间的相关性分析表明，二者无统计学相关，且 12 三体更常见于无 p53 异常的患者，提示此二者可能代表 CLL 转化为 CLL/PL 的不同途径，二者独立地发挥作用。无 p53 异常和 12 三体的 CLL 有较长的生存期，有 p53 异常者比有 12 三体者预后更差，兼有此二异常的少数病例预后最差 [47]。

基因突变尤其是 p53 和 Rb 的突变与慢淋的变异有很大关系，但克隆的不稳定性与患者的病程之间的关系尚不清楚 [49]。

第 5 节　常规检查

一般而言，初诊 CLL 患者必须进行体格检查，尤其是淋巴结区域（包括咽淋巴环）和肝脾的大小；体能状态；B 症状，如盗汗（透湿性出汗）、非感染性发热（连续 3 日体温超过 38℃）、体重减轻（6 个月内减轻 10%）；血常规检测，包括白细胞计数、白细胞分类和血小板计数等；血清生化检测，包括乳酸脱氢酶等；预期使用抗 CD 单抗的患者检测 HBV；拟采用蒽环类或蒽醌类药物治疗的患者做多孔动脉造影术（MUGA）扫描或超声心动图检测；育龄女性化疗前做妊娠试验。

特殊情况下，需进行免疫球蛋白定量、网织红细胞计数和直接 Coomb's 试验，治疗前胸部/腹部/盆腔 CT（特别是外周存在淋巴结肿大和症状并提示可能存在巨块型淋巴结者），β_2-微球蛋白，尿酸，治疗前单侧的骨髓活检，生育和精子库相关问题的讨论等。

对 CLL 不推荐 PET-CT 常规检查，但对于怀疑存在 Richter 转化的患者，可以行 PET-CT 以指导淋巴结活组织检查部位。

1　外周血象

白细胞增多是本病的特点，最突出的发现是小淋巴细胞增多。白细胞总数以（30~100）$\times 10^9$/L 占多数，以成熟小淋巴细胞为主，常占 60%~90%（早期小淋巴细胞占白细胞的 65%~75%，晚期 90%~98%）；有时可见少数幼稚淋巴细胞和个别原始淋巴细胞；中性粒细胞百分率降低。

血片中涂抹细胞和篮状细胞明显增多，这是 CLL 血象的特征之一。红细胞和血小板数早期正常，随着病情发展，血小板减少。5%~8% 的患者可出现自身免疫性溶血，抗人球蛋白试验多呈阳性。

早期，贫血可不存在，以后逐渐加重，晚期贫血可以很严重，网织红细胞增高，血清胆红素增加。

2　骨髓象

早期白血病细胞仅在少数骨髓腔内出现，因此早期骨髓象可无明显改变；晚期正常的骨髓细胞几乎全部被成熟的小淋巴细胞所代替，原始淋巴细胞和幼稚淋巴细胞仅占 5%~10%。骨髓增生活跃，淋巴细胞显著增多，占 40% 以上，形态基本与外周血一致，原始淋巴细胞一般不超过 1%~2%。红系、粒系及巨核细胞均减少；有溶血时，幼红细胞可代偿性增生。

细胞化学、糖原染色（PAS）部分细胞呈阴性反应，部分呈颗粒状阳性。中性粒细胞碱性磷酸酶积分不一定增高，有些病例在早期甚至降低，此特征与急淋不同。

3　免疫学检查

40%~50% 病例的正常免疫球蛋白减少，约 5% 的病例血清中出现单克隆球蛋白高峰，IgM 型多见，可伴有高黏滞血症和冷球蛋白血症，抗人球蛋白试验阳性见于 20% 的病例。

4　遗传学

约 50% 患者有染色体异常，常见的染色体异常为 12 号染色体三体，13q 缺失和 11q 缺失，分别占 20%~30%。

第 6 节　临床表现

1　临床特点

（1）本病常见于老年人，男性尤多见，发病中位年龄 65 岁；起病十分缓慢，往往无自觉症状，偶因查体或检查其他疾病时发现；中位生存时间为 6~7 年 [50-51]。

（2）B-CLL/SLL，以淋巴结病变为主，无白血病表现的称为 SLL，有白血病表现的则属 B-CLL。

（3）患者就诊时病变多已广泛播散；少数患者可出现发热、消瘦或盗汗等全身症状。

（4）约 10% 的患者可发生自身免疫性溶血，亦可出现低 γ 球蛋白血症（15%）、自身免疫性血小板减少症、粒细胞减少症及单纯红细胞减少性贫血。

（5）约 5% 的患者可发生大细胞转化（Richter 综合征），临床表现为病情短期内恶化，进行性淋巴结、肝、脾肿大，预后不良，大多数患者于 1 年内死亡。

（6）B-CLL 患者免疫功能低下，常并发感染并成为患者常见的死亡原因。

（7）B-CLL 患者常表现为白细胞增多，常可达到 $(30\sim200)\times10^9$/L，偶可高达 $(500\sim1000)\times10^9$/L，增生细胞绝大多数为成熟小淋巴细胞（占 80%~90%）。

（8）骨髓象显示增生明显至极度活跃，主要是淋巴细胞，主要为小淋巴细胞，原始淋巴细胞和幼稚淋巴细胞较少见。红系细胞减少，合并溶血时，幼红细胞可增生。巨核细胞到疾病晚期才出现减少。

蔺竹亭等[52]报道了 103 例慢性淋巴细胞白血病，79 例中反复发热占 91.1%，系反复感冒、合并肺炎、慢支、肺结核、肺不张、胆道、泌尿道感染所致；淋巴结肿大 98.1%，肝大 77.7%，脾大 93.2%，贫血 43.%。

2 症状与体征

2.1 症状

早期可有倦怠乏力，逐渐出现腹部不适，食欲不振，消瘦，低热，盗汗；晚期患者可出现头晕，心悸，气短，皮肤紫癜、瘙痒，骨骼痛，常易感染。8%~10% 患者可并发自身免疫性溶血性贫血。

2.2 体征

2.2.1 淋巴结肿大

80% 患者有淋巴结肿大，并以此引起患者注意，以颈部、锁骨上、腋窝、腹股沟等处淋巴结肿大为主。肿大的淋巴结无压痛，质地中等，可移动。

浅表淋巴结肿大是慢淋最常见的体征，随着病情的进展，可由小变大，由少增多，由局部至全身。

CT 扫描可发现肺门、腹膜后、肠系膜淋巴结肿大，腹腔淋巴结可引起腹痛，纵隔淋巴结肿大可引起咳嗽、声哑及呼吸困难等；肿大淋巴结压迫胆道或输尿管可出现相应阻塞症状。

2.2.2 肝脾肿大

50%~70% 的患者有轻至中度脾大；轻度肝大，多在脾肿大之后发生。

2.2.3 皮肤病变

约 10% 患者可有皮肤损害，呈散在性红色或紫红色斑丘疹，系白血病细胞的皮肤浸润所致；亦可有非浸润性皮肤损害，如皮肤瘙痒、色素沉着、红斑、剥脱性皮炎及带状疱疹。

晚期患者可因血小板减少而出现皮肤、黏膜紫癜；T 细胞 CLL 可出现皮肤增厚、结节以至全身红皮病等。

3 慢淋活动进展表现

下列表现常常提示慢淋活动进展[53]：

（1）以下表现之一：6 个月内体重减轻≥10%，极度疲乏，机能状态 2 级，不能坚持日常生活；发热持续 2 周（>38℃），无感染；盗汗。

（2）进行性骨髓衰竭，出现贫血和/或血小板减少或原有者加重。

（3）自身免疫性溶血性贫血和/或血小板减少，皮质激素治疗反应差。

（4）进行性脾肿大或巨脾（左肋缘下>6cm）。

（5）淋巴结巨大（>10cm）或进行性肿大。

（6）2 个月来淋巴细胞进行性增多（>50%）或增倍时间<6 个月。

（7）明显低丙球蛋白血症或出现单克隆蛋白。

4 并发症

慢性淋巴细胞白血病的患者以老年人居多，易合并多种疾病，严重影响患者的生活质量。与 CLL 相关的并发症主要有感染、自身免疫性疾病（AID）等[54]。

4.1 感染

因 CLL 患者免疫功能减退，常易并发感染，是其病情恶化和死亡的主要原因之一。感染的主要诊断依据是有感染的症状，有影像学支持，有病原学证据。

约 20% 的 CLL 患者在病程中发生不同类型的感染，但我国发病率远低于国外（约 80%）[55]，可能与部分轻、中度发热患者未行相关检查直接予抗生素治疗有关；吴瞳等[56]报道有 33.3%的患者死于感染。

最常见的是细菌感染，病毒感染次之，真菌感染较少见；最常见的感染部位有呼吸道、皮肤、胃肠道、泌尿系、败血症等。不治疗或仅用烷化剂±激素治疗的患者中，致病微生物主要为金黄色葡萄球菌、肺炎链球菌、流感嗜血杆菌、肺炎克雷伯菌及大肠埃希菌。但随着嘌呤类似物及单克隆抗体的普及，感染的发病率上升，其病原谱亦发生了变化，突出表现为机会性致病菌感染的发病率上升，如李斯特菌属、诺卡菌属、分枝杆菌等，还有白色念珠菌、曲霉菌等真菌和以水痘带状疱疹病毒为主的多种病毒[57]。另外，我国并发乙型肝炎比例较国外报道高，推测与我国慢性乙型肝炎发病率高有关。

4.2 自身免疫性疾病

Duck等[58]研究发现约12%的CLL会并发自身免疫性疾病（AID），吴瞳等[56]报道为为7.4%。

研究多认为，CLL患者出现的自身抗体几乎只针对血液中的有形成分，即红细胞、白细胞或血小板。最常见的AID为自身免疫性溶血性贫血（AIHA），吴瞳等[56]报道发病率为31.3%；其次为免疫性血小板减少性紫癜及PRCA。其他AID的发生是否和CLL相关，抑或仅仅是一种巧合，目前尚无定论[59]。有作者认为，CLL可能是AID的一种极端的表现[60]。

CLL患者出现Hb、PLT或WBC的减低十分常见，但要鉴别究竟是由CLL疾病进展、骨髓抑制造成的还是自身免疫造成的，有时十分困难，并常被医生忽视。

血液系统AID的主要诊断依据是有贫血症状或出血倾向、实验室检查显示有溶血发生、检测出相应抗体，免疫抑制治疗有效；非血液系统AID的主要诊断依据是有相应临床表现、存在自身抗体，免疫抑制治疗有效。

5 继发第二肿瘤

国外报道，CLL患者继发第二肿瘤发病率为8.9%~11.1%，发病风险增高的肿瘤有皮肤癌、肺癌、喉癌、Kaposi肉瘤；发病风险比减低的有乳腺癌和女性生殖系统肿瘤等[61-62]。

分子遗传学分析显示，在50%病例中，侵袭性淋巴瘤是由原发肿瘤克隆性转化而来，而在另一部分病例中，侵袭性淋巴瘤可能来自第二个无关的肿瘤。

慢性淋巴细胞白血病发生血液高度恶性转化或伴发第二肿瘤均作为本病预后不良的指标，治疗效果差，生存期较单纯慢性淋巴细胞白血病显著缩短。

5.1 继发血液系肿瘤

慢性淋巴细胞白血病在疾病进展过程中可向多种高度恶性淋巴瘤、血液肿瘤转化，如弥漫性大B细胞淋巴瘤、幼淋巴细胞白血病、急性淋巴细胞白血病或霍奇金淋巴瘤等，其中以弥漫性大B细胞淋巴瘤（Richter's综合征）最为常见，其他相对少见。邬仁华等[63]报道2例慢性淋巴细胞白血病，1例为7年后转化为霍奇金淋巴瘤（混合细胞型），1例为4年后转化为弥漫性大B细胞淋巴瘤的慢性淋巴细胞白血病病例。

慢性淋巴细胞白血病还可向多发性骨髓瘤转化，约0.1%。同样，某些病例显示他们具有同源性，但有些病例显示他们是独立的两种肿瘤。

急淋变很罕见，发生率低于1%。在文献报道的急淋变病例中，其病因不明，与有无接受化疗无关；但在有些病例中，免疫标记显示来自同一B细胞株，原始细胞表达表面膜免疫球蛋白、CD19、CyCD22、末端脱氧核苷酸转移酶（TdT）；预后极差。

5.1.1 Richter综合征转化

Richter综合征转化比较常见，据报道，2.2%~8%的CLL（B细胞型）患者可向多形性大细胞淋巴瘤转化，即Richter综合征[64]。Richter综合征转化多在病程的第4年左右发生[65]，中位转化时间24~84个月[66]。相关资料显示，多数此种弥漫大B的肿瘤克隆来源于慢性淋巴细胞白血病细胞；但还有少数病例的淋巴瘤细胞与慢性淋巴细胞白血病细胞非同源，而是与EB病毒感染有关。

大多数发生此转化的病例，其临床表现为进行性淋巴结肿大、脾大，发热伴短期体重下降，80%的患者有LDH的升高；此类患者多有结外侵犯表现，如肾、肺、胃肠道受累，容易发生各种机会感染。

Richter 综合征可见骤然发热及腹痛，伴发中枢神经系统症状，淋巴结、肝脾迅速肿大，骨髓及淋巴结中发现大淋巴-组织细胞，病理示弥漫性组织细胞性淋巴瘤，病程进展快，对标准化疗不敏感，预后差，多在 6 个月内死亡[67]。

5.1.2 幼淋巴细胞白血病转化

慢性淋巴细胞白血病向幼淋巴细胞白血病转化是罕见的，并且很缓慢，大约需数年以上；通常表现为逐渐加重的贫血、血小板减少、淋巴结肿大、脾大；偶尔亦会由于对治疗的反应太敏感而出现此类转化。

大多数发生此类转化的病例，其突出临床表现是巨脾（通常不伴淋巴结肿大）、高白细胞反应（$100×10^9/L$，且均是单个核的大淋巴细胞）；组织活检显示大量不成熟的幼稚淋巴细胞，细胞有丝分裂的现象缺如。小鼠红细胞玫瑰花结形成<30%，表面膜免疫球蛋白强阳性。

CHOP 方案联合氟达拉滨化疗对此可能有效。

5.1.3 霍奇金淋巴瘤转化

慢性淋巴细胞白血病虽可向霍奇金淋巴瘤转化，但极罕见，约 0.5 %[68]；当然亦可能更高，因大多数患者家属不同意尸解。

与 Richter 综合征相似，多在病程的第 4 年左右发生，其临床表现亦是淋巴结病、脾大、高热、体重下降。通过淋巴结活检确诊，有典型的 R-S 细胞，且在 R-S 细胞中有 EB 病毒被检出；可能 EB 病毒在其发展中起了一定作用，且有关证据显示包含 EB 病毒 R-S 细胞比慢性淋巴细胞白血病细胞有更多的抗原基因片段的重排。因此，有人认为，霍奇金淋巴瘤可能不是来源于慢性淋巴细胞白血病，而是其第二肿瘤[69]。

对常规治疗反应不敏感，中位生存期 14 个月。

5.2 继发实体肿瘤

慢性淋巴细胞白血病可继发一些实体肿瘤，如黑色素瘤、中枢神经系统肿瘤、肺癌。尽管目前有报道，瘤可宁联合氟达拉滨治疗慢淋增加了第二肿瘤的发病率，但尚有待进一步证实[65]。

第 7 节　诊断与鉴别诊断

1　诊断

1.1　注意事项

（1）CLL 有外周血及骨髓淋巴细胞增多，增高程度意见尚不统一，但均需排除其他引起淋巴细胞增多的疾病。

（2）CLL/SLL，淋巴结、肝脾是典型的受累部位，皮肤、乳腺、眼附件等结外部位亦偶尔受累及；只有组织证据而没有骨髓和外周血受累时才做出 SLL 的诊断。

SLL 的诊断主要根据淋巴结病理组织学和免疫表型特征（CD19+、CD20 弱阳性、CD79a+、CD5+、CD10+/- 和 cyclinD1-。

（3）正常成人外周血淋巴细胞绝对数<$4×10^9/L$，分类一般不超过 40%。根据定义，所有 CLL 患者均同时有骨髓和外周血受累，且淋巴细胞计数超过 $10×10^9/L$。如果形态学和免疫表型为典型的 CLL，淋巴细胞计数小于 $10×10^9/L$，亦有可能做出 CLL 的诊断。

（4）CLL 诊断的最低要求是持续性（3 个月）的外周血 B 淋巴细胞≥$5×10^9/L$（若外周血 B 细胞<$5×10^9/L$，同时伴有骨髓浸润所致血细胞减少或疾病相关症状者亦可诊断为 CLL），且 B 细胞的克隆性需要经过流式细胞术确认。

外周血涂片特征性的形态学为成熟小淋巴细胞，可能混有大而不典型的细胞、分裂细胞或最多不超过 55% 的幼淋细胞。如果外周血幼淋细胞在淋巴细胞中的比例≥55%，则诊断为 PLL。

对于外周血存在克隆性 B 细胞，但 B 细胞数<$5×10^9/L$，同时不伴有淋巴结肿大（<1.5 cm）和器官肿大、血细胞减少及其他疾病相关症状的患者，诊断为单克隆 B 淋巴细胞增多症（MBL）。

Batata 等[70] 分析 201 例 B 细胞慢淋中有 12 例外周血淋巴细胞分类 52%~93%，绝对数<$5×10^9/L$，无引起淋巴细胞增多的疾病及典型慢性淋巴细胞白血病的临床表现，但表达 CD5、CD9、CD20、单克隆 sIg，小鼠玫瑰花结形成，与典型慢淋无差异；随访 2~70 个月均转为典

型慢淋，称此为"低淋巴细胞慢淋"（chronic lymphocytic leukemia with low lymphocyte count, CLL-LLC）。

1.2 CLL诊断要点

（1）可有疲乏、消瘦、低热、贫血和出血表现；

（2）可有淋巴结、肝脾肿大；

（3）外周血白细胞>10×10⁹/L，成熟淋巴细胞≥60%，成熟淋巴细胞绝对值>6×10⁹/L，持续增高时间≥3个月，并除外其他引起淋巴细胞增多的疾病；

（4）骨髓增生活跃，成熟淋巴细胞≥40%；

（5）组织学检查（骨髓、淋巴结等活检）显示以成熟淋巴细胞为主的浸润表现；

（6）可除外淋巴瘤合并白血病和幼淋细胞白血病。

1.3 SLL的诊断要点

（1）淋巴结肿大和/或脾脏大；

（2）无骨髓浸润所致血细胞减少；

（3）外周血B淋巴细胞<5×10⁹/L；

（4）典型的免疫表型（同CLL），同时尽可能组织病理学证实。

1.4 我国诊断标准

中国CLL诊断标准主要参考《血液病诊断及疗效标准》[71]，具体规定为，外周血成熟淋巴细胞绝对数>6×10⁹/L，持续增高时间≥3个月，骨髓增生活跃，成熟淋巴细胞≥40%，可诊断为慢淋。

1.5 FAB诊断标准 [72]

（1）不明原因外周血淋巴细胞数增高，持续至少4周以上，同时具备：①外周血淋巴细胞绝对数≥5×10⁹/L；②骨髓象淋巴系增生，幼稚淋巴细胞≤10%，成熟样淋巴细胞≥40%。

（2）外周血淋巴细胞绝对数<5×10⁹/L，分类淋巴细胞≥50%，持续至少2个月以上，骨髓淋巴细胞≥40%，有肝、脾和/或淋巴结肿大、贫血、血小板减少等，排除引起反应性淋巴细胞增多的疾病，虽未做免疫表型，亦诊断为慢淋。

1.6 转化综合征判断标准

慢淋转化综合征较慢性粒细胞白血病少，转化形式多样[73]。其判定标准为[4]，有慢淋病史，体重减轻，淋巴结进行性肿大，外周血淋巴细胞减少；尸检或活检证实同一部位有慢淋细胞及组织细胞浸润。

2 分期

关于CLL的诊断手段的不断革新，使该病早期诊断率不断提高。Molica和Levato等研究发现，20世纪70年代（1970~1979）、80年代（1980~1989）和90年代（1990~1998），早期CLL（Binet A期）患者诊断率分别为26.3%、50.3%和72%（P<0.0001）。其mOS显著增加，分别为38个月、54个月和93个月（P<0.0001）。

分层分析发现，BinetA和B期患者总生存无显著差别，只有Binet C期患者OS存在显著差异[74]。20世纪70年代，Binet为C期患者的OS显著缩短。

目前，CLL分期主要有Ann Arbor分期系统、Rai分期系统与Binet分期系统。先后由Rai等[75]和Binet[76]提出的Rai分期系统和Binet分期系统，即便被认为不能预测早期患者的预后和疾病进展情况，却由于其简单实用，仍是近30年来广泛应用的分期体系之一；此后出现的一些其他的分期系统，其预后效能均未显著优于Rai和Binet分期系统。Ann Arbor分期系统修改版于1989年公布[77]。Rai分期系统的依据是随着瘤细胞逐渐增多，淋巴结受累，脾脏和肝脏增大，骨髓受累致贫血和血小板减少。Rai分期各期所占患者比例，分别为0期为25%、Ⅰ和Ⅱ期为50%，Ⅲ和Ⅳ期为25%。

由于慢性淋巴细胞白血病患者的预后差别较大，为了更好地判断预后并指导个体化治疗，人们进行了大量分期研究。

为了方便记忆，1987年由Rai等将Rai分期进行了简化，分为高危、中危、低危3组。在Apelgren等[78]的研究中发现，低危组患者的OS率优于中、高危组（P<0.0001），但中、高危组间的OS率差异无统计学意义。

Wierda等[79]的研究发现，Rai 0期和Ⅰ期、Rai Ⅲ期和Ⅳ期患者间的OS曲线相互比较无统计学差异，且出现Ⅳ期患者的OS（7年）长于Ⅲ期患者（5.3年）的现象。

1986年，由Mandelli等[80]根据Hb、PLT、受累淋巴区数、肝脏是否肿大制定了

表18-2 SLL诊断标准

外周血单克隆B淋巴细胞特征	
细胞数目	B淋巴细胞≥5×10⁹（不足5×10⁹）
淋巴细胞比例	幼稚淋巴细胞不足55%
SmIg	IgM、IgD
B细胞表面抗原	CD5、CD19、CD20、CD23

GIMEMA分期。1990年，Montserrat等与法国协作组[81-82]根据骨髓浸润类型、骨髓淋巴细胞比例、受累淋巴区数、Hb、PTL和淋巴细胞倍增时间（LDT）将Binet A期患者分为"冒烟型"和"活动型"，前者的长期生存与同年龄性别的健康对照组一样（5年OS率>90%），后者的5年OS率仅为50%~60%，两者间的差异有统计学意义。2010年，吴瞳等[83]回顾性分析了2000年至2007年就诊于中国医学科学院血液病医院的218例CLL患者，探讨了慢性淋巴细胞白血病不同分期体系对中国患者的适用性。

Rai分期系统的特点是，对于病情进展进入更高级别分期患者，其预后类似于更高级别患者。Rai分期系统进一步简化为三类风险级别，分别是0期为低风险组，Ⅰ和Ⅱ期为中危组，Ⅲ和Ⅳ期为高危组。

Binet分期系统依据受累淋巴结区域数目和血细胞减少情况，分为3组。其受累区域分为5个，分别为颈部、腋窝、腹股沟区（上述3个区域的双侧和单侧均为同一个部位）、脾脏、肝脏。出现贫血和血小板减少的晚期患者（C期）占20%。

3 鉴别诊断

CLL/SLL鉴别诊断应与结核性淋巴结炎、淋巴瘤、传染性单核细胞增多症、毛细胞白血病、幼淋巴细胞白血病等鉴别。

3.1 慢性粒细胞白血病

慢性粒细胞白血病，白细胞升高明显（100×10⁹/L~500×10⁹/L），骨髓中以中、晚、幼粒细胞增生为主，中性粒细胞碱性磷酸酶减少或消失，有Ph1染色体阳性，Bcl-abl融合基因阳性；脾肿大显著。

3.2 幼淋巴细胞白血病

幼淋巴细胞白血病（PLL），其病程较慢淋短，临床以巨脾、无或有轻度淋巴结肿大、白细胞总数显著增高为特征；血和骨髓涂片上有较多的（>55%）带核仁的幼淋巴细胞，其细胞

表18-3 Ann Arbor分期

分期		标准
Ⅰ期	Ⅰ	累及1个淋巴结区
	ⅠE	局限累及1个结外器官或部位
Ⅱ期	Ⅱ	累及横膈同侧2个或更多的淋巴结区
	S	或局限累及1个相关的结外器官或部位及其区域淋巴结
	ⅡE	伴或不伴横膈同侧其他淋巴结区受累
Ⅲ期	Ⅲ	累及横膈两侧的淋巴结区
	ⅢE	伴随1个相关的结外器官或部位的局限受累
	ⅢS	脾脏受累
	ⅢE+S	二者皆有受累
Ⅳ期		1个或多个结外器官弥漫性（多部位）累及，伴或不伴相关的淋巴结受累；或孤立结外器官受累伴远处（非引流区域）淋巴结受侵

A：无系统症状。

B：不能解释的发热>38℃，盗汗，体重下降>10%。

较慢淋细胞为大，核仁明显；PLL 细胞高表达 FMC7、CD22 和 SmIg；CD5 阴性；小鼠玫瑰花结试验阴性；对化疗反应差。

3.3 毛细胞白血病

毛细胞白血病（HCL）全血细胞减少伴脾大者诊断不难，但有部分 HCL 的白细胞升高，（10~80）×10⁹/L，这些细胞有纤毛状胞浆突出物、酒石酸抵抗的酸性磷酸酶染色反应阳性，CD5 阴性，高表达 CD25、CDllc 和 CDl03。

脾大、淋巴结肿大不常见，骨髓常出现干抽，瘤细胞比慢淋细胞大，胞浆丰富。

3.4 伴循环绒毛淋巴细胞的脾淋巴瘤

伴循环绒毛淋巴细胞的脾淋巴瘤为原发于脾的一种淋巴瘤，多发生于老年人，脾大明显，白细胞数为（10~25）×10⁹/L，血和骨髓中出现数量不等的绒毛状淋巴细胞，1/3~1/2 的患者伴有血、尿单克隆免疫球蛋白增高。

免疫标志为 CD5、CD25、CDllc 和 CDl03 阴性；CD22 和 CD24 阳性。脾切除有效，预后较好。

3.5 霍奇金淋巴瘤

霍奇金淋巴瘤淋巴结呈进行性的无痛性肿大，深部淋巴结肿大可压迫邻近器官，血象无特殊变化，骨髓涂片和活检找到 Reed-sternbery 细胞或淋巴瘤细胞。

淋巴结活检可见正常滤泡性结构为大量异常淋巴细胞或组织细胞所破坏；被膜周围组织同样有异常淋巴细胞或组织细胞浸润；被膜及被膜下窦亦被破坏。

3.6 淋巴瘤细胞白血病

慢性淋巴细胞白血病是造血系统的原发恶性肿瘤，表现为外周白血病细胞持续增高，分类以小淋巴细胞为主，晚期常伴贫血、血小板减少，浅表淋巴结及肝脾肿大；淋巴瘤是一组原发于淋巴结或淋巴组织的恶性肿瘤，约 20% 晚期可播散至血液、骨髓，引起淋巴瘤细胞白血病，即白血病变，其中老年淋巴瘤患者发生淋巴细胞性白血病变时，有时难与慢性淋巴细胞白血病鉴别。

慢性淋巴细胞白血病与淋巴瘤细胞白血病皆为起源于淋巴细胞的恶性肿瘤，临床上均可引起较明显的淋巴结、肝脾肿大，但二者起源部位不同，故其表现出的症状、体征及实验室检查亦有所不同。张鹏等 [84] 指出，不能单从淋巴结肿大程度判断慢淋或淋巴瘤细胞白血病。

（1）慢性淋巴细胞白血病是一种起源于骨髓组织的低度恶性的淋巴细胞增生性疾病，血象、骨髓象均表现为成熟的小淋巴细胞明显增多，成熟的淋巴细胞核圆形或椭圆形，染色质紧密，胞质少而呈蓝色，一般不含颗粒。早期血红蛋白和血小板可正常，随着病情的进展可下降。

（2）慢性淋巴细胞白血病起病慢，多见于中老年人，早期症状不典型，常表现为乏力、低热、消瘦或反复呼吸道感染，多不严重，浅表淋巴结肿大，常不互相粘连，质中软，个别亦可融合成巨块。

（3）小淋巴细胞性淋巴瘤累及骨髓引起淋

表 18-4　CLL Rai 分期系统

分期	标准	危险度
0 期	淋巴细胞增多，外周血>1.5×10⁹，骨髓>40%	低危
Ⅰ期	0 期伴淋巴结增大	中危
Ⅱ期	0~Ⅰ期伴脾和/或肝肿大	中危
Ⅲ期	0~Ⅱ期伴贫血（Hb<110g/L，或 HCT<33%）	高危
Ⅳ期	0~Ⅲ期伴血小板减少（PLT<100×10⁹）	高危

表 18-5　Binet 分期

分期	标准
A	血和骨髓中淋巴细胞增多，<3 个区域的淋巴组织肿大
B	血和骨髓中淋巴细胞增多，≥3 个区域的淋巴组织肿大
C	除与 B 期相同外，尚有贫血（血红蛋白：男性<120g/L，女性<110g/L）或血小板减少（<100×10⁹/L）

巴瘤细胞白血病时，淋巴瘤细胞形态上较幼稚，胞体大，核圆形、椭圆形或有裂隙，核仁大而明显，胞质较多，骨髓象中此类瘤细胞比例增高。小淋巴细胞性淋巴瘤与慢性淋巴细胞白血病病理组织学无差异，常表现为弥漫性的、结节性的或空隙性浸润[85]。

（4）淋巴瘤细胞白血病多发生在淋巴瘤晚期，有淋巴瘤病史，临床上一般情况、贫血、出血及感染情况均较慢性淋巴细胞白血病严重，淋巴结及肝脾肿大明显，多有纵隔及腹腔内淋巴结肿大。

3.7 淋巴结结核

淋巴结结核常为颈部局限性淋巴结肿大，淋巴结质地较软，有压痛及粘连，甚至坏死或破溃。淋巴结活检，有结核杆菌或干酪样坏死，抗结核治疗有效。

第8节 治 疗

CLL/SLL疾病进展缓慢，患者往往长期生存并能保持良好的生活质量。迄今，本病尚不能治愈，亦无足够的循证医学证据证明早期治疗无症状B-CLL/SLL患者有任何长期生存裨益。

1 治疗指征

CLL与急性白血病不同，并不是所有确诊CLL的患者均必须立刻进行治疗，大约1/3初诊CLL患者经过规范的临床评估后并不需要积极治疗，采用"观察与等待"策略；其治疗指征如下。

（1）符合并愿意参加临床试验（尤其对于预期使用传统治疗无法治愈的CLL患者，推荐一线参加临床试验）；

（2）严重的疾病相关症状：如严重疲乏、夜间盗汗、体重减轻和非感染性发热；

（3）终末器官功能受损；

（4）进行性巨块型病变（脾脏肋缘下>6cm，淋巴结>10cm）；

（5）淋巴细胞倍增时间≤6个月；

（6）进行性贫血；

（7）进行性血小板减少。

需要指出的是以往NCCN指南均强调单纯的淋巴细胞绝对计数（ALC）并不是CLL治疗的指征，但是2011版指南对此作出了新的说明，如果患者ALC>（200~300）×10⁹/L或者存在白细胞淤滞相关症状，即使不存在其他治疗指征亦可考虑治疗。弥漫大B细胞/霍奇金淋巴瘤转化等Richter转化患者必须尽快治疗。

国际工作组关于CLL诊治指南建议，对于出现贫血和血小板减少患者，即Rai分期Ⅲ~Ⅳ期或Binet分期C患者，采用初始治疗[86]。

1.1 早期CLL-观察等待或即刻化疗

早期CLL患者采取观察等待还是即刻化疗，何种策略可带来更好的生存获益，CLL Trialists'Collaborative Group公布了一项荟萃分析，共6项临床研究，入组患者均为早期Binet A期（血红蛋白≥10g/dL、血小板≥10万/mm³和受累淋巴结区域<3个），共2001例。6项研

表 18-6　SLL 鉴别诊断

淋巴瘤类型	sIg	cIg	CD5	CD10	CD23	CD43	CyclinD1	Bcl-6	细胞遗传学异常	IgVH 状态
CLL	+	-/+	+	-	+	+	-	-	Del 13q (50)；del 11q (20)；del 17p；trisomy 12；	50%突变
LPL	+	+	-	-	-	-/+	-	-	T (9;14) PAX5R	突变
MCL	+	-	+	-	-	+	+	-	t (11;14) Bcl1R	未突变
FL	+	-	-	+	-/+	-	-	+	t (14;18) Bcl2R	突变
MZL（结外和结内型）	+	-/+	-	-	-	-/+	-/+	-	trisomy 3；t (11;18) API2/MLT；t (1;14) Bcl10R	突变
脾 MZL	+	-/+	-	-	-	-	-	-	Del 7q21-32 (40)	50%突变

究分别为 CALGB（美国和加拿大的癌症和白血病研究组 B）、MRC（Medical Research Council 英国）、FRE（法国白血病协作组）、PETHEMA（Spanish Cooperative Group for Treatment of Hematological Maligancies），分别接受苯丁酸氮芥或苯丁酸氮芥联合强的松的方案化疗。即刻化疗组和延迟化疗组的 10 年生存率分别为 44% 和 47%，尽管无统计学显著差异，但延长化疗组的 OS 仍然有 3% 提高。死亡患者中大约 50% 是由于非 CLL 原因导致引发，这些患者的死亡与治疗无显著相关性。对于因 CLL 直接导致的死亡患者，即治疗组死亡率高于延迟组，比率为 1.14，CI=0.95-1.37，P=0.1，无显著差别。分层分析，年龄、性别和 Rai 分期（0、I、II）组治疗均无显著差别。因此，对于早期 CLL 患者，即刻治疗并不优于延迟化疗。

1.2 早期 CLL-何时治疗

对于早期 CLL 患者，何时开始治疗，美国癌症研究所的 CLL 工作组建议，对于早期无症状 CLL 患者（Rai 0；Binet A）采取密切观察至疾病进展再治疗。该指南依据来自北美、法国、西班牙和英国的临床研究结论。该 meta 分析认为，对于早期 CLL 患者，即刻采用烷化剂类药物化疗并未进一步改善生存[87]。

对于 Rai 分期中危组（I～II 期：区域淋巴结受累增大、肝脾增大）、高危组（III-IV：肿瘤相关性贫血<110g/L；血小板减少<100×10⁹/L）和 Binet B、C 期患者，可采用密切观察至疾病进展和出现症状。

美国癌症研究所的 CLL 工作组建议出现以下情况可考虑治疗[88]：

（1）贫血和/或血小板减少，提示疾病进展，有骨髓衰竭可能。

（2）巨脾（左肋季下至少6cm）。

（3）进行性脾增大；伴发脾功能亢进。

（4）淋巴结大包块（直径≥10cm）。

（5）进行性淋巴结肿大。

（6）进行性淋巴细胞增多（2 个月内淋巴细胞增多超过 50%；淋巴细胞倍增时间不足 6 个月。采用 2 周间隔的淋巴细胞计数变化，可推算 2 至 3 个月淋巴细胞变化情况）。

（7）疾病相关全身症状：消瘦（6 个月内体重减轻>10%），疲乏（ECOG≥2；不能工作或完成日常活动），发热（T>38℃≥2 周），夜间盗汗（1 个月）。

1.3 出现症状的早期 CLL 和晚期 CLL 的治疗

出现症状的早期 CLL 和晚期 CLL 患者，依据生存质量采取单药或联合方案治疗：

（1）对于生存状态差（ECOG≥2）患者采用苯丁酸氮芥或临床试验。

（2）对于生存状态好（ECOG 为 0~1）患者，检测是否存在 del（17p）（17 号染色体突变包括短臂 1 区 3 带的 p53 位点）：del（17p）患者对氟达拉滨类化疗耐药，生存差，可考虑 Alemtuzumab 治疗；对于未出现 del（17p）患者，采用 R-FC 方案化疗。

1.4 初治或复发难治 CLL 之治疗

对于初治或复发难治的 CLL 患者，接受 R-FC 化疗，可显著提高 CR，改善疗效缓解时间。

Tam CS 等研究证实，R-FC 方案可以显著改善 CR。在一项 300 例既往未接受治疗 CLL 患者额的研究，R-FC 方案的 ORR 为 95%，CR 为 72%，淋巴结获得 PR 占 10%。其随访 6 年的 PFS 为 51%，OS 为 77%。

德国 CLL 研究组（GCLLSG）是迄今为止最大的随机临床研究，R-FC 较之 FC 可以显著改善 CR。该研究入组 817 例既往未治疗的 CD20⁺的活动期 CLL 患者，随机分组接受 FC 方案（409 例）和 FCR 方案（408 例）化疗。男性患者占 74%，女性患者占 26%，中位发病年龄为 61 岁。Binet 分期 B 最多见，占 64%，C 期占 31%，而 A 期仅为 5% 左右。伴发 B 症状患者占 48%。FC 组和 FCR 组患者的 CR 分别为 22.9% 和 44.5%，组间差异显著（P<0.01）；PR 分别为 50.4% 和 39.6%，组间差异显著（P<0.01），表明 RFC 较之单纯化疗组可以显著改善患者的 CR。mPFS 分别为 32.3 个月和 42.8 个月。单纯化疗组的 RR 为 85%，而联合 rituximab 的化疗组 RR 为 93%。

REACH 试验，针对既往治疗后的 CD20⁺的 CLL 患者，入组 552 例患者，RFC 组的 mPFS 为 30.6 个月，而单纯化疗组仅为 20.6 个月，RR 分别为 70% 和 58%。该研究证明，复发的 CLL，二线采用 rituximab 联合化疗可显著改善 PFS（中位 PFS 由 20.6 个月提高至 30.6 个月，提高近 10 个月）。

FDA 于 2008 年批准 Rituximab 联合化疗用于 CLL 的一线治疗。

2 治疗原则

对 CLL 的治疗选择，目前仍然主要根据临床分期及患者全身情况而定。

2.1 NCCN 原则

NCCN 指南 2008 年对 B-CLL/SLL 提出的治疗原则为：

（1）SLL 为 Ann Arbor 分期 Ⅰ 期可予局部放射治疗；

（2）Rai 分期高危（Ⅲ、Ⅳ 期）患者应立即接受治疗；

（3）B-CLL 按分期低危和中危（0~Ⅱ 期）患者以及 SLL 按 Ann Arbor 分期 Ⅱ~Ⅳ 期患者，不具有治疗指征、状况良好的患者可采取观察、等待的策略；具有治疗指征的患者应予治疗。

2.2 一般原则

（1）A 期患者无需治疗，定期复查即可；

（2）B 期患者出现下述情况则应开始治疗：

1）体重减少≥10%、极度疲劳、发热（>38℃）>2 周、盗汗；

2）进行性脾大（左肋弓下>6cm）；

3）淋巴结肿大：直径>10cm 或进行性肿大；

4）进行性淋巴细胞增生：2 个月内增加>50%，或倍增时间<6 个月；

5）自身免疫性贫血和/或血小板减少对糖皮质激素的治疗反应较差；

6）骨髓进行性衰竭：贫血和/或血小板减少出现或加重。

B 期患者如无症状，且外周血细胞正常，亦多不需治疗，但需定期随访。

（3）C 期患者应积极给予治疗。

按 Rai 分期，低危和中危的患者可行随访观察，除非达到上述标准之一。高危者一经诊断即应接受治疗。

（4）疾病早期或病情较轻时，可单用一种化疗药或用联合化疗，争取获得完全缓解。早期使用干扰素，可延长缓解期。

（5）疾病中晚期，淋巴细胞绝对值常常较高，免疫力低下，此期易发生感染，应积极预防感染。一旦发现感染，应选择足量敏感抗生素；并要注意增强免疫功能，可近期使用丙种球蛋白，粒细胞减少时可应用粒细胞刺激因子，积极支持疗法如输血或成分输血，纠正低蛋白血症，有益于控制感染源。

2.3 分层治疗原则

目前认为，具有治疗指征的 CLL 患者首先需要根据 FISH 结果进行分层治疗。

2.3.1 无 del（17p）或 del（11q）的患者

推荐进行传统化疗±免疫治疗。

（1）≥70 岁或存在严重伴随疾病（疾病累积评分-CIRS>6 分）的患者大多数推荐单药或小剂量化疗为主的治疗方案。

苯丁酸氮芥±泼尼松；

苯达莫司汀+利妥昔单抗（BR）；

CP（环磷酰胺+泼尼松）方案±利妥昔单抗；

阿仑单抗；

利妥昔单抗以及氟达拉滨±利妥昔单抗以及克拉屈滨等；

（2）年龄<70 岁或虽然≥70 岁但没有严重伴随疾病（CIRS<6 分）的患者推荐使用免疫化学联合治疗方案；2011 版 NCCN 指南对于此类患者已经不再推荐使用单药方案。

FCR（氟达拉滨+环磷酰胺+利妥昔单抗）

FR（氟达拉滨+利妥昔单抗）

PCR（喷司他汀+环磷酰胺+利妥昔单抗）。

（3）部分虚弱并有严重伴随疾病不能耐受嘌呤类似物的患者，推荐只用苯丁酸氮芥±泼尼松、单药利妥昔单抗或激素冲击疗法。

（4）复发或难治患者，若患者初始治疗持续缓解>3 年，推荐使用原方案继续治疗；缓解期<2 年的患者，根据年龄可尝试 FCR、PCR、大剂量甲泼尼龙（HDMP）、Ofatumumab、CHOP、HyperCVAD、剂量调节的 EPOCH 或 OFAR 等方案治疗。

2.3.2 存在 del（17p）

10%~15% 的 CLL 患者存在 del（17p）（阳性标准有待进一步研究，但一般认为<10% 无预后价值），此类患者对目前所有治疗疗效不满意，因此首先推荐参加临床试验。

NCCN 推荐 FCR、FR、HDMP、阿仑单抗±利妥昔单抗或苯达莫司汀±利妥昔单抗等方案，对于获得 CR/PR 的患者若具有 HLA 完全匹配的供者且身体适宜，推荐进行包括减低预处理强度在内的异基因造血干细胞移植；而对于复发难治的 del（17p）患者可考虑 CHOP、CFAR、HyperCVAD、OFA R、Ofatumumab、阿仑单抗±利妥昔单抗、大剂量地塞米松或苯达莫司汀等方案。

2.3.3 存在 del（11q）

12%~18% 的患者存在 del（1lq），del（1lq）的患者对于烷化剂较为敏感，因此临床推荐使用含有烷化剂的联合化疗方案。

（1）≥70 岁或存在严重伴随疾病<70 岁的患者推荐苯丁酸氮芥±泼尼松、BR、CP±利妥昔单抗、减低剂量的 FCR、阿仑单抗或利妥昔单抗；

（2）<70 岁或≥70 岁但无严重伴随疾病的患者推荐化学免疫治疗，选择 FCR、BR 或 PCR；

（3）获得 PR 的患者若具有 HLA 完全匹配的供者且身体适宜，推荐进行包括减低预处理强度在内的异基因造血干细胞移植。

（4）复发难治 del（1lq）患者，持续缓解>3 年，治疗同一线方案；持续缓解<2 年患者的治疗方案基本同无 del（17p）或 del（1lq）的复发难治患者。

（5）经过病理学检查确诊存在向弥漫大 B 细胞/霍奇金淋巴瘤转化的 CLL 患者，大多数预后很差，中位生存期不超过 1 年，治疗建议参照侵袭性淋巴瘤的治疗方案（在弥漫大 B 细胞淋巴瘤方案的基础上添加了 R-HyperCVAD 方案），并且如果存在 HLA 完全匹配供者，推荐考虑包括减低预处理强度在内的异基因造血干细胞移植。

3 疗效标准

目前国内多参照 2007 年血液病诊断及疗效标准判断疗效 [89]。

（1）完全缓解

临床症状消失，受累淋巴结和肝、脾回缩至正常；外周血白细胞（WBC）<10×10⁹/L，淋巴细胞绝对值<4×10⁹/L，Hb 和血小板正常；骨髓中淋巴细胞<40%。

（2）部分缓解

症状减轻，受累淋巴结和肝、脾的区域数和/或肿大体积比治疗前减少 50% 以上，且无新

的累及区域出现；外周血 WBC、淋巴细胞绝对值和骨髓中淋巴细胞比例降至治疗前 50% 以下；Hb 和血小板正常或较治疗前增加 50% 以上。

（3）无效

临床及实验室检查未达到上述部分缓解标准或反而恶化。

4 疗效评价

2011 年 NCCN 对于 CLL 的疗效评价体系仍是根据临床症状（B 症状）和体征（淋巴结和肝脾大）以及常规实验室检测指标（血细胞计数和骨髓形态学）来评判治疗的效果。

目前 NCCN 仍然没有引入利用流式细胞术或定量 PCR 方法检测是否存在克隆性 B 细胞（微小残留病-MRD）来判断疾病是否属于完全缓解，但是已有部分文献报道显示经过治疗后MRD 阴性（流式细胞术检测克隆性 B 细胞）的CLL 患者生存期优于 MRD 阳性的患者。

5 化学治疗

过去 CLL 治疗的目标是缓解症状，但近年来这一观点正在改变，其原因主要是出现了一些可以预测疾病进展的指标，同时亦出现了一些疗效明显优于瘤可宁的药物，如嘌呤类似物氟达拉滨，以及分子靶向治疗药物，可获得更高的完全缓解率。

目前具有治疗指征的 B-CLL/SLL 初治患者一线化疗选择，包括单一核苷类似物氟达拉滨、烷化剂（苯丁酸氮芥或环磷酰胺）加或不加利妥昔单抗，以及氟达拉滨为主或烷化剂为主的联合化疗方案加或不加利妥昔单抗，如氟达拉滨加或不加利妥昔单抗、苯丁酸氮芥加或不加泼尼松、苯丁酸氮芥加或不加利妥昔单抗 、环磷酸胺加或不加泼尼松、环磷酰胺加或不加利妥昔单抗或 COP 加或不加利妥昔单抗。

一线化疗方案的选择取决于患者的个体状况，另外年龄是影响化疗耐受性的重要因素。老年患者骨髓造血储备能力下降，并常存在重要伴随疾病，化疗耐受性常明显下降。

70 岁以上老年患者治疗宜以减轻症状、提高生活质量、延长寿命为目的，采用不良反应较小的化疗方案，如单一苯丁酸氮芥（加或不

加利妥昔单抗）化疗，避免过大的化疗毒性风险。

年轻、具有不良预后因素的患者应采用积极的化疗方案，如氟达拉滨为主的联合化疗方案（加或不加利妥昔单抗）如 FC、FCR 方案或可提高 CR，延长 PFS 或 OS。

初治达到 CR 或 PR 的患者通常可随诊观察，或入选临床研究。其后，若病情再次复发或进展并具有前述治疗指征的患者则需再次进行治疗，通常采用相似的一线化疗方案或原化疗方案为基础的联合化疗方案，并可联合利妥昔单抗或阿仑单抗。

异基因造血干细胞移植仅限于再诱导治疗缓解的条件适宜的患者。

迄今，初治后短期即复发或进展的、氟达拉滨难治性患者缺乏有效的二线挽救治疗方案。

5.1 分级治疗方案选择

氟达拉滨+环磷酰胺（FC）的化疗方案是 NCCN 推荐的一线治疗 SLL /CLL 的方案，近年来国内亦开始运用含氟达拉滨的方案治疗低度恶性淋巴瘤，包括 SLL /CLL。

5.2 常用药物

5.2.1 苯丁酸氮芥

单一烷化剂治疗 CLL 总有效率为 50%~60%，完全缓解率约为 10%。苯丁酸氮芥（瘤可宁，Chlorambucil，CLB）为 CLL 首选药物，疗效最好，缓解率 50%~98%，成人一般剂量为 0.08~0.1mg/（kg·d），当血象低于正常值时应停用。

需维持治疗者，剂量宜调节在每日 0.04~0.08mg/kg，直至缓解。有文献主张应用间歇大剂量苯丁酸氮芥每日 0.4~0.8mg/kg，连服 4 天，间歇 4~6 周，作为诱导缓解，可能较小剂量为佳，但应警惕骨髓毒性反应。若 2 个月尚未见治疗效果，应改用其他药物，如氟达拉滨。

国际 CLL 协作组报道[90]，对 7 项随机研究共计 2048 例早期患者的 meta 分析显示，诊断后即刻接受苯丁酸氮芥（加或不加泼尼松治疗和延迟治疗的患者，10 年生存率分别为 44% 和 47%。另涉及 2022 例晚期患者的随机研究患者分别接受联合化疗【环磷酰胺+长春新碱+泼尼松（COP 方案）、COP+多柔比星（CHOP），或苯丁酸氮芥+表柔比星】一线治疗与苯丁酸

氮芥加或不加泼尼松相比，两组 5 年生存率均为 48%，无统计学差异。与单一苯丁酸氮芥组相比，COP、CHOP 或苯丁酸氮芥+表柔比星各联合治疗组患者 5 年 OS 率均无统计学差异。这一研究分析说明，早期无症状患者，除具有前述高危因素需要早期进行治疗的患者外，可采取随诊观察的策略。

5.2.2 环磷酰胺

环磷酰胺与苯丁酸氮芥疗效相仿，常用于苯丙酸氮芥不敏感、病情较重、幼淋巴细胞较多或血小板减少者。常用剂量每日 1~3mg/（kg·d），口服；或 20mg/kg，静注，每 2~3 周 1 次。

5.2.3 氟达拉滨

氟达拉滨（fludarabine）是 FDA 批准用于烷化剂治疗失败的 CLL 的唯一的嘌呤类似物，对淋巴细胞具有选择性的作用，对 SLL /CLL、淋巴浆细胞淋巴瘤、边缘带 B 细胞淋巴瘤、滤泡淋巴瘤等低度恶性淋巴瘤具有较好的疗效，亦是目前治疗 B-CLL/SLL 最有效的单一治疗药物。

常用剂量为每日 25mg/m²，静脉滴注，连用 5 天，每 28 天为 1 疗程；通常应用 4~6 个疗程。

临床研究表明，治疗 B-CLL/SLL 之 CR 为 20%~40%、OR 约为 79%~80%。众多的临床报道显示，其 CR、PR 及治疗至疾病进展（TTP）时间均优于单一烷化剂和 COP、CHOP、CAP 等联合化疗方案，但长期总生存时间尚未证实有显著性差异[91-96]。另外，氟达拉滨有效者如在停药 1 年后复发，有 50% 的机会仍对其有反应；而在停药后半年内复发者，则为氟达拉滨抵抗，应考虑其他治疗方法，例如非清髓性异基因造血干细胞移植。

氟达拉滨主要不良反应是骨髓抑制，如白细胞和血小板减少，免疫功能抑制，如 CD4 计数和 IgG 水平下降，感染的发生几率较高，且容易发生卡氏肺囊虫肺炎等机会性感染，建议给予预防感染的治疗[97]。Eichhors 等[98] 报道了 65 岁以下初发的 CLL 患者，没有用抗炎和抗病毒药物预防治疗，其中单用氟达拉滨的患者感染率为 32.9%，而 FC 方案治疗发生感染率为 39.9%，二者差异有统计学意义。

应用氟达拉滨的患者，还有可能发生免疫

表 18-7　分级治疗方案选择

治疗分级	方案	药物
一线治疗	嘌呤类似物±利妥昔单抗	单用烷化剂
	以烷化剂为基础的联合化疗	姑息性放射治疗
		苯丁酸氮芥
		环磷酰胺（苯丁酸氮芥）±强的松
	氟达拉滨±利妥昔单抗	CVP 方案（环磷酰胺+长春新碱+强的松）
		FC±R（氟达拉滨+环磷酰胺±美罗华）
二线治疗	阿仑单抗	阿仑单抗
	PC±R	喷司他汀+环磷酰胺+美罗华
	化疗±美罗华/阿仑单抗	前述的化疗方案±美罗华/阿仑单抗
	静脉滴注免疫球蛋白	
	脾切除术	
注：	二线治疗主要用于复发和难治的病例；对反复感染的患者，尤其是荚膜菌感染和低免疫球蛋白血症者应静脉滴注免疫球蛋白	

性贫血，包括自身免疫性贫血和单纯红细胞增多症[99]；以及可逆性神经损害、周围神经炎、肌无力及听力损害等不良反应。

5.2.4　克拉屈滨与喷司他汀

克拉屈滨（Cladribine，2-chlorooxyadenosine，2-氯脱氧腺苷，CdA）并不优于氟达拉滨，其用法为每日 0.05~0.2mg/kg，连用 7 日，有效率 55%。

喷司他汀（Pentostatin，Deoxycoformycin，DCF，脱氧助间型霉素）的骨髓抑制作用较小，其用法为 B-慢淋，$4mg/m^2$ 每周或每 2 周静注；对顽固性 T-慢淋可用每日 $5~19mg/m^2$，3~5 天，静注。有一组报告总反应率（OR）87%，CR率 44%。Weiss 等[100]报道，应用喷司他汀联合环磷酰胺治疗 23 例复发和氟达拉滨难治性 B-CLL，治疗 OR 达 78%，提示喷司他汀联合环磷酰胺治疗复发和氟达拉滨难治性 B-CLL 是有效和安全的。

5.2.5　泼尼松

并发自身免疫性溶血性贫血或血小板减少性紫癜及对烷化剂有耐药性者为应用泼尼松的指征，可特异性溶解慢淋淋巴细胞。

常用剂量为每日 20~60mg，见效后可用间歇维持，每周服 2 日，每日 40~60mg，一般不主张长期应用；亦有主张应用短程（5 天）泼尼松（每日 80mg）方案，作为与苯丁酸氮芥的联合治疗。

5.3　联合方案

常用联合化疗方案为 COP 和 CHOP 方案，OR 均为约 75%；亦可采用多发性骨髓瘤 M2 方案，完全缓解为 15%；Liepmen 等报道应用COP 方案治疗 36 例慢淋，完全缓解 16 例，中位生存期超过 2 年；CHOP 方案治疗 C 期慢淋患者，有效率亦可达 50%~70%。

近年报道，氟达拉滨与环磷酰胺的联合化疗方案（FC），具有协同作用，可提高疗效。

Flinn 等[101]报道，278 例初治患者随机接受 FC 方案（氟达拉滨 $20mg/m^2$，静滴，第 1~5天用药和环磷酰胺 $600mg/m^2$，静注，第 1 天用药，28 天为 1 周期，最多 6 周期）；和氟达拉滨 $25mg/m^2$，单一治疗，静滴，第 1~5 天用药，28 天为 1 周期，最多 6 周期。治疗结果，CR分别为 23.4% 和 4.6%，OR 为 74.3% 和 59.5%，治疗的疾病无进展生存期分别为 31.6 和 19.2 个月，FC 方案组疗效明显优于氟达拉滨单用组。但是，FC 方案组血液学毒性（包括血小板减少）明显较重。O'Brien 等[102]报道应用 FC 方案治疗 128 例 CLL 患者，其中非氟达拉滨难治患者 100 例，OR 高达 80%，氟达拉滨难治患者 28 例，仅为 38%。

杨怡敏等[103]报道，采用 FC 方案（氟达拉滨 25~30mg/m²，静脉滴注，第 1~3 天，环磷酰胺 0.2mg 静脉滴注，第 1~3 天。28d 为 1 个周期，重复 4~6 个周期）治疗 15 例 SLL /CLL 患者，初发者 9 例，复发、难治者 6 例。完全缓解率 66.7%，部分缓解 26.7%，总有效率 93.3%，二者 CR 率、OR 率差异无统计学意义。作者认为，氟达拉滨联合环磷酰胺对 SLL/CLL 的近期疗效较好，患者能够耐受其不良反应，但是远期疗效有待进一步观察。

6 分子靶向治疗

6.1 利妥昔单抗

利妥昔单抗（R）是人鼠嵌合型抗 CD20 单克隆抗体。一般需大剂量应用才可能有效，可与化疗药物联合应用，亦适用于嘌呤类药物治疗后微小残留病灶的清除，其不良反应主要为过敏反应。

利妥昔单抗单一药物初治患者 OR 为 58%~83%，CR 为 9%~17%[104]；因此其单用疗效不佳，需极高的剂量才可能有效，但与氟达拉滨合用，可获 77%~90% 的 OR 率和 28%~47% 的 CR 率。目前的趋向是氟达拉滨+利妥昔单抗（FR）或氟达拉滨+环磷酰胺+利妥昔单抗（FCR）联用的化学免疫治疗。

美国 MD Anderson 癌症中心报告一组 134 例初治患者，应用氟达拉滨 25 mg/m² 连续 3 天静脉滴注，加 CTX 250 mg/m² 连续 3 天静脉滴注，第 1 疗程加利妥昔单抗 375 mg/m²，此后改为 500 mg/m²，共 6 疗程；结果发现 CR 率达 66%，OR 率达 95%。

近年报道初治患者，FR 联合方案治疗 OR 为 77%~90%，CR 为 25%~47%[105-106]。Keating 等[107] 报道，应用 FCR 联合方案（氟达拉滨 25mg/m²，第 1~3 天用药，环磷酰胺 250mg/m²，第 1~3 天用药和利妥昔单抗 375mg/m²，第 1 天用药，28 天为一疗程，共 6 疗程，利妥昔单抗剂量自第 2 疗程起增为 500mg/m²）治疗 224 例初治患者。结果为 OR 为 95%，CR 为 70%，预期 4 年无失败生存率达 69%。Wierda 等[108] 报道 177 例复发患者接受 FCR 治疗后，OR 为 73%，CR 为 25%。其中氟达拉滨难治病例 37 例，OR 为 59%，CR 为 5%。FCR 治疗的主要不良反应为中性粒细胞减少和感染。

6.2 阿仑单抗

CD52 表达于所有 CLL 细胞表面，亦表达于正常 B 和 T 细胞。阿仑单抗（抗 CD52 单抗，Campath-1H）能识别 CD52 抗原，是靶向 CD52 的人源化单抗，而肿瘤性和正常及淋巴细胞、单核细胞和巨噬细胞均表达抗原 CD52。美国 FDA 已批准阿仑单抗用于治疗氟达拉滨难治性 B-CLL。

阿仑单抗主要不良反应，为明显的骨髓抑制和细菌、病毒、霉菌等感染，出血和贫血，以及血清病样的过敏反应。目前，阿仑单抗可考虑选择性用于治疗成人烷化剂和氟达拉滨难治性、肿块<5cm 和具有 dell（17p）或 p53 突变者，特别是 70 岁以上的老年患者。

单用抗 CD52 单抗，每周 3 次皮下注射，连用 18 周，治疗初治 CLL，CR 率 19%、OR 率 82%，疗效与氟达拉滨相似。对氟达拉滨抵抗的患者，仍可有 33% 的有效率。且对氟达拉滨已经治疗 4 疗程的患者，可使 40% 的患者获得 CR。

Lundin 等[109] 报道，阿仑单抗治疗若干 B-CLL 患者，结果可评价 38 例，CR 为 19%，PR 为 68%。Rai 等[110] 报道一项多中心研究结果，阿仑单抗治疗氟达拉滨难治性 B-CLL 患者 136 例，阿仑单抗 30mg 皮下注射，每周 3 次，12 周。结果显示，CR 为 7%，OR 为 40%，中位 PFS 和 OS 为 7.3 个月和 13.4 个月。Hillmen 等[111] 报道 297 例患者，随机分为阿仑单抗治疗组（149 例）和苯丁酸氮芥治疗组（148 例），结果 OR，阿仑单抗组显著优于苯丁酸氮芥组，分别为 83%（CR 为 24%）和 55%（CR 为 2%）。PFS 分别为 14.6 个月和 11.7 个月。

具有 dell（17p）或 p53 基因突变的 B-CLL 患者，常表现出分期晚、病情进展、烷化剂和核苷类药物治疗反应差以及生存期短的临床特点[112]，此类病例接受阿仑单抗治疗有较明显的疗效。

阿仑单抗对>5cm 肿块者疗效差，仅为 12%。因此，有淋巴结较大（>5cm）或一般状况差者疗效差，最好不用此药。

7 造血干细胞移植

有资料表明，在 CR 期进行自体造血干细

表 18-8　常用化疗方案

方案	药物	剂量	用药途径	用药时间	周期
CP 方案	苯丁酸氮芥	0.1mg/kg 或	po, qd	28d	3 周
		0.4 mg/kg	po, qd	14d	
	强的松	75mg	po, qd	d1~3	
FP 方案	氟达拉滨	30 mg/m²	ivd	d1~5	3 周
	强的松	30 mg/m²	po, qd	d1~5	
FC 方案	Fludarabine	20 mg/m²	ivd	d1~5	4 周
	CTX	600 mg/m²	iv	d1	
COP 方案	环磷酰胺	750mg/m²	iv	d1	3 周
	长春新碱	1.4mg/m²	iv	d1	
	强的松	40 mg/m²	po	d1~5	
M2 方案	VCR	1.2mg/m²	iv	d1	4 周
	卡氮芥	20 mg/m²	iv	d1	
	马利兰	8 mg/m²	po	d1~4	
	CTX	400 mg/m²	iv	d1	
	PDN	40 mg/m²	po	d1~7	所有周期
		20 mg/m²	po	d8~14	第 1~3 周期
Bendamustine	Bendamustine	100~120 mg/m²	ivd, 1h	d1, 2	3~4 周

胞移植可使 CLL 转变为 PCR 阴性，但只能使有 Ig 可变区突变的患者的分子生物学缓解期和无病生存期明显延长；但随访至 4 年时约 50% 复发。

标准异基因造血干细胞移植的治疗相关死亡率较高，对 CLL 的治疗价值尚未确定，但对常规治疗抵抗的年轻患者，仍可考虑进行异基因造血干细胞移植。

非清髓造血干细胞移植毒副作用较轻，而保留了移植物抗肿瘤作用，对 CLL 有一定治疗价值，通常 Campath-1H 用作预处理方案用药之一。但亦有资料表明，1 年治疗相关死亡率仍高达 15%，主要原因是移植物抗宿主病（GVHD）、免疫抑制以及机会感染。因此，非清髓移植亦仅应用于首次 CR 期，预期预后较差、可能很快会复发的患者，如伴高危遗传学异常的患者-del（11q22-q23）、del（17p13）以及第 2 次以后缓解期的患者。

因患者多为老年人，常规移植的方案相关毒性大、并发症多，近年采用以氟达拉滨为基础的 NST，降低了移植方案的相关毒性死亡率，可望提高存活比例。

7.1 自体造血干细胞移植

自体造血干细胞移植（ASCT）联合高剂量化疗，可提高 CLL 的临床缓解率和分子缓解率，但未证明可提高长期生存率。Milligan 等 [113] 报道一项多中心前瞻性研究，56 例 B-CLL 患者接受了自体造血干细胞移植联合高剂量化疗；治疗后 CR 由移植前的 37% 提高到 74%，应用 PCR 技术检测可评价的 20 例中 16 例达到分子学 CR；移植后 5 年 OS 率和无病生存（FDS）率分别为 77.5% 和 51.5%。但尚不能证明患者长期生存率提高，同时应考虑到自体造血干细胞移植继发第二肿瘤，特别是骨髓增生异常综合征。目前尚不能确定疗效是否优于联合化疗方案或含单抗的化学免疫治疗。

因此，ASCT 虽可提高 CLL 的 CR，延长疾病控制时间，但还不能作为标准治疗，目前仅限于临床研究。

7.2 异基因造血干细胞移植

异基因造血干细胞移植是目前 CLL 可能的治愈性疗法，应用非清髓性异基因造血干细胞移植治疗 CLL 可降低近期不良反应，其分子学评价 CR 为 26.7%，具有移植物抗白血病作用，输入供者白细胞可使 CLL 完全缓解。

Khouri 等[114] 报道 28 例难治或氟达拉滨治疗失败者接受清髓性异基因造血干细胞移植治疗，结果显示，化疗敏感病例的 5 年 PFS 率为 78%，化疗难治病例为 26%，3 例死于移植后 100 天内。结果表明，清髓性异基因造血干细胞移植治疗化疗敏感病例 CLL 患者可能具有治愈性疗效，并应早期进行以免形成耐药性。

患慢性移植物抗宿主病（GVHD）的受者较未患 GVHD 者，CLL 复发率低[115-117]。

尽管如此，非清髓性异基因造血干细胞移植治疗的疗效，尤其是远期生存率需要更多病例的长期随机研究。

8 放疗与脾切除

有明显淋巴结肿大（包括纵隔或巨脾）、神经侵犯、重要脏器或骨骼浸润且有局部症状者可考虑放射治疗，包括全身放疗（TBI）、全身淋巴照射和局部照射。

脾切除适用激素或放疗无效的自身免疫性溶血性贫血或血小板减少及脾功能亢进者。

9 并发症的治疗

9.1 自身免疫性血细胞减少症

若发生自身免疫性溶血性贫血、自身免疫性血小板减少症（ITP）等自身免疫性血细胞减少症，推荐使用糖皮质激素、利妥昔单抗、静脉丙种球蛋白、环孢素 A、脾切除等治疗，ITP 患者还推荐艾曲波帕薄膜衣片（eltrombopag）和罗米司亭（romiplostim）治疗。若仍无效且脾大明显者，可考虑脾切除，手术后红细胞、血小板可能回升，但血中淋巴细胞变化不大。

9.2 感染

因 CLL 患者大多数发病年龄较大，存在体液免疫缺陷，且治疗方案大多含有免疫抑制剂（糖皮质激素、嘌呤类似物、阿仑单抗以及利妥昔单抗等）。因此，CLL 患者存在较大的各种病原体（细菌、病毒、真菌）感染风险，且严重感染常为 CLL 致死原因，应积极使用抗生素控制感染。

（1）对于机体免疫球蛋白偏低的患者建议输注丙种球蛋白至 IgG 谷值维持在 5.0 g/L 左右，以提高机体非特异性免疫力。

（2）对于使用嘌呤类似物或阿仑单抗治疗的 CLL 患者由于感染风险很高，必须密切监测各种病毒指标，特别对于使用阿仑单抗的 CLL 患者由于存在较高 CMV 感染的风险，故推荐至少每 2~3 周 PCR 检测 CMV 病毒负荷，必要时予以更昔洛韦口服或者静脉预防性治疗。

其他预防措施，包括推荐使用阿昔洛韦或类似物预防疱疹病毒，磺胺类药物预防卡氏肺囊虫感染。

（3）推荐 CLL 患者每年接种流感疫苗（利妥昔单抗使用后 9 个月内，由于 B 细胞没有恢复，接种效果不佳），每 5 年接种肺炎球菌疫苗，避免所有活疫苗的接种；推荐所有输注的血制品进行辐照以防止输血相关的移植物抗宿主病（GVHD）的发生。

第 9 节 预后

1 预后情况

CLL 是一种预后较好的疾病，具有惰性的临床过程，但不易治愈；病程长短不一，平均生存期 1.7~9 年，一般 3~4 年，亦有长达 10 年以上，甚至 29 年，老年及女性预后相对较好。

尽管尚无治愈的病例报道，但其 5 年生存率可达 50%，无瘤生存率为 25%，总体中位生存率是 7 年；20% 的患者诊断时即为晚期，平均生存期约 2 年。

CLL 患者常见死亡原因为感染，尤其是肺炎，其次是全身衰竭，急淋变罕见。

2 预后因子

因 CLL 患者有长期生存的可能性，因此在疾病诊断时需及时预测疾病发展进程十分重要。

慢性淋巴细胞白血病是北美地区最常见白血病类型，临床表现多样，应依据 Rai 和 Binet 分期系统进行危险分级。

CLL 的不良预后因素有病期晚、年龄大、男性患者、骨髓弥漫浸润、淋巴细胞倍增期短、Ki-67、p27 高表达、β_2M、CD23、TNFα、胸苷酸合成酶、del 17p、11q、IgVH 未突变、CD38 高表达、ZAP-70 高表达、脂蛋白酯酶高表达、疗效差和复发时间短等。

一般而言，淋巴细胞倍增时间、β_2-MG、TK、sCD23 和 CLL 细胞 CD38 表达水平等对于预测 CLL 预后均具有一定指导意义，而免疫球蛋白可变区（IgVH）基因突变和细胞遗传学检测可能对评价患者预后更有意义[118]。有学者指出，临床分期 Rai（0~Ⅳ）和 Binet（A~C）是生存率的最好指标；快速淋巴细胞倍增时间（<12 个月）是 A 期 CLL 预后差的指标。

年龄、性别、骨髓受累、淋巴细胞倍增时间以及血液和骨髓内幼稚淋巴细胞均与生存具有相关性。研究发现，年龄>40 岁，每 10 年发病率显著增加，男性发病率更高，男性患者预后差。

实验室检测，17p 和 11q 缺失、β-2M、胸苷酸激酶、CD23、IgVH、ZAP-70 和 CD38 均与不良预后相关。

血清胸苷酸激酶（s-TK）升高，提示肿瘤负荷大、肿瘤细胞增殖旺盛以及分裂期细胞数目增多等。对于早期无症状的 CLL，检测 s-TK 水平增高提示肿瘤有可能快速进展。

NCCN 指南 2008 年提出肿瘤的分期较晚（Ⅲ、Ⅳ）、淋巴细胞倍增时间<12 个月、β_2 微球蛋白升高、血清胸苷激酶升高、Richter's 综合征、瘤细胞无 IgVH 基因突变、ZAP-70 表达阳性（阳性细胞数>30%）以及 17p 缺失、11q 缺失、13q 缺失、12 三体阳性均为本病预后不良的高危因素，患者通常治疗反应较差，生存期较短，临床常表现为侵袭性病程。

近年来人们发现，CD38 的阳性率、ZAP-70 的阳性率、IgVH 的突变状态、常规染色体检测 17p-、11q- 等对 CLL 的预后意义优于其他传统预后因素[119-120]，国内李建勇等亦有相关报道[121]，但这些检查限于高昂的费用或复杂的实验室条件，目前在我国尚难以普及，建议在有条件的单位积极开展。

2.1 CLL 分型

Vallespf 等[122] 报告，除 CLL 的一些临床参数（如发病年龄、临床分期、WBC、骨髓组织学等）与预后有关之外，细胞形态学亦具有预后意义，小淋巴细胞为主（典型 CLL）预后良好，幼淋巴细胞和有核裂隙淋巴细胞增多预后不良，尤其是 PL 的数量有独立的预后意义，

PL 比例越高预后越差，其百分率还与表达肿瘤量的参数如 WBC、淋巴细胞绝对数、血清乳酸脱氢酶水平、肿大的淋巴结数、脾肿大、骨髓中的淋巴细胞数量等呈正相关。

Criel 等[123] 对 390 例 CLL 的分析得出结论，典型 CLL 淋巴结肿大和脾肿大的发生率较低，骨髓淋巴细胞比例较低，多在低危期（Binet A/ Rai O 期）诊断，不需要立即治疗，有较长的生存期；而不典型 CLL 多为进展的病期（Binet B/Rai Ⅰ~Ⅱ 期）诊断，常需立即治疗，生存期较短。Oscier 等[124] 研究了 270 例 Binet A 期的 CLL 患者，单因素和多因素统计分析均证明，不典型 CLL 是疾病进展独立的危险因素。

Hoyer 等[125] 及 Loughran 等[126] 认为，NK-LGLL 和真性 T-CLL 预后极差，而 T-LGLL 预后较好。因此，对 CLL 准确分型将有助于指导本病的治疗。

2.2 抗原表达

一般而言，CD38+病例的预后较差。Poeta 等[127] 报道，CD38 阳性和阴性病例相比，5 年疾病无进展生存（PFS）率分别为 37% 和 75%，8 年总生存率分别为 50% 和 93%。患者 ZAP-70 和 CD38+ 与无 IgVH 基因突变所反映的临床生物学特点（侵袭性、治疗反应和预后）明显一致。

Rajendra 等研究证实，IgVH 未突变或 ≥30% 的 CD38+细胞组患者的临床表现为侵袭性，且预后差；而 IgVH 突变和 CD38+细胞<30% 患者预后相对好，前者 mOS 为 9 年，后者为 17 年。该研究结论适应于 Rai 分期为中危组患者（Ⅰ~Ⅱ 期）。

Rassenti 等[128] 报道，无 IgVH 基因突变的 164 例患者中 71% 病例表现为 ZAP-79 阳性，具有 IgVH 基因 ZAP-70 突变的 143 例患者中，ZAP-70 阳性率仅为 17%。从诊断至治疗中位时间 ZAP-70 阳性病例为 2.9 年，明显短于 ZAP-70 阴性病例（9.2 年），差异显著（P<0.001）。因此，目前临床可采用方法简便的流式细胞术分析细胞的 ZAP-70 和 CD38 代替方法预测 B-CLL 开始治疗的时间和预后[129]。姚建新等[31] 对 45 例 CD5+B-CLL 进行 CD38 及 ZAP-70 的表型分析，CD38、ZAP-70 均≥20% 为阳性标准，结果发现，CD38 与 ZAP-70 的表

表 18-9　CLL 染色体异常与临床预后相关性

染色体异常状态	临床特征	发生率	生存（mOS）
Trisomy 12	形态不典型、中危预后	16%	114 个月
13q	单发突变患者预后好	55%	133 个月
11q	全身广泛淋巴结受累 无病生存期短；总生存短	18%	79 个月
17p	无病生存短、总生存短、对氟达拉滨耐药	7%	32 个月
正常核型	预后好	18%	111 个月

达正相关。因此，CD38、ZAP-70 可作为预测 CLL 预后的有效分子标志。

另外，Geisler 等[130] 对 540 例 CLL 的研究得出结论，CD20、CD21 和 CD22 无预后意义，而 FMC7 和 SmIg 的高表达和 CD23 的低表达（此本为 PLL 和 HCL 的特征）的患者常有脾肿大，生存期短和预后不良；少数 CD5- 的 CLL 病例生存期较短，其大多数为 FMC7 和 SmIg 强表达以及 CD23 表达阴性。

2.3 染色体异常

Döhner 等[131] 研究证实，82% 的 CLL 患者出现染色体异常。这些异常对于 CLL 的诊断、鉴别诊断、治疗方案的选择和预后具有重要意义。

染色体异常可分为 5 种类型，即 13 号染色体长臂缺失（del 13q），mOS 为 133 个月；11 号染色体长臂缺失（del 11q）mOS 为 79 个月；12 号染色体三倍体（trisomy 12），mOS 为 114 个月；17 号染色体短臂缺失（del 17p），mOS 为 32 个月；染色体正常，mOS 为 111 个月，所谓"正常"，仅指缺乏独特染色体异常位点的患者。

NCCN 指南推荐对初诊 CLL 利用细胞遗传学技术（常规核型分析或 FISH）检测 t（11；14）、t（11q；v）、12+、del（1lq）、del（13q）、del（17p）等染色体异常。

B-CLL 没有特征性的染色体异常，但有几种常见的异常核型，其中最常见的是 13q14 缺失，多见于有 Ig 可变区突变而预后好的一组患者。其次是 12+，预后较差，可能与无 Ig 可变区突变的一组相关；11q23 缺失则几乎均见于无突变组，11q22-23 缺失的病例有广泛淋巴结肿大，预后较差。单纯 del（13q）的 CLL 患者预后较好，染色体正常和 12+ 预后中等，而伴 del（1lq）或 del（17p）的患者预后差，特别是 del（17p）患者预后最差。

免疫球蛋白可变区（IgVH）基因突变发生在约 50% 的 CLL 病例中，IgVH 突变状态（以 2% 突变为判定标准）是主要的预后指标。研究显示，IgVH 突变发生在经历了抗原选择的记忆性 B 细胞，此类患者生存时间较长；而无 IgVH 突变 CLL 细胞起源于未经抗原选择的原始 B 细胞，预后差。Hamblin 等[132] 报道，瘤细胞无 IgVH 基因突变的病例（38 例）的中位生存期（11 个月）明显短于具有 IgVH 基因突变的病例（46 例，293 个月）。

有 Ig 可变区基因突变者预后较好，中位生存期为 25 年，而无突变者恶性程度较高，中位生存期 8 年。

现有研究证实，50%~70% 的 CLL 患者出现 IgVH 的体细胞突变。IgVH 未突变患者，临床表现为病情播散、伴不良的细胞遗传学特征，如 CD38+、trisomy 12，生存期相对短，需要接受治疗；而 IgVH 突变患者，分期早、伴有 del 13q14、p53 无突变，生存期长，无需治疗。

替代 IgVH 的基因检测具有重要意义。ZAP-70 是 Syk-ZAP-70 酪氨酸蛋白激酶家族成员，是正常 T 细胞和 NK 细胞表达蛋白，是 T 细胞信号转导的重要因子，可预测 IgVH 突变[133]。

（董济民）

参考文献

[1] Harris NL, Jaffe ES, Diebold J, et al. The World HeALCh Organization classification of neoplastic disease of thehematopoietic and lymphoid tissues.Report

of the Clinical Advisory Committee metting, Airlie House, Virginia, November, 1997. Ann Oncol, 1999, 10 (12): 1419-1432.

[2] 陈书长, 张安, 张之南, 等.慢性淋巴细胞白血病 59 例临床分析.中华血液学杂志, 1985, 6 (4): 219.

[3] 王志澄, 陈璋, 汤美华, 等.慢淋、幼淋及毛细胞白血病的临床细胞化学和免疫表型分析.中华血液学杂志, 1989, 10 (1): 2.

[4] 董作仁, 徐世荣, 潘凌, 等.一例 Richter 综合征.中华血液学杂志, 1987, 8 (4): 223.

[5] 席雨人, 蔡则玲, 殷淑娟, 等.慢性淋巴细胞白血病免度分型和临床特征.中华血液学杂志, 1986, 7 (6): 288.

[6] Dameshek W. Chronic lymphocytic leukemia an accumulative disease of immunologically incompetent lymphocytes. Blood, 1967, 566-584.

[7] Michael J Keating, Nicholas Chiorazz, Bradley Messmer, et al. Biology and Treatment of Chronic Lymphocytic Leukemia. Hematology, 2003.

[8] 李倩, 滕宁燕, 杜兵, 等.35 例慢性淋巴细胞白血病 MIC 研究.医学研究杂志, 2007, 36 (10): 57-59.

[9] 杨仁池, 郝玉书, 王志澄, 等.9 例 T-慢性淋巴细胞白血病回顾分析.中华血液学杂志, 1997, 18 (1): 41-42.

[10] 陶元鋆.慢性淋巴系白血病的 FAB 分类.国外医学输血及血液学分册, 1994, 17: 330-333.

[11] Oscier D. Chronic lymphocytic leukaemia.Br J Haematol, 1999, 105 (Suppl1): 123.

[12] Oscier D, Matutes E, C opplestone A, et al. A typical lymphocyte morphology: an adverse prognostic factor for disease progression in stage A CLL independent of trisomy12.Br J Haematol, 1997, 98: 934-939.

[13] Que H, Marco JG, Ellis J, et al. Trisomy 12 in chronic lymphocyticleukemia detected by fluorescence in situs hybridization: analysis by stage, immunophenotype, and morphology. Blood, 1993, 82: 571-575.

[14] Criel A, Verhoef G, Viletinck R, et al. Further characterization of morphologically defined typical and atypical CLL: a clinical, immunophenotypic, cytogenetic and prognostic study on 390 cases. Br J Haematol, 1997, 97: 383-391.

[15] Mututes E, Oscier D, Gareia Marco J, et al. Trisomy 12 defines a group of CLL with a typical morphology; correlation between cytogenetic, clinical and laboratory features in 544 patients. Br J Haematol, 1996, 92: 382-388.

[16] 赵应斌, 丁燕玲, 刘纲毅, 等.17 例慢性淋巴细胞白血病分型及骨髓象观察.实用医技杂志, 2006, 13 (1): 48-49.

[17] 崔雯, 许议丹, 孙万臣, 等.慢性淋巴细胞白血病细胞化学染色的特点分析.白血病·淋巴瘤, 2006, 15 (5): 341-343.

[18] 崔雯, 许议丹, 孙万臣, 等.大颗粒淋巴细胞白血病细胞化学特点分析.中华血液学杂志, 2005, 26 (11): 702-703.

[19] Hayhoe FGJ, Quaglino D.Haematological cytochemistry. Second Edition.Churchill Livingstone, 1994, 544-552.

[20] Hayhoe FGJ, Quaglino D. Haematological cytochemistry. Second Edition. Churchill Livingstone. 1994, 232-234.

[21] Akic -Razumocic J, Aurer I.The World HeALCh Organization classification of lymphomas.Croat Med J, 2002, 43 (5): 527-534.

[22] Bennett JM, Juliusson G, Mecucci C. Morphologic, immunologic, and cytogenetic classification of the chronic (mature) B and T lymphoid leukemias: fourth meeting of the MIC cooperative study group. Cancer Res, 1990, 50: 2212.

[23] 福田隆浩, 牧野茂, 田村和夫.慢性型淋巴性白血病 10 例临床的检讨.临床血液, 1992, 33: 1017-1024.

[24] Hoyer JD, Ross CW, Li CY, et al. True T-cell chronic lymphocytic leukemia: a morphologic and immunopheno -typic study of 25 cases. Blood, 1995, 86: 1163.

[25] 汤美华, 陈璋, 王志澄, 等.100 例慢性淋巴细胞白血病免疫表型特点.中华血液学杂志, 1991, 12: 188-190.

[26] 华东, 李建勇, 夏学鸣, 等.18 例慢性淋巴细胞白血病免疫表型分析.临床检验杂志, 1998, 16: 46-47.

[27] Mossafa H, Brizard A, Huret JL, et al. Trisomy 8q due to i (8q) or der (8) t (8; 8) is a frequent lesion in T-prolymphocytic leukamia: four new cases and a reviewof the literature. Br J Haematol, 1994, 86: 780-785.

[28] Geisler CH, Larsen JK, Hansn NE, et al. Prognostic importance of flow cytometric immunophenotyping of 540 consecutive patients with B-cell chronic lymphocytic leukemia. Blood, 1991, 78 :1795 -1802.

［29］ Orfao A, Gonzalez M, Sanmiguel JF, et al. B cell chronic lymphocytic leukemia: Prognostic value of the immunophenotype and the clinicohaematological features.Am J Hematol, 1989, 31:26.

［30］ Michael J Keating, Nicholas Chiorazz, iBradley Messmer, et al. Biology and Treatment of Chronic Lymphocytic Leukemia. Blood, 2002, （99）: 4087-4093.

［31］ 姚建新，李建勇.126 例慢性淋巴细胞白血病免疫表型分析.中国血液流变学杂志.2006, 16 （3）: 367-370.

［32］ Paolo Ghia, Giuseppina Prato, Cristina Scielzo, et al.Monoclona CD5⁺and CD5⁻B-Lympho-cyte expansions are frequent in the peripheral blood of the elderly. Blood, 2004, 103: 2337-2342.

［33］ Andy C Rawstron, Michael JGreen, Anita Kuzmick, et al.Monoclona B lymphocytes with the characteristics of "indolent" chronic lymphocytic leukemia are present in 3.5 % of adults with normal blood counts.Blood, 2003, 100: 635-639.

［34］ Gaipa G, Basso G, Maglia O, et al.Drug-induced immunophenotypic modulation in childhood ALL: implications for minimal residual disease detection. Leukemia, 2005, 19 （1）: 49-56.

［35］ Hanson CA, Gribbin TE, Schnitzer B, et al. CD11c （Leu-M5） expression charactrizes a B-cell chronic lymphoproliferative disorder with features of both chronic lymphocytic leukaemia and hairy cell leukaemia. Blood, 1990, 76: 2360-2367.

［36］ Wormsley SB, Baird SM, G adol N, et al. Characteristics of CD11c⁺CD5⁺Chronic B-cell leukemias and the identification of novel peripheral blood B-cell subsets with chronic lymphoid leukemia immunophenotypes. Blood, 1990, 76: 123-130.

［37］ 盛瑞兰，朱广荣，夏薇，等.FAB 分类慢性淋巴系白血病临床及细胞形态学和生物学特征研究.江苏医药，1996, 22:667-668.

［38］ Stefano Molica, Domenico Levato, Matteo Dettio Dell, et al.Cellular expression and serum circulating levels of CD23 in B-cell chronic lymphocytic leukemia. Implications for prognosis. Hematologica, 1996, 81: 428-433.

［39］ Michael J Keating, Nicholas Chiorazz, iBradley Messmer, et al. Biology and Treatment of Chronic Lymphocytic Leukemia. Hematology, 2003.

［40］ Terry J, Hamblin, Jenny A, et al.CD38 expression and immunoglobulin variable region mutations are independent prognostic variables in chronic lymphocytic leukemia, but CD38 expression may vary during the course of the disease. Blood, 2002, 99: 1023-1029.

［41］ Wiestner A, Rosenwald A, Barry TS, et al.ZAP-70 expression identifies a chronic lymphocytic leukemia subtype with unmutated immunoglobulin genes, inferior clinical outcome and distinct gene expression profile.Blood, 2003, 101 （12）: 4944-4951.

［42］ Chen L, Widhopf G, Huynh L, et al.Expression of Zap-70 is associated with Increased B-cell receptor signaling in chronic lymphocytic leukemia.Blood, 2002, 100 （13）: 4609-4614.

［43］ Austen B, Powell JE, Alvi A, et al. Mutations in the ATM gene lead to impaired overall and treatment free survival that is independent of IGVH mutation status in patients with B-CLL. Blood, 2005, 106 （9）: 3175-3182.

［44］ Kröber A, Bloehdorn J, Hafner S, et al. Additional genetic high-risk features such as 11q deletion, 17p deletion, and V3 -21 usage characterize discordance of ZAP -70 and VH mutation status in chronic lymphocytic leukemia. J Clin Oncol. 2006, 24 （6）: 969-975.

［45］ Del Principe MI, Del Poeta G, Buccisano F, et al. Clinical significance of ZAP-70 protein expression in B -cell chronic lymphocytic leukemia. Blood. 2006, 108 （3）: 853-861.

［46］ Crie A, Wlodarsky I, Meeus P, et al. Trisomy 12 is uncommon in typical chronic lymphocytic leukaemia. Br J Haematol, 1994, 87: 523-528.

［47］ Lens D, Dyer MJS, GarciaMarco J, et al. p53 abnormalities in C LL areass ociated with excess of prolyphocytes and poor prognosis. Br J Haematol, 1997, 99: 848-857.

［48］ Finn WG, Thangavelu M, Y elavarthi KK, et al. Karyotype correlateswith peripheral blood morphology and immunophenotype in chronic lymphocytic leukaemia. AmJ Clin Pathol, 1996, 105: 458-467.

［49］ Carney DA, Wierda WG. Genetics and molecular biology of chronic lymphocytic leukemia. Curr Treat Options Oncol, 2005, 6 （3）: 215-225.

［50］ Abbott BL. Chronic lymphocytic leukemia: recent advances in diagnosis and treatment. Onclogist, 2006, 11 （1）: 21-30.

［51］ Armitage JO, Weisenburger DD. New approach to classifying non-Hodgkin's lymphomas: clinical features of the major histologic subtypes.Non-Hodgkin's Lymphoma Classification Project，J Clin Oncol，1998，16（8）：2780-2795.

［52］蔺竹亭，赵洪国，刘竹珍.慢性淋巴细胞白血病103 例临床分析.白血病，1997，6（2）：103-104.

［53］Cheson BD，Bennet JM，Rai KR，et al. Guideline of clinical protocols for chronic lymphocytic leukemia：report of the MCI sronsorded working group.Am J Hematol，1988，29（2）：152.

［54］Hoffman R，Benz EJ，Shattil S J，et a1.Hematology：basic principles and practice.4th ed.Pennsylvania：Elsevier Ine，2005：1437-1454.

［55］Molica S.Infections in chronic lymphocytic leukemia：risk factors and impat on survival and treatment. Leuk Lymphoma，1994，13：203-214.

［56］吴瞳，李增军，王亚非，等.慢性淋巴细胞白血病203 例相关并发症研究.白血病·淋巴瘤，2009，18（4）：210-212.

［57］Wadhwa P D，Morrison VA. Infectious complications of chronic lymphocytic leukemia.Semin Onco1，2006，33：240-249.

［58］Duek A，Shvidel L，Braester A，et a1.Clinical and immunologica spects of B chronic lymphocytic leukemia associated with autoimmune disorders.Isr Med ASSOC J，2006，8：828-831.

［59］Hamblin T J.Autoimmune complications of chronic lymphocytic leukemia.Semin Onco1，2006，33：230-239.

［60］Ghia P，Seiel ZOC，Frenquelli M，et a1.From normal to clonal B cells：Chronic lymphocytic leukemia（CLL）at the cross road betwee neoplasia and autoimmunitv.Autoimmun Rev，2007，7：127-131.

［61］Scho Hkopf C，Rosendahl D，Pipper C，et a1.Risk of second cancer after chronic lymphocytic leukemia. Int J Cancer，2007，121：151-156.

［62］HisadaM，Biggar Pd，Greene MH，et a1.Solid tumors after chronic lymphocytic leukemia.Blood，2001，98：1979-l981.

［63］邬仁华，向兵，谢莉萍，等.慢性淋巴细胞白血病发生高度恶性淋巴血液病转化 2 例报告并文献复习.华西医学，2006；21（3）：502-503.

［64］Tsimberidou AM，Keating MJ.Richter'S transformation in chronic lymphocytic leukemim Semin Oncol，2006，33：250-256.

［65］Thornton PD，Bellas C，Santon A，et al.Richter's trans formation of chronic lymphocytic leukemia. The possible role of fludara2bine and the Epstein-

Barr virus in its pathogenesis. Leuk Res，2005，29（4）：389-395.

［66］Yee KW，Brien SM，Giles FJ.Richter's syndrome：biology and therapy.Cancer，2005，11：161-174.

［67］Tsimberidou AM，Keating MJ. Richter syndrome：biology，incidence，and therapeutic strategies. Cancer，2005，103（2）：216-228.

［68］Zinzani PL，Tani M，Stefoni V，et al.From chronic lymphocytic leukemia to Hodgkin's disease：a case of prognostically favorable transformation. Leuk Res，2002，26（8）：775-776.

［69］O'Sullivan MJ，Kaleem Z，Bolger MJ，et al. Composite prolymphocytoid and Hodgkin transformation of chronic lymphocytic leukemia. Arch Pathol Lab Med，2000，124（6）：907-909.

［70］Batata A，Shen B.Chronic lymphocytic leukemia with low lymphocyte count.Cancer，1993，71（12）：27-32.

［71］张之南主编.血液病诊断及疗效标准.天津：天津科学技术出版社，1991：201-232.

［72］Bennett JM，Catovsky D，Danlel MT，et al. Proposals for the classification of chronic B and T lymphoid leukemias，J Clin Pathol，1989，42:567.

［73］姚尔固.有关慢性淋巴细胞白血病的几个问题.医师进修杂志，1991，14（8）：29.

［74］Molica S，Levato D. What is changing in the natural history of chronic lymphocytic leukemia? Haematologica，2001，86：8-12.

［75］Rai KR，Sawitsky A，Cronkite EP，et al. Clinical staging of chronic lymphocytic leukemia Blood，1975，46（2）：219-234.

［76］Binet JL，Auquier A，Dighiero G，et a1.A new prognostic classification of chronic lymphocytic leukemia derived from a multivariate survival analysis.Cancer，1981，48：198-206.

［77］Lister TA，Crowther D，Sutcliffe SB，et al.Report of a committee convened to discuss the evaluation and staging of patients with Hodgkin's disease：Cotswolds meeting. J Clin Oncol，1989，7（11）：1630-1636.

［78］Apelgren P，Hasselblom S，Werlenius O，et a1.Evaluation of clinical staging in chronic lymphocytic leukemia-population-based study.Leuk Lymphoma，2006，47：2505-2516.

［79］Wierda WG，O'Brien S，Wang X，et a1.Prognostic nomogramand index for overall survival in previously untreated patients with chronic lymphocytic leukemia.Blood，2007，109：4679-4685.

[80] Mandelli G，De Rossi P，Mancini A，et al.Prognosis in Chronic Lymphocytic Leukemia：A Retrospective Muhicentrie Study From the GIMEMA Group.J Clin Oncol，1987，5：398–406.

[81] French Cooperative Group on Chronic Lymphocytic Leukemia.Effects of ehlorambucil and therapeutic decision in initial forms of chronic lymphocytic leukemia（stage A）：Results of a randomized clinical trial on 612 patients.Blood，1990，75：1414–1421.

[82] French Cooperative Group on Chronic Lymphocytic Leukemia.Natural history of stage A chronic lymphocytic leukaemia untreated patients.Br J Haematol，1990，76：45–57.

[83] 吴瞳，李增军，王亚非，等.不同慢性淋巴细胞白血病分期体系对中国患者的适用性.白血病·淋巴瘤，2010，19（3）：136–139.

[84] 张鹏，陈守惠，潘金水，等.慢性淋巴细胞白血病与淋巴瘤细胞白血病的临床鉴别分析.白血病·淋巴瘤，2001，10（3）：162–163.

[85] Wasman J，Rosemthal NS，Farhi D.Mantle cell lymphoma morphologic findings in bone marrow involvment. Am J Clin Pathol，1996，106（2）：196–200.

[86] Richard R，Furman，et al. Prognostic Markers and Stratification of Chronic Lymphocytic Leukemia. Hematology，2010，77–81.

[87] CLL Trialists' Collaborative Group. Chemotheraputic options in chronic lymphocytic leukemia：a meta–analysis of the randomized trials. J Natl Cancer Inst，1999，91：861–868.

[88] Michael Hallek，Bruce D，et al. Guidelines for the diagnosis and treatment of chronic lymphocytic leukemia：a report from the International Workshop on Chronic Lymphocytic Leukemia updating the National Cancer Institute. Working. Blood，2008 111：5446–5456.

[89] 张之南，沈悌.血液病诊断及疗效标准判断疗效.3版.北京：科学出版社，2007，140–141.

[90] B–CLL Trialists Collaborative Group.Chemotherapeutic options in chronic lymphocytic leukemia：a meta–analysis of the randomized trials. JNatl Can lnst，1999，91（10）：861–868.

[91] Keating MJ，O'Brien S，Lerner S，et al. long–term follow –up of patients with chronic lymphocytic leukemia（CLL）receiving fludarabine regimens as initial therapy. Blood，1998，92（4）：1165–1171.

[92] Rai KR，Pererson BL，Appelbaum FR，et al.Fludarabine compared with chlorambucil as primary therapy for chronic lymphocytic leukemia. N Engl J Med，2000，343（24）：1750–1757.

[93] O'Brien SM，Kantarjian HM，Baran M，et al.Results of fludarabine and prednisone therapy in 264 patoents with chronic lymphocytic leukemia with multivariate analysis derived prohnostic model for respose to treatment. Blood，1993，82（6）：1695–1700.

[94] Lep ORier M，Chevret S，Cazin B，et al.Randomized comparison of fludarabine，CAP，and CHOP in 938 previously unteated stage B and C chronic lymphocytic leukemia patients. Blood，2001，98（8）：2319–2325.

[95] Johnson S，Smith AG，Loffler H，et al.Muticentre prospective randomized trial of fludarabine versus cyclophosphamide doxorubicin，and prednisone（CAP）for treatment of advanced –stage chronic lymphocytic leukemia.The Fench Cooperative Group on CLL, Lancet，1996，347：142–1438.

[96] Eichhorst BF，Busch R，Hopfinger G，et al.Fludarabine plus cyclophosphamide versus fludarabine alone in first –line therapy of younger patiets with chronic lymphocytic leukemia. Blood，2006，107（3）：885–891.

[97] 吕书晴，杨建民，宋献民，等.氟达拉滨为主的联合化疗方案治疗低度恶性非霍奇金淋巴瘤的临床观察.中华肿瘤杂志，2007，29：710–712.

[98] Eichhors BF，Busch R，Schweighofer C，et al. Due to low in fection rates no routine anti infective prophy lax is required in younger patients with fludarabine during fludarabine based first line therapy：a study by the German CLL Study Group. J Clin Oncol，2007，25：1722–1731.

[99] Borthakur GO，Brien S，WierdaWG，et al.Immune an anmias in patients with chronic lymphocytic leukaemia treated with fludarabine，cycloophosphamide and rituxima incidence and predictors. Br J Haematol，2007，136：800–805.

[100] Weiss MA，Maslak PG，Jurcic JG，et al.Pentostatin and cyclophosphamide with chronic lymphocytic leukemia. J Clin Oncol，2003，21（7）：1278–1284.

[101] Flinn LW，Neuberg DS，Grever MR，et al.Phase Ⅲ trial of fludarabine plus cyclophosphamide with fludarabine for patients with previously untreated chronic lymphocytic leukemia：US intergroup trial E2997，J Clin Oncol，2007，25（7）：793–798.

［102］O'Brien SM, Kantarjian HM, CorteJ, et al.Results of fludarabine and cyclophosphamide combination regimen in chronic lymphocytic leukemia, J Clin Oncol, 2001, 19 (5): 1414–1420.

［103］杨怡敏，潘迎英，张永华.FC 方案治疗小淋巴细胞淋巴瘤/慢性淋巴细胞白血病临床观察.河北医药，2011, 33 (1): 70–71.

［104］Hainsworth JD, Litchy S, Barton JH, et al.Single agent rituximab as first-line and maintenance treatment for patients with chronic lymphocytic leukemia or small lymphocytic lymphoma: a phase Ⅱ trial of the Minnie Pearl Cancer Research Network. J Clin Oncol, 2003, 21 (9): 1746–1751.

［105］Byrd J C, Peterson BL, MORison VA, et al.Randomized phase 2 study of fludarabine with concurrent versus sequential treatment with rituximab in symptomatic, ntreated patients with B-cell chronic lymphocytic leukemia results from Cancer and Leukemia group B 9712 (CALGB 9712). Blood, 2003, 101 (1): 6–14.

［106］Chulz, Klein SK, Rehwald U, et al.Phase 2 sudy of a combined immunochemotherapy using rituximab and fludarabine in patients with chronic lymphocytic leukemia. Blood, 2002, 100 (9): 3115–3120.

［107］Keating MJ, O'Brien S, Albitar M, et al.Early result of a chemoimmunotherapy regimen of fludarabine, cyclophosphamide, and rituximab as initial therapy for chronic lymphocytic leukemia. J Clin Oncol, 2005, 23 (18): 4079–4088.

［108］Wierda W, O'Brien S, Wen S, et al. Chemoimmunotherapy with fludarabine, cyclophosphamide, and rituximab for relapsed and refractory lymphocytic leukemia. J Clin Oncol, 2005, 23 (18): 4070–4078.

［109］Ludin J, Kimby E, Bjorkholm M, et al.Phase Ⅱ trial of subcutaneous anti-CD52 momoclonal antibody alemtuzumab (Campath-1H) as first-line treatment for patients with B-cell chronic lymphocytic leukemia (B-CLL). Blood, 2002, 100 (3): 768–773.

［110］Rai KR, Coutre S, Rizzieri D, et al.Efficacy and safety of alemtuzmah (Campath-1H) in refractory B-CLL patients treated on a compassionate basis. Blood, 2001, 98 (2): 365a.

［111］Hillmen P, Skotnicki AB, Robak T, et al.Alemtuzmab compared with chlorambucil as first-line therapy for chronic lymphocytic leukemia. J Clin

Oncol, 2007, 25 (35): 5616–5623.

［112］Cordone I, Masi S, Mauro FR, et al.P53 expression in B-cell chronic lymphocytic leukemia: a marker of disease progression and poor prognosis. Blood, 1998, 91 (11): 4342–4349.

［113］Milligan DW, Fernandes S, Dasgupta R, et al. Results of the MRC pilot study show antografting younger patients with chronic lymphocytic leukemia is safe and achieves a high percentage of molecular responses. Blood, 2005, 105 (1): 367–404.

［114］Khouri IF, Keating MJ, Saliba RM, et al.Long-term follow-up of patients with CLL treated with allogeneic hematopoietic transplantation.Cytotherapy, 2002, 4 (3): 217–221.

［115］Schetelig J, Thiede C, Bomhauser M, et al.Evdience of a graft-versus-leukemia effect in chronic lymphocytic leukemia after reduced-intensity conditioning and allogeneic stem cell transplantation: the Cooperative German Transplant Study Group. J Clin Oncol, 2003, 21 (14): 2747–2753.

［116］Ritgen M, Stigenbaucer S, von Neuhoff N, et al. Graft-versus-leukemia activity may overcome therapeutic resistance of chronic lymphocytic leukemia with unmutated immunoglobulin variable heavy-china genstatus: implications of minimal residual disease measurement with quantitative PCR. Blood, 2004, 104 (8): 2600–2602.

［117］Rondon G, Giralt S, Huh Y, et al.Graft-versus-leukemia effect after allogenetic bone marrow transplantation for chronic lymphocytic leukemia.Bone Marrow Transplant, 1996, 18 (3): 669–672.

［118］Abbortt BL.Chronic Lymphocytic Leukemia: Recent Advances in Diagnosis and Treatment.The Oncologist, 2006, 11: 21–30.

［119］Binet JL, Caligaris-Cappio F, Catovsky D, et a1. Perspectives on the use of new diagnostic tools in the treatment of chronic lymphocytic leukemia. Blood, 2006, 107: 859–861.

［120］DiJhner H, Stilgenbauer S, Benner A, et a1.Genomic aberrations and survival in chronic lymphocytic leukemia.N Engl J Med, 2000, 343: 1910–1916.

［121］XuW, Li JY, WuYJ, et a1.CD38 as aprognostic factoring Chinese patients with chronic lymphocytic leukaemia.Leuk Res, 2009, 33: 237–243.

［122］Vallespf T, Montserrat E, Sanz MA, et al. Chronic lymphocytic leukaemia: prognostic value of lymphocytic morphological subtype. A multivariate survival analysis in 146 patients.Br J Haematol, 1991, 77: 478–485.

[123] Criel A, Verhoef G, Viletinck R, et al. Further characterization of morphologically defined typical and atypical CLL: a clinical, immunophenotypic, cytogenetic and prognostic study on 390 cases. Br J Haematol, 1997, 97: 383–391.

[124] Oscier D, Matutes E, C opplestone A, et al. Atypical lymphocyte morphology: an adverse prognostic factor for disease progression in stage A CLLindependent of trisomy 12.Br J Haematol, 1997, 98: 934–939.

[125] Hoyer JD, Ross CW, Li CY, et al. True T–cell chroniclymphocytic leukemia: a morphologic and immunopheno –typic study of 25 cases. Blood, 1995, 86: 1163.

[126] Loughran TP Jr. Clonal diseases of large granular l ymphocytes. Blood, 1993, 82: 1.

[127] Poeta GD, Maurillo L, Venditti A, et al. Clinical significance of CD38 expression in chronic lymphocytic leukemia.Blood, 2001, 98 (9): 2633 – 2639.

[128] Rassenti LZ, Huynh L, Toy TL, et al.ZAP –70 compared with immunoglobulin heavy –chain gene mutation status as a predictor of progression in chronic lymphocytic leukemia.NEngL J Med, 2004, 351 (9): 893–901.

[129] Oscier DG, Gardiner AC, Mould SJ, et al.Multivariate analysis of prognositic factors in CLL: clinical stage, IGVH gene mutational status, and loss or mutation of the p53 gene are independent prognostic factors. Blood, 2002, 100 (4): 1177 – 1184.

[130] Geisler CH, Larsen JK, Hans on NE, et al. Prognostic importance of flowcytometric immunophenotyping of 540 consecutive patients with B –cell chronic lymphocytic leukemia. Blood, 1991, 78: 1795–1802.

[131] Döhner H, Stilgenbauer S, Benner A, Leupolt E, Krober A, Bullinger L, et al. Genomic aberrations and survival in chronic lymphocytic leukaemia. N Engl J Med, 2000, 343: 1910–1916.

[132] Hambin TJ, Davis Z, Gardiner A, et al.Unmutated lgV (H) genes are associated with a more aggressive form of chronic lymphocytic leukemia. Blood, 1999, 94: 1848–1854.

[133] Marta Crespo, et al. ZAP–70 Expression as a Surrogate for Immunoglobulin–Variable–Region Mutations in Chronic Lymphocytic Leukemia. N Engl J Med, 2003, 348: 1764–1775.

第 **19** 章

滤泡性淋巴瘤

滤泡性淋巴瘤（follicular lymphoma，FL）是来源于滤泡生发中心的恶性度较低的 B 细胞肿瘤，30%~50% 的患者可转化为侵袭性的弥漫性大 B 细胞淋巴瘤（diffuse large B-cell lymphoma，DLBCl），是惰性淋巴瘤中最常见的类型。

不同的分类有不同的命名，如 Rappaport 称 "结节性低分化淋巴细胞性、淋巴细胞和组织细胞混合性、组织细胞性，或未分化淋巴瘤"，Kiel 称 "中心/中心母细胞性（CB/CC）滤泡性、滤泡和弥漫性、中心母细胞性、滤泡性"，Lukes-Collins 称 "小裂、大裂、小无裂、大无裂，或大无裂滤泡中心细胞性"，Working Formulation 称"滤泡性小无裂、混合性、大或小无裂细胞性"，REAL 称"滤泡中心淋巴瘤、滤泡性"。

第 1 节 流行病学

FL 约占美国成人非霍奇金淋巴瘤的 35%，占全世界的 22%。FL 的发病率在欧洲、亚洲及不发达国家要低一些，在美国 FL 占低度恶性淋巴瘤的比例可高达 70%。但我国较少，占 12% 左右，以弥漫性滤泡生发中心型为多。

FL 主要发生于成人，平均年龄 59 岁，20 岁以下的人罕见。儿童病例多数是男性，常见部位是头颈，其中包括扁桃体，大约 50% 的肿瘤为大细胞型（Ⅲ级）。男:女为 1:1.7。

第 2 节 组织病理学

1 组织形态学特征

滤泡性淋巴瘤来源于成熟 B 细胞滤泡生发中心细胞，瘤细胞呈结节状或滤泡状分布，部分可以弥漫，肿瘤性滤泡比正常滤泡稍大，缺乏外套层。

滤泡性淋巴瘤的组织学特征是在低倍镜下肿瘤细胞形成明显的结节状生长方式。肿瘤性滤泡主要由滤泡中心细胞（follicular centrocyte, FCC）和滤泡中心母细胞（follicular centroblast,

FCB）以不同比例混合组成。

中心细胞又称有裂 FCC，该细胞小到中等大小，核呈多角形、长形、曲形或裂核，核仁不明显，胞浆少，淡染。

中心母细胞又称无裂 FCC，这种细胞为转化的大细胞，较正常淋巴细胞大 2~3 倍或更大，通常核呈圆形或卵圆形，偶尔也见凹形的核，染色质呈空泡状，1~3 个靠近核膜的核仁，胞浆少，Giemsa 染色胞浆嗜碱性。在部分病例中肿瘤性中心母细胞染色质较多，核不规则或呈分叶状。

在 FL 中，中心细胞常占多数，亦常有中心母细胞存在，但通常数量较少。因此，大多数病例呈现出细胞较单一的图像，这与反应性的滤泡不同；有些病例可有较多的中心母细胞，表现为"混合"的细胞图像；并且少数病例还以中心母细胞为主，极少数病例可完全由大或小的中心母细胞构成。

2 分型

根据肿瘤组织滤泡区域与弥漫区域比例多少可分为 3 型。当滤泡区域大于 75%，称为滤泡型；当滤泡区域为 25%~75% 时，称为滤泡和弥漫性；当滤泡小于 25% 时，称为少滤泡型。

瘤细胞累及滤泡间区亦很常见，但这种情况不应视为弥漫性。滤泡间区的肿瘤性中心细胞常常比滤泡内的中心细胞小一些，核不规则的程度亦轻一些。

生长方式从滤泡性发展成弥漫性，提示肿

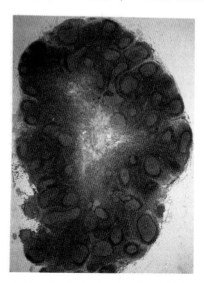

图 19-1　滤泡性非霍奇金淋巴瘤

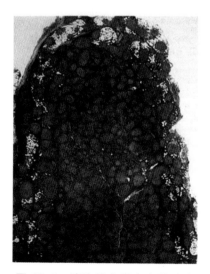

图 19-2　滤泡性非霍奇金淋巴瘤

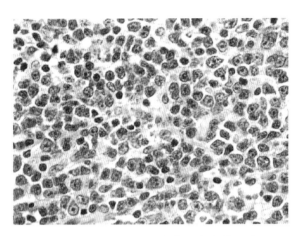

图 19-3 滤泡性弥漫性非霍奇金淋巴瘤

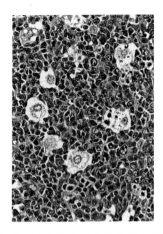

图 19-4 滤泡性弥漫性非霍奇金淋巴瘤

瘤的恶性程度增高。

3 病理分级

欧洲美国分类（Revised European-American lymphoma Classification，REAL）和 2001 年 WHO 分类[1]根据中心母细胞的比例进行 FL 分级。

目前认为，FL 肿瘤细胞浸润扩散的形态学机制是肿瘤细胞增长保持滤泡模式，肿瘤细胞在滤泡间大量迁移，其克隆扩增依赖滤泡微环境[2]。

儿童 FL 发病率极低，睾丸部位多见，74% 的儿童 FL 组织分级较高，镜下核分裂相多，凋亡细胞多[3]。其临床进展缓慢，治疗困难，复发率高。

4 罕见类型

临床罕见的亚型是富于浆细胞分化的 FL，其基本形态是大量增生的不同分化阶段的浆细胞或浆样细胞呈滤泡样生长。Keith 等[4]研究 188 例滤泡中心细胞淋巴瘤（follicular center cell lymphoma，FCCL）发现，其中 17 例（9%）有大量的浆细胞；Vago 等[5]亦报道了 1 例 FCCL 伴明显浆细胞分化，同时伴有丙种球蛋白血症，且外周血可见瘤细胞。

通常细胞成熟障碍是肿瘤细胞的特点，而 FL 伴明显浆细胞分化是一个反常的特例，其原因至今不明。

一般情况下，浆细胞分化被认为是反应性滤泡型增生（reactive lymphoid hyperplasia，RLH）的一个特征，因此在鉴别诊断 FL 与 RLH 时应注意这一点。

5 变异型

5.1 皮肤滤泡中心淋巴瘤

很多原发于皮肤的 B 细胞淋巴瘤具有部分滤泡结构和/或由类似中心细胞（常常要大些）和中心母细胞组成。这些肿瘤常常 Bcl-2 阴性，它们与淋巴结内 FL 的关系不清楚，它的发生部位在头部和躯干。倾向于局限在皮肤，适合于局部治疗，而不同于原发于淋巴结的 FL。

5.2 弥漫性滤泡中心淋巴瘤

弥漫性滤泡中心淋巴瘤（FCL），Kiel 称弥漫性中心母细胞/中心细胞淋巴瘤（CB/CC）。

极少数淋巴瘤似乎由中心细胞和中心母细胞组成，类似 FL，但不形成滤泡，因此不能称为 FL，弥漫性滤泡中心淋巴瘤（FCL）这一术语就是用于这类病例。

表 19-1 病理形态学分级

分级	标准	恶性程度
Ⅰ级	小细胞为主，即中心母细胞数每高倍视野 0~5 个	低度恶性
Ⅱ级	大小细胞混合，中心母细胞数每高倍视野 6~15 个	低度恶性
Ⅲ级	大细胞为主，中心母细胞数每高倍视野 >15 个	具有向弥漫性大 B 细胞淋巴瘤转化的倾向，属中度恶性

弥漫性 FCL 的定义，就是淋巴瘤由相似于中心细胞的细胞组成，伴有少量中心母细胞，并且完全呈弥漫分布。小和大细胞必须有滤泡中心细胞的免疫表型，如广谱 B 细胞抗原表达，典型的 SIgG⁺，CD10⁺，Bcl-2⁺，Bcl-6⁺。

在 Rappaport 分类和工作方案中这类肿瘤占弥漫混合性淋巴瘤的 40%，占 Kiel 分类中 CB/CC 淋巴瘤的 4%。

有些病例很可能存在局灶的滤泡区域，但由于取材的原因最后只见到弥漫区。弥漫性滤泡中心淋巴瘤亦应像 FL 进行分级（1 级和 2 级）。

如果中心母细胞占优势或小细胞是 T 细胞，这种肿瘤应归为弥漫性大 B 细胞淋巴瘤。因此，在没有免疫表型的情况下应该只有极少数病例做出弥漫性滤泡中心淋巴瘤的诊断。

采用 Kiel 分类进行的研究提示，弥漫性 CB/CC 淋巴瘤病例的预后明显地较滤泡性或滤泡弥漫性病例差。

第 3 节　免疫组织化学

FL 瘤细胞通常表达 B 细胞相关抗原，如 CD19、CD20、CD22、CD79a 和 sIg，单一型轻链（κ/λ）以及生发中心特异性标志物 Bcl-2、Bcl-6、CD10 等抗原。3 级 FL 病例偶尔出现 CD43⁺。

75%～100%的 FL 瘤细胞表达 Bcl-2，其中 WHO I 级表达最高；CD10 表达占 60%左右，大多瘤细胞表达 Bcl-6 抗原，而反应性滤泡不表达 Bcl-2 和 Bcl-6。大多数病例有 Bcl-2 表达，其强度从 FL1 级的近 100%到 FL3 级的 75%。

Dogan 等[6] 研究了 50 例 FL，78%（39/50）表达 CD10，94.44%（34/36）表达 Bcl-6，CD10 和 Bcl-6 的表达部位在滤泡和滤泡间的肿瘤性 B 细胞，因此在鉴别肿瘤性滤泡和反应性滤泡时 Bcl-2、Bcl-6 和 CD10 具有重要价值。但在鉴别 FL 与其他低度恶性的 B 细胞淋巴瘤时没有价值，因为多数细胞都表达 Bcl-2。皮肤 FL Bcl-2 常常阴性。

第 4 节　分子遗传学

影响 FL 的细胞分子遗传学改变主要有染色体异位、Bcl-2、Bcl-6、cmyc 等基因改变。染色体分析表明，80%～90%的 FL 可检测到染色体异位，最常见的是 t（14；18）（q32；q21），分别涉及 Bcl-2、Bcl-6、cmyc 等基因。Lossos 等[7] 研究发现，cmyc 基因重排是 FL 易向 DLBCL 转变的重要原因，cmyc 基因表达不同，引起的临床行为亦不同。

1　染色体异位

实际上所有 FL 都有细胞基因异常，t（14；18）（q32；q21）最常见，占 70%～95%的病例，影响到 Bcl-2 基因重排，t（14；18）与预后无关；很少的病例存在 t（2；18）（p12；q21），Bcl-2 基因及轻链基因异位到了 2 号染色体上。

Fenton 等[8] 认为，染色体异位是由于生发中心 B 细胞 IgH 类别转换时异常重组而形成，从而提示 FL 是起源于生发中心的 B 细胞。

FL 染色体改变存在 3 种情况[9]，即有 t（14；18）而无 3q27 改变，既无 t（14；18）又无 3q27 改变，有 3q27 改变而无 t（14；18）。

FL 发生部位亦会影响到染色体异位，原发淋巴结 FL I 级大部分（8/9）有 t（14；18），皮肤 FL 无 t（14；18）（0/16），但转移到皮肤的 FL 有一半（2/4）存在 t（14；18），这种差异可能就是皮肤 FL 的预后较好但复发率较高的基础[10]。

休止的 B 和 T 细胞表达 Bcl-2，但正常的生发中心细胞、胸腺皮质区细胞、单核样 B 细胞不表达。

在有 t（14；18）的病例中，10%的病例只带有 t（14；18），其余病例还带有另一些染色体断裂，最常见的有 1、2、4、5、13、17 号染色体，亦可有 X、7、12、18 号染色体。17P 异常可反映在 17p13 的 TP53 基因异常，有资料显示该基因与 FL 的转化有关。

在所有类型的 B 细胞淋巴瘤中，10%～40%病例有 6q23-36 异常，这是 t（14；18）病例中最常见的第二种异常。有 3 种独特的基因缺失发生在 6q21，6q23，6q25-27，提示存在 3 种独特的抑制基因。

在 FL 转化成 DLBCL 的病例中，发现存在基因缺失和 9p 染色体改变，累及到 p15 和 p16 基因座。3q27 和/或 Bcl-6 基因重排见于 15% FL，而 Bcl-6 基因 5' 突变见于大约 40% 病例。

FL 的瘤细胞分化程度与染色体易位发生有一定关系，Ott 等 [11] 研究了 89 例 FL 患者，A 组（FL Ⅲa 与 Ⅰ、Ⅱ级患者）84% 出现 t（14；18）（q32；q21），B 组（FLⅢb 伴或不伴 DL-BCL）仅 13%，差异具有显著性，且 A 组 Bcl-2 和 CD10 抗原表达明显高于 B 组，这可能会影响到两组的治疗和预后。

2 Bcl-2基因改变

大多数病例的瘤细胞表达 Bcl-2 蛋白，这是由于肿瘤细胞有 t（14；18）易位，使 14 号染色体上的 IgH 基因和 18 号染色体上的 Bcl-2 基因得以拼接，导致 Bcl-2 基因高表达。

Bcl-2 异位可能发生在 B 细胞分化的早期阶段，即在免疫球蛋白基因发生重排期间。

表达 Bcl-2 的转基因小鼠可发生滤泡性淋巴细胞高度增生的肿物并伴有大量成熟的 B 细胞，体外实验表明 Bcl-2 过表达有利于 B 细胞存活，在无生长因子的情况下防止了凋亡。当带有 Bcl-2 异位的休止 B 细胞在对抗原反应过程中发生母细胞转化时，不能关闭 Bcl-2 基因，这可能导致淋巴瘤的发生。

Bcl-2 基因家族（Bclx、Bclxl）是抗细胞凋亡的重要因子，70%~95% 的 FL 可出现 Bcl-2 基因重排。Zhao 等 [12] 研究 27 例 FL 发现，Bclxl 在肿瘤性滤泡中过度表达，且凋亡细胞数减少，而 10 例 RLH 生发中心不表达 Bclxl，表明 Bclxl 具鉴别诊断意义，且 Bclxl 的过表达与凋亡细胞数减少、多部位结外侵犯、国际预后指数（international prognostic idex，IPI）高危和总体生存期缩短有关。因此可以将 Bclxl 的表达水平作为判断预后的指标。

儿童 FL 可缺乏 Bcl-2 基因重排和蛋白表达。Pileri 等 [13] 报道了 1 例 4 岁儿童睾丸 FL 缺乏 Bcl-2 基因重排、Bcl-2 蛋白表达和 p53 基因突变，同时伴有死亡相关蛋白激酶基因高甲基化，因此诊断儿童 FL 时需要考虑更多的参数。

Lorsbach 等 [3] 的研究亦发现，儿童 FL Bcl-2 的表达比例比成人 FL 低，且 Bcl-2 阳性在年龄较小的儿童少见，而在年龄稍大（>12 岁）的儿童中并不少见，但是 CD43 阳性比例比成人高。儿童 FL 缺乏 Bcl-2 的表达，表明了儿童 FL 与成人 FL 可能具有不同的发病机制。

3 Ig基因重排

Cong 等 [14] 研究发现，生发中心含有中心细胞的滤泡 Bcl-2 阳性而周围大部分滤泡 Bcl-2 阴性，阳性滤泡 80% 具有单克隆 IgH 基因重排，而阴性滤泡呈多克隆模式。进一步对 18 例具有单克隆 IgH 基因重排者的研究发现，8 例明确诊断为 FL，从而表明具有 Bcl-2 阳性滤泡且有单克隆 IgH 基因重排者，可能是生发中心原发的滤泡早期克隆的原发 FL，亦可能是肿瘤发展的早期阶段，诊断时应注意。FL 中 Bcl-2 蛋白高表达与体细胞高频突变及 IgV 基因重排有关。

Zhu 等 [15] 研究发现，异常糖基化位点在 FL 中占 79%（55/70），而在正常细胞只占 9%（7/75，$P<0.001$）。体细胞基因突变在 IgV 区获得潜在糖基化位点是 FL 的一个重要特点，对肿瘤的生物学行为具有重要的影响。

Aarts 等 [16] 对 FL 的 IgVH 基因进行了分析，发现 B 细胞受体（B cell receptor，BCR）选择性结合及持续的体细胞高频突变导致了亚克隆选择而不是亚克隆进化，提示了 BCR 在一些 FL 的发生发展中具有重要作用。这对在疾病发生过程中抗原诱导 BCR 成熟的理论提出了挑战，有待于对 FL 发生发展机制进行进一步的研究。

Kobrin 等 [17] 对 60 例未经治疗的原发性 FL 进行研究，发现了异常免疫球蛋白第二重链 IgV 基因重排重链 CDR Ⅲ 的片段缺失或插入变异，通过 IgH 酶解图谱分析显示了 2 个等位显性的 CDR Ⅲ H 编码序列，CDR Ⅲ 呈现双重的 V→DJ 重排，而且 CDR Ⅲ H 变异在肿瘤滤泡分离出的细胞中表达，并且每个 CDR Ⅲ H 变异能够放大和编码 1 个功能性的 VH 基因，从而提示 IgV 基因重排和重链 CDR Ⅲ 异常在 FL 的发生发展中可能有重要意义。

第5节 常规检查

基本检查，包括体检（包括韦氏环和肝脾大小）、行为状态（PS）、B症状、滤泡性淋巴瘤国际预后指数（FLIPI）、血常规、肝肾功能、LDH、乙型肝炎检测 HBV-DNA（必要时），胸部、腹部、盆腔 CT，骨髓穿刺或活检。

第6节 临床表现

1 淋巴结肿大

淋巴结肿大是滤泡性淋巴瘤最常见初发表现，并且往往是仅有的表现。常表现为颈部、腋下、腹股沟无痛性淋巴结肿大，可单发或成串，质地较硬，活动性差。

此外辅助检查可发现纵隔、腹膜后、腹腔淋巴结肿大；颈部、纵隔巨大淋巴结可压迫血管、气管导致呼吸困难，面部、颈部肿胀。

一般原发纵隔 FL 或单一累及脾脏肿大 FL少见。

2 B症状

多见于进展期、瘤负荷较大患者，表现为体重下降、发热、夜间盗汗及皮肤瘙痒。

3 器官受累

原发结外受累少见。依淋巴瘤累及部位的不同，可出现上腔静脉阻塞综合征、胸腔积液、心包积液、腹腔积液、吞咽困难、肠梗阻及下肢水肿等；50%~60%患者有骨髓受累。

4 其他表现

大细胞转化进展患者肿瘤可迅速增大，出现局部疼痛，血清乳酸脱氢酶升高，可伴有贫血和低蛋白血症。

5 少见临床类型

5.1 原发胃肠道滤泡淋巴瘤

主要发生在十二指肠和小肠，常见表现为腹部发作性绞痛及腹部包块，严重者可有肠梗阻表现，部分患者还可出现消化不良和体重下降。

基因研究发现，除 IgH/Bcl-2 重排外，还发现部分患者具有黏膜相关淋巴瘤的特征性基因 VH4，临床过程也相似，提示十二指肠滤泡性淋巴瘤与黏膜相关淋巴瘤可能具有相同的病因[18]。

5.2 原发性皮肤滤泡中心细胞淋巴瘤

男性多见，发病中位年龄 60 岁。病变仅局限于皮肤，表现为局限性丘疹、结节或肿块。虽然形态学、生长方式类似滤泡性淋巴瘤，但与继发性皮肤滤泡淋巴瘤相比，Bcl-2 表达仅57%，而继发者为 100%；t（14；18）在原发者仅 31%，而继发者 77%[19]；预后相对良好。

5.3 原位局限性滤泡淋巴瘤

Cong 等[14] 对 900 例诊断滤泡反应增生的淋巴结进行免疫组化分析，发现 23 例局灶性滤泡 Bcl-2 强阳性，而周围其他滤泡则多为阴性；与同一淋巴结中 Bcl-2⁻滤泡相比，受累滤泡表达 CD10 以及低增生率（MIB1），选择受累滤泡检测发现有 IgH/Bcl-2 基因重排。临床随访 13 例（2~96 个月，中位 15.5 个月）有 3 例分别于3 个月、13 个月、72 个月后确诊 FL。

Roulland 等[20] 在健康人外周血单个核细胞也发现少量 Bcl-2（+）细胞，对于这些无症状异常改变的意义及治疗选择尚待进一步研究。

第7节 诊断与鉴别诊断

1 诊断

（1）滤泡性淋巴瘤，Ⅰ级滤泡为主

肿瘤成分中，75%以上是滤泡结构，45 个中心母细胞/10 HPF。

（2）滤泡性淋巴瘤，Ⅱ级，弥漫性，部分进展为Ⅲ级

肿瘤成分中，滤泡结构占 50%，100 个中心母细胞/10 HPF，另见 20 个滤泡中 20~30 个中心母细胞/HPF。

（3）弥漫性大 B 细胞淋巴瘤（25%），滤泡性淋巴瘤，Ⅱ级（75%）

肿瘤成分中，滤泡占 75%以上，120 个中心母细胞/10HPF，另见 25%区域中心母细胞呈弥漫性分布。

（4）亚型-弥漫性滤泡中心淋巴瘤

中心细胞为主和少量中心母细胞组成。不形成滤泡，呈弥漫性。小细胞和大细胞均表达 sIg⁺、D10⁺、Bcl-2⁺、Bcl-6⁺。

（5）亚型-皮肤滤泡中心淋巴瘤

头颈部多见，局部限于皮肤，但手术切除难。由中心细胞和中心母细胞组成，可见滤泡形态；Bcl-2 往往阴性。

2 鉴别诊断

FL 组织形态学容易与 RLH 和其他类型的淋巴瘤，如与边缘带 B 细胞淋巴瘤 MALT 型、套细胞淋巴瘤（mantle cell lymphoma，MCL）等混淆，应做进一步的鉴别诊断。

2.1 RLH（反应性滤泡型增生）

RLH 发病年龄轻，老人罕见。

从形态上看，RLH 的淋巴结结构基本存在，滤泡形态大小不规则，有淋巴细胞套，生发中心内细胞极性存在，滤泡周围的网状纤维无受压现象，滤泡内吞噬现象明显，中心细胞局限在滤泡；免疫组化显示滤泡内 Bcl-2、Bcl-6 和 CD10 抗原表达呈阴性，IgH/L 基因重排（-）。

FL 患者则常见于中年人；部分淋巴结受累或破坏，滤泡形态大小比较一致，淋巴细胞套缺乏或不完整，生发中心内细胞极性缺乏，滤泡周围的网状纤维受压，滤泡内吞噬现象少见；IgH/L 基因重排（+），Bcl-2（+/-），Bcl-6（+）和 CD10（+）。

2.2 边缘带 B 细胞淋巴瘤 MALT 型

尽管边缘带 B 细胞淋巴瘤 MALT 型与 FL 来源不同，但在形态学上仍有相互覆盖的地方。

边缘带 B 细胞淋巴瘤 MALT 型是结外低度恶性淋巴瘤中最常见的一型，淋巴结累及者少见，不少患者有自身免疫性疾病或慢性感染病史；形态学上，瘤细胞呈滤泡周围生长排列，有单核样 B 细胞夹杂，伴淋巴上皮样病变；免疫学上，CD10 呈阴性。

Leval 等 [21] 研究了 10 例皮肤 FL 和 8 例皮肤结外边缘带 B 细胞淋巴瘤（cutaneous B-cell lymphoma of extranodal marginal zone，MZL），发现前者 100% 表达 Bcl-6，70% 表达 CD10 和 90% 表达 Bcl-2，后者 Bcl-6、CD10⁻，100% 表达 Bcl-2。因此 Bcl-6、CD10 和 Bcl-2 三者联合可以鉴别。

2.3 MCL

MCL 主要应与 FL I 级相鉴别。MCL 可能来自滤泡淋巴细胞套区 B 淋巴细胞，以老年男性患者多见，就诊时晚期居多，一般被认为属中度恶性淋巴瘤；形态上瘤细胞有肯定的套区排列，瘤细胞核中、小不规则形，无中心母细胞样瘤细胞；免疫学上，套细胞示 CD5⁺、CD10⁻、CyclinD1⁺。而 FL I 级的瘤细胞由中心细胞和中心母细胞混合组成，常呈 CD10⁺、CD5⁻。

2.4 其他

FL 除与上述疾病鉴别以外，还应注意与 AIDS 相关淋巴结病、结节性淋巴细胞为主型霍奇金淋巴瘤（NLPHL）、淋巴母细胞性淋巴瘤伴结节状排列等鉴别。

AIDS 相关淋巴结病，增生的滤泡内树突网状细胞网格常破裂，有小血管进入生发中心，生发中心内有多核巨细胞，滤泡旁常有多量单核样 B 细胞增生，生发中心内有明显的吞噬现象，细胞可有极性分布。

NLPHL 的结节大且周界模糊，RS 细胞周围由 CD57（+）的 T 小淋巴细胞花环状包绕。

淋巴母细胞性淋巴瘤主要见于儿童及青少年，瘤细胞免疫表型呈 TdT（+）、CD99（+），多数表达 T 细胞表型。

第 8 节　治疗

1 治疗原则

1.1 治疗指征

由于滤泡性淋巴瘤生长缓慢，呈惰性生长，自然病程较长，单纯化疗无法治愈，在早期研究中对于非进展期患者放化疗未能延长患者生存期，故何种患者应给予治疗、何时开始治疗一直是临床上争论的问题。

NCI 随机临床试验比较了联合化疗和观察等待对生存期的影响，结果两组间无统计学差异 [22]；GELF 研究随机比较了化疗、观察等待和干扰素的疗效，结果未发现显著生存差异 [23]。英国 BclI 研究亦得到相似的结果。

这些临床研究均完成于利妥昔单抗（CD20单克隆抗体）进入临床以前，随着利妥昔单抗的大量临床应用，越来越多的患者达到临床和分子学完全缓解（临床治愈）[24]，挑战传统的观察等待观念。

目前对于滤泡性淋巴瘤倾向于确诊后即予免疫化疗±局部照射，争取早期达到临床治愈。

1.2 早期滤泡性淋巴瘤

对于Ⅰ、Ⅱ期患者采用局部放疗一直是公认的首选治疗方案。目前尚无随机临床试验比较局部放疗和放疗联合化疗或单纯化疗的差别；对于有条件的患者可以采用单纯免疫化疗或同时联合局部放疗。

1.3 晚期滤泡性淋巴瘤

对于Ⅱ期腹部大包块者，及Ⅲ、Ⅳ期者，等待观察，或有下列治疗指征时治疗，首选一线治疗是免疫化疗；或局部有症状者采用累及野放疗。

①疾病所致的局部症状，如肿块压迫或全身B症状；②终末器官功能受到损害；③大肿块；④疾病持续进展；⑤骨髓浸润、自身免疫性溶血性贫血和脾功能亢进所导致的造血功能低下；⑥患者的选择。

多项随机临床试验证实，利妥昔单抗（CD20单抗）联合化疗能明显延长滤泡性淋巴瘤患者无病生存期和总生存期（表19-2）。

Schulz等[25]荟萃分析包括1480例FL，结果显示接受免疫化疗患者无论是总有效率、完全缓解率、无事件生存率、无病生存及总生存率均优于单纯化疗。

常用方案R-CHOP 6~8周期，亦可采用去除蒽环类药物方案（R-CVP）或氟达拉滨为基础的方案（R-FC/FMD）。

病理3级可参照弥漫大B细胞淋巴瘤治疗。

2 化疗

化疗方案，单药可选美罗华、CLB、CTX；联合方案可选CHOP±美罗华、CVP±美罗华、氟达拉滨±美罗华、FCM±美罗华、FMD±美罗华、放射免疫药物±CHOP等。

2.1 一线化疗方案

常用方案有R-CHOP、CHOP、CVP±R、FMD±R、FR、R、CLB等。

2.1.1 R-CHOP

CTX：750 mg/m², iv, d1。

ADM：40~50 mg/m², iv, d1。

（可换用EPI 60~70mg/m²或THP 60 mg/m²）

VCR：1.4 mg/m²（max 2mg），iv, d1。

（年龄≥70岁者建议用量1mg）

PND：100 mg, po, d1~5。

Rituximab：375 mg/m², iv, d~1。

3周重复。

2.1.2 CVP±R

CTX：750 mg/m², iv, d1。

VCR：1.4 mg/m²（max 2mg），iv, d1。

PND：40 mg/m², po, d1~5。

加/不加 Rituximab：375 mg/m², iv, d~1。

3周重复。

2.1.3 FMD±R

Fludarabine：25 mg/m², iv, d1~3。

MIT：10 mg/m², iv, d1。

DXM：20 mg/m², iv or po, d1~5。

加/不加 Rituximab：375 mg/m², iv, d~1。

4周重复。

表19-2 免疫化疗和单纯化疗随机对照研究

作者	方案	随访时间（月）	CR%	中位PFS（月）	OS%	*P*值
Hiddemann[26]	R-CHOP	18	20	尚未达到	95	0.001
	CHOP	17	29	90		
Marcus[27]	R-CVP	53	41	34	83	0.0009
	CVP	10	15	77		
Herold[28]	R-MCP	47	50	尚未达到	87	0.0001
	MCP	25	26	74		
Salles[29]	R-CHVP+I	60	79	尚未达到	91	0.001
	CHVP+I	63	35	84		

3 免疫放射治疗（RIT）

免疫放疗（RIT）是在 CD20 单抗上接合放射性核素 ^{131}I（Bexxar）或 ^{90}Y（Zevalin），选择性杀伤 CD20 阳性淋巴瘤细胞。

FIT 研究探讨滤泡性淋巴瘤接受 6 疗程 CHOP 方案治疗后一线给予 RIT 的疗效[30]，共入组 414 例，中位随访 2.9 年，中位无进展生存 Zevalin 组为 37 个月，对照组仅 13.5 个月（P<0.0001）；其中化疗后 PR 患者应用 Zevalin 的 PFS 29.7 个月，对照组 6.3 个月（P<0.0001），CR 者 Zevalin 组 54.6 个月，对照组 29.9 个月（P=0.01）。提示免疫放疗对于清除残留病变、增加治愈率具有重要意义。

此外免疫放疗还可作为造血干细胞移植前的预处理，增强对肿瘤细胞的定向清除。

4 缓解后的维持治疗

由于滤泡性淋巴瘤缓解后具有较高的复发率，缓解后维持治疗一直是临床上探讨的问题。早期研究显示，维持化疗或干扰素维持治疗可延长缓解时间或无病生存期，但均未延长总生存期，且不良反应增加，维持化疗还可能增加继发肿瘤的危险[31-33]。

SAKK35/98 研究探讨了利妥昔单抗单药诱导治疗 4 个疗程后继续给予利妥昔单抗维持对生存期的影响，其无事件生存（23.2 个月 vs 11.8 个月）、持续缓解时间（初治：未达中位时间 vs 20.4 个月；复治：24.7 个月 vs 12.7 个月）均获明显改善，但尚未见到对总生存期的影响[34]。

利妥昔单抗维持治疗与无维持治疗复发后再次接受利妥昔单抗治疗的患者相比，虽然 PFS 延长（31.7 个月 vs 7.4 个月），但 OS 无差别[35]。

以上结果提示，单纯化疗、单纯利妥昔单抗维持治疗仅延缓了复发，并未达到清除疾病的目的。

为探讨增加治疗强度或化疗与免疫治疗联合应用后维持治疗是否能增加治愈率，E-ORTC20891 研究[36] 探讨了复发滤泡性淋巴瘤患者 R-CHOP6 疗程诱导治疗后利妥昔单抗维持治疗对生存率的影响，结果不仅无病生存增

加，总生存率也明显改善（3 年 OS 85.1% vs 77.1%，P=0.0111），提示免疫化疗后利妥昔单抗维持治疗能延长难治复发滤泡淋巴瘤患者生存期。

对 985 例可评价病人荟萃分析[37]，显示利妥昔单抗维持治疗与对照相比可明显延长总体生存率，其中主要复发难治病例受益，而初治患者受益不显著。

5 造血干细胞移植

自体造血干细胞移植已广泛应用于临床，但对于滤泡性淋巴瘤未显示出优势。GELF-94 研究[38] 显示，CHOP 化疗后自体造血干细胞移植与单纯化疗加干扰素相比，无进展生存和总生存率无差别。

EBMT[39] 回顾性分析 693 例滤泡性淋巴瘤自体造血干细胞移植长期随访结果，在移植后中位时间 1.5 年有 54% 患者复发，5 年、10 年无进展生存分别为 44%、31%。

因此自体造血干细胞移植不推荐作为滤泡性淋巴瘤一线治疗，仅限于复发难治病例。

异基因造血干细胞移植具有移植物抗淋巴瘤效应，使复发率明显降低，但这一作用对生存期的影响被移植相关死亡增加所抵消，Besien 等[40] 比较了异基因造血干细胞移植和自体造血干细胞移植治疗滤泡淋巴瘤的结果发现虽然异基因造血干细胞移植 5 年 DFS 达 45%，而自体造血干细胞移植仅 31%，但异基因干细胞移植的移植相关死亡达 30%，而自体干细胞移植仅为 8%，其低复发率并未转化成高生存率（Allo-SCT 51%，Auto-SCT 55%）。因此，异基因造血干细胞移植不适用于滤泡性淋巴瘤常规一线治疗，仅可作为临床试验治疗难治耐药病例。

6 复发后治疗

可再次活检。转化为弥漫大 B 细胞者预后较差，若一线未用化疗或仅使用少量药物治疗者，可考虑蒽环类药物为基础的化疗±美罗华±放疗；已接受多次治疗者，可选用放射免疫药物或累及野放疗，疗效佳者可考虑干细胞移植。

如无病理转化，有治疗指征者可选用的治疗方案同一线治疗，主要为烷化剂、氟达拉滨、

美罗华或放射免疫药物（替伊莫单抗或托西莫单抗）以及苯达莫司汀等药物单药或联合方案。或选弥漫大 B 细胞淋巴瘤的二线方案。

再次缓解后可考虑美罗华维持治疗。

年轻、缓解时间短，含有较多不良预后因素者，推荐大剂量化疗后干细胞移植，对于这些准备行干细胞移植的患者应避免使用有骨髓干细胞毒性的药物和方案，如氟达拉滨、放射免疫药物等。

第9节 预后

滤泡性淋巴瘤为惰性淋巴瘤，其 5 年存活率超过 70%。化疗完全缓解率可达到 80% 以上，长期生存率可达到 60%~65%。

一般而言，1、2 级对放疗和小剂量化疗反应良好，即使复发经过治疗仍可获得长期缓解；3 级临床特点类似弥漫性大 B 细胞淋巴瘤。

FL 预后与其病理分级、分子遗传改变和免疫表型改变密切相关。如 FL Ⅲ级（Ⅲa、Ⅲb）的预后较 Ⅰ、Ⅱ级差，与 DLBCL 相近；FL 出现染色体易位、Bcl-2 和 c-myc 等基因重排的预后较差；FL 向弥漫性侵袭性淋巴瘤转变与 Bcl-6 基因易位、异源性基因复制数量及基因表达改变也有关。

滤泡淋巴瘤国际预后指数（FLIPI）[41] 即根据 5 项单一独立危险因子（Hb <12g/dL、LDH>正常上限、Ann Arbor 临床分期Ⅲ~Ⅳ期、受累淋巴结区>4 个以及年龄>60 岁）将 FL 分为低危、中危和高危（见表 19-3）。

1 组织学分级与预后

组织学分级与 FL 的预后有关，1~2 级为惰性淋巴瘤（临床过程缓慢），不易治愈，3 级有较强的侵袭性，但若采用较强治疗方案有治愈的潜在可能性，类似于 DLBCL。

2 级 FL 是否可治愈还有不同看法，多数研究显示 2 级 FL 的生存率下降，亦有的显示 2 级 FL 是可治愈的。

绝大多数研究显示，3 级 FL 具有显著的临床侵袭过程，采用类似治疗 DLBCL 联合化疗，显示的预后似乎较 DLBCL 稍好，但复发的可能性亦增加。

在 REAL 分类研究中，当采用非阿霉素治疗，结果显示 3 级 FL 的总体预后明显较差，用阿霉素治疗的病例预后与 1 级和 2 级相同。

很多研究显示，1~2 级 FL 中，即使存在大片弥漫区域亦不会明显改变预后。因此，只要滤泡中心型淋巴瘤中见到肯定的滤泡区域，这个淋巴瘤即应分类到滤泡性淋巴瘤。然而，亦有研究提示结节（滤泡）的程度确实对生存率有影响。

3 级滤泡性淋巴瘤（滤泡大细胞）中，存在弥漫区域是较普遍的，并且多数研究显示这一现象意味着预后较差。在最近的一项研究中，伴有单核样 B 细胞分化的病例预后较其他病例差，但这一结果还有待于进一步证实。

2 染色体改变与预后

有一项研究显示，当存在 6 个以上染色体断裂，则预后不好。另外，染色体断点发生在 6q23-26 或 17p 意味着预后较差，并且较短时间内会出现向高度恶性转化。

Akasaka 等[42] 对 41 例弥漫侵袭性 FL 和 64 例非弥漫侵袭性 FL 进行 LdiPCR 分析，前者 Bcl-6 基因易位或缺损 39.0%，后者 14.1%，P=0.004 8。表明 Bcl-6 基因易位是 FL 向弥漫侵袭性淋巴瘤转变的高危因素。Martinez 等[43] 用对比基因组杂交（comparative genomic hybridization，CGH）和基因表达分析联合检测 12 例 FL 患者初诊、复发及转变为 DLBCL 时的活检标本，发现 FL 向 DLBCL 转变与 DNA 拷贝数量和基因表达水平有关。

表 19-3 根据滤泡淋巴瘤国际预后指数评价 1795 例 FL 预后

分级	危险因子数	患者比例%	5 年生存率%	10 年生存率%
低危	0~1	36	90.6	70.7
中危	2	37	77.6	50.9
高危	≥3	27	35.5	35.5

3 淋巴瘤相关巨噬细胞数量与预后

肿瘤组织巨噬细胞增多，提示 FL 患者预后不良。正常人巨噬细胞除参与正常免疫功能外，还介导组织修复并通过上皮迁移、塑型及血管生成在愈合过程中起关键作用，而这一正常功能可能被肿瘤组织利用而促使肿瘤进展和转移。

Farinha 等 [44] 对一组接受联合化疗（BP-VACOP）FL 患者治疗前病理进行分析，肿瘤组织 CD68$^+$细胞<15/高倍视野具有较长生存期（PFS 7.06m；OS16.3m），CD68$^+$细胞>15/高倍视野生存期短（PFS1.69m；OS5.0m）。

基因表达谱研究亦发现，与巨噬细胞相关的基因表达增高是滤泡性淋巴瘤预后不良的标志[45-46]。

4 淋巴瘤相关T淋巴细胞数量与预后

T 细胞增加的患者常预后良好。肿瘤组织中 T 细胞数量对限制疾病进展有影响，尤其是调节性 T 细胞。<5%患者更容易发生难治耐药，而向弥漫性大 B 细胞淋巴瘤转化的患者 T 细胞含量最低[47]。

5 肥大细胞数量与预后

Taskinen 等 [48] 等发现在接受 CD20 单抗联合化疗的患者，肿瘤组织中肥大细胞数增加者预后不良，肥大细胞数多的患者 4 年无病生存仅 34%，而肥大细胞数量低的患者为 74%（P=0.002）。肿瘤相关巨噬细胞数量仅对低肥大细胞组预后有影响。

6 年龄与预后

儿童患者的预后似乎较好，大多数病例的最终随访都为无病生存。临床因素包括国际预后指数，如 LDH 和完成情况，对于 FL 结果的预测具有与分级同样的重要性。

7 其他

25%~30%的 FL 会转化或"进展"为大 B 细胞淋巴瘤，通常是弥漫性的。一旦发生转化，临床上表现为进行性加重并且肿瘤坏死，预示治疗会很困难。

（郭亚焕）

参考文献

[1] Affe E S, Harris N L, Stein H, et al.World Health Organization classification of tumours. Pathology and genetics, tumours of haematopoietic and lymphoid tissues. Lyon：IARC Press, 2001：162-167.

[2] Oeschger S, Bruninger A, Kűppers R, et al. Tumor cell dissemination in follicular lymphoma . Blood, 2002, 99 (6)：2192-2198.

[3] Lorsbach R B, Shay seymore D, Moore J, et al. Clinicopathologic analysis of follicular lymphoma occurring in children. Blood, 2002, 99 (6)：1959-1964.

[4] Keith T A, Cousr J B, Glick A D, et al. Plasmacytic differentiation in follicular center cell (FCC) lymphomas. Am J Surg Pathol, 1985, 84：283-290.

[5] Vago J F, Hurtubise P E, Martelo O J, et al. Follicular center-cell lymphoma with plasmacytic differentiation, monoclonal paraprotein, and peripheral blood involvement. Am J Surg Pathol, 1985, 9 (10)：764-770.

[6] Dogan A, Bagdi E, Munson P, et al. CD10 and Bcl-6 expression in paraffin sections of normal lymphoid tissue and B –cell lymphomas.Am J Surg Pathol, 2000, 24 (6)：846-852.

[7] Lossos I S, Alizadeh A A, Diehn M, et al. Transformation of follicular lymphoma to diffuse large-cell lymphoma：alternative patterns with increased or decreased expression of c-myc and its regulated genes. Proceedings of the National Academy of Sciences of the United States of America, 2002, 2599 (13)：8886-8891.

[8] Fenton J A, Vaandrager J W, Aarts W M, et al. Follicular lymphoma with a novel t (14；18) breakpoint involving the immunoglobulin heavy chain switch mu region indicates an origin from germinal center B cells. Blood, 2002, 99 (2)：716-718.

[9] Bosga A G, Lmheoff G W, Boonstra R, et al. Follicular lymphoma grade 3B includes 3 cytogenetically defined subgroups with primary t (14；18), 3q27, or other translocations：t (14；18) and 3q27 are mutually exclusive. Blood, 2003, 101 (3)：1149-1154.

[10] Goodlad J R, Krajewski A S, Batstone P J, et al. Primary cutaneous follicular lymphoma. Am J Surg Pathol, 2002, 26 (6): 733-741.

[11] Ott G, Katzenberger T, LOHR A, et al. Cytomorphologic, immunohistochemical, and cytogenetic profiles of follicular lymphoma: 2 types of follicular lymphoma grade 3. Blood, 2002, 99 (10): 3806-3812.

[12] Zhao W L, Daneshpouy M E, Mounier N, et al. Prognostic significance ofBcl-xl gene expression and apoptotic cell counts in follicular lymphoma .Blood, 2004, 103 (2): 695-697.

[13] Pileri S A, Sabattini E, Rosito P, et al. Primary follicular lymphoma of the testis in childhood: an entity with peculiar clinical and molecular characteristics. Journal of Clinical Pathology, 2002, 55 (9): 684-688.

[14] Cong P, Raffld M, Teruya, Feldstein J, et al. In situ localization of follicular lymphoma: description and analysis by laser capture microdissection. Blood, 2002, 99 (9): 3376-3382.

[15] Zhu D, Mccarthy H, Ottensmeier C H, et al. Acquisition of potential N-glycosylation sites in the immunoglobulin variable region by somatic mutation is a distinctive feature of follicular lymphoma. Blood, 2002, 99 (7): 2562-2568.

[16] Aarts W M, Bende R J, Bossenbroek J G, et al. Variable heavy-chain gene analysis of follicular lymphomas: suBclone selection rather than clonal evolution over time. Blood, 2001, 98 (1): 238-240.

[17] Kobrin C B, Bendandi M, Kwak L W, et al. Novel secondary Ig VH gene rearrangement and in-frame Ig heavy chain complementarity-determining region Ⅲ insertion/deletion variants in DE novo follicular lymphoma. The Journal of Immunology, 2001, 166: 2235-2243.

[18] Sato Y, Ichimura T, Takata K, et al. Duodenal follicular lymphomas share common charateristics with mucosa-associated lymphoid tissue lymphomas. J Clin Pathol, 2008, 61: 377-381.

[19] Kim BK, Surti U, Pandya A, et al. Clinicophenotypic, and molecular cytogenetic fluorescence in situ hybridization analysis of primary and secondary cutaneous follicular lymphoma. Am J Surg Pathol, 2005, 29: 69-82.

[20] Roulland S, Navarro J, Grenot P, et al. Follicular lymphoma-like B cells in healthy individuals: a novel intermediate step in early lymphomagenesis. J Exp Med, 2006, 203: 2425-2431.

[21] Leal L, Harris N L, Longtine J, et al.Cutaneous B-cell lymphomas of follicular and marginal zone types: use of Bcl-6, CD10, Bcl-2, and CD21 in differential diagnosis and classification. Am J Surg Pathol, 2001, 25 (6): 732-741.

[22] Young RC, Longo DL, Glatstein E, et al.The treatment of indolent lymphomas: watchful waiting v aggressive combined modality treatment. Semin Hematol, 1988, 25: 11-16.

[23] Brice P, Bastion Y, Lepage E, et al. Comparison in low-tumor-burden follicular lymphomas between an initial no-treatment policy, prednimustine, or interferon alfa: a randomized study from the Group d'Etude des Lymphomes Folliculaires. J Clin Oncol, 1997, 15: 1110-1117.

[24] Czucman MS, Weaver R, Alkuzweny B, et al.Prolonged clinical and molecular remission in patients with low-grade or follicular non-Hodgkin's lymphoma reated with rituximab plus CHOP chemotherapy: 9-year follow-up. J Clin Oncol, 2004, 22: 4711-4716.

[25] Schulz H, Bohlius JF, Trelle S, et al.Immunochemotherapy with rituximab and overall survival in patients with indolent or mantle cell lymphoma: a systemic review and meta-analysis. J Natl Cancer Inst, 2007, 99: 706-714.

[26] Hiddemann W, Kneba M, Dreyling M, et al.Frontline therapy with rituximab added to the combination of cyclophosphamide, doxorubicin, vincristine, and prednisone (CHOP) significantly improves the outcome for patients with advanced-stage follicular lymphoma compared with therapy with CHOP alone: results of a prospective randomized study of the German Low-Grade Lymphoma Study Group. Blood., 2005, 106: 3725-3732.

[27] Marcus R, Imrie K, Belch A, et al. CVP chemotherapy plus rituximab compared with CVP as first-line treatment for advanced follicular lymphoma. Blood, 2005, 105: 1417-1423.

[28] Herold M, Haas A, Srock S, et al.Rituximab added to first-line mitoxantrone, chlorambucil, and prednisolone chemotherapy followed by interferon maintenance prolongs survival in patients with advanced follicular lymphoma: an East German Study Group Hematology and Oncology Study. J Clin Oncol, 2007, 25: 1986-1992.

[29] Salles G, Mounier N, de Guibert S, et al. Ritux-

imab combined with chemotherapy and interferon in follicular lymphoma patients: results of the GELA-GOELAMS FL2000 study. Blood, 2008, 112: 4824-4831.

[30] Hagenbeek A, Bichof Delaloye A, Radford JA, et al. ^{90}Y-Ibritimomab Tiuxetan (Zevalin) consolidation of first remission in advanced stage follicular non-Hodgkin's lymphoma: First results of the international randomized phase 3 first-line indolent trial (FIT) in 414 patients. Blood, 2007, 110: 643a.

[31] Ezdinli EZ, Harrington DP, Kucuk O, et al. The effect of intensive intermittent maintenance therapy in advanced low-grade non-Hodgkin's lymphoma. Cancer, 1987, 60: 156-160.

[32] Steward WP, Crowther D, McWilliam LJ, et al. Maintenance chlorambucil after CVP in the management of advanced-stage, low-grade histologic type non-Hodgkin's lymphoma: A randomized prospective study with an assessment of prognostic factors. Cancer, 1988, 61: 441-447.

[33] Rohatina AZ, Gregory WM, Peterson B, et al. Meta-analysis to evaluate the role of interferon in follicular lymphoma. J Clin Oncol, 2005, 23: 2215-2223.

[34] Ghielmini M, Schmitz SH, Cogliatti SB, et al. Prolonged treatment with rituximab in patients with follicular lymphoma significantly increases event-free survival and response duration compared with the standard weekly ×4 schedule. Blood, 2004, 103: 4416-4423.

[35] Hainsworth JD, Litchy S, Shaffer DW, et al. Maximizing therapeutic benefit of rituximab: maintenance therapy versus re-treatment at progression in patients with indolent non-Hodgkin's lymphoma: a randomaized Phase II trial of the Minnie Pearl Cancer Research Network. J Clin Oncol, 2005, 23: 1088-1095.

[36] Van Oers MHJ, Klasa R, Marcus RE, et al. Rituximab maintenance improves clinical outcome of relapsed/resistant follicular non-Hodgkin's lymphoma, both in patients with and without rituximab during induction: results of a prospective randomized Phase III intergroup trial. Blood, 2006, 108: 3295-3301.

[37] Vidal L, Gafter-Gvili A, Leibovici L, et al. Rituximab Maintenance for the Treatment of Patients With Follicular Lymphoma: Systematic Review and Meta-analysis of Randomized Trials. JNCI, 2009; 101: 248-255.

[38] Sebben C, Mounier N, Brousse N, et al. Standard chemotherapy with interferon compared with CHOP followed by high-dose therapy with autologous stem cell transplantation in untreated patients with advanced follicular lymphoma: the GELF-94 randomized study from the Group d'Etude des Lymphomes de I'Adulte (GELA). Blood, 2006, 108: 2540-2544.

[39] Montoto S, Canals C, Rohatina AZS, et al. Long-term follow-up of high-dose treatment with autologous haematopoietic progenitor cell support in 693 patients with follicular lymphoma: an EBMT registry study. Leukemia, 2007, 21: 2324-2331.

[40] Besien K, Loberiza FR, Bajorunaite JR, et al. Comparison of autologous and allgeneic hematopoietic stem cell transplantation for follicular lymphoma. Blood, 2003, 102: 3521-3529.

[41] Solal-Celigni P, Roy P, Colombat P, et al. Follicular lymphoma international prognostic index. Blood, 2004, 104: 1258-1265.

[42] Akasaka T, Lossos I S, Levy R, et al. Bcl-6 gene translocation in follicular lymphoma: a harbinger of eventual transformation to diffuse aggressive lymphoma. Blood, 2003, 102 (4): 1443-1448.

[43] Martinez-Climent J A, Alizadeh A A, Segraves R, et al. Transformation of follicular lymphoma to diffuse large cell lymphoma is associated with a heterogeneous set of DNA copy number and gene expression alteration. Blood, 2003, 101 (8): 3109-3117.

[44] Farinha P, Masoudi H, Skinnider BP, et al. Analysis of multiple biomarkers shows that lymphoma-associated macrophage (LAM) content is an independent predictor of survival in follicular lymphoma (FL). Blood, 2005, 106: 2169-2174.

[45] Dave SS, Wright G, Tan B, et al. Predictor of survival in follicular lymphoma based on molecular features of tumor-infiltrating immune cells. N Eng J Med, 2004, 351: 2159-2169.

[46] Byers R, Sakhinia E, Joseph P, et al. Clinical quantitation of immune signiture in follicular lymphoma by RT-PCR-based gene expression profiling. Blood, 2008, 111: 4764-4770.

[47] Carreras J, Lopez-Guillermo A, Fox BC, et al. High numbers of tumor-infiltrating FOXP3-positive

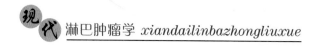

regulatory T cells are associated with improved over-
all survival in follicular lymphoma. Blood, 2006,
108: 2957-2960.

[48] Taskinen M, Karjalainen-Lindsburg M, Leppa S.
Prognostic influence of tumor-infiltrating mast cells
in patients with follicular lymphoma treated with rit-
uximab and CHOP. Blood, 2008, 111: 4664-
4667.

第**20**章

套细胞淋巴瘤

套细胞淋巴瘤（mantle cell lymphoma，MCL）是一种小 B 细胞淋巴瘤，在以往的淋巴瘤分类中命名不甚统一，曾称为外套带淋巴瘤（mantle zone lymphoma，MZL）或中间淋巴细胞淋巴瘤（intermediate cell lymphocytic lymphoma），中心细胞性淋巴瘤（Kei）或归入弥漫性小裂细胞淋巴瘤（WF）。

套细胞淋巴瘤在 1992 年首次作为一种独立的类型被提出 [1]。按照 2001 年 WHO 淋巴造血组织肿瘤分类依据，认为 MCL 是一种具有独特临床病理特征的非霍奇金淋巴瘤亚型，具有独特的临床、病理形态学、免疫表型及遗传学特征 [2]。

近年来的研究认为，MCL 起源于滤泡套区内（innerfollicle mantle）未受抗原刺激的 CD5 阳性和 CD23 阴性的周围性 B 细胞，故命名为 MCL。既往认为，套细胞淋巴瘤的生存时间以年计算，故将其划分为惰性淋巴瘤，但 MCL 的中位生存期是 3~5 年，远短于惰性的小 B 细胞淋巴瘤，故目前已将其归为侵袭性淋巴瘤。

第1节　流行病学与病因学

套细胞淋巴瘤是一类比较少见的 B 细胞性非霍奇金淋巴瘤，占非霍奇金淋巴瘤的 6%。美国年为 3000~4000 例；国内报道，MCL 占 NHL 的 3.0%~8.0%。根据 2008 年 5 月至 2010 年 4 月中国 52 家医院的资料，收治 21127 例淋巴瘤，其中 NHL16899 例，占 86%；MCL618 例，占 5%。发病年龄为 35~89 岁，平均发病年龄为 61~68 岁，中位年龄>60 岁。以男性居多，男女比例约为 2:1。

MCL 发病常见于中老年人，中位年龄 60 岁，男多于女，约为 4:1 或 3:1。该病侵袭性强，mOS 仅为 3~5 年，20%~30%患者表现为白血病。

第 2 节　组织病理学

细胞和组织形态多样，典型表现为套区不规则、伴核分裂相的细胞弥漫、结节样生长。

1　MCL的常见类型

该肿瘤细胞起源于初级滤泡或套状区次级滤泡的幼稚前生发中心细胞，是由单一的、中等大小的细胞核伴不规则裂的 B 淋巴细胞群所组成。

瘤细胞较正常小淋巴细胞稍大，核不规则或有裂沟，染色质致密，核仁不明显，胞浆少，核分裂相多少不一（见图 20-1）。

肿瘤内缺乏含嗜碱性胞浆的转化大细胞，如中心母细胞和免疫母细胞（不同于滤泡性淋巴瘤）。

瘤细胞呈弥漫性生长或形成模糊不清的结节；有时瘤细胞围绕裸露的残留生发中心呈宽套区方式生长（见图 20-2），若肿瘤全部以这种方式生长，称为"套区淋巴瘤"（mantle zone lymphoma）。实际上，这是 MCL 的早期形态表现，其预后比弥漫性 MCL 好，中位存活期

分别为 88 个月和 33 个月。

肿瘤内缺乏由前淋巴细胞和副免疫母细胞组成的增殖中心（不同于 B-小淋巴细胞淋巴瘤），瘤细胞之间可见散在分布的滤泡树突状细胞（Ki-M4p+）、反应性组织细胞（通常无吞噬活性）和增生小血管（这种小血管为毛细血管，不是高内皮小静脉，管壁常有玻璃样变）。

MCL 呈弥漫性，约 30%有结节样或帽带结构，细胞学是多样性的。典型 MCL 的淋巴细胞为众多非典型性小或中等大小的淋巴细胞，核型不规则，呈小核裂细胞样；但有 20%~30%的淋巴母细胞分化，这时细胞核大，核染色质稀疏，分裂相多，常见于结节/帽带结构转变或弥漫性结构。

2　MCL的变型

在 WHO 分类草案中列出了 MCL 的 4 种变型。

（1）经典型

瘤细胞表现为小和中等大小，胞浆稀少，核不规则，核仁缺失。

（2）小细胞型

类似于慢性淋巴细胞白血病伴有染色质浓聚的小圆淋巴瘤细胞，但缺乏增殖中心。

（3）母细胞型

瘤细胞的核稍大，染色质较分散，可见小核仁，核分裂相多，似淋巴母细胞性淋巴瘤（见图 20-4）。

（4）多形性

中等至大细胞，伴核分裂相和典型核仁[3]。

经典型和母细胞型是主要亚型，后者临床预后差。欧洲套细胞淋巴瘤工作组分析了 304

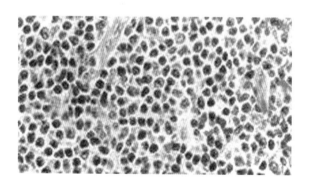

图 20-1　瘤细胞单一，比正常淋巴细胞稍大，核大规则，染色质致密，核仁不明显。小血管壁玻璃样变。HE×400

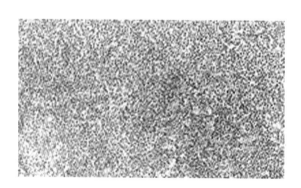

图 20-2　瘤细胞呈弥漫均一生长，左下角可见一裸露的残留生发中心。HE×100

例 MCL 患者，发现其中经典型占 87.5%，小细胞型占 3.6%，多形型占 5.9%，而母细胞型为 2.6%。其中 80.5% 患者肿瘤呈弥漫性生长，19.5% 呈结节样生长。

第 3 节 免疫组织化学与遗传学

1 免疫表型

套细胞淋巴瘤被认为是起源于生发中心以前的 B 淋巴细胞，具有成熟 B 细胞免疫表型，如 CD10$^-$、CD19$^+$、CD20$^+$、CD22$^+$、CD24$^+$、CD43$^+$、CD79a$^+$。极少数套细胞淋巴瘤免疫表型为 CD5$^-$、CD23$^+$。

细胞表面免疫球蛋白 IgM 和 IgD 表达，同时伴有 T 细胞抗原的过表达 CD5$^+$；不同于小淋巴细胞淋巴瘤，MCL 的 CD23 和滤泡中心表型 CD10 和 Bcl-6 多数为阴性。

MCL 来源于滤泡套区细胞，因此 CD5 阳性为诊断所必须。

2 遗传学

套细胞淋巴瘤患者肿瘤细胞内存在 t（11；14）、（q13；q32）染色体易位，导致 cyclin D1 的高表达，这一特征性的遗传学改变，决定了 cyclinD1 表达是 MCL 诊断的重要条件。

95% 左右的 MCL 患者具有 t（11；14）（q13；q32）染色体易位。易位使 IgH 基因重排时 V-D-J 连接发生错误，导致 11q13 上的 Bcl-1 癌基因与 14q32 的 IgH 基因重排，Bcl-1 基因易位于 IgH 基因调节片段附近，累及 Bcl-1 断裂点远端 110kb 的 CCND1 基因。CCND1 基因重排和/或高表达是 MCL 的特征，是 MCL 与其他淋巴瘤鉴别的重要指标。

Jian 等研究小组通过双色 FISH 技术检测了 51 例 MCL 患者，结果显示，所有 CML 患者样本中都具有 t（11；14）、（q13；q32）染色体易位，各样本中具有融合信号的细胞比例为 14%~99%（平均 87%）。

2.1 CyclinD1

cyclinD1（CCND1）是细胞周期调控蛋白（cell cycle regulator protein），是由 t（11；14）（q13；q32）易位而导致 cyclinD1 免疫球蛋白重链基因启动子下调，最终导致 cyclinD1 过表达。

套细胞淋巴瘤典型特征是细胞周期调控机制损伤，伴凋亡通路抑制。cyclinD1 具有两种亚型，即 cyclinD1a 和 cyclinD1b，影响细胞增殖率和患者的总生存率。CCND1 包含 5 个外显子，各自与 cyclinD1a 和 cyclinD1b 结合，cyclinD1a 的 mRNA 包含 3′ UTR（非翻译区），影响 mRNA 的稳定。

cyclinD1b 缺乏外显子 5，保留内含子 4，可终止转录。多数高侵袭性的 MCL 出现 cyclinD1a mRNA 的 3′UTR（非翻译区）缺失或点突变，这些截断的 mRNA 存活时间更长，半衰期为 3 小时，而标准长度的 mRNA 仅为 30 分钟。临床发现，具有截断的 cyclinD1a-mRNA 的患者，其 mOS 仅为 1 年，而具有标准长度的 cyclinD1a 患者的 mOS 为 3 年 [4]。

cyclin D1 是 Bcl-1/PRA D1 基因编码的蛋白产物的单克隆抗体，在石蜡切片上能显示瘤细胞核阳性反应，核 cyclin D1$^+$ 是 MCL 中特有的，很少例外，是一个非常有用的标记物。

尽管 cyclin D1（CCND1）易位是 MCL 的独特表现，然而近期基因表达谱研究发现，部分 MCL（<10%）仅表现为 cyclinD2 或 D3 阳性，而 cyclinD1 阴性。因此，对于 CD5$^+$、CD23$^-$ 和 CD20$^+$ 而 cyclinD1$^-$ 的患者，应检测 cyclinD2 和 cyclinD3，后者阳性患者诊断为 MCL 变异型，阴性患者诊断为 CLL [5]。

因 MCL 细胞和组织形态多样，因此通过免疫组织化学或 FISH 技术可检测 cyclinD1 过表达或 t（11；14）、（q13；q32）易位 [6]。FISH 技术操作相对简单，重复性好，具有极高的灵敏性和特异性，检测的样本种类多样（外周血、骨髓、体液、各种肿瘤组织），被广泛地用于白血病和淋巴瘤方面的检测。FISH 探针检测 CCND1/IgH 的阳性率可以达到 96%，且阴性对照的假阳性率不到 1%。因此，与传统的遗传学方法相比，FISH 技术检测 t（11；14）、（q13；q32）易位具有准确率高，操作简单，检验材料易获得等优点，在 MCL 诊断方面发挥重要的作用。

Caraway 等研究小组对 55 例细针抽吸（FNA）淋巴结样本进行了针对 CCND1/IgH 融合基因的双色 FISH 分析，其中的 17 例套细胞淋巴瘤均表现为 FISH 阳性结果，认为利用 FISH 检测 t（11；14）（q13；q32）易位有利于 FNA 样本套细胞淋巴瘤的诊断。

在 t（11；14）（q13；q32）易位中，由于 Bcl-1 易位断裂点广泛地分布在 11ql3 的 250 kb 的范围内，主要分布于 CCND1 的 5′端 120 kb 范围内的 3 个热点部位，应用 PCR 或者 Southern Blotting 检测 11q13 散在断裂点非常困难，灵敏度仅为 50%~60%。

利用 Northern Blotting 需要大量的 RNA，无法满足常规诊断需要。细胞遗传学检测灵敏度亦不高，仅为 70%~75%。

2.2 其他遗传学异常

大约 25% 的 MCL 出现免疫球蛋白重链 IgH 突变，其预后差。

在癌基因激活的同时，存在抑癌基因缺失，研究发现，在部分 MCL 患者，其细胞周期依赖性激酶抑制剂（p21/p27）缺失。临床发现，出现 p27 蛋白降解加速与生存期缩短显著相关。

另外，抑癌基因 p53、p16 和 p21 的突变或缺失常在 MCL 母细胞型中见到。

第 4 节　常规检查

基本检查包括淋巴结（含韦氏环），肝脾大小；行为状态（PS），B 症状；血常规、肝肾功能、LDH、胸部/腹部/盆腔增强 CT；内镜检查/结肠镜检查（如治疗前未做则治疗后须做以证实完全缓解）；粪常规加隐血，骨髓活检穿刺，乙肝两对半，HBV-DNA（必要时），超声心动图或核素扫描检测 LVEF。

必要时可进行颈部 CT、尿酸、腰穿（对于有原始细胞变异或中枢神经系统症状者）、β_2-M、HIV 检测、PET/CT 等检查。

对于组织病理类型为母细胞型的 MCL，建议腰椎穿刺检测脑脊液有无疾病受累。该病易

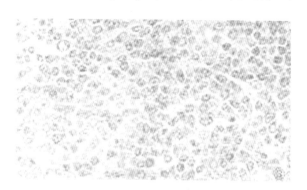

图 20-3　瘤细胞表达 B 细胞抗原 L26（ABC×400）

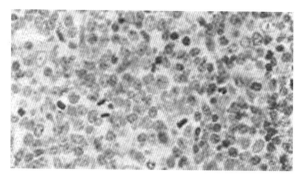

图 20-4　母细胞型 MCL，瘤细胞核稍大，染色质较分散，核分裂相多，可见小核仁及一些无吞噬活性的组织细胞（HE×400）

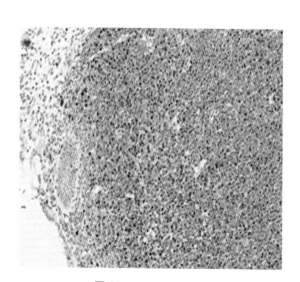

图 20-5　cyclin D1+

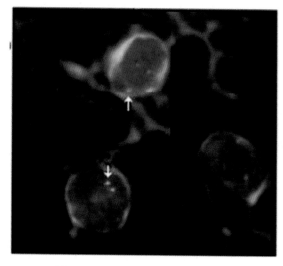

图 20-6　cyclin D1+ FISH > 95%

侵及胃肠道，引起淋巴瘤样结肠息肉等病变，因此对于 MCL 患者，建议行结肠镜检查。

第 5 节 临床表现

MCL 的临床特点是 60%~70% 的患者诊断时为Ⅳ期，90% 结外受累，常累及胃肠道（淋巴瘤样息肉病）；≥70% 外周血和骨髓受累，广泛累及全身淋巴结（9%）、脾（6%）、肝（3%）；兼具惰性和侵袭性淋巴瘤的特点；预后差，常规化疗后 5 年生存率<30%。

在结肠常表现为多发性淋巴息肉，早期为小淋巴细胞，患者一般状态好，无临床症状；之后可出现淋巴结肿大，肝、脾受累，呈进行性，预后差。欧洲有学者分析了 500 例 MCL，主要根据小淋巴细胞与母细胞的数量将其分为低度、中度和高度恶性，胃肠道 20% 表现为息肉。

MCL 初次就诊多为临床Ⅲ~Ⅳ期，常表现为淋巴结肿大，伴有或不伴有肝脾肿大，易发生骨髓侵犯、结外侵犯（如胃肠道），亦有部分患者表现为结外原发。

临床特征：

多数患者确诊时为进展期，超过 90% 患者出现淋巴结以外部位受累，80% 患者外周血出现淋巴瘤细胞。骨髓和胃肠道受累常见。10%~20% 患者出现中枢神经系统受累，复发患者尤其多见。一少部分伴肝脾肿大患者出现白血病期，但较少外周淋巴结受累，这样的患者临床呈惰性行为，中位生存期达到 6 年（2~11 年）。

第 6 节 诊断与鉴别诊断

套细胞淋巴瘤的诊断主要依靠细胞形态学、免疫组织化学、细胞遗传学和分子遗传学，但单凭形态学极易误诊。

1 诊断

常规 HE 切片上可做出 MCL 的诊断。典型 MCL 的瘤细胞较一致，为不规则中等大小淋巴细胞，无中心母细胞或免疫母细胞；瘤细胞弥漫性生长或呈模糊不清的结节，缺乏增殖中心。

瘤细胞之间散布一些无明显吞噬现象的上皮样组织细胞和有玻璃样物沉积的增生小血管。依据这些特点即可诊断为 MCL。

对于 MCL 变型的诊断，上述典型特点仍有帮助，但确诊需依据免疫细胞化学（CD5+、cyclin D1+、CD23-、CD10-）和遗传学（Bcl-1/PRAD1 基因重排，cyclinD1 mRNA 过度表达）以证实。

2 鉴别诊断

需与 MCL 进行鉴别诊断的小 B 细胞淋巴瘤主要有 4 种，即滤泡性淋巴瘤、淋巴母细胞性淋巴瘤、小淋巴细胞性淋巴瘤、淋巴浆细胞性淋巴瘤。

2.1 滤泡性淋巴瘤

滤泡性淋巴瘤（follicular lymphoma，FL）肿瘤由中心细胞（其核比 MCL 瘤细胞更不规则）和少部分中心母细胞构成，FL 瘤细胞表达 CD10，不表达 CD5、CD43 和 cyclinD1。

2.2 淋巴母细胞性淋巴瘤

淋巴母细胞性淋巴瘤（lymphoblastic lymphoma，LBL）是高侵袭性淋巴瘤，肿瘤细胞中等偏小，易与 MCL 母细胞变型混淆，但 LBL 的瘤细胞核为圆形，核分裂相更多，易见"星空"现象，肿瘤细胞有很高的增殖活性，末端脱氧核苷酸转移酶是其特殊标记，亦不表达 cyclinD1。

大多数 LBL 为 T 细胞表型，表达全 T 细胞抗原（CD3、CD45RO），B-LBL 虽表达全 B 细胞抗原，但不表达 sIg。

此外，LBL 表达 TdT，不表达 cyclinD1。临床上，LBL 好发于儿童，常累及纵隔，亦有助于与 MCL 鉴别。

2.3 B 小淋巴细胞性淋巴瘤

B 小淋巴细胞性淋巴瘤（B-small lymphocytic lymphoma，B-SLL）为惰性淋巴瘤，瘤细胞小、圆形、较规则，可见假滤泡结构，B-SLL 表达 CD5 和 CD23，但不表达 cyclinD1。

2.4 淋巴浆细胞性淋巴瘤

淋巴浆细胞性淋巴瘤（lymphoma lymphoplasmatic，LPL）是中老年常见的惰性淋巴瘤，肿瘤细胞表达 B 细胞标记 CD20 和 CD79a 等，尤其是后者，常有 IgM 表达，但不表达 cyclinD1 [7]，常伴高球蛋白血症。

2.5 单核细胞样B细胞淋巴瘤

瘤细胞胞浆较丰富，淡染，常有浆细胞分化，可混有母细胞。瘤细胞不表达 CD5、cy-clinD1 和 IgD。

第7节 治疗

MCL 目前尚无标准的治疗方案，其中位生存时间为 3~4 年。有研究者认为 [8]，采用新的联合化疗、生物治疗及造血干细胞移植等方法能改善 MCL 患者的疗效，延长其生存时间。

套细胞淋巴瘤是所有淋巴瘤亚型中远期生存率最低的一种，因此"等待和观察"的策略是不适用的。

1 治疗原则

（1）Ⅰ、Ⅱ期：综合治疗（包括诱导后干细胞巩固）或放疗。

（2）Ⅲ、Ⅳ期：临床试验或联合化疗±美罗华或选择病例观察（无症状、负荷低、仅淋巴结受累者）。

（3）患者治疗后完全缓解者观察随访；部分缓解或疾病进展或完全缓解后复发者参加临床试验或二线姑息治疗（嘌呤类似物联合治疗或放疗）。

2 化学治疗

MCL 的治疗有许多化疗方案，主要可分 3 个类型，即标准含蒽环类的方案，如 R-CHOP 方案；强化联合化疗方案，包括抗代谢类药物，如 R-Hyper CVAD 方案；以嘌呤类似物为基础的方案，如 FCMR 方案，主要用于挽救治疗。这些方案的有效率在 80%~95%。

一线方案包括"美罗华+Hyper-CVAD 与大剂量 MTX+Ara-C 交替"、"CHOP±美罗华（经选择的、不能耐受高强度化疗的老年患者）"、"美罗华+EPOCH"、"改良的 Hyper-CVAD+美罗华维持治疗"（65 岁以上患者）；一线巩固方案主要有"大剂量治疗联合 ASCT"或"异基因移植"。二线方案包括"FC± 美罗华"、"FCM R±美罗华维持"、"FM+美罗华"、"pentostatin + CTX+美罗华"、"沙利度胺+美罗华"。

在美国血液病学会（ASH）2008 年大会上，一项Ⅱ期前瞻性临床研究对初治年轻 MCL 的一线治疗进行了探讨，即 R-CHOP×3→R-DHAP（顺铂+阿糖胞苷+地塞米松）×3，有效者接受超大剂量放化疗，而无条件接受全身放疗者，可选用 BEAM（卡莫司汀+依托泊苷+阿糖胞苷+美法仑）方案，随后 ASCT 支持。

结果显示，R-CHOP 治疗后完全缓解（CR）率低于 R-DHAP（12%对 61%），表明阿糖胞苷对 MCL 有较好疗效；中位随访 67 个月的中位无事件生存（EFS）期为 83 个月，5 年 OS 率为 75%。

德国惰性淋巴瘤协作组的Ⅲ期研究发现，对于惰性淋巴瘤（MCL 占 20%）的一线治疗，利妥昔单抗联合苯达莫司汀（R-B）疗效不低于 R-CHOP，有效率分别为 94%和 93%，但 R-B 组耐受性较好。

2.1 CHOP方案

CHOP 方案是目前最常用于非霍奇金淋巴瘤的化疗方案，亦被用于套细胞淋巴瘤的治疗，但既往的研究表明其效果并不让人满意。Joshua 等 [9] 在分析了对 MCL 病人的多种化疗方案后，总结出单用 CHOP 方案治疗 MCL 病人的总反应率约为 75%，完全缓解率在 20%~80% 之间，其中位生存时间为 3 年，中位无病生存时间在 10~16 个月，可以看出单用 CHOP 方案并不能影响患者的中位生存时间、改善患者的生存期。

2.2 强烈化疗

既往研究表明，强烈方案是否可延长 OS 期仍没有结论，实际上近 50%的初治 MCL 患者并不适合强烈化疗。美国 M.D.安德森（Anderson）癌症中心研究者报告了硼替佐米联合 R-HyperCVAD（环磷酰胺+长春新碱+多柔比星+地塞米松）/甲氨蝶呤+阿糖胞苷的Ⅰ期临床研究结果，主要毒性是骨髓抑制，没有出现剂量限制性毒性，无治疗相关死亡；在 15 例可评价患者中，11 例 CR，4 例部分缓解（PR）。

3 分子靶向治疗

Ghielmini 等报道，利妥昔单抗（R）单药用于初治和复发的 MCL 治疗，88 例患者接受

表 20-1　MCL 常用化疗方案

方案	药物	剂量	用药途径	用药时间	周期
HyperCVAD/ 大剂量 mTX +Ara-C	CTX	300mg/m²	iv	bid,d1~3	1，3，5，7 周期用药
	VCR	2mg	iv	d4、11	
	ADM 或	50mg/m²	iv	d4	
	E-ADM	80~100mg/m²	iv	d4	
	THP	50mg/m²	iv	d4	
	DXM	40mg/m²	iv 或 po	d1~4，11~14	
	MTX	1000mg/m²	ivd	d1	2，4，6，8 周期用药
	Ara-C	3000mg/m²	ivd	bid,d2~3	
	每周期中枢神经系统预防： MTX，10~12mg，IT（鞘内），d2；Ara-C 50~100mg，IT，d7				
EPOCH 方案	VP-16	50mg/m²	ivd	d1~3	3 周
	VCR	0.4mg/m²	iv	d1~4	
	ADM 或 EPI	10mg/m²	iv	d1~4	
		12mg/m²	iv	d1~4	
	CTX	750mg/m²	iv	d5	
	Pred	60mg/m²	po	d1~5	
FCM-R 方案	Fludarabine	25mg/m²	ivd	d1~3	4 周
	CTX	200mg/m²	iv	d1~3	
	米托蒽醌	8mg/m²	iv	d1	
	美罗华	375mg/m²	iv	d1	
Bortezomib 方案	Bortezomib	1.3mg/m²	iv	d1、4、8、11	3 周
沙利度胺+R 方案	沙利度胺	200mg,po,第 15 天起提高至 400mg/d 维持治疗至 PD			4 周
	美罗华	375mg/m²	iv	d1	
R-Hyper-CVAD 方案	CTX	300mg/m²	iv,bid,	d2~4	VCR
		1.4mg/m	iv	d5、12	
	ADM	16.6mg/m²	持续滴注	d5~7	
	DXM	40mg/m²	iv,或 po	d2~5，d12~15	
	美罗华	375mg/m²	iv	d1	
R-MTX+Ara-C 方案	美罗华	375mg/m²	iv	d1	
	MTX	300mg/m²,输注 2 小时，接着甲氨蝶呤 800mg/m²，输注 22 小时，d2			
	Ara-C	3000mg/m²,输注 2 小时，每 18 小时，d3~4			

标准剂量的利妥昔单抗 4 个疗程，12 周时评价疗效，ORR 率 27%，CR 率 2%。

总的来说，单药利妥昔单抗不适合治疗 MCL，主要与标准的化疗联合。利妥昔单抗加化疗可以提高总缓解率，改善无进展生存。

另外，利妥昔单抗作为化疗后的维持治疗显示了良好的前景，Forstpointne 等报道复发或难治的 MCL 患者经 R-FCM 方案化疗后，有效的患者再次随机分为利妥昔单抗维持治疗组或观察组，结果显示维持治疗能延长治疗反应时间。

多种研究表明，单用抗 CD20 单抗-利妥昔单抗（R）治疗套细胞淋巴瘤的疗效一般，部分缓解率为 20%~40%；反之，联合免疫疗法（利妥昔单抗+CHOP）的总缓解率和完全缓解率明显升高（分别为 94% 和 48%）。

3.1 R-CHOP

Howard 等报道，R-CHOP 方案 Ⅱ 期临床试验显示总有效率（ORR）90%，完全缓解率（CR）48%，36% 的患者达到分子学上完全缓解；但分子学上完全缓解的患者未显示出无进展生存时间（PFS）的延长，仅 16.6 个月[10]。德国的一项随机研究[11]，比较 6~8 个疗程的 R-CHOP 和 CHOP 方案治疗初治 MCL，122 例 Ⅲ~Ⅳ 期的患者，R-CHOP 组和 CHOP 组有效率分别为 94% 和 75%（P=0.015），CR 率分别为 34% 和 7%（P=0.00024），R-CHOP 组患者有更长的治疗失败时间（TTF），两组分别为 21 个月和 14 个月（P=0.013）；但无生存受益，两组的 PFS 和总生存时间无明显差异，大部分患者在 2 年内死亡。因此，R-CHOP 方案仍不能作为治愈性方案。

3.2 R-Hyper-CVAD

Hyper-CVAD 方案是用于白血病的一种强力化疗方案，是在大剂量环磷酰胺、长春新碱、阿霉素、地塞米松的基础上加用大剂量的阿糖胞苷、甲氨蝶呤的一种方案。

MD 安德森癌症中心的 Romaguera 等[12]报道了 R-Hyper-CVAD 方案治疗初治的 MCL100 例，患者接受交替的 R-Hyper-CVAD 方案和 R-MTX+Ara-C 方案。该组研究未加用移植及维持治疗，97 例可评价疗效，CR 率 87%，中位随访 40 个月，3 年无治疗失败生存和总生存分别为 64% 和 82%；亚组分析显示，患者年龄、β_2-微球蛋白和胃肠受侵是不良预后因素，年龄<65 岁与年龄>65 岁的患者相比，3 年无病生存率分别是 78% 和 46%；该方案的治疗相关死亡率 4%，有 4 例患者出现骨髓增生异常综合征或急性白血病。本方案虽然有更高的 CR 率和更长的生存期，但令人遗憾的是，化疗造成的血液系统不良反应明显增加，尤其在年龄>65 岁的患者里表现得尤为突出，因此这个方案不适宜作为老年 MCL 患者的标准方案。

Brad 等[13]针对这个方案副作用大的特点，将 Hype-CVAD 方案中的 B 组方案排除掉，即不用甲氨蝶呤和阿糖胞苷，只用环磷酰胺、阿霉素、长春新碱和地塞米松联合美罗华化疗，形成了一个改良的 Hyer-CVAD+R 方案治疗 22 例 MCL 患者，结果化疗后毒性反应有所减轻，而且年龄>60 岁的患者也显示出较好的耐受性，同时与 R+CHOP 方案相比仍然有更高的 CR 率和更长的无病生存时间。

3.3 R-FCM

治疗 MCL 的嘌呤类似物主要有氟达拉滨、克拉曲滨，其联合方案主要用于复发、难治 MCL 的挽救治疗，其单药有效率 33%~41%，与环磷酰胺联合有效率达 63%。

氟达拉滨主要用于 B 细胞来源的非霍奇金淋巴瘤，Foran 等[14]报道了氟达拉滨在 MCL、淋巴浆细胞样淋巴瘤和 Waldernstroms 巨球蛋白血症的初发患者中的 Ⅱ 期研究结果，该研究包括了 21 例 MCL 患者，并有 17 例患者做了疗效检测。结果显示，氟达拉滨在 MCL 病例中的有效率远远低于其他淋巴瘤患者，分别为 MCL 中 41% 和其他淋巴瘤中 63% 和 79%。其中，2 例 MCL 病例达到部分缓解，5 例达到完全缓解。对 MCL 病例来说，其疾病进展的中位时间是 1.1 年，明显短于其他淋巴瘤，此研究对中位无病生存时间没有进行评价。

另一项 Ⅱ 期临床研究得出了和上述相同的结论，Tobinai 等[15]用氟达拉滨口服制剂治疗 52 例惰性 B 细胞型非霍奇金淋巴瘤，其中包括 6 例 MCL 患者，结果总反应率和 CR 率 MCL 组都明显低于其他淋巴瘤组，中位治疗失败时间（TTF）MCL 组为 6.1 个月，而其他淋巴瘤组为 12 个月。

从这两项研究可以看出，氟达拉滨对 MCL 的反应率较差，作为 MCL 治疗主要药物的证据尚不充分。

但 Forstpointner 等[16]报道，用美罗华（R）、氟达拉滨（F）、环磷酰胺（C）、甲氨蝶呤（M）联合化疗（R+FCM 方案）治疗 147 例淋巴瘤患者，其中包括 72 例滤泡性淋巴瘤（FL）患者和 52 例 MCL 患者，将他们随机分为两组，一组患者单用 FCM 方案，一组患者用 R+FCM 方案，其中 48 例 MCL 患者可评价，结果显示，R+FCM 方案与 FCM 方案相比，有较高的总反应率、CR 率和 PR 率，其中两个方案在 MCL 患者中的总反应率分别是 58% 和 46%，同时观察到 R+FCM 方案治疗的 MCL 患者有较高的总生存率。

德国低度恶性淋巴瘤研究组（GLSG）进行的一项前瞻性随机研究比较了 FCM 方案和 FCM+R 方案在难治性和复发性套细胞淋巴瘤中的疗效，结果显示，与单用 FCM 患者相比，FCM+R 患者完全缓解率明显提高（33% 对 0%，*P*=0.003），总缓解率提高了 20%（62% 对 43%），这一结果明确表明免疫化学疗法治疗套细胞淋巴瘤的优越性，这种缓解率的提高使总生存期明显改善，在中位随访期 19 个月后患者生存 23 个月。

另一个嘌呤类似物克拉曲滨（Cladribine，2-CdA）单药治疗 MCL 有效率 81%，与米托蒽醌联合有效率达 100%，中位反应时间为 24 个月。有报道，克拉曲滨联合利妥昔单抗治疗复发的 MCL，有效率 54%，CR 率 21%，中位无进展生存时间（TTP）5.4 个月。2007 年 ASCO 会议上报道，2-CdA 联合利妥昔单抗、环磷酰胺及米托蒽醌组成的 R-CCM 方案治疗复发的 MCL，疗效较好，值得进一步研究。

3.4　R-T

有研究显示，R-T（利妥昔单抗+沙利度胺）+PEPC（泼尼松+依托泊苷+丙卡巴肼+环磷酰胺）全口服方案对老年复发 MCL 有一定疗效，有效率 73%，中位 PFS 期为 12 个月，中位 OS 期为 22 个月。

4　蛋白酶体抑制剂

蛋白酶体是细胞调节信号的中心通道，可降解和活化包括细胞周期调节蛋白和细胞凋亡蛋白在内的多种调节蛋白；蛋白酶体抑制剂通过下调核因子-κB（NF-κB）或细胞周期蛋白和细胞凋亡通路而具有诱导细胞凋亡、对化放疗增敏作用。

硼替佐米（Bortezomib）是 2003 年 FDA 批准用于复发性多发性骨髓瘤的药物，属于蛋白酶体抑制剂，其作用机制是抑制肿瘤细胞内 26S 蛋白酶体，影响细胞内多级信号串联，造成细胞内环境的紊乱，最终导致细胞死亡。

Goy 等 [17] 将 33 例难治、复发的 MCL 患者用硼替佐米进行治疗，硼替佐米 1.5 mg/m²，第 1、4、8、11 天，每 21 天 1 个周期，最多 6 个疗程，结果在 29 例可评价疗效的患者中总体反应率为 41%，其中 6 例（20.7%）达到 CR，6 例 PR，6 个月的 PFS 率为 42%；另一项研究得出了相同结果，Connor 等 [18] 用硼替佐米治疗 11 例 MCL 患者，结果总反应率为 46%，其中 1 例达 CR，4 例 PR，有 4 例病情稳定。Belch 等用同样的方案治疗 29 例 MCL，13 例初治，ORR 46.4%，中位治疗反应时间 10 个月，初治和复治患者的近期疗效相似；Fisher 等报道一个多中心的 II 期研究，硼替佐米治疗 155 例复发、耐药的 MCL，141 例可评价疗效，ORR 33%，CR 8%，治疗反应时间 9.2 个月，中位 TTP 时间 6.2 个月。鉴于硼体佐米在 MCL 治疗中的良好活性及耐受性，美国 FDA 已批准其用于复发、难治性 MCL 的治疗。

5　雷帕霉素蛋白抑制剂

雷帕霉素蛋白酶（mTOR）是一个丝/苏氨酸激酶，在 PI3K-Akt-mTOR 信号通路中位于 Akt 的下游，控制着蛋白质的合成、血管新生和细胞周期的进程。mTOR 抑制剂能够引起细胞周期阻滞，抑制肿瘤生长。

雷帕霉素衍生物 Temsirolimus（CCI-779）每周单药 250mg 治疗复发耐药的 MCL 显示有效，ORR 38%，CR 3%，治疗反应时间 6.9 个月，主要的毒副反应为 III~IV 度的骨髓抑制占 81%，尤其是血小板的减少；正在进行的研究采用低剂量的 CCI-779（每周 25mg）效果相似，毒副反应明显减少。

6　组蛋白去乙酰化酶抑制剂

选择性地诱导肿瘤细胞分化和凋亡，SAHA 是一种口服组蛋白去乙酰化酶抑制剂，可以在体内诱导肿瘤细胞停止生长，分化和凋亡，在 T 细胞淋巴瘤的治疗中显示了活性，与放疗及其他药物如蒽环类抗生素、蛋白酶体抑制剂有协同作为，对 MCL 的治疗作用正在研究中，前期研究显示能下调细胞周期素 D1。

7　血管生成抑制剂

沙利度胺（Thalidomide）具有抗血管生成

及抗炎作用，Kaufmann 等[19]用沙利度胺联合利妥昔单抗治疗 16 例难治复发的 MCL 患者，结果总反应率为 81%，CR 率为 31%，3 年无病生存时间为 20.4 个月，3 年生存率为 75%，此方案与传统的化疗方案相比在 CR 率、3 年无病生存时间、3 年生存率方面都有明显的提高，且毒副反应小。提示沙利度胺联合利妥昔单抗对复发、耐药的 MCL 有很明显的抗肿瘤活性。

其他抗血管生存的药物，如来利度胺（Lenalidomide）、贝伐单抗（Bevacizumab）等亦已开始用于 MCL 的治疗。

8　放射治疗

MCL 是一种全身性疾病，因此放疗很少被用于 MCL 的治疗。Rosenbluth 等[20]报道了一项回顾性分析，21 个 MCL 患者接受了局部区域放射治疗，这些患者均为曾经接受过化疗的晚期或复发的患者，结果显示局部总反应率为 100%，局部 CR 率 64%，局部 PR 率 36%，并且在治疗过程中并未见到Ⅲ度毒性反应，此研究仅表明了放疗可以提高局部控制率，但是否能改善长期生存率还需要更多的研究来证实。

因此，放疗的指征是化疗后孤立残留病灶或化疗前的大病灶、化疗后残留病灶影响生活质量、对化疗不敏感的病灶；一般累及野 40Gy，分次剂量 1.8~2.0Gy/次（累及野定义：病灶所在部位的淋巴引流区域+肿瘤床）。

9　放射免疫治疗

放射免疫治疗（RIT）是将放射性核素（^{131}I、^{90}Y）单与抗 CD20 克隆抗体结合后，选择性地将放射治疗集中于瘤细胞，在杀伤肿瘤细胞的同时减少对正常组织的放射损伤的一种治疗方法，MCL 对放射线敏感，故 RIT 在 MCL 治疗中能发挥一定的治疗作用。

Gopal 等[21]将利妥昔单抗与具有放射性的 ^{131}I 绑定形成了一种既具有靶向性又具有放射性的药物，绑定的 ^{131}I 具有 20~25Gy 的放射剂量，他们将这种药物用于 16 例 MCL 患者，治疗后加用自体干细胞移植，结果总反应率达到了 100%，在治疗过程中没有治疗相关的死亡发生，有 12 例患者的 3 年无病生存率约为 61%，3 年后存活率为 93%。Sankaran 等[22]

将 13 例复发难治的 MCL 患者用 RIT 治疗，结果在 12 例可评价的患者中仅有 3 例达到 CR，3 例 PR，6 例患者无效，在达到 CR 的患者中仅有 2 例的无疾病进展生存时间达到了 1 年，其余患者均在 4 个月内复发。由此可见，RIT 虽然是一种全新的治疗方法，但其在 MCL 中的疗效还暂时不能得到肯定。

RIT 作为复发患者的挽救治疗，MD 安德森癌症中心报道其Ⅱ期研究的结果，15 例曾接受高剂量化疗或干细胞移植失败的 MCL 患者，予单药 ^{90}Y-ibritumomab tiuxetan 治疗，ORR 率 33%，3 例患者 CR 或 CRu。

目前常用的方法是将 RIT 作为诱导、巩固治疗的一部分，如美国东部协作组最近完成的一项Ⅱ期研究，56 例初治的 MCL，4 个疗程的 R-CHOP 化疗后缓解患者再予 0.4mCi/kg 的 ^{90}Y-ibritumomab tiuxetan 治疗。

10　造血干细胞移植

在 MCL 的治疗中，高剂量化疗联合造血干细胞移植作为巩固治疗已被广泛研究，包括标准的自体或异基因造血干细胞移植、自体造血干细胞移植（ASCT）结合利妥昔单抗、RIT 作为 ASCT 预处理方案的一部分及减低剂量强度的异基因移植。

10.1　自体干细胞移植

目前自体干细胞移植在 MCL 的应用已经有许多临床研究。欧洲 MCL 协作组做了一项随机对照试验[23]，他们将 122 例经过 CHOP 方案治疗后达到 CR 或 PR 的 MCL 患者随机分为两组，一组用 ASCT 治疗，对照组用干扰素 α 治疗，结果 ASCT 组的中位无病生存期较对照组明显延长，分别为 39 个月和 17 个月（P=0.0108），但 3 年生存率无明显差别，分别为 83% 和 77%（P=0.18）。

在 Mangel 等的研究中，20 例接受 ASCT+美罗华治疗的 MCL 患者与 40 例接受传统化疗（CHOP 方案）的 MCL 患者相比，其 3 年无病生存率分别为 89% 和 29%（P<0.00001），3 年总生存率分别为 88% 和 65%（P=0.052）。

10.2　异基因造血干细胞移植

关于异基因造血干细胞移植，Kasamon 等曾报道 50 例 MCL 经干细胞移植（19 例异基因，39 例自体），3 年 PFS 51%，异基因移植和自体移植的 PFS 无明显差异。Maris 报道非清髓异基因移植治疗 33 例复发、耐药 MCL，预处理方案用氟达拉滨加 2Gy 的全身放疗，20 例可评价疗效，ORR 85%，CR 75%，2 年的 OS 和 DFS 分别为 65% 和 60%，结果认为非清髓异基因移植治疗 MCL 有较高的缓解率和较低的复发率，是有希望的挽救治疗方案。

10.3 移植方案的改进

改进移植方案主要包括在移植前后增加利妥昔单抗和 RIT。Mangel 等报道了 20 例 MCL，CHOP 方案化疗后，在动员方案中加入利妥昔单抗，在移植后再予利妥昔单抗维持治疗，3 年的 PFS 89%，而配对的历史对照组（无移植）为 29%，3 年 OS 分别为 88% 和 65%；Vose 等报道了 80 例 MCL，经标准的蒽环类方案或 Hyper-CVAD（M-C）（±R）方案诱导化疗后达 CR 或 PR 患者，予 ASCT 巩固治疗，Hyper-CVAD 方案诱导组（32 例）3 年的 PFS 和 OS 达 97% 和 78%，取得了令人振奋的治疗效果，与标准的蒽环类方案诱导相比有明显的差异，作者认为在 ASCT 前诱导化疗采用 HyperCVAD（M-C）（±R）方案能改善 MCL 的长期无病生存。Ritchie 等报道了类似结果，HyperCVAD（M-C）（±R）方案诱导化疗加 ASCT 能明显改善 MCL 生存，13 例 MCL 患者经治疗 CR12 例，3 年的 EFS 和 OS 均为 92%。

用 RIT 作为预处理方案治疗 MCL，最早由 Gopal 等发起，采用高剂量 ^{131}I-Tositumomab、VP-16 和 CTX 作为 ASCT 预处理方案治疗复发的 MCL，有效率 100%，CR 率 91%，3 年的 OS 和 PFS 分别为 93% 和 61%，无治疗相关死亡；亦有 ^{90}Y-ibritumomab tiuxetan 联合化疗作为预处理方案的报道。

第 8 节 预后

MCL 的恶性程度高、预后较差，兼有惰性淋巴瘤和侵袭性淋巴瘤的最差特征，mOS 为 3~5 年。它类似惰性淋巴瘤，常规的化疗不能治愈，但没有惰性淋巴瘤的惰性病程；相反，它具有与侵袭性淋巴瘤相似的较短的无进展生存及总生存的特点。

MCL 对传统化疗反应差，单药化疗有效率 40%，联合化疗有效率 70%，但患者大多在 6~18 个月时出现进展，生存期较短，中位生存期为 30~40 个月 [24]。

20 世纪 80 年代，采用 COP 或苯丁酸氮芥治疗，OS 仅为 3 年；2000 年后逐渐采用含蒽环类细胞毒药物和 Rituximab 的免疫化疗，OS 提高至 5 年。

通过对套细胞淋巴瘤回顾性的预后因素分析，年龄 >60 岁、Ⅲ 期或 Ⅳ 期、全身情况差、乳酸脱氢酶水平高于 450u/L、有两个以上的结外部位累及等，与其预后差有关；其他与预后有关的因素还包括男性、脾肿大、骨髓累及、淋巴细胞增多、贫血、β_2-微球蛋白升高、甲基阿糖腺苷磷酸化酶（MTAP）表达的缺失 [25]、DNA 拓扑异构酶 Ⅱ a [26]、cyclin D1 的过度表达、高有丝分裂指数和 p53 突变等。

欧洲套细胞淋巴瘤工作组分析 304 例 MCL 后发现，组织病理表现为多形型或母细胞型患者的 mOS 不足 5 年，而经典型和小细胞型部分患者 OS 最长超过 11 年。分层发现，增殖指数和有丝分裂指数是 MCL 的主要预后因素。瘤细胞形态呈经典型或小细胞型患者的 mitotic index 和 Ki-67 分别为 13.6% 和 15.3%，而多形型和母细胞型患者的 mitotic index 和 Ki-67 显著升高，分别为 28.9% 和 28.8%。

依据有丝分裂指数和 Ki-67 将其分为 mitotic index（<25；25~49；>50/mm²）3 个亚组，其 mOS 分别为 38 个月、21 个月和 17 个月。

Ki-67（<10%；10%~40%；>40%）3 个亚组，其 mOS 分别为 42 个月、30 个月和 15 个月。该研究还发现，IPI 并未能准确预测 MCL 的生存时间 [27] 上述预后因素分析并未纳入含 rituximab 方案的化疗对生存预后的影响。

2008 年，Olaf Determann 等公布了欧洲套细胞淋巴瘤组和德国低危淋巴瘤研究组的预后分析研究结论。该研究入组 249 例晚期套细胞淋巴瘤患者，依据 Ki-67（<10%，10%~30%，>30%）分为 3 组，接受 CHOP 化疗的 mOS 分别为 112 个月、59 个月和 30 个月。3 年 OS 分别为 81%、75% 和 46%；接受 RCHOP 化疗的 3 年 OS 分别为 93%、74% 和 66%，组间差异显著。该研究进一步确定了对于晚期接受免疫化疗的 MCL 患者，Ki-67 依然是主要预后因素。该研究也提出，针对 RCHOP 和 CHOP 组对照研究发现，rituximab 进一步提高了 RR 和 TTF，而 OS 并未显著改善 [28]。

（张淑群）

参考文献

［1］ Banks PM, Chan J, Cleary ML, et al. Mantle cell lymphoma.: A proposal for unification of morphologic, immunologic, and molecular data. Am J Surg Pathol, 1992, 16 (7): 637-640.

［2］ Swerdlow S H, Berger F, Isaacson H K, et al.Mantle Cell Lymphoma//Jaffe ES, Harres NL, Stein H, et al.World Health Organization Classification of Tumors. Pathology and Genetics of Tumours of Haematopoietic and Lymphoid Tissues.Lyon: LARC press, 2001: 168-170.

［3］ Bertoni F, Ponzoni M. The cellular origin of mantle cell lymphoma. Int J Biochem Cell Biol. 2007, 39: 1747-1753.

［4］ Patricia Pérez-Galán, Martin Dreyling, et al. Mantle cell lymphoma: biology, pathogenesis, and the molecular basis of treatment in the genomic era. Blood. 2011; 117 (1): 26-38.

［5］ Rosenwald A, Wright G, Wiestner A, et al. The proliferation gene expression signature ia a quantitative integrator of oncogenic events that predicts survival in mantle cell lymphoma. Cancer Cell 2003; 3: 185-197.

［6］ Yatabe Y, Suzuki R, Tobinai K, et al. Significance of cyclinD1 overexpression for the diagnosis of mantle cell lymphoma: a clinicopathologic comparison of cyclin D1 -positive MCL and cyclin D1 -negative MCL-like B cell lymphoma. Blood 2000; 95: 2253-2261.

［7］ 朱雄增.套细胞淋巴瘤的诊断和鉴别诊断.临床与实验病理学杂志, 1999 (1): 80-81.

［8］ Torlako YICE, Nislsens S, Vyberg M, et al.Antibody selection in immunohistochemical detection of cyclinD1 in mantle cell lymphoma.AM J Clin Pathol, 2005 (5): 782-789.

［9］ Joshua B, Ranjana A. Treatment of mantle cell lymphoma: Current approach and future directions.Critical Reviews in Oncology/Hematology, 2006, 58 (3): 257-265.

［10］ Howard OM, Gribben JG, Neubeyg DS, et al. Rituximab and CHOP induction therapy for newly diagnosed mantle cell lymphoma: molecular complete responses are not predictive of progression free survival .J Clin Oncol, 2003 (20): 1288-1294.

［11］ Lenz G, Dreyling M, Hoster E, et al. Immunochemotherapy with rituximab and cyclophosphamide, doxorubicin, vincristine, and prednisone significantly improves response and time to treatment failure, but not long term outcome in patients with previously untreated mantle cell lymphoma: results of a prospective randomized trial of the German Low Grade Lymphoma Study Group (GLSG) . J Clin Oncol , 2005, 23 (9): 1984-1992.

［12］ Romaguera JE, Fayad L, Rodriguez MA, et al. High rate of durable remissions after treatment of newly diagnosed aggressive mantle cell lymphoma with rituximab plus hyper CVAD alternating with rituximab plus high dose methotrexate and cytarabineJ Clin Oncol, 2005, 23 (28): 7013-7023.

［13］ Brad K, James M, Jules B, et al. Phase Ⅱ Study of Modified HyperCVAD with Rituximab Maintenance for Previously Untreated Mantle Cell Lymphoma: A Wisconsin Oncology Network Study. Blood (ASH Annual Meeting Abstracts), 2004, 104: Abstract 1388.

［14］ Foran JM, Rohatiner AZ, Coiffier B, et al. Multicenter phase Ⅱ study of fludarabine phosphate for patients with newly diagnosed lymphoplasmacytoid lymphoma, Waldenstrom's macroglobulinemia, and mantle cell lymphoma. J Clin Oncol, 1999, 17 (2): 546-553.

［15］ Tobinai K, Watanabe T, Ogura M, et al. Phase Ⅱ study of oral fludarabine phosphate in relapsed indolent B-cell non-Hodgkin's lymphoma. J Clin Oncol , 2006 , 24 (1): 174-180.

［16］ Forstpointner R, Dreyling M, Repp R, et al.The addition of ritaximab to a combination of fudarabine, cyclophosphamide, mitoxantrone (FCM) significantly increases the response rate and prolongs survival as compared with FCM alone in patients with relapsed and refractory follicular and mantle cell lymphomas: results of a prospective randomized study of the Ger man Low Grade Lyphoma Study Group.Blood, 2004 (104): 3064-3071.

［17］ Goy A, Younes A, McLaughlin P, et al. Phase Ⅱ study of proteasome inhibitor bortezomib in relapsed or refractory B cell non-Hodgkin's lymphoma. J Clin

Oncol, 2005, 23 (4): 667-675.

[18] O'Connor OA, Wright J, Moskowitz C, et al. Phase II clinical experience with the novel proteasome inhibitor bortezomib in patients with indolent non -Hodgkin's lymphoma and mantle cell lymphoma. J Clin Oncol, 2005, 23 (4): 676-684.

[19] Kaufmann H, Raderer M, Wohrer S, et al. Antitumor activity of rituximab plus thalidomide in patients with relapsed/refractory mantle cell lymphoma. Blood, 2004, 104 (8): 2269-2271.

[20] Rosenbluth BD, Yaha Lom J. Highly effective local control and palliation of mantle cell lymphoma with involved field radiation therapy (IFRT) . Int J Radiat Oncol Biol Phys, 2006, 65 (4): 1185-1191.

[21] Gopal AK, Rajendran JG, Petersdorf SH, et al. High dose chemoradioimmuno -therapy with autologous stem cell support for relapsed mantle cell lymphoma. AF Clinical Research Division, Fred Hutchinson Cancer Research Center, University of Washington, Seattle, WA, USA. Blood, 2002, 99 (9): 3158-3162.

[22] Sankaran S, Arnold B, Simin D, et al. Efficacy of radioimmunotherapy in mantle cell lymphoma. J Nucl Med, 2006, 47 (1): 484-487.

[23] Dreyling M, Lenz G, Hoster E, et al. Early consolidation by myeloablative radiochemotherapy followed by autologous stem cell transplantation in first remission significantly prolongs progression-free survival in mantle-cell lymphoma: results of a prospective randomized trial of the European MCL Network. Blood, 2005, 105 (7): 2677-2684.

[24] Dreyling M, Lenz G, Hoster E, et al. Early consolidation by myeloablative radiochemothrapy followed by autologous stem cell transplantation in first remission significantly prolongs progression free survival in mantal cell lymphoma results of a prospective randomized trial of the Eurropean MCL network .Blood, 2004, 105: 2677-2684.

[25] Marce S, Balague O, Colomo L, et al. Lack of methylthioadenosine phosphorylase expression in mantle cell lymphoma is associated with shorter survival: implications for a potential targeted therapy. Clin Cancer Res, 2006, 12 (12): 3754-3761.

[26] Schrader C, Meusers P, Brittinger G, et al. Topoisomerase II a expression in mantle cell lymphoma: a marker of cell proliferation and a prognostic factor for clinical outcome. Leukemia, 2004, 18 (7): 1200-1206.

[27] Markus Tiemann, Carsten Schrader, et al. Histopathology, cell proliferation indices and clinical outcome in 304 patients with mantle cell lymphoma (MCL): a clinicopathological study from the European MCL Network. British Journal of Haematology, 2005, 131: 29-38.

[28] Olaf Determann, Eva Hoster, et al. Ki-67 predicts outcome in advanced -stage mantle cell lymphoma patients treated with anti-CD20 immunochemotherapy: results from randomized trials of the European MCL Network and the German Low Grade Lymphoma Study Group. Blood, 2008, 111: 2385-2387.

弥漫性大 B 细胞淋巴瘤

弥漫性大 B 细胞淋巴瘤（diffuse large B cell lymphoma，DLBCL）是成人淋巴瘤中最常见的一种类型，且是一组在临床表现、组织形态和预后等多方面具有很大异质性的恶性肿瘤。

其准确定义是，大的肿瘤性 B 淋巴细胞呈弥漫性生长，肿瘤细胞的核与正常组织细胞的核相近或大于组织细胞的核，细胞大小不小于正常淋巴细胞的两倍。它既可原发于淋巴结，又可原发于结外器官和组织。原发于淋巴结者约占 60%，原发于结外器官或组织者占 40%。

DLBCL 通常是原发的，但亦可是其他低侵袭性淋巴瘤发展和转化而来，如慢性淋巴细胞性白血病/小淋巴细胞性淋巴瘤（CLL/SLL）、滤泡性淋巴瘤（FL）、边缘带 B 细胞淋巴瘤、结节性淋巴细胞为主型霍奇金淋巴瘤（NLPHL）。

目前，随着分子生物学发展，采用基因表达谱（gene expression profiling，GEP）技术揭示出 DLBCL 的新亚型，提高了诊断和预后评估水平。同时，新的细胞毒药物和以利妥昔单抗为代表的免疫治疗的出现，使弥漫大 B 细胞淋巴瘤的治愈率逐步提高。未来，针对弥漫大 B 细胞淋巴瘤的研究将着重于分子生物学方面的诊治，如采用基因表达谱等技术，揭示出哪些患者属于高危和易复发亚群，针对这些患者采用靶向性治疗。

第 1 节　流行病学

弥漫性大 B 细胞淋巴瘤是目前最常见的成人非霍奇金淋巴瘤，占全部 NHL 的 30%~40%。在欧美国家，DLBCL 的发病率约占 NHL 的 31%，在美国每年约有 25 000 例新发病例[1]；在发展中国家，所占的比例更高，达 60%。在儿童淋巴瘤中，DLBCL 所占的比例在 10% 以下。

随着诊断技术、临床分期系统的不断完善发展，弥漫大 B 细胞淋巴瘤确诊率不断增高。弥漫大 B 细胞淋巴瘤发病率以每年 3%~4% 增长，性别、种族间发病率无显著差异。20 世纪 90 年代后期，弥漫大 B 细胞淋巴瘤发病达到平台阶段，以每年 1% 增长，每 100000 人群中病例数为 8.07~8.98。男性发病率高于女性 1.5 倍，发病率在种族间也有显著差异。依据 SEER（Surveillance Epidemiology and End Results）的调查，在 37009 例弥漫大 B 细胞淋巴瘤患者中，美国白种人每 100000 人群中年龄调整发病率为 7.36，黑人为 4.88（黑/白 incidence rate ratio，0.66；95% confidence interval，CI 0.64~0.69）。

DLBCL 发病年龄范围很广，但以老年人多见，中位发病年龄为 60~64 岁，平均发病年龄

70 岁；男性患者多于女性。杨渤彦等[2] 报道 138 例 DLBCL，年龄为 11~81 岁，中位年龄为 57 岁。

第 2 节　病因学

弥漫大 B 细胞淋巴瘤的发病原因至今仍不明了，其影响因素包括遗传、慢性疾病、免疫抑制治疗、环境因素（如紫外线照射、农药、染发和饮食等）。

1　饮食因素

蔬菜、水果中黄酮类化合物具有抗癌作用。在一项回顾性研究中，黄酮类化合物的高摄入可降低非霍奇金淋巴瘤发病风险 47%；另一项研究证实，大量水果、蔬菜摄入可降低非霍奇金淋巴瘤发病风险，但是在弥漫大 B 细胞淋巴瘤中并未观察到这一现象。相反，在严重肥胖人群（体重指数=40kg/m^2），只有弥漫大 B 细胞淋巴瘤风险增加，并未发现其他非霍奇金淋巴瘤亚型发病风险上升。

2　遗传学因素

已知最常见的影响因素是免疫功能严重抑制。因此，关于淋巴瘤病因学的研究集中于调控免疫途径、淋巴细胞周期、凋亡和增殖的基因。

现有证据显示，遗传学因素在弥漫大 B 细胞淋巴瘤等非霍奇金淋巴瘤发生过程中发挥重要作用，如家族性血液肿瘤患者，易诱发非霍奇金淋巴瘤；外来移民人群仍然保留其原有非霍奇金淋巴瘤的发生率。

在淋巴瘤患者中发现一些共同的遗传变异，如在直系亲属中出现 NHL、HL 以及白血病或其他血液学恶性肿瘤时，其发生 DLBCL 的风险显著增加。有研究证实，介导 B 细胞增殖的基因突变，会增加淋巴瘤发生风险。

一项由国际非霍奇金淋巴瘤流行病学专家组成的协会主持的回顾性研究证实，与肿瘤坏死因子、白介素-10 相关等位基因突变与 DLBCL 发生风险显著相关，该研究证明免疫功能障碍与 DLBCL 发生密切相关。

潜在的免疫缺陷是肯定的危险因素，有免

疫缺陷的较散发的 DLBCL 更常伴有 EB 病毒感染。Kedmi 等[3] 报道 1 例脾脏原发性 DLBCL，发生于患丙型肝炎后。

3 环境因素

早期研究已经证实，遗传学突变和环境危险因素的相互作用，是 DLBCL 发生的主要原因。

SEER 在美国开展调查，研究了 864 例 NHL 患者和 684 例对照人群在 10 年间居住地周围工业设施的发展与 NHL 的相关性。该研究发现，距离木材加工厂 1000 米以内的人群中，DLBCL 的发生风险增加（OR，1.7；95% CI，1.0~3.0）。

另一项大型研究，纳入美国、欧洲、澳大利亚的 8243 例患者和 9697 例对照人群，分析阳光照射与 NHL 发生的相关性。研究发现，增加日光照射可降低 DLBCL 等发生风险（pooled ORs，0.76；95% CI，0.63~0.91 and 0.69；95% CI，55~0.87，respectively），但强烈日光照射会诱发其他疾病。其他研究证实，紫外线照射、除莠剂、杀虫剂和染色剂均会增加患淋巴瘤的风险。

4 医疗因素

在临床工作中发现，病毒感染患者、自身免疫疾病患者、器官移植患者以及先天或获得性免疫缺陷患者，在接受免疫抑制治疗过程会增加 DLBCL 等的风险。

一些病原体与淋巴瘤密切相关，如 Epstein-Barr virus（EBV），Kaposi sarcoma-associated human herpes virus-8（HHV-8）、幽门螺旋杆菌、鹦鹉热衣原体、HCV 等。DLBCL 的亚型免疫母细胞型、原发中枢神经系统型，其发生与 EBV 密切相关。

原发渗出型是一种少见的 DLBCL 亚型，其发生与免疫缺陷患者感染卡波希氏肉瘤相关人类疱疹病毒密切相关；幽门螺旋杆菌、鹦鹉热衣原体与惰性淋巴瘤相关，其疾病后期可以转化为 DLBCL。

InterLymph 研究纳入 1998~2004 年 4784 例非霍奇金淋巴瘤患者，其中感染 HCV 共 172 例（3.6%），在对照组 6269 例人群中，HCV 感染为 169 例（2.7%）。分层分析发现，HCV 感染与淋巴浆细胞性淋巴瘤、边缘带淋巴瘤和 DLBCL 的发生密切相关。

关于血液学恶性肿瘤风险因素的流行病调查（SMAHRT）发现，DLBCL 发生风险与风湿性关节炎、干燥综合征和自身免疫性溶血性贫血相关，此外系统型红斑狼疮患者发生 DLBCL 的风险增加。惰性淋巴瘤患者每年以 2%~5% 的发生率转化为 DLBCL。

第 3 节 病理分类

DLBCL 为非均质性疾病，不同时期有不同的分类及名称（见表 21-1）。在 REAL 和 WHO 分类中分为多种病理亚型，其病理形态和免疫表型基本相同，但临床表现明显不同。病理形态学上存在多种变异型，但其治疗和预后无显著差别。

2008 年，WHO 对恶性淋巴瘤的病理分类进行了新的修订[4]。在新分类中，将不能归入已知任何类型的大 B 细胞淋巴瘤归类为弥漫大 B 细胞淋巴瘤，非特指性（DLBCL-NOS），是 DLBCL 中最为常见的一种类型，包括富 T 细胞/组织细胞大 B 细胞淋巴瘤、原发性中枢神经系统（CNS）DLBCL、原发性皮肤 DLBCL-腿型、老年人 EBV 阳性 DLBCL。

原发性皮肤 DLBCL-腿型，是一种独立的皮肤恶性淋巴瘤，其生物学行为表现为侵袭性特点，占所有皮肤 B 细胞淋巴瘤的 5%~10%。该疾病好发于老年女性，中位发病年龄 70 岁。肿瘤大多位于小腿，单个或多个皮肤结节，可伴有溃疡，生长迅速。免疫组化显示肿瘤细胞起源于活化 B 细胞，CD20+、Bcl-2+/-、CD10-、Bcl-6+/- 和 MUM-1+。原发性皮肤 DLBCL-腿型的预后较其他原发于皮肤的 B 细胞恶性淋巴瘤差。

EBV 阳性的 DLBCL，好发于老年男性，EBV 阳性（LMP-1 和 EBER 阳性），预后差。WHO 病理分类中将这些亚型独立区分的目的是为了更好地研究其疾病特点，并寻求更佳的治疗方法。

部分侵袭性 B 细胞淋巴瘤在形态学和免疫表型方面伴有经典霍奇金淋巴瘤和 DLBCL 特点，如纵隔大 B 细胞淋巴瘤和纵隔结节坏死性经典霍奇金淋巴瘤，前者组织病理以 DLBCL 为主要特征，伴有部分 CHL 特点。

另外一类 DLBCL 的形态和免疫表型介于 PMBL 和 CHL 之间，新分类称之为"灰区淋巴瘤"，即介于 PMBL 和 CHL 之间的 DLBCL 未分类型。该型多见于青年男性，临床过程较之 PMBL 和 NSCHL 更具有侵袭性。

2008 年 WHO 分类将一类高度恶性、临床表现不同于伯基特淋巴瘤和 DLBCL 的 B 细胞淋巴瘤，界定为介于弥漫性大 B 细胞淋巴瘤和 Burkitt's 淋巴瘤之间的 DLBCL 未分类型。此外，还有原发于中枢神经系统的 DLBCL。

第 4 节　组织病理学

弥漫性大 B 细胞淋巴瘤通常是原发性的，但亦可由低度恶性淋巴瘤（如滤泡性淋巴瘤、慢性淋巴细胞性白血病/小淋巴细胞淋巴瘤、边缘带 B 细胞淋巴瘤、霍奇金淋巴瘤之结节性淋巴细胞为主型）进展或转化而来，某些病例可发生于一组自身免疫性疾病或免疫缺陷的基础之上。

从细胞学的角度看，肿瘤细胞形态多样，可进一步进行形态学分类，但各亚型之间免疫表型以及基因学特征无明显差异。因此诊断时既可使用统一的弥漫性大 B 细胞淋巴瘤，亦可采用形态学分类命名。

1　B 细胞淋巴瘤共有的组织学特点

（1）常有数量不等的滤泡样结构。

（2）常见浆细胞样分化，并可见 Russel 小体和核内 Dutcher 小体。

（3）瘤区小血管为薄壁，内皮细胞不肿胀，均匀散在。

（4）无裂细胞型瘤细胞大多数呈圆形或卵圆形，比较单一，核膜较厚，染色质粗颗粒，贴在核膜内面，核仁较明显，近核膜位；裂核细胞型瘤细胞典型者核裂位于核的一侧；分叶状核瘤细胞少见。

2　病理形态

DLBCL 在病理形态上，肿瘤细胞表现为大细胞，胞核大，两倍于小淋巴细胞淋巴瘤。

大部分情况下，主要的肿瘤细胞和中心母细胞（大无裂细胞）或免疫母细胞相似，最常见的表现为中心母细胞样和免疫母细胞样混合；其他细胞类型包括大裂或多叶细胞、间变性大细胞，后者和 T/裸细胞来源间变性大细胞淋巴瘤相一致。

某些 DLBCL 富有小的 T 细胞或组织细胞，在工作分类中属于弥漫性大小混合细胞型，它和 T 细胞淋巴瘤或淋巴细胞为主型霍奇金淋巴瘤相似。

典型的 DLBCL，弥漫性增生的肿瘤细胞增生取代受累的淋巴结或结外部位的正常结构。淋巴结的受累可为完全性、部分性、滤泡内、窦样或几种形式混合。

结外软组织及血管浸润较常见，可观察到广泛或清晰的硬化带（一些病例伴有明显的硬化，形成分隔结节或"印度兵"排列（Indian file）现象。

肿瘤细胞为大的转化淋巴细胞，体积在不同的病例或同一病例中可有很大不同，核大于反应性组织细胞的核。

表 21-1　各分类方法的分型

分类名称	分型
Rappaport 分类	弥漫性组织细胞型，弥漫性淋巴细胞与组织细胞混合型
Kiel 分类	中心母细胞型，B 免疫母细胞型，间变性大 B 细胞型
Lukes-Collins 分类	大裂滤泡中心细胞型，大无裂滤泡中心细胞型，B 免疫母细胞型
Working Formulation 分类	弥漫性大细胞型，大细胞免疫母细胞型，弥漫性大小细胞混合型
Real 分类	弥漫性大 B 细胞淋巴瘤
WHO 分类	中心母细胞型、免疫母细胞型、富于 T 细胞/组织细胞型、间变细胞型、浆母细胞型、表达 ALK 全长型

但在一些病例中，核中等大小，造成与Burkitt（伯基特）样淋巴瘤鉴别困难。

肿瘤细胞核可呈圆形、锯齿状或不规则折叠，染色质空泡状或粗颗粒状，常有核仁，大小不等、嗜碱或嗜酸性、一个或多个。

胞浆中等量或丰富，可透明、淡染或嗜双色。一些病例中的瘤细胞呈浆细胞样，如嗜碱性、嗜派洛宁，伴有淡染的核周高尔基空晕；可有嗜碱性胞浆碎片，与炎症反应中的"浆细胞小体"不易区分。

可见类似于 R-S 细胞的多叶核细胞或奇异细胞，核分裂相易见（见图21-1）。

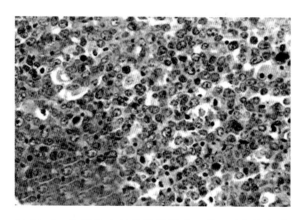

图 21-1　弥漫性大 B 细胞淋巴瘤：单一形态的大淋巴细胞弥漫性浸润，瘤细胞核呈圆形、有清楚的核仁，分裂相多见

3　瘤细胞形态病理变异分型

DLBCL 按照其瘤细胞形态相似于正常中心母细胞，或免疫母细胞，或浆母细胞等，分为中心母细胞型、B 免疫母细胞型、富于 T 细胞/组织细胞型、间变型、浆母细胞型和 ALK 阳性DLBCL 等，后两型罕见。

在 WHO 分类中，根据组织学形态改变，将弥漫性大 B 细胞淋巴瘤分为中心母细胞型、免疫母细胞型、富于 T 细胞/组织细胞型以及间变型 4 种变异型。

3.1　中心母细胞型

中心母细胞型（centroblastic type），既可以是单一形态的多核裂细胞组成的中心母细胞性淋巴瘤，亦可以是包含中心母细胞样细胞和多核裂细胞混合形成的一种特征性多形态细胞的浸润。

肿瘤细胞为从中等大小到大的淋巴细胞，卵圆形或圆形。泡状核，染色质细腻，2~4 个核仁位于核膜下。胞浆少，嗜双色性或嗜碱性。

Kiel 分类对该变异型做了详尽的描述，并将其分为 4 种细胞类型，即单形性、多形性、分叶核、中心细胞样。

单形性中 60% 以上为中心母细胞，看上去较一致；多形性由混合细胞组成，包括中心母细胞、免疫母细胞，有病例中亦可见分叶核细胞，以及中心细胞样细胞，免疫母细胞数量不等，但不超过 90%；多形性这一类型最常见。

分叶核细胞型是指 10%~20% 以上的瘤细胞具有分叶核；中心细胞样型是指形态上介于中心细胞和中心母细胞之间的细胞。

3.2　免疫母细胞型

免疫母细胞型（immunoblastic），大多数细胞（>90%）是免疫母细胞，其特点是单个中位核仁，细胞大，胞浆较丰富，嗜碱性，有时伴有浆细胞分化。中心母细胞的含量<10%。

临床资料和免疫表型有助于鉴别免疫母细胞 DLBCL 和浆细胞性骨髓瘤之浆母细胞变异型累及髓外。

3.3　富于 T 细胞/组织细胞型

富于 T 细胞/组织细胞型（T-cell/histiocyte rich），病变中绝大多数细胞是非瘤性的 T 细胞，伴有或不伴有组织细胞，仅有<10% 的肿瘤性大 B 细胞。组织细胞可呈/或不呈上皮样细胞表现。

这一类型的特征是孤立或成簇的大淋巴瘤细胞散在分布于许多小淋巴细胞（核小、圆形或稍大、不规则变长）当中；还可掺有组织细胞、上皮样细胞、嗜酸性粒细胞和浆细胞。富于内皮细胞的小静脉明显。

大细胞类似于 L&H 细胞（即霍奇金淋巴瘤中爆米花样细胞）、中心母细胞、免疫母细胞或R-S 细胞。表达 B 细胞标记，基因分析进一步证实为 B 细胞的增生呈单克隆性。最近的研究结果提示肿瘤细胞可能起源于生发中心 B 细胞。

小 B 细胞罕见或不常见，如果有小 B 细胞增多的区域，应联想到结节性淋巴细胞为主型霍奇金淋巴瘤的可能，特别是出现隐约结节样结构时，这种结构主要呈弥漫性并有纤细的网状纤维增生。免疫表型有助于鉴别经典型霍奇金淋巴瘤。

以前工作方案分类中的很多弥漫性混合性淋巴瘤实际上是 DLBCL 的这一变异型。

3.4 间变性大细胞型

间变性大细胞型 (anaplastic)，肿瘤细胞体积大，圆形、卵圆形、多边形，核多形性，似 R-S 细胞。可以似癌巢状生长或窦内生长。肿瘤细胞 EMA 有阳性表达，LCA 可阴性。此型肿瘤无论是生物学还是临床表现均不同于间变性大细胞性 T 细胞淋巴瘤。

4 病理亚型特点

2008 年版分类中包括了纵隔（胸腺）大 B 细胞淋巴瘤、血管内大 B 细胞淋巴瘤、原发性渗出性淋巴瘤、富于 T 细胞/组织细胞淋巴瘤、中枢神经系统 DLBCL、原发皮肤 DLBCL-腿型、老年 EBV 阳性 DLBCL 等亚型。

4.1 T 细胞/组织细胞丰富的大 B 细胞淋巴瘤

T 细胞/组织细胞丰富的大 B 细胞淋巴瘤 (T-cell/histiocyte-rich large B-cell lymphoma，THR-LBCL)，定义为少量非典型大 B 细胞散在分布于丰富的 T 细胞和组织细胞背景中。

瘤细胞总是分散在大量反应性 T 淋巴细胞 (CD3$^+$、CD45RO$^+$) 和数量不等组织细胞 (CD68$^+$) 中，当瘤细胞聚集成片，超过细胞成分 10% 或 EBV$^+$ 时，不应诊断为 THRLBCL。

需注意，弥漫性大 B 细胞淋巴瘤变异型皆可混有多量 T 细胞和/或组织细胞，如未达到其全部诊断标准则不能归入这一亚型。

若在淋巴瘤中见到 B 细胞大小、形态学和分布（簇状或片状中等至大 B 细胞）的发展谱系，则要考虑归入弥漫性大 B 细胞淋巴瘤-非特殊型。

THR-LBC 中非典型大细胞表达全 B 标记和 Bcl-6，CD15 阴性，Bcl-2、EMA、CD30、CD138 均可阳性；缺少残存的 IgD 阳性套细胞和 FDC 网有助于鉴别 THR-LBC 和结节性淋巴细胞为主型霍奇金淋巴瘤 (NLP-HL)。采用比较基因组杂交技术分析微切割肿瘤细胞发现 NLP-HL 较 THR-LBCL 更具不稳定性，常见 4q 和 19p 异常。

有一类侵袭性 B 细胞淋巴瘤富于反应性 T 细胞，瘤细胞类似 Hodgkin 样细胞，散在分布，

EBV 阳性，应归入 EBV 阳性 DLBCL。

THR-LBC 是一类临床异质性的侵袭性淋巴瘤，但伴组织细胞的病例被认为是一类更具侵袭性的同质性淋巴瘤，现有治疗方案常常无效。

4.2 原发中枢神经系统大 B 细胞淋巴瘤

原发中枢神经系统 DLBCL (primary DLBCL of the CNS) 细胞起源于活化（生发中心晚期）B 细胞，包括除硬脑膜淋巴瘤、血管内大 B 细胞淋巴瘤、伴系统性疾病的淋巴瘤或继发性淋巴瘤以及与免疫缺陷有关淋巴瘤之外的所有脑内或眼内淋巴瘤。

原发中枢神经系统 DLBCL 占非霍奇金淋巴瘤的 1%、脑肿瘤的 2%~3%；发病中位年龄约为 60 岁，男性高发；免疫正常的患者一般无 EBV 感染。

该亚型的特殊定位可能与细胞因子或趋化因子及趋化因子受体表达或丢失有关，肿瘤细胞和内皮细胞通过激活 IL-4 交互作用，从而创造肿瘤生长的适宜微环境。

中枢神经系统 DLBCL 常进入免疫屏障器官（脑、眼和睾丸），表现为限局性归巢现象。约 60% 中枢神经系统 DLBCL 发生在幕上，20%~40% 为多发病灶，MRI 显示病灶为均一性的，中央有坏死，软脑膜受累占 5%，约 20% 的患者发展为眼内损害，80%~90% 眼内 DLBCL 发展为对侧肿瘤和中枢神经系统实质损害，神经外的播散包括骨髓播散很少见。

多数实质内淋巴瘤表现为弥漫生长模式，瘤细胞存在于血管周隙。瘤细胞类似中心母细胞，但收缩假象可能妨碍核大小的准确评估。瘤细胞中可能夹杂着反应性小淋巴细胞、巨噬细胞、活化的小胶质细胞和反应性星形细胞。可能出现大片坏死或泡沫样组织细胞，特别是大剂量使用类固醇治疗的患者，这可能导致所谓的"肿瘤消退"。

中枢神经系统 DLBCL，所有肿瘤 B 细胞标记 CD20、CD22 或 CD79a 阳性，CD10 约 10%~20% 阳性，Bcl-6 60%~80% 阳性，IRF4/MUM1 约 90% 强阳性，与 t (14；18) (q32；q21) 无关的 Bcl-2 表达常见。提示大多数起自非 GCB 细胞，预后差。

30%~40% 的中枢神经系统 DLBCL 具有 Bcl-6 易位，但是 t (14；18) (q32；q21) 和

t（8；14）（q24；q32）少见。

传统比较基因组杂交技术发现不了的6p21.3（HLA区）小片段丢失可能与经典型HLA Ⅱ和Ⅰ表达丢失有关。包含甲氨蝶呤的新化疗方案显著改善预后。大部分病例仍于中枢神经系统复发，全身散在性复发可累及任一器官，但睾丸和乳腺相对常见。

4.3 原发皮肤DLBCL-腿型

原发皮肤DLBCL-腿型（primary cutaneous DLBCL-leg type，PCLBCL-leg）细胞起源于生发中心后外周B细胞，由一致的转化大B细胞构成，多数发生于小腿，10%~15%的病例发生于其他部位，占原发皮肤淋巴瘤的4%，占原发皮肤B细胞淋巴瘤的20%。好发于中老年人，尤其是女性。

临床表现为一侧或双侧小腿皮肤红色或蓝红色肿块，常播散至皮肤以外的部位。

组织学表现为形态一致的中心母细胞（CB）和免疫母细胞（IB）融合成片，弥漫浸润，常侵入到皮下组织。核分裂易见，缺少小B细胞，反应性T细胞较少，并常在血管周围。

瘤细胞为ABC样DLBCL。瘤细胞表达CD20和CD79a，与原发皮肤滤泡中心淋巴瘤（PCFCL）比较，PCLBCL-腿型往往强表达Bcl-2、IRF4/MUN1和FOX-P1；约10%的病例既不表达Bcl-2，亦不表达IRF4/MUN1；多数病例表达Bcl-6而不表达CD10。

PCLBCL-腿型与其他部位的DLBCL有类似的遗传学表型，但与PCFCL显著不同。PCLBCL-腿型中B细胞基因表型与活化的B细胞样DLBCL一样。

PCLBCL-腿型淋巴瘤，预后较差，5年生存率为50%，多处皮损是一个显著不利的危险因素，Bcl-2阴性病例预后类似。染色体缺失或启动子高甲基化导致的CDKN2A灭活被认为是不良预后因素。

4.4 老年EBV阳性DLBCL

老年EBV阳性DLBCL（EBV positive DLBCL of the elderly）细胞起源于EBV转化的成熟B淋巴细胞，是一种EBV阳性的克隆性大B细胞淋巴增殖性疾病，常见于无免疫缺陷或先前未患过淋巴瘤的50岁以上人群，仅少数病例发生于年轻人。诊断时需除外其他EBV相关疾病和淋巴瘤。

亚洲国家老年EBV阳性DLBCL占DLBCL的8%~10%，西方国家仅有极少数。DLBCL中EBV阳性率随年龄增长而增大，大于90岁者达20%~25%，可能与免疫功能下降或沉默有关。患者中位年龄为71岁，无性别差异。

70%患者出现结外疾病（多为皮肤、肺、扁桃体和胃）同时伴或不伴淋巴结受累，30%的患者仅累及淋巴结。

淋巴瘤样肉芽肿、传染性单核细胞增多症或其他明确疾病（如浆母细胞性淋巴瘤、原发渗出性淋巴瘤和慢性炎症相关DLBCL）等这类EBV阳性病例都不在此亚型之列。

与传染性单核细胞增多症不同，受累组织结构消失。

此类病例根据形态学被分为多形性和大细胞淋巴瘤两型（无临床意义），两者均可出现转化的大细胞/淋巴母细胞、Hodgkin和R-S样巨细胞。

多形性亚型可见B细胞成熟谱系和多量反应性细胞，如小淋巴细胞、浆细胞、组织细胞和上皮样细胞。大细胞亚型多为转化细胞。两型均出现地图样坏死及组织学变异性，说明两型谱系有延续性。

瘤细胞常表达CD20和/或CD79a，CD10和Bcl-6常阴性，而IRF4/MUM1通常阳性。大异形细胞LMP1和EBNA-2阳性率分别为94%和28%，CD30阳性不同程度阳性，但CD15阴性。

免疫球蛋白基因克隆性和EBV检测有助于与老年传染性单核细胞增多症鉴别。

临床经过迅速，预后差，中位生存时间约2年。

国际预后指数和组织病理学亚型都与预后无关，B症状和70岁以上是两个可靠的预后不良因素。存在0、1或2个预后因素者，中位生存期为56、25和9个月。

5 独立疾病

5.1 纵隔（胸腺）大B细胞淋巴瘤

5.1.1 临床、组织学特点

纵隔（胸腺）大B细胞淋巴瘤（mediastinal/thymic large B-cell lymphoma，Med-DLBCL）属弥漫性大B细胞淋巴瘤的一种亚型，发生于

纵隔。目前被认为是胸腺 B 细胞起源，有其独特的临床、免疫表型以及基因学特征。

Med-DLBCL 又称"纵隔大细胞淋巴瘤、原发性纵隔透明 B 细胞淋巴瘤、纵隔弥漫性硬化性大细胞淋巴瘤、原发性纵隔（胸腺）淋巴瘤"，30~40 岁高发，多见于女性。

临床多表现为前纵隔局部肿物，有时伴发上腔静脉症状，可累及结外部位，如肾脏、肾上腺、肝、皮肤以及脑。其发病原因不明，未检测到 EB 病毒感染。

形态学上，表现为数量不等的纤维分隔间肿瘤细胞弥漫性增生浸润。有时残留的胸腺组织呈小团状，容易与肉瘤混淆。

不同病例之间以及同一病例的不同区域，肿瘤细胞的大小以及细胞核形状差异均很大。大多数肿瘤细胞胞浆丰富、淡染。部分病例伴有反应性淋巴细胞以及嗜酸性粒细胞浸润，容易误诊为霍奇金淋巴瘤。

极少数病例可伴发结节硬化型霍奇金淋巴瘤（复合性淋巴瘤）。但由于肿瘤发生在纵隔，活检标本很少，且由于胶原硬化多见，人工假象较多，对诊断造成很多困难。

5.1.2 免疫表型

肿瘤细胞表达 B 细胞标记物，如 CD19 和 CD20，而 Ig、HLA Ⅰ 及 Ⅱ 类分子很少检出，无 CD10、CD5 表达。

该肿瘤细胞通常表达 CD30 蛋白，但很弱，CD30 的表达可以广泛存在或仅局限于局部。肿瘤细胞表达 LCA（CD45），而经典型霍奇金淋巴瘤不表达。

5.1.3 遗传学

可检测到 Ig 基因重排，即使在无 Ig 蛋白表达时亦可检测到。经常可以检测到超二倍体核型（位于 9 号染色体短臂）以及 REL 基因扩增，提示此型是与发生在其他部位的弥漫性大 B 细胞截然不同的一种亚型。

最近，有很高比例的病例检测到 MAL 基因的过表达。肿瘤细胞未检测到 Bcl-2、Bcl-6、myc 基因重排。

5.1.4 预后

对单纯的高强度化疗反应通常较好，然而是否可以获得长期缓解与初治时的肿瘤分期有密切的关系。若肿瘤侵入胸腔，预后会更差；

侵及膈肌下的器官，提示预后很差。

5.2 血管内大B细胞淋巴瘤

血管内大 B 细胞淋巴瘤是一种罕见的结外 DLBCL 的亚型，其特点是瘤细胞仅存在于小血管内，特别是毛细血管腔内；又称"系统性增殖性血管内皮瘤病、恶性血管内皮瘤病、血管内皮淋巴瘤病、嗜血管性（血管内）淋巴瘤、嗜血管大细胞淋巴瘤、弥漫性大 B 细胞淋巴瘤"。

血管内大 B 细胞淋巴瘤发生在成人，根据文献中为数不多的报道，没有发现该瘤具有独特的流行病学特征。

5.2.1 临床特点

大多数病例可出现异常的神经症状或皮肤病变，但亦可侵犯全身器官，如中枢神经、皮肤、肺、肾、肾上腺等结外部位，血管内受累及的现象亦可见于骨髓。疾病发展迅速，很快导致死亡，但亦有报道一些病例经过适当的化疗后获得完全缓解。

其表现不一，变异较大，这主要是由于不同器官小血管内肿瘤阻塞所致。

最常见的临床表现是皮损（皮肤斑片或结节）和神经系统症状（痴呆和局部症状）；9%的患者有 B 症状。

多个器官受累，则有多种临床表现，如肾病综合征、发热、高血压、呼吸困难、血液病（自身免疫溶血性贫血、白细胞减少、全血细胞减少，弥漫性血管内凝血）。

5.2.2 组织病理学

其特征是肿瘤细胞仅在小血管腔内浸润，部分在毛细血管内生长。据推测，此独特的生长方式可能与肿瘤细胞归巢受体的缺陷有关。最近有研究显示，在血管内大 B 细胞淋巴瘤中，缺乏 CD29（β_1 integrin）和 CD54（ICAM-1）黏附分子的表达。

肿瘤细胞主要位于多种器官的小血管腔内，部分病例可见纤维素性血栓。

肿瘤肉眼经常表现为大范围的组织出血、血栓和坏死，见不到肿瘤实体。组织学特征是肿瘤细胞体积大，排列松散，核呈泡状，核仁清晰，核分裂相多见，极少的病例中可见到间变性肿瘤细胞。

瘤细胞侵入小血管的腔内，部分病例可

发生纤维素性栓塞；血管闭塞后常常导致广泛梗死，有时血管外可见淋巴瘤细胞成分；肿瘤侵及肺脏以及骨髓时，浸润很不明显。同时可以利用 CD45 和 CD20 免疫组化染色以辨别毛细血管内的单个肿瘤细胞，脑脊液以及血液中罕见肿瘤细胞。

5.2.3　免疫表型

瘤细胞通常表达 B 细胞抗原，如 CD19、CD20、CD79a；个别病例可有 CD5 的共表达。亦有极少数病例表达 T 细胞抗原的报道，可检测到内皮细胞相关抗原第八因子（factor Ⅷ），但一般认为不是肿瘤细胞的表达，而是第八因子的吸附作用。大多数病例有 Ig 基因重排，罕见 T 细胞受体基因重排。可检测到异常核型，但由于病例数较少，难以显示一个较为统一的模式。

5.2.4　遗传学

大多数病例有 Ig 基因重排，T 细胞受体基因重排的病例极为罕见。核型异常亦有报道，但研究的病例数很少。

5.2.5　预后

一般而言，这是一个高度侵袭性的淋巴瘤，对化疗反应差。多数患者发病后，短时间内死亡。

由于该病临床表现多样性、不典型性，造成了部分患者的诊断延误，因而预后不良。不过，发生在皮肤血管内的大 B 细胞淋巴瘤预后相对较好，只是报道的病例数还少。

5.3　慢性炎症相关性DLBCL

慢性炎症相关性 DLBCL（DLBCL associated with chronic inflammation）起源于 EBV 转化的生发中心晚期/生发中心后 B 细胞，是一种在长期慢性炎症背景下发生的淋巴瘤，与 EBV 有关，多数病例累及体腔或狭小部位，脓胸相关淋巴瘤（PAL）即为其中一种，在长期脓胸患者胸腔中生长。

从慢性炎症发展成淋巴瘤通常需 10 年以上，由肺结核治疗或结核性胸膜炎造成的人工气胸患者发展成 PAL 需经过 20~64 年，发病年龄 50~80 岁，男性高发。

多数脓胸相关淋巴瘤报道在日本，西方亦有该淋巴瘤相关描述。PAL 和 EBV 感染高度相关，表达 EBNA-2 和/或 LMP-1 以及 EBNA-1。

60% 为 Ⅲ 型 EBV 潜伏感染，EBV 转化 B 细胞通过分泌 IL-10 逃逸宿主免疫监视；其他长期慢性炎症背景，如慢性骨髓炎、金属植入或慢性皮肤溃疡发生的 DLBCL EBV 阳性。

该淋巴瘤好发于胸腔、骨（尤其是股骨）、关节及其周围软组织。脓胸相关淋巴瘤 50% 以上病例肿瘤直径超过 10cm，直接浸润邻近组织，但确诊时往往局限于胸腔，约 70% 患者临床分期为 Ⅰ/Ⅱ 期。PAL 患者临床表现胸痛、发热、咳嗽、咯血或呼吸困难。

脓胸相关淋巴瘤有别于原发渗出性淋巴瘤，后者只有肿瘤性浆液性渗出而没有肿块形成。

类风湿性关节炎患者关节炎周围可发生大 B 细胞淋巴瘤，EBV 阴性因而不属于这类淋巴瘤。

慢性炎症相关性 DLBCL 形态学特点不同于 DLBCL 非特殊型，多数病例显示中心母细胞/免疫母细胞形态学特征，核圆形，单个或多个核仁，大片坏死，围绕血管生长。

大部分病例表达 CD20 和 CD79a，部分出现浆细胞分化者缺失 CD20 和/或 CD79a，表达 IRF4/MUM1、CD138 和 CD30。偶尔表达一个或多个 T 细胞标记（CD2、CD3、CD4 和/或 CD7）。多数情况为 LMP1 阳性/EBNA-2 阳性的 Ⅲ 型潜伏感染，EBV 原位分子杂交可检测到 EBER 表达。

免疫球蛋白基因克隆性重排和突变；Tp53 突变见于 70% 病例。PAL 基因表达谱有别于结节性 DLBCL。HLA Ⅰ 型分子表达下调、毒性 T 细胞表位 EBNA-3B 突变可能有助于 PAL 细胞逃脱宿主毒性 T 细胞杀伤作用。

慢性炎症相关性 DLBCL 是一种侵袭性的淋巴瘤，PAL 5 年生存率为 20%~35%，完全缓解后 5 年生存率为 50%。肿瘤完全切除预后良好，全身状况差、乳酸脱氢酶、谷丙转氨酶或尿素血清浓度高以及临床晚期是不利的预后因素。

5.4　淋巴瘤样肉芽肿

淋巴瘤样肉芽肿（lymphomatoid granulomatosis，LYG），其瘤细胞起源于 EBV 转化的成熟 B 淋巴细胞，是一种血管中心性破坏血管的淋巴增殖性疾病，由 EBV 阳性 B 细胞和多量反应性 T 细胞构成。

淋巴瘤样肉芽肿病比较罕见，多见于成人，但亦可见于免疫缺陷儿童。男性多于女性，西方国家人群发病率高于亚洲国家；此病好发于异体器官移植、Wiskott-Aldrich 综合征、HIV 感染及 X 连锁淋巴增殖性疾病患者，临床上即使没有出现免疫低下症状的患者经严密临床与实验室分析亦证实有免疫功能的减退。

90% 以上的患者发生在肺组织，而且常为首发症状，还可侵犯脑（26%）、肾（32%）、肝（29%）和皮肤（25%~50%）；上呼吸道和胃肠道亦可受累，但相当罕见；淋巴结和脾脏的侵犯亦很少报道。最常见的主诉为下呼吸道症状，如咳嗽、呼吸困难及胸痛。

淋巴瘤样肉芽肿最常表现为大小不等的肺部结节，常呈双侧分布，主要侵及中、下肺野。较大的结节常见中心坏死及空洞。结节性损害亦可出现在肾脏和脑组织，通常与中心坏死相关。皮肤损害表现则多种多样，结节损害既可出现在皮下组织，亦可侵及真皮层，有时可见坏死和溃疡。皮肤红斑及斑丘疹相对少见。

镜下典型的特征为血管中心性和坏死性血管炎改变，可见多形性淋巴样细胞浸润。镜下以淋巴细胞为主，亦可见一些浆细胞、免疫母细胞和组织细胞，未见中性粒细胞和嗜酸性粒细胞。小淋巴细胞可出现非典型性，但无明显肿瘤样改变。

淋巴瘤样肉芽肿血管改变显著，浸润血管壁的淋巴细胞性脉管炎最多见，血管浸润可使血管壁失去完整性，引起梗死样灶组织坏死。血管壁纤维素样坏死常见，由 EBV 诱导产生的趋化因子介导引起。

淋巴瘤样肉芽肿病必须和结外 NK/T 细胞淋巴瘤-鼻型相鉴别，后者具有血管破坏性生长方式，亦与 EBV 感染有关。

淋巴瘤样肉芽肿，存在组织学级别和临床进展谱系，取决于大 B 细胞的比例。

依据 EBV 阳性 B 细胞数和多形性背景成分将 LYS 分为 3 级：

1 级：非典型大细胞少，炎症成分多，有局灶性坏死，EBV⁺细胞<5 个/HPF；

2 级：非典型大细胞较多，炎症成分减少，坏死较常见，EBV⁺细胞 5~20 个/HPF；

3 级：成片非典型大细胞，炎症成分不明显，常有大片坏死，EBV⁺细胞>20 个/HPF，常可达数百个。

淋巴瘤样肉芽肿病的分级与 EBV 阳性 B 细胞的比例有关，最重要的是区分 Ⅲ 级与 Ⅰ、Ⅱ级。由一致性非典型 EBV 阳性大 B 细胞构成而无多形性背景归为弥漫性大 B 细胞淋巴瘤，不属于淋巴瘤样肉芽肿范畴。EBV 感染细胞通常表达 CD20，有时 CD30 表达亦呈阳性，但 CD15 表达阴性；LMP1 在大的非典型性及多形性细胞中表达可能为阳性。

多数 Ⅱ 级和 Ⅲ 级病例中，免疫球蛋白基因单克隆性可用分子遗传学技术显示。3 级和部分 2 级 LYG 存在 Ig 基因重排。

利妥昔联合强力化疗对 Ⅲ 级有效，Ⅰ 级和 Ⅲ 级对 α-2b 干扰素有反应。淋巴瘤样肉芽肿病可发展为 EBV 阳性弥漫性大 B 细胞性淋巴瘤，对 Ⅲ 级患者应按 DLBCL 治疗。

少数患者在未经治疗情况下自发缓解，多数患者中位生存期不到 2 年。

5.5 ALK 阳性大 B 细胞淋巴瘤

ALK 阳性大 B 细胞淋巴瘤（ALK-positive LBCL，ALK⁺-LBCL），细胞起源于伴浆细胞分化的生发中心后 B 细胞。

占弥漫性大 B 细胞淋巴瘤的 1% 以下，目前报道不足 40 例。常见于成年男性，涵盖所有年龄组。主要累及淋巴结，或出现纵隔肿物；已报道的结外受累部位，包括鼻咽、舌、胃、骨骼和软组织。

该淋巴瘤表现为淋巴窦内生长模式，由 ALK 阳性的单形性免疫母细胞样大 B 细胞构成，有时伴浆母细胞分化；核圆形，核仁大而居中，胞质丰富；偶见非典型多核瘤巨细胞。

肿瘤细胞中 ALK 蛋白强阳性，呈胞质内局限性颗粒状染色模式，提示为 CLTC-ALK 蛋白表达。少数病例显示 NPM-ALK 蛋白相关的胞质、胞核及核仁着色模式。

另外还可出现 CD138、VS38 等浆细胞标志物和 EMA 特征性强表达，但细胞系相关的淋巴细胞抗原（CD3、CD20、CD79a）阴性；CD45 弱阳性或阴性；CD30 阴性，部分病例局灶弱阳性。

大部分肿瘤细胞表达伴轻链限制性的胞质型 Ig（通常为 IgA，IgG 罕见）。如同部分浆细胞肿瘤所描述的，部分 CK、EMA 阳性及 CD45 弱阳性/阴性病例可能被误诊为癌。

CD4、CD57 和 IRF4/MUM1 亦可能阳性，CD43 和穿孔素局灶阳性。

此类肿瘤需与 CD30 阳性-ALK 阳性 T/裸细胞间变性大细胞淋巴瘤、窦内生长的其他大 B 细胞淋巴瘤以及 HIV⁺患者累及口腔的 ALK 阴性免疫母细胞性/浆母细胞性淋巴瘤鉴别。

免疫球蛋白基因克隆性重排。该肿瘤可能表达全长 ALK，但关键致瘤因子是 2 号染色体 ALK 位点遗传学改变所致的 ALK 融合蛋白。最常见的是产生 Clathrin-ALK（CLTC-ALK）融合蛋白的（2；17）（p23；q23）异位，少数病例与 ALK 阳性 T/裸细胞间变性大细胞淋巴瘤中所描述的（2；5）（p23；25）异位有关。ALK 基因序列 3′端隐性插入染色体 4q22-24 亦有报道。

ALK 阳性大 B 细胞淋巴瘤大部分患者表现为进展期（Ⅲ或Ⅳ期），中位生存期为 11 个月；更长生存期（>156 个月）的报道见于儿童。CD20 抗原通常阴性，因此对利妥昔单抗不敏感。病情进展迅速，预后很差。

5.6 CD30阳性的大B细胞淋巴瘤

CD30 阳性的 B 细胞间变性大细胞淋巴瘤（anaplastic large cell lymphoma，ALCL），因其临床、病理及遗传学特征与普通的弥漫性大 B 细胞淋巴瘤（DLBCL）无实质区别，2001 年 WHO 淋巴瘤分类将其归为非特殊类型的 DLBCL 的一种变型，组织学特征为大的圆形、卵圆形或多边形细胞，可有畸形、多形性，类似 R-S 样细胞的核型，即所谓的间变核型/变型，有类似癌样的黏附性生长和窦性生长的构型。大多数间变核型/变型的大 B 细胞可表达 CD30，偶尔非间变性大 B 细胞也可表达 CD30。

侯宁等[5]对 8 例同时表达 B 细胞抗原及 CD30 抗原的弥漫性 LBCL 进行形态学观察、免疫组化标记，8 例弥漫性 LBCL 免疫组化 CD30 阳性，阳性反应定位于胞膜，其中 2 例伴有核旁高尔基区点状阳性，1 例合并 ALK 呈粗大颗粒状胞质阳性，全部表达 B 系列抗原 CD20、CD79a 及 CD138，2 例 EBV 阴性，2 例 TIA-1 阴性。组织学特征，3 例呈窦性生长，2 例呈明显的 T/null 间变性大细胞淋巴瘤的核型

改变，3 例以普通的中心母细胞性为主。

目前诊断 CD30 阳性 LBCL 间变/变型的关键是肿瘤细胞同步强烈表达 CD30/CD20 和 CD79a。

5.6.1 CD30 与 ALK

CD30 属于神经生长因子/肿瘤坏死因子受体（TNFR）超家族，是细胞活化的标志。CD30 最初发现于霍奇金淋巴瘤的霍奇金细胞和 R-S 细胞；现已知可以在一些正常淋巴细胞、被激活的 B 细胞亚群和 T 细胞亚群中表达，也可以在非霍奇金淋巴瘤，包括间变性和非间变性 B、T 以及非 T 非 B（裸细胞性）淋巴瘤中表达。大约 95% 的 T/null ALCL 表达 CD30，又有相同的临床、病理形态、ALK 基因激活及 t（2；5）（p23；q23）的遗传学特点。

李小秋等[6]报道 2 例 CD30 阳性的窦性大 B 细胞淋巴瘤，其 CD30 标记阳性主要定位于细胞膜和/或胞质，不像 ALCL 呈典型的高尔基体区点状阳性，并证明无 EB 病毒存在的依据。

Paepe 等[7]报道了 3 例 ALK 颗粒性胞质阳性 LBCL，其中 2 例 CD30 阳性，证实为 t（2；17）（p23；q23）/CLTC-ALK 基因易位，认为该基因易位的 LBCL 易复发。Adam[8] 和 Onciu 等[9]分别报道 1 例和 2 例浆母细胞性 LBCL 表达 ALK（核，质）阳性，具有与 ALCL 相同的 t（2；5）NPM-ALK 融合基因易位。

5.6.2 淋巴窦内浸润性生长

最早报道的 LBCL 局限于淋巴窦内浸润性生长的形态有微绒毛细胞淋巴瘤[10-11]，该肿瘤电镜下可见许多微绒毛状细胞质突起，光镜下则以窦内黏附性生长为主要特征，但 CD30 和 EMA 均阴性，当时的编码人类 CD30 的 cDNA 尚未确立。随后 Delsol 等[12]报道了另一组 ALK 阳性嗜窦性分布的免疫母细胞性 LBCL，但没有 ALCL 中常见的 t（2；5）的改变，同样也没有 CD30 的表达。Lai 等[13]首先报道了 11 例原发性淋巴结内窦性生长 CD30 阳性 LBCL，镜下见肿瘤细胞由明显异型的多形性细胞或相对单形的免疫母细胞样大细胞构成，除特征性的窦内分布外，部分病例尚可伴有灶区融合。

5.6.3 鉴别诊断

（1）结节性淋巴细胞为主的霍奇金淋巴瘤

结节性淋巴细胞为主的霍奇金淋巴瘤（NLPHL）常见的 L-H（爆米花样）细胞可见于 CD30 阳性 LBCL，均表达 CD20、CD45，但前者 CD30 阴性，构型呈结节样，结节内以大量小 B 淋巴细胞为背景，CD57 阳性的 T 淋巴细胞玫瑰花结是结节性 LP-HL 的特征。

（2）经典的淋巴细胞为主的霍奇金淋巴瘤的弥漫型

该型约 5% 病例（>20% 细胞）CD20 阳性，98% CD30 阳性，与富于 T 的大 B 细胞淋巴瘤（TCRBL）有密切关系，同样以前的 WF 分类诊断的许多弥漫性混合细胞型霍奇金淋巴瘤都是富于 T 的大 B 细胞淋巴瘤，多组研究证明在 HL、NLPHL 和 TCRBL 之间确实存在诊断上的灰色区，三者无论在形态上还是免疫表型都有很大的相似性和重叠性，且有报道 TCRBL 与 NLPHL 同时存在或 NLPHL 发展为 TCRBL，因而造成诊断困难，但经典的霍奇金淋巴瘤具有诊断性 R-S 细胞，且瘤细胞 CD15 阳性、CD20、CD45 阴性可作为诊断依据。

（3）反应性增生的 B 免疫母细胞

侯宁等 [5] 报道，多次在血管免疫母细胞性淋巴结病/淋巴瘤残留的滤泡中心区边缘、病毒性淋巴结的滤泡中心区边缘以及组织细胞坏死性淋巴结炎滤泡中心区边缘见到 CD20 阳性/阴性和 CD30 阳性的反应性增生免疫母细胞，同步表达 CD30 和 CD20 的反应性增生 B 免疫母细胞一般出现在滤泡周围。

（4）其他窦性生长的淋巴瘤

如 T/null ALCL，尤其是 null ALCL，后者常呈 T 细胞抗原或 TIA-1 阳性表达，微绒毛细胞淋巴瘤、ALK 阳性具有浆母细胞特征的淋巴瘤、滤泡性淋巴瘤转化而来的 CD30 阳性 LBCL [14]、淋巴结边缘带淋巴瘤，仅有 1 例报道的印戒细胞型的 B 小淋巴细胞淋巴瘤也呈嗜窦性生长 [15]，还要与常见的转移性癌、恶性黑色素瘤及各种良、恶性的窦组织细胞增生性疾病相鉴别。

5.7 浆母细胞性淋巴瘤

浆母细胞性淋巴瘤（plasmablastic lymphoma, PBL）起源于浆母细胞，处于增殖状态的母细胞性 B 细胞，其表型进入浆细胞基因表达程序。

浆母细胞性淋巴瘤，最初描述时发生在口腔，亦可见于其他部位，尤其是结外。HIV 阳性患者发生率高，尤其是男性，还可能与年老等其他一些免疫缺陷状态有关。发病中位年龄为 50 岁左右，年龄分布广，但主要累及成人；罕见病例见于免疫缺陷的儿童。

免疫缺陷是促进浆母细胞性淋巴瘤发生、发展的因素之一，大部分病例为 HIV 感染所致，亦有像自身免疫性疾病或防止移植治疗后异体移植物排斥反应时的医源性免疫抑制导致的免疫缺陷。部分病例无免疫缺陷史，但这部分患者往往年龄偏大。大部分患者肿瘤细胞有 EBV 感染。

浆母细胞性淋巴瘤最常以口腔肿物出现，亦可出现在其他结外部位，尤其是黏膜，包括鼻窦腔、眼眶、皮肤、骨骼、软组织和胃肠道；淋巴结受累少见，HIV 感染无关的浆母细胞性淋巴瘤则更多见于淋巴结。

伴浆母细胞性淋巴瘤特征的肿瘤可发生于先前有浆细胞肿瘤的患者，如浆细胞骨髓瘤。此类病例应该看做是浆母细胞转化性骨髓瘤，有别于原发性浆母细胞性淋巴瘤。

浆母细胞性淋巴瘤的形态学谱可看到免疫母细胞样具有黏附性的弥漫增生的细胞，亦可见类似浆母细胞性浆细胞骨髓瘤的伴明显浆细胞分化的细胞。核分裂易见，还可出现凋亡细胞和易染体巨噬细胞，但不如弥漫性大 B 细胞淋巴瘤明显。

具有单形性浆母细胞性细胞学特征的病例最多见于 HIV 感染背景下，口、鼻及鼻旁区（口腔黏膜型）。相反，伴浆细胞分化病例多发生于其他结外部位或淋巴结，伴浆细胞分化病例的鉴别诊断包括间变性或浆母细胞性浆细胞骨髓瘤；其高增殖指数、结外受累、免疫缺陷史和 EBER 原位分子杂交检测 EBV 阳性有助于确立浆母细胞性淋巴瘤的诊断。

浆母细胞性淋巴瘤由弥漫增生的类似 B 免疫母细胞的肿瘤性大细胞构成，部分瘤细胞具有浆细胞的免疫表型。

瘤细胞显示浆细胞表型，CD138、CD38、Vs38c 和 IRF4/MUM1 阳性，CD45、CD20 和 Pax5 阴性或仅仅是弱阳性；50%~85% 病例 CD79a 阳性；50%~70% 病例表达胞质型免疫球蛋白，以 IgG 或者 κ、λ 轻链最多见。

口腔黏膜型浆母细胞性淋巴瘤通常 CD56 阴性，但伴浆细胞分化病例可见 CD56 表达。表达 CD56 时应高度怀疑潜在的浆细胞骨髓瘤；EMA 和 CD30 亦常有表达；Ki-67 指数通常较高（>90%）。

60%~75% 病例 EBER 原位分子杂交检测 EBV 阳性，但 LMP1 极少表达。HIV 感染相关的口腔黏膜型浆母细胞性淋巴瘤 EBV 几乎 100%阳性，HHV8 基本为阴性。

遗传学即使检测不到免疫球蛋白的表达，亦可出现克隆性 IgH 基因重排。IgH 基因可能存在体细胞高突变，或处于非突变构型。

大部分患者发病时即为进展期（Ⅲ 或 Ⅳ 期），国际预后指数（IPI）得分为中危或高危。CT 和 PET 可显示播散性骨骼受累。

该淋巴瘤为侵袭性临床经过，虽然近期有力地控制 HIV 感染可能改善预后，但患者多死于诊断后第一年。

5.8 原发渗出性淋巴瘤

当大 B 细胞淋巴瘤表现为浆液性渗出而不是实体瘤时，则称为原发性渗出性淋巴瘤（primary effusion lymphoma，PEL），它起源于后生发中心 B 细胞。

5.8.1 临床特点

PEL 与人类疱疹病毒-8（HHV-8）和卡波西肉瘤疱疹病毒（KSHV）感染相关，大多数见于 HIV 感染，患者多为中青年同性恋男性。

但这种淋巴瘤即使在 HIV 感染者中亦非常少见，同时亦曾在接受过同种异体移植术的无 HIV 感染的患者中发现；亦有一些患者无免疫缺陷，尤其是那些 HHV-8/KSHV 高感染地区（如地中海地区）的老年男性。

此型淋巴瘤最常侵犯的部位是胸膜腔、心包腔和腹膜腔，典型的患者仅有一个体腔受累。胃肠道、软组织以及其他结外器官亦可受累。典型的临床症状是无淋巴结病变和器质性肿瘤（organomegaly），而仅表现为渗出。部分病例曾有卡波西肉瘤病史，极少数病例可能与多中心性 castleman 病有关。

所有病例均为 HHV-8/KSHV 阳性，大多数病例合并有 EB 病毒感染。在渗出病变中，可监测到高水平的 CK，尤其是 IL-6 和 IL-10。

此型淋巴瘤预后很差，中位生存期少于 6 个月。

5.8.2 组织病理学

将渗出液离心后进行 Wright 或 May Grunwald Giemsa 染色观察，肿瘤细胞大小不一，可有免疫母细胞或浆母细胞样分化，还可以伴有间变性分化。

肿瘤细胞核大，圆形或不规则形，核仁明显。胞浆丰富，个别细胞内可有嗜碱性空泡。浆母细胞样分化的肿瘤细胞中可见核周空晕，一些细胞似 R-S 细胞。

相比之下，组织学切片上肿瘤细胞更具有一致性。然而肿瘤细胞一般都比较大，形态多样。

胸膜活检显示肿瘤细胞附着在胸膜表面，混杂在纤维素之间，偶尔浸润胸膜。需要与弥漫性大 B 细胞淋巴瘤伴发的脓胸相鉴别，后者常有胸膜肿物损害。肿瘤细胞 EBV 阳性，HHV-8/KSHV 阴性。

5.8.3 免疫组化

肿瘤细胞通常表达 LCA，但一般不表达全 B 细胞标记，如 CD19、CD20 和 CD79a，表面和胞浆 Ig 亦缺如；通常可有活化淋巴细胞和浆细胞标记物 CD30、CD38 和 CD138 表达；可有异常的胞浆 CD3 蛋白表达，因此有时难以确定免疫分型。

肿瘤细胞可有 HHV-8/KSHV 相关潜在蛋白的核表达，具有重要的诊断意义。尽管 EB 病毒感染常见，但 LMP-1 染色通常为阴性。

5.8.4 遗传学

有 Ig 基因重排及突变，一些病例亦有 T 细胞受体基因重排，尚未检测出特征性的染色体异常。比较性基因组分析显示此型肿瘤与其他 HIV 相关的淋巴瘤一样，具有相似的 12 号染色体和 X 染色体序列。所有病例均可检测到 HHV-8/KSHV 病毒基因组序列。大多数病例 EBER 原位杂交阳性，尤其是那些 HIV 阴性的老年患者。

5.9 Castleman病大B细胞淋巴瘤

起源于 HHV8 相关多中心性 Castleman 病的大 B 细胞淋巴瘤（large B-cell lymphoma arising in HHV8 -associated multicentric Castleman disease），瘤细胞起源于幼稚 B 细胞，由 HHV-8 病毒感染的淋巴样细胞单克隆增生构成，这

种淋巴样细胞出现于 HHV-8 相关多中心性 castleman 病（MCD）背景，类似表达 IgM 的浆母细胞。

该淋巴瘤好发于淋巴结和脾脏，可通过血流扩散到内脏，患者常有免疫缺陷、淋巴结肿大和 Kaposi 肉瘤。

瘤细胞类似浆细胞，具有丰富的胞质性免疫球蛋白，常使用浆母细胞来描述，对应的是无 Ig 体细胞性高突变的分泌 IgM 的幼稚浆细胞。该淋巴瘤必须与出现在口腔和其他结外部位的浆母细胞性淋巴瘤区别。

HHV8 阳性浆母细胞性淋巴瘤在世界范围内，常发生在 HIV 阳性患者，很少发生在 HIV 阴性患者，主要见于 HHV8 流行区（非洲和地中海国家）。几乎所有病例的瘤细胞都表达 HHV-8，HHV-8 编码十几种细胞同源性基因产生增殖和抗凋亡信号。

HHV8 阳性浆母细胞性淋巴瘤形态学表现为小片融合的 HHV-8 潜伏核抗原（LANA-1），阳性浆母细胞膨胀性生长完全破坏淋巴结和脾脏结构，同时有脾肿大，并可浸润至肝脏、肺、胃肠道，部分表现为白血病累及外周血。

肿瘤性浆母细胞细胞核 LANA-1、病毒 λ、IL-6 阳性，胞质性 IgM 和限制性轻链 λ 强表达；CD20 阳性/阴性、CD79a 阴性、CD138 阴性、CD38 阴性/阳性、CD27 阴性、EBER 阴性。

滤泡间区浆细胞胞质性 IgM 阴性、IgA 阳性、LANA 核阴性。尽管 HHV-8 MCD 中浆母细胞持续表达单克隆 IgM，详尽的分子研究发现它们为多克隆性。随着疾病的进展，微小淋巴瘤可能是单克隆或多克隆，HHV-8 PL 是单克隆的，两者均没有 Ig 基因突变。

有人提出，IL-6 受体信号通路的激活在 HHV-8 感染的幼稚 B 淋巴增殖性疾病中扮演重要角色；没有资料显示肿瘤中有细胞遗传学改变。HHV-8 MCD 和 HHV-8 PL 都具有高侵袭性，中位生存期为数个月。

6 DLBCL-BL "灰区" 淋巴瘤

介于 DLBCL 和伯基特淋巴瘤特征之间不能分类的 B 细胞淋巴瘤（B-cell lymphoma, unclassifiable, with features intermediate between diffuse large B-cell lymphoma and Burkitt's lymphoma），肿瘤细胞起源于 B 细胞，大部分与生发中心分化阶段相关。

介于 DLBCL 和 Burkitt's 淋巴瘤特征之间不能分类的 B 细胞淋巴瘤（DLBCL-BL）是一类兼具 DLBCL 和 BL 形态学和遗传学特征的侵袭性淋巴瘤，但生物学行为和病因、临床表现的不同致使它不能归入以上两类淋巴瘤中。其中有些病例以前被划做 Burkitt 样淋巴瘤（BLL）。

该型淋巴瘤相对少见，主要见于成人，半数以上患者出现广泛的结外病变；与 BL 不同，它并不好发于回盲部或下颌，骨髓和外周血亦可受累。临床表现为淋巴结病或结外肿物，亦可出现白血病症状。

该分类中大部分病例的形态学特征介于 DLBCL 和 BL 之间，有些比典型的 DLBCL 细胞小，类似 BL，有些比典型的 BL 大，类似 DLBCL，高增殖指数、星空现象及免疫表型与 BL 一致。

部分病例具有典型的 BL 形态学特征，但非典型免疫表型或遗传学特征除外了 BL 诊断。伴 myc 重排形态学典型的 DLBCL 或不伴 myc 重排形态学典型的 BL 不能被诊断为该型不能分类的 B 细胞淋巴瘤。有些转化的滤泡性淋巴瘤可能归入这一类型。伴高增殖指数的形态学典型的 DLBCL 不能归入该型淋巴瘤。

该类型是一异质性类目，不能作为独立的疾病实体，但对于达不到经典 BL 或 DLBCL 诊断标准的病例分类有帮助。

该型淋巴瘤典型时由弥漫增生的中等偏大的转化细胞构成，混有少量小淋巴细胞，无纤维化的间质反应；呈星空状的巨噬细胞、大量核分裂相和显著的凋亡都可见到，类似 BL。细胞形态学各异，部分病例类似 BL 的肿瘤细胞，但核大小和形态变化程度超过 BL 的范围；部分病例形态学与 BL 一致，但具有非典型免疫表型和/或遗传学特征。

其他一些病例免疫表型与 BL 一致，但核大小介于 BL 和 DLBCL 之间，常伴不规则核形或者出现大核仁。极少数病例核小、染色质细颗粒状，类似淋巴母细胞性淋巴瘤。后者有部分被归为 "母细胞性" 或 "母细胞样"。TdT 免疫组化染色有助于除外淋巴母细胞性淋巴瘤。

该型淋巴瘤表达 B 细胞标志物，如 CD19、CD20、CD22、CD79a 和 sIg，但所谓二次打击病例 sIg 可能阴性。

通常免疫表型提示为 BL（CD10+、Bcl6+、Bcl2−、IRF4/MUM1 阴性或极弱阳性）的病例可归入该型淋巴瘤。

形态学类似 BL 的病例，如果 Bcl-2 中等至强阳性亦可归入该型淋巴瘤。

可能划为 BL 的病例出现 Bcl-2 阳性，提示其可能是伴 myc 和 Bcl-2 同时易位的二次打击性淋巴瘤。

Ki-67 标记指数通常很高，需与 BL 鉴别，但已报道的病例中 Ki-67 标记指数从 50%～100% 不等。

伴 myc 重排伴或不伴 Bcl-2 重排的肿瘤中 TdT 阳性罕见。这类病例的划分存在争议，但更倾向诊断为淋巴母细胞性淋巴瘤。其他有用的标志物还在探索中。

Ig 基因克隆性重排，35%～50% 病例有 8q24/myc 易位。虽然 BL 中 myc 是与免疫球蛋白基因融合（Ig-myc），但许多病例存在其他类型易位（非 Ig-myc）。约 15% 病例出现 Bcl-2 易位，有时伴 myc 易位（"二次打击性淋巴瘤"）。先前被归入 Burkitt 样淋巴瘤的病例 myc 和 Bcl-2 易位及二次打击出现的频率很高。

少数情况可见 Bcl-6 易位，偶伴 myc 和/或 Bcl-2 易位。二次和三次打击性淋巴瘤相对发生率随年龄增长而增加，在年长患者中达 30% 以上。相比经典型 Burkitt's 淋巴瘤，细胞遗传学分析显示非 Ig-myc 重排和二次打击病例核型复杂伴多种遗传学异常。基因表达谱研究显示一些二次打击性淋巴瘤病例的基因谱介于 BL 和 DLBCL 之间或更类似 BL。

伴 myc 易位的典型 DLBCL 不应归入该型淋巴瘤。相反，仅伴 Ig-myc 重排的淋巴瘤可能是 BL，即使形态学不典型。

该型淋巴瘤具有侵袭性，最佳治疗方案还未确定。二次打击性淋巴瘤常累及骨髓、外周血和中枢神经系统，大部分病例不耐受目前的治疗方案，其原因似乎并不在于其他复杂的细胞遗传学异常。

7 DLBCL-CHL "灰区" 淋巴瘤

介于 DLBCL 和经典型霍奇金淋巴瘤特征之间不能分类的 B 细胞淋巴瘤（B-cell lym-phoma, unclassifiable, with features intermediate between diffuse large B-cell lymphoma and clas-sical Hodgkin lymphoma, DLBCL/PMBL -CHL/NSHCL），瘤细胞起源于胸腺 B 细胞（发生于纵隔者），是一类临床、形态学和/或免疫表型特征介于 CHL 和 DLBCL 尤其是原发纵隔大 B 细胞淋巴瘤之间 B 系淋巴瘤；青年男性最常见，通常见于 20~40 岁，西方国家报道多见，黑人与亚洲人中少见。病因不明，EBV 序列见于 20% 或以下病例中。

前纵隔大肿块为临床最常见，伴或不伴有锁骨上淋巴结侵犯，其他周围淋巴结少见，可能播散至肺、肝脏、脾脏或骨髓，非淋巴器官受累少见；纵隔大肿块可能伴有上腔静脉综合征或呼吸困难。还有与 "灰区淋巴瘤" 有或无关的同时出现 CHL 和 PMBL 的复合淋巴瘤，或者先后发生。两类淋巴瘤都可先出现，但 CHL 先出现复发时为 PMBL 更为常见。

形态学典型表现为，在弥漫的纤维基质中融合成片的多形性肿瘤细胞，有些病例中见局灶纤维带，典型 PMBL 的细胞体积更大更为多形。浸润的主要成分为陷窝细胞样或 Hodgkin 样多形性肿瘤细胞。细胞形态谱广，不同区域显示不同细胞形态。坏死常见，但与 CHL 不同，坏死区域无中性粒细胞浸润。

免疫表型介于 CHL 与 PMBL 之间，表达 CD45。相比 CHL，B 系标记存在同时也表达与霍奇金淋巴瘤相同的标记 CD30 和 CD15；CD20 和 CD79a 通常阳性，且多数肿瘤细胞强阳性。细胞表面和胞浆免疫球蛋白不表达。

转录因子 Pax5、Oct-2 和 BOB.1 通常表达；Bcl-6 阳性不定，但是 CD10 通常阴性，ALK 总是阴性。背景淋巴细胞 CD3、CD4 阳性，与 CHL 相同。

有些病例形态学类似结节硬化型经典霍奇金淋巴瘤，CD20 和其他 B 细胞标记一致的强表达，CD15 无表达，这时更倾向于诊断灰区淋巴瘤。

一些病例与 PMBL 相似，CD20 丢失，表达 CD15 或出现 EBV；与 PMBL 相关的标记 MAL 至少在发生于纵隔者中表达；只有一些 CHL 和 PMBL 相异时发生的病例被研究过遗传学改变，两者存在克隆性关系。

该交界性淋巴瘤中没有特异遗传学改变，同样在 CHL 或 PMBL 中亦没有。形态学和表型改变是可逆的，可能与表遗传学改变而非遗传学改变有关。

与 CHL 或 PMBL 相比，该交界性淋巴瘤临床过程具有侵袭性且预后较差。尽管某些病例采用侵袭性大 B 细胞淋巴瘤治疗方法有效，有些人建议使用霍奇金淋巴瘤治疗方案，但在最佳治疗方案上无一致意见。此淋巴瘤亦和 CHL一样，CD20 强阳性提示预后较差。然而亦有研究得出相反的结论。

8 CD30阳性的大B细胞淋巴瘤

CD30 阳性的 B 细胞间变性大细胞淋巴瘤（anaplastic large cell lymphoma，ALCL）因其临床、病理及遗传学特征与普通的弥漫性大 B细胞淋巴瘤（DLBCL）无实质区别，2001 年WHO 淋巴瘤分类将其归为非特殊类型的 DLB-CL 的一种变型，组织学特征为大的圆形、卵圆形或多边形细胞，可有畸形、多形性，类似 R-S 样细胞的核型，即所谓的间变核型/变型，有类似癌样的黏附性生长和窦性生长的构型。大多数间变核型/变型的大 B 细胞可表达 CD30，偶尔非间变性大 B 细胞也可表达 CD30。

第 5 节　免疫组化与遗传学

弥漫性大 B 细胞淋巴瘤是由于 B 淋巴细胞分化过程或增殖转化过程受阻所致[16]，因此其瘤细胞一般均表达 B 淋巴细胞标记，但约有1%的 DLBCL 既表达 B 细胞标记又表达 T 细胞标记，即 T、B 细胞双表型[17]。这种少见的 T、B 细胞双表型淋巴瘤，实际上有些是 B 细胞淋巴瘤表达 T 淋巴细胞标记，或者是 T 细胞淋巴瘤表达 B 淋巴细胞标记。

DLBCL 因起源于 B 淋巴细胞分化或增殖障碍而单克隆性增生，因此，其瘤细胞一般带有正常 B 淋巴细胞的免疫表型特征，即表达 CD10、CD19、CD20、CD79α、Igκ、Igλ 等免疫标记，而不会表达 T 淋巴细胞的免疫标记，如 CD2、CD3、CD4、CD5（Leu−1）、CD45RO、CD7、CD8 和 TCR 等。林颖[18] 报道 1 例弥漫性大 B 细胞淋巴瘤，是一种 DLBCL非常少见的免疫表型方式（见图 21-2 至 21-5），根据其 CD20、CD79α、Igκ 表达阳性和IgH 基因重排检测阳性，可以确定为 B 细胞源性淋巴瘤，但它却同时表达 T 淋巴细胞标记，如 CD45RO 和 CD3 亦阳性；此种 B 细胞淋巴瘤表达 T 细胞表型的情况，国内文献很少有专门报道，国外文献也不多。Burns 等曾报道 125例 B 细胞淋巴瘤表达 Leu-1，Gloghini 等[19] 报道 1 例艾滋病相关性 B 细胞淋巴瘤表达CD45RO。应用 PCR 检测 DLBCL，有 IgH、IgL、Bcl-1、Bcl-2、Bcl-6、Bcl-10 等基因重排。作者认为，此与肿瘤细胞的异质性有关，这些异常的瘤细胞表达了正常情况下不表达的标记。

2011 年，Lugano 国际淋巴瘤会议报告了47 例 EBV 阳性的老年弥漫性大 B 细胞淋巴瘤患者临床学、组织学等的一项回顾性研究。该研究包括男性患者 31 例、女性患者 16 例，大部分（68%）患者表现为淋巴结侵犯，其余

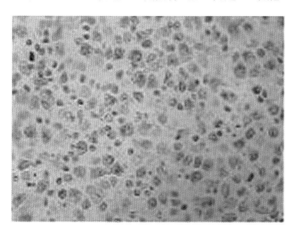

图 21-2　瘤细胞胞浆少，核大、多形性[18]

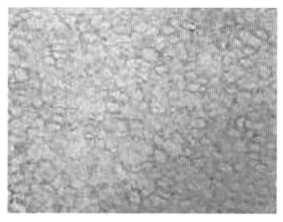

图 21-3　CD20 瘤细胞膜阳性[18]

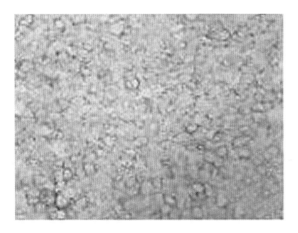

图 21-4 CD3 瘤细胞膜阳性 [18]

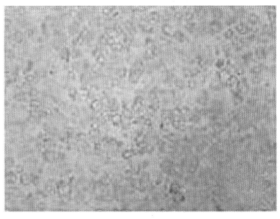

图 21-5 CD45RO 瘤细胞膜阳性 [18]

32%表现为侵犯软组织、脾脏、扁桃体和胃肠道等的结外病变；形态学上，大部分患者表现出丰富的多态性 B 细胞（46 例）及区域性的坏死区（14 例）；所有患者的 CD20 均阳性，通常共表达 CD30（41/46），极少 CD15 阳性（4/42）；当与对照组的 EBV 阴性弥漫大 B 细胞淋巴瘤患者（*n*= 324）相比时，明显可见 EBV 阳性弥漫大 B 细胞淋巴瘤患者的非 GC 亚型分布较多（*P*<0.001）；94% 的病例过表达 Bcl-2，84% 的病例增殖指数较高（>50%）；经典 NF-kB 通路相关的 p50 蛋白和其他 NF-kB 通路相关的 p52 蛋白均过表达。研究结果揭示了 E-BV 阳性的老年弥漫大 B 细胞淋巴瘤是一种侵袭性的 B 细胞性恶性肿瘤，表达生发中心后 B 细胞表型。这种分化状态与经典 NF-kB 通路和其他 NF-kB 通路的显著激活有关，EBV 亦部分激活了这些通路。

1 免疫组化

弥漫性大 B 细胞淋巴瘤表达多种全 B 细胞标记物，如 CD19、CD20、CD22、CD79a 和 BSAP（B -cell specific activator protein，由 PAX5 基因编码），但可能会丢失其中的一种或几种；HLA-DR 常常阳性；一些病例表达活化的淋巴细胞标记，如 CD25 和 CD30。DLBCL 典型的免疫组化表达为 CD20$^+$、CD45$^+$、CD79a$^+$、Ki-67$^+$、CD3$^-$。

50%~75% 的病例可检测到表面和/或胞浆免疫球蛋白（IgM>IgG>IgA），胞浆 Ig（CIg）常见于伴有浆细胞分化的病例中。

绝大多数的间变性大 B 细胞淋巴瘤有 CD30 蛋白表达，但非间变型偶尔亦可以出现 CD30 的染色。

10% 的病例表达 CD5，25%~50% 的病例表达 CD10。研究表明，CD5 阳性的 DLBCL 更多考虑的是原发性肿瘤，而不考虑为 SLL/CLL 发展而来，此型淋巴瘤 Cyclin D1 无表达可与套细胞淋巴瘤的母细胞变型相鉴别。

30%~50% 的病例表达 Bcl-2 蛋白；有很高比例的病例出现 Bcl-6 蛋白的核表达。少部分病例有 p53 蛋白的表达，通常与 p53 基因突变相关。少数病例可表达浆细胞相关标记，如 Syndecan（CD138）。

Ki-67 的表达阳性率一般在 40% 以上，少数病例瘤细胞的表达率超过 90%。

伴有 ALK 表达的 DLBCL，是一种具有独特免疫表型特征的亚型。它由单一的大免疫母细胞样细胞组成，具有圆形淡染的核，中位核仁，胞浆丰富，双嗜色性，可有浆母细胞分化；R-S 样细胞常见；淋巴结内广泛浸润及淋巴窦浸润；瘤细胞不表达 CD30，但表达 CD45（弱阳性）、EMA（强阳性）、VS38（内质网相关标记），胞浆内含 IgA 并有克隆性轻链。除 CD4 和 CD57 外，无其他 T、B 抗原表达。ALK 在高尔基体区呈颗粒状和点状阳性，无 t（2，5）和 NPM-ALK 融合基因；ALK 过表达的机制不清楚。这种淋巴瘤似乎更常见于成人和男性；该病表现为侵袭性的临床过程。

2 免疫组化亚型

2.1 常见亚型

随着免疫学研究与分子生物学技术的发展，尤其是 DNA microarray 技术的出现，对大样本量的弥漫性大 B 细胞淋巴瘤病例进行基因表达图谱分析，将肿瘤细胞依据基因表达模式的不同，分为两类细胞，即生发中心 B 细胞（germinal center B-cell）和活化的外周血 B 细胞（in vitro activated peripheral blood B-cell），由此将弥漫性大 B 细胞淋巴瘤分为生发中心样 B 细胞（germinal centre B-cell-like，GCB）和活化 B 细胞样细胞（activated B-cell-like，ABC）起源的 B 细胞淋巴瘤两型[20]。

最近 Andreas、Rosenwald 等人研究又发现了第三类肿瘤细胞，因其不高表达上述两种细胞的特征基因，命名此型肿瘤为第三型弥漫性大 B 细胞淋巴瘤（Type 3-DLBCL）。众多的研究结果显示，生发中心 B 细胞型预后最好，活化 B 细胞型最差。

目前，根据基因分析结果，将 DLBCL 分为两种或 3 种亚型，即生发中心 B 细胞型（GCB）、激活外周血 B 细胞样型（ABC）和第 3 型，后两者统称为 Non-GCB 型。生发中心 B 细胞型的预后明显优于后两型[21]。在含蒽环类化疗基础上，GCB 型和 Non-GCB 型的 5 年生存率分别为 76% 和 34%。

根据基因表达谱研究得到的 3 个亚型，可以反映 DLBCL 的不同肿瘤分子生物学行为。有作者[22] 应用免疫组化的方法检测 3 项基因（CD10、Bcl-6、MUM-1）表达，确定 DLBCL 的 GCB 和 Non-GCB 亚型。与基因表达谱结果相比，免疫组化分型的符合率超过 80%。因此，在 2008 年 WHO 恶性淋巴瘤病理分型修订中，建议可用免疫组化方法对 DLBCL 进行分子分型。

Bcl-6 和 CD10 是生发中心 B 细胞的标记物，而 MUM1 主要表达于浆细胞和 B 细胞发育的晚期阶段，为非 GCB 的标志物。因此，应用免疫组化检测 CD10、Bcl-6 和 MUM1 的表达，可以诊断 DLBCL 的病理亚型（生发中心 B 细胞型和非生发中心型）。

GCB 诊断标准为 CD10 阳性（CD10 或 MUM1±）或 CD10 和 Bcl-6 共同阳性；若 CD10 和 Bcl-6 均阴性，则诊断为非 GCB 型；若 Bcl-6 阳性而 CD10 阴性，根据 MUM1 表达决定亚型，MUM1 阳性为非 GCB，阴性为 GCB。

应用免疫组化标准可以较准确地预测患者的预后。

2.2 CD30 阳性的 DLBCL

CD30 属于神经生长因子/肿瘤坏死因子受体（TNF-R）超家族，是细胞活化的标志，CD30 最初发现于霍奇金淋巴瘤的霍奇金细胞和 R-S 细胞。现已知，可以在一些正常淋巴细胞、被激活的 B 细胞亚群和 T 细胞亚群中表达，亦可以在非霍奇金淋巴瘤，包括间变性和非间变性 B、T 以及非 T 非 B（裸细胞性）淋巴瘤中表达。

大约 95% 的 T/null-ALCL 表达 CD30，又有相同的临床、病理形态、ALK 基因激活及 t（2；5）（p23；q23）的遗传学特点。2001 年，WHO 淋巴瘤分类将其列为非霍奇金淋巴瘤的一个亚型。然而，表达 CD30+ 的 LBCL 因为与普通的 LBCL 无实质区别，所以不归于 ALCL，而作为 LBCL 的一个变型。

最早报道的 LBCL 局限于淋巴窦内浸润性生长的形态被称为"微绒毛细胞淋巴瘤"，该肿瘤电镜下可见许多微绒毛状细胞质突起，光镜下则以窦内黏附性生长为主要特征，但 CD30 和 EMA 均阴性，当时的编码人类 CD30 的 cDNA 尚未确立。随后 Delsol 等[23] 报道了另一组 ALK 阳性嗜窦性分布的免疫母细胞 LBCL，但没有 ALCL 中常见的 t（2；5）的改变，同样亦没有 CD30 的表达。

Lai 等[24] 首先报道了 11 例原发性淋巴结内窦性生长 CD30 阳性 LBCL，镜下见肿瘤细胞由明显异型的多形性细胞或相对单形的免疫母细胞样大细胞构成，除特征性的窦内分布外，部分病例尚可伴有灶区融合，免疫组化结果显示 ALK 蛋白阴性，临床经过呈高度侵袭，治疗反应和预后相对差；李小秋等[6] 亦有 2 例类似报道，其 CD30 标记阳性主要定位于细胞膜和/或胞质，不像 ALCL 呈典型的高尔基体区点状阳性，并证明无 EB 病毒存在的依据。Paepe 等[7] 近期报道了 3 例 ALK 颗粒性胞质阳性的

LBCL，其中 2 例 CD30 阳性，证实为 t（2；17）（p23；q23）/CLTC-ALK 基因易位，认为该基因易位的 LBCL 易复发。Adam[8] 和 Onciu 等[9] 亦分别报道了 1 例和 2 例浆母细胞性 LBCL 表达 ALK（核，质）阳性，具有与 ALCL 相同的 t（2；5）NPM-ALK 融合基因易位。

侯宁等[5] 回顾性研究了 246 例弥漫性 LB-CL，其中 8 例为 CD30 阳性的 LBCL（占 3%），3 例以嗜窦性生长为主要特征（见图 21-6）；3 例为最常见的中心母细胞性淋巴瘤，核圆形或卵圆形，染色质较稀疏分散，有 1~3 个常贴核

膜附近的核仁，胞质少，嗜碱性（见图 21-7）；8 例表达 CD30，阳性反应定位于瘤细胞膜（见图 21-8），其中 2 例伴有核旁高尔基区点状阳性（见图 21-9），1 例 CD30 和 ALK 均阳性，深棕色颗粒状阳性定位于胞质（见图 21-10）。

CD30 阳性的 DLBCL 需与下列淋巴瘤鉴别：

（1）结节性淋巴细胞为主的霍奇金淋巴瘤（NLPHL）

该淋巴瘤常见的 L/H（爆米花）细胞可见于 CD30 阳性 LBCL，均表达 CD20、CD45，但前者 CD30 阴性，构型呈结节样，结节内以大

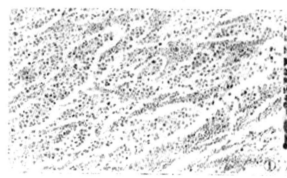

图 21-6　LBCL 以嗜窦性生长为主要特征，瘤细胞呈免疫母细胞形态，大部分瘤细胞核彼此之间镶嵌，呈黏附性生长；部分瘤细胞排列分散，充斥于扩张的淋巴窦内[5]

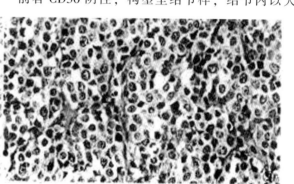

图 21-7　最常见的中心母细胞性[5]

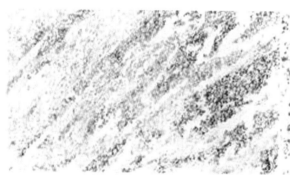

图 21-8　CD30 阳性定位于瘤细胞膜，瘤细胞嗜窦性生长[5]

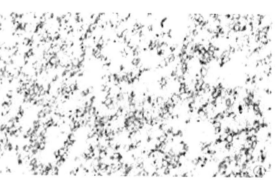

图 21-9　核旁高尔基区点状阳性表达[5]

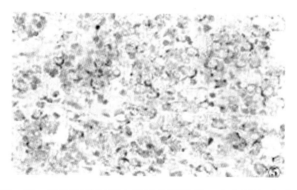

图 21-10　ALK 阳性反应物呈棕色颗粒状，定位于细胞质[5]

量小 B 细胞为背景，CD57 阳性的 T 淋巴细胞玫瑰花结是 NLPHL 的特征。

（2）经典的淋巴细胞为主的霍奇金淋巴瘤的弥漫型

该型约 5% 的病例（>20% 细胞）CD20 阳性、98%CD30 阳性，与富于 T 的大 B 细胞淋巴瘤（TCR-BL）有密切关系，同样以前的工作方案诊断的许多弥漫性混合细胞型皆是富于 T 的大 B 细胞淋巴瘤，多组研究证明在 HL、NLP-HL 和 TCR-BL 之间确实存在诊断上的灰色区，三者无论在形态上还是免疫表型上皆有很大的相似性与重叠性，且有报道 TCR-BL 与 NLP-HL 同时存在或 NLP-HL 发展为 TCR-BL，因而造成诊断困难。但经典的霍奇金淋巴瘤具有诊断性 R-S 细胞，且瘤细胞 CD15 阳性而 CD20、CD45 阴性可作为诊断依据。

（3）反应性增生的 B 免疫母细胞

侯宁等[5]报道，多次在血管免疫母细胞性淋巴结病/淋巴瘤残留的滤泡中心区边缘、病毒性淋巴结的滤泡中心区边缘以及组织细胞坏死性淋巴结炎滤泡中心区边缘见到 CD20 阳性/阴性和 CD30 阳性的反应性增生免疫母细胞，同步表达 CD30 和 CD20 的反应性增生，B 免疫母细胞一般出现在滤泡周围。

（4）与其他窦性生长的淋巴瘤

如 Tnull ALCL，尤其是 null ALCL，后者常呈 T 细胞抗原或 TIA-1 阳性表达，"微绒毛细胞淋巴瘤"、ALK 阳性具有浆母细胞特征的淋巴瘤、滤泡性淋巴瘤转化而来的 CD30 阳性 LBCL[14]、淋巴结边缘区淋巴瘤，仅有 1 例报道[15]的印戒细胞型的 B 小淋巴细胞淋巴瘤亦呈嗜窦性生长，还要与常见的转移性癌、恶性黑色素瘤及各种良、恶性的窦组织细胞增生性疾病相鉴别。

3 遗传学

从基因学研究而言，DLBCL 是一种多基因作用的肿瘤，显示基因学的异质性。很多病例都表现复杂的基因学异常改变，如 p53 突变在 DLBCL 占 6%~33%，p53 蛋白表达占 13%~70%。

多数病例有 IgH 和 IgL 基因重排及可变区自发突变。Bcl-2 基因异位（30%），即 t（14；18），为滤泡性淋巴瘤的标志，亦可见于 20%~30% 的 DLBCL 病例；Bcl-6/LA23 基因（位于染色体 3q27），重组（30%）；myc 基因重排不常见。部分病例可检测到 EB 病毒的感染，尤其是在合并有基础免疫缺陷的病例中更常见。

随着基因表达谱等技术发展，DLBCL 的众多亚型被发现。1997 年，Delsol 和同事发现 7 例具有独特遗传特点的 DLBCL，这 7 例患者伴有 ALK 基因重排。但是其表达的 ALK 为完整长度的 ALK 蛋白，不同于 CD30 阳性的 ALCL 表达的 ALK；后者 ALK 是 T 淋巴细胞的 2 号染色体短臂 2 区 3 带（2p23）的间变淋巴瘤激酶基因与 5 号染色体 3 区 5 带（5q35）的核磷蛋白（NPM）融合形成。

NPM 是核仁相关磷蛋白，是酪氨酸激酶受体基因编码 t（2；5）（p23；q35）形成的融合基因，编码 80kD 蛋白，其中核磷蛋白氮端 40% 区域与 ALK 胞质内部分融合，形成 NPM-ALK 融合蛋白。实验室检测采用抗体既与胞内部分的 NPM-ALK 蛋白结合，也和全长度的 ALK 结合。而淋巴瘤细胞不表达全长度 ALK，因此采用 ALK 抗体的免疫组化检测，作为检测 t（2；5）（p23；q35）的患者的方法；但 Delsol 发现部分免疫组化 ALK 阳性患者并未出现 t（2；5），ALK+ 的 DLBCL 患者未出现 2p23 的断点；而 ALCL 多数表现为 t（2；5）（p23；q35），其他类型包括 t（2；17）（p23；q23）。

ALK+ 的 DLBCL 形态学与间变大细胞淋巴瘤相似，但缺乏 CD30 表达，而表达 EMA（上皮膜抗原）。部分患者 RT-PCR 未发现 t（2；5），而免疫组化 ALK 阳性。

ALK 阳性的 DLBCL 是 DLBCL 的独特亚型，好发于儿童和成人，有独特的免疫表型（EMA+、全长度 ALK+、T 和 B 细胞抗原阴性）。临床呈现高侵袭性、原发耐药和高复发率。

第 6 节　常规检查

1　一般检查

体检包括全身浅表淋巴结，肝脾，有无骨压痛、皮肤、乳腺、睾丸，行为状态（PS），B 症状，国际预后指数（IPI）。

常规检查包括血常规、、肝肾功能、LDH、β_2-M；乙肝两对半、HBV-DNA（必要时）、育龄妇女行妊娠试验；颈、胸、腹、盆增强CT，超声心动图或核素扫描检测LVEF，骨髓穿刺涂片+/-活检。

当肿瘤累及鼻窦、睾丸、乳腺、脑膜旁、眶周、腰、中枢神经系统、椎旁、骨髓（有大细胞），2个以上结外器官时，以及HIV相关淋巴瘤时，应行腰椎穿刺。

2　PET/CT

^{18}F-FDG PET/CT作为一种功能显像的影像学检查，根据肿瘤代谢增高的特点显示活动性病灶，其阳性结果高度提示淋巴瘤，阴性结果基本可以除外淋巴瘤，且显示的阳性病灶可以提高活检的成功率。

史春雷等[25]对48例初诊DLBCL病人进行临床评价及^{18}F-FDG PET/CT检查，结果^{18}F-FDG PET/CT对初诊DLBCL病人的诊断灵敏度98%（47/48）；^{18}F-FDG PET/CT分期与临床分期的一致性为92%（44/48），^{18}F-FDG PET/CT监测复发或微小残留病的敏感率高于临床评价。

许多研究已经证实，PET-CT在DLBCL的分期价值明显优于常规CT和^{67}镓扫描。基于这一共识基础，IHP2007淋巴瘤疗效评价新标准也开始被应用。目前研究显示，对于弥漫性大B细胞淋巴瘤，在治疗2~3疗程后进行PET-CT扫描的结果具有显著预后价值。阴性患者的预后明显好于阳性患者。美国学者报告了73例弥漫性大B细胞淋巴瘤接受R-CHOP方案（47例）或R-大剂量化疗（R-ACVBP，26例）的研究结果。所有患者在2疗程后接受PET-CT评价。结果：49名患者治疗后PET阴性，24名阳性。PET阴性的患者有11/49（22%）13个月后发生复发或进展；PET阳性患者14/24（58%）则于8个月后复发或进展。PET阴性及阳性组患者预计5年无事件生存率分别为75%和41%（P=0.001）。PET阴性及阳性组患者预计5年总生存率分别为85%和53%（P=0.005）。结果证实了2疗程利妥昔单抗联合CHOP治疗后PET-CT的有效预后判断价值。有关早期PET评估后调整治疗策略的潜在价值的前瞻性研究正在进行中。

美国Mayo Clinic对接受了根治性治疗的弥漫性大B细胞淋巴瘤患者的PET扫描结果进行分析。结果显示，139例纳入评价，患者PET报告阴性和不确定组3年无事件生存率分别为80%和61%。3年总生存率分别为86%、82%，阳性组为51%（P<0.0001）。研究认为，弥漫大B细胞淋巴瘤病人治疗后PET扫描报告不确定的患者生存情况与阴性者相似，治疗前予R-IPI评分可以进一步提高预后判断的准确性。

第7节　临床表现

弥漫性大B细胞淋巴瘤可发生于任何年龄，其中位发病年龄为30~40岁，最常见表现为淋巴结迅速、无痛性增大。约40%患者初始表现为结外病灶，如侵及皮肤、胃肠道（胃和回盲部）、中枢神经系统、肺脏、泌尿生殖系或骨骼、睾丸、软组织；约15%患者表现为骨髓受侵；1/3患者出现发热、盗汗、消瘦等B症状。近50%患者表现为进展期，伴有乳酸脱氢酶升高。

结外原发DLBCL常常表现为不同的生物学行为和临床特征，原发睾丸或中枢神经系统DLBCL的预后明显低于结内DLBCL。

Liu等[26]报道2例骶骨DLBCL，均为男性，年龄为52和64岁；鲁昌立等[27]报道1例女性双侧乳腺DLBCL，49岁，左乳肿块8cm×7cm，右乳肿块5cm×3cm；闫国庆等[28]报道1例男性双侧肾上腺DLBCL，男，54岁，表现为双侧肾上腺肿大，左侧为8.5cm×5.5cm×3.0cm，右侧为7.0cm×4.5cm×4.0cm；李晓唏[29]报道1例女性胰腺原发性DLBCL，72岁，胰腺内见一8cm×6cm×5cm肿块；唐莉等[30]报道2例眼眶内DLBCL，均为男性，80和47岁；邵志强等[31]报道1例女性腹膜后巨大DLBCL，31岁，左肾前内下方20cm×18cm肿块，压迫肾脏。

越来越多的研究证据表明，原发纵隔B细胞淋巴瘤是一种独立的疾病，有独特的免疫表型和临床表现，预后和DLBCL相似。

原发于骨髓和/或累及到血液的情况罕见。某些形态学的变异型多见于特定的部位，如原发于骨的DLBCL常常呈多叶核细胞。

第 8 节　诊断

1　诊断

弥漫性大 B 细胞淋巴瘤的诊断主要依据病史、临床表现、查体、常规检查等，最终确诊需依靠组织病理学、免疫组织化学或遗传学检查等。原发于结外的 DLBCL，如中枢神经系统、骨、睾丸、软组织、腮腺、肺、女性生殖道、肝脏、肾脏、脾脏等组织器官者，需借助外科手术，以获得足够的组织标本，方能确诊。

2　鉴别诊断

临床上，弥漫性大 B 细胞性淋巴瘤需要与以下几种疾病进行鉴别诊断。

2.1　转移癌或恶性黑色素瘤

鉴别大细胞性淋巴瘤与转移癌或恶性黑色素瘤在形态上有一定困难，免疫标记是解决这一问题的最好方法，适当选择抗体进行标记是非常重要的。如 ALCL 型的 DLBCL，30% 的病例可以不表达 LCA，60% 病例表达 EMA。若没有足够的对比，抗体标记亦可以误导诊断。

2.2　传染性单核细胞增多症

传染性单核细胞增多症，其免疫母细胞增生非常活跃，使其与大细胞淋巴瘤的鉴别困难。类似旺盛的淋巴组织反应性增生亦可见于其他的病毒感染和过敏反应。

对疑为大细胞淋巴瘤的病例，以下线索可帮助诊断传染性单核细胞增多症。

（1）儿童或青少年诊断大细胞淋巴瘤应当非常慎重，应更倾向于传染性单核细胞增多症；

（2）淋巴结结构不完全消失，伴部分明显的窦和反应性滤泡（可出现坏死），倾向于传染性单核细胞增多症；

（3）免疫母细胞缺少一定的异型性时（如缺乏明显的核不规则性）应考虑传染性单核细胞增多症。

2.3　坏死性淋巴结炎

坏死性淋巴结炎是一种自限性淋巴结炎，通常发生于青年患者，颈部常见，活化的淋巴细胞增生活跃，可出现明显核不规则折叠，易将其误诊为大细胞淋巴瘤。

若坏死灶周围出现活化的淋巴细胞，缺乏淋巴结周围组织受累，大量的核碎片以及大量巨噬细胞，新月形核，支持坏死性淋巴结炎的诊断而非大细胞淋巴瘤。

2.4　Burkitt's 淋巴瘤

典型的 Burkitt's 淋巴瘤与 DLBCL 是容易鉴别的，但在东方人的 DLCL 中可有 Burkitt's 淋巴瘤样的分化，瘤细胞中等大小或偏小、一致，吞噬性组织细胞多见，容易误诊为 Burkitt's 淋巴瘤。

但仔细检查还是有一些体积稍大的细胞，有生发中心母细胞分化，有更显著的吞噬性组织细胞增生形成的星空现象，EBV 的高表达亦是一个重要的辅助指标；同时可以借助如下特征诊断非 Burkitt's 淋巴瘤。

（1）核分裂相和核碎小体多见；

（2）细胞浆和细胞核呈方形或铸形；

（3）细胞增殖指数（Ki-67）≥80%；

（4）CD10 阳性；

（5）Leu-8 呈阴性。

2.5　白血病

急性粒细胞白血病某些病例首诊为实体瘤，如发生在眼眶、肠壁、子宫，称为粒细胞肉瘤。组织学细胞体积大、胞浆少、核大、类圆形，极易诊为淋巴瘤，但免疫标记不支持，除 LCA 阳性以外，无 T/B 细胞标记物表达。

要注意鉴别髓外白血病，进一步标记溶菌酶（Lys）、髓过氧化物酶（MPO）、α_1 抗胰蛋白酶等均可表达。当然在形态学上注意细胞的胞浆内有嗜酸性、嗜中性颗粒的产生，核的肾形或豆形形态要高度怀疑颗粒细胞肉瘤。因为在眼眶、神经组织，DLBCL 很少见。

2.6　间变性大细胞淋巴瘤

形态上难以区分，必需借助于免疫组化染色。严格意义上的间变性大细胞淋巴瘤是 T 细胞或裸细胞性淋巴瘤，故应该表达 T 细胞的表面标记物或非 T 非 B 表达，若表达 B 细胞标记物，可能是 DLBCL 的变异型。

2.7　霍奇金淋巴瘤

DLBCL 中的富于 T 细胞的 B 细胞淋巴瘤型在形态上酷似结节性淋巴细胞为主型的 HL，但是大细胞通常没有 H 或 R-S 细胞中的大核仁，核极度不规则。大细胞对 LCA 和 B 细胞标记起反应支持 B 细胞淋巴瘤的诊断，尤其当出现单克隆性 Ig 时，可证实这一诊断。

对于 CD20 染色结果判定时需慎重，因为 R-S 细胞在具有异质性的 HL 类型中亦可呈阳性。

结节硬化型霍奇金淋巴瘤（NS-HL）是西方 HL 最常见的一个亚型，此型在鉴别诊断时有难度。它的特征是结节性生长方式及结节内胶原带形成并出现陷窝细胞，有显著的嗜酸性细胞浸润，甚至形成嗜酸性粒细胞脓肿。

NS-HL 合体细胞亚型的特征是在结节内陷窝细胞和单核 R-S 细胞黏合成片，反应性淋巴细胞较少，貌似 DLBCL，但多量多核的 R-S 细胞和陷窝细胞出现要警惕 HL。

国内混合细胞型（MC）占 HL 的主要地位，大量组织细胞增生不要误认作瘤细胞。同时免疫组化有助于鉴别，HL 肿瘤细胞通常 LCA⁻、CD15⁺、40%~60%的病例检测 EB 病毒阳性；DLBCL 通常 LCA⁺、CD15⁻、联合应用 B 系和 T 系免疫标记有诊断价值。

第 9 节　治疗

1　治疗原则

（1）Ⅰ、Ⅱ期，非大肿块（肿瘤大小＜10cm），无不良预后因素者，宜 CHOP±美罗华 4 个疗程+局部放疗；有放疗禁忌者，选择 CHOP±美罗华 6~8 个疗程。

（2）Ⅰ、Ⅱ期，非大肿块，有不良预后因素者，宜 CHOP±美罗华 4 个疗程+局部放疗；或 CHOP±美罗华化疗 6~8 个疗程后加或不加局部放疗。

（3）Ⅰ、Ⅱ期，大肿块（>10cm），宜 CHOP±美罗华 6~8 个疗程后+局部野放疗。

（4）Ⅲ、Ⅳ期者，宜 CHOP±美罗华 6~8 个疗程或参加临床研究。

推荐一线化疗每 2 个疗程后进行疗效评价，若在 4 个疗程后达到 CR 可按上述原则完成治疗；若疗效为 PR 可选择参加临床研究。对于Ⅰ、Ⅱ期患者亦可采用局部加量放疗；若无效或疾病进展可按复发、难治病例进行二线方案治疗。

二线方案治疗后达 CR 或 PR 可考虑进行大剂量化疗+造血干细胞移植。

原发结外淋巴瘤（如睾丸、鼻旁窦、眶周、椎旁、脑脊膜旁）加用鞘内预防性化疗，即 MTX 10~12mg，4~6 个疗程。

2　一线治疗

2.1　局限期

对于局限期（Ⅰ~Ⅱ期）DLBCL 的治疗，目前认为联合化疗加累及野放疗是标准的治疗方法。

短程的免疫（分子靶向）化疗加累及野放疗对于低复发危险的局限期患者是疗效肯定的治疗方法，而具有预后不良因素的患者则需要 6~8 个疗程的化疗或研究新的治疗方法。

2.1.1　单纯放疗

放射治疗曾经是Ⅰ~Ⅱ期侵袭性 NHL 的主要治疗手段，单纯放疗可以治愈约 50% 的早期患者。放疗剂量为 35~50Gy，局部控制率达 90%以上。中国医学科学院应用单纯放疗治疗 84 例Ⅰ期结内和结外 NHL，5 年总生存率达到 84%。在韦氏环 NHL，34 例Ⅰ期单纯放疗的 5 年生存率为 90%，100 例Ⅱ期单纯放疗的 5 年生存率为 61%。

因此，放射治疗是早期侵袭性 NHL 的治愈手段之一，虽然目前综合治疗是标准治疗原则，但当肿瘤对化疗抗拒或患者不能耐受化疗，需要考虑根治性放疗。

2.1.2　综合治疗

从 20 世纪 80 年代后期开始，化疗加受累野照射的综合治疗方案逐步取代单纯放疗，成为中高度恶性或侵袭性 NHL 的标准治疗。有多项随机研究证明，综合治疗与单纯放疗或单纯化疗比较，显著改善了患者的无病生存率和/或总生存率。

在早期的随机对照研究中，大多采用放疗后化疗；此后，认识到隐性远处转移是 NHL 主要失败原因，因此综合治疗很快转变为先化疗后放疗。

最早 Landberg 等比较单纯放疗和放疗后化疗（以 CVP 方案化疗）的疗效，综合治疗改善了无病生存率和总生存率。此后的研究中采用了标准的 CHOP 化疗方案。墨西哥的研究再次证明，弥漫性大细胞淋巴瘤放疗后 6 个周期 CHOP 化疗的综合治疗优于单纯放疗，提高了无病生存率和总生存率。

CHOP 方案化疗加受累野照射的综合治疗是目前 I/II 期弥漫性大 B 细胞淋巴瘤或 I~II 期侵袭性 NHL 的标准治疗方案，但理想的化疗周期数仍是未解决的临床问题。从现有的研究证据来看，3~4 个周期 CHOP 方案化疗加放疗优于 6~8 期 CHOP 方案化疗或单纯放疗。

局限期 DLBCL 占 25%，在利妥昔单抗应用于临床以前，采用化疗联合放疗的治疗策略。著名的 SWOG8736 研究采用 3 周期 CHOP 化疗联合受累野放疗，对照组采用 8 周期 CHOP 方案治疗。研究发现，在 5 年 PFS（77%vs64%）、OS（82%vs72%）方面，CHOP+IFRT 均显著优于单纯 CHOP 治疗。

2008 年，SWOG0014 研究，采用 3 周期 RCHOP21 化疗联合 40~46Gy 受累野放疗，4 年 PFS 和 OS 分别为 88% 和 92%。该研究是一项 II 期临床试验，目前关于利妥昔单抗在局限期 DLBCL 的应用价值，缺乏 III 期随机对照研究证实。

在 SWOG0014 研究中，首次采用了分期调整的 IPI（stage-modified IPI）作为预后判断指标，入组患者均具有至少一项的不良预后因子（乳酸脱氢酶异常升高、年龄≥60 岁、PS2~4、II 期非大肿块），该研究排除了 II 期大包块和 I 期无不良预后因素患者（1 期、年龄<60 岁、乳酸脱氢酶正常、PS0~1），后者 5 年 OS 达到 95%~97%。但是，SWOG0014 研究仍然需要长期随访。

对于年轻局限期且无不良预后因素的 DLBCL 患者，放化联合治疗是否带来生存受益，GELA 研究（GELA LNH 93-1 trial）对这一问题进行了探讨。该研究入组患者年龄<61 岁，无不良预后因素（LDH≤normal，PS0~1）。研究组接受 3 周期 ACVBP 方案的密集化疗（间隔 2 周），和序贯巩固化疗（包括 2 周期 MTX 化疗，4 周期 ifosfamide +etoposide，2 周期 Ara-C 化疗。对照组接受 3 周期 CHOP+IFRT（DT40Gy/22f）。该研究随访 7.7 年，单纯化疗组在 5 年 EFS（82% vs74%）和 OS（90% vs81%）显著优于化放结合组。

GELA 研究认为，对于低危、年轻的局限期 DLBCL 患者采用剂量密集的 ACVBP 方案和序贯巩固治疗优于化放结合治疗。

另一项 GELA 研究（GELA LNH 93-4 trial）针对老年局限期且无不良预后因素的 DLBCL 患者，采用 4 周期 CHOP 单纯化疗或 4 周期 CHOP 联合受累野放疗。随访 7 年，组间 5 年 EFS（61%vs64%）和 OS（72%vs68%），无显著差异。

基于上述研究结论，GELA 认为，无论年轻或老年局限期低危的 DLBCL 患者，采用单纯化疗在 EFS 和 OS 方面均优于化放结合治疗。

对于伴有大肿块（≥10cm）的 DLBCL，无论局限期还是进展期，预后相近，采用 RCHOP 方案化疗联合局部受累野放疗。德国 DSHNHL 研究，采用 6 周期 RCHOP14 联合 IFRT，研究发现，对于化疗达到 CR 患者，并未从 IFRT 获益。对于 PR 患者，IFRT 可以改善 PFS。

长期随诊已经证明，化疗同样能导致白血病、第二原发实体瘤和心血管疾病发病率增高。因此，预后好或预后不良的 I~II 期 DLBCL 综合治疗时应考虑有效而最少的化疗周期数，放射治疗则采用受累野照射，以降低第二原发肿瘤危险性。

2.2 进展期

播散性 DLBCL 的治疗以化疗为主，部分患者通过化疗可获治愈。多年来，CHOP 方案一直是主要的可选方案。Kimby 等发表侵袭性 NHL 化疗的综述，包括 35 个临床随机对照研究，44 个前瞻性研究，11 个回顾性分析，共 21830 例患者，大部分患者为弥漫性大 B 细胞淋巴瘤。在未经选择的晚期患者，CHOP 可治愈近 1/3 的患者。

1993 年，Fisher 等报道了大样本随机试验结果，比较了 CHOP 方案和第二、第三代更强烈的 m-BACOD、ProMACE/CytaBOM 和 MACOP-B 方案，该研究显示，与 CHOP 相比，新方案无论在无复发生存率或总生存率方面都无显著改善，而毒性反而大于 CHOP 方案。Khaled 和 Tirelli 等的研究亦证明，CHOP 方案优于 EPOCH 和 VMP 方案。

晚期中高度恶性 NHL 应用常规化疗可取得较好的疗效，长期缓解率 30%~50%。CHOP

是中高度恶性 NHL 首程治疗的标准化疗方案；R-CHOP 方案可改善成人或老年 DLBCL 的生存率，已逐步成为标准治疗方案。

高剂量化疗加骨髓移植作为首程治疗未能改善晚期中高度恶性 NHL 生存率，但可能对高危侵袭性 NHL 或复发患者的治疗有益。

2.3 老年DLBCL的治疗

2002 年公布的著名 GELA 研究，分别采用 R-CHOP 和 CHOP 方案治疗年龄大于 60 岁的侵袭性 B 细胞淋巴瘤，RCHOP 近期疗效显著优于 CHOP (76%vs63%)，2 年 OS 由 57% 提高到 70%。后经随访进一步证实，在 EFS、PFS 和 OS 方面 RCHOP 均优于 CHOP。

GELA 研究证实，R-CHOP 方案可作为年龄大于 60 岁老年侵袭性 B 细胞淋巴瘤患者的标准治疗方案。

GELA LNH98.5 研究是第一个随机多中心关于老年（≥60 岁）DLBCL 患者，接受 RCHOP-21 或 CHOP-21 孰优孰劣的研究。2010 年，该研究公布了随访 10 年的结果。随机分组接受 CHOP (CTX 750mg/m², d1；ADM 50mg/m², d1；VCR 1.4mg/m², d1；PDN 40mg/m², d1~5) 方案 8 周期，或 R-CHOP 方案 8 周期化疗。CR 分别为 63% 和 75%，PR+SD 分别为 6% 和 8%，PD 分别为 22% 和 9%；10 年 PFS 分别为 20.1% 和 36.5%。mPFS 分别为 1.2 年和 4.8 年。10 年 OS 分别为 27.6% 和 43.5%。因此，随访 10 年在 PFS 和 OS 方面，含 rituximab 化疗均提高 16%，10 年 DFS 分别为 42.6% 和 64.3%。表明初始治疗达到 CR 患者，预后改善明显。

GELA LNH 98.5 研究仅回答了 CHOP-21 基础上联合 rituximab 可以进一步改善患者生存的结论；而 DSHNHL-B2 研究，证实了剂量密集 CHOP-14 可以进一步改善患者生存。2008 年 DSHNHL 的 RICOVER-60 研究，入组 1222 老年患者（61~80 岁），分别接受 6 或 8 周期 CHOP-14 化疗或联合 rituximab 的免疫化疗；部分患者先接受疗前治疗（VCR 1mg；PDN 100mg，po，d1~7）以改善患者状况和减轻一线化疗的毒副反应。该研究表明，6 周期 RCHOP-14 方案可以显著改善老年侵袭性 B 细胞淋巴瘤患者的 3 年 EFS (66.5%)、PFS 和 OS (78.1%)。

2004 年，德国 DSHNHL B2 研究证实对于老年 DLBCL 患者，采用 CHOP14 可以显著改善生存，5 年 EFS 和 OS 分别为 43.8% 和 53.3%。

基于上述研究结论，RICOVER-60 研究，采用美罗华联合 CHOP14 方案治疗老年 DLBCL 患者。研究证实，采用 6 周期 RCHOP14 方案治疗可显著改善生存，3 年 EFS 和 OS 分别为 66.5% 和 78.1%。

2009 年，ASCO 公布了一项英国和 GELA 开展的 3 期（GELA LNH03-6B trial）研究结论，入组患者均为初治的 DLBCL，中位年龄 61 岁。分别接受 8 周期 RCHOP21 或 6 周期 RCHOP14 方案的治疗，在近期疗效、OS 方面组间无显著差异。

2011 年，ASCO 公布一项 RCHOP-14 或 RCHOP-21 治疗 DLBCL 的研究，该研究是由英国国家癌症研究所淋巴瘤临床研究组执行。入组 1080 例初治 DLBCL 患者，分别接受 8 周期 RCHOP-21 方案或 6 周期 RCHOP-14 方案联合 rituximab 2 周期化疗。52% 患者年龄 ≥60 岁。该研究发现，两组间在 OS、PFS 以及 RR 方面均无显著差别。亚组分析，老年组（≥60 岁）、高危组（IPI）以及预测因素（MIB1 和 ABC）均未证实 RCHOP-14 和 RCHOP-21 之间的区别。而 RCHOP-14 的血小板减少发生率明显高于 RCHOP21 方案。基于这样的临床研究结论，RCHOP-21 仍然是老年（≥60 岁）和年轻低危 DLBCL 患者的标准治疗方案。对于年轻高危 DLBCL 患者，RCHOP-21 联合 ASCT 是标准策略。

2.4 一线化疗方案

一线推荐方案有 CHOP、CEOP、R-CHOP、R-CEOP；一线可选择方案有双周 CHOP/R-CHOP，及剂量调整的 R-EPOCH。

3 维持治疗

关于一线化疗结束后，采用利妥昔单抗维持治疗，DLBCL 患者是否可获得生存益处是临床肿瘤专家长期关注的问题。

2006 年公布的 ECOG4494/CALGB9793 研究对这一问题进行了回答。该研究主要针对诱导化疗或维持治疗失败的 DLBCL 患者。入组患

表 21-2　DLBCL 一线化疗方案

方案名称	药物	剂量	使用方法	使用时间	周期
R-CHOP	CTX	750 mg/m²	iv	d1	3 周重复
	ADM 或	40~50 mg/m²	iv	d1	
	EPI	60~70mg/m²	iv	d1	
	THP	60mg/m²	iv	d1	
	VCR▲	1.4 mg/m²	iv	d1	
	PND	100mg	po	d1~5	
	Rituximab	375mg/m²	iv	1	
	注：▲max 2mg，年龄≥70 岁者建议用量 1mg。				
R-EPOCH	Rituximab	375mg/m²	iv	d1	3 周重复
	ADM	15mg/m²	civ	2~4	
	VP-16	65mg/m²	civ	2~4	
	VCR	0.5mg	iv	2~4	
	CTX	750mg/m²	iv	5	
	Pred	60mg/m²	po	1~4	

者均为年龄≥60 岁未经治疗的 DLBCL 患者，排除滤泡性淋巴瘤转化型、中枢神经受侵以及 HIV 感染患者。接受 6~8 周期 R-CHOP 或 CHOP 方案化疗后，获得 CR/PR 患者接受利妥昔单抗维持或观察。该研究证实，对于诱导化疗采用 CHOP 方案患者，接受利妥昔单抗维持可以带来生存益处，2 年 FFS 达到 74%。但是对于采用 RCHOP 诱导化疗获得缓解的患者，接美罗华维持治疗并未带来生存获益，单纯 RCHOP 化疗 2 年 FFS 为 77%，而 RCHOP+美罗华维持治疗的 2 年 FFS 仅为 79%，未显著提高。而且，无论是诱导化疗还是维持治疗，总生存并无显著差异。

MabThera International Trial（MInT）针对年轻 DLBCL 患者（年龄<60 岁），采用美罗华联合化疗，研究发现可以显著改善 3 年 EFS 和 OS。

通过 GELA 研究、ECOG4944/CALGB9793 以及 MInT 研究证实，无论年轻或老年 DLBCL 患者，采用美罗华联合化疗，可以显著改善生存。

4　二线治疗

二线治疗主要包括提高化疗剂量、联合分子靶向治疗及造血干细胞移植。

4.1　二线方案

二线方案有 MINE±R、DHAP±R、ICE±R、GDP±R、Gemox±R。

4.2　提高化疗剂量

提高化疗剂量密度的研究首先在晚期乳腺癌的治疗中得到了肯定。德国高度恶性淋巴瘤研究组分别进行了针对年龄 18~60 岁（NHL-B1）和 61~75 岁（NHL-B₂）的侵袭性淋巴瘤的两项提高化疗剂量密度的研究。

NHL-B1 研究，入选了 710 例低危及低到中危的侵袭性淋巴瘤患者，其中 59.8%为 DLBCL。

患者随机接受 CHOP-21、CHOP-14、CHOPE-21 和 CHOPE-14 化疗，有大肿块的患者给予局部放疗 36Gy。

CHOP 方案为标准剂量；CHOPE 方案为 CHOP+VP-16 100 mg/m²，d1~3 天；CHOP-21 和 CHOPE-21 每 3 周重复；CHOP-14 和 CHOPE-14 每 2 周重复，第 4~13 天予 G-CSF 支持。

中位随访 58 个月的结果显示，无论 2 周还是 3 周方案，在 CHOP 基础上增加 VP-16 可延长患者的 EFS（$P=0.004$），这种改善同时存在于 I / II 期和Ⅲ/Ⅳ的患者，但未延长患者的总生存。将化疗间隔缩短至 2 周，未显著改善患者的 EFS，但总生存有明显提高。

表 21-3 DLBCL 二线化疗方案

方案名称	药物	剂量	使用方法	使用时间	周期
MINE	MIT	8mg/m²	ivd	d1	3 周重复
	IFO	1333mg/m²	ivd	d1~3	
	VP-16	65mg/m²	iv	d1~3	
DHAP	DXM	40mg	iv	d1~4	3 周重复
	Ara-C	2000mg/m²	ivd,q12h,2 次	d2	
	DDP	25mg/m²	ivd	d1~4	
ICE	IFO	5000g/m²	civd,24h	d2	3 周重复
	CBP	AUC=5	ivd	d2	
	VP-16	65mg/m²	civ	d1~3	
GDP	Gem	1000mg/m²	ivd	d1, 8	3 周重复
	DXM	40mg	po	d1~4	
	DDP	75mg/m²	ivd	d1	
Gemox	Gem	1000mg/m²	ivd	d1	3 周重复
	L-OHP	100mg/m²	ivd	d1	
ESHAP	VP-16	40mg/m²	ivd	d1~4	3 周重复
	甲强龙	500mg	iv	d1~5	
	Ara-C	2000mg/m²	ivd	d5	
	DDP	25mg/m²	ivd	d1~4	

对于年轻预后好的 DLBCL 患者，CHOPE 比 CHOP 提高了 12% 的 5 年 EFS，但 2 周方案仅比 3 周方案提高 5.8% 的 OS。

NHL-B2 研究[32] 入选了 689 例老年侵袭性淋巴瘤患者，DLBCL 占 71%。化疗前予 VCR1mg，prednisone100mg，第 5~7 天，以改善患者一般情况。随机接受的化疗方案同 NHL-B1。CHOP-21、CHOP-14 和 CHOPE-21 的实际剂量强度均超过 90%，而 CHOPE-14 组仅为 83%。随访 58 个月的结果显示，CHOP-21、CHOP-14、CHOPE-21 和 CHOPE-14 组患者的 CR 率分别是：60.1%、76.1%、70.0% 和 71.6%，CHOP-14 和 CHOPE-14CR 率统计学显示明显优于 CHOP-21。4 组患者 5 年 EFS 和 5 年 OS 分别为 32.5% 和 40.5%、43.8% 和 53.3%、41.1% 和 45.8%、40.2% 和 49.8%。仅 CHOP-14，而非 CHOPE-21 和 CHOPE-14，EFS 和 OS 优于 CHOP-21。

NHL-B2 研究结果表明，无论 EFS 还是 OS，CHOP-14 均优于 CHOP-21。由于老年患者不能耐受 CHOEP-14 的毒性，实际完成的剂量强度不足。而在 G-CSF 的支持下，CHOP-14 的血液学毒性可以耐受，目前已成为老年 DLBCL 治疗的新标准。

5 复发DLBCL的解救化疗

21%~43% 接受 R-CHOP 方案和 41%~62% 接受 CHOP 方案治疗的 DLBCL 患者，在随后的 2~3 年内出现疾病进展或复发。

多数研究采用自体干细胞移植解救下的大剂量化疗治疗复发 DLBCL，其中最著名的研究是 PARMA trial。较之传统化疗，自体干细胞移植支持下的大剂量化疗可显著改善 EFS（46% vs12%）和 OS（53%vs32%）。

复发 DLBCL 的诱导化疗方案众多，尚无标准方案推荐。目前常用的 DLBCL 解救化疗方案包括 DICE、ICE、MINE、DHAP、ESHAP、GDP 及 GEMOX 等。DICE（地塞米松+异环磷酰胺+顺铂+依托泊苷）解救治疗复发或难治性 NHL 的有效率为 73%~77%，CR 率为 27%~41%；ICE 方案的有效率为 59%~68%；MINE（美司钠+异环磷酰胺+米托蒽醌+依托泊苷）方案的有效率为 48%~73%，CR 率为 21%~56%；DHAP（地塞米松+大剂量阿糖胞苷+顺铂）方案的有效率为 48%~59%，CR 率为 27%~41%；ESHAP 方案的有效率为 64%，CR 率为 37%，中位生存期为 14 个月，3 年生存率为 31%。

著名的荷兰 HOVON 研究采用 R+DHAP，较之传统 DHAP 方案，近期疗效从 54% 提高至 74%，可以显著改善 2 年 PFS（52%vs31%），但 OS 改善并不显著。值得注意的是，该研究中，多数患者初治采用 CHOP 样方案治疗，只有一小部分患者接受了含利妥昔单抗的方案治疗。现有临床研究发现，美罗华的疗效与其联合的二线化疗方案密切相关。此外，对于一线接受 R-CHOP 样方案治疗患者，复发进展后，临床呈现更加侵袭性的过程。

对于含利妥昔单抗的诱导方案治疗后复发或进展的 DLBCL 患者，二线治疗再联合美罗华是否会提高疗效，可从 2008 年公布的一项西班牙 GEL/TAMO 研究结果中了解。该研究采用 R-ESHAP 治疗复发或难治性 DLBCL，56% 的入组患者在诱导治疗阶段，采用含利妥昔单抗的化疗；研究将诱导化疗后患者依据疗效分为 4 种类型，即部分缓解型（指一线化疗结束后仍获得部分缓解的患者）、原发难治型（指一线治疗无效或进展患者）、早期复发型（指一线治疗后取得完全缓解，但持续时间不足 1 年患者）、及复发型（指一线治疗获得完全缓解达到 1 年的患者）。对于原发难治性 DLBCL，二线 R-ESHAP 的 CR 和 RR 仅为 8% 和 33%；部分缓解患者，CR 和 RR 为 41% 和 86%；而复发患者，CR 和 RR 为 50% 和 70%。采用含美罗华的诱导化疗的复发患者，3 年 PFS 和 OS 分别为 17% 和 38%；而一线未接受美罗华治疗的复发患者的 PFS 和 OS 为 57% 和 67%。

因此，未来针对复发 DLBCL 的治疗，包括如何克服利妥昔耐药的研究。

2009 年，公布了一项前瞻性、Ⅲ期、多中心的关于复发 DLBCL 的二线化疗的对比研究，该研究证实，在 RR、3 年 EFS 和 OS 方面，DICE 和 DHAP 无显著差异，影响二线治疗 OS 的主要不良因素，包括复发时间不足 12 个月（3 年 OS 为 39%vs64%）、IPI≥2（32%vs62%）和一线是否接受美罗华治疗（40%vs66%）。

6 分子靶向治疗

局限期 DLBCL 是可望获得治愈的恶性肿瘤，一旦确诊应准确分期，评价预后不良因素，选择规范的综合治疗方案。对于播散性 DLBCL，分子靶向治疗的问世是一个突破性的进展。

CORAL 研究提示我们，诱导 R-CHOP 方案治疗提高了 DLBCL 的治愈率，部分复发的年轻患者接受 ASCT 支持下的 HDCT 可提高生存率。然而对于那些一线 R-CHOP 治疗后复发，具有高危预后因素患者，二线治疗疗效仍然很低。

因此，对于接受 R-CHOP 诱导化疗后早期复发（复发时间不足 12 个月）伴有高危因素（IPI≥2、一线接受美罗华治疗）的患者，急需新的治疗药物和策略。这些药物包括，来那度胺、SGN-40、贝伐单抗、Syk 抑制剂、enzastaurin（口服丝-苏氨酸蛋白激酶抑制剂）、组蛋白去乙酰化酶抑制剂、硼替佐米、mTOR 抑制剂和 antisurvivin 等。

据国内的研究显示，中国 Non-GCB 型患者的比例多于西方国家，约占 70%，而 Non-GCB 型患者可以更多地从免疫化疗中获益。同时，临床研究表明，中国有众多的乙肝患者，免疫靶向治疗可能导致乙肝病毒的再激活，故需给予抗病毒预防性治疗。

为提高 DLBCL 的疗效，临床上常应用化疗合并分子靶向治疗。临床研究发现，GCB 型和 Non-GCB 型患者对化疗合并分子靶向治疗具有不同的反应，尤其是对于预后差的 Non-GCB 型，二者联合可显著改善患者的生存。

6.1 Enzastaurin 与 Syk inhibitor

在 DLBCL 中，通过 GEP 和免疫组化可检测到蛋白激酶 C 表达，一项多中心 Ⅱ 期研究采用丝-苏氨酸蛋白激酶抑制剂 enzastaurin 针对蛋白激酶 C（PKCβ）治疗，在 4 例复发难治 DLBCL 患者中，3 例获得完全缓解，PFS 达到 20 个月。

脾酪氨酸激酶抑制剂（Syk inhibitor）针对介导细胞生长的 B 细胞受体 BCR 的治疗，可诱导肿瘤细胞凋亡。现有研究证实，在 ABC 型 DLBCL 的细胞生长过程中，BCR 至关重要，

B 细胞受体介导的通路可抑制 enzastaurin 和脾酪氨酸激酶的活性。BCR 的长期激活也是部分活化 B 细胞型 DLBCL 的重要致病因素，这些 ABC 型 DLBCL 并无 NF-κB 通路的激活，采用脾酪氨酸激酶抑制剂（Syk inhibitor）可以取得较好疗效。

6.2 利妥昔单抗

美罗华（Rituximab，利妥昔单抗）是一种具有鼠抗 CD20 变异区域的人类 IgG1 Kappa 抗体。临床 Ⅱ 期研究证明，中高度恶性 B 细胞淋巴瘤首次复发或第二次复发单用美罗华的总有效率为 32%。抗 CD20 的单克隆抗体利妥昔单抗联合 CHOP 治疗 DLBCL 的临床研究显示了比单纯 CHOP 治疗在生存期方面的优势。

Farinha 等[32] 分析了 R-CHOP 和 CHOP 对 GCB 型和 Non-GCB 型患者疗效的差异；联合利妥昔单抗可增加对 Non-GCB 疗效[33]。Nyman 等进行了一项历史对照的回顾性研究。研究入选了 90 例 R-CHOP 样方案治疗患者和 104 例既往接受化疗的患者作为对照。随访 27 个月，R-CHOP 治疗患者 OS 为 76%，GCB 型为 77%，而 Non-GCB 型为 76%；历史对照化疗患者 OS 为 57%，GCB 型为 70%，而 Non-GCB 型为 47%。2007 年 ASCO 发表的另一项历史对照研究表明，无论 GCB 型或 Non-GCB 型，R-CHOP 比 CHOP 均能提高 OS。由此可见，Non-GCB 型患者能够更多地从分子靶向治疗中获益。

侵袭性 NHL 高发年龄为 60 岁，占全部患者的 50%，80% 为 DLBCL。CHOP 是年轻侵袭性 NHL 的标准化疗方案，但足量的 CHOP 方案化疗在老年患者可产生较大的毒性，然而老年 DLBCL 应用较低剂量 CHOP 方案化疗则疗效差，完全缓解率仅为 40%，3 年无病生存率和总生存率分别为 30% 和 35%~40%[34]；而 R-CHOP 方案治疗结果大为改观，ORR 达 94%[35]，中位持续反应时间（DR）26 个月。

法国 GELA 的一项随机对照研究表明，老年 DLBCL 应用 CHOP 方案加美罗华的疗效优于单纯化疗。既往未治的 Ⅱ~Ⅳ 期老年 DLBCL，年龄 60~80 岁，一般状态评分（ECOG）0~2 分，有严重心脏或神经系统疾病而不能耐受阿霉素和 VCR 的患者除外。399 例接受随机分组

研究，R-CHOP 的近期疗效、无复发生存率和总生存率均优于 CHOP 方案，5 年 EFS 分别为 47% 和 29%，5 年 PFS 分别为 54% 和 30%，5 年 DFS 分别为 66% 和 45%，5 年总生存率分别为 58% 和 45%，两组毒性无显著差别。分层分析显示，Bcl-2 阳性表达患者，R-CHOP 方案显著优于 CHOP，中位随诊时间 2 年的总生存率分别为 67% 和 48%，无事件生存率分别为 58% 和 32%，而 Bcl-2 阴性的两组的总生存率分别为 72% 和 67%，无事件生存率分别为 60% 和 40%（$P>0.05$）。

对于 HBsAg、HBeAg、anti-HBc 和 HBV DNA 负荷阳性的患者，接受利妥昔单抗和化疗时，应预防性应用拉米夫定；或化疗期间密切监测乙肝病毒负荷的变化，一旦病毒负荷升高立即治疗性给予拉米夫定。临床研究表明，乙肝病毒携带的淋巴瘤患者，在开始化疗前预防性给予拉米夫定治疗，并持续给药至化疗全程结束后，能够明显减少乙肝病毒再激活[36]。Lau 等[37] 发表的小样本的临床试验中，随机比较了化疗同时预防性给予拉米夫定或乙肝病毒负荷增加后治疗性给予拉米夫定两组患者，两者 HBV 再激活比例分别为 0 和 53%，急性肝炎发生率发表为 0 和 47%，显示了预防性治疗的优势。值得注意的是，应用拉米夫定治疗乙肝 1 年后 32% 患者产生耐药性病毒突变。预防性治疗还可考虑新一代的抗病毒药物阿德福韦或恩替卡韦。

6.3 依帕珠单抗

抗 CD22 单克隆抗体-依帕珠单抗（epratuzumab，ER）单药和联合应用均有一定的疗效，2008 年 Micallef 等报道了 ER-CHOP 一线治疗 DLBCL 的 Ⅱ 期多中心临床研究。78 例 CD20 和 CD22 阳性患者采用常规 3 周 R-CHOP 方案联合 epratuzumab（360mg/m²）方案治疗的 OR 达 95%，其中 CR62%；1 年的无事件生存率（EFS）85%。主要血液毒性为粒细胞减少或血小板缺乏，非血液毒性与 R-CHOP 方案相似。该研究表明，ER-CHOP 方案一线治疗 DLBCL 较好，目前其治疗 NHL 的 Ⅲ 期临床研究正在进行中。

6.4 贝伐珠单抗

值得注意的是，2010 年 ASH 会议上，Alison 等报道西南肿瘤协作组 S0515 研究结果发现，尽管初治 DLBCL 组织标本高表达 VEGF 及 VEGFR，但 bevacizumab+R-CHOP 比 R-CHOP 并没有显著提高患者的 PFS，且 bevacizumab 与蒽环类联合应用明显提高了心血管事件的发生率。

6.5 硼替佐米

硼替佐米（bortezomib）是蛋白酶体抑制剂，对多发性骨髓瘤和套细胞淋巴瘤均有效，可增敏化疗并提高疗效。

在多数 ABC 型 DLBCL 和 PMBL 患者，NF-κB（抗凋亡因子-kappaB）通路的激活是其主要致病机制，该通路的激活是化疗抗拒的原因之一。蛋白酶体抑制剂硼替佐米通过阻断 IκBα 降解，从而抑制 NF-κB 通路的激活。

现有研究已经证实，DLBCL 分为 3 种亚型，GCB、ABC 和 PMB，其中活化 B 细胞型（ABC）的癌细胞起源于后生发中心细胞。GEP 发现，ABC 型 DLBCL 的癌基因 SPIB 扩增，抑癌基因 INK4a/ARF 缺失，FOXP1 上调引起 trisomy-3；GCB 型 DLBCL 的癌基因 mir-17-92 扩增，抑癌基因 PTEN 缺失；多数 ABC 型的 NF-κB（抗凋亡因子-kappaB）通路不断激活，引起信号串联通路的 CARD11、Bcl10 和 MALT1 表达上调，最终导致 IκB 激酶的激活。NF-κB（抗凋亡因子-kappaB）通路的抗凋亡效应是细胞毒类化疗抗拒的原因之一。

因此，接受 CHOP 样方案化疗的 ABC 型 DLBCL 的生存明显低于 GCB 型。

2007 年，ASCO 会议 J.P.Leonard 等报告 40 例初治 DLBCL 患者，接受 CHOP-21+rituximab 联合 bortezomib 治疗，剂量分别为 0.7mg/m^2、1.0mg/m^2 或 1.3mg/m^2 疗程 d1、d4 使用；患者的中位年龄为 58 岁，Ⅲ/Ⅳ 期的患者占到 88%，73% 的患者出现 LDH 水平升高，中位随访 21 个月，ITT 人群的 ORR 率为 90%，CR/Cru 率为 68%；可评价患者的 ORR 为 100%，CR/Cru 率为 75%；40 例患者的 2 年 PFS 为 72%；主要毒性反应中，5% 为 3 度外周神经毒性，血液学毒性包括 15% 4 度血小板减少和 15%4 度白细胞减少症，4 例患者（3 例超过 75 岁，均为 IPI 高危患者）在第一次评价之前死亡。

研究结果认为，bortezomib 和 CHOP-R 联合治疗高危的 DLBCL 疗效令人鼓舞，但需注意毒性反应。

2009 年，Kieron 等 [38] 公布的一项多中心研究证实，采用 bortezomib 联合剂量调整的 E-POCH 方案治疗复发难治的 DLBCL 患者（一线接受 CHOP 样方案治疗），在 27 例患者中，ABC-DLBCL 患者的 RR 为 83%，明显高于 GCB-DLBCL 患者的 13%。近一半 ABC-DLBCL 患者（41.5%）获得 CR，而 GCB-DLBCL 组仅有 6.5% 患者获得 CR。ABC-DLBCL 患者的 mOS 显著延长（10.8 个月），而 GCB-DLBCL 组仅为 3.4 个月。

硼替佐米治疗复发难治套细胞淋巴瘤，RR 达到 33%，mTTP6.2 个月、mOS 达到 13.4 个月。

6.6 来那度胺

来那度胺已广泛用于骨髓瘤和骨髓异常增殖综合征患者，一项 Ⅱ 期研究采用来那度胺单药治疗复发难治非霍奇金淋巴瘤，入组患者口服来那度胺 25mg/d，d1~21，每 28d 为 1 周期，共 52 周。RR 为 35%，CR 为 12%，mTTF 为 6.2 个月，mPFS 为 4 个月。该研究认为，来那度胺可用于复发难治非霍奇金淋巴瘤的治疗。进一步研究采用来那度胺联合 R-CHOP 用于 DLBCL 的一线治疗，研究正在进行中。

7 放射治疗

1980 年以前，局限期 DLBCL 的标准治疗为剖腹手术后扩大的淋巴结区域放疗，Ⅰ期、Ⅱ期患者的 5 年生存率分别为 50% 和 20%。因此，早期 DLBCL 即使不能或不适合接受化疗，仍然可能通过放疗得到根治。但随着化学药物的发展和大家对疾病认识的不断深入，局限期 DLBCL 的标准治疗已发展为化疗后受累野放疗的综合治疗，这一标准治疗模式是基于多项Ⅲ期临床研究（SWOG8736、ECOG 1484、LNH-93-1 和 LNH-93-4）和大宗病例回顾性分析的结果而确立的。

2010 年 NCCN 的指南推荐，DLBCL 放疗的适应证包括：①Ⅰ、Ⅱ期非巨块型（<10cm），且已接受 3 个周期或 6~8 周期化疗后患者；②Ⅰ、Ⅱ期巨块型（≥10 cm）；③Ⅰ、Ⅱ期不能耐受化疗者；④Ⅲ、Ⅳ期化疗后达部分缓解

（PR）者；⑤Ⅲ、Ⅳ期大肿块化疗后达CR者；⑥姑息减症治疗。

DLBCL放疗的局部控制率为93%~98%。2003年Nieder等综合分析已发表的弥漫性大细胞淋巴瘤的文章，在综合治疗的前提下，放射治疗剂量建议如下：原发肿瘤小于3.5 cm（或6 cm）、化疗后达到CR，照射剂量为30~36 Gy；3.5~6 cm的肿瘤给予36Gy；7~10 cm 40Gy；>10 cm不超过45Gy。化疗后未达CR患者，照射剂量仍不明确，多采用50Gy照射。

8 免疫放射治疗

免疫放射治疗（RIT）是一种毒性较低的治疗手段，有研究提示DLBCL患者早期加[131]I托西莫单抗（tositumomab）可能优于后期巩固或维持治疗；R-CHOP+RIT可能提高老年高危DLBCL远期疗效。

9 干细胞移植

CHOP虽然是侵袭性晚期NHL的标准化疗方案，但高危患者采用CHOP方案化疗的预后仍然很差。大部分随机对照研究认为，高剂量化疗加骨髓移植作为侵袭性NHL的首程治疗和常规化疗比较，未能提高生存率。但是，侵袭性NHL化疗后复发，高剂量化疗加骨髓移植挽救治疗能提高其生存率。

研究表明，自体外周血干细胞移植的疗效与自体骨髓移植相当或更佳。含利妥昔单抗的化疗方案联合干细胞移植下HDCT安全性和疗效在研究中得到证实。在CORAL研究中，206例复发/难治性DLBCL患者在R-ICE/R-DHAP解救化疗后接受自体造血干细胞移植支持下HDCT，结果显示3年PFS率为53%。

自体干细胞移植解救下的大剂量化疗在DLBCL的一线治疗地位，长期存在争议。2008年，公布了一项Meta分析结论，包括15个随机对照研究，共有3079例侵袭性非霍奇金淋巴瘤患者。分别接受一线传统化疗或大剂量化疗，大剂量化疗组具有更高的CR，但在EFS和OS方面，组间无显著差异。因此，当前国际不主张一线治疗采用自体干细胞移植解救下的大剂量化疗。

2011年美国临床肿瘤学会（ASCO）年会公布了3项HDCT一线治疗侵袭性淋巴瘤或DLBCL的Ⅲ期随机对照临床研究结果。

SWOG9704的研究对象，包括≤65岁的中危或高危侵袭性淋巴瘤患者，其接受CHOP±R化疗5个周期后，随机完成共8个周期CHOP±R或1个周期CHOP±R后接受自体造血干细胞移植治疗，2年PFS率分别为56%和69%（P=0.005），2年生存率分别为71%和74%（P=0.16）。此外，德国DSHNHL的研究显示，与常规剂量化学免疫治疗（R-CHOEP-14）×8相比，大剂量化学免疫治疗（R-Mega CHOEP-14）×4联合自体造血干细胞移植不能改善高危侵袭性B细胞性NHL的生存，3年EFS率分别为69.5%和61.4%（P=0.14），3年生存率分别为84.6%和77.0%（P=0.081）。而在GOELAMS 075研究中，DLBCL患者随机接受R-CHOP-14或R-HDCT治疗，3年EFS率分别为56%和41%（P=0.03），3年生存率分别为85%和82%。因此，尽管SWOG9704显示自体造血干细胞移植能改善中危/高危患者的PFS，但与DSHNHL和GOELAMS研究相似，不能改善OS。

10 中枢神经系统复发的预防与治疗

10.1 预防治疗的争议

对于临床上最常见的NHL亚型，DLBCL患者CNS复发较为罕见，发生率约为2.2%，因此，一般不主张给予CNS预防。

然而，2002年的一项研究发现，DLBCL患者若同时存在4项或以上的危险因素，其中25%在5年内会出现CNS复发，危险因素如下：①LDH升高；②血清蛋白<35g/L；③年龄小于60岁；④腹膜后淋巴结侵犯；⑤结外病灶多于1个。2007年Boehme等将"B"症状、结外病灶多于1个以及LDH水平升高3项指标作为预测因子，同时具备这3项特征的DLBCL患者，有25%在两年内会出现复发。

目前，对于这部分高危病人是否应使用中枢预防尚无定论，因其会严重影响患者的生活质量，甚至会引发蛛网膜炎和白质脑病等严重并发症，所以必须要权衡利弊，设法认清那些真正能从CNS预防中获益的患者，但是至今为止，尚没有有效的指标去将这些患者筛选出来，而前瞻性研究所列举的危险因素（如LDH、结外病灶、B 症状等）可能对 CNS 复发有一定的预测作用，但是暂时还未被完全接受，现今较为公认的原则是当病变累及鼻副窦、睾丸、眼眶、骨髓、骨、乳房或血液，应考虑启用 CNS 预防。

10.2 预防治疗方法

DLBCL 的 CNS 复发预后差，中位生存期 8~18 个月，尚无标准的治疗方案。临床治疗既要控制全身病变，又要积极处理中枢神经系统的受累病变，因此，治疗难度比原发中枢神经系统 NHL 高。治疗仍考虑全身化疗，大剂量 MTX 仍为治疗的最有效单物，结合鞘内注射 MTX、Ara-C 等治疗，根据具体情况兼顾全身复发病变的控制。

10.2.1 联合分子靶向治疗

在第 35 届欧洲临床肿瘤学会（ESMO）年会上，加拿大研究者 Mahrous 报告的一项对照研究显示，中枢神经预防联合含利妥昔单抗的生物化疗方案，可能会降低高危 DLBCL 患者中枢神经（CNS）复发的发生率。

根据新加坡国立癌症研究中心的临床研究资料，将 465 例 DLBCL 患者随机分两组，一组接受 R-CHOP 方案治疗，另外一组接受 CHOP 方案，结果表明两组间在 CNS 复发率上并无显著差异；而另一项来自德国的临床研究表明，对比 CHOP 方案，R-CHOP 能显著降低 CNS 复发的风险。因此，利妥昔单抗能否降低 DLBCL 患者 CNS 复发风险仍存在争议。

10.2.2 鞘内注射或侧脑室（ommaya reservoir）注射

有报告通过侧脑室（ommaya reservoir）注射脂质体阿糖胞苷、MTX、地塞米松等，疗效可以进一步提高。2006 年美国血液学会（ASH）会议亦报道 31 例 SCNSL 和 1 例 PCNSL 患者通过鞘内注射或 Ommaya reservoir 注射接受脂质体阿糖胞苷治疗，25 例患者（78%）获得细胞学缓解。

第 10 节 预后

弥漫大 B 细胞淋巴瘤病程进展迅速，若不予以积极治疗，中位生存期不足 1 年；但部分患者可治愈，治疗后 CR 率达 67% 左右，5 年生存率约为 44%。

1 风险分组与疗效

众多临床研究表明，不同的危险性分组，其化疗 CR 率和 5 年生存率明显具有差异，低危组 87% 和 73%，低到中危组 67% 和 51%，中到高危组 55% 和 43%，高危组 44% 和 26%。

尽管联合化疗能使 40%~50% 的 DLBCL 患者达到持续缓解，但仍有许多的患者不能缓解或缓解后复发。

1993 年公布的国际预后指数（IPI）是评估 DLBCL 预后的主要临床工具，至今仍为临床广泛应用。

表 21-4　风险分组与疗效

风险分组	风险因素	完全缓解率（%）	5 年无复发生存（%）	5 年总生存率（%）
国际预后指数（IPI）				
低危组	0~1	87	70	73
低中危险组	2	67	50	51
高中危险组	3	55	49	43
高危组	4~5	44	40	26
年龄调整 IPI（≤60）				
低危组	0	92	86	83
低中危险组	1	78	66	69
高中危险组	2	57	53	46
高危组	3	46	58	32

表 21-5　更新国际预后指数

风险分组	风险因子	4 年无进展生存率（%）	4 年总生存率（%）
很好	0	94	94
好	1,2	80	79
差	3-5	53	55

2　疗效判断方法

PET 检查可以判断 DLBCL 的治疗疗效，自 2007 年开始，国际淋巴瘤工作组即采用 PET 检查作为改良的疗效评定手段。

治疗前 PET 检查可判断病灶范围；完成治疗后 6~8 周，采用 PET 检查可评价临床 CR 是否准确。部分研究证实，化疗 1~4 周期后，采用 PET-CT 检查可预测疗效。

Spaepen 和同事研究，对于 70 例侵袭性非霍奇金淋巴瘤患者，接受 3~4 周期含蒽环类药物化疗后，采用 PET-CT 检查，对于 37 例检查阴性患者中，31 例获得临床长期 CR。该研究证实，治疗中期 PET-CT 检查可准确预测 PFS 和 OS。

Dupuis 和同事，采用 CHOP 或 CHOP 样方案化疗联合利妥昔单抗治疗 DLBCL 患者，在 2~4 周期化疗后，接受 PET-CT 检查，研究发现，对于 PET 检查阳性患者 5 年 EFS 仅为 36%，而 PET 检查阴性患者 5 年 EFS 为 80%。

针对 PET 检查假阳性对预后判断的影响，Memorial Sloan Kettering 癌症中心，采用 RCHOP 方案治疗 98 例 DLBCL 患者，4 周期化疗后接受 PET 检查，59 例 PET 检查阴性患者中，51 例 PFS 超过 44 个月，38 例 PET 检查阳性患者，接受再次活检，发现其中 33 例活检阴性。

上述研究证实，治疗中期（4 周期化疗后）PET 检查阴性具有明显的预后价值。对于治疗中期 PET 检查阳性患者，需要进一步活检明确分期。采用早中期功能影像评价，可更加准确预测疗效，可以早发现对于化疗不敏感的耐药细胞株。中期评价阴性患者的复发率不足 16%，而阳性患者的复发率为 87%~100%。

3　预后因素

影响弥漫性大 B 细胞淋巴瘤预后的因素众多，除国际预后指数外，大肿块（5~10cm）亦是影响预后和局部控制率的重要因素；一些生物分子表达的多少亦明显影响其预后。

3.1　基因亚型与预后

3.1.1　GCB 与 non-GCB

弥漫性大 B 细胞淋巴瘤在形态学和临床表现方面的异质性已得到广泛认识。然而针对不同亚型采取相应的治疗仍是临床难题。

国际白血病和淋巴瘤分子检测计划组，采用 DNA 微序列技术研究与 DLBCL 的生物学行为和预后相关的蛋白因子，将 DLBCL 分为两类，一类具有与正常生发中心 B 细胞表达相似的基因序列，称为生发中心 B 细胞型（GCB）；另一类表达与活化 B 细胞相似的基因序列，称为活化 B 细胞型（ABC）。

GCB 型 DLBCL 生存优于 ABC 型，5 年生存率分别为 60% 和 35%。

第三类具有独特分子表型的 DLBCL 是原发纵隔的弥漫性大 B 细胞淋巴瘤（PMBL），该型的部分基因表型与经典霍奇金淋巴瘤相似。

Bcl-2 易位常见于生发中心型 DLBCL，而 Bcl-6 易位也常见于生发中心 B 细胞型（GCB）DLBCL。DNA 阵列分析和免疫组化均证明了 Bcl-6 和 CD-10 阳性（生发中心型）是预后好的因素，而 Bcl-2 表达是预后不良因素。

DLBCL 的生发中心亚型预后明显优于激活 B 细胞亚型。儿童 DLBCL 大部分为生发中心型（GCB，80%）和中心母细胞形态学变异型为主，缺乏 t（14；18），而成人 DLBCL 只有 50% 为生发中心型，因此，儿童 DLBCL 的预后优于成人 DLBCL。相反，颅内原发 DLBCL 绝大部分为激活 B 细胞型，预后差。

基因表达谱研究证实，在 ABC 和 PMBL 经常出现 NF-κB 途径激活。但两者途径激活存在不同分子机制，如在 PMBL 中，染色体 2P14-16 区域常常出现 cREL 基因表达，该基因主要调控 B 细胞增殖和生长；在 ABC 亚型，出现

CARD11 表达，引发下游 NF-κB 途径激活。

由于基因表达谱技术（GEP）尚未被临床检测部门广泛采用，目前仍以免疫组化技术作为 DLBCL 分类的主要手段。Hans 于 2004 年提出根据 CD20、CD10、Bcl-6 和 MUM1 表达情况判断生发中心型（GCB）或非生发中心型（non-GCB），该检测与 GEP 比较，准确率达到 86%。

2009 年，William 等在上述研究基础上，纳入 GCET1（生发中心 B 细胞转录因子）和 FOXP1 作为预后因子，进一步使预后的准确率达到 93%（与 GEP 检测比较）。

现有临床研究已经证实，GCB 和 non-GCB 亚型的 DLBCL 接受 R-CHOP 方案治疗，在 EFS 和 OS 方面有显著差异，3 年 OS 分别为 87% 和 44%。然而在 2008 年 WHO 关于淋巴瘤的第 4 版分类仍未将其纳入。原因是临床尚未将 GEP 技术广泛应用，现有免疫组化检测与 GEP 检测比较，在准确率方面仍存在不足；对于新的亚型，尚无靶向性的治疗策略。

3.1.2 其他

与 DLBCL 的生存预后相关因子还包括抗凋亡蛋白，如 Bcl-2、Bcl-6（生发中心分子标志）、Myc（一种原癌基因的转录因子）。这些抗凋亡蛋白与其他因素，如 GCB、ABC 亚型以及 PET 中期检查均可作为 DLBCL 的预后预测因子。

应用寡核苷酸阵列分析技术分析弥漫性 B 细胞淋巴瘤的基因图谱，可将 DLBCL 分为两个预后不同的群体，即 B 细胞受体调节信号、苏氨酸/丝氨酸磷酸化途径和凋亡相关基因高表达与低表达两组，高表达组患者预后不良。

Lossos 等应用 RT-PCR 检测 66 例 DLBCL 中 36 个基因的表达，发现 LMO2、Bcl-6、FN1、CCND2、SCYA3 和 Bcl-2 等 6 个基因是重要的预后因素。

3.2 p53 基因

p53 基因是肿瘤抑制基因，编码与细胞周期停止、细胞凋亡及 DNA 修复有关的蛋白。关于 p53 基因突变对淋巴瘤预后的影响却是矛盾的 [39]。Leroy 等报道 69 例 DLBCL，16 例（23%）有 p53 突变，有 p53 突变和无 p53 突变的 6 年生存率分别为 44% 和 79%（P=0.01）。另有研究显示，DLBCL 患者 p53 基因的阳性表达明显高于反应增生的淋巴结，恶性程度高的 non-GCB 中 p53 基因阳性表达明显高于恶性程度相对较低的 GCB 类型，提示突变性 p53 基因促进肿瘤细胞增殖，在肿瘤的发生发展中起一定的作用，检测 p53 基因蛋白有助于 DLBCL 恶性程度及预后的判断 [40]。但有研究称仅 15%~20% 的侵袭性淋巴瘤中发生突变并伴随不良预后 [41]。

3.3 p16

肿瘤抑制基因 p16，编码周期素依赖蛋白激酶抑制剂，对细胞周期的 G1 期的调节非常重要。在人类癌症中，p16 经常被纯合子缺失、点突变或它本身启动子区的甲基化灭活。有报道称，在 DLBCL 中有 27%~56% 的案例发现 p16 的超甲基化；另外发现，p16 的超甲基化与 OS 及 DFS 的减少有关。p16 的超甲基化在 IPI 中高危险组和高危组中是不良预后因子。

3.4 VHL

VHL 基因位于 3p25 染色体上，是最初独立出来并被确定的抑癌基因，VHL 基因诱发视网膜血管病、血管细胞瘤、胰腺肿瘤、嗜铬细胞瘤及多发双侧透明细胞癌的发生。

VHL 基因在包括淋巴细胞和巨噬细胞等多种人类组织中表达，VHL 基因的异常超甲基化主要在肾癌及其他多种癌中被发现，在淋巴样的恶性肿瘤中 VHL 超甲基化并未被大量研究。有报道，44% 的 DLBCL 案例中检测到 VHL 超甲基化，但在非恶性淋巴样样本中并未检测到，

表 21-6　弥漫性大 B 细胞淋巴瘤生发中心型和活化 B 细胞型的生存分析

分子亚型	免疫表型			5 年 EFS (%)	5 年 OS (%)
	CD10	Bcl-6	MUM1		
GCB	+（-）	+（-）	-	63	76
Non-GCB	-	-	+	36	34

值得注意的是 VHL 超甲基化和中高级/高 IPI 分数及更差的体力状态有关。VHL 超甲基化在 DLBCL 中常见，可以作为重要的生物学预后因子。

3.5 SHP1

SHP1 基因编码磷酸酪氨酸磷酸酶，这种酶在调节免疫系统细胞分化及激活作用中扮演重要角色，SHP1 基因作为 B 细胞的生长抑制因子，调节免疫球蛋白结合的细胞周期影响，从而需要更多的受体与 B 细胞结合使其激活并增殖。

SHP1 基因活性降低的 B 淋巴细胞从而更有可能增殖并逃避细胞凋亡。SHP1 基因在 B 细胞淋巴瘤超甲基化的高频率，显示了 SHP1 基因沉默是这些疾病起始的重要因素，并且是基因治疗的靶点和诊断、预后的标记因子。

3.6 DAPK

有报道称，在 59%的 DLBCL 患者中观察到 DAPK 启动因子超甲基化。DAPK 死亡相关蛋白激酶和肿瘤坏死因子 TNF-α 及诱导细胞凋亡的 FAS 有关，并且是免疫反应纤维结合素 IFNc 诱导的细胞程序凋亡的重要介质。DAPK 启动因子超甲基化可作为独立的预后因子来预测 DLBCL 患者的整体生存率和无复发生存率。

3.7 Ki-67

Ki-67 在细胞周期的 G1、S、G2 和 M 期中表达，G0 期缺如，M 期水平最高，Ki-67$^+$细胞的比率反映进入细胞周期的增生细胞比率。

DLBCL 中，增生细胞的比率 30%~100%（中位数 65%）。大多数研究表明，高增殖活性（>60% 或>80%）是预后不良指标。

有研究显示，在 DLBCL 中 Ki-67 蛋白表达提示淋巴瘤细胞有较高的增殖活性，在相同的时间内肿瘤的负荷量较大，预示肿瘤患者病情进展较快，临床治疗较差，生存期较短。

在恶性程度较高的 non-GCB 中 Ki-67 高表达，而在恶性程度相对较低的 GCB 中 Ki-67 低表达相符，提示 Ki-67 的表达与 DLBCL 免疫类型有关。该研究结果还表明，p53 蛋白的表达与 Ki-67 的表达之间呈明显正相关，提示 p53、Ki-67 在 DLBCL 中的发生是相互协调的，共同促进 DLBCL 的形成，故联合检测两指标有助于对 DLBCL 恶性程度和预后的预测，对临床的治

疗也有一定的指导作用[42]。

3.8 CD5

CD5 阳性和 CD5 阴性 DLBCL 比较，结外器官受侵多见、一般状态差、LDH 增高多见、预后差，其生存率明显低于 CD5 阴性 DLBCL。

3.9 CD10

CD10，又称普通型急性淋巴细胞白血病抗原，为一种分子量为 100 000 的糖蛋白，是细胞表面的中性内肽酶，可灭活多种生物活性肽，已被认为是生发中心 B 细胞的分子标志之一；主要表达于未成熟淋巴细胞，在 Burkitt's 淋巴瘤、慢性髓性白血病等造血系统的诊断中具有应用价值。

CD10 过度表达预测价值仍有争议，这与最近研究显示的复杂结果，如生存率的提高、无影响、生存率的降低等有关[43]，这些发现提示只有部分而不是全部的 GC 基因表达和 DLBCL 的预后结果有关。

3.10 CD44

CD44 是细胞表面的糖蛋白，它和 T-细胞激活作用、B 淋巴血细胞生成作用及淋巴细胞对血管内皮和血管外基质的黏附作用有关。在一个早期小型研究中，血清 CD44 水平的增高和低生存率有关。但是这项发现并没有被更大型和更多的研究所确定。

3.11 Bcl-2

Bcl-2 基因是细胞凋亡抑制基因，它通过抑制多种因素引起的细胞凋亡使肿瘤细胞凋亡受阻，在淋巴瘤发病及放化疗敏感性中起重要作用，已经被证实是弥漫大 B 细胞性淋巴瘤预后不好的指标之一[44]。Bcl-2 蛋白阳性表达时肿瘤细胞凋亡受抑，且对化疗不敏感，患者表现为病情进展快、分期晚、对治疗反应差及生存期短，是 DLBCL 具代表性的预后因子[45-47]。

3.12 Survivin

Survivin 作为细胞凋亡抑制因子家族的成员之一，是目前发现的最强的凋亡抑制因子，也是迄今发现的唯一的内源性抑制凋亡终末效应器半胱氨酸蛋白酶 caspase-3 的活性而抑制细胞凋亡的因子，Survivin 通过直接或间接抑制 caspase-3 从而抑制凋亡途径的下游部分而发挥作用，通过抑制肿瘤细胞的凋亡而促进肿瘤发生、发展，增强肿瘤的恶性生物学行为，导致

更差的预后。survinvin 在多种恶性肿瘤如肝癌、肺癌、胰腺癌、前列腺癌及乳腺癌、淋巴瘤等组织中高表达[48]，是一预后不良的指标[49]。

3.13 Bcl-6

Bcl-6 基因是一种参与调节淋巴细胞分化、免疫反应、细胞周期调控等重要功能的调节因子，位于染色体 3q27。在生发中心的形成中起重要作用，表达于滤泡反应的启动，选择性地下调凋亡和分化。Bcl-6 基因在正常 GCB 细胞（中心母细胞及中心细胞）及 50%~70% 的 DLBCL 肿瘤细胞中有表达。

Bcl-6 蛋白表达与 Bcl-6 基因重排与否无关，Bcl-6 蛋白表达的预后意义仍不明确；但部分研究认为，Bcl-6 高表达是 DLBCL 的有利预后因素[50-51]。

Bcl-6 蛋白表达于胞核，少数表达于核仁。

研究发现大多数 DLBCL 可表达 Bcl-6 蛋白，且常与 CD10 共表达，但其表达模式不同，因而在 DLBCL 亚型的分类中有一定意义。

3.14 HGAL

HGAL（human germinal center -associated lymphoma）即人类生发中心相关肿瘤基因，位于染色体 3q13 上，并在 GC 淋巴细胞高表达，基于其结构 HGAL 可能与细胞内信号传导有关。几乎只在 GC 淋巴细胞和 GC 衍生的淋巴瘤可发现 HGAL 的高表达，比如 DLBCL 及滤泡性淋巴瘤 FL。HGALmRNA 的表达和 DLBCL 患者生存率的延长相关。

3.15 血清CA-125

血清 CA-125 是卵巢癌的血清学标记物，它是被单克隆抗体决定的抗原决定簇，伴随着高分子量黏蛋白的糖蛋白。后来发现在多例 NHL 病人中有血清 CA-125 水平的增高。一些研究者指出在多达 1/3 的 NHL 患者中血清 CA-125 的水平增高，并伴随着更低的整体生存率和无复发生存率。对 NHL 的诊断并不能由血清 CA-125 来决定，但是 LDH 和血清 CA-125 水平的同时提高则暗示了 NHL 的可能，且显示了这些疾病的预后不良。

（赵　征）

参考文献

[1] 林桐榆.高危弥漫大 B 细胞淋巴瘤的诊断和治疗进展.肿瘤预防与治疗，2008（1）：1-7.

[2] 杨渤彦，勇威本，朱军，等.弥漫性大 B 细胞淋巴瘤的临床特征及预后影响因素分析.中华肿瘤学杂志，2005，27（3）：174-176.

[3] Kedmi M，Fridlander T，Ilan Y，et al. Large solitary splenic diffuse large B cell lymphoma in a hepatitis C virus -infected patient.Isr Med Assoc J，2005，7（5）：346-347.

[4] Swerdlow SH，Campo E，Harris NL，et al.WHO Classification of Tumours of Haematopoietic and Lymphoid Tissue.IARC，Lyon：2008.

[5] 侯宁，张彤，莫伏根.CD30 阳性的大 B 细胞淋巴瘤临床病理分析.临床与实验病理学杂志，2005，21（6）：655-658.

[6] 李小秋，陆洪芬，杨践，等.CD30 阳性的窦性大 B 细胞淋巴瘤临床病理学分析.中华病理学杂志，2002，30（4）：305-308.

[7] Paepe P，Baens M，Krieken H，et al. ALK activation by the CLTC -ALK fusion is a recurrent event in large B-cell lymphoma. Blood，2003，102：2638-2641.

[8] Adam P，Katzenberger T，Seeberger H，et al. A case of a diffuse large B -cell lymphoma of plasmablastic type associated with the t（2；5）（p23；q35）chrosome translocation. Am J Surg Pathol.2003，27：1473-1476.

[9] Onciu M，Behm FG，Downing JR，et al. ALK-positive plasmablastic B -cell lymphoma with expreession of the NPM -ALK fusion.Blood，2003，102：2642-2644.

[10] Inney MC，Glick AD，Stein H，et al. Comparison of anaplastic large cell Kil1 lymphoma and microvillous lymphoma in their immunogic and ultrastructural features. Am J Surg Patho，l 1990，14：1047-1060.

[11] Hamme RD，Vnencak Jones CL，Manning SS，et al. Microvillous lymphomas are B -cell neoplasms that frequently express CD56.Mod Pathol，1998，11：239-246.

[12] DelsolG，Lamant L，Mariame B，et al. A new subtype of large B -cell lymphoma expressing the ALK kinase and lacking the 2，5 translocation. Blood，1997，89：1483-1490.

［13］ LaiR, Medeiros J, Dabbagh L, et al. A new subtype of large B-cell lymphoma：a morphologic mimic of anaplastic large cell lymphoma. Mod Pathol, 2000, 13：223-228.

［14］ Alsabeh R, Medeiros IJ, Glackin C, et al. Transformation of follicular lymphoma into CD30+ large cell lymphoma with anaplastic cytologic features. Am J Surg Pathol, 1997, 21：528-536.

［15］ Ramnani D, Lindberg G, Gokaslan ST, et al. Signet ring cell variant of small lymphocytic lymphoma with a prominent sinusoidal pattern. Ann Diagn Pathol, 1999, 3：220-226.

［16］ 朱梅刚.恶性淋巴瘤病理诊断学.广州：广东科学技术出版社, 2003：115.

［17］ 刁兰萍, 吴国祥.富于T细胞的B细胞淋巴瘤的研究进展.实用医学杂志, 2004, 20（1）：87-88.

［18］ 林颖.CD45RO、CD3阳性的弥漫性大B细胞淋巴瘤.实用医学杂志, 2007, 23（5）：681-682.

［19］ Gloghini A, De Paoli P, Gaidano G, et al. High frequency of CD45RO expression in AIDS-related B-cell non-Hodgkin's lymphomas. Am J Clin Pathol, 1995, 104（6）：680-688.

［20］ Alizadeh AA, Eisen MB, Davis RE, et al.Distinct types of diffuse large B-cell lymphoma identified by gene expression profiling. Nature, 2000, 403（6769）：503-511.

［21］ Rosenwald A, Wright G, Chan WC, et al.The use of molecular profiling to predict survival after chemotherapy for diffuse large-B-cell lymphoma.N Eng J Med, 2002, 346（25）：1937-1947.

［22］ Hans CP, Weisenburger DD, Greiner TC, et al. Confirmation of the molecular classification of diffuse large B-cell lymphoma by immunohistochemistry using a tissue microarray. Blood, 2004, 103（1）：275-282.

［23］ DelsolG, Lamant L, Mariame B, et al.A new subtype of large B-cell lymphoma expressing the ALK kinase and lacking the 2, 5 translocation. Blood, 1997, 89：l483-1490.

［24］ LaiR, Medeiros J, Dabbagh L, et al. A new subtype of large B-cell lymphoma：a morphologic mimic of anaplastic large cell lymphoma.Mod Pathol, 2000, 13：223-228.

［25］ 史春雷, 黄梅娟, 王玲, 等.18F-FDG PET/CT在弥漫性大B细胞淋巴瘤诊治中临床应用.齐鲁医学杂志, 2010, 25（2）：130~131.

［26］ Liu J K, Kan P, Schmidt M H. Diffuse large B-cell lymphoma presenting as a sacral tumor. Report of two case. Neurosurgical Focus, 2003, 15（2）：E10.

［27］ 鲁昌立, 王军臣, 符雪莲, 等. 双侧原发性乳腺梭形细胞变异型弥漫性大B细胞淋巴瘤. 临床与实验病理学杂志, 2003, 19（6）：668-669.

［28］ 闫国庆, 师建国, 李青, 等. 双侧肾上腺具梭形细胞特征的弥漫性大B细胞淋巴瘤1例. 第四军医大学学报, 2003, 24（6）：535.

［29］ 李晓晞, 任大宏. 胰腺原发性弥漫性大B细胞淋巴瘤1例.诊断病理学杂志, 2003, 10（2）：84.

［30］ 唐莉, 罗清礼. 眼眶弥漫性大B细胞淋巴瘤2例. 眼科新进展, 2005, 25（1）：89.

［31］ 邵志强, 肖耀军, 郑少斌, 等. 腹膜后巨大弥漫性大B细胞淋巴瘤一例报告.中华泌尿外科杂志, 2005, 26（6）：392.

［32］ Farinha P, Sehn L, Skinnider B, et al.Addition of Rituximab（R）to CHOP Improves Survival in the Non-GCB Subtype of Diffuse Large B Cell Lymphoma（DLBCL）.Blood, 2006, 108：816a.

［33］ Simpson ND, Simpson PW, Ahmed AM, et al. Prophylaxis against chemotherapy-induced reactivation of hepatitis B virus infection with lamivudine.J Clin Gastroenterol, 2003, 37（1）：68-71.

［34］ Forer A, Lobuglio AF.History of antibody therapy for non-Hodgkin's lymphoma.Semin Oncol, 2003, 30（6 Suppl 17）：1-5.

［35］ Coiffer B, Hiaoun C, Ketterer N, et al. Rituximab（anti-CD20 monoclonal antibody）for the treatment of patients with relapsing or refractory aggressive lymphoma：multicenter phase Ⅱ study.Blood, 1998, 92（6）：1927-1932.

［36］ Li YH, He YF, Jiang WQ, et al.Lamivudine prophylaxis reduces the incidence and severity of hepatitis in hepatitis B virus carries who receive chemotherapy for lymphoma.Cancer, 2006, 106（6）：1320-1325.

［37］ Lau GK, Yiu HH, Fong DY, et al.Early is superior to deferred preemptive lamivudine therapy for hepatitis B patients undergoing chemotherapy. Gastroenterology, 2003, 125：1742-1749.

［38］ Kieron Dunleavy, Stefania Pittaluga et al. Differential efficacy of bortezomib plus chemotherapy within molecular subtypes of diffuse large B-cell lymphoma. Blood. 2009, 113：6069-6076.

［39］ Daniel Morgensztern, MD Izidore S. Lossos, MD. Molecular Prognostic Factors in Diffuse Large B-cell Lymphoma. Current Treatment Options in Oncology

2005，6：269-277.

［40］ 陈愉，蔡庆发，吴炳绪，等.MUM1/IRF4 在弥漫性大 B 细胞淋巴瘤中的表达及其意义.中国误诊学杂志，2007，7（10）：1009-1012.

［41］ M. Jerkeman， H. Anderson， M. Dictor， et al. Assessment of biological prognostic factors provides clinically relevant information in patients with diffuse large B-cell lymphoma-a Nordic Lymphoma Group study. Ann Hematol（2004）83：414-419.

［42］ 张文书，杨庆春，张望望，等. p53、Ki-67 在弥漫性大 B 细胞淋巴瘤中的表达及相互关系.肿瘤防治研究，2007，34（12）：1000-1003.

［43］ Bettina Fabiani， Alain Delmer， Eric Lepage， et al. CD10 expression in diffuse large B-cell lymphomas does not influence survival. Virchows Arch， 2004，445：545-551.

［44］ Elaine S， Nancy L， Harald S. High expression of Survivin， mapped to 17q25， is significantly associated with poor prognostic factors and promotes cell survival in human neuroblastoma. Oncogene， 2006，19（7）：187-192.

［45］ W.C. Chan， J.Z. Huang.Gene expression analysis in aggressive NHL. Ann Hematol， 2001， 80： B38-B41.

［46］ Han van Krieken. New developments in the pathology of malignant lymphoma：a review of the literature published from May to July 2008. J Hematopathol， 2008，1：145-160.

［47］ 黄忠连，顾康生，孟刚.Bcl-2 与 NF-κB/p65 在弥漫性大 B 细胞淋巴瘤中的表达及意义.山东医药， 2007，47（4）：1002-1005.

［48］ Li F， Ambrosini G， Chu EY， et al. Control of apoptosis and mitotic spindle checkpoint by surviving. Nature，2007，396（6711）：580.

［49］ Okada E， Murai Y， Matsui K， et al. Survivin expression in tumour cell nuclei is predictive of a favorable prognosis in gastric cancer patient. Cancer Letters，2001，163（1）：109-116.

［50］ 王金彩，张清媛，赵文辉.Bcl-6 和 CD-10 蛋白在弥漫大 B 细胞淋巴瘤中的表达及临床意义.实用肿瘤学杂志，2008，22（5）：412-416.

［51］ 陈愉，宋兰英，蒋会勇，等.弥漫性大 B 细胞淋巴瘤 CD10、Bcl-6、MUM1 蛋白表达与分子分型.中华血液学杂志，2005，26（10）：623-624.

第22章

边缘带 B 细胞淋巴瘤

第1节 概论

1 边缘带和边缘带细胞

边缘带指淋巴滤泡及滤泡外套（mantle）之间的结构，由此部位发生的边缘带淋巴瘤（marginal zone lmphomb，MZL）系 B 细胞来源，临床经过较缓，属于"惰性淋巴瘤"的范畴。

淋巴结、脾和结外淋巴组织的次级淋巴滤泡组成了两个形态学和功能相同的区域，即滤泡中心和套细胞，后者组成淋巴冠和边缘带。

边缘带在脾脏白髓、派氏集合淋巴结等次级淋巴组织和肠系膜淋巴结中得到了很好发育，但在除肠系膜淋巴结以外的其他淋巴结发育差，那里极少见明显的边缘带形成。

边缘带包括了一组特别的淋巴细胞，称之为边缘带 B 细胞，细胞特征为胞质丰富，核苍白而不规则，核位于细胞中央。

边缘带 B 细胞类似于滤泡中心细胞，又称之中心细胞样细胞。边缘带在大部分外周淋巴结发育欠佳，但在反应性淋巴结炎中常见。边缘带位于或接近于被膜下淋巴窦，这些增殖区域的部分细胞和单核细胞样特征的 B 细胞相似。

2 边缘带B细胞淋巴瘤的免疫表型

边缘带淋巴瘤是一组单独的疾病，包括 MALT 淋巴瘤、淋巴结 MZL 和脾 MZL。典型免疫表型是 CD10$^-$、CD5$^-$、CD23$^{-/+}$、CD20$^+$、CD43$^{-/+}$、cyclin D1$^-$ 和 Bcl-2。

边缘带 B 细胞的免疫表型与单核细胞样 B 细胞大部分相似，两者均表达 B 细胞抗原，如 CD20 和 CD79a 阳性，但缺乏 CD5、CD10、CD23 和 CD43 表达。

然而，边缘带 B 细胞通常表达 IgM 和 Bcl-2，而单核细胞样 B 细胞缺乏 IgM 和 Bcl-2 表达。边缘带 B 细胞 IgD 低表达或阴性，此有别于套区淋巴细胞 IgD 强表达。其他抗原表达为 ALP、CD21/CD35 和 CD3 阳性。

MALT 淋巴瘤缺乏 CD5 和 CD10 的表达可鉴别结内慢性 B 细胞白血病/小淋巴细胞淋巴瘤、滤泡性淋巴瘤和中心细胞淋巴瘤。

3 遗传学

近年来，分子遗传学方面的研究显示特征性染色体畸变和特殊基因受累是 MALT 淋巴瘤发生发展的重要因素，主要包括 4 种染色体易位，即 t（11；18）（q21；q21）、t（1；14）（p22；q32）、t（14；18）（q32；q21）和 t（3；14）（p14.1；q32）及 3、18 号染色体三体[1]。Zhang[2] 和 Willis[3] 于 1999 年分别从带有 t（1；14）（p22；q32）的 MALT 淋巴瘤患者中首次分离出 Bcl-10 基因并进行了报道，表明这种染色体易位使 Bcl-10 基因受到位于其上游的 IgH 增强子的作用而高表达。

近年来，关于 MALT 淋巴瘤发病的分子机制的研究认为，在各种染色体异常导致 Bcl-10 等蛋白复合体组成变化，从而介导 NF-B 途径

激活，最终导致肿瘤形成[4]。有研究证明[5]，API 2 与 MALT 1 形成 MALT1-API2 复合体，通过 MALT1 的死亡结构域与 Bcl-10 连接而共同作用。Bcl-10 高表达可导致边缘带 B 细胞增生，且边缘带 B 细胞中 NF-B 激活增高[6]；Bcl-10 基因敲除可导致小鼠的脾边缘带 B 细胞明显减少，且这种边缘带 B 细胞在 LPS 的刺激下不能完全增生并且影响 NF-B 激活[7]。

武丽峰等[8] 采用 Eμ-Bcl-10 转基因小鼠模型[6]，以模拟 MALT 淋巴瘤中的 t（1；14））（p22；q32）染色体易位而导致的 Bcl-10 高表达。在 Bcl-10 高表达背景下，作者发现 Bcl-10 Tg/$^+$小鼠的脾脏发生明显的肿大，B 细胞显著增生，并用实验证明增生的 B 细胞正是 CD21high/CD23low 的边缘带 B 细胞。边缘带 B 细胞是 MALT 淋巴瘤的前体细胞，而 Bcl-10 高表达引起边缘带 B 细胞选择性的增生，故推测 Bcl10 高表达是 MALT 淋巴瘤发生的病因之一。

武丽峰等[8] 的研究还表明，高表达的 Bcl-10 是通过 IgM 信号途径发挥其抗凋亡效应的。在正常生理情况下，Bcl-10、MALT1、CARMA 1、TRAF6 以及 caspase8[9] 等形成蛋白复合体，经过淋巴细胞表面的抗原受体信号转导至 NF-B 通路介导淋巴细胞的正常功能[10]。

4 边缘带B细胞淋巴瘤病理分类

在 REAL 分类中，边缘带 B 细胞淋巴瘤被认为是一种具有明显临床病理特征的 B 细胞来源的 NHL，它包括了淋巴结外边缘带 B 细胞淋巴瘤（MALT 型惰性 B 细胞淋巴瘤）和淋巴结内边缘带 B 细胞淋巴瘤，后者又被描述为单核细胞样 B 细胞淋巴瘤。

脾边缘带 B 细胞淋巴瘤的形态学、临床特点和前两者有明显差别。因此，结内边缘带 B 细胞淋巴瘤和脾边缘带 B 细胞淋巴瘤在 REAL 分类中作为一种建议分类。

最近的研究表明，结内和结外边缘带 B 细胞淋巴瘤有不同的形态学、免疫表型和临床特点。因此，在新的 WHO 分类中，将边缘带 B 细胞淋巴瘤分为 3 种独立病理类型，即结外黏膜相关淋巴瘤、结内边缘带 B 细胞淋巴瘤、脾边缘带 B 细胞淋巴瘤。

第2节　结外黏膜相关组织淋巴瘤

1　基本概念

黏膜相关淋巴组织（mucosal-associated lymphoid tissue，MALT）的概念最早由免疫学家提出，主要指呼吸道、胃肠道及泌尿生殖道黏膜固有膜和上皮细胞下散在的无被膜淋巴组织，以及某些带有生发中心的器官化的淋巴组织，如扁桃体、小肠的派氏集合淋巴结、阑尾等。

1983 年，Isaacson 与 Wright 教授首次提出了黏膜相关样组织淋巴瘤（mucosa-associated lymphoid tissue lymphoma，MALT -lymphoma）的概念；1985 年，McGinn 首先描述淋巴结边缘带 B 细胞淋巴瘤；1988 年，得到了国际公认。它包括甲状腺的桥本甲状腺炎（Hashimo-to's thyroidi-tis）、涎腺的干燥综合征（Sjogren's syndrome）以及幽门螺杆菌相关的胃淋巴瘤。

黏膜相关淋巴组织结外边缘带 B 细胞淋巴瘤，约占非霍奇金淋巴瘤的 8％，是一种在黏膜和腺体等组织中发生，具有边缘带 B 细胞的分化和表型、呈低度恶性经过的结外 B 细胞淋巴瘤，可发生于消化道、甲状腺、涎腺、眼眶、肺、生殖系统等，以胃最常见。

MALT 淋巴瘤的免疫表型和边缘带 B 细胞几乎相同，表达全 B 细胞标记物，如 CD19、CD20、CD79a，而 CD5、CD10 和 CD23 为阴性[11]，提示肿瘤细胞来源于边缘带 B 细胞。

2　分类

2.1　鼻相关淋巴组织

鼻相关淋巴组织（nasal -associated lym-phoid tissue，NALT）包括咽扁桃体、腭扁桃体、舌扁桃体及鼻后部其他淋巴组织。

2.2　肠相关淋巴组织

肠相关淋巴组织（gut-associated lymphoid tissue，GALT）包括派氏集合淋巴结、淋巴滤泡、上皮间淋巴细胞和固有层淋巴组织等。

2.3　支气管相关淋巴组织

支气管相关淋巴组织（bronchial-associated lymphoid tissue，BALT）主要分布于肺叶的支气管皮下，其结构与派氏集合淋巴结相似，滤泡中淋巴细胞受抗原刺激常增生成生发中心。

除胃肠道和支气管外，其他部位如腮腺、甲状腺和肺等有相似的结构，这些结外 MALT 淋巴瘤有共同的病理特点，在病理、免疫学和临床表现上不同于其他惰性 B 细胞淋巴瘤。

3　流行病学

原发于结外器官的淋巴瘤，主要指非霍奇金淋巴瘤，而在霍奇金淋巴瘤中则非常罕见。

结外黏膜相关组织淋巴瘤占所有淋巴瘤的 4%~13%，占所有 B 细胞淋巴瘤的 7%~8%。最常见的原发部位为胃肠道，占全部 MALT 淋巴瘤的 45%~56%；小肠和结肠是 IPSID 患者典型的发生部位；其他常见部位包括肺（14%）、眼附属器（12%）、皮肤（11%）、甲状腺（4%）、乳腺（4%）。

大多数病例发生在成人，平均年龄 61 岁，女性稍多于男性（男女比为 1:1.2）。

有一种特殊的亚型，过去称为 α 链病，现在称为免疫增殖性小肠病（IPSID），主要发生在中东和南非好望角地区。

4　病因学

除回肠末端 Peyer's 结外，在胃肠道没有淋巴组织，经反复感染，人体自动免疫而产生获得性淋巴组织，在抗原刺激下，基因发生突变，形成 MALT 型结外边缘带 B 细胞淋巴瘤。这些观察引申到肺、唾液腺、甲状腺、泪腺、眼眶、结膜、咽、气管、胸腺等部位。过去假性淋巴瘤诊断绝大多数为该型，少数为淋巴组织反应性增生。

大多数 MALT 淋巴瘤病例有慢性炎症性疾病病史，常常是自身免疫性疾病，引起结外淋巴组织聚集，如与幽门螺杆菌相关的慢性胃炎、干燥综合征、桥本甲状腺炎。

在第一篇研究 MALT 淋巴瘤与幽门螺杆菌感染的报道中提到，有 90% 以上的病例存在幽门螺杆菌的感染；以后的研究显示，感染率要低一些，但幽门螺杆菌的检出率随着慢性胃炎发展成淋巴瘤而降低。

患有自身免疫性疾病的患者，如干燥综合征、桥本甲状腺炎，发生 MALT 淋巴瘤的危险性增加。

患有干燥综合征和淋巴上皮性涎腺炎的患者，4%~7%发生隐性淋巴瘤，发生淋巴瘤的危险性较普通人群增加 44 倍，这些患者发生的淋巴瘤大约 85%是 MALT 淋巴瘤。

患有桥本甲状腺炎的患者，发生甲状腺淋巴瘤的危险性增加 70 倍，发生各种淋巴瘤的危险性还要增加 3 倍，94%的甲状腺淋巴瘤在肿瘤旁的甲状腺组织中有甲状腺炎的表现。慢性小肠炎亦可能是 IPSID 的潜在病因。

Hussel 等人发现幽门螺杆菌抗原刺激，可激活特异性 T 细胞，引起 MALT 淋巴瘤细胞持续增殖。现在已明确证实，治疗幽门螺杆菌可使 MALT 淋巴瘤得到缓解。

另一种螺旋体（borrelia burgdorferi）的抗原刺激可能与皮肤滤泡性淋巴瘤有关。Isaacson 认为，自身免疫性疾病或相关部位的感染引起的"继发性黏膜相关组织"是淋巴瘤发生的基础。

5 组织病理学

黏膜相关淋巴组织结外边缘带 B 细胞淋巴瘤（MALT-lymphoma）是一种结外淋巴瘤，瘤细胞起源于生发中心后（post-germinal center）的边缘带 B 细胞。

不同的分类有不同的命名，如 Rappaport 称"高分化淋巴细胞性淋巴瘤、浆细胞样淋巴细胞性淋巴瘤、低分化淋巴细胞性淋巴瘤"，Kiel 称"免疫细胞瘤"，Lukes-Collins 称"淋巴细胞性淋巴瘤、浆细胞淋巴细胞性淋巴瘤、小裂细胞性淋巴瘤"，WF 称"小淋巴细胞性淋巴瘤、淋巴浆细胞样淋巴瘤、弥漫小裂细胞性淋巴瘤"等。

淋巴瘤细胞由形态多样的小 B 细胞组成，其中包括边缘带细胞（中心细胞样细胞）、单核样细胞、小淋巴细胞，亦可见到散在的免疫母细胞和中心母细胞样细胞。

部分细胞有浆细胞样分化，肿瘤细胞可向反应性滤泡中心浸润，亦可向滤泡间区浸润，当肿瘤细胞浸润上皮时，可形成典型的淋巴上皮病变。

6 临床特点

66%~74%的患者为Ⅰ~Ⅱ期，同时发生多部位 MALT 淋巴瘤 11%~23%。MALT 淋巴瘤可转移至远处淋巴结和其他血液系统如骨髓、肝或脾，但外周淋巴结转移相对少见。

7 治疗与预后

非胃 MALT 淋巴瘤（NG-MALT），包括皮肤、肺、唾液腺（包括腮腺）、结膜、前列腺、卵巢、小肠和结肠等部位的淋巴瘤。

ⅠE 期和Ⅱ期患者，行局部照射（剂量为 20~30Gy），早期结外 MALT 淋巴瘤单纯放疗的 5 年生存率达 95%以上，无病生存率为 77%；对某些特定部位的病变（如肺、皮肤、甲状腺、结肠、小肠和乳腺）宜行手术切除，若术后没有残留病灶，则进行观察，而手术切缘阳性者行局部区域性 RT；对于原发于乳腺的淋巴瘤，常在术后行放疗；对于进展期的患者，行局部照射或参照滤泡性淋巴瘤；MALT 淋巴瘤合并大细胞淋巴瘤则是侵袭性的组织学类型，应参照弥漫性大 B 细胞淋巴瘤治疗。

首次治疗后复发的处理与晚期 FL 相似，RT 是治疗局部复发的选择之一。晚期病变（Ⅲ~Ⅳ期）患者的处理与 FL 患者相同。

MALT 淋巴瘤的预后主要与临床分期有关，而与病理分型关系较小。对年龄偏大（>60 岁）、有 B 症状、贫血、血清蛋白低于 35g/L、乳酸脱氢酶高于正常值、β_2 微球蛋白高于 3mg/L、铜/锌比值偏高、有骨髓及中枢神经系统侵犯者预后差。

MALT 起源的淋巴瘤，虽然病程长，如 Thieblemont 等报告胃肠道 MALT 淋巴瘤治疗 5 年生存率可达 87%，10 年生存率约为 75%，但因其病情不断发展而较难根治。

8 胃肠道MALT淋巴瘤

胃肠道是最常见的原发部位，占全部 MALT 淋巴瘤的 50%，其中又以胃原发最常见。胃 MALT 淋巴瘤常局限于胃，发病年龄较大，中位发病年龄 60~69 岁。

8.1 临床特点

（1）男性发病多于女性；

（2）患者以中老年居多，其中 50 岁以上者占 67.7%；

（3）发生部位以胃部最为常见，占 77.8%，而胃最常受侵的部位为胃体部（64%），其次为胃窦（43%）；

（4）胃肠 MALT-淋巴瘤临床表现无特异性，最常见的症状为上消化道出血、上腹疼痛和消化不良，B 组症状极少见。

8.2 组织病理

胃肠 MALT-淋巴瘤属恶性克隆性疾病，免疫球蛋白的基因重排是 B 淋巴细胞分化过程中 DNA 发生的特异性表现。其病理特征如下：

（1）光镜下淋巴上皮病损是 MALT-淋巴瘤的典型特征；

（2）淋巴滤泡边缘带有中心细胞样淋巴细胞肿瘤性增生，常有浆细胞分化倾向；

（3）肿瘤细胞呈中心细胞样；核小、浓染、颗粒状、胞浆透明没有黏液、胞界不清；

（4）肿瘤边缘内可见有生发中心的滤泡，周围可见套细胞，套区外有弥漫的边缘带淋巴细胞，显示获得性 MALT 的特征。

20%~30% 的患者表现为胃内多灶性病变，肿瘤常位于黏膜下，有时呈弥漫性改变，在未形成明显肿块时，应在内镜检查时做多点随机活检，以提高诊断的准确性。

此外，活检后应常规做免疫组化检查，包括幽门螺杆菌染色检查。

另参见第 50 章《原发性胃淋巴瘤》。

9 眼眶

非胃肠道原发部位 MALT 淋巴瘤最常见的部位为眼附件，包括结膜和眼软组织。虽然有很多研究报道原发眼 NHL，但大部分将 MALT 淋巴瘤和其他病理类型一起报道。因此，眼 MALT 淋巴瘤的临床表现和治疗资料较少。

Mgh 于 1974~2000 年治疗的 48 例眼附件 MALT 淋巴瘤中，75% 的病例局限于眼眶，10% 的病例同时发生双侧眼眶受侵。

在眼眶，最常受侵的部位为眼眶内软组织（70%）、结膜（40%）和泪腺（20%），由于眶内受侵常见，建议做 CT 和 MRI 扫描明确病变范围。

10 腮腺和涎腺

涎腺通常缺乏淋巴组织，慢性炎症导致淋巴组织聚集和增生。涎腺 MALT 淋巴瘤常以良性淋巴上皮样病变肌上皮涎腺炎（myoepithelial sialadenitis，MESA）为背景。

MESA 和干燥综合征（Sjogren's syndrome）有关，临床特征为干性角膜结膜炎、黏膜干燥、面部毛细血管扩张和双侧腮腺增大；女性中伴有干燥综合征的患者，淋巴瘤的发生率是未患该疾病女性的 43.8 倍。

任何大涎腺或小涎腺都可发生 MALT 淋巴瘤，最常侵犯的部位为腮腺。患者常有长期腮腺肿大。双侧受侵少见，大部分患者伴有干燥综合征。

11 肺

原发肺淋巴瘤极少见，约占结外淋巴瘤的 1.1%，最常见的病理类型为 MALT 淋巴瘤。大部分患者无症状，常在胸部体检时发现，常见的症状包括咳嗽、气短、胸痛和咯血。

X 光片上表现为结节或肿块，大部分病例为单发，5%~10% 的患者为多发肿块。肺原发 MALT 淋巴瘤通常在手术后才能得到明确的病理诊断，治疗原则包括手术、放疗和化疗。

12 其他部位

其他部位淋巴瘤包括甲状腺、乳腺和皮肤等，上呼吸道 MALT 淋巴瘤极少见，可见于鼻咽、喉、气管，其他部位包括胸膜、胆囊、肝、前列腺、肾、颅内硬脑膜和直肠等。放射治疗是有效治疗方法，并可保留器官功能，早期患者不需合并广泛手术和化疗。

第 3 节　淋巴结边缘带
B 细胞淋巴瘤

淋巴结边缘带 B 细胞淋巴瘤是发生在淋巴结边缘带的淋巴瘤，由于其细胞形态类似单核细胞，亦称为单核细胞样 B 细胞淋巴瘤（monocytod B-cell lymphoma，MBCl）。

1 临床特点

见于成人，女性为多，表现为局限性或全身性淋巴结肿大，化疗对之有效，中位生存期约 5 年。部分病例可转化为大 B 细胞淋巴瘤。

2 组织学

单核样 B 细胞，或中心细胞样细胞为主，常分布于滤泡间或边缘带区域，窦结构消失。有些病例以肿瘤性浆细胞成分化为特点，或出现滤泡性增殖克隆。

3 免疫表型

sIgM+，sIgD-，CIg-/+，全 B+，CD5-，CD10-，CD23-，CD43-/+。

4 诊断

淋巴结 MZL 罕见，常与淋巴结外部位病变同时存在。淋巴结 MZL 的诊断需要仔细评估以排除结外部位病变，必须与淋巴结 FL、MCL、淋巴浆细胞淋巴瘤和 CLL 相鉴别。

第 4 节 脾边缘带 B 细胞淋巴瘤

脾边缘带淋巴瘤（SMZL）于 2001 年 WHO 淋巴瘤分类正式命名，属于边缘带淋巴瘤的一种亚型，其他两种类型分别是黏膜相关组织淋巴瘤（MALT）和淋巴结边缘带淋巴瘤，均属于 B 细胞来源。

2008 年 WHO 在上述淋巴瘤分类基础上，又提出脾脏 B 细胞淋巴瘤/白血病（未分型）概念，包括两种暂定亚型，分别是脾脏红髓小 B 细胞淋巴瘤和毛细胞白血病变异型，这两种亚型之间以及与 SMZL 的关系目前仍在研究中 [12]。

1 概念

1.1 脾脏边缘带

脾脏边缘带位于脾脏的白髓和红髓之间，宽约 100μm，该区的淋巴细胞较白髓稀疏，较红髓密集，含有 T 细胞和 B 细胞，但以中等大小有圆形或椭圆形核的 B 细胞为主，另有较多的巨噬细胞和血细胞。

由于中央动脉分支的毛细血管末端膨大成边缘窦，血细胞可由窦内皮细胞间的间隙进入淋巴组织，所以边缘带是淋巴细胞从血液进入脾内淋巴组织的重要通道，同时亦是脾首先接触抗原引起体液免疫反应的重要部位。当然，这些抗原常是非 T 细胞依赖性，如细菌荚膜多糖等。

1.2 脾边缘带淋巴瘤

脾边缘带淋巴瘤（splenic marginal zone lymphoma，SMZL）是由在细胞学和表型上均与外套层细胞不同的细胞组成的、原发于脾脏的 B 细胞非霍奇金淋巴瘤。1980 年，Cousar 等 [13] 首先报道一例 SMZL；1992 年，Schmid 等 [14] 报告了 4 例 SMZL，并认为 SMZL 是一种独特的外周 B 细胞肿瘤；随着对 SMZL 的深入研究，在 1994 年新修订的欧美淋巴瘤分类标准中将它归为一类独特的外周 B 细胞肿瘤 [15-16]；2000 年、2008 年，"WHO 造血和淋巴组织肿瘤分类"将其作为一个独立类型 [17]。

2 流行病学

SMZL 最初于 1987 年由 Melo 等人发现部分脾肿大患者伴有外周血异常淋巴细胞增多，这些异常淋巴细胞属于克隆性 B 淋巴细胞，细胞膜出现细短的不均一绒毛样突起；2001 年 WHO 淋巴瘤分类正式命名为脾边缘带淋巴瘤。SMZL 患者的年龄一般偏大（60 岁左右）[18]，女性比男性稍多，男女患者比例为 1:1 [12]。

SMZL 发病占非霍奇金淋巴瘤不足 1% [12]，部分肿瘤中心报告 SMZL 约占所治淋巴瘤患者 2.7%，占所有外科手术确诊的脾淋巴增殖疾病 8%~14% [19]。

据 Straus 统计大约 35% 的非霍奇金淋巴瘤有脾脏侵犯，且脾脏是主要的病变部位 [20]。

国内外报告甚少，至 2003 年国外仅有 200 余例报告，但其中有 20 例曾被误诊；而国内多为个案报道 [21-25]。

3 组织病理学

早期研究是依照脾 B 细胞淋巴瘤的患者外周血和骨髓内是否出现绒毛状克隆性淋巴细胞，分为脾边缘区淋巴瘤和脾淋巴瘤伴绒毛样淋巴细胞（SLVL），两者具有同样病理特征，目前认为是一种疾病的不同临床病理阶段。

脾脏边缘带淋巴瘤是一种外周 B 细胞肿瘤，它主要侵犯白髓的边缘带，红髓亦常受累；骨髓和末梢血通常受累，而淋巴结和肝等偶可受累。

肿瘤细胞在细胞学、超微结构、免疫学上与正常的边缘带细胞相似，即在细胞学上有圆形或椭圆形，有小切迹的核，染色质块状，不均匀，核仁小，嗜酸性，有中等量淡染胞浆，细胞边界清楚，细胞间有联结处。在一部分病例中，瘤细胞周围呈绒毛状，与毛细胞白血病相似。

在组织病理方面，疾病早期表现为脾脏白髓的边缘区增生，生发中心结构部分破坏，但仍有部分残留，瘤细胞由白髓向红髓浸润；在疾病晚期，脾脏结构广泛破坏，瘤细胞广泛侵及白髓和红髓，生发中心结构消失。瘤细胞浸润脾脏窦区是其典型病理表现，瘤细胞呈中等大小，染色质聚集，伴小核仁，部分瘤细胞细胞膜呈细短、不均一样绒毛样突起。随着疾病进展，骨髓受侵增多，有研究证实骨髓受侵率在 67%~100%[26]。早期以瘤细胞浸润骨髓髓窦为典型表现，晚期以结节样浸润为主[27]。

脾门区域淋巴结受侵常见，而外周淋巴结较少受侵。淋巴结受侵以结节样改变为主，在瘤结节内可以包括反应性滤泡中心。周围淋巴窦扩张，较少出现瘤细胞浸润。其他器官受侵方面，Van 等报道在门脉区域结节样受侵病例中约 90%患者会出现肝脏受侵。

3.1　脾脏

3.1.1　大体观与镜下表现

脾大多属中等度以上，被膜不受侵犯，切面呈白或灰白色粟粒状微结节，可相互融合。光镜下可见肿瘤细胞呈结节状浸润白髓，以原有的脾淋巴滤泡为中心，形成扩大的边缘带，伴有不同程度的红髓浸润，滤泡中心及外套层结构可被破坏。

3.1.2　肿瘤细胞

肿瘤细胞起自边缘带，是以宽的、集中的带包绕滤泡中心，因此滤泡树突状细胞网被破坏，有的地方肿瘤细胞完全代替滤泡中心。

边缘带周边的基质中有保存下来的肌样细胞，Pawdde 等[20]认为，这些肌样细胞可表达

α-平滑肌肌动蛋白，同时可见到这种 α-平滑肌肌动蛋白阳性的树突状细胞在红髓的肿瘤结节中。

肿瘤细胞在细胞学、超微结构、免疫学上与正常的边缘带细胞相似，即在细胞学上有圆形或椭圆形带有小切迹的核。染色质呈质块状，不均匀，不像小的外套层淋巴细胞那样致密均匀。核仁小、嗜酸性，位于核周。这些细胞有中等量淡染的胞浆，细胞边界清楚，细胞间的表面联结处灶性突出。

在超微结构上，肿瘤细胞有特有的长椭圆形的粗面内质网 (RER)，比正常稍扩大。多数细胞中胞浆核糖体成群[18]，有丝分裂可见到。

病变区可见大小和形状与正常脾边缘带细胞相似的肿瘤细胞，在一部分病例中瘤细胞周围呈绒毛状，与毛细胞白血病相似。

3.1.3　白髓病变

肿瘤细胞主要侵犯白髓的外套层和/或边缘带，在边缘带应有明确定位，以形成小的肿瘤结节多见，亦有弥散分布的，但无大的肿瘤结节。大多数病例，边缘带细胞的结节是通过替代正常的滤泡中心和外套层产生的。

受侵部位在白髓，瘤细胞以原有的脾淋巴滤泡结构为基础呈结节状浸润，致边缘带明显扩大，滤泡中心及外套层亦完全被肿瘤细胞取代，称为"滤泡克隆化"（follicular colonization）。

白髓肿瘤结节的细胞组成是与其他小 B 细胞淋巴瘤脾浸润相鉴别的重要依据，套区淋巴瘤为单一形态的肿瘤细胞，滤泡淋巴瘤则为中心母细胞和中心细胞混合[28]。瘤细胞核较小，密度不大，含丰富淡染的胞浆；可见浆样分化或上皮样组织细胞。

3.1.4　红髓病变

红髓亦受累，但不及白髓严重[29]。但亦有人报道肿瘤细胞呈弥漫性浸润红髓为主，免疫表型与 SMZL 一致，推测可能是一种变异的 SMZL[30]。

3.2　骨髓与淋巴结受侵

肿瘤细胞侵及骨髓间质呈弥漫、簇状、结节状浸润，Schmid 等[31]报告，SMZL 患者的骨髓常受累；Pawdde 等[21]证明，骨间质中有肿瘤细胞聚集，为灶性或为弥散分布，这些肿

瘤细胞和脾内的肿瘤细胞相似，但有时难以区分。

外周淋巴结一旦受累，其破坏程度较脾门淋巴结受累时更为严重[32]。Hammer 等[18] 报道，SMZL 患者有脾门、腋窝、颈部和主动脉周的淋巴结受累。有时可见相应实质灶性结节状膨大，但一般有广泛开放的淋巴窦保存下来。有些区域有残留的滤泡中心及包绕其周围的瘤细胞，它们与脾中所见相似。

3.3 外周血与其他

外周血中有异常淋巴细胞，染色的血涂片中有肿瘤细胞团，核呈圆形或不规则、中等大小、染色质呈块状、小核仁、中等量胞浆、无绒毛。有时肝亦可受累，Wu 等[33] 报道，肝活检可发现肿瘤细胞先侵入门脉系统，很少侵入肝小叶。

王楠娅等[25] 报道 1 例伴有绒毛细胞的脾边缘带 B 细胞淋巴瘤，男，49 岁，以左上腹包块入院，脾脏明显肿大，约 60cm×35cm×20cm，入院时即出现外周血白细胞总数增高尤以淋巴细胞比例增高为主，骨髓中绒毛细胞比例较高；电镜结果提示，未见到典型的细长延伸有交叉的毛细胞，仅见短粗绒毛，且无核糖体板层复合结构，活检未见荷包蛋样特征结构，网硬蛋白不增加，与毛细胞白血病不同；骨髓细胞免疫分型检查，CD19、CD20、CD22 阳性表达，而 CD103、CD5、CD10、SmIg 阴性表达。脾脏病理检查，病变以侵犯白髓为主，边缘带扩大，滤泡套区消失。作者指出，当遇到进行性脾大而不伴淋巴结肿大及全身症状者，除注意幼淋细胞白血病、慢淋细胞白血病、毛细胞白血病以外，还应疑及 SMZL，在临床遇到免疫表型及细胞形态均不支持典型 HCL 的绒毛细胞，应考虑到 HCL 的变异型或伴有绒毛细胞的 SMZL，行脾脏病理检查可做明确鉴别。

4 免疫表型

SMZL 的免疫表型符合 B 细胞系特点（CD19+、CD20+），多数患者表达 IgM 和 IgD，而早期研究认为 CD5、CD10 和 CD23 不表达，后续研究证实 20%~25%SMZL 患者外周血出现 CD5 阳性瘤细胞，在临床病理特征和生存预后方面，两者无显著差异[34-36]。

BSMZL 肿瘤细胞的免疫表型亦与正常边缘带 B 细胞一样，表达 CD20、CD32、UCL4D12、肿瘤细胞 Bcl-2 蛋白阳性，分泌 sIgM/IgA[37]。

与边缘带 B 细胞不同的是 SMZL 表达 KiB3，有轻链限制性，其中 κ 轻链较 λ 轻链多见，无细胞周期素 D1 过表达[29]；围绕生发中心，有散在 IgD 强阳性的残余外套层细胞，但并不形成完整的外套层结构[32]。

Wu 等[33] 认为，SMZL 对 CD2、CD3、CD5、CD10、CD11c、CD25、CD35、CD38、CD43、CD45RO 和 CD68 呈阴性，对抗酒石酸盐的酸性磷酸酶亦呈阴性。CD43（L60）和 CD45RO 对肿瘤细胞呈阴性反应，但在肿瘤结节中的小 T 细胞则对这两种抗原呈阳性反应。

一般来说，外套层细胞和边缘带细胞对 Bcl-2、KiB3 呈阳性[38]，而滤泡中心则呈阴性或弱阳性。区分外套层和边缘带可用 DBA44（CD72），前者呈阳性而后者呈阴性。CD45（LCA）可标记呈阳性的肿瘤细胞，CD20（L26）可特异性地标记 B 细胞；而 Pawdde 等[20] 认为 CD68 可标记滤泡中心或红髓中的巨噬细胞、边缘带细胞及与肿瘤相关的肉芽肿。

CD3 和 cyclinD1 是套区淋巴瘤特征性的标志，仅很少一部分 SMZL 肿瘤细胞 cyclinD1 阳性，因此 cyclinD1 被认为是鉴别套区淋巴瘤与其他小 B 细胞淋巴瘤的重要依据[39]。CD10 仅在滤泡中心淋巴瘤呈阳性。

5 遗传学

现有研究证实，70%~80%SMZL 患者出现细胞染色体突变。常见染色体突变出现在 1、3、7、8 和 14 号染色体。其中大约 40%SMZL 出现等位基因 7q31-32、7q21-36 缺失，遗传学改变与临床病理生存预后的相关性在研究中。

Jesus 等[40] 对一组 29 例 SMZL 患者进行比较基因组杂交分析，显示约 83% 的患者有基因组不平衡，3q26-q29、5p11-p15 和 17q22-q25 为 3 个最常见的 DNA 高度扩增区。DNA 获得（gain）常发生在 3q、5q、12q 和 20q；28% 的患者 5q 有 DNA 获得，而在其他非霍奇金淋巴瘤中很少见，涉及的基因与细胞周期调节有关，提示这一变化可能与 SMZL 有关；另一较有意义的异常是 7q31-32 的 DNA 丢失（loss），它与 SMZL 相关，提示预后不佳。

在许多病例中，可见到 Ig 重链基因重排，但没有 Bcl-1 基因 Bcl-2 基因重排，亦没有 c-myc 癌基因 [41]。Doerlamm 等 [42] 认为，边缘带淋巴瘤与其他非霍奇金淋巴瘤相比，更易检测出染色体上的畸形，特别是 3 号染色体，其次是 18 号染色体，表现为三体性（trisomy）。

SMZL 的细胞遗传学异常可累及 1、3、7、8 号染色体，其中 7 号染色体异常最常见。最多见 7q22-32 缺失，7q 缺失被认为是最有意义的细胞遗传学标志 [43-44]。3 号染色体的异常主要是三体，发生率 27%~36%。

单克隆 IgHV 基因重排是 SMZL 重要的分子标志，有助于 SMZL 的诊断。未发现 Bcl-1/PRAD1、Bcl-2 和 c-myc 基因重排。伴有 p53 基因突变的"SMZL 变异型"，临床表现更具侵袭性 [45]。

细胞遗传学分析未发现有 t（14；18）和 t（11；18），可用以鉴别滤泡中心细胞淋巴瘤以及结外边缘带淋巴瘤 [46-47]。偶尔可见套区淋巴瘤常见的 t（11；14），并且治疗效果差，呈进行性过程 [48]。

6 主要检查

SMZL 的检查与其他惰性淋巴瘤相似。外周血和骨髓的流式细胞术对于明确单克隆 B 细胞群是必需的；胸部、腹部和盆腔 CT 有助于明确病变范围；丙型肝炎与脾 MZL 相关并且参与其发病机制，故而对所有怀疑该病的患者都应该进行丙型肝炎相关检测。

7 临床表现

SMZL 多见于老年女性，约有半数患者无症状，其病程发展相对缓慢，可长期带瘤存活，预后良好，许多患者在接受脾切除术后可存活；但部分患者可呈侵袭性生长，发展迅速。该病容易累及多个脏器，特别是骨髓。

主要的临床特征是中等程度的脾肿大伴左上腹痛，贫血和体重减轻亦是常见症状；有的患者出现血小板减少和发热。大多数患者有骨髓和外周血累及，亦有淋巴结受累者，而肝的相应病变出现机会较少。

早期即有骨髓及外周血淋巴细胞增高，伴异形淋巴细胞。循环的淋巴细胞有胞浆绒毛状突出，40% 的病例血清中有单克隆性血清蛋白。有报告，可伴发自身免疫性溶血性贫血 [51] 或免疫性血小板减少等疾病。

8 诊断

根据脾大、外周血流式细胞术检测出单克隆 B 细胞群、骨髓受累，CD5⁻、CD20 强阳性、CD23⁻/⁺，部分病例可在循环中发现绒毛状淋巴细胞等，则可确立该诊断。脾切除术对诊断有决定性的意义，亦是治疗的方法。

Hammer 等 [18] 提出脾脏边缘带淋巴瘤的诊断标准是：

（1）肿瘤细胞在肿大的脾脏边缘带有明确定位；

（2）大多数病例边缘带细胞的结节是通过替代通常的滤泡中心和外套层产生的；

（3）肿瘤细胞在细胞学、超微结构、免疫学上与正常的边缘带细胞相似。

当遇到进行性脾大而不伴淋巴结肿大及全身症状者，应注意血象，对白细胞总数不高而淋巴细胞比例增高的患者，除 CLL 和 HCL 外，还应疑及 SMZL，尽早考虑切脾以明确诊断，早期治疗。

9 鉴别诊断

9.1 脾毛细胞白血病

毛细胞白血病（hairy cell leukemia, HCL），在临床上多见于中年男性，易侵犯脾、骨髓、肝，很少侵犯淋巴结。HCL 呈片状浸润骨髓，伴周围红细胞渗出，网状蛋白增多，引发临床出现骨髓"干抽"现象。

形态学上，HCL 主要定位于脾窦和脾索内，晚期在红、白髓弥散浸润，使其分界消失，毛细胞表面突起黏附红细胞，形成血液湖，血液湖是 HCL 的特征之一。

细胞学上，HCL 细胞有更大的圆形或椭圆形的核；超微结构上，通常 HCL 细胞有绒毛或胞浆突出物，且有胞浆小泡、核周丝、短小 RER，SMZL 细胞只有少数有小绒毛。

免疫学上，HCL 呈 CD11c⁺、CD25⁺、CD72⁺，SMZL 都呈阴性 [18]；这些均说明 HCL 不是起源于边缘带的。

9.2 脾外套层细胞淋巴瘤

脾外套层细胞淋巴瘤 (splenic mantle cell lymphoma, SMCL) 好发于中老年，大部分伴有脾肿大；主要侵犯白髓，低倍镜下可见多数密集的结节状结构，结节中央有不明显的生发中心，瘤细胞为中间型细胞（介于小淋巴细胞与小裂细胞之间）。

SMCL，B 滤泡被肿瘤细胞替代，为单一性细胞增殖，无浆细胞分化；而 SMZL 是多形性细胞增殖，且有浆细胞分化。免疫学上，SMCL 为 IgM[+]、IgD[+]、CD20[+]、CD5[+]，而 SMZL 则为 IgM[+]、IgD[-]、CD20[+]、CD5[-]；遗传学上，SMCL 呈 t (11; 14)，SMZL 多见 3 号染色体异常[52]。

Kraemer 等[51] 认为，伴有脾肿大的非霍奇金淋巴瘤很少，且大部分属于小细胞型；Pittaluga 等[52] 认为，伴有脾肿大的小 B 细胞淋巴瘤不是外套层细胞淋巴瘤就是边缘带淋巴瘤。

9.3 绒毛状淋巴细胞脾脏淋巴瘤

SMZL 与绒毛状淋巴细胞脾脏淋巴瘤 (splenic lymphoma with villous lymphoma, SLVL)，这两种疾病在临床、病理、免疫组化和细胞遗传学上互相重叠，有人认为可能是同一种疾病，但两者仍有一些区别。

SLVL 临床特点为脾肿大、外周血淋巴细胞增多症及相关的单克隆丙种球蛋白血症。在 Wright 血涂片上，SLVL 有与 SMZL 细胞相似的细胞，但它们有极性的短绒毛状突出物，而后者如有绒毛状突出物则为细微的。SLVL 通常亦有浆细胞分化，SLVL 细胞有较少的胞浆，但是有更多的质块状染色质[18]。

9.4 单核样B淋巴瘤、黏膜相关淋巴组织淋巴瘤

单核样 B 淋巴瘤 (monocytoid B-cell lym-phoma)、B 黏膜相关淋巴组织淋巴瘤 (B mu-cosa-as-sociated lymphoma) 在 1994 年欧美淋巴瘤分类标准中被归为一类，即边缘带 B 细胞淋巴瘤。它们不同于 SMZL，其共同特征是细胞群体包括边缘带细胞（中心细胞样细胞）、单核样 B 细胞、小淋巴细胞和浆细胞。

单核样 B 淋巴瘤通常不侵犯骨髓、肝和外周血，而与活跃的滤泡中心有关，有淋巴窦的受累。SMZL 淋巴结和脾中则看不到活跃的滤泡。单核样 B 淋巴瘤细胞像 SMZL 细胞，但缺

少长的粗面内质网 (RER) 和大的核，但它们有小的糖原湖及大群密度高的小胞浆颗粒[55]。

B 黏膜相关淋巴组织淋巴瘤通常发生于胃肠道，起源于中心细胞样细胞，病变范围局限，常固定于起源地，可从一处黏膜转移到另一处黏膜，常广泛浸润于上皮组织中，很少入侵淋巴结和骨髓，如果入侵区域淋巴结，肿瘤常分布于"滤泡旁"或"边缘带"。具有特征性的淋巴上皮病变，且大多具有自身免疫反应的基础病变，多呈 peyer 小结周围的中心细胞样瘤细胞，常有多灶性病变，如果侵犯区域淋巴结，则常表现为淋巴结滤泡周围出现中心细胞样细胞，瘤细胞没有 Bcl-2 基因重排，表达单克隆性胞膜和胞浆阳性的轻链，重链则以 IgM 为主。

SMZL 通常与黏膜淋巴组织无关。

B 黏膜淋巴组织淋巴瘤的细胞为中心细胞样细胞。免疫学上，单核样 B 淋巴瘤对 CD21、CD24、CD35 呈阴性，对 KiB3 通常为阳性，SMZL 则相反。

一些单核样 B 淋巴瘤对 DBA44 (CD720 为阳性，而黏膜相关淋巴组织淋巴瘤通常为阴性。

9.5 慢性淋巴细胞白血病

慢性淋巴细胞白血病，免疫表型 CD20 多为阴性，而 CD23 阳性。在骨髓浸润方面，髓窦浸润是 SMZL 的典型表现，而 CLL 表现为间质受侵。

9.6 滤泡性淋巴瘤

滤泡性淋巴瘤 (FL) 累及脾脏，其瘤细胞仍具有生发中心和生发母细胞特点，Bcl-2 表达阳性。FL 淋巴结受侵时，会出现窦区受累，而 SMZL 的周围淋巴窦扩张，较少出现瘤细胞浸润[54]。

10 治疗

在 2010 年 NCCN 关于 SMZL 诊治指南里，建议对于外周血细胞减少、脾大引发局部症状的患者，首选脾切除手术，而对于老年不能耐受手术、外周血以及骨髓瘤细胞负荷大的患者可采用美罗华治疗。

10.1 观察

对大部分没有脾肿大、血细胞减少或其他症状的患者（外周血细胞减少、淋巴细胞增

多），以及对丙肝阴性或不适合抗病毒治疗的患者，可以进行观察。这些预后良好患者的 5 年生存率为 82%[49]。

若疾病进展，应参照进展期滤泡性淋巴瘤治疗。

10.2 脾切除

目前，SMZL 的治疗以脾切除为主，早期手术，可使肿瘤细胞失去必要的生存微环境，从而抑制其生长[55]，缓解症状，延长生存期，可争取更好的预后；多数无需化疗。

巨脾和血细胞减少是脾切除术的主要指征，患者可带瘤长期生存，约 70% 的患者可生存 10 年；部分患者切脾后骨髓及外周血中异形淋巴细胞消失。

Troussard 等研究证实，采用脾切除术，ORR 为 75%，30% 患者会出现复发；Mulligan 等研究证实先行脾切除手术 ORR 为 85%，mPFS 为 4 年（6 个月至 7 年），而先行化疗患者的 ORR 仅为 44%；Francoise 等研究也证实，先行脾切除术在 TTP 方面优于化疗[55]；Rajko 等的研究表明，初始治疗采用手术联合化疗的 mOS 为 107.5 个月，而单纯脾切除组 mOS 为 93 个月[56]。有作者报道 1 例肝脏及骨髓累及的患者切脾后获完全缓解，并无病生存 10 年以上[58]。

SMZL 为低度恶性，但伴有淋巴细胞增多症状的患者病情较严重，据 Hammer 等[18] 报道，行脾切除术，7 例平均存活 82 个月以上（最长的存活 214 个月以上），而有淋巴细胞增多的 4 例，平均存活 11 个月，最长的亦只存活 38 个月。因此，脾切除术对 SMZL 的诊断和治疗都是很有价值的。

10.3 化疗

SMZL 何时给予化疗与怎样组合化疗方案仍是目前困扰肿瘤学家的问题。Franco 等研究证实，先行脾切除的部分患者，骨髓内瘤细胞浸润的负荷明显增加，病理表现为由典型的髓窦受侵转化为间质内大量瘤细胞浸润。因此，对于这些脾切除术后患者，化疗是必要的治疗手段[49]。

一般而言，若病变已累及脾门淋巴结，骨髓有大量淋巴细胞，则必须在切脾后辅以联合化疗与干扰素治疗。

化疗可选择白消安（16mg/m² 按周期治疗），或 CVP、CHOP；化疗可联合 α-INF 或 CHOP+美罗华。20 世纪 90 年代前期，仍以烷化剂类药物为主，如苯丁酸氮芥和环磷酰胺。先行化疗的疗效有限，很少患者能从一线化疗获得长期生存益处[56]。

国外研究发现，对于疾病进展迅速或脾切除术后瘤负荷仍大的患者，采用烷化剂为主的化疗，其 5 年生存率达到 64%，而 TTF 仅为 6 个月；21 世纪初，多个临床研究证实，氟达拉滨能使许多患者获得完全缓解[58]。FLefrere 等采用 FDR 方案一线或二线治疗 SMZL 患者，ORR 为 50%，mPFS 为 14 个月。

骨髓及外周血干细胞移植最好较早进行，其中异基因骨髓移植复发率低于经净化处理的自体骨髓移植，长期缓解率较高。

另外，SMZL 中少数病例原始细胞明显增多，临床进展快，恶性度较高，对切脾和化疗反应差，称为"变异型"[46]。

10.4 靶向治疗

利妥昔单抗恢复白细胞和淋巴细胞绝对值的疗效优于脾切除，仅接受利妥昔单抗治疗的患者中，92% 脾肿大消失。

Michael 等于 2005 年回顾性分析利妥西单抗治疗 SMZL 的临床研究结果，针对术后、化疗后复发或初治患者，采用利妥昔单抗 375mg/m²，每周方案，共 4 次。疗效显著，90% 患者巨脾在 2~34 周（中位 16 周）内明显缩小，80% 患者外周血细胞计数恢复正常，外周血绒毛状淋巴细胞消失，mPFS 为 21 个月。

2006 年，MD. Anderson 癌症中心公布一项初始治疗 SMZL 的临床研究，分别采用利妥昔单抗、利妥昔联合化疗、化疗等 3 种模式。研究发现，一线使用利妥昔单抗 ORR 为 83%~88%，3 年 FFS 为 86%~100%，3 年 OS 为 95%~100%；而化疗组 ORR 仅为 55%，3 年 FFS 为 45%，3 年 OS 为 55%。证实一线含美罗华方案在 ORR 和 mOS 方面均优于单纯化疗[61]。

10.5 抗病毒治疗

Luca 等的研究发现，HCV 血清学检测阳性约占 SMZL 患者的 19%，这样的患者中，男女比例为 1:2。对于 HCV 阳性组，接受常规治疗后 CR 为 46%，而 HCV 阴性组 CR 为 62%，组

间差异显著 (*P*=0.04)。研究认为，对于 HCV 感染的 SMZL 患者，初始采用抗病毒治疗，可以获得临床治愈 [60]。

11 预后

SMZL 是低度恶性的 B 细胞淋巴瘤，临床呈惰性过程，mFFS 为 40 个月，5 年 OS 为 65%~78%；多数患者的 mOS 超过 10 年。

但该病多起病隐匿，发展较慢（自然病程为 7~9 年），基本不可治愈，就诊时多处于 Ⅳ 期，且 30%~85% 的惰性淋巴瘤会出现转化，转化为大细胞淋巴瘤（恶性度更高的病理类型），可在疾病复发时通过病理检查证实。若伴有淋巴细胞增多的患者则预后较差。

复发的惰性淋巴瘤患者生存时间通常为 4 年，复发后的存活时间取决于各种因素。据 Anderson 报道，惰性淋巴瘤患者首次或 2 次复发后，中位存活时间为 36 个月，第 3 次复发后为 14 个月。有症状、伴有自身免疫性疾病、肿瘤直径大、复发 > 2 次、LDH >400 U/ ml、Hb<100g/L 者生存时间短；无上述危险因素，中位存活时间 >6 年。对此类患者在选择治疗方案时，年龄是重要的决定因素。

关于 SMZL 生存预后的研究较多，多数为小样本资料。有 5 项具有代表性的研究，分别是 1996 年由 Troussard 等公布的一项关于 100 例 SMZL 患者治疗预后研究、2002 年由 Chacon 等公布的关于 60 例 SMZL 治疗研究、Nilima Parry-Jones 等于 2002 年公布的一项关于 129 例 SMZL 患者临床预后研究、Luca Arcaini 等于 2006 年公布的一项关于 309 例 SMZL 患者临床预后分析研究，以及 Marta Salido 等于 2010 年公布的关于 330 例 SMZL 患者细胞遗传学改变与预后相关性研究。

Troussard 的研究认为，初始化疗、外周血细胞升高和外周淋巴细胞计数增高是 SMZL 的不良预后因素 [61]。Jose 等 [62] 的研究入组患者均接受脾脏切除手术治疗，因此排除了因初始治疗方法的不同给预后分析带来的影响，该研究发现，脾切除疗效未达 CR 以及非造血器官受侵是主要不良预后因素。此外，该研究证实 p53 突变患者预后较差，mOS 仅为 17 个月；而 7q deletion 提示不良预后也得到多项研究

证实 [63]。

值得注意的是，Nilima Parry-Jones 等的研究发现有 10%SMZL 患者向侵袭性淋巴瘤转化，表现为淋巴结融合性大肿块，外周血白细胞快速升高，以及中枢神经受侵。进一步研究发现，贫血和外周血淋巴细胞计数 >16×10⁹ 是主要不良预后因素 [64]。

Luca Arcaini [49] 的研究提出一种新的预后模型，依据血红蛋白值低于 12g/dL、乳酸脱氢酶值超过正常值和血清蛋白值低于 3.5g/dL，分为低危组、低中危组和高危组，其 5 年生存率分别为 83%、72%、56%，组间差异显著。

在治疗方面，多项研究已经证实，初始脾切除手术在改善生存方面，显著优于单纯化疗，初始治疗疗效达到 CR 患者，具有显著生存获益。

2010 年 Marta Salido 等公布一项关于 SMZL 遗传学改变与生存预后相关性研究结论，该研究回顾分析 330 例 SMZL 患者，其中 72% 出现染色体核型改变，典型改变为染色体 3/3q，7q、6q 缺失，8q/1q/14q 易位。对于单一突变患者生存优于多基因突变患者，其 mOS 分别为 14 年和 8.4 年。其中 14q 缺失患者预后极差，mOS 仅为 2.6 年 [65]。

（姚俊涛）

参考文献

[1] Bertoni F, Zucca E. Delving deeper into MALT lymphoma biology. J C lin Invest, 2006, 116: 22-26.

[2] Zhang Q, Siebert R, Yan M, et al.In activating mutations and overexpression of Bcl-10, a caspase recruitment domain containing gene, i n MALT lymphoma with t (1; 14) (p22; q32). Nat Genet, 1999, 22: 63-68.

[3] Willis TG, Jadayel DM, Du MQ, et al. Bcl-10 is involved in t (1; 14) (p22; q32) of MALT B cell lymphoma and mutated in multiple tumor types. Cell, 1999, 96: 35-45.

[4] Lin X, W ang D. The roles of CARMA1, Bcl-10, and MALT1 in antigen receptor signaling. Seminars in Immunol, 2004, 16: 429-435.

[5] Noels H, Somers R, Liu H, et al.AutoUbiquitination

Induced Degradation of MALT1-API2 Prevents Bcl10 Desta bilization in t (11；18) (q21；q21) Positive MALT Lymphoma. PLos One, 2009, 4：e4822.

［6］ Li Z, Wang H, Xue L, et al.Emu-Bcl10 mice exhibit constitutive activation of both canonical and noncanonical NF-kappaB pathways generating marginal zone （MZ） B-cell expansion as a precursor to splenic MZ lymphoma.Blood, 2009, 114：4158-4168.

［7］ Xue L, Morris SW, Orihuela C, et al. Defective development and function of Bcl-10 deficient follicular, marginal zone and B1 B cells. Nat Immunol, 2003, 4：857-865.

［8］ 武丽峰、杨伊姝、陈彦、等.Bcl-10高表达引起脾脏边缘带B细胞抗凋亡而致其体内增生.首都医科大学学报, 2010, 31 （3）：353-358.

［9］ Su H, Bidre N, Zheng L, et al.Requirement for Caspase-8 in NF-κB Activation by Antigen Receptor. Science, 2005, 307：1465-1468.

［10］ VanOers NS, Chen Z J. Kinasing and clipping down the NF-kappa B trail. Science, 2005, 308：65-66.

［11］ Thieblemont C, BergerF, Dumontet C, et al.Mucoss-associated lymphoid tissue lymphoma is a disseminated disease in one third of 158 patients analyzed. Blood, 2000, 95：8022-8051.

［12］ Luca Arcaini, Marco Paulli Splenic marginal zone lymphoma：a hydra with many heads? Haematologica, 2010, 95 （4） .534-537.

［13］ Cousar J B, Mckee L, Greco F, et al. Report of an unusal B-cell Lymphoma, probally arising from the perifolkicular cells （marginal zone） of the spleen. Lab Invest, 1980, 43：13.

［14］ Schmid C, Kirlham N, Diss T, et al. Slenic marginal zone cell lymphoma.Am J Surg Pathol, 1992, 16 （5）：455.

［15］ 严庆汉.介绍 "新修订欧美淋巴瘤分类 （1994）". 临床与实验病理学杂志, 1996, 12：164.

［16］ Harris NL, Jaffe ES, Stein H. A revised European-American classification of lumphoid neoplasm：a proposal from the Internationl Lymphoma Study Group.Blood, 1994, 84：1367.

［17］ Harris NL, Jaffe ES, Diebold J, et al. The World Health Organization classification of hematological malignancies report of the Clinical Advisory C ommittee Meeting, Airlie House, Virginia, November 1997. Mod Pathol, 2000, 13：193-207.

［18］ Hammer R D, Glick A D, Greer J P, et al.Slenic marginal zone lymphoma. A distinct B-cell neoplasm.Am J Surg Pathol, 1996, 20：613-626.

［19］ Vito Franco, Ada Maria Florena, and Emilio Iannitto Splenic marginal zone lymphoma. Blood, 2003, 101：2464-2472.

［20］ Pawade J, Wilkins BS, Wright PH, Low-grade B-cell lymhoma of the splenic marginal zone：a clinicopathological and immunohistochemical study of 14 cases.Histopathology, 1995, 27：129.

［21］ 秦胜旗、张忠涛、周小鸽、等.脾脏非霍奇金边缘带B细胞淋巴瘤一例.中华肝胆外科杂志, 2005, 11 （5）：295, 303.

［22］ 黄志勇、楼芳、周祀侨、等.脾脏边缘带淋巴瘤. 浙江肿瘤, 1997, 3 （3）：170-172.

［23］ 欧晋平、杨鹭、任立敏、等.脾边缘带淋巴瘤的临床及肿瘤细胞特征的研究.中华内科杂志, 2002, 41 （1）：28-30.

［24］ 翟勇平、史平、印洪林、等.脾边缘带B细胞淋巴瘤的临床及病理组织学特征.临床血液学杂志, 2003, 16 （3）：99-102.

［25］ 王楠娅、宋艳秋、王畅、等.伴有绒毛细胞的脾边缘带 B细胞淋巴瘤临床及实验室特征分析.山东医药, 2007, 47 （32）：60-61.

［26］ Sara A, Kent MD, Daina Variakojis MD, et al. Comparative Study of Marginal Zone Lymphoma Involving Bone Marrow. Am J Clin Pathol, 2002, 117：698-708.

［27］ Boveri E, Arcaini L, Merli M, et al. Bone marrow histology in marginal zone B-cell lymphomas：correlation with clinical parameters and flow cytometry in 120 patients. Ann Oncol, 2009, 20 （1）：129-136.

［28］ Piris M A, Mollejo M, Campo E, et al. A marginal zone pattern may be found in different varieties of non Hodgkin's lymaphoma；the morphology and immunohistology of splenic involvement by B-cell lymphomas simulating splenic marginal zone lymphoma. Histopathology, 1998, 33：230-239.

［29］ Lloret E, Mollejo M, Mateo MS, et al. Splenic marginal z one lymphoma with increased number of blasts：an aggressive variant? Hum Pathol, 1999, 30：1153-1160.

［30］ Mollejio M, Algara P, Mateo M S, et al. splenic small B-cell lymphoma with predominant red pulp involvement：a diffuse variant of splenic marginal zone lymphoma. Histopathology, 2002, 40：22-30.

［31］ Schmid C, Kirkham N, Diss T, et al.Splenic marginal zone cell lymphoma.Am J Surg Pathol, 1992, 16：455.

［32］ Mollejo M, Lloret E, Menarguez J, et al. Lymph node inv olvement by splenic marginal zone lymphoma: morphological and immunohis2tochemical features. AmJ Surg Pathol, 1997, 21: 772-780.

［33］ Wu CD, Jackson CL, Medeiros LJ, Splenic marginal zone cell lymphoma-An immunophenotypic and molecular study of five cases. Am J Clin Pathol, 1996, 105: 277.

［34］ Marta Salido, et al. Cytogenetic aberrations and their prognostic value in a series of 330 splenic marginal zone B-cell lymphomas: a multicenter study of the Splenic B-Cell Lymphoma Group. Blood, 2010, 116 (9): 1479-1488.

［35］ Francisco Vega. Splenic marginal zone lymphomas are characterized by loss of interstitial regions of chromosome 7q, 7q31.32 and 7q36.2 that include the protection of telomere 1 (POT1) and sonic hedgehog (SHH) genes. British Journal of Haematology, 2008, 142, 216-226.

［36］ Lucile Baseggio. CD5 expression identifies a subset of splenic marginal zone lymphomas with higher lymphocytosis: a clinico-pathological, cytogenetic and molecular study of 24 cases. Haematologica, 2010, 95: 604-612.

［37］ Rousso R, Castello A. Colosini G, et al. Slenic marginal zone cell lymphoma involving liver and bone marrow. Report of a case with protracted follow-up, showing progressive disappearance of the lymphoma after splenectomy.Haematologica, 1996, 81: 44-46.

［38］ Mollejo M, Menerguez J, Lioret E, et al. Splenic marginal zone lymphoma: a distinctive type of low-grade B-cell lymphoma. Am J Surg Pathol, 1995, 19: 1146.

［39］ Jaffe E S, Campo E, Raffeld M.Mantle cell lymphoma: biology and diagnosis. Hematology, 1999, 319-325.

［40］ Jesus Marya Hernandez, Juan Luis Garcya, et al. Novel genomic imbalances in B-cell splenic marginal zone lymphoma revealed by comparative genomic hybridization and cytogenetics. Am J Surg Pathol, 2001, 158: 1843-1850.

［41］ Schmid C, Kirkham N, Diss T, et al. Splenic marginal zone cell lymphoma.Am J Surg Pathol, 1992, 16: 455.

［42］ Doerlamm J, Diffaluga S, Wlodarska l, et al. Marginal zone B-cell lymphoma of different stites share similar cytogenetic and morphologic features.

Blood, 1996, 87: 299.

［43］ Mateo M, Mollejo M, Villuendas R, et al. 7q31232 allelic loss is a frequent finding in splenic marginal zone lymphoma. AmJ Pathol, 1999, 154: 1583-1589.

［44］ Sole F, Woessner S, Florensa L, et al. Frequent involvement of chromos omes 1, 3, 7 and 8 in splenic marginal zone B2cell lymphoma. Br J Haematol, 1997, 98: 446-449.

［45］ Baldini L, Gu ffanti A, Cro L, et al. Poor prognosis in non-villous splenic marginal zone cell lymphoma is associated with p53 mutations. Br J Haematol, 1997, 99: 375-378.

［46］ Lioret E, Mollejo M, Soc Mateo M, et al. Splenic marginal zone lymphoma with increased mumber of blasts: an aggressive variant.Hum Pathol, 1999, 30: 1153-1160.

［47］ Remstein E D, James C D, Kurtin P J.Incidence and subtypespecificity of API2-MALT1 funsion Translocations in extranodal, nodal and splenic marginal zone lymphomas.Am J Pathol, 2000, 156: 1183-1188.

［48］ Cuneo A, Bardi A, Wlodarska I, at al.A novel recurrent translocation t (11; 14) (p11; q32) in splenic marginal zone B-cell lymphoma.Leukemia, 2001, 15: 1262-1267.

［49］ Luca Arcaini. Splenic marginal zone lymphoma: a prognostic model for clinical use Blood, 2006, 107: 4643-4649.

［50］ Diffaluga S, Verhoef G, Criel A. "Small" B-cell non-Hodgkin's lymphoma with spenomegaly at presentation are either mantle cell lymphoma or marginal zone cell lymphoma. Am J Surg Pathol, 1996, 20 (2): 211.

［51］ Kraemer BB, Osborne BM, Butler JJ. Primary splenic presentation of malignant lymphoma and ralated disorders.Cancer, 1984, 54: 1606.

［52］ Pittaluge S, Verhoef G, Griel A, et al. "Small" B-cell non-Hodgkin's lymphoma with slenomegaly at presentation are either mantle cell lymphoma or marginal zone cell lymphoma.Am J Surg Pathol, 1996, 20: 211.

［53］ Traweek ST, Sheibani K, Carl D. Monocytoid B-cell lymphoma: its volution and relationship to other low-grade B-cell neoplasma. Blood, 1989, 73: 573.

［54］ Boveri E, Arcaini L, Merli M, et al. Bone marrow histology in marginal zone B-cell lymphomas: correlation with clinical parameters and flow cytometry in 120 patients. Ann Oncol. 2009; 20 (1): 129–136.

[55] Franco V, Florena AM, Stella M, et al. Splenectomy in fluences bone marrow in filtration in patients with splenic marginal zone cell lymphoma with or without villous lymphocytes. Cancer, 2001, 91: 294–301.

[56] Rajko Milosevic, Milena, Todorovic, et al. Splenectomy with chemotherapyvs surgery alone as initial treatment for splenic marginal zone lymphoma. World J Gastroenterol, 2009, 28, 15 (32): 4009–4015.

[57] Rousso R, Castello A, Colosini G, et al. Slenic marginal zone cell lymphoma involving liver and bone marrow. Report of a case with protracted follow-up, showing progressive disappcarance of the lymphoma after splenectomy.Haematologica, 1996, 81: 44–46.

[58] Bolam S, Orchard J, Oscier D.Fludarabine is effective in the treatment of splenic lymphoma with villous lymphocytes.Br J Haematol, 1997, 99: 158–161.

[59] Apostolia M. Outcomes in Patients With Splenic Marginal Zone Lymphoma and Marginal Zone Lymphoma Treated With Rituximab With or Without Chemotherapy or Chemotherapy Alone. Cancer,

2006, 107: 125–135.

[60] Luca Arcaini, Marco Paulli.Splenic marginal zone lymphoma: a hydra with many heads? Haematologica, 2010, 95 (4): 356–363.

[61] Troussard X, Valensi F, Duchayne E, et al. Splenic lymphoma with villous lymphocytes: clinical presentation, biology and prognostic factors ina series of 100 patients. Br J Haematol, 1996, 93: 731–736.

[62] Jose I, Chacon. Splenic marginal zone lymphoma: clinical characteristics and prognostic factors in a series of 60 patients. Blood, 2002, 100: 1648–1654.

[63] Francisco Vega. Splenic marginal zone lymphomas are characterized by loss of interstitial regions of chromosome 7q, 7q31.32 and 7q36.2 that include the protection of telomere 1 (POT1) and sonic hedgehog (SHH) genes. British Journal of Haematology, 2008, 142, 216–226.

[64] Nilima, Parry-Jones. Prognostic features of splenic lymphoma with villous lymphocytes: a report on 129 patients. British Journal of Haematology, 2003, 120, 759–764.

[65] Marta Salido. Cytogenetic aberrations and their prognostic value in a series of 330 splenic marginal zone B –cell lymphomas: a multicenter study of the Splenic B –Cell Lymphoma Group. Blood, 2010, 116 (9): 1479–1488.

第**23**章

黏膜相关淋巴组织淋巴瘤

目录

第1节　总论

1　基本概念

1983年，英国病理医生 Isaacson 首先提出

胃肠道淋巴瘤来自黏膜相关淋巴组织（mucosa-associated lymphoid tissue，MALT）[1]；1988年得到国际公认。MALT 淋巴瘤为一种特殊类型的淋巴瘤，具有特定的生物特性和病理学改变，其准确的定义是"在黏膜和腺体组织发生的、具有边缘带 B 细胞分化和表型的结外

B 细胞淋巴瘤（extranodal marginal zone B-cell lymphoma of mucosa associated lymphoid tissue type，MALT-MZL）"。在 1994 年修订的 REAL 分类和 2001 年新订的 WHO 淋巴瘤分类中 [2]，MALT 淋巴瘤正式名称是 "MALT 型结外边缘带 B 细胞淋巴瘤"（extranodal marginal zone B cell lymphoma，MALT type）。

在新分类中，MALT 淋巴瘤仅指低度恶性淋巴瘤，而高度恶性淋巴瘤的诊断则为 "弥漫性大 B 细胞性淋巴瘤（DLBCL）"。

该类淋巴瘤，既往不同分类有不同的命名，Rappaport 称 "高分化淋巴细胞性、浆细胞样淋巴细胞性、低分化淋巴细胞性"，Kiel 称 "免疫细胞瘤"，Lukes-Collins 称 "淋巴细胞性、浆细胞淋巴细胞性、小裂细胞"，WF 称 "小淋巴细胞性、淋巴浆细胞样、弥漫小裂细胞" 等。

2 发病部位

黏膜相关淋巴组织淋巴瘤最初是用来描述胃肠道低度恶性 B 淋巴细胞淋巴瘤的一个分支。研究发现，MALT 淋巴瘤多发生在与黏膜或腺体上皮有关的结外器官，不仅发生在胃肠道，还可发生于食管、胆囊、气管、咽、结膜、宫颈、膀胱等黏膜组织部位，而且更可发生于肺、涎腺、肝、甲状腺、泪腺、眼眶、胸腺、肾、乳腺、皮肤等具有上皮组织的器官；其中，胃肠道为最常见部位。

3 流行病学

MALT 淋巴瘤占所有 B 细胞淋巴瘤的 7%~8%，国际淋巴瘤研究组对 1378 例 NHL 患者进行的临床评估中，MALT 淋巴瘤占 7.6%，50% 左右在胃肠道；中国 301 医院血液科统计 1988~1998 年 310 例 NHL，MALT 占 7.7%，发生在胃者占 62%，与国外相似。

在意大利东北部，胃 MALT 淋巴瘤似乎发病率较高些。还有一种特殊的亚型，过去称为 α 链病，现在称为免疫增殖性小肠病（IPSID），主要发生在中东和南非好望角地区。

MALT 淋巴瘤大多数病例发生在成人，平均年龄为 61 岁，女性稍多于男性（男比女为 1:1.2）。

4 病因病理学

黏膜相关淋巴组织在生理状态下并不存在，而是在长期的慢性刺激下（如吸烟、感染、自身免疫性疾病等）逐渐产生的，是一种防御反应 [3-5]，但目前尚未分离出特定的病原微生物。

观察发现，MALT 淋巴瘤的发生常与幽门螺杆菌（Helicobactor pylory，Hp）感染有关 [6]，或继发于异常的局部抗原的刺激及某些自身免疫性疾病有关。

4.1 幽门螺杆菌

幽门螺杆菌（Helicobactor pylory，Hp）感染可导致慢性胃炎、消化性溃疡和胃癌。Hp 与胃 MALT 淋巴瘤的发生有关但确切机制还不十分清楚，多数人认为环境、微生物宿主遗传因素的共同作用促进了胃淋巴瘤的发生。Hp 感染后可导致淋巴样组织在胃黏膜累积，出现 B 细胞滤泡，并常有淋巴上皮灶形成。

Hp 相关的慢性胃炎中可出现单克隆细胞群并在继发的 MALT 中持续存在，提示 MALT 由慢性胃炎发展而来。

90% 以上的胃 MALT 淋巴瘤存在 Hp 感染，Hp 感染人群的淋巴瘤发生率明显高于正常人群，几个研究组证实，临床上清除 Hp 后，胃淋巴瘤可获得缓解，但仅对早期黏膜和黏膜下层的 MALT 淋巴瘤有效，这些现象表明 Hp 感染与胃 MALT 淋巴瘤有一定相关性。

基础研究发现 [7]，Hp 不能直接刺激肿瘤性 B 细胞，而是通过刺激肿瘤区域内的 T 细胞促使肿瘤性细胞增生；Hp 并不刺激非 MALT 区的 T 细胞，这可解释胃 MALT 保持局灶性的倾向、亦有部分伴有 Hp 感染的胃 MALT 淋巴瘤对去除 Hp 治疗无效，且发生在其他部位 MALT 的淋巴瘤并无 Hp 感染，这些现象说明 MALT 淋巴瘤的真正发病原因和机制还有待进一步阐明。

另一种螺旋体（Borrelia Burgdorferi）的抗原刺激可能与皮肤滤泡性淋巴瘤有关。Isaacson 认为，自身免疫性疾病或相关部位的感染引起的 "继发性黏膜相关淋巴组织" 是淋巴瘤发生的基础。

4.2 前驱病变

大多数 MALT 淋巴瘤病例有慢性炎症性疾

病病史，常常是自身免疫性疾病，引起结外淋巴组织聚集，如与幽门螺杆菌相关的慢性胃炎、干燥综合征、桥本甲状腺炎。

在第一篇研究 MALT 淋巴瘤与幽门螺杆菌感染的报道中，有 90% 以上的病例存在幽门螺杆菌的感染；以后的研究显示，感染率要低一些，但幽门螺杆菌的检出率随着慢性胃炎发展成淋巴瘤而降低。

一般认为，黏膜相关淋巴组织的发生模式为"Hp 感染→淋巴组织增生→滤泡边缘 B 细胞克隆性增生"。

患有自身免疫性疾病的患者如干燥综合征、桥本甲状腺炎，发生 MALT 淋巴瘤的危险性增加。

患有干燥综合征和淋巴上皮性涎腺炎的患者 4%~7% 发生隐性淋巴瘤，发生淋巴瘤的危险性较普通人群增加 44 倍；这些患者发生的淋巴瘤大约 85% 是 MALT 淋巴瘤。

患有桥本甲状腺炎的患者，发生甲状腺淋巴瘤的危险性增加 70 倍，发生各种淋巴瘤的危险性还要增加 3 倍；94% 的甲状腺淋巴瘤在肿瘤旁的甲状腺组织中有甲状腺炎的表现。

另外，慢性小肠炎亦可能是 IPSID 的潜在病因。

4.3　淋巴细胞归巢

血液中淋巴细胞选择性地穿越毛细血管后微静脉（HEV），向对应器官或组织定向移动，即为淋巴细胞归巢（lymphocyte homing）[8]。

体内的淋巴细胞大多数处于动态循环状态。不同群、亚群的淋巴细胞，在循环中具有相对的器官、组织选择性，保证了不同亚群的淋巴细胞在各自微循环中分化、成熟，并发挥特定的生物学效应。

肠道淋巴细胞归巢是肠黏膜免疫系统的重要免疫活动之一，并参与构成肠免疫屏障。近来的研究发现，淋巴细胞归巢与一些疾病（如 MALT 淋巴瘤）的发生、演变密切相关。MALT 淋巴瘤在临床病理上表现为局限性、惰性生长和"归巢"现象[9]，瘤细胞具有从黏膜回归到黏膜选择性转移的特点，因此该类淋巴瘤细胞可存在于多个部位，同时具有局限化的特征。

5　组织病理学

5.1　瘤细胞形态

MALT 淋巴瘤特指主要由小 B 细胞组成的淋巴瘤，其中包括边缘带细胞（中心细胞样细胞）、单核样细胞、小淋巴细胞。

MALT 淋巴瘤中可见少量的、转化的中心母细胞或免疫母细胞样的大细胞，但当这些转化的大细胞形成实性或片状的区域时，应诊断为"弥漫性大 B 细胞淋巴瘤伴有 MALT 淋巴瘤的表现"。

"高度恶性 MALT 淋巴瘤"这一术语不应再使用，"MALT 淋巴瘤"不应用于大 B 细胞淋巴瘤，即使该肿瘤发生在 MALT 部位。

典型的边缘带 B 细胞是小到中等的细胞，核轻微不规则，染色质中等，核仁不明显，近似于中心细胞；胞浆相对丰富，淡染，淡染的胞浆增多时，可出现单核细胞样表现。

瘤细胞最初在浸润反应性滤泡周围，然后扩展到滤泡套区，在边缘带扩散，形成融合的区域，取代部分或全部滤泡。

胃 MALT 淋巴瘤的组织学特征与 Peyer 袋相似，在相当于其边缘带区域，可看到淋巴瘤浸润反应性滤泡，弥漫播散到周围黏膜。最重要的特征是淋巴上皮灶，因肿瘤细胞侵犯、破坏胃腺体或隐窝而致，有诊断意义。肿瘤细胞形态变异很大，可与滤泡中心细胞、小淋巴细胞或单核样 B 细胞相似，常见某种程度的浆细胞分化。有时候仅靠形态学特点很难做诊断，结合免疫组化和 PCR 技术有助于诊断。

胃 MALT 淋巴瘤通常局限于起源组织，但有时呈现多黏膜灶浸润，如播散至小肠、甲状腺、腮腺等。内镜下有时可见较浅的浸润性病变，可见到一个或多个溃疡。

5.2　浆细胞样分化

浆细胞样分化可见于大约 1/3 的胃 MALT 淋巴瘤，在甲状腺 MALT 淋巴瘤中，浆细胞分化更明显。IPSID 的组织学特点类似于其他 MALT 淋巴瘤，但是典型的表现是出现明显的浆细胞分化。

5.3　滤泡植入

淋巴瘤细胞有时"植入"反应性滤泡的生发中心，亦可向滤泡间区浸润，这种形态近似于滤泡性淋巴瘤。

5.4 淋巴上皮病变

淋巴上皮病变是指变形或破坏的上皮内有3个以上的边缘带细胞，常伴有上皮细胞嗜酸性变。在腺体组织中，上皮常常受累及或破坏，形成所谓的淋巴上皮病变。

6 免疫表型

MALT 淋巴瘤典型的免疫表型是 IgM$^+$、IgA$^{+/-}$、IgG$^{+/-}$、单一型轻链（克隆性轻链）；呈 CD20$^+$、CD79a+、CD5$^-$、CD10$^-$、CD23$^-$、CD43$^{+/-}$、CD11c$^{+/-}$（弱）、cyclinD1$^-$。瘤细胞表达边缘带细胞相关抗原 CD21 和 CD35，CD21 和 CD35 染色可以显示被"植入"滤泡的 FDC 网。

现在还没有特异的标记来确定 MALT 淋巴瘤，在与良性淋巴细胞浸润病变鉴别时，证明轻链的单一性（克隆性）非常重要；在与其他小细胞淋巴瘤进行鉴别时，检查不到其他淋巴瘤所特有的标记是非常重要的（即排除其他淋巴瘤），如 CD5$^-$可排除 MCL 和 SLL，CyclinD1$^-$可以排除 MCL，CD10 可用于 FL 的鉴别。

7 分子遗传学

MALT 淋巴瘤存在 Ig 轻、重链基因重排及可变区自身突变，这种情况与经过生发中心转化的 B 细胞、记忆 B 细胞的基因型一致。

第 3 号染色体三倍体可以见于 6% 的病例，t（11；18）（q21；q21）见于 25%~50% 病例。相反，t（11；18）不见于原发性胃大 B 细胞淋巴瘤。MALT 淋巴瘤不存在 t（14；18）和 t(11；14) 异位。

60% 的胃 MALT 淋巴瘤的 3 号染色体呈现三倍体，其他异常包括 t（11；18）和 t（1；14），15% 出现 c-myc 和 p53 突变。

有 35% 的胃 MALT 淋巴瘤在诊断时存在着向高度恶性的转化，表现为大细胞数量增加，融合成簇状或片状结构。

Nakamura 等研究了 179 例 MALT 淋巴瘤，认为 p53 突变和 Bcl-2 重排与恶性转化有关。

8 常规检查

8.1 内镜活检

对浸润型者应行多点活检，每次 4~8 点，每月 1 次，直至明确诊断。胃活检，免疫组化检测 Hp 感染敏感、方便。

PCR 技术和其他分子生物学技术鉴定单克隆细胞群体、免疫表型、基因改变等可帮助诊断、判断预后和随访。

8.2 影像检查

CT 检查可发现胃壁异常，并可发现胃周淋巴结、网膜淋巴结及邻近脏器受侵，以协助分期；超声内镜（EUS）可精确观察胃壁侵犯范围和淋巴结受累情况，特异性 90%~100%，敏感性 39%~44%，CT 与 EUS 结合，使得开腹手术分期已不必要。

8.3 其他检查

根据临床表现、症状体征、选择做外周血、骨髓象、生化、肝肾功能、肿瘤标志物、乳酸脱氢酶、血清蛋白、B 超等检查。

9 临床表现

MALT 淋巴瘤起病隐匿，发展缓慢，常见症状为上腹痛、消化不良、反酸等，B 症状不常见。

绝大多数患者表现为 I ~ II 期，约 20% 的患者骨髓受累，但是检出率因原发部位不同有所变化，原发于胃的病例骨髓受累较少，原发在眼附属器或肺的病例骨髓受累较多。多个结外部位受累的情况可达 10%，多部位淋巴结受累的情况较少见（7.5%）。

10 误诊原因分析与鉴别诊断

10.1 误诊原因

淋巴瘤最常见的首发症状以体表淋巴结肿大最常见，如以浅表淋巴结肿大为首发症状而常常误诊为淋巴结炎或结核，两者占误诊率约 57%。

（1）MALT 临床表现缺乏特异性，多与消化道病变，如胃癌、溃疡等难以区别。起病时以腹胀、胸闷、纳差、乏力为主，伴多浆膜腔积液（首发为腹腔积液，逐渐出现胸腔、心包腔积液）、低热，往往首先考虑结核性腹膜炎。

（2）临床辅助检查，如胸片 B 超、胸腔 CT、腹腔 CT 未见明显淋巴结肿大，导致诊断困难。

其诊断主要靠病理，采用形态学结合临床、

免疫学、遗传学和分子生物学方法以综合分析，确诊同时应检测 HP 感染的证据。

值得注意的是应用结内淋巴瘤分期系统可能对 MALT 淋巴瘤分期造成误导，因多处结外部位受累，特别是在同一器官（如腮腺、皮肤），并不能真实地反映肿瘤的扩散。

尽管在很多病例中存在浆细胞分化，但血清中出现副球蛋白（M 成分）在 MALT 淋巴瘤中罕见。IPSID 例外，在 IPSID 中常常发现外周血存在异常的 α 重链。

10.2 鉴别诊断

需要与 MALT 淋巴瘤进行鉴别的疾病，包括反应性病变，如幽门螺旋杆菌胃炎、淋巴上皮涎腺炎、桥本甲状腺炎；小 B 细胞淋巴瘤如 FL、MCL、SLL。

与反应性病变不同的是 MALT 淋巴瘤是由边缘带 B 细胞组成，对组织造成破坏性浸润。遇到交界性病变时，免疫表型或分子遗传学检查，如 B 细胞克隆性分析，有助于诊断的确立。根据形态学和免疫表型可以鉴别其他小 B 细胞淋巴瘤。

11 治疗

关于 MALT 淋巴瘤治疗，目前尚无一种最标准的治疗方式。

一般而言，对于ⅠE~Ⅱ期或结外多部位病变的患者，宜行局部区域性 RT（20~30 Gy），对某些部位的病变可考虑手术（如肺、皮肤、甲状腺、结肠、小肠和乳腺）；若术后没有残留病灶，则进行观察，而手术切缘阳性者行局部区域性 RT。首次治疗后复发的处理与晚期 FL 相似，RT 是治疗局部复发的选择之一；晚期病变（Ⅲ~Ⅳ期）患者的处理与 FL 患者相同。

当组织学呈侵袭性，即 MALT 淋巴瘤与大细胞淋巴瘤共存时，应该按照弥漫性大 B 细胞淋巴瘤临床实践指南处理。

多器官性的 MALT 淋巴瘤的治疗有别于局限性的 MALT 淋巴瘤[10]。

11.1 清除Hp

越来越多的证据表明，抗生素清除 Hp 可以作为早期 MALT 淋巴瘤有效的初治手段。

对于大部分 MALT 淋巴瘤，若病变局限表浅同时合并 Hp 感染者，可用抗生素清除 Hp 作为初始治疗，但必须进行严格的血清学和内镜随诊。清除 Hp 后 2 个月应做多点活检，以后至少 6 个月 1 次，持续 2 年；若未能成功清除 Hp 的病例，换用二线清除 Hp 方案。

目前仍不完全清楚，清除 Hp 是否能治愈淋巴瘤，因此必须长期随诊。有报道，MALT 淋巴瘤患者可因 Hp 再感染而复发，提示尽管达到临床和组织学缓解，残留的肿瘤细胞仍能复发。

11.2 综合治疗

晚期病例抗生素的疗效下降，对这些病例，清除 Hp 亦是值得的，但通常不能作为唯一的治疗手段，需联合手术、放疗、化疗。

对于抗生素治疗失败和无 Hp 感染证据的患者，抗生素的作用急剧下降，目前尚无一致的治疗模式，可选择传统的方法，如联合或单用手术、化疗、放疗，其疗效尚无随机研究的资料可供参考。

11.2.1 手术治疗

手术是既往最广泛使用的手段，5 年生存率达 80% 以上。目前国内报道最主要的初治手段仍是手术切除，诊断时病期晚和随诊条件较差是造成疗效与国外形成差距的主要原因。但近年来，因抗 Hp 治疗的疗效提升而保留胃功能成为可能，手术的作用得到重新评价，一般用于无 Hp 感染证据或抗 Hp 治疗失败的晚期患者，以及出现出血、梗阻和穿孔等并发症时。

因 MALT 淋巴瘤易多中心发生，切缘干净并不能保证根治，内镜随诊中常可见到残胃黏膜上淋巴上皮再现，与复发有关，因而术后常常需要联合放疗或化疗。

11.2.2 放射治疗

对于放疗的作用研究报道不多，1988 年 Burgers 报道 24 例Ⅰ期胃淋巴瘤单纯放疗，总剂量 40Gy，中位随访 48 个月，4 年 DFS 83%。

美国纽约纪念医院治疗 17 例Ⅰ~Ⅱ期胃 MALT 淋巴瘤，无 Hp 证据或 Hp 治疗失败者单用放疗，照射胃和邻近淋巴结，平均 30Gy/4 周，中位随访 27 个月，结果令人鼓舞，DFS 达 100%。这些结果提示低剂量放疗是安全有效的，并可保留胃功能。

11.2.3 化学治疗

对于具有不利因素或晚期患者，治疗常以

联合化疗为主，合并局部放疗。苯丁酸氮芥（瘤可宁）等烷化剂有效。

12 预后

MALT 淋巴瘤具有惰性的临床过程，缓慢扩散，复发后可累及到其他部位。该瘤对放疗敏感，局部治疗后可获长期无瘤生存。抗幽门螺旋杆菌治疗对幽门螺旋杆菌相关胃 MALT 淋巴瘤可达到长期缓解，但 t（11；18）（q21；q21）病例对抗幽门螺旋杆菌治疗无效；在 IPSID 中，广谱抗菌治疗可达到缓解。MALT 淋巴瘤综合治疗，5 年生存率为 80%。

预后不良因素包括肿瘤恶性程度的转化、肿块型以及有 IPI 不良指标者；结外多部位受累，甚至骨髓受累亦不一定意味着预后不好；该瘤有可能发生大 B 细胞淋巴瘤转化。

Jens 等[11] 报道，在胃肠道原发的 B 细胞淋巴瘤的预后研究中，影响总生存率的因素在单变量分析中是肿瘤分期（$P<0.004$）和 p53（$P<0.05$）突变，在多变量分析中是肿瘤分期（$P<0.001$）；同时，Raderer 等[12] 认为，MALT 淋巴瘤的患者在治疗前应进行标准分期，有益于后续治疗和预后判断。

第 2 节　胃黏膜相关淋巴组织淋巴瘤

1 概论

胃是 MALT 淋巴瘤最常发生的部位，胃 MALT 淋巴瘤是起源于胃黏膜或黏膜下层的淋巴样组织的恶性淋巴瘤，属低度恶性结外非霍奇金淋巴瘤，其发生与幽门螺杆菌感染关系密切，而仅根除 Hp 的抗生素治疗可使绝大多数早期胃 MALT 淋巴瘤完全消退，其预后明显不同于其他原发性胃恶性肿瘤。

胃黏膜相关淋巴组织淋巴瘤较为少见，占胃部恶性肿瘤的 5%，在胃恶性肿瘤中居第二位。但近年来发病率有增高趋势[14]，很大程度上与对该病的认识水平和诊断技术的提高有关。

胃 MALT 淋巴瘤发病高峰年龄 60~70 岁[14]；国外报道，胃 MALT 瘤的平均发病年龄为 62.1 岁[15-18]，国内报道为 51.3 岁（8~73 岁）；男性多于女性，男女之比约为（1~2）:1[19-20]。

2 病因病理

胃 MALT 淋巴真正的病因目前尚不十分明确，但大量研究显示，幽门螺杆菌（Helicobacter pylori，Hp）感染可能在胃淋巴瘤的发病中起到一定作用[21]。

据报道，70%~90% 的胃 MALT 淋巴瘤有 Hp 感染，发病与 Hp 感染有密切关系。

首先，90% 以上的胃 MALT 淋巴瘤病例的胃黏膜能检出 Hp[22]，国外 Wotherspoon 等[23] 报道 110 例手术切除标本的 HP 感染率为 92%。中国徐天蓉等[24] 报道的 31 例胃 MALT 型淋巴瘤中 28 例证实 HP 感染（90.5%）；张林等[25] 报道 HP 感染率为 83.3%。

其次，对 Hp 阳性胃活检标本进行 B 细胞抗原受体基因重排检测可早期发现 MALT 淋巴瘤；体外实验亦证实 Hp 感染可导致胃 MALT 淋巴瘤[26]。

另有文献报道[2]，80% 的早期胃 MALT 淋巴瘤在根除 Hp 后，肿瘤可消退。Nakamura 等[27] 发现，胃淋巴瘤在 Hp 根除后的完全缓解率为 71%，部分缓解率为 12%，结合超声内镜检查显示局限于黏膜层的胃 MALT 淋巴瘤的完全缓解率更高达 93%，而浸润至黏膜下深层者的完全缓解率仅为 23%。甚至还有报道，此治疗可引起胃外的黏膜相关淋巴组织淋巴瘤一起消退[28]。国内外的报道均显示胃 MALT 淋巴瘤患者的 Hp 感染率高于其他胃良性病变。

虽然 Hp 与胃 MALT 淋巴瘤的发生密切相关，但发病机制尚未完全阐明。Isaacson 等[31] 提出胃 MALT 淋巴瘤发生的假说，认为 Hp 感染引起胃黏膜的免疫反应，B、T 淋巴细胞在局部聚集，在 Hp 抗原激活的 T 细胞的辅助作用下，B 细胞不断增殖，含有三倍体遗传改变的 B 细胞可发生单克隆增殖，发展为低度恶性的胃 MALT 淋巴瘤。若有进一步的染色体易位如 t（1：14），则低度恶性 B 细胞淋巴瘤不再依靠 T 细胞而独立增殖；当有 p53、APC、DCC 基因的突变或缺失时可向高度恶性淋巴瘤发展。

正常胃黏膜缺乏淋巴样组织，但 Hp 长期感染后慢性胃炎出现淋巴滤泡，并与胃 MALT 淋巴瘤的发生有密切联系[32]。有研究者认为，该肿瘤的发生可能是由 Hp 感染后形成的一个细胞克隆演化而来，Hp 抗原的刺激对该克隆的形成和生长起主要作用，慢性 Hp 感染经历多阶段的分子生物学事件最终发展为 MALT 淋巴瘤[33]。

值得关注的是，并非所有胃 MALT 淋巴瘤患者均有 Hp 感染。国外某些研究表明，Hp 阴性的胃 MALT 淋巴瘤存在高 t（11；18）（q21；q21）发生率，且易位阳性的胃 MALT 淋巴瘤更具有侵袭性倾向，故对于胃 MALT 淋巴瘤的分子生物学特征的检测有利于指导选择临床治疗方案[34-37]。

另外，Hp 感染非常常见，但患胃 MALT 淋巴瘤者却较少见；为何 Hp 感染后只在特定的人群中产生 MALT 淋巴瘤，而其他 Hp 感染性胃炎不发生胃 MALL 淋巴瘤。因此，胃 MALT 淋巴瘤发病不仅与 Hp 有关，而且遗传因素和环境因素亦起着非常重要的作用[38]。

3 组织病理学

在病理学分类上，原发性胃淋巴瘤 90.5%~95.0% 为非霍奇金病 B 细胞淋巴瘤，很少为霍奇金病与 T 细胞淋巴瘤，朱磊[39] 报道的 19 例胃黏膜相关淋巴组织淋巴瘤中仅有 2 例为 T 细胞来源。

3.1 病变部位与大体形态

胃 MALT 淋巴瘤可在胃的任何部位发生，但最常见部位是胃窦，经常是多灶性的，在远离主要肿瘤灶的部位能发现镜下的肿瘤灶，这常导致术后复发。张春丽[40] 报道 11 例胃黏膜相关淋巴样组织淋巴瘤，肿瘤位于胃窦 8 例，胃体仅 3 例。张林等[25] 报道 20 例胃黏膜相关淋巴组织淋巴瘤，其病变范围较大，病变同时累及贲门、胃体、胃角、胃窦中至少 2 个部位或以上者 8 例，病变位于胃窦部 5 例，胃体部 5 例，胃角部 1 例，贲门部 1 例。病变范围较大者，肿瘤浸润至浆膜层、周围组织累及和周围淋巴结侵犯发生率较高，肿瘤侵犯以直接蔓延和淋巴结侵犯为主。

胃 MALT 淋巴瘤形态学特征，依次为结节性胃黏膜、多发溃疡和糜烂、表浅凹陷、肥厚增生性黏膜皱襞、黏膜下肿块[24]。溃疡型的 85% 为平皿状溃疡，多无皱襞集中，若溃疡表面呈光滑窄堤的耳壳状，则是淋巴瘤的特征性

表现。

3.2 组织学特征

胃 MALT 淋巴瘤在组织结构上是由多少不等的反应性淋巴滤泡和滤泡周围弥漫浸润的淋巴细胞构成，滤泡周围的浸润细胞即肿瘤细胞，肿瘤细胞形态变化很大，具有特征性的是中心细胞样细胞。平金良等[41] 指出，淋巴上皮病变、滤泡克隆化、反应性滤泡增生及 B 细胞单克隆性是胃 MALT 型淋巴瘤的主要病理特征，有别于胃良性病变引起的淋巴组织反应性增生。

在临床病理工作中，有相当一部分标本为内窥镜活检小黏膜组织，因所见很少，无法确定病变的广度和深度，而且常不能满足 MALT-MZL 形态学三条标准（边缘带单核样 B 细胞单一性增生、LEL、反应性滤泡和瘤细胞植入），给病理诊断带来一定困难，应结合患者的年龄、临床症状、内窥镜所见、胃的 Hp 感染史，以形态学第一条为基本条件以及免疫组化结果综合考虑。但仍有一部分病例只能以"可疑"或"不能排除"等字样报告，提供临床医师参考。

3.2.1 肿瘤细胞

肿瘤细胞为滤泡边缘带 B 细胞，瘤细胞主要有中心细胞样（centrocyte-like，CCL）细胞伴或单核样 B 细胞（monocytoid B-cell，MBC）伴或淋巴浆细胞，还可见多少不等的浆细胞及少量中心母细胞样（centroblastcyte-like，CBL）细胞。

中心细胞样肿瘤细胞，为最常见类型。该细胞体积较小，核形态轻度至高度不规则，染色体粗块状，无核仁，胞浆比较丰富，染色淡。

单核样 B 细胞中等大，胞核圆形、卵圆形或略凹陷，染色质较粗，胞质中等量，透明，细胞界限清楚。低倍显微镜下，瘤细胞似乎保持一定的间距。

肿瘤细胞存在不同程度的浆细胞分化，似单核淋巴细胞。有时病变中可出现大量反应性浆细胞，一般出现于黏膜上皮下或肿瘤周围，肿瘤细胞较少[42]，应与肿瘤细胞区别。

有的胃 MALT 淋巴瘤病理切片中可见印戒样细胞，该印戒细胞单个存在或聚集成簇，位于固有膜浅层，四周为淋巴组织包绕，易误诊为印戒细胞癌。吴凯等[43] 报道 1 例胃 MALT

淋巴瘤患者病理切片中见印戒细胞，首次病理诊断为胃印戒细胞癌，后经免疫组化检测，D20（++）、LCA（++）、CD45RO（++），最终诊断为胃 MALT 淋巴瘤。有文献认为[44-45]，这种印戒细胞的产生是一种特殊类型的淋巴上皮病变，这种"癌样"印戒细胞的形成是由于淋巴细胞浸润、解离胃小凹上皮细胞所致，不要误诊为印戒细胞癌。

胃 MALT 淋巴瘤可发生母细胞转化，主要转化为 CBL 细胞及免疫母细胞。当母细胞成分≥20%，过去称之为高度恶性胃 MALT 淋巴瘤[46]。在 WHO 新分类的讨论中，肿瘤学家担心使用高度恶性 MALT 淋巴瘤的概念使临床医师混淆，而使具有弥漫大 B 细胞型淋巴瘤得不到充分的治疗。有资料表明，发生大细胞转化后患者的细胞遗传学异常与原来不同。因此，肿瘤学家建议，MALT 淋巴瘤的概念应仅用于描述主要由小 B 细胞组成的低度恶性 MALT 型淋巴瘤，不再使用高度恶性 MALT 型淋巴瘤的名称，而建议采用弥漫性大 B 细胞淋巴瘤（DLBCL），伴有或不伴有边缘带 MALT 淋巴瘤。

3.2.2　淋巴上皮病变

肿瘤组织内瘤细胞在黏膜层弥漫浸润，导致胃黏膜上皮、腺体分离萎缩及破坏，CCL 等细胞三五成群浸润黏膜隐窝上皮或腺体，形成淋巴上皮病变（lymphoepithelial lesions，LEL）。温文等[47]报道，LEL 之 HE 切片疑有淋巴样细胞侵入腺上皮，并破坏腺体结构；用免疫组化双酶双标记 CK18 和 CD20，受累上皮呈暗紫色，侵蚀的 B 细胞为腥红色，对照鲜明，定位准确，易于观察。

"淋巴上皮病变"一直被认为是诊断 MALT 型淋巴瘤的重要依据和显著特征，表现为 CCL 等瘤细胞浸润性生长，破坏腺上皮，在腺体组织内呈散在或簇状分布，引起腺上皮细胞嗜酸性变及相互分离。

3.2.3　滤泡克隆化

淋巴细胞滤泡样增生是 MALT 淋巴瘤另一个重要组织学特征，表现为滤泡边缘区肿瘤细胞增殖，边缘带扩大，肿瘤细胞侵入和逐渐取代原有滤泡，形成融合的片块。

在肿瘤组织内或边缘区常见到"反应性淋巴滤泡增生"，一般认为 MALT 淋巴瘤产生首先形成淋巴滤泡套区和边缘带，在边缘带细胞异常增生基础上形成淋巴瘤。

肿瘤性细胞侵入反应性淋巴滤泡称为"滤泡克隆化（follicular colonization）"，又称"滤泡植入"（follicular colonization），Peter 等将滤泡克隆化分 3 型。

Ⅰ型：为完全克隆化，全部滤泡被瘤细胞取代，内外细胞形态相似，滤泡内缺乏巨噬细胞及淋巴套，需与滤泡性淋巴瘤进行鉴别。

Ⅱ型：为部分克隆化，淋巴滤泡部分被 CCL 细胞取代，可见到母细胞化，滤泡套区及滤泡细胞部分残留，应与反应性淋巴滤泡增生鉴别。

Ⅲ型：滤泡克隆化，侵入的 CCL 细胞向淋巴浆细胞转化，滤泡内出现浆样淋巴细胞及浆细胞，往往在黏膜层可见大片一致的这两类细胞，上皮下形成浆细胞浸润带，尤其在胃黏膜活检时应高度警惕，具有诊断价值。

4　免疫组织化学

免疫组化在诊断 MALT 中有一定参考价值，但瘤细胞的表型为非特异性，迄今尚无特异性标记物。但免疫组织化学检测可检测细胞免疫表型，排除其他组织类型淋巴瘤。根据免疫组化标记结果判断胃 MAL 淋巴瘤的来源时，应选择合理的抗原组合，以保证结果的可靠性。

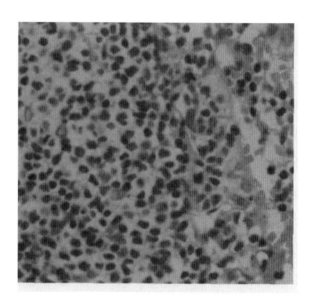

图 23-1　胃 MALT 淋巴瘤：单一的中心细胞样肿瘤细胞增生浸润，肿瘤细胞浸润破坏腺体，形成淋巴上皮病变（H 染色，×200）[48]

绝大多数胃 MALT 淋巴瘤为 B 细胞性，表达白细胞共同抗原（leukocyte common antigen，LCA）以及 B 细胞相关抗原，如 CD20、CD79a；T 细胞相关抗原如 CD3、CD8、CD43、CD45RO 均为阴性。Cyclin D1、CD10、EMA 常用于 MALT 淋巴瘤与套细胞淋巴瘤、滤泡性淋巴瘤、间变性大细胞淋巴瘤的鉴别。

朱磊[39]报道的 19 例胃黏膜相关淋巴组织淋巴瘤中，有 18 例患者的免疫组化标记结果显示，多数为 LCA+、CD20+、CD79a+、CD3-、CD43-、CD45RO-。吴凯等[43]对 20 例胃肠 MALT 淋巴瘤患者进行回顾性分析，镜下观察可见 CD20 阳性细胞胞浆内大量均匀分布的棕黄色颗粒，胞核未见阳性信号。董格红等[48]报道的 19 例胃 MALT 淋巴瘤肿瘤细胞均表达 B 细胞标记物 CD20 和 CD79a，不表达 T 细胞标记物 CD38。况春景等[49]报道的 30 例胃肠道黏膜相关淋巴组织型边缘带 B 细胞淋巴瘤中，淋巴上皮病变 19 例；滤泡克隆化 14 例。22 例免疫组化中，瘤细胞均表达 CD20，10 例 Bcl-2+，均不表达 CD45RO、CD3、CD5、CD10、CD23；16 例 Bcl-10+中，5 例胞核阳性，11 例阴性病例中 9 例出现胞质着色。

大部分 MALT 淋巴瘤免疫表型为 B 细胞型，亦有极少数病例表达 CD5，CD5 阳性提示 MALT 淋巴瘤具有病程持续及复发的倾向，易向骨髓及其他结外组织转移[50]。

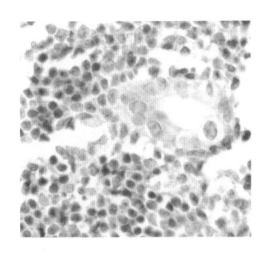

图 23-2　胃 MALT 淋巴瘤肿瘤细胞 Bcl-10 核表达阳性（免疫组化 SABC 法，×400）[48]

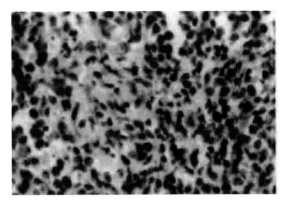

图 23-3　胃 MALTL 肿瘤组织 p16 蛋白散在表达，阳性物质主要位于细胞浆或细胞核[56]

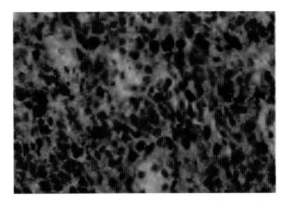

图 23-4　胃 MALTL 肿瘤组织 Ki-67 抗体表达强阳性，阳性染色位于细胞核[56]

5　分子遗传学

胃 MALT 淋巴瘤常伴有基因变异，染色体易位已被证实与胃 MALT 淋巴瘤有关，是近年来该领域研究的主要进展。t（11；18）（q21；q21），t（1；14）（p22；q32）以及 t（14；18）（q32；q21）是 3 大主要染色体易位。胃 MALT 淋巴瘤患者中 30%~40% 有 t（11；18）（q21；q21）易位[51]，t（1；14）（p22；q32）易位的发生较 t（11；18）（q21；q21）易位少，t（14；18）（q32；q21）易位多发生在肺和眼附属器的 MALT 淋巴瘤，而很少发生在起源于胃的 MALT 淋巴瘤[52]。

另外，染色体三倍体亦与胃 MALT 淋巴瘤有关，3 号染色体三倍体可出现在 60% 的 MALT 淋巴瘤细胞中，但这一染色体异常对 MALT 淋巴瘤并非特异[53]。研究表明 t（11；18）（q21；q21）易位的胃 MALT 淋巴瘤很少对 Hp 治疗敏感，并具有局部侵袭性，但很少向高度恶性淋巴瘤进展。

p16 基因编码的 p16 蛋白通过抑制细胞周期蛋白依赖性激酶（cyclin-dependent kinase, CDK）的活性参与并调节细胞的增生 [54]。p16 特异性与 CDK 结合，抑制 CDK4/Cyclin D1 复合物的活性，阻抑细胞周期进程，被认为是细胞周期的负性调控因子。当 p16 基因发生缺失或突变不能正常表达时，其竞争结合 CDK4、阻止细胞分裂的能力降低，则增生的细胞失去控制，向着癌变发展。

近年来对 p16 抑癌基因的研究发现，其突变与缺失广泛存在于多种恶性肿瘤中 [55]。但对于 p16 基因表达与胃 MALTL 关系的报道很少。杨跃等 [56] 研究了 p16 基因在胃 MALTL 组织中的表达，结果显示 p16 在胃 MALTL 组织中的表达明显低于胃正常组织，表明 p16 表达缺失与胃 MALTL 的发生有一定关系；并发现有淋巴结侵犯的胃 MALTL 组织 p16 蛋白表达明显低于无淋巴结侵犯组，提示 p16 基因表达缺失及其引起的细胞周期调控失常可能对胃 MALTL 的发生、发展起重要作用。

Ki-67 作为一种增生细胞核抗原，其表达与细胞周期密切相关，Ki-67 的表达可反映肿瘤细胞的增生活性。易智慧等 [57] 的研究发现，随着组织学评分的递增，Ki-67 标记率递增，且差异具有显著性。杨跃等 [56] 应用免疫组织化学法检测 p16 蛋白和 Ki-67 抗原在 20 例正常胃黏膜组织和 47 例胃 MALTL 组织中的表达，结果显示 Ki-67 在胃 MALTL 组织中的标记阳性率明显高于胃正常组织。作者认为，联合检测 p16 和 Ki-67 对预测胃 MALTL 的恶性程度及预后有一定的意义。

6 常规检查

胃 MALT 淋巴瘤，临床症状和体征缺乏特异性，诊断需靠辅助检查。辅助检查包括内镜、CT、超声内镜及上消化道造影等；胃 MALT 淋巴瘤的特殊检查包括胃的直接内镜检查及检测肿瘤标本 H.pylori；在有选择的病例中，可进行骨髓活检。B 超和 CT 的意义在于评价腹腔淋巴结是否肿大、器官浸润及了解胃壁的厚度、向壁外进展情况。

6.1 普通内镜检查

内镜加活组织检查是胃 MALT 淋巴瘤诊断的重要手段，有可能早期发现病变。镜下观察病变多位于胃窦和胃体，主要有溃疡型、隆起型和浸润型 3 种类型 [58]，有时 3 种病变可并存或难以区分。

溃疡型胃 MALT 淋巴瘤的特点为单发或多发性溃疡，表面不平，覆污秽苔，溃疡周边隆起，结节不平，呈围堤状，质脆、触之易出血。

隆起型特点为单发或多发结节或息肉样隆起的肿块，表面有正常黏膜。间以浅溃疡或糜烂，周围皱襞略呈放射状或形成巨大皱襞。

浸润型特点为黏膜皱襞粗大或不规则，表面呈颗粒状或结节不平，可有糜烂，质脆、触之易出血。

一般而言，内镜下低度恶性淋巴瘤常见表现为浅溃疡、红色斑块、息肉样病变、黏膜结节状，高度恶性淋巴瘤表现为粗大黏膜黏襞、浸润性肿块、结节/息肉样病变、溃疡，偶见火山口状溃疡。胃镜下往往难与胃癌、胃平滑肌瘤、转移性肿瘤、巨大肥厚性胃炎、增生性胃炎以及良性溃疡鉴别。

统计分析显示，不同病理分期胃 MALT 淋巴瘤的镜下表现有显著差异，早期内镜表现以溃疡型较多见，病变直径多小于 5 cm；而晚期以弥漫浸润型及巨大肿块多见。

内镜下如果病变具有病变范围广泛，累及多个部位，表现为大的溃疡、巨大的腔内肿物、广泛的结节，形成鹅卵石样外观或弥漫分布的颗粒样改变；病变多发，多发性溃疡或多灶性损害等特点时均应考虑该病。

胃 MALT 淋巴瘤常为黏膜下多灶性疾病，取材表浅，常规活检夹取组织块小，再加上活检组织挤压变形等因素的干扰，导致常规活检难以确诊。钳夹活检对早期胃 MALT 淋巴瘤诊断常常比较困难。

众多报道内镜活检确诊率较低，仅为 5%；国内文献报道，胃 MALT 淋巴瘤内镜病理诊断的准确率达 62.5% [19]。张林等 [25] 报道，术前病检误诊率高达 32.5%。

因此，若临床上疑诊为本病应内镜下多次、多点、深部活检以提高确诊率，必要时可采取内镜下黏膜切除或圈套黏膜大块取材，有助于提高活检诊断准确率。众多文献亦报道 [59-62]，内镜下多次、多点活检、深凿活检及利用圈套活检，采取包括黏膜下层在内的大块胃黏膜（EMR 活检），同时应用免疫组化方法可提高本病的确诊率至 98%。张林等[25] 亦指出，对内镜下疑为恶性的形态表现，活检时需注意深取和多组织，特别是对病理检查示弥漫性淋巴细胞或成堆小淋巴细胞增生者，应及时行免疫组化染色，以提高内镜活检对胃淋巴瘤的诊断率。

6.2　超声内镜检查

超声内镜（endoscopic ultrasound，EUS）检查在判断胃隆起性病变的性质与起源、溃疡性病变的深度及进展期病变肿瘤侵犯深度方面明显优于体表 B 超、CT、MRI 等检查，对周围淋巴结侵犯的确诊率相当高[63]，并且较内镜能显示更广泛更确切的病变范围，可更精确地进行治疗前分期，以便更好地指导治疗。另外，超声内镜引导下取活检可提高诊断准确率。

一些 NCCN 机构在最初检查和随访时，用超声内镜作为常规内镜的补充，提供胃壁受累深度的信息。

6.3　H.pylori检测

H.pylori 感染的存在应经活检加 PCR 和尿素呼吸试验所证实，未确诊的 H.pylori 阳性的不典型淋巴浸润应该在治疗 H.pylori 前再次活检以确定或排除淋巴瘤。

6.4　CT检查

CT 检查可以了解肿块大小、部位及与周围脏器关系，判断浸润深度及确定腹腔内淋巴结侵犯情况，还可发现腹腔内其他脏器的侵犯病灶及治疗前分期。

7　临床表现

胃 MALT 淋巴瘤发病年龄多在 50 岁以上，起病隐袭，具有惰性特征，发展较慢，患者全身状况相对较好，早期缺乏特异性临床表现，绝大多数患者确诊时病变仍局限于胃内，好发于胃窦和远端胃体，可单发，亦可多发。易误诊为慢性胃炎或消化性溃疡等疾病；病变晚期可表现为腹部包块、上消化道出血、幽门梗阻等，可伴有贫血、消瘦等[64]。

胃 MALT 淋巴瘤主要临床表现是非特异性的消化不良和上腹部不适，胃出血和全身症状（如盗汗、体重减轻和发热）较少，绝大多数患者没有任何阳性体征。张林等[25] 报道 20 例胃黏膜相关淋巴组织淋巴瘤，20 例患者的临床表现均无特异性，上腹疼痛最为常见，其次是饥饿痛、腹胀、恶心、呕吐、黑便等。朱磊等[39] 报道的 19 例胃黏膜相关淋巴组织淋巴瘤患者中，主要临床表现为上腹痛（71.8%），多为隐痛或胀痛，其他症状依次为上腹胀（17.9%）、反酸（17.9%）、恶心呕吐（15.4%）、嗳气（15.4%）。

8　诊断

8.1　提高诊断准确率

胃 MALT 淋巴瘤的关键特征为淋巴上皮瘤变，即瘤细胞浸润并破坏腺上皮。支持胃 MALT 淋巴瘤的特征有密集的淋巴样细胞浸润、淋巴上皮病变、浆细胞分化、黏膜肌层受浸润以及中心细胞样细胞等[65]，但许多内镜活检标本并非均有上述特征，与 Hp 相关胃炎鉴别比较困难，故目前采用组织学检查与免疫组织化学及分子遗传学相结合的方法来诊断胃 MALT 淋巴瘤。

卢传辉等[66] 对 18 例经病理证实的胃黏膜相关淋巴样组织淋巴瘤进行回顾性分析，术前确诊率仅 33.3%。

胃淋巴瘤的诊断应根据症状、体征、临床表现、实验室检查及影像学证据，但最终诊断依赖胃镜、超声胃镜检查、组织病理、免疫组化，以及免疫球蛋白重链（IgH）或轻链（IgL）的重排检测、染色体畸变检测，如 MALT 淋巴瘤中常存在 t（11；18）（q21；q21）易位。

胃 MALT 淋巴瘤无特异的临床症状及体征，常见为腹部不适、纳差、消瘦、腹部肿块等，亦有以呕血、黑便为首发症状入院的。

胃 MALT 淋巴瘤大多位于胃窦或胃体，其次为胃底，大面积累及胃窦、胃底、胃体者并不少见。

以下几点可提高胃 MALT 淋巴瘤诊断准确率。

（1）胃 MALT 淋巴瘤多较胃癌患者年轻，病程进展较缓慢，症状较轻。

（2）胃镜表现多为溃疡、肿块及浸润性病变、糜烂等改变[20]。若怀疑此病，建议多点和多次活检，取材部位需准确，尽量深取，对黏膜粗大的病变行网套活检。

（3）胃镜活检病理中最重要的特征是淋巴上皮灶，因肿瘤细胞侵犯、破坏胃腺体或隐窝而致，具有诊断意义。

（4）上消化道造影的特点是病变比较广泛，黏膜粗大不规则，胃壁较僵硬，但尚能扩张和蠕动。

（5）CT 常见胃壁增厚，密度均匀，即使病变很大，胃壁外仍较光整。

（6）结合免疫组织化学、PCR 技术、细胞单克隆性确定、轻链限制 [67]，有助于鉴别诊断。

8.2 诊断标准

MALT 型淋巴瘤诊断要点是惰性的临床经过，具有特异病理组织学改变，即 CCL 或 MBC 克隆性增生、淋巴上皮样病变、淋巴滤泡克隆化。

胃 MALT 淋巴瘤几乎均为 B 细胞来源的肿瘤，组织形态上常有反应性增生及大量浆细胞存在，肿瘤与炎症界限的划分困难；另一方面，目前确实无诊断淋巴瘤的单一指标。

（1）淋巴滤泡边缘带肿瘤细胞为中心细胞样细胞；

（2）细胞有向浆细胞分化的倾向；

（3）肿瘤细胞浸润至腺体上皮组织中，破坏腺上皮，形成特征性的淋巴上皮损害；

（4）肿瘤性滤泡和反应性淋巴滤泡可同时存在；

（5）无浅表淋巴结肿大，无肝脾肿大；

（6）外周血白细胞分类正常；

（7）胸片证实无纵隔淋巴结肿大；

（8）手术时除区域淋巴结受累外，未发现其他肿块。

8.3 胃淋巴增殖症

胃淋巴增殖症（GLH）是指在正常情况下无淋巴组织的胃黏膜，在某种抗原性物质作用下出现的大量反应性的淋巴细胞集聚、淋巴滤泡形成的一组疾病，包括了部分胃低度恶性黏膜相关淋巴样组织淋巴瘤、良性的淋巴增殖以及介于这两者之间的病变 [68]。

GLH 是依赖 T 淋巴细胞刺激的 B 淋巴细胞增殖，现公认它是对幽门螺杆菌感染的一种免疫反应，为胃 MALT 淋巴瘤的发生提供了组织学基础 [69]。

1993 年，Isaacson 等提出 GLH 的组织学分级标准（见表 23-1）。此标准反映了 Hp 感染后胃黏膜经历炎症、淋巴增殖到 MALT 淋巴瘤的动态发展过程。国外学者不仅将其用作胃 MALT 淋巴瘤早期诊断的标准，而且用于判断根除 Hp 的疗效及检测淋巴瘤复发的依据。

易智慧等 [58] 指出，组织学、Ki-67 及 IgH 重排结合，有助于筛选早期干预病例及早期诊断胃 MALT 淋巴瘤，PCR 检测 IgH 重排对Ⅲ或Ⅳ级的病例意义更大。Saxena 等 [70] 报道，慢性胃炎中 IgH 重排的可复性极差，而胃低恶性 MALT 淋巴瘤的可复性好。Nakamura 等 [71] 报道，胃 MALT 淋巴瘤组较对照组在慢性胃炎阶段更易查到单克隆 IgH 重排，且约 60% 淋巴瘤患者至少 2 次阳性。

8.4 鉴别诊断

本病诊断较为困难，易误诊为胃溃疡或胃癌。胃 MALT 淋巴瘤与胃癌、胃溃疡的区别在于：①纤维组织增生很少，胃壁仍有一定伸展性，而胃癌则胃壁僵硬，伸展性差；②病灶常有多发糜烂、出血、颗粒、结节、白苔等表现；③易多发，病变范围大、数目多，多数病例侵及胃的两个以上区域；④镜下感觉有黏膜下肿瘤的特征，即病灶界限不清楚，边缘隆起表面为正常上皮所覆盖。

表 23-1　GLH 的 Isaacson 组织学分级标准

分级	大体描述	形态学特点
0	正常黏膜	无淋巴滤泡（LF），固有膜（LP）内散在的浆细胞
I	慢性活动性胃炎	无 LF 及淋巴上皮病损（LEL），LP 内小淋巴细胞聚集
II	滤泡性胃炎	有明显的 LF，LP 内大量浆细胞，无 LEL
III	可疑浸润，可能是反应性	LF 周围小淋巴细胞弥漫浸润，偶尔侵入腺管
IV	可疑浸润，可能是淋巴瘤	LF 周围中心细胞样（CCL）细胞弥漫浸润，少量 LEL
V	低度恶性 MALT 淋巴瘤	LP 内 CCL 弥漫浸润，明显的 LEL

8.5 临床分期

国际上原发性胃肠道恶性淋巴瘤的临床分期不一致，改良的 Ann Arbor 分期方法应用得较广泛（见表 23-2），其他还有 Blackledge 分期、Lugano 分期和 TNM 分期；病理分期目前多采用 Ann Arbor 会议标准。

9 治疗

关于胃 MALT 淋巴瘤的治疗目前尚缺乏统一的标准。一般而言，应根据其具体病理分类、分型以及 Hp 感染情况而制定不同的治疗方案。

9.1 治疗原则

（1）对局限于胃的病例（ⅠE 期，H.pylori 阳性），首先给予抗生素联合质子泵抑制剂治疗，质子泵抑制剂主要用于阻断胃酸分泌。

肿瘤缓解可能是缓慢的，除非出现临床表现的明显恶化，否则治疗 3 个月不应复查内镜；如果存在 t（11；18）、t（1；14）、t（14；18）、（q32；q21），用抗生素治疗 H.pylori 感染可能是无效的，这些患者应该考虑其他治疗；且有 10%~40% 的胃 MALT 淋巴瘤患者没有明显的 H.pylori 感染。

对于某些ⅠE 期且 Hp 阴性或者抗 Hp 治疗无效的胃 MALT 淋巴瘤患者，可考虑手术治疗、放疗或化疗。

（2）仅在一些特殊的临床情况下行手术切除。虽然全胃切除术能很好地控制疾病，但长期患病限制了手术切除的常规使用；由于本病存在多病灶的特性，全胃切除是必要的。

（3）对病变侵及肌层或病变从胃肠道累及邻近器官，即分期ⅠE（T2 或 T3）或ⅡE H. pylori 阴性的患者，尤其是存在 t（11；18）、t（1；14）或 t（14；18）、（q32；q21））易位时，首选受累野照射（IFRT）。

（4）对于播散性病变的患者（Ⅲ 期或Ⅳ期），治疗与其他晚期惰性淋巴瘤相似，没有治疗指征的无症状患者不予治疗而进行监测。

（5）根据终末器官功能障碍或有症状（如出血、早饱）、存在巨块型病变、疾病持续进展或患者意愿来决定治疗。治疗可包括单药化疗或联合化疗，或局部区域性 RT。如果有复发的证据，按照 FL 治疗方法处理。

对于ⅡE 期的胃 MALT 淋巴瘤，国外报道化疗和/或放疗与手术治疗相比，疗效无显著差异，但化疗和/或放疗并发症少，且患者保留了胃，生活质量高，因而支持化疗和/或放疗，只在出现药物无法控制的上消化道出血或发生急性穿孔时才考虑手术干预。

对于ⅡE 期以上的胃 MALT 淋巴瘤的治疗方案尚存在争议，抗 Hp 治疗、外科手术、放疗、化疗及分子靶向治疗均有应用，但最佳方案尚无定论，大多采用两种或两种以上方法同时或先后联合使用。

对于ⅢE 和ⅣE 期的患者，多采用化疗联合或不联合放疗的综合治疗模式[72]。Park 等[73]认为，对于没有 Hp 感染证据或根除 Hp 治疗无变化的 MALT 淋巴瘤单纯放疗效果亦较好；但国内大部分学者认为，应尽量切除原发灶，术后抗 Hp 治疗或联合化疗。杨跃等[74]回顾性分析手术切除并经病理证实的 54 例胃 MALT 淋巴瘤的诊断与治疗，术前胃镜及病理活检确诊率达 85.2%，幽门螺杆菌检出阳性率 88.9%，全组手术切除率 87%，5 年、10 年生存率分别为 77.1% 和 72.9%。作者认为，对于胃 MALT 淋巴瘤，根除 Hp 治疗、外科手术切除原发灶、联合术后化疗或放疗是合理的。朱磊等[39] 报道的 19 例胃黏膜相关淋巴组织淋巴瘤中，84.6% 的患者采取手术治疗或手术联合术后化

表 23-2　改良 Ann Arbor 分期

分期		定义
ⅠE 期	ⅠE1 期	肿瘤局限于黏膜和/或黏膜下层
【肿瘤局限于胃，无淋巴结受侵】	ⅠE2 期	肿瘤穿透黏膜下层，侵犯了固有肌层
ⅡE 期	ⅡE1 期	区域淋巴结受侵
【肿瘤局限于胃，伴淋巴结受侵】	ⅡE2 期	淋巴结受侵范围超过区域淋巴结
ⅢE 期		肿瘤局限于胃，伴膈肌两侧淋巴结受侵
ⅣE 期		弥漫或播散性胃肠道外器官受侵

疗，最长随访时间达 8 年，在随访的 29 例患者中，无一例因淋巴瘤复发而死亡，远处复发的 2 例患者经手术切除病灶或化疗得以缓解。

9.2 根除 Hp

胃淋巴瘤长期以来以手术治疗为首选，但现在非手术治疗有增加的趋势，主要是用抗生素治疗 MALT 淋巴瘤。

从临床经过来看，MALT 淋巴瘤短时间内进展缓慢，淋巴结受累率低，肿瘤仅限于黏膜或黏膜下层，一般无淋巴结受累。因此，首选根除 Hp 治疗是可行的。自 1993 年发现胃 MALT 淋巴瘤与 H.pylori 感染相关以来[75]，国际上已逐渐接受以 H.pylori 根除治疗作为早期胃 MALT 淋巴瘤的首选治疗方法。

随着对 Hp 感染与胃 MALT 淋巴瘤关系研究的深入，越来越多的证据表明抗生素清除 Hp 可以作为有效的初治手段，但必须进行严格的临床和内镜随诊[76]。清除 Hp 后 2~3 个月应做多点活检，以后至少 6 个月 1 次，持续 2 年以上。

在无明确淋巴瘤组织学证据的 Hp 相关性胃炎中，PCR 检测免疫球蛋白重链基因 (IgH) 重排可发现 4%~50% 单克隆的 B 淋巴细胞[77]；后者可逐渐演进成 MALT 淋巴瘤[71]，这提示早期根除 Hp 意义重大。

有报道，仅根除 Hp 的治疗可以使 70% 以上病变局限的患者病变完全消退[78]；欧美国家亦报道用 Hp 根除治疗，MALT 淋巴瘤的完全消退率为 41%~100%[75]；日本报道完全和部分消除率合计为 83 %[79]。董格红等[48]报道，单纯 H.pylor 根除治疗，可使 52.6% 的早期胃 MALT 淋巴瘤患者获得完全缓解。有学者总结全球 450 例抗生素治疗消除 Hp 后随访 3 年的病例，约 70% 的胃 MALT 淋巴瘤可以消退[80]。因此，对于病变局限的胃 MALT 淋巴瘤，根除 Hp 治疗可作为一线治疗手段。对 Hp 阳性的患者使用标准的抗 Hp 治疗，并且在治疗完成后 3 个月内镜复查 Hp 根除情况及病变消退情况。如初次治疗后 Hp 仍然阳性，可继续采用根除 Hp 的三联或四联疗法及复查内镜，直至 Hp 完全根除[81]。另外，Raderer 等[82]的研究显示，H.pylori 阴性的早期 MALT 淋巴瘤患者经 H.pylori 根除治疗亦可获得完全缓解。

尽管文献报道 H.pylori 根除治疗可使约 75% 的早期胃 MALT 淋巴瘤病例获得完全缓解[83]，但仍有约 25% 的病例对根除治疗无反应。越来越多的证据表明，单纯行抗 Hp 治疗容易因再次感染 Hp 而复发或根除 Hp 后仍残存微小病灶，治疗后需要观望和等待的阶段[84]。目前仍不完全清楚，清除 Hp 是否能治愈淋巴瘤，尽管达到临床和组织学缓解，但残留的肿瘤细胞仍能复发[85]。

另外，Hp 在普通人群感染率达 60% 以上，理论上一旦感染 Hp 胃黏膜即有淋巴组织增生；而在临床实践中，胃 MALT 淋巴瘤毕竟不是常见病。

人 Bcl-10 蛋白由 Bcl-10 基因编码，是一种凋亡调节分子。在正常淋巴组织中，Bcl-10 主要表达于生发中心细胞和边缘带 B 细胞的胞质，套细胞 Bcl-10 表达很弱。异常表达的 Bcl-10 蛋白具有肿瘤转化能力[86]，其致瘤机制目前尚不清楚。国外研究显示[87]，肿瘤细胞有 Bcl-10 核表达的胃 MALT 淋巴瘤患者对 H.pylori 根除治疗可能无反应。

除蛋白水平上的 Bcl-10 核表达外，分子遗传学层次上的 t (11；18) (q21；q21) /API2-MALT1 对胃 MALT 淋巴瘤的治疗亦具有指导意义。Liu 等[88]的研究显示，111 例胃 MALT 淋巴瘤患者中 48 例经 H.pylori 根除治疗获得完全缓解，其中仅 2 例检出 t (11；18) (q21；q21) /API2-MALT1，且随访发现此 2 例患者均复发；而 63 例对根除治疗无反应者中 42 例检出该易位，表明 MALT 淋巴瘤患者肿瘤细胞如出现 t (11；18) (q21；q21) /API2-MALT1，很可能对 H.pylori 根除治疗无反应。因此，如能在诊断胃 MALT 淋巴瘤的同时检测肿瘤细胞是否存在 Bcl-10 核表达或 t (11；18) (q21；q21) /API2-MALT1，以确定患者对 H.pylori 根除治疗是否有反应，对临床上治疗方案的选择性具有重要的指导意义。

9.3 手术切除

国外学者有的研究认为，对于早期胃黏膜相关淋巴瘤单纯手术切除就足够，如 I E 期患者根治性胃切除术后 5 年生存率达 95% 以上[89]；而进展期 (Ⅱ E~Ⅳ E) 的胃黏膜相关淋巴瘤需结合术前化疗[90]。

对于局限于胃的淋巴瘤或只有胃局部淋巴

结受累者，既往一直以手术治疗为主，5 年生
存率 80%以上，预后比胃癌好。一般做胃大部
切除，对于多发的做全胃切除。手术治疗不仅
起减瘤的作用，提高化疗效果，而且可消除可
能出现的出血、梗阻和穿孔等并发症。

国内多数学者仍认为，手术是胃 MALT 淋
巴瘤的首选治疗手段 [91-92]。卢传辉等 [66] 报
道，手术切除联合化疗 5 年生存率达 60%，单
纯手术 5 年生存率 50%。

我们必须认识到，因胃 MALT 淋巴瘤往往
为多病灶，手术尽管切缘阴性亦可能有病灶残
留；另外，手术所带来的一系列问题，如手术
本身的死亡率达 4.8%，20%的手术患者或早或
晚会出现并发症，最终导致进食减少、体重下
降，长期生活质量降低；胃不完全切除者有
11%的复发率，需辅以放疗和化疗 [93]；且其他
治疗手段疗效可靠，因此手术治疗的地位下降。
如 Radman 等 [94] 对 28 例胃 MALT 淋巴瘤患者
研究后认为，单纯的化疗是很成功的，外科手
术可只作为一些急诊情况下的治疗手段，预后
主要取决于原发灶的部位及病灶的范围。

9.4　化学治疗

胃淋巴瘤对化疗敏感，术后化疗 5 年无病
生存率可达 70% [95]。主要适应证为不能手术
切除的 Stage Ⅱ 2 以上的进展期病例、术后诊断
有淋巴结受累或其他器官浸润者，术前化疗
可使不能切除者变为能够切除。目前公认联合
化疗是第一选择，方案可选择 CHOP 或 ACVB
方案。

烷化剂单药化疗首次成功地应用于抗 Hp
治疗失败的早期患者。Levy 等 [96] 应用苯丁酸
氮芥单药化疗对抗 Hp 治疗无反应的 Ⅰ E1 期患
者进行治疗，有 58%的患者在平均 7 个月后达
到病变完全消退。吴凯等 [43] 报道的 20 例胃肠
MALT 淋巴瘤患者中，10 例失去手术机会的患
者均给予 CHOP 方案化疗，第一疗程化疗结束
后，原有肠梗阻等症状即得到完全缓解、胸、
腹水消失，其中 1 例患者确诊前已多发肝肾转
移、胸腹水、肠梗阻、恶病质明显，经 CHOP
化疗 3 疗程后，症状完全缓解；3 个月后患者
出现头痛、视物模糊，经核磁共振检查确诊为
头颅受侵，随即给予头颅放疗及 CHOP 化疗，
头痛、视物模糊症状缓解。

9.5　放射治疗

放疗亦可作为胃 MALT 淋巴瘤的术后辅助
治疗手段，并成为抗 Hp 治疗失败患者的首选
方案，但可能出现出血、穿孔并发症。Tsang
等 [97] 研究表明，单独放疗可使 98.8% Ⅰ E~Ⅱ E
期胃 MALT 淋巴瘤患者病变完全消退；Ⅰ E~Ⅱ E
期所有患者 5 年生存率达 98%；采用中位放射
剂量 30Gy，分成 4 周每天 1.5Gy，患者耐受较
好。Schechter 认为低剂量放疗是安全有效的 [98]。

9.6　靶向治疗

近年来，单克隆抗体及其靶向治疗非霍奇
金淋巴瘤的临床试验研究取得了重大进展，其
中被广泛使用且富有成效的抗 CD20 单抗制剂，
为治疗提供了一个崭新的途径。其可与传统化
疗联用来提高疗效而副作用并不增加 [99]。由于
胃 MALT 淋巴瘤对放疗敏感且表达 CD20，故
亦有研究将放射性核素 ^{90}Y 标记的鼠源性抗
CD20 单抗（zevalin）用于治疗晚期患者并获得
较好结果 [100]。

10　预后与随访

10.1　预后

胃 MALT 淋巴瘤胃低度恶性淋巴瘤，具有
惰性特点，虽有向中、高度恶性转化的能力，
但常局限于黏膜层或黏膜下层，进展缓慢，肿
瘤可长期局限于胃，且对化疗和放疗高度敏感，
故预后良好。

樊丽琳等 [101] 回顾性分析了 21 例胃黏膜
相关淋巴组织淋巴瘤病例资料，15 例行手术治
疗，术后均行抗 Hp 治疗及化疗，5 年生存率为
86.7%。

胃 MALT 淋巴瘤预后主要与临床分期、Hp
状态及分子生物学检查异常等有关。

10.2　随访

有学者指出，内镜超声在长期的治疗后随
访中起着重要作用 [102]。患者在治疗后的前两
年应每 6 个月 1 次，以后每年 1 次复查内镜，
活检检测病变消退情况 [103]。

在首次抗生素治疗后，患者在 3 个月后通
过内镜检查和活检进行再次分期。有效（微生
物和肿瘤有反应）的患者仅进行观察；仍存在
淋巴瘤但无 H.pylori 证据的患者，如果有症状
或疾病明显进展，则行 RT；无症状的患者可观

察 3 个月。

最早在观察 3 个月后即可考虑局部区域性 RT，但观察最晚亦可延长至 18 个月。对 H.pylori 持续存在且淋巴瘤消退或稳定的患者给予二线抗生素治疗。

最后，H.pylori 阳性且淋巴瘤持续存在的患者，如果疾病进展，则给予 RT；疾病稳定的患者予二线抗生素治疗。

6 个月时的随访包括再行内镜检查和活检。肿瘤完全缓解的患者，如果 H.pylori 阴性则继续观察，如果 H.pylori 仍阳性则可予其他抗生素治疗。

抗生素治疗后肿瘤持续存在或复发的患者，无论他们的 H.pylori 状况如何，如果过去未接受过 RT 则予局部区域性 RT。

RT 无效的患者接受与 FL 相似的单药或联合化疗方案治疗。二线抗生素治疗或 RT 后，通过内镜和活检对患者再次评估，以排除大细胞淋巴瘤。

对 RT 或抗生素治疗达 CR 后复发的患者，或对既往 RT 无效的患者，需进行全身治疗。

第 3 节　肺黏膜相关淋巴组织淋巴瘤

1　基本概念

肺 MALT 淋巴瘤属于一种肺淋巴增生性疾病（lymphoproliferative disorders，LPD）。LPD 目前可分为两大类，一类为淋巴结外淋巴瘤性疾病，仅累及淋巴结以外的组织，主要包括肺 MALT 淋巴瘤、淋巴细胞间质性肺炎、浆细胞肉芽肿、淋巴瘤样肉芽肿病等，另一类为累及淋巴结为主的结内淋巴瘤性疾病，包括 Castleman 病、血管免疫母细胞淋巴结病等。

支气管相关性的 MALT 型淋巴瘤属于 B 细胞淋巴瘤，即过去所指的肺假性淋巴瘤，但其含义与过去相比已发生了明显变化。

肺的假性淋巴瘤首先由 Saltastein 于 1963 年报告，认为是一种良性增生的淋巴细胞性肿瘤，生长速度缓慢，手术切除后生存期长，过去认为其发病是慢性炎症过程，可能是自身免疫活动的表现。

近年来通过免疫组化技术研究发现，许多

假性淋巴瘤的组织标本存在单克隆的淋巴细胞群，且起源于淋巴细胞，为原发性肺低度恶性淋巴瘤，与淋巴结内淋巴瘤有明显组织学差异。同时临床亦有越来越多的报告，曾经诊断为良性增生的假性淋巴瘤患者 15%~80%转变成 B 细胞起源的真性淋巴瘤。

因此，现在用肺淋巴瘤取代假性淋巴瘤的名称，既包括良性增生的淋巴瘤，亦包括具有潜在恶性的淋巴瘤。

Knisely 等指出肺 MALT 淋巴瘤是原发性肺低度恶性淋巴细胞淋巴瘤的一个分支，大部分由具有低度恶性的单克隆淋巴结外淋巴细胞聚集组成，其表面可表达 CD20，T 淋巴细胞聚集的病例数较少。

2　流行病学

原发性肺淋巴瘤是一种罕见的结外淋巴瘤，占全部淋巴瘤的 0.4%，仅占结外淋巴瘤的 3.6%，其中 70%~80%为 MALT 淋巴瘤 [104]，属低度恶性 B 细胞性淋巴瘤。男女发病率相似，发病年龄 40~70 岁。

近年来由于病理学和免疫组化技术的发展，肺 MALT 型淋巴瘤的报道已不罕见，国内亦陆续报道了肺 MALT 型淋巴瘤的病例 [105-106]。

3　病因学

肺 MALT 淋巴瘤的发病与吸烟、反复肺部感染等超常慢性免疫系统刺激因素有关。正常情况下人的支气管黏膜没有 MALT，在各种抗原的刺激下如吸烟、感染、自身免疫性疾病的影响使肺支气管黏膜形成获得性 MALT，同时认为肺反应性淋巴组织病变，如肺淋巴细胞间质性肺炎和淋巴滤泡性支气管炎与 MALT 关系密切 [107]。

亦有人认为，儿童 AIDS 是 MALT 淋巴瘤的一种特异致病原因 [108]。

MALT 多见于 60 岁以上的老年患者，是由于老年人肺及支气管组织感染机会较多，炎症吸收延缓，自身免疫能力降低，这些因素持续存在从而刺激支气管黏膜，引发淋巴细胞增生、浸润，导致 MALT 淋巴瘤的发生。

3.1　对抗原刺激的反应性增生

目前认同较多的一种病因为肺部的淋巴组

织对抗原刺激的反应性增生，Epstein 等分析肺部淋巴结由一系列功能相互配合的淋巴细胞、巨噬细胞、网状细胞和特殊分化的内皮细胞组成。

当其受到抗原刺激时可发生反应性增生，T 或 B 淋巴细胞不断循环于淋巴和血管之间。当抗原进入机体并进入淋巴结后，即与淋巴结皮质巨噬细胞结合，此时淋巴细胞离开淋巴结的数量减少。在抗原刺激的第 2~5 天内可以观察到淋巴细胞在淋巴结局部聚集。此后，被抗原激活的淋巴细胞可以离开淋巴结在体内循环，引起机体其他器官的免疫反应。1 周后在原发 B 细胞淋巴结滤泡内可见由转化的 B 淋巴细胞组成的生发中心。因此，可推测所有的肺部淋巴增生性疾病都是肺部淋巴系统对抗原刺激的不同形式的增生。引起局部淋巴细胞聚集的原因可能与淋巴细胞输入淋巴结数量增多、输出减少以及局部淋巴细胞有丝分裂的增加等因素有关。

3.2 肺移植后受体发生淋巴增生性疾病

肺移植后 LPD 的发生率各人报道不一，有人报道 6.4%~20%；亦有研究表明，肺移植后肺 LPD 的发生率约为 3.7%，且单肺移植和双肺移植发生肺 LPD 的概率大致相等，从实施肺移植术到发生肺 LPD 的时间为 3~48 个月，平均 7 个月。

目前，EB 病毒感染和免疫抑制剂的应用，尤其是环孢素，据认为是发生肺移植后 LPD 最重要的因素。其发生过程为：

（1）淋巴细胞受 EB 病毒的感染，引起多克隆 B 淋巴细胞发生增殖反应；

（2）肺移植用免疫抑制剂后，细胞的免疫调节功能受到抑制，使 B 淋巴细胞在失去控制的情况下大量增生；

（3）基因突变使得部分 B 淋巴细胞克隆群向恶性细胞转变。虽然大部分淋巴增生性疾病以 B 细胞增生为主，但是肺移植后 LPD 却有 14% 的病例含有较多的 T 细胞。

3.3 EB 病毒感染

Levine 等分析了 109 例接受肺移植手术的患者，其中有 104 例患者 EB 病毒血清学检测为阳性，另有 5 例术前为阴性，术后平均 151 天后 EB 病毒血清学检测转为阳性。除了移植后发生 LPD 与 EB 病毒有关外，还发现淋巴增生性疾病往往与一些自身免疫性疾病合并存在，如 Sjogren 综合征、系统性红斑狼疮、淀粉样蛋白沉积症、AIDS 或 EB 感染等，但目前尚无明确的证据证实自身免疫性疾病患者发生肺 LPD 后与病毒存在相关性。近年来，使用原位杂交和免疫组化技术已经证实了肺淋巴瘤样肉芽肿病患者的病变细胞上 EB 病毒的存在，推测肺 MALT 淋巴瘤与 EB 病毒可能有一定的相关性。

4 组织病理学

肺 MALT 淋巴瘤由单一的异型细胞弥漫浸润或沿支气管上皮浸润形成淋巴上皮病变，浸润肺泡腔形成肺泡小结，浸润肺泡间质，使间质增宽，甚至浸润肺泡膜外，均具有病理诊断价值。

4.1 大体观

肺 MALT 淋巴瘤系肺部的实质性肿块，切片上外观呈灰白色或黄白色，质地较软，似脑组织，与周围组织境界尚清，未见明确的包膜。

肺 MALT 淋巴瘤由单一的异型细胞弥漫浸润或沿支气管上皮浸润形成淋巴上皮病变，浸润肺泡腔形成肺泡小结，浸润肺泡间质，使间质增宽，甚至浸润肺泡膜外，均具有病理诊断价值。

4.2 镜下观

镜下见病变主要由形态和大小较一致的成熟淋巴细胞浸润，细胞成分多样，主要由小淋巴细胞样细胞、中心细胞样细胞、单核样 B 细胞组成，常伴有浆细胞分化，形成淋巴上皮样病变 [109]。除了淋巴细胞，尚可见较多浆细胞、组织细胞等混合细胞的浸润。

对于部分单克隆淋巴细胞群，镜下可见形态单一的小恶性淋巴样细胞增生，似中性粒细胞，核形态不规则，染色体浓密，核仁不明显，胞浆淡染。

恶性淋巴样细胞可浸润正常支气管上皮，可见生发中心，无淋巴结侵犯，这些细胞沿肺泡间隔弥漫性浸润或呈滤泡状增殖，支气管上皮腺体萎缩或消失，小血管增生，肺间质纤维化。

偶尔在病灶内可见散在伴吞噬有胆固醇结晶的异物巨细胞的肉芽肿形成，无坏死或干酪化。

近年来有外形奇特的罕见报道，Hirokawa 等曾报道 1 例经组织学诊断为肺 MALT 淋巴瘤的病例，肺部肿块约 2.0cm× 1.4 cm×1.5cm 大小，外观呈层状，有环形螺纹状结构，其组织切片发现大量同心圆层状小体，直径 15~40μm，小体中央见坏死的细胞残骸，同时还可见中等大小的淋巴样细胞和浆细胞，推测病灶实体来源于 II 型肺泡上皮细胞。

5 免疫组化

用免疫过氧化物酶法对肺 MALT 淋巴瘤组织切片的淋巴细胞、浆细胞免疫球蛋白进行染色，可发现 κ 和 λ 两种轻链同时染色，故多为克隆性，通常提示病变的组织为良性反应性增生；若病灶细胞的免疫球蛋白仅有一种轻链 κ 或 λ 染色阳性，即单克隆性，则见于原发性肺低度恶性 B 细胞淋巴瘤。同时，肺 MALT 淋巴瘤的淋巴细胞 CD20 表达呈阳性。

原发 MALT 淋巴瘤多数为 B 系淋巴瘤，因而分子遗传学上具有 B 淋巴细胞抗原决定簇特性，如 CD45RA、CDCD23 等测定阳性。

CD45 是一组分子量从 180kD~240kD 的异构体膜蛋白，表达于 T 细胞、B 细胞、胸腺细胞、单核巨噬细胞和多形核细胞表面，由 1 号染色体单一复杂基因编码。CD45RA 仅表达处女 T 细胞表面，本身具有酪氨酸磷酸酶活性，对调节酪氨酸激酶活性相关的细胞活化途径有重要作用。

CD20 表达于早期至成熟 B 细胞，是 B 细胞信号转导通道的一员，参与调节 B 细胞的生长和分化。κ、λ 等单型免疫球蛋白阳性率为 77.8%。

6 分子遗传学

观察发现，部分病例可出现 T 细胞受体基因或免疫球蛋白受体基因重排，多克隆向单克隆免疫表型转化及癌基因、抑癌基因的变化。MALT 淋巴瘤可向高度恶性转化，表现为肿瘤迅速增大，淋巴结转移，细胞异型性更明显，向母细胞转化，出现癌基因 cmyc 的过度表达。15% 的低度恶性肿瘤出现基因突变，25% 的高度恶性 MALT 淋巴瘤出现基因完全失活。

随着基因诊断技术的提高，已有许多人提出用 Southern 印迹法分析提高肺 MALT 淋巴瘤的诊断，尤其是鉴别良性反应性增生与具有潜在恶性的 MALT 及恶性淋巴瘤。

其方法是将可疑为肺 MALT 淋巴瘤的被测者的冰冻标本抽提出高分子 DNA，抽提出的 DNA 加入限制性内切酶，如 ECORI、HindIII、BamHI 进行酶切形成基因片段，再进行琼脂糖凝脂电泳、碱变性、Southern 印迹、加热并转移至醋酸纤维膜，用 ^{32}P 标记的免疫球蛋白基因 J_H、$C_κ$、$C_λ$ 以及 TCRβ-I 的基因探针分别检测相关基因片段，以发现是否存在基因重排。若存在基因重排，则提示此标本非良性反应性增生，可能为低度恶性淋巴瘤，亦可能为恶性淋巴瘤。由于组织标本的多克隆细胞群有时可混有单克隆细胞群，以及切片、包埋等技术处理不当，故免疫组化可出现假阴性或假阳性的结果，而基因分析与之相比则其准确性更高，无疑弥补了免疫组化技术的缺陷。

7 常规检查

7.1 实验室检查

部分患者血清 IgM 升高，亦可出现异常的免疫球蛋白，可高达正常人的 7~8 倍。

支气管肺泡灌洗液（BALF）检查，Poletti 等研究了 BALF 对肺 MALT 淋巴瘤的诊断价值，对于病理证实肺 MALT 淋巴瘤的患者进行 BALF 分析，结果发现细胞数增多，以淋巴细胞数显著增高为主，其细胞学特征与肺 MALT 淋巴瘤淋巴细胞特征一致，且灌洗液中的多数淋巴细胞表达呈 B 细胞表型，因此，BALF 分析可有助于 MALT 淋巴瘤的诊断。

7.2 影像学

肺原发非霍奇金淋巴瘤影像表现多样，根据其影像表现可以分为结节肿块型、肺炎肺泡型、间质型（支气管血管-淋巴管型）、粟粒型（血行播散型）、混合型。

7.2.1 X 线、CT 检查

本病可以单发，亦可以多发，可以发生于一侧肺叶，亦可以累及多叶。病灶主要为肺实质病变，增生的淋巴细胞亦可侵犯肺间质。呈境界不清的孤立性结节或肿块，密度较高，肿块直径多为 2~5cm，亦可呈片状致密阴影，病

灶中见支气管充气征，部分病例可见气道异常，包括气道壁增厚、细支气管扩张。

多无胸膜累及，故无胸水发生，亦无肺门、纵隔淋巴结及远处转移，病灶一般不发生空洞、钙化及肺不张形成。

高分辨 CT（HRCT）能更清晰地显示肺泡、支气管病变，可观察到肺部多发的微小结节，叶间裂增厚，支气管壁增粗，有时多发的肺实质病灶与细支气管肺泡癌、某些不明病因的肺炎难以区分。

肺移植后发生肺 LDP 影像学最常见的表现是孤立性肺结节，其他的肺内表现可以为多发的结节病灶，多个肺实质浸润阴影等。

李天女等[110]指出本病 CT 主要表现为单发或多发结节、肿块型、单发或多发肺炎型、弥漫间质性肺炎型、混合型；以结节、肿块型和肺炎型最为多见。

病灶边缘模糊呈棉絮状或磨玻璃样改变是本病较为特征性的征象，其病理基础为肿瘤浸润周围组织使间质轻度增厚或气腔不完全充盈所致。

支气管充气征、支气管扩张是本病另一相对特征性表现，可达病灶边缘，其病理基础为肿瘤组织起源于脏器的间质，肿瘤跨越或沿脏器解剖结构生长，因而肿瘤内常见原有解剖结构残留[111]，纤维组织增生可导致牵拉性支气管扩张[112]。增强后可见形态正常的肺动脉和肺静脉。

彭刚等[113]认为，增强扫描对本病的诊断和鉴别诊断有一定意义。如果在治疗前病灶中出现钙化则可能提示病变更具有侵袭性[114]。除肺内病灶外，少数患者可合并肺门、纵隔或其他部位淋巴结浸润，或侵犯邻近胸膜。

李卓琳[115]报道 1 例女性患者，45 岁，以体检发现左肺下叶占位性病变入院，无咳嗽、咳痰、咯血、胸痛、低热、盗汗等症状。CT 示左肺下叶近肺门处见实变影，CT 值 32Hu，累及后基底段、内前基底段，边界尚清，其内可见"充气支气管征"；增强后病灶中等度强化，CT 值 59Hu，双肺门及纵隔内未见肿大淋巴结（见图 23-8）。其后开胸探查，见肿瘤位于左肺下叶，大小约 4cm×4cm×4cm，近肺门，无胸腔积液、胸壁结节，切除左肺下叶。镜下见大量不成熟的淋巴细胞增生，病理诊断"（左肺下叶）黏膜相关淋巴瘤，低度恶性"。

7.2.2 ¹⁸F-FDG-PET 检查

PET-CT 可准确提供肺、支气管受累情况，纵隔肺门有无受侵的淋巴结及胸外有无淋巴瘤侵犯，进行准确分期。

原发性肺淋巴瘤的临床表现和影像表现均缺乏特异性，PET-CT 对于鉴别原发性与继发性肺淋巴瘤可提供一定的信息，但最终诊断需靠病理。FDG PET-CT 显示高代谢的病变，可指导肺穿刺活检，以尽早获得病理诊断。

¹⁸F-FDG 是一种葡萄糖类似物，目前本病对 FDG 摄取情况有争议，部分文献认为对 FDG 代谢不摄取[116]，这个研究主要集中在胃、腮腺、泪腺，而肺的病例数较少，仅 2 例；而最近几年文献显示对 FDG 代谢有摄取[117]，Bae 等[118]研究 21 例中 6 例行 FDG-PET 检查，平均 SUVmax 为 4.2；11 例呈高代谢，SUVmax 为 6.8。Hoffmann 等[119]研究发现，FDG 的摄取与病灶内有无浆细胞样细胞有关，19 例含有浆细胞样细胞中有 16 例 FDG 代谢增高（SUV3.5~

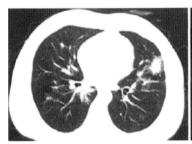

图 23-5 CT 像显示左肺上叶舌段胸膜下一结节影，有分叶，边缘模糊、毛糙，周围呈絮状影；右肺下叶散在斑片状模糊影[110]

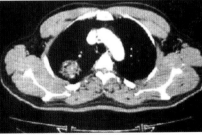

图 23-6 增强 CT 显示右肺上叶肿块影，内有支气管充气征及血管造影征，肿瘤实质轻度强化[110]

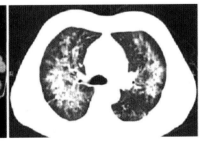

图 23-7 CT 图像显示双肺弥漫性斑片状模糊影、磨玻璃影及条索状影，沿支气管血管束走行，呈网格状改变[110]

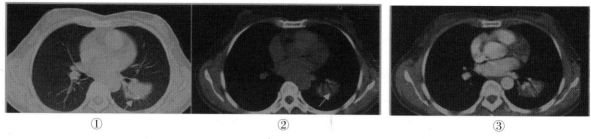

① ② ③

图 23-8 　①②CT 平扫示左肺下叶近肺门实变影，可见"支气管充气征"（箭头）；
③增强后，实变影中等度强化[115]

11.7），16 例无浆细胞样细胞中有 13 例 FDG 代谢未见增高，两者差异有统计学意义。2002 年 Masaki 等[120] 报道了第一例 MALT 型淋巴瘤呈 18F-FDG 浓聚灶。

李天女等[110] 指出，肺 MALT 淋巴瘤的影像特征性表现主要为单发或多发结节、肿块或实变影，内有支气管充气征，18F-FDG 高代谢。

8　临床表现

肺 MALT 淋巴瘤发病年龄 30~70 岁，平均约 50 岁，多无性别差异，临床进展较为缓慢，临床约半数患者无症状，常在体检时发现。

可有低热、干咳、胸痛、胸闷、活动后气急、乏力，亦可以出现痰中带血丝。但多数患者无明显症状及典型的阳性体征，仅偶然在胸透或 X 线照片中发现异常病灶，临床诊断十分困难[121]。

9　诊断与鉴别诊断

9.1　诊断

肺 MALT 淋巴瘤的临床症状和影像学表现

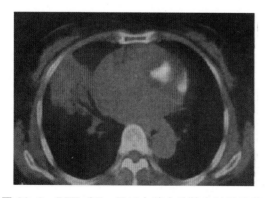

图 23-9　PET-CT：显示右肺中叶整个肺叶实变，内有支气管充气征，达远端实变肺野，并且有支气管扩张，病灶 18F-脱氧葡萄糖代谢增高，最大标准摄取值为 3.0[110]

缺乏特异性而易致误诊，只是在常规 X 线检查时被发现[122]。因此，临床诊断十分困难。几乎有一半患者无症状。

成人肺部 MALT 淋巴瘤通常表现为轻度的支气管症状，如慢性咳嗽，所见症状包括咳嗽、胸痛、胸闷、血痰、发热、体重减轻等，也缺乏特异性；肺 MALT 淋巴瘤的影像学表现多种多样，病灶可以是单个，亦可为多个，肿块位于中心或边缘，病灶密度变化各异，MALT 淋巴瘤的 CT 表现与其组织病理学相关，病灶的淋巴细胞增殖膨胀转变成间质组织并浸润临近腺泡。然而根据这一表现很难将其与肺癌相鉴别。

诊断肺 MALT 淋巴瘤除了依靠不典型的临床表现、X 线照片及特征、18F-FDG 表现，主要依靠病理检查和免疫组化特征，若有条件，最好行基因分析看是否存在基因重排。

通常获取组织的手段有经纤维支气管镜肺活检；在 B 超或 CT 引导下经皮针吸活检适合病灶组织贴近胸膜者；经胸腔镜获取病变组织；或开胸切除肿块。

原发性肺淋巴瘤临床诊断标准为有明确的病理证实；病变局限于肺，不伴肺门、纵隔淋巴结受侵；确诊后 3 个月内无其他淋巴结或结外组织、器官受侵。

9.2　鉴别诊断

肺 MALT 淋巴瘤临床症状不典型，影像学检查易与肺部其他疾病相混淆，导致误诊。

9.2.1　非 MALT 淋巴瘤

非 MALT 淋巴瘤的恶性程度较肺 MALT 淋巴瘤高，常早期出现肺门淋巴结、纵隔淋巴结、胸膜的侵犯，病程发展速度较快。病理组织学上非 MALT 淋巴瘤生长中心缺如，可见单一幼稚增生的淋巴细胞。

肺 MALT 淋巴瘤发展速度慢，临床症状轻，无淋巴结受累，有生发中心，除较成熟淋巴细胞增生外，还可见浆细胞等混合细胞浸润，病理细胞学特征与非 MALT 淋巴瘤有明显的区别，免疫组化显示表达呈阳性。

肺继发淋巴瘤是肺外淋巴瘤浸润肺所致，除肺内病变外，纵隔、肺门或其他部位淋巴结肿大很常见，而肺 MALT 淋巴瘤相对少见。

9.2.2 淋巴细胞间质肺炎

该病首先由 Carrington 和 Liebow 于 1919 年提出，它仅累及肺实质，易伴发其他系统性疾病如 Sjogren 综合征、HIV 感染、AIDS 等免疫功能异常的疾病，其病因可能与病毒有关。

本病临床症状较重，病变发展速度较快，预后差，生存期明显较肺 MALT 淋巴瘤短，X 线照片示病变范围较弥散，表现为两肺基底部绒毛状的肺泡浸润影。

9.2.3 肺炎

肺 MALT 淋巴瘤表现为单发或多发肺炎型时，需与大叶性或节段性肺炎鉴别。对于肺炎，临床表现很有帮助，多有高热、咯铁锈色痰，抗炎治疗病变短期内吸收，而肺 MALT 淋巴瘤临床症状与影像学表现不成比例，影像学病灶范围较大，而临床症状比较轻或无，抗炎治疗后无吸收。

肺炎肺泡型需与大叶性或节段性肺炎鉴别，肺炎临床上多有高热，咯铁锈色痰，抗炎治疗病变短期内吸收。除此还应与肺泡细胞癌鉴别，两者影像上有相似之处，尤其均可见"含气支气管征"，后者早期可无明显症状，但随着病情进展出现咳嗽、咯血等症状，但肺泡癌含气支气管多呈扭曲、不规则狭窄中断等改变。

9.2.4 肺炎性假瘤

肺 MALT 淋巴瘤一部分是由淋巴间质淋巴瘤组成，与肺炎性假瘤关系密切，大部分 MALT 淋巴瘤在以前被认为是肺炎性假瘤，肺炎性假瘤的临床表现及病理与肺 MALT 淋巴瘤均难鉴别，最终借助于免疫组化和 PCR 技术方可做出诊断。因此，有必要建立单克隆诊断标准加以鉴别肺 MALT 淋巴瘤与肺部炎性病灶。

临床上凡遇肺部病灶诊断不明或炎性假瘤，只要病人能承受手术，应该果断尽早手术切除，这是因为：① 病理研究提示肺部的部分良性病灶包括炎性假瘤，长期存在有发生肺 MALT 淋巴瘤的可能；② 典型肺 MALT 淋巴瘤局限在肺中，并在较长时间里保持局灶性，早期切除预后良好；③ 部分低度恶性 MALT 淋巴瘤有向高度恶变发展的可能。

9.2.5 肺泡细胞癌

肺 MALT 淋巴瘤与肺泡细胞癌两者影像上有相似之处，尤其均可见支气管充气征，但肺泡细胞癌含气支气管多呈扭曲不规则、狭窄、中断，而 MALT 淋巴瘤支气管充气征可达病灶边缘，常合并支气管扩张；增强后两者均可见"血管造影征"，但肺泡细胞癌因含大量黏液而密度偏低，实质部分强化不明显，血管增强征更多见，而肺 MALT 淋巴瘤实质部分强化较明显。

9.2.6 肺淋巴瘤样肉芽肿病

该病首先 Carrington 和 Liebow 于 1919 年提出，认为其是一种独特的局限性 Wegner 肉芽肿，平均发病年龄 50 岁，是原发于肺的多器官侵犯的疾病，累及的其他部位包括中枢神经系统、皮肤、腹部、眼、肾等，诊断难度较大，其组织学特征为血管中心性坏死、淋巴样增生浸润伴有肉芽肿形成，其病因证实与病毒有关，临床呼吸系统症状明显，预后差。

10 治疗

治疗上主张首选手术切除，对于不手术者，Bolton-Magges 等报道 2 例口服泼尼松和苯丙酸氮芥（初始剂量泼尼松 20mg/d，口服，或 40mg/d，口服 5 天）；苯丙酸氮芥间歇口服，4mg/d，每月服药 14 天，待症状体征缓解后酌情减量，最后单独服用苯丙酸氮芥，患者均在 3 年之后痊愈。亦有报道给予环磷酰胺静注（每隔 4 周注 750mg，共 3 次），再合用泼尼松治疗。除化疗外，还有放疗，但尝试者不多，疗效不肯定。

对于 PTLD 病例，Reynders 等提出用抗病毒制剂，停止或减少免疫抑制剂的使用剂量，假若以上措施无效时，可再选用化疗或放疗。

11 预后

确诊的肺淋巴瘤进展缓慢，预后良好。Takeshita 等报道 1 例 73 岁男性患者，X 线照片发现左上肺野一孤立性结节，右中、下肺野浸润状阴影，经组织学确诊为肺 MALT 淋巴瘤，此后观察 9 个月病灶无变化，5 年后病灶生长速度仍较缓慢。

良性多克隆淋巴细胞增生的 MALT 淋巴瘤的预后无疑较单克隆低度恶性淋巴瘤要好。

肺 MALT 淋巴瘤的预后取决于占主导的淋巴细胞类型和疾病的阶段、不同的发病部位、分类、分期及分子遗传学改变。大多数低度恶性的肺 MALT 淋巴瘤发展缓慢，经手术和/或化疗后其预后明显好于肺癌，但仍需强调加强术后的随访，因为肺 MALT 淋巴瘤有局部或肺外复发，2 次复发的间歇期较长。

第 4 节　睾丸黏膜相关淋巴组织淋巴瘤

1　概论

黏膜相关淋巴组织淋巴瘤好发于胃肠道、肺、唾腺等处，发生于睾丸者少见。1977 年，Curling 和 Malassez[123] 首先描述本病，以后报道病例逐渐增多，但该病仅占结外淋巴瘤的 2.4%，占睾丸恶性肿瘤的 1%~7%。

过去文献中关于其组织起源一直存在争论，Weitzner 等[124] 认为其可能来自睾丸间质中的原始间叶组织。虽然睾丸缺乏淋巴组织，但其发生的淋巴瘤形态学与胃肠道、呼吸道等处的 MALT 淋巴瘤有相似之处，亦具有"回归现象"（homing back），故应列为结外 MALT 淋巴瘤的发生部位之一。

Moller 等[125] 报道 27 例睾丸淋巴瘤，B 细胞性占 89%，而 T 细胞性为极少数。睾丸 MALT 淋巴瘤可发生于 1.5~90 岁[126]，好发于 50 岁以上年龄组，高峰年龄 60~70 岁。

2　组织病理学

睾丸 MALT 淋巴瘤病理组织学特点与胃肠道 MALT 淋巴瘤一致。肿瘤由 CCL 细胞、单核样 B 细胞、小淋巴细胞和浆细胞组成，并见有中心母细胞或浆母细胞。

瘤细胞弥漫浸润于曲细精管之间。CCL 细胞类似中心细胞（小裂细胞），但胞浆丰富，与小肠 Payer 淋巴小结或脾脏的边缘带细胞相似，

常侵入曲细精管上皮，形成具有特征性的淋巴上皮病变。且常侵犯静脉壁，形成瘤栓样结构。

部分病例可转变成高度恶性 DLBCL 淋巴瘤，此时，瘤细胞类似中心母细胞、浆母细胞或免疫母细胞，有时可出现多核畸形细胞。

3　临床表现

临床上主要表现为无痛性睾丸肿大，可无其他症状。单侧或双侧受累，具有结外侵犯的倾向。常常累及皮肤、中枢神经系统、韦氏环及其周围组织。

Doll 等[126] 分析了 479 例睾丸淋巴瘤，双侧睾丸同时受侵者 36 例，双侧先后受侵者 55 例（占 19%），皮肤受侵者 49 例（占 10.2%），中枢神经受侵者 39 例（占 7.9%），韦氏环及其周围组织受侵者 36 例（占 7.5%）。

4　诊断与鉴别诊断

4.1　误诊

睾丸 MALT 淋巴瘤常常被误诊为精原细胞瘤，偶有被误诊为胚胎癌，其误诊率高达 30%~35%。陈崇彬等[127] 报道的 4 例睾丸 MALT 淋巴瘤中，1 例光镜下曾被误诊为精原细胞瘤，后经免疫组化标记方明确诊断。

4.2　诊断标准

Kiely 等[128] 提出该病的诊断必须在睾丸切除而无其他部位淋巴瘤者，方可诊断为原发性。

4.3　鉴别诊断

4.3.1　精原细胞瘤

Gowing[129] 认为睾丸淋巴瘤通常有如下特征有助于与精原细胞瘤鉴别：①细胞小且胞浆少，核胞浆比例高；②细胞浆内糖原含量少（精原细胞瘤胞浆内糖原含量高）；③弥漫性小管间侵犯，瘤组织中可见到残留的小管，即使深埋在肿瘤中，仍可见残存小管；④瘤细胞侵入曲细精管，形成特征性的淋巴上皮病变；⑤网状纤维染色，可见小管周围被网织层所包绕的特有形态；⑥静脉壁特征性侵犯；⑦睾丸周围无管内播散；⑧缺乏间质肉芽肿反应；⑨主要发生在老年人。

再加上免疫组化标记 LCA[+]、L26[+]、PLA P[-]，则更有助于淋巴瘤的诊断。

4.3.2 胚胎癌

胚胎癌具有上皮样特征，通常形成肉芽、乳头或小管结构，而且在一些病人中血清甲胎蛋白（AFP）和（或）绒毛膜促性腺激素（HCG）水平升高，因此测定这些标记物及肿瘤组织中免疫组化标记有助于鉴别诊断。

4.3.3 肉芽肿性睾丸炎

本病为多种炎细胞浸润，纤维肉芽改变明显，一般不难与淋巴瘤鉴别，但应小心。

5 治疗与预后

睾丸 MALT 淋巴瘤治疗以根治性睾丸切除辅以放疗+化疗，可以提高生存率[130]，但预后较胃肠道 MALT 淋巴瘤差。

（姚俊涛）

参考文献

[1] Isaacson P, Wrisht DH.Malignant lymphoma of mucos-associated lymphoid tissue：a distinctive type of B-cell lymphoma.Cancer, 1983, 52：1410-1416.

[2] O'Rourke J, Dixon M, Jack A, et al.Gastric B-cell mucosa-associated lymphoid tissue（MALT）lymphoma in an animal model of Helicobacter pylori infection.Pathol, 2004, 203（4）：896.

[3] Fiche M, Capron F, Berger F, et a1.Primary pulmonary non-Hodgkin's lymphomas.Histopathology, 1995, 26：529-537.

[4] Zinzani PL, Poletti V, Zompatori M, et a1. Bronchus-associated lymphoid tissue lymphomas：all update of a rare extranodal maltoma.Clin Lymphoma Myeloma, 2007, 7：566-572.

[5] Papiris SA, Kalomenidis I, Malagari K, et al. Extranodal marginal zone B-cell lymphoma of the lung in Sjogr'en' B syndrome patients：reappraisal of clinical, radiological, and pathology findings.Respir Med, 2007, 10l：84-92.

[6] Das K, Ghoshal UC, Jain M, et al. Primary gastric lymphoma and Helicobacter pylori infection with gastricamyloidos is. Indian J Gastroenterol, 2005, 24（5）：220-222.

[7] 王晋芬.CD3/ MIBI 和CD3/ CD25 在B 细胞淋巴瘤中的意义.中华肿瘤学杂志, 2000, 22：219-240.

[8] 杨建军, 秦环龙.淋巴细胞归巢及黏附分子在肠免疫屏障中的作用.肠外与肠内营养杂志, 2006, 13（1）：44-47.

[9] 李佳, 黄建.淋巴结内外同时受累的黏膜相关淋巴组织性淋巴瘤 1 例报道并文献复习.实用肿瘤杂志, 2007, 22（4）：352-353.

[10] Yoon SS, Coit DG Portlock CS, et al.The diminishing role of surgery in the treatment of gastric lymphoma.Ann surg, 2004, 240（1）：28-37.

[11] Jens K, Stephan D, Andreas G, et al. Primary gastrointestinal B-cell lymphoma：a clinicopathological and immunohistochemical study of 61 cases with an evaluation of prognostic parameters.Pathol Res Pract, 2001, 197（6）：385-393.

[12] Raderer M, Vorbeck F, Formanek M, et al. Importance of estensive staging in patients with mucosa-associated lymphoid tissue（MALT）-type lymphoma.Br J Cancer, 2000, 83（4）：454-457.

[13] A1-Akwaa-AM, Siddiqui N, A1-Mofleh IA.Primary gastric lymphoma.World J Gastroenterol, 2004, 10（1）：5-11.

[14] Brown JA, Carson BW, Gsacoyne RD, et al. Low grade gastric MALT lymphoma：radiographic findings. Clin Radiol, 2000, 55（2）：384-385.

[15] Ullrich A, Fischbach W, Blettner M.Incidence of gastric B-cell lymphomas：a population-based study in Germany.Ann Oncol, 2002, 13：1120-1127.

[16] Amer M H, EI-Akkad S. Gastrointestinal lymphoma in adults：clinical features and management of 300 cases.Gastroenterology, 1994, 106（4）：846-858.

[17] Ducreax M, Boutron M C, Piard F, et al. A 15-year series of gastrointestinal non-Hodgkin's lymphomas：a population based study. Br J Cancer, 1998, 77（3）：511-514.

[18] Sanchez Bueno F, Garcia Marcilla J A, Alonso J D, et al. Prognostic factor s in primary gastrointestinal non-Hodgkin's lymphoma：a multivarata analysis of 16 cases. Eur J Surg, 1998, 164（7）：385-392.

[19] 朱人敏, 何小平, 王琳, 等.胃黏膜相关淋巴组织淋巴瘤临床与内镜表现特征.中华消化内镜杂志, 2001, 18：3-5.

[20] 顾芳, 林三仁, 吕愈敏, 等.胃黏膜相关淋巴组织淋巴瘤的内镜下表现.中华消化内镜杂志, 2000, 17（1）：8-10.

[21] Wotherspoon AC, Ortiz-Hidalgo C, Falzon MR.Helicobacter pylori-associated gastritis and primary B-cell gastric lymphoma.Lancet, 1991, 338：1175-1176.

[22] Ahmad A, Govil Y, Frank BB.Gastric mucosa-asso-

ciated lymphoid tissue lymphoma.Am J Gastroenterol, 2003, 98 (5)：975–986.

[23] Wotherspoon AC, Ortiz–Hidalgo C, Falzon MR. Helicobacter pylori –associated gastritis and primary B–cell gastric lymphoma. Lancet, 1991, 338：1175–1176.

[24] 徐天蓉，范钦和，周青，等.胃黏膜相关淋巴组织型淋巴瘤形态学研究.临床与实验病理学杂志，1998，14（1）：32–34.

[25] 张林，陈晓宇，戈之铮.胃黏膜相关淋巴组织淋巴瘤的临床和内镜下表现.胃肠病学，2003，8（4）：215–217.

[26] Ferreira–Chagas B, Lasne G, Dupouy S, et a1.In vitro proinflammatory properties of Helicobacter pylori strains causing low–grade gastric MALT lymphoma.Helicobacter, 2007, 12 (8)：616–617.

[27] Nakamura S, Matsumoto T, Suekane H, et al.Predictive value of endoscopic ultrasonography for regression of gastric low grade and high grade MALT lymphomas after eradication of Helicobacter pylori. Gut, 2001, 48：454–460.

[28] Caletti G, Togliani T, Fusaroli P, Sabattini E, Khodadadian E, Gamberi B, Gobbi M, Pileri S. Consecutive regression of concurrent laryngeal and gastric MALTlymphoma after anti –Helicobacter pylori therapy. Gastroenterology, 2003, 124：537–543.

[29] Arima N, Tsudo M. Extragastric mucosa–associated lymphoid tissue lymphomashowing the regression by Helicobacter pylori eradication therapy.Br J Haematol 2003；120：790–792.

[30] Valencak J, Trautinger F, Fiebiger WC, Raderer M. Complete remission ofchronic plaque psoriasis and gastric marginal zone B–cell lymphoma of MALT typeafter treatment with 2 –chlorodeoxyadenosine. Ann Hematol, 2002, 81：662–665.

[31] Isaacson P G. Recent developments in our understanding of gastric lymphomas.Am J Surg Pathol, 1996, 20 (Suppl)：Sl–7.

[32] Kusic B, Gasparov S, Katicic M, Dominis M, Antica M. Monoclonality inHelicobacter pylori–positive gastric biopsies：an early detection of mucosa–associatedlymphoid tissue lymphoma. Exp Mol Pathol, 2003, 74：61–67.

[33] Prskalo M, Sabaric B, Ticak M, Skurla B, Dominis M, Dzebro S, Gasparov S, Colic –Cvrlje V, Naumovski –Mihalic S, Filipec T, Papa B, Ljubanovic D, Presecki V, Katicic M. Helicobacter

pylori and malignant diseases of the stomach.Lijec Vjesn, 2002, 124 (Suppl 1)：57–60.

[34] Boot H, de Jong D. Gastric lymphoma：the revolution of the past decade.Scand J Gastroenterol, 2002, (Suppl)：27–36.

[35] Ye H, Liu H, Raderer M, Chott A, Ruskone –Fourmestraux A, Wotherspoon A, Dyer MJ, Chuang SS, Dogan A, Isaacson PG, Du MQ. High incidence of t (11；18) (q21；q21) in Helicobacter pylori –negative gastric MALT lymphoma. Blood, 2003, 101：2547–2550.

[36] Nakamura S, Matsumoto T, Nakamura S, Jo Y, Fujisawa K, Suekane H, Yao T, Tsuneyoshi M, Iida M. Chromosomal translocation t (11；18) (q21；q21) in gastrointestinal mucosa associated lymphoid tissue lymphoma. J Clin Pathol, 2003, 56：36–42.

[37] Du MQ. Molecular biology of gastric MALT lymphoma：application in clinicalmanagement. Hematology 2002；7：339–344.

[38] 赵向.胃 MALT 淋巴瘤的临床病理诊断和研究进展.肿瘤研究与临床，2005，17（3）：157.

[39] 朱磊，唐彤丹，孙洪鑫，等.胃黏膜相关淋巴组织淋巴瘤 39 例临床分析.胃肠病学，2010，15（8）：489–491.

[40] 张春丽.胃黏膜相关淋巴样组织淋巴瘤临床病理分析.浙江临床医学，2001，3（2）：78.

[41] 平金良，章步文，祁水琴.胃黏膜相关淋巴组织型淋巴瘤临床病理析.肿瘤研究与临床，2003，15（1）：26–28.

[42] Ferry JA, Yang Wl, Zukerberg LR, et al. CD5+ extranodal marginal Zone Bcell （MALT） lymphoma, a low grade neopasm with a propensity for bone marrow involvement and relapse.Am J Clinpathol, 1996, 105（1）：31–37.

[43] 吴凯，李楠，张林，等.胃肠黏膜相关淋巴组织淋巴瘤 20 例临床分析.山东大学学报：医学版，2007，45（12）：1294–1296.

[44] Amer MH, EI–Akkad S. Gastrointestinal lymphoma in adults：clinical features and management of 300 cases.Gastroenterology, 1994, 106（4）：846–858.

[45] 薛卫成.胃黏膜相关淋巴瘤中的"癌样"印戒细胞.肿瘤研究与临床，2005，3（3）：155.

[46] Chan JKC, Ng CS, Isaacson P G.Relationship between high-grade lymphoma and low–grade, B–cell mucosa–associated lymphoma tissue lymphoma of the stomach.Am J Pathol, 1990, 136：11–53.

［47］温文，况春景，陈任生，等.双重免疫标记与胃肠道黏膜相关淋巴瘤.江西医药，2001，36（1）：28.

［48］董格红，叶洪涛，郑杰，等.胃黏膜相关淋巴组织淋巴瘤 Bcl-10 核表达与其对幽门螺杆菌根除治疗无反应相关.胃肠病学，2007，12（9）：535-540.

［49］况春景，温文，刘繁荣，等.胃肠道黏膜相关淋巴组织型边缘区 B 细胞淋巴瘤病理观察.江西医学院学报，2003，43（5）：12-14.

［50］倪醒之，吴志勇，陈治平，等.胃肠道黏膜相关淋巴组织淋巴瘤 27 例的临床病理.中华普通外科杂志，1998，13（1）：20-22.

［51］Farinha P，Gascoyne R D.Molecular pathogenesis of mucosa-associated lymphoid tissue lymphoma.J Clin Oncol，2005，23（26）：6370-6378.

［52］Streubel B，Simonitsch-Klupp I，Mullauer L，et a1.Variable frequencies of MALT lymphoma-associated genetic aberrations in MALT lymphomas of different sites.Leukemia，2004，18（10）：1722-1726.

［53］Du M Q，Isaccson P G.Gastric MALT lymphoma：from aetiology to treatment.Lancet Oncoi，2002，3（2）：97-104.

［54］Roa I，Araya JC，Villaseca M，et a1.Gallbladder cancer in a high risk area：morphological feattires and spread patterns.Hepatogastroentemlogy，1999，46：1540-1546.

［55］刘坤平，冯伟勋，谢芝香，等.大肠癌 CDK4、Ki-67 表达与 Cyclin D1、p16 蛋白表达的相关性及临床意义.中国肿瘤临床与康复，2001，8：9-11.

［56］杨跃，魏振军，翟云，等.胃黏膜相关淋巴样组织淋巴瘤中 p16 蛋白 Ki-67 抗原的表达及意义.中华内科杂志，2008，47（9）：743-745.

［57］易智慧，欧阳钦，陈代云，等.胃黏膜相关淋巴样组织淋巴瘤早期诊治的探讨.中华内科杂志，2003，42（6）：409-412.

［58］易智慧，欧阳钦，李甘地.78 例胃黏膜相关淋巴组织淋巴瘤临床、内镜及病理特征分析.临床内科杂志，2002，l9（2）：102-104.

［59］李琛，燕敏.原发性胃恶性淋巴瘤的研究进展：文献综述.国外医学：外科学分册，2003，30（2）：93-95.

［60］张伟，郭乔楠.胃肠黏膜相关淋巴瘤的病理诊断及鉴别诊断的研究进展.第三军医大学学报，2004，26（13）：1219-1222.

［61］宫立众，夏顺中，田晓波，等.胃黏膜相关淋巴组织淋巴瘤 35 例临床分析.第三军医大学学报，2005，27（23）：2397-2398.

［62］杨树东，孙荣超，张丽华，等.胃黏膜相关淋巴组织淋巴瘤的内镜和病理诊断.中国内镜杂志，2005，11（2）：127-129.

［63］Hoepffner N，Lahme T，Gilly J，et a1.Value of endosonography in diagnostic staging primary gastric lymphoma（MALT type）.Med Kiln（Munich），2003，98（6）：313-317.

［64］Cogliatti SB，Schumacher U，Eckert F，et al. Primary B cellgastric lymphoma：a clinicopathological-study of 145 patients. Gastroenterology，1991，101：1159-1170.

［65］Versalovic J.Helicobacter pylori Pathology and diagnostic strategies.Am J Ctin Pathol，2003，19（3）：403-412.

［66］卢传辉，许林，庄严阵，等.胃黏膜相关淋巴样组织淋巴瘤 18 例临床分析.福建医科大学学报，2004，38（4）：468-469.

［67］张铀，Faith CS，沈丹华，等.原位杂交对胃黏膜相关组织淋巴瘤的免疫球蛋白轻链的检测.中华病理学杂志，2001，30（1）：31-34.

［68］Abbondanzo SL，Sobin LH. Gastric "peudolymphoma"：a retrospective morphologic and immunophenotypic s tudy of 97 cases. Cancer，1997，79：1656-1663.

［69］Stolte M，Bayerd9 rffer E，Morgner A，et al. Helicobacter and gastric MALT lymphoma. Gut，2002，50 Suppl 3：19-24.

［70］Saxena A，Moshynska O，Kanthan R，et al. Distinct B-cell clonal bands in Helicobacter pylori gastritis with lymphoid hyperplasia. J Pathol，2000，190：47-54.

［71］Nakamura S，Aoyagi K，Furuse M，et al. B-cell monoclonality precedes the development of gastric MALT lymphoma in Helicobacter pylori-associated chronic gastritis. Am J Pathol，1998，152：1271-1279.

［72］Morgner A，Schmelz R，Thiede C，et al.Therapy of gastric mucosa associated lymphoid tissue lymphoma. World J Gastroenterol，2007，1 3（26）：3554-3566.

［73］Park HC，Park W，Hahn JS，et al. Low grade MALT lymphoma of the stomach：treatment outcome with radiotherapy alone.Yonsei Med J，2002，43：601-606.

［74］杨跃，梁浩.胃 MALT 淋巴瘤 54 例临床分析.解放军医学杂志，2007，32（4）：393-395.

［75］Wotherspoon AC，Doglioni C，Diss TC，et al. Regression of primary low-grade B-cell gastric lymphoma of mucosa –associated lymphoid tissue type after eradication of H.pylor.Lancet, 1993, 342 (8871): 575–577.

[76] Zucca E, Bertoni F, Roggero E, et al. The gastric marginal zone B –cell lymphoma of MALT type. Blood, 2000, 96 (2): 410–419.

[77] His ED, Greenson JK, Si ngleton TP, et al. Detection of immunoglobulin heavy chain gene rearrangement by polymerase chain reaction in chronic active gastritis as sociated with Helicobacter pylori. Hum Pathol, 1996, 27: 290–296.

[78] Whrer S, Troch M, Raderer M.Therapy of gastric mucosa–associated lymphoid tissue lymphoma.Expert Opin Pharma–to the, 2007, 8 (9): 1263–1273.

[79] Nakamura T, Nakamura S, Yokoi T, et al.Clinicopathologic comparison between the API2 –MAL T1 chimeric transcript –positive and negative gastric low –grade B –cell lymphoma of mucosa –associated lymphoid tissue type.Jpn J Cancer Res, 2002, 93 (3): 677.

[80] Nobre–Leitao C, Lage P, Cravo M, et al.Treatment of gastric MALT lymphoma by Helicobacter pylori eradication: a study controlled by endoscop in ultrasonography.Am J Gastroenterol, 1998, 93 (5): 732.

[81] Savio A, Zamboni G, Capetti P, et al, Relapse of low–grade gastric MALT lymphoma after Helicobacter pylori eradication: True relapse or persistence? Long–term post–treatment follow–up of a multicenter trial in the northeast of Italy and evaluation of diagnostic protocol's adequacy.Recent Results Cancer Res, 2000, 116–124.

[82] Raderer M, Streubel B, Wohrer S, et al. Successful antibiotic treatment of H.pylori negative gastric mucosa associated lymphoid tissue lymphomas.Gut, 2006, 55 (5): 616–618.

[83] Bacon CM, Du MQ, Dogan A. Mucosa–associated-lymphoid tissue (MALT) lymphoma: a practical guide for pathologists.J Clin Pathol, 2007, 60 (4): 361–372.

[84] Fischbach W, Goebeler–Kolve M, Starostik P, et al. Minimal residual low–grade gastric MALT–type lymphoma after eradication ofHelicobacter pylori. Lancet 2002; 360: 547–548.

[85] Liu HX, Ruskou Fourmestraux A, Lavergne Slove A, et al. Resistance of t (11; 18) positive gastric mucosa –associated lymphoid tissue lymphoma to helicobacter pylorie radiation therapy.Lancet, 2001, 357 (11): 39–40.

[86] Ye H, Dogan A, Krarran I, et al.Bcl–10 exprssion in normal and neoplastic lymphoid tissue.Nuclear localization in MALT lymphoma.Am J pathology, 2000, 157 (4): 1147–1154.

[87] Liu H, Ye H, Dogan A, et al.T (11; 18) (q21; q21) is associated with advanced mucosa–associated lymphoid tissue lymphoma that expresses nuclear Bcl–10.Blood, 2001, 98 (4): 1182–1187.

[88] Liu H, Ye H, Ruskone–Fourmestraux A, et al. T (11; 18) is a marker for all stage gastric MALT lymphomas that will not respond to H.pylori eradication.Gatroenterology, 2002, 122 (5): 1286–1294.

[89] Takahashi I, Maehara Y, Koga T, et al, Role of surgery in the patients with stage I and II primary gastric tymphoma, Hepato –gastroenterology, 2003, 50 (51): 877–882.

[90] Kelessis NG, Vassilopoulos PP, Bai MP, et al. Update of the role of surgery in the multimodal treatment of MALT gastriclymphomas. Anticancer Res 2002; 22: 3457–3463.

[91] 李兴文, 赵晓宁, 李军, 等.胃黏膜相关淋巴组织淋巴瘤的诊治.中华普通外科杂志, 2006, 21 (10): 745.

[92] 李涛, 陈凛, 李荣, 等.胃黏膜相关淋巴组织淋巴瘤诊断和治疗的临床分析.临床外科杂志, 2005, 13 (11): 696–697.

[93] Montalban C, Castrillo JM, Abraira V, et al.Gastric B –cell mucosa –associated lymphoid tissue (MALT) lymphoma.Clinicopathological study and evaluation of the prognostic facters in 143 patients. Ann Oncol, 1995, 6 (4): 355–362.

[94] Radman I, Kovacevic–Metelko J, Aurer I, et al. Surgical resectionin the treatment of primary gastrointestinal non–Hodgkin's lymphoma: retrospective study. Croat Med J, 2002, 43: 555–560.

[95] Aviles A, Neri N, Nambo MJ, et a1. Surgery and chemotherapy versus chemotherapy as treatment of high–grade MALT gastric lymphoma. Med Oncol, 2006, 23 (2): 295–300.

[96] Levy M, Copie–Bergman C, Traulle C, et a1.Conservative treatment of primary gastric low–grade B–cell lymphoma of muco –saassociated lymphoid tissue: Predictive actors.Am J Gast –roenterol, 2002, 97: 292–297.

[97] Tsang RW, Gospodarowicz M K, Pintilie M, et al. Localized mucosa –associated lymphoid tissue lymphoma treated with radiation therapy has excellent

clinical outcome.J Clin Oncol，2003，21：4157－4164.

[98] Schechter NR，Yahal ow J. Low－grade MALT lymphoma of the stomach：A review of treatment options. Int J Radiat Oncol Biol Phys，2000，46（4）：1093－1095.

[99] Seymour J F.New treatment approaches to indolent non－Hodgkin's lymphoma.Semin Oncol，2004，31（1Suppl 2）：27－32.

[100] Witzig T，Gordon L，Emmanouilides C，et al. Safety and efficacyof Zevalin in four patients with mucosa associated lymphoid tissue（MALT）lymphoma.Blood，2001，98：254b.

[101] 樊丽琳、陈东风.胃黏膜相关淋巴组织淋巴瘤 21 例.世界华人消化杂志，2003，11（8）：1267－1268.

[102] Yeh HZ，Chen GH，Chang WD，et al.Long－term follow up of gastric low－grade mucosa－associated lymphoid tissuelymphoma by endosonog－raphy emphasizing the application of a miniature ultrasound probe. J GastroenterolHepatol 2003；18：162－167.

[103] Cavalli F，Isaacson P，Gascoyne R，et al.MALT lymphomas.Hematology，2001，241－258.

[104] Fiche M，Capron F，Berger F，et a1.Primary pulmonary non－Hodgkin's lymphomas.Histopathology，1995，26：529－537.

[105] 王虹、范钦和、徐天蓉、等.肺黏膜相关型淋巴瘤 8 例报告.实用老年医学，2000，14（4）：208－210.

[106] 克晓燕、景红梅、李敏、等. 37 例黏膜相关淋巴组织型淋巴瘤的病理、临床资料分析.北京大学学报（医学版），2003，35（2）：123－127.

[107] Chow WH，Cucheine Y，Hilfer J，et al.Chronic pneumonia prima ry malignant non Hodgkin's lymphoma of the lung arising in mucosa associated lymphoid tissue.Chest，1996，110（3）：838－842.

[108] 沈志祥，主编.血液科新进展，第一版.北京：人民卫生出版社，2000：209－232.

[109] Papiris SA，Kalomenidis I，Malagari K，et al. Extranodal marginal zone B－cell lymphoma of the lung in Sjogr'en' B syndrome patients：reappraisal of clinical，radiological，and pathology findings. Respir Med，2007，10l：84－92.

[110] 李天女、黄庆娟、丁重阳、等.肺黏膜相关淋巴组织型淋巴瘤的影像表现.中华放射学杂志，2011，45（2）：149－152.

[111] Kinsely BL，Mastey LA，Mergo PJ，et al. Pulmonary mucosa－associated lymphoid tissue lymphoma：C T and pathologic findings.AJR，1999，172：1321－1326.

[112] 梁文杰、周先勇、许顺良.原发性肺非霍奇金淋巴瘤 17 例 CT 表现与病理.浙江大学学报，2009，38：199－203.

[113] 彭刚、朱晓华、孙兮文、等.原发性肺非霍奇金淋巴瘤的 CT 表现.中华放射学杂志，2008，42：141－144.

[114] Apter S，Avigdor A，Gayer G，et a1.Calcification in lymphonla occurring before therapy：CT features and clinical correlation.AJR，2002，178：935－938.

[115] 李卓琳、丁莹莹、李鹏、等.原发肺黏膜相关淋巴组织淋巴瘤 CT 病例图片影像诊断分析.临床放射学杂志，2009，28（8）：1188.

[116] Hoffmann M，Khtter K，Diemling M，et al. Positron emission tomography with fluorine－18－fluoro－2－deoxy－D－glueo（[18]F－FDG）does not visualize extranodal B－cell lymphoma of the mucosa－associated lymphoid tissue（MALT）－type. Ann Oncol，1999，10：1185－1189.

[117] Beal KP，Yeung HW，Yahalom J.FDG－PET scanning for detection and staging of extranodal marginal zone lymphomas of the MALT type：a report of 42 cases.Ann Oncol，2005，16：473－480.

[118] Bae YA，Lee KS，Han J，et a1.Marginal zone B－cell lymphoma of bronchus－associated lymphoid tissue：imaging findings in 21 patients.Chest，2008，133：433－440.

[119] Hoffmann M，Wohrer S，Beeherer A，et a1. [18]F－Fluoro－deoxy－glucose positron emission tomography in lymphoma of mucous －associated lymphoid tissue：histology in makes the difference.Ann Oncol，2006，17：1761－1765.

[120] Masaki H，Chikao S，Junko T，et al. Increased [18] fluorodeoxyglucose accumulation in mucosa－associated lymphoid tissue －type lymphoma of the lung. JThorac Imaging，2002，17：160－162.

[121] Imai H，Sunaga N，Kaira K，et a1.Clinic opathological features of patients with bronchial－associated lymphoid tissue lymphoma.Intern Med，2009，48：301－306.

[122] Fichem，Caprom F，Berger，et al.Primary pulmonary non Hodgkin's lymphomas.Histopatholo－gy，1995，26（6）：529－532.

[123] Malassez M. Lymphadenoma du testiccele. Bull Soc Anta Paris，1977；52：176－178.

[124] Weitzner S，Gropp A. Primary reticulum cell saco-

ma of test is in a 122 year old. Cancer, 1976, 37：935-938.

[125] Moller MB, Amor OF, Christensen BE, et al. Testicular lymphoma：a population based study of incidence, clinicopathologic correlations and prognosis. Eur J Cancer Part A Gen Top, 1994, 30：1760.

[126] Doll DC, Weiss RB. Malignant lymphoma of the tset is. A m J M ed, 1986, 81：515-522.

[127] 陈崇彬, 石群立, 孙桂勤. 睾丸黏膜相关淋巴组织型淋巴瘤临床病理特征. 临床与实验病理学杂志, 1999, 15 (1)：21-24.

[128] Kiely JM, Massey BD, Harrison EG et al. Malignant lymphoma of the testis. Cancer, 1970；26：847-852.

[129] Gowing NFC. Malignant lymphoma of the test is. In：Pugh RCB, ed. Pathology of testis. London：Blackwell Scientific Publication, 1976：334-355.

[130] Connors JM, Klimo P, Voss N, et al. Testicular lymphoma：improved outcome with early brief chemotherapy. J Clin Oncol, 1988；6：776.

第24章

Burkitt's 淋巴瘤

目 录

第1节 概论

1958年，英国外科医生伯基特（Burkitt）在非洲乌干达发现了一种特殊类型的儿童淋巴瘤。因由Burkitt首先报道[1]，故开始称为"伯基特瘤"，其后证明此肿瘤为淋巴细胞肿瘤而改称为"伯基特淋巴瘤"（Burkitt's lymphoma，BL），亦称"非洲儿童淋巴瘤"；我国首例BL于1976年由上海报道[2]。

Burkitt's 淋巴瘤是一种可能来源于滤泡生发中心细胞的高度侵袭性的B细胞肿瘤。不同分类有不同的命名，如Rappaport称"未分化淋巴瘤，Burkitt型"、Lukes-Collins称"小无裂滤泡中心细胞淋巴瘤"、WF称"小无裂细胞，Burkitt型"、Kie称"Burkitt，Burkitt's淋巴瘤伴胞浆内Ig"、REAL称"Burkitt's淋巴瘤"。Burkitt白血病（Burkitt leukemia）在FAB分型中属ALL-L3亚型，MICM分型为成熟B-ALL。

另外，伯基特样淋巴瘤（Burkitt-like lymphoma，BLL）亦是一种高度侵袭性的B细胞淋巴瘤。

自20世纪60年代开始，WHO将Burkitt's淋巴瘤分为3种临床变异型，即地方型、散发型和免疫缺陷相关型。

第2节 流行病学

淋巴瘤是儿童及青少年时期第三种最常见的恶性肿瘤，仅次于急性白血病和脑肿瘤，占儿童时期恶性肿瘤的14%~15%[3]；在美国，每年大约有500例儿童非霍奇金淋巴瘤被确诊。我国不同于西方国家，儿童非霍奇金淋巴瘤占儿童淋巴瘤的70%~80%。

与成人淋巴瘤不同，儿童NHL病理类型主要有4种，即淋巴母细胞淋巴瘤（LBL）占30%~35%，伯基特淋巴瘤（BL）和伯基特样淋巴瘤（BLL）占35%~40%，大细胞淋巴瘤包括弥漫大B（DLBCL）和间变性大细胞淋巴瘤（ALCL），占20%~30%[4]，以上病理类型都属于高度恶性、高侵袭性淋巴瘤。

Burkitt's淋巴瘤是发生于儿童和青少年的高度恶性肿瘤，占非霍奇金淋巴瘤的3%~5%，而该发病率在儿童和成人间显著不同，儿童可达40%[5-6]，成人少见，西欧和美国报道占成人淋巴瘤的1%~2%[7-8]。

伯基特淋巴瘤有明显的地区性高发和流行性分布，但全世界五大洲均有病例发现，中国苏州、天津、北京、南通、上海等亦有个案报道及小样本总结。Burkitt's淋巴瘤除可发生于高原或气候较冷的地区之外，在整个热带非洲，下雨较多的地区发生率较高，地域和气候的特征提示与恶性疟疾相关。

1 年龄与性别

伯基特淋巴瘤多发于儿童，以5~8岁为高峰，2岁以下罕见；成人偶见，且多为散发病例。儿童发生Burkitt's淋巴瘤的中位年龄是8岁（年龄范围0~20岁），5~9岁儿童占所有病例的1/3以上。

男孩比女孩的发生率要高，男女比例从1.3:1到8.8:1。

2 地方性BL

地方性BL多见于赤道附近的非洲和巴布亚新几内亚，是该地区儿童最常见的恶性肿瘤，亦是巴布亚新几内亚的一种地方病；在非洲该病的发生率为美国的50倍，我国BL亦较少见。在非洲部分区域呈流行性发病，流行区处于南纬10°至北纬10°间的赤道地带。在这些地区，BL的发生与地理、气候（雨林、赤道等）因素有关，这正好与疟疾的地理分布一致。

BL发病与地理环境关系密切，仅限于温暖潮湿的地区，气温为15℃以上，年降雨量在1000mm以上；干旱地区及海拔1200m以上的高原地区无本病发生。

地方性BL多发生于儿童，平均年龄9岁，通常4~7岁，男女之比为2:1；且95%以上伴EBV感染。

该型50%累及颌骨和面部骨（眼眶）[9]，空肠、回肠、网膜、卵巢、肾、乳腺等亦可受累。

3 散发性BL

此型见于世界各地，但多见于北美、欧洲北部和东部及远东，15%的患者有EB病毒感染；发病与地域和气候无关。主要发生在儿童和青年，发病率低，占西欧和美国所有淋巴瘤的 1%~2%，我国以散发型为主。约占儿童淋巴瘤的 30%~50%，成年患者的平均年龄大约在 30 岁，男女比为（2~3）:1。

此型不常累及颌骨，多表现为腹部肿块，而空肠、回肠是其最常累及的部位，此外卵巢、肾、乳腺亦可累及，亦偶有报道其发生于肝脏，但淋巴结和骨髓侵犯不多见[10]。

4 免疫缺陷相关性BL

在世界部分地区，如南美、北非，BL 的发病率居中，介于地方性和散发性 BL 之间。

最初发现的此型病例与 HIV 感染有关，多发生在 AIDS 患者，亦可发生在异基因移植的受体和先天免疫缺陷的个体，如维-奥二氏综合征、共济失调毛细血管扩张症；此型病例的 25%~40%有 EBV 感染[11-12]。

第 3 节 病因学

1 EB病毒感染

20 世纪 50 年代，有很多现象提示伯基特淋巴瘤与病毒、细菌等感染因子有关，但肿瘤组织在电子显微镜下却看不到病毒颗粒。直至 1964 年，英国病毒学家爱泼斯坦（Epstein）把伯基特淋巴瘤的细菌培养以后，再做电子显微镜观察，才终于发现了病毒颗粒——一种新的疱疹病毒。因此，将爱泼斯坦及其助手巴尔（Barr）的名字第一个字母作为此病毒的命名，即 EB 病毒。这是最先描述病毒涉及人体肿瘤发病，并提出 EBV 可能引起肿瘤发病的病因学调查。

EBV 最先是从 BL 细胞株中发现的，EBV 在 BL 发病中起着重要作用。因此目前认为，EB 病毒可能是本病的病因。因多种细菌、病毒（EBV、HIV）、寄生虫（特别是疟疾）的感染，T 细胞的调节作用受到影响，使 EBV 感染的 B 细胞经过长期的克隆性变化，最后可能发展成淋巴瘤。

病源学研究表明，伯基特淋巴瘤与 EB 病毒关系非常密切，80%~90%的患者发现 EB 病毒基因和血液循环内 EB 病毒抗体[13]。众多学者认为，本病与 EBV 感染有关[14]。在流行区 EBV 存在于几乎 90%以上的患者，非流行区的患者中不超过 50%。典型的情况是最初的 EBV 感染先于肿瘤发生至少 7 个月以上。在高滴度 EBV 壳抗原的儿童人群中发生此肿瘤的风险较对照组高 30 倍。

地方性 BL 中绝大多数肿瘤细胞内存在 EBV，非洲流行区的 BL100%与 EBV 相关，然而散发性 BL 的 EBV 感染率<30%，免疫缺陷相关性 BL 的 EBV 感染率在 25%~40%。

20 世纪 80 年代后，世界各地亦相继报道了与非洲淋巴瘤相似的病例，但肿瘤发生部位及其与 EB 病毒的关系和前者稍有不同。前者称为非洲型伯基特淋巴瘤，后者称为散发型或非非洲型伯基特淋巴瘤。与非洲型相比，非非洲型最常见的发病部位为腹部，EB 病毒 DNA 的阳性率只有 20%左右。中国亦有相关报道，如据刘卫平[15]统计，国内 10 例 BL 行 VCA-IgA 滴度检查，3 例阳性；但是，高子芬等对 2 例鼻咽部原发 BL 的研究发现，其 EBV 阳性肿瘤细胞占肿瘤细胞的 60%~95%[16]。观察发现，社会经济条件较差、EBV 感染较早与 BL 中 EBV 检出率高密切相关。

2 疟原虫感染

因 EBV 在散发性 BL 中检出率不高，因此，EBV 感染不是 BL 发生的必要条件，EBV 可能只是协同因素。在 EBV 阴性病例中，其他环境因素（如免疫抑制、抗原刺激）可能起作用。

根据本病地理分布与当地疟疾的流行区相吻合，故开始时认为其病原可能系疟原虫，但经研究证明，该病与 EB 病毒的感染关系密切。疟疾在本病发生中仅作为一种辅助因素；疟疾感染可使淋巴网状系统发生改变，对病毒的癌变触发作用易感。在散发性 BL 中，抗原刺激和异常 B 细胞扩增可能对 BL 的发生、发展亦起到了一定作用。

3 HIV感染与免疫缺陷

目前在非洲 Burkitt's 淋巴瘤仍为大多数儿童的恶性肿瘤，第二种类型为 HIV 相关的 Burkitt's 淋巴瘤，主要见于成人[17]。

免疫缺陷相关性 Burkitt's 淋巴瘤主要发生在 HIV 感染的患者，但亦可发生在异基因移植

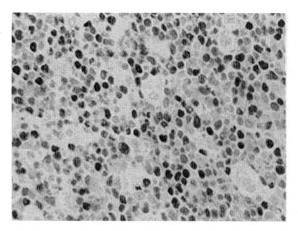

图 24-1 p53 染色显示胞核内棕黄色阳性物质
(LSAB 法×800) [45]

的受体 [18] 和先天性免疫缺陷的个体。发生在移植受者的 Burkitt's 淋巴瘤大多发生于移植后较长的一段时间（平均 4.5 年）。受累者大多数是实体器官的受者，而干细胞的受者罕见受累；EBV 是常见的，但并非总是存在。

HIV 相关的 Burkitt's 淋巴瘤兼有某些地方性 Burkitt's 淋巴瘤的发病特征，HIV 感染类似于疟疾导致多克隆 B 细胞激活和使 EBV+B 细胞增殖控制差，EBV-的遗传具不稳定性，B 细胞的调节异常导致较大危险的 c-myc 重排，以后发展为淋巴瘤。

早年 AIDS 流行有数例 Burkitt's 淋巴瘤发生于同性恋男性，这是首次报道非霍奇金淋巴瘤与 HIV 感染有关；以后累计 HIV+患者 Burkitt's 淋巴瘤占 NHL 的 30%~40% [19]。在广泛应用具有高度活性的抗逆转录病毒治疗（HAART）之前进行的研究表明，HIV+个体 Burkitt's 淋巴瘤的发生率较一般人群高 1000 倍之多 [20]。HIV+的弥漫性大 B 细胞型 NHL 患者较 HIV+的 Burkitt's 淋巴瘤患者更年轻，之前较少诊断 AIDS，CD4 平均值较高（通常>200 细胞/μl）。在 HIV+的个体 Burkitt's 淋巴瘤的诊断常意味着最先确定 AIDS 的标准。

HIV 并不直接引起淋巴瘤的发生，而是经过细胞因子失调、慢性抗原刺激和减低免疫监视间接参与。

第 4 节　分子遗传学

BL 肿瘤形成和发展包括多种遗传学改变，

驱动细胞周期进展，通过阻断凋亡程序避免细胞死亡 [21]。

有学者报道，BL 细胞可能来自生发中心或是由记忆性 B 细胞再次进入生发中心后突变 [22]，病毒等其他因素协同促成其发展。

遗传学上，所有 BL 患者皆有基因异位，所有易位均导致基因失调表达，促使细胞进入增殖周期，其在 BL 的发生上起着重要作用 [23-25]。BL 存在 Ig 重链、轻链重排，具有 Ig 基因自体突变。BL 细胞中存在细胞周期蛋白、凋亡蛋白及癌基因、细胞信号转导通路的异常 [26]。

1　c-myc基因异常

BL 细胞遗传学异常有一标志性特点，即累及 8q24（c-myc 基因）的易位改变。80%的患者为 t（8；14）（q24；q32），其余为此易位的变异型，如 t（2；8）（p12；q24）和 t（8；22）（q24；q11）。即 8q24 的 c-myc 基因易位到 14q32 的 IGH 基因区，或易位到 2p12 或 22q11 的 κ、λ 轻链基因区。14q32 上，IGH 断裂点相对位置固定，在内含子增强子结合端的 57 端，或内含子增强子的 p 转换区；但 c-myc 基因内的断裂点可各不相同。通过常规的细胞遗传学方法不能检出 c-myc/Ig 易位，FISH 或长片段 PCR 可增加识别易位的机会 [27]。

国外一组研究发现有 3 种位置不同的断裂点，断裂点在 c-myc 基因的第一个外显子或内含子被定义为 I 类；在 c-myc 基因上游近端的为 II 类，远端的为 III 类。

散发性和 HIV 相关的 Burkitt's 淋巴瘤 myc 断裂点位于外显子 1 和 2 间，IgH 的断裂点在转换（Sit）区，提示不同亚型 Burkitt's 淋巴瘤的转化在不同成熟阶段影响 B 细胞。在散发性 Burkitt's 淋巴瘤大多数表现为白血病，1/3 的患者其染色体断裂点位于 IgH 联结区 [27]。散发性 BL 以 I、II 类断裂点占主导 [28]；进一步分析 t（8；14）（q24；q32）所伴随的其他细胞遗传学异常发现，BL 复杂核型的发生率较高 [29]。Onciu 等 [30] 研究发现成人患者伴随 17 号染色体异常提示不良预后。

地方性 Burkitt's 淋巴瘤 c-myc 的断裂点位于距第一编码的外显子上游>100kb 处，IgH 基因的断裂点位于联结片段。

在地方性 BL 中，14 号染色体的断点涉及重链基因连接区（早期 B 细胞），而在散发性 BL 中，易位涉及 Ig 转化区（较晚期 B 细胞）。myc 基因持续表达影响到 14 号、2 号或 22 号染色体上 Ig 基因的起动子（这些基因分别编码 Ig 重链或 κ、λ 轻链）。

c-myc 基因是原癌基因的一种，其表达蛋白是一种细胞转录因子，参与细胞周期、细胞分化和凋亡等生命活动，进而影响细胞的复制、代谢和生长。c-myc 的过表达可导致正常细胞向肿瘤细胞转化。

BL 的标志性特征是 c-myc 和免疫球蛋白基因发生易位[31]，基因易位后可使 c-myc 的表达不受细胞周期的严密调控。通过免疫球蛋白位点与 c-myc 基因的重排，使得 c-myc 原癌基因转录增加、表达上调，诱导其他多种基因或蛋白的改变，作用于细胞周期，最终导致细胞增殖失控，恶性肿瘤生长[32]。此外，c-myc 基因突变亦会引起 c-myc 蛋白的表达量、活性及稳定性增加，这些突变可能发生在 B 细胞生发中心的体细胞高频突变之后[33]。参与 c-myc 蛋白降解的氨基酸发生突变后，可延长细胞内 c-myc 表达蛋白的生存周期。

BL 中 c-myc 的高表达可诱导肿瘤细胞高表达生发中心的特征性分子，如生发中心细胞表面标志 CD77、参与淋巴细胞分化及免疫反应的转录因子 Bcl-6、参与 Ig 基因重排和编码 bHLH 家族的转录因子 E2A、调控人体免疫系统抗体生成的活化性胞苷脱氨酶 AID 等，这些皆可导致肿瘤细胞持续增殖及发生高频突变；同时 Bcl-6、E2A 和 AID 又可反过来影响 c-myc 的表达，共同影响体细胞高频突变、抗体类别转换和 BL 的发生[34]。

在 BL 细胞中，c-myc 可直接诱导 cyclin D1 和 cyclin D2 表达，cyclin D1 和 cyclinD2、CDK4 和 CDK6 形成大量蛋白复合物并与 p27、p21 结合，使后者的激酶抑制作用被屏蔽，从而使细胞逃脱生长抑制作用；p27 也可被 Cksl 抑制，促进细胞增殖[35]。在 BL 中活化 p27 的降低不但是导致淋巴瘤细胞逃脱 G1~S 期控制点的生长抑制作用，亦是淋巴瘤细胞恶性增殖的机制之一[36]。

c-myc 易位在每种 BL 中均能被发现，其表达上调在一系列研究中已经得到证实，并可资鉴别弥漫性大 B 细胞淋巴瘤[37]。值得注意的是，myc 基因异位并非完全是 BL 所特有。有报道显示，myc 异位亦见于继发于滤泡性淋巴瘤的前驱 B 淋巴母细胞白血病/淋巴瘤。

另外，Ras 可通过 ERK 和 AKT 途径来调节 c-myc 的 Thr58 和 Ser62 位点的磷酸化，从而调控 c-myc 的降解[38]。但亦有学者认为，仅有 c-myc 基因的过表达不能使正常细胞持续增殖，相反可以将细胞周期阻滞在 G2 期，使细胞凋亡[39]。

本病染色体的获得性异常比缺失更为频繁，最常见获得 12q（26%）、Xq（22%）、22q（20%）、20q（17%）和 9q（15%），缺失为 13q、4q。白血病期染色体异常改变更多见，更易获得 8q、9q、14q 和 20q。

此外，涉及 1q 异常、7q 不平衡改变在内的染色体异常与本病的短生存期有关[40]。

2 p53突变

p53 为肿瘤抑癌基因，p53 突变是人类恶性肿瘤最常见的基因改变，而 p53 的突变或过度表达对淋巴瘤的发生和病变的进展起重要作用[41-42]。p53 的突变多见于高度恶性的淋巴瘤，少见于低度和中度恶性淋巴瘤[43]。从病期看，Ⅲ~Ⅳ期患者阳性率时显著高于Ⅰ~Ⅱ期。

p53 突变亦是散发性 BL 最常见的继发性改变，发生率高达 30%。一些 BL 携带 p53 的点突变，或 p14ARF-MDM2-p53 途径的其他缺陷，使 p16^{ink4a} 或 p15^{ink4b} 基因通过甲基化或纯合子缺失而失活，水平下调，启动细胞周期进展，对细胞周期程序是额外打击。p53 抑制肿瘤途径的破坏对于 BL 的发展极其重要。

其他基因的改变，包括死亡相关蛋白激酶（DAP 酶）的甲基化，Bax、p73、Bcl-2、Bcl-6 等的表达可以为肿瘤细胞提供进一步的生长刺激和凋亡保护[44]。

李佩娟等[45] 对北京儿童医院病理科 1956 年至 1991 年 28 例小儿典型伯基特淋巴瘤进行了临床病理资料分析，用 PCR 方法将石蜡包埋组织块进行了 EB 病毒 DNA 检测，并检测了肿瘤的免疫表型和 p53 及 Bcl-2 蛋白的表达。28 例肿瘤 DNA PCR 扩增产物中有 8 例在 122bp

有特异性扩增带，并经 Southernblot 证实产物为 EBV-Banw，阳性率为 28.5%；8 例阳性病例原位杂交结果，3 例阳性；阳性信号主要分布在肿瘤细胞胞浆及胞核内，信号强度不等，最多者 50%。27 例中 12 例表达 50% 以上有意义的阳性，阳性率为 44.4%。

3 EB病毒

据资料分析，大多数 EBV 阳性患者含有潜伏的病毒基因组，该基因组可在肿瘤性淋巴样细胞内克隆性增殖，提示 EBV 的潜伏感染与 BL 的发生有一定联系；EBV 见于几乎所有的地方性 BL、25%~40% 的免疫缺陷相关 BL、<30% 的散发性 BL。EBV 在 BL 发生中的准确作用尚不十分清楚。

EB 病毒在人群中的感染极为普遍，绝大多数对身体不造成危害，但在某些肿瘤的发生中起一定作用，如地方性 BL 中 EB 病毒核抗原（EBNA）和 EB 病毒编码的 RNA（EBER）可使 BL 免于凋亡，EBNA-1 转基因小鼠易发生 B 淋巴细胞肿瘤，EBNA-1 的表达下调可降低 EBV 阳性肿瘤细胞的生存率，但不影响 EBV 阴性的肿瘤细胞。抑制 EBNA-1 可显著提高细胞的凋亡，而 EBER 可与 dsRNA 活化的蛋白激酶（PKR）结合，抑制干扰素-α 诱导细胞凋亡。

EBV 编码的相关蛋白如潜伏性膜蛋白-1 还可促进 B 细胞生长因子，如白细胞介素-10 的分泌[46]，IL-10 可抑制 T 细胞产生 IL-2，而 IL-2 是刺激 B 细胞生长的重要因子，从而推测 EBER 可促进肿瘤细胞的生长。EBV 还可通过 PI3K 通路抑制 Foxo1 转录因子的表达，Foxo1 转录因子可作用于某些凋亡相关蛋白基因，如 FasL、Bcl-6、cyclin-D2 等的表达[47]。EBV 亦可通过相关蛋白活化转录核因子-κB，抑制细胞凋亡[48]。

另外人类免疫缺陷病毒感染亦可促进 B 细胞增殖，在生发中心高频突变中使 B 细胞发生突变，而导致 BL 的发生[22]。

4 微小RNA异常

微小 RNA（miRNA）是一类长度 21~23 个核苷酸的小 RNA，不编码蛋白质，但能在转录后或者翻译水平上影响基因表达。miRNA 在造血细胞分化发育、免疫细胞功能和淋巴瘤发生方面发挥着重要作用。

目前已发现儿童 BL 患者的 miRNA-155/bic 表达增加，表达量是其他儿童白血病中的 100 倍，提示 miRNA-155 在 B 细胞淋巴瘤中可能起作用[49]。Eis 等[50] 报道，miR-155/bic 可能通过下调 c-myc 拮抗物的表达，如 MAD1、Mxl1、RoX/MNT 等，间接促进 c-myc 的作用，促进细胞增殖和转化，从而发挥癌基因的作用。Leucei 等[51] 在检测靶向于 c-myc 的某些 miRNA 后发现，let-7c 在所有 BL 中都被下调；而 miR-34b 在 c-myc 易位阴性的 BL 被下调，在典型易位的 BL 中被上调，提示 miR-34b 能够调控 c-myc 的表达，体外转染 miR-34b 及其抑制剂后检测 c-myc 蛋白表达量，证实 miR-34b 可调节 c-myc 表达，且与 c-myc 蛋白表达量呈负相关。Akao 等[52] 将前体或者成熟 miR-143 和 miR-145 转染到 BL 细胞可导致其生长抑制，提示 miR-143 和 miR-145 通过靶向作用于增殖相关的基因抑制细胞生长，且发现 ERK5 是 miR-143 的靶基因。

5 Bcl-2

原癌基因 Bcl-2 为一种凋亡相关基因，首先发现与滤泡型非霍奇金淋巴瘤密切相关，因而命名为 B 细胞淋巴瘤-2（B-cell lymphoma-2，Bcl-2）。这种基因正常位于第 18 号染色体，由于染色体 t（14；18）异位，造成 Bcl-2 蛋白水平增高[53]。Bcl-2 的表达和肿瘤细胞分化程度、病变的进展、患者对治疗的反应及预后关系密切[54]。

6 TGF-β₁

转化生长因子（transforming growth factor-beta，TGF-β）具有多种功能，如 TGF-β₁ 对多种类型的细胞生长具有抑制作用[55-57]。

目前认为，TGF-β₁ 可通过抑制 c-myc 基因的转录而抑制细胞的生长[58]。有报道提出，TGF-β₁ 首先与细胞表面的 TGF-β₁ 受体相结合，使细胞外信号转导至细胞内[59]，通过调节 c-myc 基因的特异和产物的表达，以及调节细胞周期素蛋白及细胞周期素依赖性激酶的活性，发挥抑制细胞增殖的作用[60]。李柱虎等[61] 的研究结果示，TGFβ₁ 对 Burkitt's 淋巴瘤细胞的生长有明显抑制作用，并有明显的量效和时效效应。

第 5 节 组织病理学

伯基特淋巴瘤属高度侵袭性淋巴瘤，这种类型的淋巴瘤类似于其他类型的淋巴瘤和白血病，如未分化型淋巴瘤、小无裂细胞性淋巴瘤、高度恶性 B 细胞淋巴瘤和急性淋巴细胞白血病（L3 型）等。

1 形态学分类

伯基特淋巴瘤具有特征性的病理学形态，WHO（2001）淋巴瘤分类将其分为 3 型，即经典型、变异型、非典型 BL/BLL 变异型[62]。

1.1 经典型

此型见于地方性 BL 和发病率较高的散发性 BL，尤其是儿童 BL。许多成人散发性 Burkitt's 淋巴瘤病例有 Burkitt's 样形态学，浆细胞样的分化与免疫缺陷有关。

细胞单一、中等大小、弥漫浸润。固定后细胞有时呈铺路石或镶嵌样排列，核圆形，染色质粗，副染色质相对清晰，核中等大小、居中，嗜碱性。胞浆深嗜碱、常伴有脂质空泡，印片中这些细胞的细微结构更容易观察。

肿瘤增殖率很高（核分裂多见），并且细胞自发性死亡率高（凋亡）。"星空"现象常见，

这是巨噬细胞吞噬凋亡的肿瘤细胞所致。肿瘤细胞核的大小近似于"星空"中的组织细胞核。

王夷黎等[63] 报道 1 例原发于肾的伯基特淋巴瘤，细胞间可见坏死瘤细胞核碎屑及散在分布的大量吞噬活跃的巨噬细胞，形成"星空现象"（图 24-4），肿瘤浸润肾组织（图 24-5）；瘤细胞 LCA、CD20（图 24-6）、CD79 弥漫强阳性。

1.2 变异型

即伴浆细胞样分化的 Burkitt's 淋巴瘤，瘤细胞核偏位、单个中位核仁，核大小和形态呈多形性；胞浆嗜碱性，胞浆含单一性 Ig。类似于非典型 BL/BLL 样变异型。该型 BL 可见于儿童，但多见于免疫缺陷的患者。

浆细胞样变异型有单型的（monotypic）胞浆免疫球蛋白。

1.3 非典型 BL/BLL 变异型

此型 BL 主要由中等大 BL 细胞组成，并表现出大量的细胞凋亡和很高的核分裂指数。

核分裂指数要接近 100%，才能作出诊断。然而，与经典 BL 相反，该型的大小、形态有明显的多形性。核仁明显、数量不多。

BL 瘤细胞膜表达 IgM、B 细胞相关抗原、单一轻链、CD10 和 Bcl-6，但 CD5、CD23、TdT 及 Bcl-2 呈阴性，表明瘤细胞起源于生发中心。

值得注意的是，"非典型 BL/BLL 变异型"这一术语是特指那些已经证明或疑为存在 myc 基因异位的病例。

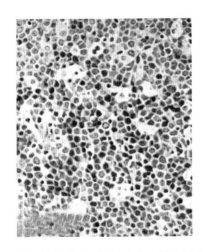

图 24-2 Burkitt's 淋巴瘤：镜下改变，示小圆形肿瘤细胞间散在多数吞噬细胞，呈"满天星"图像

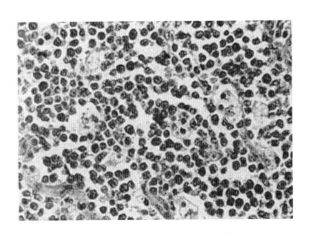

24-3 瘤细胞由大小一致的小圆细胞构成，核膜较厚，核染色质粗糙，核仁清楚，弥漫排列，瘤细胞之间散在星天状分布的吞噬细胞（HE×800）

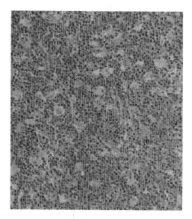

图 24-4 巨噬细胞构成"星空"现象[63]

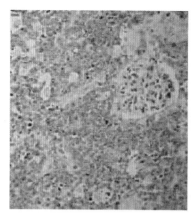

图 24-5 瘤细胞核分裂相多见，凋亡明显，见残存的肾小球[63]

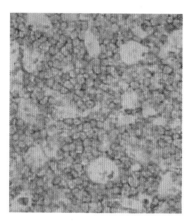

图 24-6 瘤细胞 CD20 弥漫阳性（SP 法）[63]

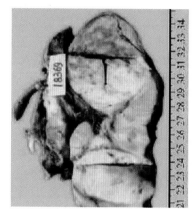

图 24-7 肾上下均见肿物，境界尚清楚，灰白色、鱼肉样[63]

2 大体形态

病变部位表现为肿块，切面为灰白色，瘤组织呈鱼肉状，其内可见坏死灶及出血点；相邻器官受压和浸润，淋巴结受累少见，但淋巴结周围可被肿瘤包围。

3 病理特点

Burkitt's 淋巴瘤的瘤细胞大小和形态一致，呈弥漫性浸润，相互粘连，主要由小无裂细胞组成，可伴有少量免疫母细胞。

瘤细胞胞界不清，胞质少，嗜双色性，甲基绿派若宁染色呈强阳性；细胞核较大，圆或椭圆形，染色质细，可贴近核膜，常有 2~3 个明显的核仁，核分裂相多见。瘤细胞的胞膜和核膜呈"铺地砖状"或"铸形样"排列。

特殊的是瘤细胞迅速死亡，被成熟的巨噬细胞吞噬，这些含有吞噬碎片和包涵体样颗粒的巨细胞淡染，均匀地散布于瘤细胞之间，呈现所谓的"满天星"（starry sky）图像，是本病的组织学特点。

瘤细胞表面有单克隆性免疫球蛋白，多数为 IgM 伴 κ 轻链，证实瘤细胞来自 B 细胞。高分裂、高凋亡生长区域增殖指数几乎达 100%。

4 Burkitt's淋巴瘤与Burkitt样淋巴瘤

在 WHO 分类中，目前仍保留着 Burkitt 样淋巴瘤（Burkitt's like lymphoma，BLL）分类，是因为虽然 BLL 与 BL 形态学上稍有不同，但患者大多有异位，故将其归入 BL 中。

周倩等[64]总结了 13 例散发性伯基特及 7 例伯基特样淋巴瘤临床病理。肿瘤由中等大小、单一的瘤细胞组成，呈弥漫性浸润，形成特征性的"星空"现象（见图 24-8），瘤细胞圆形或卵圆形，胞质较少，嗜碱性，核圆形，染色质颗粒状，有 2~5 个嗜碱性小核仁，核分裂相多见（见图 24-9），可见吞噬细胞碎片的组织细胞散在分布于瘤细胞间，局部见极少数小淋巴细胞混杂。瘤细胞弥漫表达 CD20（见图 24-10）和 CD79 部分瘤细胞 CD10 阳性（见图 24-10），>90% 的瘤细胞呈 Ki-67 阳性，而 CD3、CD43、Bcl-2 和 TdT 均呈阴性。作者指出，BLL 细胞在形态上与 BL 相比，瘤细胞大小相对不一致，有更明显单个居中的核仁，星空现象没有 BL 明显，免疫表型检测显示，瘤细胞 B 细胞标记 CD20、CD79、CD10、Bcl-6 阳性，而 CD3、CD43、Bcl-2、TdT 阴性，>90% 的瘤细胞 Ki-67 呈阳性，有的几乎 100% 阳性，BLL 免疫标记与 BL 相似。

文献报道，BLL 瘤细胞大小介于典型的 BL 与大细胞淋巴瘤之间，瘤细胞大小、形态有明显的多形性，有或没有星空现象，并表现出大量的细胞凋亡和很高的增殖指数。

但 BLL 诊断标准不特异，其往往作为一个垃圾筒应用于某些具有典型 BL 特征的淋巴瘤，实际上包括了一些真正意义上的 BL 淋巴瘤、滤泡性淋巴瘤伴母细胞分化、伴高增殖指数的弥漫性大 B 细胞淋巴瘤 DLBCL 等，其诊断的可重复性差，但因 BL 患者与其他类型淋巴瘤患者的治疗方案不同，故有必要对其进行鉴别。

BLL 与 BL 从临床到病理形态学都很难区分，目前主要靠免疫表型、分子生物学和遗传学标志区分。

BLL 是介于 BL 与 DLBCL 之间的异质体，它表达 CD10、Bcl-6，有 myc 免疫球蛋白基因易位，但 myc 免疫球蛋白基因易位较 BL 要少

图 24-8 典型的"星空"现象 [64]

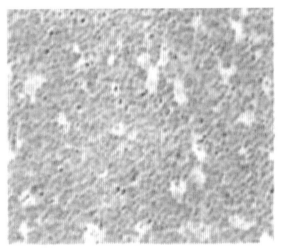

图 24-9 瘤细胞核分裂相多见 [64]

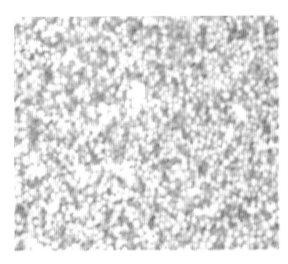

图 24-10 瘤细胞弥漫表达 CD20 [64]

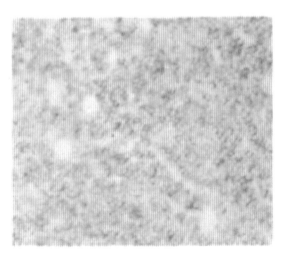

图 24-11 原位杂交检测瘤细胞呈核阳性表达 [64]

见 [65-66]。

Haralambieva 等 [67] 认为，目前 BLL 和 DLBCL 均缺乏明确的组织学和免疫表型的鉴别标准，分子标准又不能被广泛应用，故有时鉴别很困难。其推荐了一组免疫表型鉴定标准，即>90%的细胞呈 Ki-67 阳性，CD10、Bcl-6 阳性，Bcl-2 阴性，如加上基因重排就更能增加 BLL 诊断的可信度。

第 6 节　免疫组织化学

Burkitt's 淋巴瘤的瘤细胞为相对成熟的 B 细胞，典型的免疫表型是 sIg+（单克隆性细胞膜表面免疫球蛋白）、单一轻链，CD10+、CD19+、CD 20+、CD22+、Bcl-6+，CD79a 通常阳性；CD5、CD23 和 TdT 呈阴性，不表达 Bcl-2。表达 CD10 和 Bcl-6 表明肿瘤细胞起源于生发中心。

地方性 BL 表达 CD21（C3d 受体），但散发性 BL 通常不表达；浆细胞样分化的 BL 可出现单一型胞浆内 Ig。

核增殖指数非常高，近 100%的细胞呈 Ki-67+ [68-69]，与 DLBCL 相比，浸润的 T 细胞较少见。

表现为白血病的 BL 母细胞有成熟的 B 细胞免疫表型，其中包括更强的 CD45 表达，这与前驱 B-ALL/前驱 B 淋巴母细胞淋巴瘤相反。

通过对 Ig 重链、轻链的不同序列分析，可确定 BL 起源于生发中心 B 细胞体细胞突变。有报道罕见的病例缺乏表面免疫球蛋白 [70]，有些可发生在异基因移植的受者 [71]。

第 7 节　常规检查

初始诊断性检查，包括胸部、腹部和盆腔的影像学检查，以及与急性淋巴细胞白血病相似的检查；骨髓穿刺、活检和腰椎穿刺是必需的；与弥漫性大细胞淋巴瘤一样，血清 LDH 水平在这些高度侵袭性淋巴瘤中亦具有预后意义。

1　影像学检查

横断面成像对确定病变分布、严重性和分

期以完成合理的治疗是必需的，最常用的成像技术包括超声、CT、PET/CT、镓闪烁成像和骨显像。超声最初用在表现为腹部或盆腔肿块的儿童，超声检查后用 CT 对肠和内脏受累及肿瘤可进行更全面的分级评估。

既往镓闪烁成像是评价 Burkitt 淋巴瘤最好的功能成像技术。但目前在某些研究机构，由于 PET/CT 注射和成像之间间隔时间短，几小时内即能完成检查，且图像质量有改善，PET/CT 成为对 Burkitt's 淋巴瘤最初分级和评价治疗反应更好的功能成像技术。PET/CT 可发现以前没有发现的病变部位，导致疾病分级程度提高。与镓闪烁成像相比，PET/CT 放射剂量亦比较低，这对儿童成像尤其重要。

郑立春等 [72] 报道了 1 例颅内伯基特淋巴瘤，女，33 岁，因突发肢体抽搐，伴意识不清，头颅 MRI 示"左额叶大脑镰旁占位"，行全身 18F-FDG 代谢显像，其 T/NT 值约为 1.4，且高代谢灶周围可见水肿带造成的低摄取环（见图 24-12）；术后组织病理、免疫组化诊断"伯基特淋巴瘤"。作者指出，淋巴瘤对 18F-FDG 的摄取与肿瘤组织学分级及病理类型有关，且与良恶性程度平行。但该患者病灶部位的 T/NT 值较低，原因可能是病变体积较小且周围脑组织水肿，影响病变组织对 18F-FDG 的摄取，病变部位的放射性计数较低，与正常脑组织接近；正常脑组织葡萄糖代谢水平较高，Burkitt's 淋巴瘤组织摄取 18F-FDG 与正常脑组织的比值偏低；该患者病灶本身的代谢活性较低，对 18F-FDG 的摄取较少；Burkitt's 淋巴瘤组织本身的葡萄糖代谢水平相对较低或其他原因。

小肠末端、回肠、盲肠和阑尾是 Burkitt's 淋巴瘤常见受累部位；不过，亦可出现病变累及胃肠道近端，很少报道有沿后纵隔的蔓延。

1.1　胃

Burkitt's 淋巴瘤累及胃很少见，CT 上胃受累的最常见表现是胃壁弥漫受侵（图 24-13、图 24-14），罕见的表现是局灶性胃壁肿块。

1.2　肠

Burkitt's 淋巴瘤主要影响小于 16 岁儿童的回盲区，回肠末端是儿童 Burkitt's 淋巴瘤最常见的报道部位，可能是因为在肠的某个区域淋

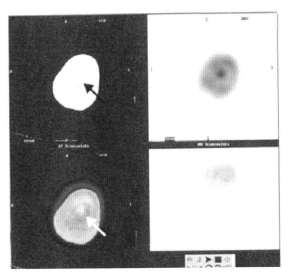

图 24-12　同机 CT 融合显示异常高代谢灶位于大脑镰旁，周围可见水肿带造成的低摄取环 [72]

巴组织高度聚集，因为肿瘤不会引起促结缔组织增生反应，肠梗阻最常由肠套叠引起。

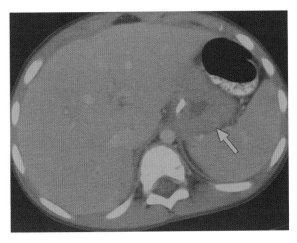

图 24-13　3 岁男孩，Burkitt's 淋巴瘤在胃部表现。上腹部轴位强化 CT，显示胃壁弥漫性增厚（箭头）

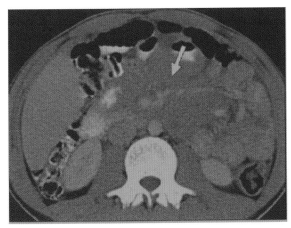

图 24-15　6 岁男孩，Burkitt's 淋巴瘤。轴位对比增强 CT 成像，显示大的腹膜后肿块包裹大的腹部血管（箭头）

CT 表现包括局灶性肿物（图 24-16）和肠壁弥漫性增厚，可以发生与肠相通的空洞性病变和肠穿孔伴脓肿形成，但是不常见。

Burkitt's 淋巴瘤累及肠的超声表现，包括肠套叠的油炸圈征、假肾征，伴有或不伴有肠套叠，由于弥漫性肠壁增厚和腔内空气造成的中央回声区；或当盲肠肿瘤长入升结肠时的靶征。肠壁增厚可能是由于淋巴水肿或肿瘤浸润。

1.3　阑尾

据报道，非霍奇金淋巴瘤累及阑尾的发生率 1%~3%，而 Burkitt 淋巴瘤累及阑尾极为少见。阑尾淋巴瘤的表现包括阑尾显著增大，但蠕虫状外形保持不变，和由于淋巴瘤取代阑尾壁造成的阑尾壁弥漫性增厚。

1.4　肝

14%非霍奇金淋巴瘤患者可有继发肝脏受累，约 17%Burkitt 淋巴瘤肝脏受累。最常见的

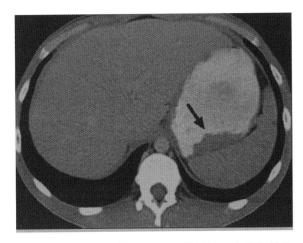

图 24-14　6 岁男孩，Burkitt's 淋巴瘤。上腹部轴位对比增强 CT 成像，显示局灶性胃壁肿块（箭头）

CT 表现是低密度分布区，可能是孤立的或多中心的。也有报道门静脉周围浸润性肿块，CT 上呈低密度，超声低回声，伴有或不伴胆管扩张。

2　FISH检测

应用 FISH 进行多基因的检测，有助于提高儿童 BL 的诊断和鉴别诊断水平。c-myc 基因的断裂是 BL 的主要分子遗传学改变，IgH 基因是其易位常见的伙伴基因，无 Bcl-2、Bcl-6 基因的异常。

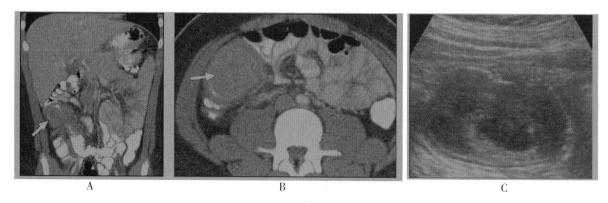

图 24-16　11 岁男孩，Burkitt's 淋巴瘤。A 和 B 对比增强 CT 成像多方位重组冠状位（A）和轴位（B）成像显示盲肠内局灶性肿块（箭头），C 轴位超声图像可看到不伴肠套叠的假肾征，与 A 和 B 表现相对应

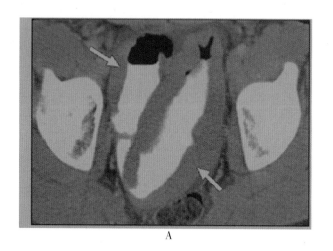

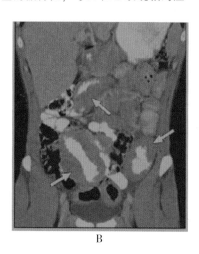

图 24-17　6 岁男孩，Burkitt's 淋巴瘤。轴位（A）和冠状位（B）对比增强多方位重组 CT 成像，显示肠壁向心性壁增厚，伴有多段肠管（箭头）动脉瘤样扩张

第 8 节　临床表现

Burkitt's 淋巴瘤，瘤细胞增生快速，倍增时间为 24 h 左右，Ki-67 可高达 90%~99%，属于高度恶性 NHL。临床上常常表现为结外侵犯或以白血病起病，易出现中枢神经系统（central nervous system，CNS）浸润，进展迅速，预后差。骨髓浸润、CNS 受累分别见于成人患者的 30%~38% 和 13%~17% [73]。

因 BL 不同的类型和累及部位，临床表现有所不同。本病就诊时 70% 为Ⅲ、Ⅳ期，成人病例骨髓累及占 30%~38%，一般而言，局限期（Ⅰ和Ⅱ期）占 30% 病例，进展期（晚期）病例占 70% [74]。非洲流行区 30%~50% 为晚期，美国≥60% 为晚期。李佩娟等 [45] 报道了 28 例典型的伯基特淋巴瘤，腹部 13 例，包括回肠 7

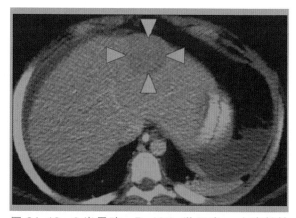

图 24-18　3 岁男孩，Burkitt's 淋巴瘤。上腹部轴位对比增强 CT 成像显示局灶性肝肿物（箭头）

例（其中 3 例表现肠套叠症状和体征），肠系膜淋巴结 5 例，腹腔 1 例；颈淋巴结 5 例，腹股沟淋巴结 1 例，鼻咽部 2 例，纵隔 1 例。Ⅰ期 7 例，表现为单纯的局部肿物；Ⅱ期 6 例，表现为局部肿物和附属淋巴结肿大；Ⅲ期和Ⅳ期

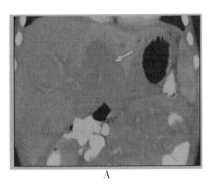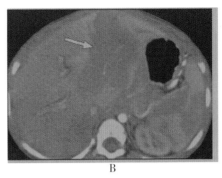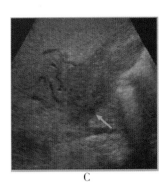

图 24-19　3 岁，男孩，Burkitt's 淋巴瘤。A 和 B：腹部对比增强 CT 多方位重组冠状位（A）和轴位（B）成像显示大的浸润性低密度门静脉旁肿块（箭头）伴肝内胆管轻度扩张；C：肝超声成像显示门静脉周围低回声浸润性肿块（箭头）

14 例。林宁晶等 [75] 回顾性分析了北京肿瘤医院 1996 年 8 月至 2008 年 10 月收治的 13 例经病理确诊为伯基特淋巴瘤和伯基特样淋巴瘤患者的临床资料，13 例患者中，男 12 例，女 1 例，中位年龄 15 岁；其中晚期（Ⅲ、Ⅳ期）病例占 61.5%，初治时发生骨髓侵犯 2 例（15.4%），中枢神经系统侵犯 4 例（30.8%）；常见的侵犯部位为浅表淋巴结（61.5%）、腹腔脏器（53.8%）和腹腔及腹膜后淋巴结（38.5%）；有 B 症状 7 例（53.8%）；8/10 例（80.0%）血清乳酸脱氢酶（LDH）水平升高，1/10 例血清尿酸升高；病理示 BL 11 例、BLL 2 例。

1　淋巴结受累

淋巴结受累多见于成人（20%），Waldeyer 环和纵隔很少受累，全身广泛的淋巴结肿大较少见。

2　结外受累

结外是最常受累及的部位，3 种变异型均可累及中枢神经。50% 的地方性 BL 可累及颌骨和面部骨（眼眶）、空肠、回肠、网膜、卵巢、肾脏、乳腺等器官亦可受累；散发性 BL 不常累及颌面骨，多数病例表现为腹部肿块，空肠、回肠是最常累及的部位。卵巢、肾和乳腺亦是较常累及的部位，乳腺受累时常常双侧形成肿块，多发生在青春期、妊娠期或哺乳期；腹膜后肿块可压迫脊髓引起截瘫；免疫缺陷相关 BL 常累及 LN 和骨髓。

伯基特淋巴瘤为侵袭性 B 细胞肿瘤，易侵犯结外部位；与前体 T/B 淋巴母细胞淋巴瘤的相同之处是均呈指数生长，具有骨髓和脑膜播散倾向，以及某些特征与急性淋巴细胞白血病相重叠；但绝大部分（90%）的淋巴母细胞淋巴瘤是 T 细胞来源，最常见于年轻男性，常发生于纵隔。

临床表现为淋巴结外器官（特别是下颌骨或上颌骨）的单个或多个局部无痛性肿块，肿瘤常迅速增大，累及唾液腺、甲状腺、心脏、乳房、卵巢等，侵犯部位以面部最多见（70%），其次为腹腔（50%）及中枢神经系统（30%）受累。

肿瘤常发生于颌骨、颅面骨、腹腔器官和中枢神经系统等，亦可波及其他脏器，包括胃、肠、腹膜、肝、脾、肺、长骨及脑受累少见，约 20% 侵犯淋巴结。

一般不累及外周淋巴结和脾，亦很少发生白血病。颌骨和眼眶的肿瘤在局部生长，侵蚀破坏附近组织，造成面部畸形。

肿瘤发生于腹腔，常形成巨大肿块，并可累及腹膜后淋巴结、卵巢、肾、肝、肠等。累及中枢神经系统的肿瘤可侵犯脑膜或压迫脊髓。

2.1　颌面部受累

肿瘤侵犯部位以面部最多见（70%），尤其是下颌骨或上颌骨，肿瘤呈单个或多个局部无痛性肿块，肿瘤常迅速增大，累及唾液腺、甲状腺、心脏等。面部的表现可为局部肿块，面部畸形，牙齿松动，眼球外突等。

单发于鼻咽部的伯基特淋巴瘤极少见，部位隐蔽，不易发现，极易误诊为鼻咽癌及鼻咽血管纤维瘤等。临床上，该瘤多以局部出现无痛性肿块为最早症状，随着肿瘤增大而出现阻塞及压迫症状，可伴有少量出血，如侵犯颅底可引起相应症状，晚期可出现其他部位外周淋巴结侵犯。

中国李永湘等[76]报道了5例鼻咽部Burkitt's淋巴瘤，5例全部表现为典型伯基特淋巴瘤的病理形态，瘤细胞大部分表现为一致的小圆无核裂细胞，核膜较厚，核染色质粗糙，核仁清楚，呈均匀弥漫分布，肿瘤细胞之间可见"星空样"分布的巨噬细胞，肿瘤细胞之间尚可见到点状或片状坏死。

薛见珍等[77]报道1例伴面神经麻痹的伯基特淋巴瘤，以颈部肿物就诊，相继出现面神经麻痹征象。作者指出，临床医师片面地认为是淋巴结核及面神经炎两种病的巧合，致使病人误诊长达3个月，认为对增长迅速又治疗无效的颈部肿物，要拓宽思路，不要只局限于淋巴结炎、淋巴结核等常见疾病的诊断，要考虑到一些少见病，及时行组织病理活检以明确诊断。

2.2 腹部受累

据报道，22.5%的病例可累及胃肠道，45%的病例有腹部或盆腔肿块，17%的病例有肝脏病变。儿童典型Burkitt's淋巴瘤患者常有结外受累，特别是腹部，大约占31%。

腹部受累的临床表现常继发于肿瘤引起的对临近组织的压迫、阻塞或组织浸润；常见的症状，包括腹痛、可触性肿块、恶心和呕吐，由于肠压迫或肠套叠引起的肠阻塞和急性阑尾炎。

在儿童，体重减轻、发热和其他全身的特点更常见于弥漫性疾病，但是很少见于其他类型的非霍奇金淋巴瘤。如果肝门处肝外大块淋巴结压迫胆道，儿童也可出现阻塞性黄疸；Burkitt's淋巴瘤累及肾脏可导致继发于阻塞或肿瘤浸润肾脏的肾功能衰竭，或表现为肾小球性肾炎、异常蛋白血症或冷球蛋白血症的副肿瘤反应。腹腔脏器受累后，约一半患者出现腹水，其内可找到瘤细胞。

Burkitt's淋巴瘤发生于肠系膜属罕见，何飞等[78]报道1例肠系膜伯基特淋巴瘤，患儿男性，6岁，以"腹部肿块伴呕吐"入院，查体于脐部偏左侧触及一类圆形肿块，大小约15

cm×10 cm，行探查术，术中见小肠系膜内有一巨大肿块，肿块上方与十二指肠降部肠壁少许粘连，肿块前下方可见一约4mm破裂口，手术切除肿块和因累及系膜而无法保留的小肠，并同时切取腹膜后多个肿大淋巴结。病理学检查示类圆形肿物，位于小肠系膜内，大小为13.5 cm×10.5 cm×7 cm，无包膜，质地中等，部分小肠被其压迫缺血坏死，肿瘤切面呈鱼肉样，灰黄灰白相间，边界不清。镜下可见肿瘤细胞聚集成团，灶状或弥散分布，某些区域似有腔隙结构的形成，增生的肿瘤细胞中等大小，胞浆少，嗜碱性，可见"星空现象"。免疫组化染色为CD20阳性，PAX-5阳性，Ki-67阳性率>90%，CD3弱阳性，Bcl-6弱阳性，Bcl-2阴性，MUM1阴性。诊断"Burkitt's淋巴瘤"。

原发于肾上腺的淋巴瘤十分罕见，以肾上腺肿瘤为首发表现的淋巴瘤恶性程度较高，预后相对不良。该病多发于中老年人，男女比为2:1，双侧同时受累多见[79]。目前研究认为，其组织来源为血管周围的未分化多潜能间叶细胞，临床上无特征性表现。张静仁等[80]报道1例原发于肾上腺的Burkitt's淋巴瘤，男，16岁，CT示右肾上腺区实性包块，大小11.0 cm×8.0 cm，平扫密度不均，边界不清，增强扫描呈不均匀强化，病变与下腔静脉及肝脏界线不清，行右肾上腺肿瘤切除手术，术中见右肾上腺区巨大肿瘤，有假包膜，表面满布怒张血管，肿瘤与下腔静脉及肝脏紧密粘连无法分离，遂切取部分肿瘤组织送检，病理诊断"右肾上腺区Burkitt's淋巴瘤"。作者指出，由于多数患者无典型的实验室或影像学表现，加之对肾上腺肿瘤患者又不常规进行穿刺活检，故肾上腺淋巴瘤与肾上腺其他病理类型的肿瘤鉴别起来相当困难，极易发生误诊，使相当一部分患者经历手术治疗，而由于手术对于肾上腺淋巴瘤患者难以达到根治的目的，且风险较大，目前已不再作为首选。

王夷黎等[63]报道1例原发于肾的Burkitt's淋巴瘤，男，4岁。腹部CT示双肾多发占位性病灶，右肾病灶破裂并右肾包膜下、肾周及后腹膜腔血肿；术中见腹腔积血，右肾明显增大，上下极均见肿物，其中上极肿物已破溃出血，肾门见数个肿大淋巴结；左肾触及多个结节，质地偏硬，完整切除右肾送检。病理诊断为"肾伯基特淋巴瘤"。

2.3 中枢神经受累

在广泛播散的病例中，约一半以上的患者有中枢神经系统受累，受累的表现可为截瘫、感觉障碍、大小便失禁等。

但原发于中枢神经系统的 Burkitt's 淋巴瘤极为少见，国内仅见 2 例报道，中国郑立春等[72]报道了 1 例颅内伯基特淋巴瘤，女性，33 岁，表现为突发肢体抽搐，伴意识不清，最后根据术后病理、免疫组化而确诊。

3 骨髓受累与白血病表现

部分患者（主要是男性）表现为急性白血病，伴有外周血和骨髓受累。骨髓受累是预后不良的信号，并且提示患者体内瘤负荷很高。有急性白血病或瘤负荷高的患者常常出现高尿酸和高 LDH。

少数表现为急性淋巴细胞白血病 FAB 分型 L3 型，白血病细胞 EBV^+ 见于 15%~30% 的病例或更少[70]。

4 肿瘤溶解综合征

肿瘤溶解综合征是由于治疗引起肿瘤细胞迅速死亡所致，是 BL 的特点，但亦见于其他含肿瘤细胞多的淋巴瘤。瘤细胞坏死，细胞内的嘌呤、尿酸、磷酸钾等物质释放入血引起严重的肾衰。

在 BL 治疗中，由于急性肿瘤溶解综合征（ATLS）的发生率很高，故而加强支持治疗尤为重要。Kagu 等[81]发现细胞毒药物与 ATLS 的发生可能有一定关系，减缓给药，可降低 ATLS 的发生率。同时 NCCN 亦指出，BL 治疗中应及早预防 ATLS，及时给予对症处理。

第 9 节 诊断与鉴别诊断

1 诊断

本病的临床表现较特殊，但并非特异性，结合发病年龄、好发部位、影像学检查及病理特异的形态学、免疫表型可确诊。高发病区诊断不难，而非高发病区的散发病例，诊断较困难，应与其他疾病相鉴别。除了病理学证据外，免疫学细胞分型，肿瘤细胞核型检查及 EBV 壳抗原的抗体滴度测定均有助于诊断。

BL 诊断必须依据特征性组织学改变，并结合免疫组化标记，而遗传学检测可进一步证实诊断。结合文献分析后认为，BL 的诊断，应包括特征性的形态学，即弥漫的较一致的中等大小细胞，少量嗜碱性的胞质，核圆，无裂，瘤细胞核周空晕，常常有"星空"现象；瘤细胞 CD20、CD79 强阳性，Bcl-2、CD3、TdT 阴性，近 100% 的瘤细胞 Ki-67 呈阳性。

2 分期

目前该肿瘤采用 Ann Arbor 或更常用 St Jude/Murphy 分期系统[19]（见表 24-1），将近 30%Burkitt's 淋巴瘤患者为 I 或 II 期，70% 患者为 III 或 IV 期，患者常表现肿瘤负荷量大，血清乳酸脱氢酶（LDH）增高。成人病例骨髓累及 30%~38%，CNS 累及 13%~17%，散发性病变的儿童 CNS 累及 12%，骨髓累及 22%。

3 鉴别诊断

3.1 Burkitt's 淋巴瘤与 DLBCL

Burkitt's 淋巴瘤鉴别诊断的主要疾病是其他类型的高度恶性 B 细胞淋巴瘤，尤其是弥漫性大 B 细胞淋巴瘤（DLBCL），主要是成人病例而非儿童，因在成人 NHL 中，Bttrkitt's 淋巴瘤的比例低得多和成人常有非典型 Burkitt's 淋巴瘤变异型，后者的形态学特征比经典 Burkitt's 淋巴瘤更相似于 DLBCL。

Burkitt's 淋巴瘤与 DLBCL，组织学上两者都由较单一的肿瘤细胞组成，且都可有"星空"现象，但弥漫性大 B 细胞淋巴瘤变异较大，形态更为多样；虽然两者都起源于 B 细胞，且均可表达 CD20、CD79、CD10，但弥漫性大 B 细胞淋巴瘤的 Ki-67 表达率一般为 40%~50%，少数可达 70%~80%。因此，无论从形态学还是免疫表型上，两者鉴别都较困难。

DLBCL 具有高度的异质性，按照细胞来源，DLBCL 可分为生发中心 B 细胞或活化的 B 细胞来源，可用 CD10、Bcl-6 和 MUM1 染色加以鉴别，这些特点与 BL 不同。

以下几点倾向于 BL 的诊断，有非常多的

表 24-1　Burkitt's 淋巴瘤分期系统

分期	标准
Ⅰ期	单一结外或单一解剖区淋巴结（纵隔与腹腔除外）肿大
Ⅱ期	单一结外肿块有区域淋巴结受累 横膈同侧≥2 个淋巴结区肿大 横膈同侧 2 个结外病变有（或无）区域淋巴结肿大 原发性胃肠道肿物常在回盲部，有（或无）相关肠系膜淋巴结受累
ⅡR 期	完全切除的腹部病变
Ⅲ期	2 个结外病变在横膈两侧 横膈上下≥2 处淋巴结病变 所有原发性胸腔内肿块（纵隔、胸膜、胸腺） 所有脊椎旁或硬脑膜肿块，不管其他部位肿块 所有广泛腹腔内肿块
ⅢA 期	局灶性但不可切除的腹腔肿块
ⅢB 期	广泛腹腔多器官肿块
Ⅳ期	所有上述病变有 CNS 和（或）BM 受累（<25%）

核分裂相和核固缩小体、凋亡小体，细胞核和胞质的致密排列，形成"铺地方砖样"，Ki-67 高表达，瘤细胞近 100% 阳性，CD10 和 Bcl-6 阳性，而 Bcl-2 和 TdT 阴性；此外，分子生物学检测，提示有基因异位者，倾向于 BL。Haralambieva 等 [67] 认为，CD10 和 Bcl-6 在 BL 中呈弥漫一致的阳性表达，而 DLBCL 或其他类型淋巴瘤的 CD10 和 Bcl-6 阳性细胞数和染色强度分布不均；Sevilla 等 [82] 认为，虽有经典的形态学特征和瘤细胞高度增殖表现，但如缺乏基因异位，则应归入弥漫性大 B 细胞淋巴瘤中。

一般而言，支持 Burkitt's 淋巴瘤的有免疫表型 CD20⁺、CD10⁺、Bcl-6⁺、Bcl-2⁻、TdT⁻和单型 sIg⁺，全部细胞 Ki-67⁺和涉及 c-myc 和 IgH 或 IgL 的易位，但没有涉及 Bcl-2 或 Bcl-6 基因的重排（见表 24-2）[83-85]。与 DLBCL 相比，Burkitt's 淋巴瘤倾向于表达 c-myc 蛋白，但有报道某些 DLBCL 亦表达 c-myc 蛋白 [83]。Burkitt's 淋巴瘤病例之间的免疫表型是一致的，但 DLBCL 中有一部分病例的免疫表型可与 Burkitt's 淋巴瘤相同。

在一个研究中，DLBCL 和 Burkitt's 淋巴瘤的免疫表型呈生发中心（GC）标记（CD10、Bcl-6）和活化的 B 细胞（activated B-cell, ABC）型（Bcl-2、CD44、CDl38、MUMI）的分化，可分类为 2 组，高 GC/低 ABC 积分组，包括形态学解释为 Burkitt's 淋巴瘤的患者；低 GC/高 ABC 积分组，包括 DLBCL。但亦有 GC 标记和 ABC 标记表达的统一体，提示 Burkitt's 淋巴瘤和 DLBCL 间可能存在真正的生物学统一体 [86]。同样地，全部 Burkitt's 淋巴瘤隐匿有 myc 易位，但亦有 5%~15%DLBCL 呈 myc 重排。myc 易位少数亦可见于滤泡性淋巴瘤、套细胞淋巴瘤和浆细胞骨髓瘤，这样的病例亦常呈 Bcl-2 易位 [87-90]。

除 Burkitt's 淋巴瘤，c-myc 可呈变异易位（伴 IgL 或除 IgH 之外的其他非 Ig 配偶体），倾向于有较复杂的核型异常，在这样的病例 myc 重排考虑系继发性事件。Nakamura 等 [85] 报道，与 DLBCL 相比，Burkitt's 淋巴瘤 IgH 可变区突变较少。即使详细分析，仍有少数高度恶性 B 细胞淋巴瘤其形态学特征介于 Burkitt's 淋巴瘤和 DLBCL 之间，其免疫表型类似于 Burkitt's 淋巴瘤，细胞遗传学异常与 Burkitt's 淋巴瘤重叠。

在马萨诸塞总医院（Massachusetts General Hospetal），当遇到形态学提示 Bttrkitt's 淋巴瘤的弥漫性、高度恶性 B 细胞淋巴瘤时即进行免疫表型分析，和采用 FISH 技术进行细胞遗传学分析。如存在 c-myc 重排，而无 Bcl-2 和 Bcl-6 重排，则可作出 Burkitt's 淋巴瘤的诊断；如形态学、免疫学表型与细胞遗传学不符合 Burkitt's 淋巴瘤的诊断，肿瘤细胞中等大小，不再做进一步分类，通常诊断为 B 细胞淋巴瘤（高度恶性）；如果肿瘤细胞大，淋巴瘤标记提示高度恶性的特征，则诊断为 DLBCL。

遗留的重要问题是具有某些 Burkitt's 淋巴瘤征象的高度恶性淋巴瘤是不是应作为 Burkitt's 淋巴瘤或作为 DLBCL 来治疗，凡存在 8q24（c-myc）异常者其预后差。最近研究组织学分类为 DLBCL 或 Burkitt's 淋巴瘤的成人患者免疫表型和细胞遗传学分析显示，与 Burkitt's 淋巴瘤相比，DLBCL 的生存较好；具有 Burkitt's 淋巴瘤的组织学特征而无 myc 易位的淋巴瘤其预后比有 myc 易位的为好。

3.2 淋巴母细胞性淋巴瘤

淋巴母细胞性淋巴瘤好发于儿童，瘤细胞中等大小，弥漫分布，胞质少而色淡，核圆形或椭圆形，核膜不同程度地卷曲，染色质均匀，粉尘状；核仁小或不明显，核分裂相多少不一；部分患者可出现区域性"星空"现象，形态与 BL 相似，故单从组织学形态上两者鉴别较困难，但结合免疫组织化学标记可鉴别之，淋巴母细胞性淋巴瘤表达 TdT，而 BL 不表达 TdT。

3.3 非淋巴细胞性恶性肿瘤

Burkitt's 淋巴瘤还要与 PNET/Ewing 瘤、胚胎性横纹肌肉瘤和小细胞未分化癌等鉴别[91]。组织学上，PNET/Ewing 可有菊形团结构，由弥漫分布的、形态一致的小圆细胞组成，排列成条索状或团块状，其间有纤维分隔，常见灶性凝固性坏死；免疫组化检测，肿瘤细胞可表达 CgA 和 Syn，但不表达淋巴细胞标志物，而 CD99 阳性可鉴别。

胚胎性横纹肌肉瘤，镜下可见不同分化阶段的横纹肌母细胞，瘤细胞胞质嗜酸性，核偏位；免疫组化检测结果，Desmin 和 MyoD1 阳性可鉴别。

小细胞癌多见于中老年人，肿瘤细胞异型性大，核质比例失调，瘤细胞核染色质深，易见片状坏死，而不形成单个细胞凋亡呈"星空"现象；免疫表型检测，可见 CK 呈弥漫阳性。

第 10 节　治疗

伯基特淋巴瘤是高度恶性淋巴瘤，好发于儿童青少年，恶性程度高、进展快、细胞倍增时间约为 24 小时；常侵犯腹部、盆腔、面颌骨、骨髓和中枢神经系统，死亡率高。因此，早期明确诊断及尽早治疗至关重要。

1　治疗原则

有局限肿块的患者，应外科手术切除肿块减少肿瘤负荷，对部分患者有一定的价值；对化学治疗十分敏感，完全缓解率可达 90% 以上，部分患者可长期缓解，未经治疗的患者常在半年内死亡。但目前国外采用高强度、短疗程多药联合和中枢神经系统预防的治疗策略，儿童 BL 的 5 年 EFS 可达 90%[92-93]。因 BL 的低发病率和好发于儿童及青少年，国内近十年来大宗病例报道仅见于少数几个肿瘤中心，中位年龄低，不足 10 岁，3 年 EFS 可达 80% 以上。

目前多强调化疗方案中包含大剂量 MTX、以及 Ara-C 等药物，以提高 CNS 预防的效果。由于血脑屏障的存在，同时鞘内注射 MTX、Ara-C、DXM 等药物可进一步提高预防 CNS 的疗效。因此，预防 CNS 浸润已经成为 BL 治疗中的常规。

1.1　初始治疗

（1）低度危险患者（指 LDH 正常，腹腔病变完全切除，或者只有单一腹腔外病灶），化疗或参加临床试验。化疗可采用 CODOX 方案应用 3 次，或 Hyper-CVAD 方案需交替 4 次。达到完全缓解的患者进入临床随访；未达完全缓解的患者进入临床试验或个体化治疗。

（2）高度危险患者，化疗或者参加临床试验，化疗方案采用 CODOX-M/IVAC 方案交替 4 次，或 Hyper-CVAD 方案需交替 4 次。达到完全缓解的患者进入临床随访，或进入临床试验进行强化巩固治疗，未达完全缓解的患者，参加临床试验或个体化治疗。

1.2　复治

复发患者可以参加临床试验、个体化治疗或予以最佳支持治疗。临床试验治疗应当包含自体造血干细胞移植支持的大剂量化疗。

表 24-2　Burkitt's 淋巴瘤的鉴别诊断

淋巴瘤类型	分类特征	形态学	常见免疫表型	基因型
Burkitt's 淋巴瘤与 Burkitt's 样淋巴瘤	儿童>成人，男>女，结节性快速增长的肿块	形态一致，或稍呈多形性，中等大小，有星空现象	CD20$^+$、CD10$^+$、Bcl-6$^+$、Bcl-2$^-$、CD5$^-$TdT$^-$、单型 sIg$^+$、Ki-67 (100%)	T (8；14)，t (2；8) 或 t (8；22) (myc 和 IgH 或 IgL)；无 Bcl-2 或 Bcl-6 易位
弥漫性大 B 细胞淋巴瘤	成人>儿童，结性或结外性，有时有大的肿块，常为局限性	大，椭圆形，不规则或有核裂，胞浆少	CD20$^+$、CD10$^{+/-}$、Bcl-6$^{+/-}$、Bcl-2$^{+/-}$、sIg$^{+/-}$	Bcl-2 和 Bcl-6 异常常见，少数 myc 异常
前体 B 淋巴母细胞淋巴瘤	儿童>成人，白血病>淋巴瘤	细胞小到中等，大小、形态可变	CD19$^+$、CD20$^{+/-}$、CD10$^+$、TdT$^+$、sIg$^+$	可变，常见高二倍体，无 myc 重排
前体 T 淋巴母细胞淋巴瘤	青少年>儿童和老年，男>女，纵隔常累及	小到中等体积，形态可变	CD3$^{+/-}$、CD7$^+$CD4$^+$/8$^-$、CD1a$^+$TdT$^+$	可变
套细胞淋巴瘤，母细胞样变异型	中年和老年男性>女性，淋巴结和其他部位，通常病变广泛	淋巴母细胞样或多形性，细胞体积中等稍大，胞浆量少	CD20$^+$、CD5$^+$、CD10$^-$、Bcl-6$^-$、Bcl-2$^+$、cyclinD1$^+$、单型 sIg$^+$	T (11；14) (Bcl-1 和 IgH)
滤泡过度增生	儿童>成人，通常早期，HIV 感染，淋巴结肿大	大的、不规则的滤泡，伴许多母细胞核丝状分裂	CD20$^+$、CD10$^+$、Bcl-6$^+$、Bcl-2$^-$、Ki-67 (~100%)，多种类型的 Ig 表达	非克隆性异常

1.3　随访

治疗完全缓解的患者，在第 1 年每 2 个月复查，第 2 年每 3 个月复查，以后每 6 个月复查。

2　化学治疗

Burkitt's 淋巴瘤对化疗十分敏感，通过有效化疗，即使是巨大肿块，亦能完全消退。因此，无论早期、晚期主要的治疗手段是化疗，局部控制肿瘤的治疗手段（包括手术和放疗）在 Burkitt's 淋巴瘤的治疗中是次要的。

目前推荐的治疗方案为联合化疗和中枢神经系统预防性治疗两部分组成，并根据具体情况配合进行局部放疗及手术治疗。

目前通过加大剂量化疗能明显提高生存率，Patte[94] 等报道，采用加大剂量多药 LMB 方案治疗儿童 Burkitt's 淋巴瘤能获得 90% 的总生存率，同样方案治疗 65 例获得总的 3 年生存率达 74%；应用高剂量化疗+自体骨髓移植或自体外周血干细胞移植治疗 Burkitt's 淋巴瘤，已证实明显提高生存率[95]。

对 Burkitt's 淋巴瘤最为有效的单药为 CTX，高剂量 CTX 治疗非洲儿童 Burkitt's 淋巴瘤完全缓解率可达 80%~95%；其他有效的药有 ADM、MTX、VCR、Ara-C、6-MP、亚硝脲类及强的松。

2.1　化疗方法

BL 具有高度的侵袭性，既往 BL 应用常规 ALL 化疗方案使得完全缓解率仅为 35%，无白血病生存率（1eukemia-free survival, LFS）低于 33%，被认为预后很差。

因 BL 细胞的倍增时间很短，对放化疗敏感，但经治疗后残留肿瘤细胞进入细胞周期，迅速生长，并产生耐药，故近年来采用短疗程、高强度化疗方案，延长和维持血药浓度超过至少 48~72 h，取得了良好的临床疗效。

Kagu 等[96] 早在 2004 年统计资料中即得出应用足疗程、高强度化疗的患者总体生存期明显延长的结论。目前，短周期、高强度、多药联合方案，同时 CNS 预防治疗 BL 的方法被众多学者所认同，CR 率据报道 80%~100% 不等，2 年 OS 率为 60%~90%。

常用化疗方案 COMP 方案，对 Ⅰ、Ⅱ 期 Burkitt's 淋巴瘤的治愈率为 80%，而对 Ⅲ、Ⅳ

期的治愈率仅分别为 40% 和 32%。为了进一步提高临床疗效及降低不良反应，可采取在COMP 方案的基础上加入其他化疗药物，以克服耐药的产生，提高完全缓解率，如 IFO、VP-16 和 Ara-C 与 COMP 方案交替应用[97]；应用高剂量的 MTX 疗法，以提高完全缓解率，预防中枢神经系统的侵犯；加大化疗强度，随之进行自体骨髓移植或自体外周血干细胞移植[95]。

目前欧美国家采用短疗程、高强度、多药联合和中枢神经系统预防的治疗策略，使儿童青少年伯基特淋巴瘤的生存率超过了80%[98-99]。

近年来，大部分研究者借鉴儿童 BL 的治疗方案用于成人 BL 治疗，利用其短疗程、高强度的特点，以大剂量甲氨蝶呤 (HD-MTX)、大剂量环磷酰胺 (HD-CTX) 为基础，再结合大剂量阿糖胞苷 (HD-Ara-C)、长春新碱 (VCR)、蒽环类、表鬼臼类、类固醇激素等多周期治疗，同时三联鞘注 Ara-C、MTX、地塞米松 (DXM) 预防 CNS 侵犯，可明显提高患者OS 和 EFS。

几个儿童治疗方案经修改后用于成人，包括 LMB 系列、BFM 系列和 CODOX-M/IVAC 方案等，疗效明显改善，至少 2 年 EFS 可达 50%~73.2%[100-102]，其他常用的 Hyper-CVAD、CALGB 9251 方案等，3 年 OS 可达 49%~54%[103]，这些方案的化疗强度高、间歇期短、不良反应明显，常伴有 III/IV 度骨髓抑制，甚至出现化疗相关死亡。有研究者[104]尝试应用极大量 CTX，以减少 BL 治疗指南中常用的其他药物。应用该强化 CHOP 方案标准治疗 4 个疗程，鞘注 MTX，并于化疗中期加入 HD-MTX 作为 CNS 预防。结果无 1 例因化疗副反应终止治疗，3 年 EFS 和 3 年 OS 分别为 64%、72%。2007 年，NCCN 指出 CHOP 方案治疗强度不够，推荐的一线治疗方案为 Hyper-CVAD (A：CTX、VCR、ADR、DXM；B：MTX、Ara-C) 或 CODOX-M 方案 (CTX、VCR、ADR、MTX、Ara-C±美罗华)。

2.2 CHOP方案

单用 CHOP 方案治疗生存率 30%~40%[105-107]。国外研究报道，早期伯基特淋巴瘤（I/II 期）单纯 CHOP 联合鞘内注射生存率>80%[108]。

2003 年 ASCO 法国报道，对局限型手术完整切除的伯基特淋巴瘤患者，仅用 2 疗程 CHOP 方案即可获得很好的疗效[109]。

2.3 Hyper-CVAD方案

M.D. Anderson 癌症中心采用 Hyper-CVAD (高剂量环磷酰胺、长春新碱、阿霉素和地塞米松) 并 CNS 预防的小样本研究，大多数患者已是疾病的进展期，部分 HIV+，取得 CR 率89%[110]，结果令人鼓舞。

林宁晶等[75]回顾性分析了北京肿瘤医院1996 年 8 月至 2008 年 10 月收治的 13 例经病理确诊为伯基特淋巴瘤和伯基特样淋巴瘤患者的临床资料，总有效率为 92.3%。所有病例均以化疗为首选治疗方案，1996~2004 年采用CHOP 或 CHOP 样方案，2005~2006 年采用ProMACE/CytaBOM 方案，达 CR 者予自体外周血干细胞支持下的大剂量化疗巩固；2007~2008 年采用 Hyper-CVAD 方案。1 年总生存率 (OS)、无进展生存率 (PFS) 和无瘤生存率 (DFS) 分别为 56.98%、32.31% 和 39.77%。

2.4 CODOX-M/IVAC方案

近年来，短疗程强烈化疗治疗伯基特淋巴瘤获得成功。由 Magrath 等提出的 CODOX-M (CTX、VCR、ADM、High-dose-MTX) 与 I-VAC (IFO、VP-16 和 High-dose-Ara-C) 交替的治疗方案非常有效。

在一项国际 II 期研究中，在低危患者中CODOX-M 可取得 81.5% 的 2 年总生存率，接受 CODOX-M 和 IVAC 交替治疗的高危患者的2 年总生存率为 69.9%。

在老年伯基特淋巴瘤和伯基特样淋巴瘤患者中，改良的 CODOX-M 方案同样有效，且耐受性好。

CODOX-M/IVAC 疗法（Magrath 方案）的设立，包含 2 个周期的 CODOX-M（环磷酰胺、长春新碱、阿霉素、大剂量甲氨蝶呤和鞘内注射）与 IVAC 方案（异环磷酰胺、依托泊苷、大剂量 Ara-C 和鞘内注射）相交替，用于高危患者和部分低危患者（如仅一处结外病变或LDH 正常的腹部病变已完全切除的患者），治疗 Burkitt's 淋巴瘤 3 个周期 CODOX-M 为 1 疗程；儿童和成人应用该方案其转归相类似。2年 EFS 率为 92%，但该疗法有明显的相关毒性，包括频繁的骨髓抑制、黏膜炎、神经病变和某些治疗相关的死亡[111]。

为减少 CODOX-M/IVAC 方案的显著相关毒性，对药物的用法、用量上已做了某些调整。如联合国淋巴瘤研究组采取减小长春新碱用量，获得总的 2 年 EFS 率 65%（低危组 83%，高危组 60%）[112]。

Dana-Farber 癌症协会应用修正的 Magrath 方案，目的在于减轻毒性、保持良好的转归，将环磷酰胺分次给药，长春新碱剂量呈帽状（capped）分布及增加阿霉素的剂量。该组无治疗相关的死亡，1 例有严重的黏膜炎，无严重神经毒性。全组 2 年 EFS 率为 64%，低危组为 100%，高危组为 60%[113]。

2.5 改良 LMB89 方案

BL 和 BLL 病情进展迅速、过程凶险，国内以往对该瘤的治疗总体疗效较差。近年来国际上采用短疗程、强化疗方案，使该病的存活率有了很大的提高，LMB89 方案 5 年无进展生存率已经超过 90%[114]。法国儿科肿瘤协作组（SFOP）采用的 LMB89 方案，5 年存活率高达 92.5%，是迄今国际上疗效最好的方案之一[115]。2005 年，Divine 等[116] 对 72 例成人应用强化的 LMB 化疗方案，2 年 EFS、OS 分别为 65%、70%；晚期 BL，经此强烈化疗可治愈。

中国张永红等[6] 结合国内儿童化疗耐受情况和治疗条件，在 LMB89 原方案基础上进行改良（见表 24-3），即取消颅脑放疗，只用大剂量甲氨蝶呤进行庇护所预防；骨髓瘤细胞＞25% 的患儿不进入 C 组，直接进入白血病组；所有持续静滴 24 h 的药物均改为 6 h 静滴，以减少渗漏。首都医科大学附属北京儿童医院血液病中心 2003 年 2 月至 2006 年 5 月采用改良 LMB89 方案治疗了 40 例儿童伯基特和伯基特样淋巴瘤，1 年生存率 88.7%。作者指出，化疗早期处理肿瘤溶解综合征、消化道出血及重症感染等化疗合并症是保证治疗成功的重要因素。

2.6 改良（B-NHL）BFM-90 方案

德国学者采用 B-NHL-BFM-90 方案治疗的全组患者 6 年无事件生存率（event free survival, EFS）为 89%，早期患者为 100%，晚期患者达 78%[98]。中国孙晓非等[117] 于 1998 年起研究 BFM-90 方案，1999 年 10 月至 2006 年 11 月该作者采用改良 B-NHL-BFM-90 方案治疗 31 例 20 岁以下经病理确诊的伯基特淋巴瘤患者[118]，Ⅲ/Ⅳ 期患者占 77.4%；对 30 例患者进行疗效分析，25 例（83.3%）获得 CR、3 例（10.0%）PR，总有效率 93.3%，2 例（6.7%）PD。具体的化疗方案与标准的 B-NHL-BFM-90 方案相比较，作者在以下几个方面进行了改良，即 HD-MTX 解救时间不同，标准 B-NHL-BFM-90 方案 42 h 开始解救，改为 36 h 开始解救；A 和 B 疗程，HD-MTX 剂量为 $1g/m^2$，标准 B-NHL-BFM-90 方案是 $500mg/m^2$。AA 和 BB 疗程的鞘内注射仅 1 次，即第 1 天，按常规剂量，而标准 B-NHL-BFM-90 方案是剂量减半，第 1 和第 5 天。其他用药剂量相同。

B-NHL-BFM-95 方案对低危患者，将大剂量 MTX 持续静脉滴注时间从 24h 改为 4h，并不影响疗效，但毒性降低[119]。

2.7 推荐化疗方案

2.7.1 Hyper-CVAD 方案±R

第 1、3、5、7 周期：

CTX：$300mg/m^2$，bid，iv，2h，d1~3，Mesna 保护。

VCR：2mg，iv，d4、11。

ADM：$50mg/m^2$（或 E-ADM 80~100 mg/m^2 或 THP $50mg/m^2$），ivd，2h，d4。

DXM：40 mg，iv 或 po，d1~4、11~14。

第 2、4、6、8 周期：

MTX：$1.0g/m^2$，iv，24h，CF 解救，d1。

Ara-C：$3.0 g/m^2$，bid，iv，2h，d2~3。

注：①所有周期均 G-CSF 支持，3 周重复；每疗程中枢神经系统预防：MTX 12mg，IT（鞘内注射），d2；Ara-C 100mg，IT，d7。②利妥昔单抗 $375mg/m^2$，3 周重复。

2.7.2 CODOX-M/IVAC±R

第 1、3、5、7 周期（CODOX-M）：

CTX：$800mg/m^2$，d1；$200mg/m^2$，d2~5。

ADM：40 mg/m^2，d1。

VCR：2mg，d1、8。

MTX：1200 mg/m^2，1h，继之以 240 mg/（m^2·h）持续 23h，亚叶酸解救 d10。

IT：Ara-C 70 mg/m^2，d1、3，MTX 12mg d15。

表 24-3　改良 LMB89 方案 [6]

治疗计划		用量	用法	用药时间
预治疗 （COP 方案）	CTX	300mg/m²	iv	d1
	VCR	1mg/m²	iv	d1
	Pred	60mg/m²	po	d117
	MTX+DEX	（15mg+4mg）/次	IT	d1（C 组+3+5）
诱导治疗	COPADM1 方案（在预治疗的第 8 天开始）	VCR	2mg	iv	d1
		HD-MTX	B 组 3.0g/m² C 组 8.0g/m²	持续 3h，ivd 持续 4h，ivd	d1
		CFR	15mg	po（每 6h1 次）	d2~4
		DNR	30mg/m²	持续 6h	d2~3
		CTX	500mg/m²	分 2 次，q12h	d2~4
		Pred	60mg/m²	po	d1~5
	COPADM2 方案（除以下两点外，同 COPADM1 方案）	VCR	2mg/m²	iv	d1、6
		CTX	1000mg/m²	分 2 次，q12h	d2~4
	A 组：COPAD 方案（同 COPADM1 方案，但没有 HD-MTX 和 IT，同时有额外的 VCR） VCR，2mg/m²，iv，d6				
巩固治疗	B 组： CYM1 和 CYM2	HD-MTX	3000mg	持续 3h	d1
		CFR	15mg	po（每 6h1 次）	d2~4
		MTX+DEX	15mg+4mg/次	IT	d2
		Ara-C	100mg	持续 24h	d2~6
		Ara-C+DEX	（30mg+4mg）/次	IT	d6
	C 组： CYVE1 CYVE2	Ara-C	50mg	持续 12h	d1~5：8pm 至 8am
		HD+ Ara-C	3000mg	持续 3h	d2~5：8pm 至 11am
		VP-16	200mg	ivd	d2~5：2pm 至 4pm
维持治疗	M1 方案	VCR	2mg	iv	d1
		HD-MTX	B 组 3.0g/m² C 组 8.0g/m²	持续 3h，ivd 持续 4h，ivd	d1
		CFR	15mg	po（每 6h1 次）	2~4（第 24h 开始）
		Pred	60	po	d1~5
		MTX+DEX	（15mg+4mg）/次	IT	d2
		CTX	1000mg	iv	d1~2
		ADR	60mg	iv	d2
	M3 方案	同 M1 方案，但没有 HD-MTX 和 IT			
	M2 方案或 M4 方案	VP-16	150mg	ivd	d1~3
		Ara-C	50mg/（m²·次）	皮下注射，2 次	d1~5

第 2、4、6、8 周期（IVAC）：

IFO：1500 mg/(m²·d)，d1~5，Mesna 解救。

VP-16：60mg/(m²·d)，d1~5。

Ara-C：2000mg/m²，每 12h 1 次，共 4 次，d1~2。

IT：MTX 12mg，d15。

注：①所有周期均 G-CSF 支持，3 周重复；②利妥昔单抗375mg/m²，3 周重复。

3 分子靶向治疗

3.1 抗CD20抗体

抗 CD20 抗体利妥昔单抗（rituximab）可通过 Fc 段诱导补体或抗体依赖的细胞毒作用直接抑制 BL 细胞生长并诱导其凋亡，还可通过抑制 Raf/MEK/ERK 通路的活化，增加 BL 细胞对药物的敏感性；其与 CD20 抗原结合后，可通过 Raf 激酶抑制蛋白抑制 NF-κB 的活化或调节 PI3K-Akt 信号传导，进而抑制 Bcl-xL 的表达，最终导致细胞凋亡[120]。Thomas 等[121]应用美罗华联合 Hyper-CVAD 治疗成人 BL，3 年 OS、EFS 和 DFS 分别为 89%、80% 和 88%，9 例年龄大于 60 岁患者的 3 年 DFS 亦达到 88%，明显高于单用 Hyper-CVAD 者 30%，提示加用美罗华可提高疗效，尤其老年患者获益明显。

Li 等[122]发现用四价的抗 CD20 抗体作用于 BL 细胞时，不仅可增强补体或抗体依赖的细胞毒作用，更好地诱导细胞凋亡，抵抗细胞增殖，且体内实验证实，四价的抗 CD20 抗体与 rituximab 等其他单抗比，可明显延长致瘤小鼠的生存时间，具有很好的临床应用前景。

3.2 抗CD22抗体

CD22 选择性表达于正常和恶性的成熟 B 淋巴细胞株，是较好的内化分子，当 CD22 分子结合配体后，能被内吞入细胞内，故与放射性核素、毒素结合可增加疗效；且 CD22 在所有恶性 B 淋巴细胞上表达稳定，不随胞外环境不同而发生抗原改变。

抗 CD22 单抗治疗 BL 的作用，主要是通过与相应抗原结合发挥补体或抗体依赖的细胞毒作用，从而使肿瘤细胞死亡[123]；抗 CD22 单抗与 BL 肿瘤细胞表面 CD22 结合后，抑制胞内端酪氨酸磷酸化，继而激活 JUK/SAPK 信号通路，下调 Bcl-xL 和 Mcl-1 的表达，促进肿瘤细胞凋亡，最终达到治疗 BL 的目的。

3.3 CD22-CD20嵌合抗体

CD22-CD20 嵌合单抗，不仅具有 CD22、CD20 单抗的功能，且体外实验抑瘤效果较 CD20、CD22 单抗共同使用或单独使用要好；同时亦观察到，在致瘤小鼠体内抑瘤效果优于 CD20、CD22 单抗共同使用或单独使用[124]。抗 CD40 单抗可通过上调 baxmRNA 和 bax 蛋白的表达诱导 BL 细胞凋亡，从而起到抗肿瘤作用，另外也可通过抗体依赖的细胞毒作用使细胞凋亡[125]。

3.4 Toll样受体

Toll 样受体（toll like receptor，TLR）是 IL-1 受体超家族成员，在人类进化中高度保守。哺乳动物的 TLR 可识别细菌、病毒、真菌和寄生虫等表达的特异性结构，介导机体的固有性免疫应答，从而诱导适应性免疫应答的发生。TLR 在淋巴瘤方面的研究近年来已引起广泛关注。有报道 TLR9 可通过识别 CpGODN[126]，激活 B 细胞免疫球蛋白的生成、刺激 DC I 型干扰素的分泌，启动 Th1 体液免疫的应答。CpGODN 的刺激可增加大多数 BL 细胞中 CD20 的表达量，从而提高了 BL 对 rituximab 的敏感性[127]。Krieg 等[128]研究发现，在鼠淋巴瘤模型中，联合应用 CpGODN 和抗肿瘤单克隆抗体，可使鼠淋巴瘤发生率降低 70%。Leonard 等[129]临床研究发现，联合应用 CpGODN 和 rituximab 可提高复发性或难治性非霍奇金淋巴瘤患者的疾病缓解率。目前临床试验正在进一步评估 TLR9 激动剂联合放疗或联合 rituximab 的疗效。

4 造血干细胞移植

部分学者曾认为 BL 患者经短期高强度多药联合化疗后，无需进行骨髓移植。但随着造血干细胞移植（HSCT）技术的日渐成熟，其在 BL 治疗中的尝试也日益增多。众多研究者将其引入到 BL 的治疗方案当中，临床试验证明有阳性结果。Ladenstein 等发现对于初治可达 PR 和敏感复发的患者，行自体造血干细胞移植后 5 年 EFS 分别达 56.6% 和 48.7%，而初治耐药和耐药复发者自体移植后均在 1 年内死亡。

荷兰-比利时血液肿瘤合作研究组（HOVON）

选择无 CNS 或骨髓浸润的 BL 病例，先后 2 次大剂量诱导化疗（Pred、CTX、ADR、VP-16、米托蒽醌），获得部分缓解以上的患者继续 BEAM 方案和自体干细胞移植治疗，85% 的患者完成了治疗，总体 CR 率为 81%，PR 率为 11%；5 年 OS、EFS 分别为 81%、73%。表明短疗程、大剂量化疗、序贯 ASCT 方案，对于不伴骨髓及 CNS 浸润的成人 BL 非常有效[130]。加拿大研究者 Song 等[131]提出，将大剂量化放疗序贯造血干细胞移植作为 BL 的首选治疗。该研究组选取 43 例初诊 BL 患者，其中 20 例伴随骨髓浸润，大约 50% 对化疗敏感并做了移植的患者可以治愈。2007 年美国 NCCN 亦提出对于复发患者可考虑做 HSCT 的新观点。根据文献报道对于部分复发患者行 ASCT 有一定效果，但异基因干细胞移植方面的效果不确切，相关报道亦比较少[132]。

5 耐药逆转

一些研究发现，BL 成人较儿童 CR 期持续时间更短，并部分表现耐药。免疫组化检测发现这部分病例 C-Flip 阳性。阳性组 2 年 OS 仅 24%，阴性组则高达 93%。C-Flip 与化疗耐药相关，提示预后不良。所有 C-Flip 阳性组病例表现为细胞核内 Phospho-RelA（Ser536）区域化，证明活化的 NF-κB 转录途径存在，为进一步研究针对 NF-κB 转录途径的新靶向治疗提供了线索[133]。近期 Kimura 等[134]针对这一理论发现了一种新型 NF-κB 抑制剂，脱氢环氧甲基醌霉素（DHMEQ）。采用 DHMEQ 作用于 BL 细胞，发现细胞凋亡蛋白酶 caspase-3 被激活，且 caspase 的作用底物 PARP 分裂，抑制人类 BL 细胞系的增生，并且诱导细胞凋亡；反之，如在治疗前一直应用 caspase 抑制剂进行干预，则 DHMEQ 诱导凋亡的功能被阻断。DHMEQ 还能诱导 ERK/JNK 的磷酸化，抑制抗凋亡因子的表达。表明 NF-κB 作用的揭示可能为发现治疗 BL 的新药提供一种良好的靶向思路。

观察表明，长期使用 rituximab 刺激的 BL 细胞株会使 rituximab 的敏感性下降，这种细胞株表面分子 CD20 的数量要比未经 rituximab 长期处理的肿瘤细胞表面的少，且对 rituximab 敏感性下降的肿瘤细胞 NF-κB、ERK1、ER1 持续

活化，从而导致 Bcl-2、Bcl-xL 及 MCL-1 的过表达，而用 Bcl-2 拮抗药物可使肿瘤细胞恢复对 rituximab 药物的敏感性[135]。Valllet-Rabier 等[136]发现 c-FLIP 表达的患者，其 2 年生存率远低于 c-Flip 未表达者，这可能与 c-FLIP 激活 NF-κB 信号通路有关。IFN-α 与 BL 细胞表面受体结合后可活化 JAK1/TYK2，继而活化 STAT1/STAT2，活化的 STAT1/STAT2 与 IR 形成复合物后再与 IsRE 结合激活干扰素激活基因，抑制细胞增殖。而在长期的 IFN-α 治疗后 BL 会出现对肿瘤药物敏感性下降，这是因为 BL 细胞的 STAT 他基因在转录过程中剪切位点发生改变而导致 STAT 配蛋白表型改变，最终使信号传导通路异常，肿瘤细胞对药物不敏感[137]。2006 年，Smith 等[138]提出，拓扑异构酶是基因折转和使得 DNA 扭转应力最小的关键性物质，在拓扑异构酶 II 抑制剂给药后，序贯应用拓扑异构酶 I 抑制剂，可能产生协同作用。在他们的研究中，以 ADR 25 mg/(m²·d)，IV，d 1，拓扑替康 1.75mg/(m²·d)，IV d3~5，21 天为一疗程，治疗数例包含 BL 在内的复发难治性 NHL。其中 BL 全部达 CR，偶有达 CR 期时间较长者，无治疗相关性死亡。

6 肿瘤溶解综合征治疗

肿瘤溶解综合征（tumor lysis syndrome，TLS）在伯基特淋巴瘤和淋巴母细胞淋巴瘤患者中极为常见，初始治疗应该包括预防和监测肿瘤溶解综合征。

肿瘤溶解综合征最常发生于伯基特淋巴瘤，主要原因是伯基特淋巴瘤细胞倍增时间短、增殖迅速。肿瘤本身存在自发崩解且常伴有巨大腹块双肾侵犯，对细胞毒药物极其敏感；部分患者仅口服强的松或静脉应用小剂量的 CTX（200mg/m²）就可诱发或加重肿瘤溶解。肿瘤若突然迅速溶解，细胞内的成分大量释放，水、电解质紊乱，尿酸升高形成结晶，堵塞肾小管，最后导致急性肾功能衰竭死亡。因此，预防肿瘤溶解综合征，进行水化、碱化和降尿酸治疗，定期监测肾功能和血电解质情况十分重要。Kagu 等[139]发现细胞毒药物与 ATLS 的发生可能有一定关系，减缓给药，可降低 ATLS 的发生率。NCCN 指出，BL 治疗中应及早预防

ATLS，及时给予对症处理。

尿酸氧化酶（Rasburicase）可预防和治疗肿瘤崩解所致的高尿酸血症，能大大降低肿瘤崩解综合征所致的死亡率[140]。2002 年美国FDA 已批准此药用于恶性肿瘤治疗所致肿瘤溶解综合征诱发的血尿酸升高。

第 11 节　预后

BL 进展迅速，致死快，若能恰当地治疗，50% 以上的病例可以治愈。大多数流行区的伯基特淋巴瘤化疗后能获得 CR，其中多数能获得治愈；而非流行区的 Burkitt 淋巴瘤预后较差，中位生存期为 7.4 个月，2 年生存率为 33%[141]。散发性和免疫缺陷相关的 Burkitt's 淋巴瘤历来预后不佳，尤其是成人病例。

近年来儿童 BL 和 BLL 的预后明显改善，晚期患者的 2 年无瘤生存率达 75%~89%，但是成人患者预后欠佳。在儿童短期、高强度的化疗，有时联合 CNS 预防可获优异的生存率，局部病变的患者 5 年生存率 >90%[142]；广泛病变儿童（包括伴白血病表现者）CR>90%，4 年无事件生存（EFS）率在伴白血病表现的患者为65%，Ⅳ期淋巴瘤为 79%。积极的化疗使成人患者获得好的转归，CR65%~100%，总生存率50%~70%[143-144]。儿童患者，即使晚期，包括骨髓和中枢神经受累的病例，采用大剂量化疗亦可能治愈。

国外多组临床研究显示[145-146]，临床Ⅲ、Ⅳ期，合并骨髓侵犯及中枢神经系统侵犯，高LDH 水平，有 B 症状，肿瘤巨块（≥10cm），结外多器官侵犯，首次治疗不能达到 CR 者，为 Burkitt's 淋巴瘤的不良预后因素。在儿童患者中，转归不佳的因素为年龄 >15 岁，良好转归的预后因素为可切除的腹部肿瘤，不能获得CR 是极差的预后征象。张永红等[6] 指出，临床分期为Ⅳ期、治疗 3 个月时是否达到完全缓解及病程小于 15 天与预后不良相关。

对于 BL 白血病，可采用非常强而时间相对短的化疗，这与急性淋巴母细胞性白血病的治疗不同。采用这种治疗方法，大多数患者可获得非常好的预后，80%~90% 患者可生存下来。

复发常发生在诊断后 1 年内，患者 2 年不复发可视为治愈。然而，亦可见少数患者发生第二个 BL 的情况。

第 12 节　介于弥漫性大 B 细胞淋巴瘤和伯基特淋巴瘤之间的未分类的 B 细胞淋巴瘤

1　基本概念

介于弥漫性大 B 细胞淋巴瘤和伯基特淋巴瘤之间的未分类的 B 细胞淋巴瘤（B-cell lymophoma, unclassfiable, with features, intermediate between DLBCL and Burkitt lymophoma, DLBCL-BL）是一类侵袭性淋巴瘤，它和弥漫性大 B 细胞淋巴瘤、伯基特淋巴瘤在形态学、免疫表型和遗传学特征方面具有部分重叠，因此在病理诊断中常常难以把握。

因 DLBCL-BL 在治疗和预后上与 DLBCL和 BL 仍有一定的差异，故不能将其归入DLBCL 和 BL。

2001 年，WHO 将 DLBCL-BL 归为伯基特淋巴瘤中的一个亚型[147]；2008 年，WHO 将其单独分开，作为一异质性类型，包含了 1994年 REAL 分类中的具有高度增殖活性的伯基特样淋巴瘤（Burkitt's like lymphoma, BLL）、Rappaport 分类中未分类非伯基特淋巴瘤、Lukes Collins 分类中小无裂滤泡中心细胞淋巴瘤（small non-cleaved FCC）、Working Formulation 分类中小无裂细胞与非伯基特淋巴瘤（small non-cleaved cell, non-Burkitt），以及大部分具有 Bcl-2/IgH 和 c-myc/IgH 基因易位的"双重打击淋巴瘤"（dual hit lymphoma, DHL）和在此基础上具有 Bcl-6 基因易位的"三重打击淋巴瘤"（triple hit lymphoma, THL）[148-152]。

2　流行病学

DLBCL-BL 主要发生于成年男性，男女比例为 2:1，文献报道[153-156]，其发病年龄为 13 个月至 93 岁，平均为 55 岁，高峰年龄为 41~68 岁。

3　组织病理学

3.1　大体形态

发生于胃肠道的 DLBCL-BL 可表现为溃疡

或息肉状，肿瘤组织多为圆形或椭圆形结节，切面灰白色，呈鱼肉样外观[157-158]。

3.2 镜下观

肿瘤细胞弥漫性增生，中等大小或较大的细胞常呈"铺路石"样排列，细胞核具有多形性，胞质呈嗜碱性，有空泡。瘤细胞间无明显的纤维间质，伴有少量的小淋巴细胞。

因瘤细胞凋亡，出现很多吞噬核碎片的巨噬细胞，周围常有一透明空隙，形成所谓的"星空"现象，弥漫地散在于瘤细胞之间。

瘤细胞具有高增殖活性，核分裂较多。有些病例组织形态类似于 BL，但免疫表型或遗传学特征不典型，可除外 BL；有些病例的免疫表型与 BL 一样，但细胞核多形性介于 BL 和 DBLCL 之间；有些病例类似于淋巴母细胞的形态特征，通过免疫组化检测 TdT，如果阳性则归入淋巴母细胞淋巴瘤[154]。

4 免疫组化

大多数 DLBCL-BL 是起源于生发中心细胞的侵袭性 B 细胞淋巴瘤，由于形态学上缺乏诊断的可重复性，因此免疫表型应当有助于诊断。

4.1 B 细胞相关性抗原

DLBCL-BL 表达多种 B 细胞标记，如 CD19、CD20、CD22、CD79a，偶尔出现 CD20 阴性、CD79a 阳性病例[159]。大部分病例还表达典型的膜表面免疫球蛋白，但是 DHL 不表达。DLBCL-BL 不表达 T 细胞标记 CD3 和 TdT[158-160]。

4.2 生发中心相关抗原

CD10 亦称为急性淋巴母细胞性白血病共同抗原，主要在前 B 细胞和生发中心 B 细胞及一些上皮细胞中表达。在正常淋巴组织的滤泡生发中心中表达，被认为是滤泡生发中心细胞起源的淋巴瘤的一种标志[160]。文献报道[159] DLBCL/BL 中 CD10 阳性率为 52%~95%。

在正常淋巴组织中 Bcl-6 蛋白主要表达于成熟 B 细胞的生发中心和 CD4 阳性 T 细胞，未见于不成熟的前体细胞或分化好的浆细胞，可作为生发中心细胞起源肿瘤的标记物[161]。研究表明，DLBCL/BL 中 Bcl-6 蛋白的阳性率在 70%以上，甚至达 100%。

4.3 后生发中心相关抗原

MUM1 是干扰素调节因子家族中的一种转录因子。在正常组织中，MUM1 表达于浆细胞、一小部分发育后期的生发中心细胞和活化的 T 细胞。MUM1 在 B 细胞向浆细胞分化阶段起着重要的作用，并可作为生发中心后期和生发中心后 B 细胞（late germinal center and post germinal center）标记物[162]。文献报道[163]，DLBCL/BL 中 MUM1 阳性率分别为 57%、100%、17%。

4.4 其他标记物

DLBCL-BL 中，c-myc 蛋白阳性率在 75%以上。Ki-67 增殖指数高低与许多肿瘤的分化程度、浸润、转移以及预后密切相关。

DLBCL/BL 中，Ki-67 增殖指数在 50%~100%之间，平均 88%。Zhao 等报道 6 例，c-myc 重排病例 Ki-67 增值指数≤90%，2 例无 c-myc 重排病例，Ki-67 增值指数≥95%。

Bcl-2 蛋白表达于不断自我更新的组织细胞和少数不成熟细胞内，如基底细胞、造血细胞、黏膜细胞等。Bcl-2 蛋白的过度表达并不影响细胞增殖和加速细胞分裂，而是通过延长肿瘤细胞生存阻止细胞凋亡的发生。在淋巴瘤中 Bcl-2 蛋白的阳性表达常常是由于 Bcl-2/IgH 基因易位或 Bcl-2 基因扩增引起的。DLBCL/BL 中 Bcl-2 蛋白的阳性率为 0~95%。综合文献来看，"双重打击"淋巴瘤（DHL）一般都表达 Bcl-2 蛋白。

野生型 p53 基因具有负性调节细胞增殖、监控 DNA 损伤、诱导细胞凋亡等功能，其基因突变和蛋白过度表达与多种肿瘤的发生发展及预后有密切关系。文献报道 p53 蛋白在 DLBCL/BL 中表达率分别为 19%和 54%。

除以上标记外，DLBCL/BL 还表达 CD38 和 TCL1，不表达 CD23、CD44 和 CD138。

虽然 DLBCL/BL 与 DLBCL 和 BL 在免疫表型方面亦有部分重叠，但联合检测上述免疫标记仍然可以诊断出大部分淋巴瘤。具有诊断特异性的免疫表型指标有待进一步发现。

5 分子遗传学

由于 DLBCL-BL 在组织形态及免疫表型上与 DLBCL 和 BL 部分重叠，因此分子遗传学检测对于诊断和鉴别诊断显得非常重要。有 35% ~50% 的 DLBCL/BL 存在 c-myc 基因易位；约 15% 存在 Bcl-2 基因易位，常和 c-myc 基因易位同时存在；3 号染色体上 Bcl-6 基因的易位有时可见，可与 Bcl-2 和 c-myc 基因同时易位[152]。

荧光原位杂交（fluorescent in situ hybridization，FISH）是一种较敏感的诊断方法，Rita 等报道用 FISH 方法发现有 80% 的病例存在 t（8；14）易位。聚合酶链反应（polymerase chain reaction，PCR）分析 t（8；14）易位的主要断点区（5'GAGAGTTGCTTTACGTGGCCTG3'）没有发现阳性病例。

Macpherson 等[155]对 39 例非伯基特（伯基特样）淋巴瘤分析发现，c-myc 基因易位 11 例，13 例存在 c-myc 和 Bcl-2 基因同时易位，15 例存在其他基因的易位。Mcclure 等[156]用 FISH 方法对 27 例成人 BLL 分析，myc/IgH 基因阳性和 Bcl-2/IgH 基因阴性 8 例，myc/IgH 基因阳性和 Bcl-2/IgH 基因阳性 3 例，myc/IgH 基因阴性和 Bcl-2/IgH 基因阳性 4 例。Zhao 等[159]用免疫组化和 FISH 方法对 8 例非典型形态的成熟 B 细胞淋巴瘤进行检测，6 例 c-myc 基因重排病例中有 3 例 Bcl-2/IgH 基因阳性，结果表明这些淋巴瘤均为介于 DBLCL 和 BL 之间的灰区淋巴瘤。

Tomita 等[152]分析了 27 例"双重打击"淋巴瘤（DHL）的临床病理特征，其中 c-myc 与 IgH 基因易位 14 例，与 IgK/L 基因易位 13 例，11 例是 t（14；18）（q32；q21）和 t（14；18）（q24；q32）；9 例 t（14；18）（q32；q21）和 t（8；22）（q24；q11）；4 例 t（14；18）（q32；q21）和 t（2；8）（p11.2；q24.1）；1 例 t（2；18）（p11；q21）和 t（8；14）（q24；q32）；2 例（8；14；18）（q24；q32；q21）；7 例"三重打击"淋巴瘤（THL）存在 myc、Bcl-2、Bcl-6 基因同时易位，其中 5 例是 Bcl-6/Ig 基因易位。此研究中 2 例混合性淋巴瘤提示滤泡性淋巴瘤可能转化为弥漫性淋巴瘤，用 FISH 和 DNA 测序方法检测证实了 Bcl-2/Ig 基因易位发生在 myc/IgH 基因易位之前。在大多数 myc/IgH 基因易位病例中，myc 基因断裂点位于编码区 5' 端，或者在第一个内含子和第一个外显子，或者在 myc/IgK、myc/IgL 基因易位者的第一个外显子 5' 端。因此，在形态学上鉴别诊断困难时，通过分子遗传学技术可提高诊断准确率。

6 临床表现

患者常表现为不明原因发热、盗汗、体重下降，肝、脾、纵隔淋巴结肿大、胸腔积液、咳嗽、胸痛等。大部分患者病变部位广泛，除了常累及淋巴结，胃肠道是最常受累的部位，患者可出现腹痛、恶心、呕吐等梗阻症状。

40% 患者有骨髓受累，累及外周血时出现白血病性贫血症状[154]。Hutchhison 等[149]报道 16 例患者中有 11 例累及腹部，可发生于全胃肠道，30%~80% 患者累及小肠、结肠和直肠，以回盲部最多见，10% 左右位于胃部。几乎所有病例在发现腹部包块时即已至疾病晚期[164]；病变亦可以累及肝脏、卵巢等部位[165]。在 DHL 中淋巴结外病变者具有高侵袭性和中枢神经系统浸润的特征[152]。

7 鉴别诊断

7.1 伯基特淋巴瘤（BL）

多见于儿童，占儿童非霍奇金淋巴瘤的 30%~40%。除好发于淋巴结外，大约有 50% 地方性 BL 累及下颌和面部其他部位（眼眶），散发性 BL 好发于回盲部。

病理形态特征：是单一性中等大小肿瘤细胞增生浸润，丰富的嗜碱性胞质，常有小脂滴空泡，核圆，染色质浓集和多个核仁，瘤细胞间散在多量有明显吞噬细胞碎片的组织细胞，形成具有诊断价值的"星空"现象。

免疫表型：CD20、CD79a、单型膜表面免疫球蛋白、CD10、Bcl-6 阳性，Ki-67 增殖指数 90%~100%，MUM1 阳性率可达 23%~41%，Bcl-2 蛋白阴性或弱阳性表达。大部分病例表达 CD38、TCL1 和 p53 蛋白，不表达 CD44 和 CD138。

EB 病毒的感染率约 30%[166]。Dave 等[37]研究发现，BL 高表达 c-myc 靶基因和生发中心亚组基因，低表达主要组织相容性复合物（MHC）I 基因和 NF-κB 靶基因。80% BL 存在 c-myc/IgH 基因间易位，约 15% 存在 c-myc/IgL

基因易位，约 5%BL 检测不到 c-myc 基因的异常。不存在 Bcl-2 基因和 Bcl-6 基因的易位[167]。

7.2 弥漫性大B细胞淋巴瘤

好发于中老年人，占非霍奇金淋巴瘤的 30%~40%。肿瘤细胞类似于正常中心母细胞和（或）免疫母细胞，亦可为浆母细胞或多叶核细胞。间质可有明显纤维化或呈黏液样，偶有大量反应性 T 淋巴细胞和/或组织细胞增生。

瘤细胞可表达 CD20、CD79a；活化的 B 细胞表型（A 型）表达 MUM1，生发中心 B 细胞表型（B 型）表达 CD10 和/或 Bcl-6 但不表达 MUM1；不表达 CD45RO 和 PCK。30%~60% DLBCL 表达 Bcl-2 蛋白，CD44 表达率为 86%，Ki-67 增殖指数 50%~70%。Rita 等报道，虽然 BLL 和 DLBCL 都表达成熟的 B 淋巴细胞免疫表型，但联合检测 CD10、p53、Bcl-2、CD44 对这两种淋巴瘤具有鉴别诊断意义。

分子遗传学检测约 30% 的 DLBCL 具有 Bcl-6 基因的易位，其中 Bcl-6/IgH 基因间易位最为常见；20%~30% 的 DLBCL 存在 Bcl-2/IgH 基因易位；10%存在 c-myc/IgH 基因易位[168]。约 20%c-myc 基因断裂病例存在 Bcl-2/IgH 基因易位和/或 Bcl-6 基因断裂，Ki-67 增殖指数>95%，这些病例归入 DLBCL-BL 中可能更准确[169]。

7.3 淋巴母细胞性淋巴瘤（LBL）

LBL 是一类来源于不成熟前体淋巴细胞的高侵袭性肿瘤，以男性青少年多见，80%~85% 为 T 细胞 LBL，约 10%为 B 细胞 LBL；有纵隔占位或伴颈部淋巴结肿大者应考虑 LBL 可能。

瘤细胞中等大小，弥漫分布，胞质少而色淡伊红，核圆形或椭圆形，核膜不同程度地卷曲，染色质均匀，粉尘状，核仁小或不明显，核分裂相多少不一。瘤细胞浸润周围组织常呈单一列兵状穿插于组织间。部分患者可出现区域性"星空"现象，有时还可见广泛坏死。

肿瘤细胞可表达 CD99 和 TdT。LBL 一般不存在 c-myc、Bcl-2 和 Bcl-6 基因的易位[170]。

8 预后

Macpherson 等[155]对 39 例非伯基特（伯基特样）淋巴瘤的检测发现，同时存在基因易位者的预后更差，中位生存时间为 2.5 个月，2 年生存率为 0，只有 c-myc 基因易位者 2 年生存率达 32%，中位生存时间为 7 个月；之后的文献亦报道[156]，成人 DLBCL-BL 中位生存时间是 347 天，同时存在 c-myc 和 Bcl-2 基因易位者的中位生存时间比只有 Bcl-2 基因易位更短。Tomita 等[152]报道，27 例患者在诊断后的中位生存时间为 6 个月，1 年生存率仅 22%，其中 7 例 THL 的中位生存时间为 4 个月，无淋巴结外受累的患者生存时间更长。

（赵　征）

参考文献

[1] Burkitt D. A sarcoma involving the jaws in African children. Br J Surg, 1958, 46 (197)：218-223.

[2] 上海市第六人民医院等. 临床病例讨论第 35 例.中华医学杂志, 1976, 56：252.

[3] Percy CL, Smith MA, Tong T, et al.Lymphomas and reticuloendothelial neoplasms//Bethesda MD.Cancer incidence and survival among and adolescents：United States SEER program 1975-1995.NIH, 1999：35-49.

[4] Chan J K.the new World Health Organization classification of lymphomas：the past, the present and the future.Hematol Oncol, 2 001, 19：129-150.

[5] Banthia V, Jen A, Kacker A. Sporadic Burkitt's lymphoma of the head and neck in the pediatric population. Int J Pediatr Otorhinolaryngol, 2003, 67 (1)：59-65.

[6] 张永红、段颜龙、杨菁，等.儿童伯基特和伯基特样淋巴瘤 40 例的临床研究.中华儿科杂志, 2008, 46 (3)：209-214.

[7] Blum KA, Lozanski G, Byrd JC. Adult Burkitt leukemia and lymphoma. Blood, 2004, 104 (10)：3009-3020.

[8] Economopoulos T, Dimopoulos MA, Foudoulakis A, et al.Burkitt's lymphoma in Greek adults. A study of the Hellenic cooperative oncology group. Leuk Res, 2000, 24 (12)：993-998.

[9] Takada k.Role of Epstein-Barr virus in Burkitt's lymphoma.Curt Topics Microbiol Immunol, 2001, 258：141-151.

[10] Mantadakis E, Raissaki M, Tzardi M, et al.Primary hepatic Burkitt lymphoma.Pediatr Hematol Oncol,

2008，25（4）：331-338.

[11] Ohnishi K. Clinicopathological characteristics of Burkitt lymphoma. Nippon Rinsho, 2000, 58 (3)：635-638.

[12] Brady G, Macarthur GJ, Farrell PJ. Epstein Barr virus and Burkitt lymphoma.Postgrad Med J, 2008, 84 (993)：372-377.

[13] Dehner LP. Pediatric Surgical Pathology. 2th ed. Bultimore：Williams & wilkins, 1987. 825-837.

[14] 许良中编著.现代恶性淋巴瘤病理学.上海：上海科学技术文献出版社，2002：39-40，62-63，151-152.

[15] 刘卫平.伯基特氏淋巴瘤（附2例报告）.广东医学院学报，1994，12（3）：258-259.

[16] 高子芬，吕怀盛，廖松林，等.鼻咽部原发性Burkitt's 淋巴瘤与EB病毒的关系.中华病理学杂志，1997，26（2）：106-107.

[17] vanden Bosch CA.Is endemic Burkitt's lymphoma an alliance between three infections and a tumour promoter? Lancet Oncol, 2004, 5 (4)：738-746.

[18] Gong JZ, Stenzel TT, Bennett ER, et al. Burkitt lymphoma arising in organ transplant recipients：a clinicopathologic study of five cases.Am J Surg Pathol, 2003, 27 (4)：818-827.

[19] Kasamon YI, Swinnen IJ. Treatment advances in adult Burkitt lymphoma and leukemia.Curr Opin Oncol, 2004, 16 (4)：429-435.

[20] Knowles DM.Etiology and pathogenesis of AIDS-related non-Hodgkin's B lymphoma. Hematol Oncol Clin North Am, 2003, 17 (3)：785-820.

[21] Lindstrom MS.Wiman KG.Role of genetic and epigenetic changes in Burkitt lymphoma.Semin Cancer Biol, 2002, 12 (5)：381-387.

[22] Campanero MR. echanisms involved in Burkitt's lymphoma tumour formation. Clin Transl Oncol, 2008, 10 (5)：250-255.

[23] 杨继红，于亚平.B细胞淋巴瘤分子发病机制的研究进展.医学研究生学报，2005，18（2）：118-122.

[24] Obukhova TN, Bariakh EA, Kaplanskaia IB, et al. Detection of translocations diagnostic for Berkitt's lymphoma by fluorescent in situ hybridization on histological sections of paraffin blocks.Ter Arkh, 2007, 79 (7)：80-83.

[25] 李甘地.非霍奇金淋巴瘤//武忠弼，杨光华.中华外科病理学.北京：人民卫生出版社，2002：302-325.

[26] Yustein JT, Dang CV. Biology and treatment of Burkitt's lymphoma. Curr Opin Hematol, 2007, 14 (4)：375-381.

[27] Burmeister T, Schwartz S, Horst HA, et al.Molecular heterogeneity of sporadic adult Burkitti-type leukemia/lymphoma as revealed by PCR and cytogenetics：correlation with morphology, immunology and clinical features.Leukemia, 2005, 19 (6)：1391-1398.

[28] Siebert R, Matthiesen P, Harder S, et al.Application of interphase fluorescence in situ hybridization for the detectionof the Burkitt translocation t (8；14) (q24：q32) in B-cell lymphomas.Blood, 1998, 9l (3)：984-990.

[29] Matsuo Y, Drexler HG, Harashima A, et al. A novel ALL-L3 cell line, BALM 25, expressing both-immunoglobulin lightchains.Leuk Lymphoma, 2004, 45 (3)：575-581.

[30] Onciu M, Schlette E, Zhou Y, et al. Secondary chromosomal abnormalities predict outcome in pediatric and adult high-stage Burkitt Lymphoma. Cancer, 2006, 107 (5)：1084-1092.

[31] Jaffe ES, Harris NL, Stein H, et al. World Health Organization classification of tumours. Pathology and genetics of tumour of hematopoietic and lymploid tissue.Lyon：IARC Press, 2001, 181-184.

[32] Ambinder RF, Griffin CA.Biology of the lymphomas：cytogenetics, molecular biology, and virology.Curr Opin Oncol, 1991, 3 (5)：806-812.

[33] Hemann MT, Bric A, Teruya-Feldstein J, et al. Evasion of the p53 tumour surveillance network by tumour-derived myc mutants.Nature, 2005, 436 (7052)：807-811.

[34] Scheller H, Tobllik S, Kutzera A, et al. C-myc overexpression promotes a germinal center-like program in burkitt's lymphoma.Oncogene, 2010, 29 (6)：888-897.

[35] Keller UB, Old JB, Dorsey FC, et al. Myc targets Cks to provoke the suppression of p27Kipl, proliferation and lymphomagenesis.EMBO J, 2007, 26 (10)：2562-2574.

[36] Zhang W, Bergamaschi D, JinB, et al.Posttranslation modification of p27kipl determine its binding specificity to different cyclins and cyclin-dependent kinases in vivo.Bblood, 2005, 105 (9)：3691-3698.

[37] Dave SS, Fu K, Wright GW, et al.Molecular diagnosis of Burkitt's lymphoma.N Engl J Med, 2006, 354 (23)：2431-2442.

［38］ Sanchez-Beato M, Sanchez-Aguilera A, Piris MA. Cell cycle deregulation in B-cell lymphomas.Blood, 2003, 101（4）：1220-1235.

［39］ Wang H, Mannava S, Grachtchouk V, et al.C-myc depletion inhibits proliferation of human tumour cells at various stages of the cell cycle.Oncogene, 2008, 27（13）：1905-1915.

［40］ Garcia JL, Hernandez JM, Gutierrez NC, et al. Abnormalities on lq and 7q are associated with poor outcome in sporadic Burkitt's lymphoma.A cytogenetic and comparative genomic hybridization study. Leukemia, 2003, 17（10）：2016-2024.

［41］ Farrugia M M, Duan L J, Reis M D, et al.Alterations of the p53 tumor suppressor gene in diffuse large cell lymphomas with translocations of the c-myc and Bcl-2 proto-oncogenes.Blood, 1994, 83：191-198.

［42］ Icikawa A, Hotta T, Takagi Norio, et al. Mutations of p53 gene and their relation to disease progression in B-cell lymphoma. Blood, 1992, 79：2701-2707.

［43］ Said JW, Barrera R, Sinlaku IP, et al. Immunohistochemical analysis of P53 express in malignant lymphomas. Am J Pathol, 1992, 141：1343-1348.

［44］ Blum KA, Lozanski G, Byrd JC. Adult Burkitt leukemia and lymphoma.Blood, 2004, 104（10）：3009-3020.

［45］ 李佩娟，崔全才，王志永，等.伯基特淋巴瘤与EB病毒的关系及其p53和Bcl-2蛋白的表达.中华病理学杂志, 1998, 4（27）：258-261.

［46］ Lambert SL, Martinez OM.Latent membrane protein-1 of EBV activates phosphatidylinositol 3-kinase to induce production of IL-10-.J Immunol, 2007, 179（12）：8225-8234.

［47］ Shore AM, White PC, Hui RC, et al.Epstein-Barr virus represses the Fox01 transcription factor through latent membrane protein 1 and latent membrane protein 2A.J Virol, 2006, 80（22）：11191-11199.

［48］ Faumont N, Le Clorennec C, Teira P, et al. Regulation of DNA polymerase beta by the LMP1 oncoprotein of EBV through the nuclear factor-kappa B pathway.Cancer Research, 2009, 69（12）：5177-5185.

［49］ Kluiver J, Haralambieva E, de Jong D, et al.Lack of BIC and miR155 expression in primary case of burktt lymphomas.Genes Chromosomes Cancer, 2006, 45（2）：147-153.

［50］ Eis PS, Tam W, Sun L, et al. Accumulation of miR-155 and BIC RNA in human B cell lymphomas. Proc Nai Acad Sci USA, 2005, 102（10）：3627-3632.

［51］ Leucei E, Cocco M, Onnis A, et al.Myc translocation-negative classical burkitt lymphoma cases：an alternative pathogenetic mechanism involving miRNA deregulation.J Pathol, 2008, 216（4）：440-450.

［52］ Akao Y, Nakaga Y, Kitade Y, et al. Downregulation of microRNAs-143 and-145 in B-cell malignancies.Cancer Sci, 2007, 98（12）：1914-1920.

［53］ Murray PG, Swinnen LJ, Constandinou CM, et al. Bcl-2 but not its Epstein-Barr virus-encoded a homologue, BHRF1, is commonly expressed in post-transplantation lymphoproliferative disorders. Blood, 1996, 87：706-711.

［54］ Hermine O, Haioun C, Lepage E, et al. Prognostic significance of Bcl-2 protein expression in aggressive non-Hodgkin's lymphoma. Blood, 1996, 87：265-272.

［55］ Tseng W F, Huan g SS, Huang JS. LRP-1/Tbet aR-V mediatesTGF-beta1 induced growth inhibition in CHO cells. FE BS Lett, 2004, 562（1-3）：71-78.

［56］ Derynck R, Akhu rst R J, Balmain A. TGF-beta signaling in tumor suppression and cancer progression. Nat Genet, 2001, 29（2）：117-129.

［57］ Huang S S, Leal S M, Chen C L, et al. Cellular growth inhibition by TGF beta1 involves IRS proteins. FE BS Lett, 2004, 565（1-3）：117-121.

［58］ Sasaki T, Suzuk i H, Yagi K, et al. Lymphoid enhancer factor 1 makes cells resistant to transforming growth factor in ducedre pression of c-myc. Cancer Res, 2003, 63（4）：801-806.

［59］ Lin H Y, Moust akas A. TGF beta receptors：structure and function. Cell Mol Biol, 1994, 40（3）：337-349.

［60］ Amati B. Integrat ing myc an d TGF beta signalling in cell cycle control. Nat Cell Biol, 2001, 3（5）：E 112-113.

［61］ 李柱虎，Lee Mija.TGF-β_1对Burkitt淋巴瘤细胞增殖及c-myc表达的影响.中华肿瘤防治杂志, 2006, 13（8）：589-591.

［62］ Maslak P. Burkitt leukemia/lymphoma. Blood, 2006, 107（3）：858.

［63］ 王夷黎，房惠琼，李启明，等.以肾破裂为首发症状的伯基特淋巴瘤1例报道.诊断病理学杂志, 2007, 14（3）：225-226.

[64] 周倩，张正祥，施红旗，等.散发性伯基特及伯基特样淋巴瘤临床病理分析.诊断学理论与实践，2008，7（6）：633–636.

[65] Magrath IT.Non ⊦Hodgkin's lymphomas：epidemiology and treatment. Ann NY Acad Sci, 1997, 834：91–106.

[66] HutehisonR E, Finch C, Kepner J, et a1.Burkitt lymphoma is immunophenotypically different from Burkitt–1ike lymphoma in young persons.Ann Oncol, 2000, l1：35–38.

[67] Haralambieva E, Boerma EJ, van Imhoff GW, et al. Clinical, immunophenotypic, and genetic analysis of adult lymphomas with morphologic features of Burkitt lymphoma. Am J Surg Pathol, 2005, 29（8）：1086–1094.

[68] Coim MS, Spasm R, Perkins SL, et a1.Burkltt's and Burkitt–llke lymphoma in children and adolescents：a review of the Children's Cancer Group experience.Br J Haematol, 2003, 120（3）：660–670.

[69] Cheson BD, Horning SJ, Coiffier B, et al. Report of an international workshop to standardize reponse criteria for non –Hodgkin's lymphomas NCI Sponosred International Working Group. J Clin Oncol, 1999, 17（4）：1244–1253.

[70] Burmeister T, Schwartz S, Horst HA, et a1. Molccular heterogeneity of sporadic adult Burkitt–type leukemia/lymphoma as revealed by PCR and cytogenetics：correlation with morphology, immunology and clinical features.Leukemia, 2005, 19（6）：1391–1398.

[71] Gong JZ, Stenzel TT, Bennett ER, et al. Burkitt lymphnma arising in organ transplant recipients：a clinicopathologic study of five cases.Am J Surg Pathol, 2003, 27（4）：818–827.

[72] 郑立春，冯珏，李红梅，等.颅内伯基特淋巴瘤 ^{18}F–FDG 显像 1 例.中国医学影像技术，2008，24（6）：911–912.

[73] Park YH, Kim WS, Kang HJ, et a1. Gastric Burkitt lymphoma is a distinct subtype that has superior outcomes to other types of Burkitt lymphoma/leukemia.Ann Hematol, 2006, 85（5）：285–290.

[74] Blum KA, Lozanski G, Byrd JC. Adult Burkitt leukemia and lymphoma.Blood, 2004, 104（10）：3009–3020.

[75] 林宁晶，郑文，张运涛，等.13 例伯基特和伯基特样淋巴瘤的临床特点分析.中国肿瘤临床，2010，37（1）：5–7.

[76] 李永湘，陈述强，黄坚成，等.鼻咽部伯基特淋巴瘤 5 例.临床耳鼻咽喉科杂志，2006，20（1）：41.

[77] 薛见珍，赵文娟.伴面神经麻痹的伯基特淋巴瘤一例误诊报告.临床误诊误治，1999，12（4）：249.

[78] 何飞，梁昌达，邹音.肠系膜伯基特淋巴瘤一例.中华肿瘤杂志，2009，31（12）：924.

[79] Schock et LS, S yed NA, Fine SL. Primary adrenal lymphoma withchoroidal metastases. Am J Ophthalmol, 2002, 134（5）：775–776.

[80] 张静仁，包山，程志强.肾上腺原发性 Burkitt's 淋巴瘤误诊 1 例分析.中国误诊学杂志，2009，9（10）：2398.

[81] Kagu MB, Ahmed SG, Bukar AA.Pre–treatment tumour lysis syndrome and acute renal failure in adult Nigerians with Burkitt's lymphoma：report of three cases and literature review.Afr J Med Med Sci, 2005, 34（4）：399–402.

[82] Sevilla DW, Gong JZ, Goodman BK, et al. Clinicopathologic findings in high grade B cell lymphomas with typical Burkitt morphologic features but lacking the MYC translocation. Am J Clin Pathol, 2007, 128（6）：981–991.

[83] Frost M, Newell J, Lonnes MA, et al.Comparative immunoohistiochemical analysis of pediatric Burkitt lymphoma and diffuse large B–cell lymohoma.Am J Clin Pathol, 2004, 121（2）：384–392.

[84] Hazdambieva E, Boerma EJ, vanlmhoff GW, et al. Clinical, immunophenotypic, and genetic analysis of adult lymphomas with morphological features of Burkitt lymphoma Nakamura N, Nakamine H, Tamam J, et al.The distinction between Burkitt lymphoma and diffuse large B–cell lymphoma with c–myc rearrangement.Mad Patho1, 2002, 15（4）：771–776.

[86] Goradey RP, Madan R, Dulau AE, et al.Germinal center and delivated B–cell profiles separate Burkitt lymphoma and diffuse large B –cell lymphoma in AIDS and non –AIDS cases.Am J Clin Pathol, 2005, 124（3）：790–798.

[87] Au WY, Horsman DE, Cascoyne RD, et al.The spectrum of lymphoma with 8q24 aberrations：a clinical, pathological and cytogenetic study of 87 consecutive cases.Leuk Lymphomla, 2004, 45（2）：519–528.

[88] Mukhopadhyay S, Readling J, Cotter PD, et al. Transformation of follicular 1ymphoma to Burkitt–like lymphoma within a single lymph node.Hum

Pathol，2005，36（3）：571-575.

[89] Tomita N，Nakamura N，Kanamori H，et al.A typical Burkitt lymphoma arising from follicular lymphoma demonstration by polymerase chain reaction following laser capture microdissection and by fluorescence in situ hybridizalion on paraffin-embedded tissue sections.J Am J Surg Pathol，2005，29（1）：121-124.

[90] J Voorhees PM，Caeder KA，Smith SV，et al. Follicular lymphoma with a Burkitt translocation-predictor of an aggressive clinical course；a case report and review of the literature.Arch Pathol Lab Med，2004.128（1）：210-213.

[91] 李冬洁，石群立，黄文斌.卵巢恶性小圆细胞肿瘤的诊断和鉴别诊断.医学研究生学报，2007，20（12）：1314-1317.

[92] Patte C，Auperin A，Michon J，et al. The Société Francaise d'Oncologie Pediatrique LMB89 protocol：highly effective multiagent chemotherapy tailored to the tumor burden and initial response in 561 unselected children with B-cell lymphomas and L3 leukemia. Blood，2001，97（11）：3370-3379.

[93] Diviné M，Casassus P，Koscielny S，et al. Burkitt lymphoma in adults：a prospective study of 72 patients treated with an adapted pediatric LMB protocol. Ann Oncol，2005，16（12）：1928-1935.

[94] Patte C，Leverger G，Michon J，et al.High survival rate of childhood B cell lymphoma and leukemia（ALL）as result of the LMB 89 protocol of SFOF. Fifth International Conference on Malignant Lymphoma，Lugano，1993：52.

[95] Bureo E，Ortega JJ，Munoz A，et al.Bone marrow transplantation in 46 patients with non-Hodgkin's lymphoma. Bone Marrow Transplantation，1995，15：353.

[96] Kagu BM，Durosinmi MA，Adeodu OO，et al.Determinants of survival in Nigerians with Burkitt's lymphoma.Afr J Med Med Sci，2004，33（3）：195-200.

[97] Reiter A,Schrappe M，Parwaresch R，et al.Non-Hodgkin's lymphomas of childhood and adolescene：Result of a treatment stratified for biologic subtypes and stage-A report of the Berlin Frankfurt Munster Group.J Clin Oncol，1995，13（2）：359.

[98] Reiter A，Schrappe M，Tiemann M，et al. Improved treatment results in childhood B-cell neoplasms with tailored intensification of therapy：a report of the Berlin-Frankfurt-Munster Group trial NHL-BFM90. Blood，1999，94（10）：3294-3306.

[99] Patte C，Auperin A，Michon J，et al. The Societe Francaised Oncologie Pediatrique LMB89 protocol：highly effective multiagent chemotherapy tailored to the tumor burden and initial response in 561 unselected children with B-cell lymphomas and L3 leukemia. Blood，2001，97（11）：3370-3379.

[100] Smeland S，Blystad AK，Kvalфy SO，et al. Treatment of Burkitt's/ Burkitt-like lymphoma in adolescents and adults：a 20-year experience from the Norwegian Radium Hospital with the use of three successive regimens. Ann Oncol，2004，15（7）：1072-1078.

[101] Mead GM，Sydes MR，Walewski J，et al. An international evaluation of CODOX-M and CODOX-M alternating with IVAC in adult Burkitt's lymphoma：results of United Kingdom Lymphoma Group LY06 study. Ann Oncol，2002，13（8）：1264-1274.

[102] Rizzieri DA，Johnson JL，Niedzwiecki D，et al. Intensive chemotherapy with and without cranial radiation for Burkitt leukemia and lymphoma：final results of Cancer and Leukemia Group B Study 9251. Cancer，2004，100（7）：1438-1448.

[103] Blum KA，Lozanski G，Byrd JC. Adult Burkitt leukemia and lymphoma. Blood，2004，104（10）：3009-3020.

[104] Kujawski LA，Longo Wl，Williams EC，et al.A 5-drug regimen maximizing the dose of cyclophosphamide is effective therapy for adult Burkitt or Burkitt-like lymphomas.Cancer Invest，2007，25（2）：87-93.

[105] Anderson J R，Jenkin R D，Wilson J F，et al. Long-term follow-up of patients treated with COMP or LSA2L2 therapy for childhood non-Hodgkin's lymphoma：a report of CCG-551 from the Childrens Cancer Group. J Clin Oncol，1993，11（6）：1024-1032.

[106] Hvizdala E V，Berard C，Callihan T，et al. Non-lymphoblastic lymphoma in children-histology and stage-related response to therapy：a Pediatric Oncology Group study. J Clin Oncol，1991，9（7）：1189-1195.

[107] 孙晓非，苏义顺，刘冬耕，等. BFM-90、CHOP 和 CHOP /HD-MTX 方案治疗儿童青少年 B 细胞非霍奇金淋巴瘤的生存率比较. 癌症，2004，23（8）：933-938.

[108] Link M P, Shuster J J, Donaldson S S, et al. Treatment of children and young adults with early-stage non-Hodgkin's lymphoma. N Engl J Med, 1997, 337 (18): 1259-1266.

[109] Gerrard M, Cairo M, Weston C, et al. Results of the FAB international study in children and adolescents (C+A) with localised, resected B cell lymphoma (large cell [C].Burkitt [BL] and Burkitt-like), ASCO 2003, Chicago, USA: Abstract No: 3197.

[110] Cabanillas M, Thomas D, Cortes J.et al.Outcome with hyper-CVAD and rituximab in Burkitt (BL) and Burkitt-like (BLL) leukemia/lymphoma.Proc Am Soc Clin Oncol, 2002, 22 (3): 574.

[111] Kasamon YI, Swinnen LJ. Treatment advances in adult Burkitt lymphoma and leukemia.Curr Opin Oncol, 2004, 16 (4): 429-435.

[112] Mead GM, Sydes MR, Walewski J, et al.An intenational evaluation of CODOX-M and CODOX-M alternating with IVAC in adult Burkitt's lymphoma: results of United Kingdom Lymphoma Group LY06 study.Ann Oncol, 2002, 13 (6): 1264-1274.

[113] Lacase A, Howard O, Lib S, et al.Modified Magrath regimens for adults with Burkitt and Burkitt-like lymphoma·preserved efficacy with decreased toxicity.Leuk Lymphoma, 2004, 45 (3): 761-767.

[114] PaRe C, Auperin A, Michon J, et al.The Societe Franeaised Oncologic Pediatrique L MB89 protocol: highly effective multiagent chemotherapy tailored to the tumor burden and initial response in 561 unselected children with B-cell lymphoma and L3 leukemia.Blood, 2001, 97: 3370-3379.

[115] PaRe C, Michon J, Fruppaz D, et al.Therapy of Burkitt and other B-cell acute lymphoblastic leukaemia and lymphoma: experience with the LMB protocols of the SFOP (French Pediatric Oncology Society) in children and adults.Bailliere Clin Haematol, 1994, 7: 339-348.

[116] Divine M, Casassus P, Koscielny S, et al.Burkitt lymphoma in adults: a prospective study of 72 patients treated with an adapted pediatric LMB protocol.Ann Oncol, 2005, 16 (12): 1928-1935.

[117] 孙晓非, 管忠震, 李苏, 等. 大剂量 MTX 联合化疗治疗淋巴系统恶性肿瘤的临床和药动学研究. 癌症, 1999, 18 (6): 708-710.

[118] 孙晓非, 甄子俊, 刘冬耕.改良 B-NHL-BFM-90 方案治疗儿童青少年伯基特淋巴瘤的疗效分析.癌症, 2007, 26 (12): 1339-1343.

[119] Woessmann W, Seidemann K, Mann G, et al. The impact of the methotrexate administration schedule and dose in the treatment of children and adolescents with B-cell neoplasms: a report of the BFM Group Study NHL-BFM95. Blood, 2005, 105 (3): 948-958.

[120] Suzuki E, Umenzawa K, Bonavida B.Rituximab inhibits the constitutively activated PI3K-Akt pathway in B-NHL cell lines: involvement in chemosensitization to drug-induced apoptosis. Oncogene, 2007, 26 (42): 6148-6193.

[121] Thomas DA, Faderl S, O'Brien S, et al. Chemoimmunotherapy with Hyper-CVAD plus Rituximab for the Treatment of Adult Burkitt and Burkitt-type Lymphoma or Acute Lymphoblastic Leukemia. Cancer, 2006, 106 (7): 1569-1580.

[122] Li B, Shi S, Qian W, et al.Development of novel tetravalent anti-CD20 antibodies with potent antitumour activity.Cancer Res, 2008, 68 (7): 2400-2408.

[123] Carnahan J, Stein R, Qu Z, et al.Epratuzumab, a CD22-targeting recombinant humanized antibody with a different mode of action from rituximab.Mol Immunol, 2007, 44 (6): 1331-1341.

[124] Qu Z, Goldenberg DM, Cardillo TM, et al.Bispecial anti-CD20/22 antibodies inhibit B-cell lymphoma proliferation by a unique mechanism of action.Blood, 2008, 111 (4): 2211-2219.

[125] Wang S, Wang S, Yang HY, et al.CD40L-mediated inhibition of NF-kappaB in CA46 burkitt lymphoma cells promotes apoptosis.Leuk Lymphoma, 2008, 49 (9): 1792-1799.

[126] Wang RF, Miyahara Y, Wang HY.Toll-like receptors and immune regulation: implication for cancer therapy.Oncogene, 2008, 27 (2): 181-189.

[127] Buhe V, Guerrier T, Youinou P, et al.CpGODN enhance the efficacy of rituximab in non-Hodgkin lymphoma.Ann N Y Acad Sci, 2009, 1173: 858-864.

[128] Krierg AM.Toll-like receptor 9 (TLR9) agonists in the treatment of cancer.Oncogene, 2008, 27 (2): 161-167.

[129] Leonard JP, Link BK, Emmanouilides C, et al. Phase I trial of toll-like receptor-9 agonist PF-3512676 with and following rituximab in patients with recurrent indolent and aggressive non-Hodgk-

in's lymphoma.Clin Cancer Res, 2007, 13 (20):
6168-6174.

[130] Imhoff GW, Hoh B, MacKenzie MA, et a1.Short
intensive sequential therapy followed by autologous
stem cell transplantation in adult Burkitt, Burkitt-
like and lymphoblastic lymphoma.Leukemia,
2005, 19 (6): 945-952.

[131] Song KW, Barnett MJ, Gascoyne RD, et a1.
Haematopoietic stem cell transplantation as primary
therapy of sporadic adult Burkitt lymphoma.Br J
Haemat01, 2006, 133 (6): 634-637.

[132] Boeiek RG. Adult Burkitt's lymphoma. Clin lym-
phoma, 2005, 6 (1): 11-20.

[133] Valnet-Rabier MB, Challier B, Thiebault S, et
a1.C -Flip protein expression in Burkitt's lym-
phomas is associated with a poor clinical outcome.
Br J Haematol, 2005, 128 (6): 767-773.

[134] Kimura N, Miyakawa Y, Kohmura K, et a1.Tar-
geting NF kappaB and induction of apoptosis by
novel NF -kappaB inhibitor dehydroxymethyle-
poxyquinomicin (DHMEQ) in Burkitt lymphoma
cells.Leuk Res, 2007, 31 (11): 1529-1535.

[135] Jazirehi AR, Vega MI, Bonavida B.Development of
rituximab -resistant lymphoma clones with altered
cell signaling and cross-resistance to chemotherapy.
2007, 67 (3): 1270-1281.

[136] Valnet-Rabier MB, Chllier B, Thiebault S, et al.
c -Flip protein expression in burkitt lymphomas is
associated with a poor clinical outcome.Br J
Haematol, 2005, 128 (6): 767-773.

[137] Du Z, Fan M, Kim JG, et al.Interfron-resistant
daudi cell with a stat2 defect is resistant to apopot-
sis iduced by chemotherapeutic agents. J Biol
Chem, 2009, 284 (41): 27808-27815.

[138] Smith SM, Johnson JL, Niedzwiecki D, et a1.Se-
quential doxorubicin and topotecan in relapsed/re-
fractory aggressive non-Hodgkin's lymphoma: re-
sults of CALGB 59906.Leuk Lymphoma, 2006, 47
(8): 1511-1517.

[139] Kagu MB, Ahmed SG, Bukar AA. Pre-treat-
ment tumour lysis syndrome and acute renal failure
in adult Nigerians with Burkitt's lymphoma: report
of three cases and literature review.Afr J Med Med
Sci, 2005, 34 (4): 399-402.

[140] Goldman S C, Holcenberg J S, Finklestein J Z, et
al. A randomized comparison between rasburicase
and allopurinol in children with lymphoma or
leukemia at high risk for tumor lysis. Blood,

2001, 97 (10): 2998-3003.

[141] Schrager JA, Pittaluga S, Raffeld M, et al. Gran-
ulomatous reaction in Burkitt lymphom: a correla-
tion with EBV positivity and clinical outcome. Am J
Surg Pathol, 2005, 29 (3): 1115-1116.

[142] Coim MS, Spasm R, Perkins SL, et a1.Burkitt'
and Burkitt-like lymphoma in children and adoles-
cents: a review of the Children's Cancer Group ex-
perience.Br J Haematol, 2003, 120 (3): 660-
670.

[143] Dunleavy K, Pittalug S, Janik J, et a1. Novel
treatment of Burkitt lymphoma with dose-adjusted
EPOCH -Rituximab: Preliminary results showing
excellent outcome.Blood 2006, 108: 2736.

[144] Tanro S, Begum G, Lauritzsen CF, et al.Intensi-
fying methotrexate (MTX) dosage reduces treat-
ment failure in adults with Burkitt-like leukaemia/
lymphoma (BL) treated with an adapted BFM
protocol.Blood, 2006, 108: 2438.

[145] Mcmaster ML, Greer JP, Greco FA, et al.Effec-
tive treatment of small non-cleaved cell lymphoma
with high intensity, brief duration chemotherapy.J
Clin Oncol, 1991; 9 (6): 941.

[146] Divine M, Lepage E, Briere J, et al.Is the small
non -cleaved cell lymphoma histologic subtype a
poor prognostic factor in adult patients?A case con-
trolled analysis.J Clin Oncol, 1996; 14 (1):
240.

[147] Ferry JA. Burkitts lymphoma: Clinicopathologic
features and differentional diagnosis.Oncologist,
2006, 11 (3): 375-383.

[148] Swerdlow SH, Campo E, Harris NL, et al. WHO
classification of tumours of WHO haematopoietic
and lymphoid tissues.Lyon: IARC Press, 2008:
265-266.

[149] Hutchison Re, Finch C, Kepner J, et al.Burkitt
lymphoma is immunophenotypically different from
Burkitt like lymphoma in young persons.Anna On-
col, 2000, 11: s35-s38.

[150] Braziel RM, Arber DA, Slovak ML, et al. The
Burkitt like lymphomas: a Southwest Oncology
Group study delineating phenotypic, genotypic,
and clinical features.Blood, 2001, 97 (12):
3713-3720.

[151] Harris NL, Jaffe ES, Stein H, et al. A re-
vised European American Classification of lymphoid
neoplasms: a proposal from the International Lym-
phoma Study Group.Blood, 1994, 84 (5): 1361-

1392.

[152] Tomita N, Tokunaka M, Nakamura N, et al. Clinicopathological features of lymphoma/leukemia patients carrying both Bcl-2 and myc translocations. Haematologica, 2009, 94 (7)：935-943.

[153] Klumb CE, Resende LM, Stefanoff CG, et al. Burkitt like lymphoma in an infant：a case report. Rev Hosp Clin Fac Med Sao Paulo, 2003, 58 (1)：33-36.

[154] 沈志祥，朱雄增.恶性淋巴瘤.北京：人民卫生出版社，2003：545.

[155] Macpherson BN, Lesack D, Klasa R, et al. Small non cleaved, non Burkitt's （Burkitt like） lymphoma：cytogenetic spredict outcome and reflect clinical presentation.J Clin Oncol, 1999, 17 (5)：1558-1567.

[156] McClure RF, Remstein ED, Macon WR, et al. Adult B cell lymphomas with burkitt like morphology a rephenotypically and genotypically heterogeneous with aggressive clinical behavior.Am J Surg Pathol, 2005, 29 (12)：1652-1560.

[157] Snuderl M, Kolman OK, Chen YB, et al.B cell lymphomas with concurrent IgH-Bcl-2 and myc rearrangements are aggressive neoplasms withclinical and pathologic features distinct from Burkitt lymphoma and difuse larg B cell lymphoma.Am J Surg Pathol, 2010, 34 (3)：327-340.

[158] Shimazu S, Kobayashi M, Okabayashi T, et al. A case of GIB Burkitt like lymphoma.Gastrointest Endosc, 2004, 60 (1)：152-154.

[159] Zhang XM, Beneck D, Bostwick HE, et al.Primarry Burkitt like lymphoma presenting as a solitary rectal poly in a child：Case report Zhao XF, Hassan A, Perry A, et al.C-myc Rearrangements are frequent inaggressive mature B cell lymphoma with a typical morphlogy.Int J Clin Exp pathology, 2008, 1 (1)：65-74.

[160] Gualco G, Queiroga EM, Weiss LM, et al.Frequent expression of multiple myelomal/interferon regulatory factor 4 in Burkitt lymphoma.Hum Pathol, 2009, 40 (4)：565-571.

[161] Dogan A, Bagdi E, Munsonn P, et al.CD10 and Bcl-6 expression in paraffin sections of normal lymphoid tissue and B cell lymphomas.Am J Surg Pathol, 2000, 24 (6)：846-852.

[162] Cattoretti G, Chang CC, Cechova K, et al.Bcl-6 protein is expressed in germinal center B cells. Blood, 1995, 86 (1)：45-53.

[163] Atkunam Y, warnke RA, Montgomery K, et al. Ananlysis of MUM1/IRF 4 protein expression using tissue microarrays and immunohistochemistry.Mod Pathol, 2001, 14 (7)：686-694.

[164] Gualco G, Queiroga EM, Weiss LM, et al.Frequent expression of multiple myelomal/interferon regulatory factor 4 in Burkitt lymphoma.Hum Pathol, 2009, 40 (4)：565-571.

[165] Noshho KM, Shitani M, Takahashi F, et al. A case of primary gastric Burkitt like lymphoma in the early stage diagnosed by endoscopic mucosal resection.Int J Colorect Dis, 2006, 21 (2)：188-189.

[166] Rodig SJ, Vergilio JA, Shahsafaei A, et al.Characteristic expression patterns of TCL1, CD38, and CD44 identify aggressive lymphomas harboring a myc translocation.Am J Surg Pathol, 2008, 32 (1)：113-122.

[167] 杨文萍，朱才娣，宫丽平，等.儿童腹腔非霍奇金B细胞淋巴瘤的临床病理及免疫表型分析.中华病理学杂志，2009, 38 (11)：759-764.

[168] Haralambieva E, Schuuring E, Rosati S, et al. Interphase fluorescen in situ hybridization for detection of 8q24/myc breakpoints on routine histologic sections：validation in Burkitt lymphomas from three geographic regions.Genes Chromome Cancer, 2004, 40 (1)：10-18.

[169] Tumwine LK, Campidelli C, RinghiS, et al.B-cell non-Hodgkinlymphoma in Uganda：an immunothistochemical appraisal on tissue microarray.Hum Pathol, 2008, 39 (6)；817-823.

[170] Ueda C, Nishikori M, Kitawaki T, et al. Coexistent rearrangements of c-myc, Bcl-2 and Bcl-6 genes in ainfuse larg B cell lymphoma.Int J Hematol, 2004, 79 (1)：52-54.

[171] 翟勇平，刘海宁，周晓钢，等.淋巴母细胞淋巴瘤28例临床病理分析.医学研究生学报，2009, 22 (4)：390-393.

第25章

灰区淋巴瘤

目　录

第 1 节　基本概念

1　概念提出

灰区淋巴瘤（gray zone lymphoma，GZL）的概念于 1998 年由欧美的 12 位血液病理学专家、霍奇金淋巴瘤协作组首先提出[1]，是一种临床上较为罕见的、特殊的淋巴瘤，国内外报道不多。

2004 年，WHO 首次在肺、胸膜、胸腺和心脏肿瘤的病理学和遗传学中引用了"GZL"的概念[2]，指肿瘤显示介于经典型霍奇金淋巴瘤（CHL）和大细胞性非霍奇金淋巴瘤（NHL）之间的特征，不能明确归类为 CHL 或 NHL。

2008 年，《WHO 淋巴造血系统肿瘤分类》中正式引用了"GZL"，并做了详细的阐述[3]，对不能明确归入一种病变的病例提出了暂定的交界性分类，指明在临床、形态学和免疫表型特征上均介于两种淋巴瘤类型之间，不能明确归入特定的类别，是诊断的灰区，故称为灰区淋巴瘤。该定义包括两种 GZL 类型，即不能分类的 B 细胞淋巴瘤，特征为介于弥漫性大 B 细胞淋巴瘤（DLBCL）和经典型霍奇金淋巴瘤/Burkitt's 淋巴瘤（CHL/BL），这两种类型代表了 GZL 的主要表现类型。此类淋巴瘤多发于纵隔，目前推荐使用"纵隔灰区淋巴瘤"之名。

2　分类

2.1　CHL-DLBCL

该类型为不能分类的 B 细胞淋巴瘤，其临床、形态学和/或免疫表型特征介于经典型霍奇金淋巴瘤（CHL）和弥漫性大 B 细胞淋巴瘤（DLBCL）（尤其是原发性纵隔大 B 细胞淋巴瘤（PMBL）之间。

介于 DLBCL 和 CHL 之间不能明确分型的 B 细胞淋巴瘤首先由 2008 年《WHO 血液淋巴组织肿瘤》第 4 版提出，此型淋巴瘤目前被习惯称之为"灰区淋巴瘤"，该亚型对于病理学家和临床学家仍然是个巨大的挑战。

霍奇金淋巴瘤的 R-S 细胞是一种变异的 B 细胞，无分泌免疫球蛋白的功能，其他特征与 B 细胞非常相似。导致这一现象的生物学和分子机制很复杂，目前尚未完全明确，在多数免疫系统相对正常或有缺陷的 CHL 患者中可见到此类情况。

随着分子生物学及免疫学的进展，已经证实经典霍奇金淋巴瘤（HL）起源于 B 淋巴细胞[4]。因此，从理论上讲，有可能存在一种特殊的淋巴瘤，即在临床及生物学行为上介于经典霍奇金淋巴瘤与 B 细胞来源的非霍奇金淋巴瘤之间。

近年来的研究发现，纵隔可发生一种在临床、形态学和免疫组化特征上均介于结节硬化性经典霍奇金淋巴瘤（CHL-nodular sclerosis, CHL-NS）和原发性纵隔的大 B 细胞淋巴瘤（primary mediastinal large B-cell lymphoma, PM-LBCL）之间的淋巴瘤，称为"灰区淋巴瘤"[3]，Traverse-Glehen 等[5] 的研究亦显示，确实存在这样一类淋巴瘤。这类淋巴瘤普遍表现为纵隔肿块，有类似的病例表现为外周淋巴结肿块而没有纵隔侵犯。

近年来，原发性纵隔大 B 细胞淋巴瘤与结节硬化性经典霍奇金淋巴瘤之间的联系屡见病例报道。报道的病例中，部分患者为含有上述两种肿瘤成分的组合性淋巴瘤，部分患者为介于两者之间的灰区淋巴瘤。

"灰区淋巴瘤"通常被用来表述不同淋巴瘤亚型之间组织学和生物学特征相近的那部分病例，常常发生在 CHL 和 NHL 之间，以及结节性淋巴细胞为主型霍奇金淋巴瘤与 B 细胞淋巴瘤（最常见的是富于 T 细胞和组织细胞的大 B 细胞淋巴瘤）之间。同样，组织学不一致可同时或异时存在于霍奇金淋巴瘤和非霍奇金淋巴瘤的混合体。

弥漫性大 B 细胞性淋巴瘤（diffuselarge B-cell lymphorna, DLBCL）是一组较具异质性的肿瘤，根据形态学、生物学和临床研究将其分为不同的变型和亚组，其中原发性纵隔/胸腺大 B 细胞淋巴瘤（primary mediastinal/thymic large B-cell lymphoma, PMBL）是纵隔发生的可能来源于胸腺 B 细胞的淋巴瘤。

2.2 DLBCL-BL

该类型亦为不能分类的 B 细胞淋巴瘤，报道极少，其形态学和遗传学特征介于弥漫性大 B 细胞淋巴瘤和 Burkitt's 淋巴瘤之间，但因生物学和临床方面的原因均不能归于二者，这些肿瘤以前通常称为不能分类的淋巴瘤或 Burkitt 样淋巴瘤。

可详细参考第 24 章《Burkitt's 淋巴瘤》。

3 概念争议

"灰区淋巴瘤"虽然是指用于形态学特征、生物学行为以及临床特征均相似于介于霍奇金淋巴瘤和非霍奇金淋巴瘤之间的亚型，同时具有 CHL 和 DLBCL 两大类亚型特点的淋巴瘤，尤其是自原发纵隔 B 细胞淋巴瘤；但目前仍存在争议。

WHO 在 2004 年肺肿瘤分类中首次引用了 GZL 的概念，而 WHO 淋巴造血系统肿瘤直至 2008 年才引用此概念，并且主要指纵隔淋巴瘤，同时还提出了界于 DLBCL 和 Burkitt's 淋巴瘤之间的大 B 细胞淋巴瘤，似乎没有接受其他类型的"GZL"。

Stein 等[6] 认为，GZL 是 CHL 与其他形态学和免疫表型相关病变之间的交界性病变，如结节性淋巴细胞为主型 HL（nodularlympho-cyte predominant Hodgkinlymphoma, NLP-HL）、富于 T 细胞的 B 细胞淋巴瘤（T-cell rich B-cell lymphoma, TRBCL）、ALK 阴性的间变大细胞淋巴瘤（anaplasticlarge B cell lymphoma, AL-CL）、间变型弥漫大 B 细胞性淋巴瘤和 PMBL。

随着对每种淋巴瘤的典型病例在形态学、免疫表型和分子学特征的严格定义，上述一些病变已可明确诊断，GZL 的范围已被缩小。

有学者指出[7-8]，经典的 GZL 主要指发生在纵隔的介于 CHL 和 DLBCL 之间的淋巴瘤，若是两种类型明确的淋巴瘤混合，则应归入复合性淋巴瘤。

另外，Zettl 等[9] 还提出了组合性淋巴瘤、同时性淋巴瘤、异时性淋巴瘤的概念，即某些淋巴瘤同时具有 CHL 和 NHL 典型特点，若两种成分能清楚分开，称为组合性淋巴瘤（composite lymphoma）；两种成分同时出现，称为同时性淋巴瘤（synchronous lymphoma）；先后出现者，称为异时性淋巴瘤（metachronous lymphoma）。Traverse-Glehen 等[5] 报道了 9 例患者，不同时间点及不同部位病理检查，分别诊断为 CHL-NS 和 PM-LBCL。CHL-NS 成分中，仅 1 例患者 H-RS 细胞 CD20 局部弱阳性，其余患者 H-RS 细胞 CD20 均为阴性；所有病例 CHL-NS 部分中，CD79a 为阴性、CD30 阳性，6 例患者 CD15 阳性；所有病例 PM-LBCL，部分 CD20 阳性。

组合性及异时性 PM-LBCL 和 NS-CHL 淋巴瘤的存在，进一步说明淋巴瘤的发展过程不是静止的，在发生发展的过程中，PM-LBCL 和 NS-CHL 可互相转化，细胞分别表现 CHL 和 PM-LBCL 的特征，亦可同时表现 CHL 和 PML-BCL 的特征，即灰区淋巴瘤。

同时或异时出现 CHL 和 PMBL 的特征是与生物学特征紧密相关，亦是个概念性内容，但从命名学角度，这个概念不包含在 WHO 目前的分类中。更重要的是，这些具有明确的组织学和免疫表型特点的病例在相同的患者中具有相关的单克隆性。

观察发现，当 PMBL 和 CHL 的结节硬化性亚型同时出现在一个病例的不同部位时，两种亚型的特征皆有表现，提示从 CHL 向 PMBL 的转型是双向性的。

在最新的 WHO 分型中，一个模棱两可的表述是 EBV 阳性病例。很多 EBV 阳性 B 细胞增生可以与 CHL 具有相同的组织学形态和免疫表型。如与 MTX 或其他免疫抑制剂有关的 EBV 阳性的淋巴组织增生病与 CHL 非常相似；同样，在老年人群常见的 EBV 阳性的大 B 细胞淋巴瘤在形态上和免疫表型上与 CHL 非常相似；而现行的 WHO 形态学分型表明近 20% 的 GZL 病例 EBV 阳性，这就表明这些与更为常见的纵隔 GZL 不相干，因后者 EBV 阴性。这似乎说明 CHL 的免疫表型（CD30⁺、CD15⁺、CD20 弱阳性或不定性）并不是 CHL 的特征，因为它也可能来自 EBV 阴性的 B 细胞增殖病而与 CHL 没有关系。

对于 GZL 的细胞起源仍有待于进一步探讨。Poppema 等[10] 认为，CHL 和至少一部分 PMBL 来源于相似阶段的 B 细胞，具有共同的发病机制，具有类似的基因表达谱。两种肿瘤的细胞在发生上，位于生发中心反应和浆细胞之间。在 DLBCL 亚型中，PMBL 为不同于 ABC 和 GBC 的另一种亚型，而 GZL 则是更为独特的淋巴瘤，其细胞来源及发病机制无疑已成为目前研究的热点。应用基因组和蛋白质组学技术阐明调节其发生细胞的分化、增生和凋亡的特异性病理信号转导途径，将为特异性肿瘤的个体化分子靶向治疗的形成提供依据。

新版 WHO 分类提出的交界性淋巴瘤是暂定的分类，不是独特的病变实体，但有利于将不符合 DLBCL、BL 或 CHL 诊断标准而又具有两者重叠特征的病例进行归类，有利于对这些病例治疗的效果和诊断标准进行评估。

第 2 节 组织病理与免疫表型

典型的 GZL 表现为组织学和免疫表型特征同时具有原发纵隔大 B 细胞淋巴瘤和 CHL 的特征，但又无法归类于上述亚型。这类淋巴瘤往往同时出现两者的形态学和免疫表型，这也导致诊断上的困难。从临床角度看，GZL 代表了一类侵袭性淋巴瘤亚型。

CHL 和 MLBCL 具备相同的临床特征，出现共同的细胞遗传学异常和基因表达谱，证明 CHL 和 MLBCL 起源于共同的祖细胞。CHL 的发生机制为 B 淋巴细胞分化过程中发生异常改变，丢失 B 系特异性抗原，表达 CD30 和 CD15，表达一系列异常的细胞因子，导致炎症细胞浸润，形成 CHL。但是 B 淋巴细胞进展为 CHL 和 PM-LBCL 的确切机制目前并不清楚，灰区淋巴瘤的研究，有助于 CHL 的研究。

灰区淋巴瘤的存在，提示其机制是非常复杂的，其进展过程不是全或无的。异时性淋巴瘤的存在，说明这些疾病是可以逆转的。Savage 等[11] 认为，PM-LBCL 和 NS-CHL 细胞来源是相同的，细胞分化中 NF-κB 途径激活，细胞异常增殖。随后受到二次打击，分别进展为 PM-LBCL 和 NS-CHL，但还需要进一步研究。

1 组织病理学

PM-LBCL 是起源于胸腺 B 淋巴细胞的一种非霍奇金淋巴瘤，组织学特点为片状分布的大

B 细胞浸润，瘤细胞胞质较丰富，胞质淡染或透明，间质内常有胶原纤维束围绕单个或成群瘤细胞。

肿瘤一般位于弥漫性纤维间质中，呈融合性、片状生长；肿瘤细胞呈多形性，常常散在分布，与周围纤维间质混杂在一起；一些病例中可见灶状纤维条带。

瘤细胞比典型的 PMBL 细胞大，具有更多的多形性，可见中心母细胞样细胞；主要浸润成分中的多形性细胞类似于陷窝细胞（lacunarcell）或霍奇金细胞。

典型的特征是细胞学表现多样，不同的区域细胞形态多样，有的区域极其类似于 CHL，而其他区域则更像 DLBCL；常常伴有少量炎细胞浸润，可见散在的嗜酸性粒细胞、淋巴细胞和组织细胞；坏死常见，但与 CHL 不同，坏死区域缺乏中性粒细胞浸润[3]。

2009 年，陈定宝等[16]报道 2 例灰区淋巴瘤，一例为男性，20 岁，因发热就诊，胸部 CT 发现胸腺占位，穿刺活检考虑"恶性胸腺瘤"，行 EP 化疗 1 个疗程，效果不明显，改用 CAVP 方案化疗 7 个周期，放疗 66Gy，肿瘤缩小后又逐渐增大；再次行 CT 检查，提示前纵隔下部偏右软组织块影。行开胸手术，术中见前纵隔巨大肿物，界限不清，剖面呈鱼肉样外观；术中冷冻病理报告"胸腺瘤可能性大"，行肿物切除。术后镜检，肿瘤细胞成分复杂，部分区域为弥漫性中等偏大的细胞，细胞圆形，可见核仁，部分区域可见 H-RS 样细胞（见图 25-1），具有炎症细胞和纤维化的背景，部分

区域可见以上两种成分混合存在（见图 25-2），可见坏死灶。另一例为女性，38 岁，因乏力、胸闷、憋气就诊，CT 检查发现前纵隔巨大占位，直径约 10cm。行开胸手术，术中见肿物位于右前纵隔，包绕并压迫上腔静脉，冰冻报告"考虑淋巴瘤可能性大"。镜检，纤维组织增生背景中可见呈结节状分布的淋巴组织，小淋巴细胞背景中可见多量大的淋巴细胞，核仁明显，可见 H-RS 样细胞（部分呈陷窝细胞样）及干尸细胞（图 25-3、图 25-4），可见坏死灶，呈结节硬化性经典型霍奇金淋巴瘤样表现。

2 免疫表型

在免疫表型上，肿瘤细胞呈现出在 CHL 和 PMBL 之间过渡的特征，尤其表现在形态上和免疫表型上不同步。

GZL 肿瘤细胞典型地表达 CD45，常常表达 CD20、CD79a、CD15、CD30 以及转录因子 Pax5、Oct-2、BOB.1，不表达胞质 Ig 和 ALK，不同程度地表达 Bcl-6，而 CD10 常常阴性；背景淋巴细胞主要为 CD3+、CD4+细胞[3]。

PM-LBCL，瘤细胞表达 CD45、CD20 和 CD79a，但不表达 cIg 或 sIg；部分病例表达 CD30，但反应弱。PM-LBCL 及 CHL-NS 不表达 Ig 和 HLA Ⅰ类抗原。

GZL 可以霍奇金淋巴瘤样的免疫表型、PMBL（CD20+、CD15-）的免疫表型，或表现为 PMBL 的形态却是霍奇金淋巴瘤的免疫表型，表达 CD30、CD15，而不表达 CD20 和 CD79a。

在部分灰区淋巴瘤病例中，组织学特点倾

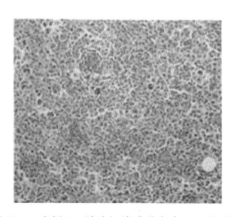

图 25-1 病例 1，肿瘤细胞成分复杂，可见弥漫性中等偏大的细胞，细胞圆形，可见核仁，可见 H-RS 样细胞[16]

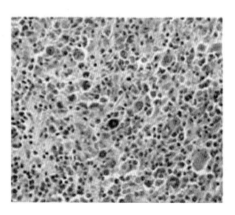

图 25-2 病例 1，图 25-1 之高倍镜[16]

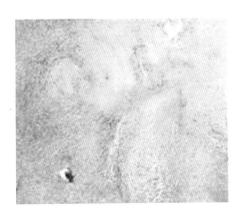

图 25-3　病例 2，可见多量大的淋巴细胞，散在分布多量 H-RS 样细胞 [16]

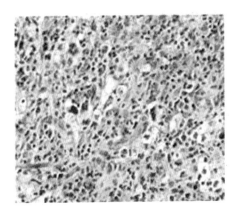

图 25-4　病例 2，小淋巴细胞背景中可见多量大的淋巴细胞，可见 H-RS 样细胞（部分呈陷窝细胞样）[16]

向于 MLBCL，免疫组织化学提示经典的 CHL，表达 CDl5 和 CD30，CD20 表达缺失或较弱；另外一些灰区淋巴瘤病例中，组织学特点倾向于 CHL，免疫组织化学提示为 DLBCL。

一般而言，PM-LBCL 中 CD30 可以为阳性，但 CD15 强阳性未见报道；CD15 强阳性是 CHL 标志。形态学倾向于 CHL-NS 的灰区淋巴瘤患者，多数肿瘤细胞高表达 CD20，与经典 CHL 不同，而类似于弥漫性大 B 细胞淋巴瘤。

有文献报道，CHL 的不典型核型，肿瘤细胞表达 CD45 和 CD20，缺乏 CDl5 表达，这些病例临床过程更具有侵袭性，提示灰区淋巴瘤临床过程呈侵袭性。

1998 年，Rudiger 等报道的霍奇金淋巴瘤协作组关于灰区淋巴瘤部分中，诊断了 7 例介于 HL 和 LBCL 的灰区淋巴瘤；所有病例肿瘤细胞片状分布，表达 CD30 和 CD20，部分病例表达 CD15。

2005 年，Garcia 等 [17] 报道了 9 例灰区淋巴瘤患者，组织学特点倾向于 DLBCL，但有明显的间变特点，可见典型的 R-S 细胞。免疫组织化学，介于 HL 和 DLBCL 之间，表达 CD30、CD15 和全 B 细胞标志，包括 CD20、CD79a、Oct-2、Pax5 和 MUM1。9 例灰区淋巴瘤患者中，6 例患者出现纵隔大肿物，3 例患者出现纵隔外病变；多数患者病情较晚，为Ⅲ和Ⅳ期患者，出现骨髓受累。

Traverse-Glehen 等 [5] 分析了 21 例纵隔灰区淋巴瘤、9 例先后发生 PM-LBCL 及 CHL-NS 的患者，6 例纵隔组合性淋巴瘤，试图找到新

的免疫组织学标志来区分 PM-LBCL 及 CHL-NS，部分灰区淋巴瘤病例，形态学特点支持 MLBCL，但免疫组化提示为 CHL-NS，CD20 表达不一，5 例患者 CD15+，所有患者 CD30+。

Traverse-Glehen 等 [5] 对 21 例 GZL 和 15 例复合性淋巴瘤（compositel ymphoma，CL）进行了对比研究，其中 CL 具有明确的 2 种成分，即 NSCHL 和 PMBL。结果表明，21 例 GZL 均>20 岁，表现为纵隔巨大肿物；11 例 GZL 形态学类似于 NSCHL，但具有不寻常的特征，包括大量单核细胞，炎细胞背景减少，缺乏 CHL 表型，CD20 强阳性（11/11）；10 例 GZL 形态学为 PMBL，但混合有 H-RS 细胞和陷窝细胞，CD20 阴性（3/10）或弱表达（7/10），其中 7 例 CD15+。

Traverse-Glehen 等 [5] 对 21 例 GZL 和 15 例复合性淋巴瘤（compositel ymphoma，CL）进行了对比研究，指出同一个患者发生的 CL 和异时性淋巴瘤以及 GZL 存在过渡性形态学及表型均证实 CHL 和 PMBL 具有相关性；纵隔 CHL 和 PMBL 在形态学和免疫表型方面存在着过渡，二者之间可能具有某种联系；GZL 存在两种形式，一种是组织学形态提示 PMBL，但免疫表型呈 CHL 的特点，表达 CDl5 和 CD30，CD20 表达弱或阴性，另一种是组织学更像 CHL，但免疫表型提示为 DLBCL。但应该强调这两种过渡型病变是连续性的，难以区分 CHL 和 PMBL。

2009 年，陈定宝等 [16] 报道 2 例灰区淋巴瘤，一例为男性，20 岁，免疫组化为弥漫性大细胞 CD20+（见图 25-5）、CD79a+、CD3+、

CD45RO⁺、ALK⁻，CD30 部分细胞⁺（见图 25-6）；H-RS 样细胞 CD15⁺（图 25-7），EBV（LMP1）⁺。另一例为女性，38 岁，免疫组化为结节状分布的大细胞 CD20⁺（图 25-8）、CD79a⁺、CD30⁺（图 25-9），CD15⁻、CD3⁻、CD45RO⁻；CD68 背景细胞⁺，CD10⁻、Bcl-6⁻、MUM⁻、PAX5⁺，EBV（LMP1）⁻。

第 3 节　分子生物学

灰区淋巴瘤是介于 PM-LBCL 和 NS-CHL 之间的淋巴瘤，目前对于 GZL 的遗传学研究较少。

从分子生物学角度、基因表达谱的研究发现，PMBL 和 CHL-NS 具有共同的基因表达特征。另外，PMBL 和 CHL-NS 之间存在若干共同的基因异常亦进一步表明两者关系密切。

PMBL 表现出染色体 9p 和 2p 的扩增，此特点在 CHL 上亦能看到，但在 DLBCL 上则少见。研究显示，与成人类似，儿童 PMBL 亦存在 2p16.1、9p24.1 和 8q24 的基因异常。

大宗的甲基化研究显示，GZL、CHL-NS 和 PMBL 之间有着密切的表观基因相似性，但与 DLBCL 有着明显不同；且组成成分分析显示 GZL 既不与 CHL 属于一类，亦不与 PMBL 属于同类，而是表现为独特的表观基因型，这亦验证了 WHO 分型将 GZL 作为一个独立亚型的准确性。

通过检测 CpG 岛甲基化可将 GZL 与 CHL-NS 和 PMBL 区分开来，并可构建经典的预测模型来区分不同亚型。这样，不同亚型的表观基因型不仅可用来建立新的诊断手段，明确此类淋巴瘤的发病机制，且有助于寻找潜在的靶向治疗的新靶点。

有研究表明，异时性 CHL 和 DLBCL 之间具有克隆相关性[5]。通过应用基因表达谱对 DLBCL 异质性研究分析[18-19]，认为 PMBL 为 DLBCL 的第三种分子学独特亚型，不同于生发中心 B 细胞样（germinal center B-cell like, GBC）和活化的 B 细胞样（activated B-cell like,

图 25-5　病例 1，肿瘤细胞胞膜 CD20 阳性[16]

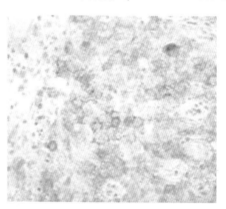

图 25-6　病例 1，肿瘤细胞胞膜或高尔基区 CD30 阳性[16]

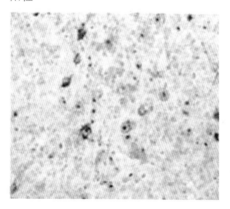

图 25-7　病例 1，肿瘤细胞胞膜或高尔基区 CD30 阳性 胞膜或高尔基区 CD15 阳性[16]

图 25-8　病例 2，肿瘤细胞胞膜 CD20 阳性[16]

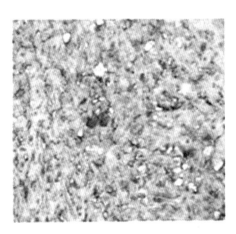

图 25-9　病例 2，肿瘤细胞胞膜或 高尔基区 CD30 阳性 [16]

ABC）亚型；与其他 DLBCL 亚型相比，PMBL 的基因印迹表达谱与 CHL 的关系更为密切。因此，认为 PMBL 和 NSCHL 可能是相关肿瘤延续性的两端，GZL 为其中间部分。Traverse-Glehen 等 [5] 对 21 例 GZL 和 15 例复合性淋巴瘤（compositel ymphoma，CL）进行了对比研究，与 CHL 相比，GZL 对于 B 细胞转录因子 Pax5、Oct-2 和 BOB-1 的表达更类似于 PMBL；7/10 例 GZL 表达 MAL，而 6/7 例 CL 表达 MAL；2 例 CL 显示 IgH 基因重排，证实 CHL 和 PMBL 两种成分之间存在克隆相关性。同一个患者发生的 CL 和异时性淋巴瘤以及 GZL 存在过渡性形态学及表型均证实 CHL 和 PMBL 具有相关性。

PM-LBCL 虽然在形态学上类似弥漫性大 B 细胞淋巴瘤（DLBCL），但二者临床病理学特点不同，基因表达谱亦截然不同 [20]。目前的研究证实，与其他亚型的 DLBCL 比较，PM-LBCL 的基因表达谱更类似于 CHL，提示二者在发生发展过程中是相关的 [15]。PM-LBCL 与 CHL-NS 两种淋巴瘤均出现染色体 2p 上的 REL 及 9p 的 JAK2 基因异常扩增。基因芯片分析发现，PM-LBCL 与 CHL-NS 的基因表达谱惊人地相似，均低表达 B 细胞受体和细胞信号分子，高表达细胞因子通路分子、细胞外基质成分 [21]；二者还均高表达 IL-13 和 NF-κB，并可检测到下游的 STAT1 和 TRAF1 表达；二者一般不出现 Bcl-2 和 Bcl-6 重排。

Hoeller 等的研究结果表明，p63 对 PMBL、cyclin E 对 CHL 有预后价值，他们建议运用这些标记物研究 GZL 可能有意义。然而，Summers 等发现在多数 GZL 中，同时表达 p63 和 cyclin E，一项或两项标记物的表达不足以鉴别。cyclin E 的相对高表达或许预示 GZL 与 CHL 更为接近而不是 PMBL。

MAL 基因是由 Alonso 等 [22] 于 1987 年分离得到的抑制肿瘤生长的新基因，定位于 2q13，共含有 4 个外显子，其 cDNA 长为 1 051bp。MAL 是 T 淋巴细胞成熟相关蛋白，现已证实，MAL 是组成向顶端运输的细胞膜和分泌性蛋白的必不可少的组成部分 [23-25]。基于 MAL 的功能是诱发广泛的大量囊泡形成，有作者提出，MAL 在顶端传送体的形成中扮演着重要角色 [26]。Tugores 等 [28] 报道，MAL 启动子区设计缺失影响转录子失活。研究发现，灰区淋巴瘤转录因子的表达模式更类似于 MLBCL。PM-LBCL 中 MAL 基因过表达 [15]，零星 DLBCL 表达 MAL 基因，偶尔有报道 CHL 亦表达 MAL，这些患者均有纵隔病变 [29]。多数灰区淋巴瘤（78%）MAL 表达阳性，与形态学特点无关。

灰区淋巴瘤转录因子的表达模式更类似于 MLBCL，几乎所有病例肿瘤细胞 Oct-2 和 BOB-1 阳性，PU-1 弱阳性。

Oct-2、BOB-1、Pax5 和 PU-1 是一组转录因子，是一组新的免疫组织化学标志，是细胞不同分化阶段的标志 [30]。Oct-2 和 BOB-1 与生发中心形成和 Ig 产生有关；PU-1 在髓系和淋系发育过程中起重要作用，调控造血祖细胞的细胞因子依赖的增殖分化，CHL 的 R-S 细胞中检测不到 PU-1 表达，MLBCL 细胞核呈高表达；Pax5，亦就是 B 细胞特异性的激活蛋白（BSAP），在早期 B 细胞和成熟 B 细胞中起作用 [5]，Pax5 在 H-RS 细胞中呈弱阳性，但在 MLBCL 中高表达。

H-RS 细胞不能合成 Ig，但有 Ig 基因重排 [30]，H-RS 细胞缺乏 Oct-2 和共激活分子 BOB-1，可以解释不能合成 Ig 的原因。但有趣的是，MLBCL 亦不能合成 Ig，但表达 Oct-2 和 BOB-1 [31]。Traverse-Glehen 等 [5] 报道的 DLBCL 和 PMLBCL 中 CD20 表达呈强阳性，CHL 中呈阴性；DLBCL 和 PM-LBCL 中 CD20、Pax5、Oct-2 和 BOB-1 均呈阳性，PU-1 局限

性弱阳性；例 DLBCL 患者 PU-1 阴性，所有 CHL 患者 CD20 阴性，11 例 CHL 患者 Pax5 弱阳性，3 例 Oct-2 弱阳性，1 例 BOB-1 局部弱阳性。所有 CHL 患者 PU-1 阴性。

第 4 节　临床特征

灰区淋巴瘤主要是介于 PM-LBCL 和 NS-CHL 之间的淋巴瘤，临床上较少见，需要积累更多的临床资料。

PM-LBCL 与 CHL-NS 之间有许多共同之处，二者多见于女性，多发于年轻人，发病年龄 PM-LBCL 略高于 CHL-NS，临床表现多为前纵隔大肿物，可累及胸腺及锁骨上淋巴结[32]。PMBL 和 CHL-NS 在同一部位同时存在或是在同一患者的不同时间点相继发生亦有过报道。

纵隔灰区淋巴瘤好发于年轻人，与 CHL 和 PM-LBCL 好发于女性不同，男女均可发生，比例接近 1:1。

CHL 和 PM-LBCL 复合性及异时性淋巴瘤好发于男性，Alexandra 等分析的 15 例患者仅有 2 例发生于女性。

GZL 最常见于年轻男性，通常在 20~40 岁，但亦可发生于其他年龄；最常见于前上纵隔，表现为大的肿物，可累及锁骨上淋巴结，很少累及外周淋巴结；可直接侵犯肺，播散至肝、脾和骨髓；当肿物巨大时，常可伴有上腔静脉综合征或呼吸困难。

GZL 除了发病率以男性为主以外，其他临床特征与 PMBL 和 CHL-NS 相似，这亦提示三者之间关系密切。

第 5 节　诊断与鉴别诊断

1　诊断要点

为了确保评估的有效性，明确诊断和鉴别诊断尤其重要，DLBCL-CHL 与 DLBCL-CHL、DLBCL-BL 与 DLBCL 和 BL 的诊断界限要明确。

灰区淋巴瘤的形态学和免疫组织化学特征介于 CHL 和 MLBCL 之间，需值得注意的是任何一个病例中，均有部分组织学和免疫组织化学特征符合 CHL 和 PM-LBCL，各部分特征所占比例不固定，组织学特点和免疫表型特点之间亦没有直接的对应联系，不能确切诊断 CHL 或 PM-LBCL，则可诊断为灰区淋巴瘤。

我们必须认识到 DLBCL、HL 和间变性大细胞淋巴瘤（ALCL）的存在，可避免诊断和治疗中的鲁莽行为。同时，诊断医师亦应清楚，与上述三类病变相比，GZL 属少见类型，须严格把握诊断标准。准确的病理学诊断和分型是保证淋巴瘤合适治疗及较客观地进行预后评估的基础。

PMBL 常发生于年轻女性，形态学为弥漫性中等至大细胞浸润，可见多形性细胞及多核细胞，常伴有纤维组织分隔；免疫组化显示肿瘤细胞表达 CD19、CD20、CD79a，但不表达 cIg 或 sIg，CD30 可呈弱阳性，可表达 CD15、MUM1、CD23 和 MALE。

NS-CHL 呈结节状生长，结节之间为胶原带分隔，细胞成分复杂，可见数量不等的 H-RS 细胞（陷窝细胞）、小淋巴细胞及非肿瘤性炎细胞混合，可伴有坏死及组织细胞反应。免疫组化显示 H-RS 细胞 CD15+、CD30+。

在形态学类似 NS-CHL 的病例，CD20 及其他 B 细胞标记物呈一致强阳性，而 CD15 阴性，则倾向于诊断 GZL。

在形态学类似于 PMBL 的病例，可见 HRS 样细胞，CD20+/-、CD15+、CD30+、EBV+亦倾向于诊断 GZL。

明确为 CHL 和 PMBL 组合的复合性淋巴瘤，可同时或异时发生，任何一种肿瘤均可首先出现，但最初为 CHL 而以 PMBL 复发者更为常见。

2　鉴别诊断

2.1　胸腺瘤

GZL 可出现上皮样大细胞，散在或片状分布，易误诊为恶性胸腺瘤。1/3 胸腺恶性肿瘤患者表现为无症状的前纵隔肿物，1/3 表现为局部症状，还有 1/3 表现为副瘤综合征；约占 1/3 的胸腺瘤并发重症肌无力，相反，重症肌无力患者的 10%~15% 伴胸腺瘤。最常见并发症是重症肌无力、单纯红细胞再生障碍性贫血、低丙种球蛋白血症。最终诊断需依赖组织病理学及免疫组织化学。

2.2　PM-BCL

PM-BCL（原发性纵隔 B 细胞淋巴瘤）是 DLBCL 的一个亚型，最初由 Lichtestein 等于 1980 年首先报道，约占所有非霍奇金淋巴瘤的 2.4%，好发的年龄为 20~40 岁，男女之比为 1:2[32]。患者出现纵隔大肿物，常累及周围组织，初诊时胸腔外肿物不多见。

PM-BCL 形态学改变类似于弥漫大 B 细胞淋巴瘤[33]，以弥漫增生的瘤细胞及细胞间不同程度的纤维化为特征，缺乏经典的陷窝细胞和 RS 细胞。

PM-BCL 瘤细胞表达 B 细胞抗原，CDl9、CD22、CD79a、Pax5，亦可表达 CD23、CD30 和 MALl，不表达免疫球蛋白，无 IgH 基因重排，但可表达转录因子 Oct-2、BOB-1 和 PU-1[34]。

虽然 20% 的 PM-LBCL 可以表达 CD30，但灰区淋巴瘤的形态学有自己的特点，形态学特点与免疫组织化学特点介于 PMBCL 与 NS-CHL 之间，且多表达 CDl5；而且灰区淋巴瘤初诊时即可有纵隔外肿物。

2.3　CHL

灰区淋巴瘤的瘤细胞呈弥漫浸润，表达全 B 细胞抗原；而经典 HL 中很少可以检测到多种 B 细胞表面标志和 B 细胞相关转录因子，CD45RB、CD20、CD79a 和 Oct-2[35]。

从其他的分子生物学特征来看，灰区淋巴瘤更倾向于 DLBCL，Garcia 等[36-38] 报道的检测的 8 例患者中，有 7 例患者检测到克隆性的 IgH 基因重排，这在 HL 中是不常见的；2 例患者检测到 3q27（Bcl-6）重排；多数病例 p53 基因表达上调，但只有 1 例检测到 p53 基因突变。Bcl-6 和 p53 基因突变在侵袭性的 B 细胞淋巴瘤中多见，CHL 中少见。目前的数据不支持灰区淋巴瘤是 CHL 的另外一种侵袭性形式的结论。

第 6 节　治疗

诊断灰区淋巴瘤不仅仅是个理论问题，更重要的是要解决实际问题，因为 CHL 的治疗与侵袭性 B 细胞淋巴瘤的治疗不一致。

与 CHL 和 PMBL 相比，GZL 常常具有更具侵袭性的临床过程，预后较差。目前尚没有统一的治疗方案。临床实践发现，对 CHL 或 PMBL 有效的方案，在 GZL 往往效果不明显。但亦有研究表明，应用于侵袭性 DLBCL 的治疗方案对 GZL 有效，还可应用 R-CHOP 方案或辅以放疗、MACOP-B、DICE 或 ABVD 方案[39-40]。有学者认为，灰区淋巴瘤患者按照 DLBCL 治疗，若 CD20 表达阳性，加用美罗华。在一项早期的 HL-ALCL 研究中，证实 MACOP-B 方案（MTX、DNR、CTX、VDS、PDN 和 BLM）优于经典的 ABVD 方案。

陈定宝等[16] 报道 1 例男性患者，确诊为灰区淋巴瘤后，行 IFO、VP、PDN 化疗 6 个月，病情好转；10 个月后复查 CT 发现左侧纵隔肿物，双肺多发新病灶，考虑淋巴瘤复发伴双肺多发转移，行硼替佐米+CHOP 化疗 4 次，肿物明显缩小，肿大淋巴结缩小，但出现下肢肌肉酸痛并随化疗而加重，之后减量仍用万珂+CHOP 化疗。随访 13 个月，患者仍健在，一般状况良好。

GZL 的首个临床研究在美国国立癌症研究院（NCI）进行，涉及 11 例 GZL 和 35 例 PMBL，应用 DA-EPOCH-R 方案治疗，初步资料显示，GZL 的临床特点较 PMBL 和 CHL 的侵袭性更强。为了维持 GZL 的无复发生存期，需要进行放射治疗。因此，研究 GZL 治疗敏感性差的生物学机制是探索新的更为有效治疗方式的基础。

目前，有关灰区淋巴瘤治疗的研究不多，需要积累更多的临床资料。

（聂　磊）

参考文献

[1] Rudiger T，Jaffer E S，Delsol G，et a1.Workshop report on Hodgkin's disease and related dis eases（"gray zone lymphoma"）.AnnOncol，1998，9（15）：31-38.

[2] Muller.Hermelink H K，Rudiger T，Resenwald A，et al.Grey gone between Hodgkin lymphoma and non-Hodgkin lymphomas（NHL）//Travis W D，BrambiUa E，Muller-HermelinkH K，et al.WHO classification of tumors.Pathology and genetics of tumors of the lung，pleura，thymus and heart.Lyon：IARC Press，2004：233.

［3］ Swerdlow S H, CampoE, Harris N L, et al.WHO classifieation of tumors of haeraatopoietic and lymphoid tissues.Lyon：1ARC Press，2008：267-368.

［4］ Nogovd L, Rudiger T, Engert A.Biology, clinical Course and management of nodular lymphocyte-predominant hodgkin lymphoma.Hematology Am Soc Hematol Edue Program，2006，266-272.

［5］ Traverse-Glehen A, Pittaluga S, Gaulard P, et a1. Mediastinal gray zone lymphoma：the missing link between classic Hodgkin's lymphoma and mediastinal large B-cell lymphoma.Am J Surg Patho1，2005，29（11）：1411-1421.

［6］ SteinH, Johrens K, Anagnostopoulos I.Non-mediastinal grey zone lymphomas and report From the workshop.Eur J Haematol，2005，75（66）：42-44.

［7］ 陈定宝，沈丹华.复合性淋巴瘤的病理学特点.诊断病理杂志，2007，14（2）：141-144.

［8］ 朱雄增，李小秋.恶性淋巴瘤分类和诊断的新进展.临床与实验病理学杂志，2006，22（3）：262-265.

［9］ Zettl A, Rudiger T, Marx A, et a1. Composite marginal zone B cell lymphoma and classical Hodgkin's lymphoma：a clinicopathological study of 12 cases. Histopathology，2005，46（2）：217-228.

［10］ Poppema S, Khiver JL, Atayar C, et al.Report：workshop on mediastinal grey zone lymphoma.EurJ Haematol，2005，75（66）：42-52.

［11］ Calvo KR T-GA, Pittaluga S, Jaffe ES. Molecular profiling provides evidence of primary mediastinal large B-cell lymphoma as a distinct entity related to classic Hodgkin lymphoma：implications for mediastinal gray zone lymphomas as an intermediate form of Bcell lymphoma..Adv Anat Pathol，2004，11（5）：227-238.

［12］ 陈定宝，宋秋静，戴林.灰区淋巴瘤的临床病理分析.临床与实验病理学杂志，2009，25（4）：422-425.

［13］ Garcia JF, Mollejo M, Fraga M, et a1.Large B-cell lymphoma with Hodgkins features. Histopathology. 2005，47（1）：101-110.

［14］ Rosenwald A, Wright G, Lemy K, et a1.Molecular diagnosis of primary mediastinal B-cell Lymphoma identifies a clinically favorable subgroup of diffuse lage B-cell lymphoma related to Hodgkin lymphoma. J ExpMed，2003，198：851-862.

［15］ Savage K J, Monti S, Kutok J L, et al.The molecular signature of mediastinal lage B-cell Lymphoma differs from that of other diffuse large B-cell lymphomas and shares features with classic Hodgkin lymphoma.Blood，2003，102：3871-3879.

［16］ Iqbal J, Greiner TC, Patel K, et a1.Distinctive patterns of Bcl6 molecular alterations and their funetional consequences in different subgroups of diffuse large B-cell lymphoma.Leukemia，2007，21（11）：2332-2343.

［17］ Renne C, Willenbrock K, Martin-Subero JI, et a1.High expression of several tyrosine kinases and activation of the P13K/AKT pathway in mediastinal large B cell lymphoma reveals furthersimilarities to Hodgkin lymphoma.Leukemia，2007，21（4）：1780-1787.

［18］ Alonso M A, Weissman SM. cDNA cloning and sequence of MAL, a hydrophobic protein associated with human T-cell differentiation. Proc Natl Acad Sci USA，1987，84：1997-2001.

［19］ Cheong KH, Zacchetti D, Schneeberger E E, et al. VIP17/MAL, a lipid raft-associated protein, is involved in apical transport in MDCK cells. Proc Natl Acad Sci USA，1999，96（11）：6241-6248.

［20］ Puertollano R, Alonso M A. MAL, an integral element of the apical sorting machinery, is an itinerant protein that cycles between the trans-Golgi network and the plasma membrane. Mol Biol Cell，1999，10：3435-3447.

［21］ Alonso M, Brtou D, Francke U. MAL, a membrane protein associated with human T-cell differentiation, is encoded on human chromosome 2, region cen-q13. Cytogenet Cell Genet，1987，46：570-575.

［22］ Martin-belmontee F, Puertollano R, Millan J, et al. Expression of the MAL gene in the thyroid：the MAL proteolipid, a component of glycolipid-enriched membranes, is apically distributed in thyroid follicles. Endocrinology，1998，134：2077-2084.

［23］ Martin-belmonte F, Arvan P, Alonso M A. MAL mediates apical transport of secretory proteins in polarized epithelial Madin-Darby canine kidney cells. J Biol Chem，2001，276：49337-49342.

［24］ Puertollano R, Li S, Lisanti M P, et al. The MAL proteolipid is necessary for normal apical transport and accurate sorting of the influenza virus hemagglutinin in Madin-Darby canine kidney cells. J Cell Biol，1999，272：18311-18315.

［25］ Puertollano R, Martinez-menarguez J A, Batista A, et al. An intact dilysine-like motif in the carboxyl terminus of MAL is required for normal apical transport of the influenza virus hemagglutinin cargo protein in epithelial Madin-Darby canine kidney cells.

Mol Biol Cell, 2001, 12 (6): 1869–1883.

[26] Tugores A, Rubio T, Rancano C, et al. MAL regulates clathrin–mediated endocytosis at the apical surface of Madin–Darby canine kidney cells. DNA Cell Biol, 1997, 16: 245–255.

[27] Copie–Bergman C, Gaulard P, Maouche–Chretien L, et al.The MAL gene is expressed in primary mediastinal large B–cell lymphoma.Blood, 1999, 94 (10): 3567–3575.

[28] Hoefnagel JJ, Mulder MM, Dreef E, et al.Expression of B–cell transcription factors in primary cutaneous B–cell lymphoma.Mod Pathol, 2006, 19 (9): 1270–1276.

[29] Ferreira BI, Garcia JF, Suela J, et al.Comparative genome profiling across subtypes of low–grade B–cell lymphoma identifies type–spedfic and common aberrations that target genes with a role in B–cell neoplasia.Haematologica, 2008, 93 (5): 670–679.

[30] Savage KJ.Primary mediastinal large B–cell lymphoma. Oncologist, 2006, 11 (5): 488–495.

[31] Savage KJ, AI–Rajhi N, Voss N, et al.Favorable outcome of primary mediastinal large B–cell lymphoma in a single institution: the British Columbia experience.Ann Oncol, 2006, 17 (1): 123–130.

[32] Hamlin PA, Portlock CS, Straus DJ, et al.Primary mediastinal large B–cell lymphoma: optimal therapy and prognostic factor analysis in 141 consecutive patients treated at Memorial Sloan Kettering from 1980 to 1999.Br J Haematol, 2005, 130 (5): 691–

699.

[33] Abd El All HS. Bob–1 is expressed in classic Hodgkin lymphoma.Diagn Pathol, 2007·8 (2): 10.

[34] Cazals–Hatem D, Andre M, Mounier N, et al. Pathologic and clinical features of 77 Hodgkin's lymphoma patients treated in a lymphoma protocol (LNH87): a GELA study.Am J Surg Pathol, 2001, 25 (3): 297–306.

[35] Mao Z, Quintanilla–Martinez L, Raffeld M, et al. IgVH mutational status and clonality analysis of Richter's transformation: diffuse large B–cell lymphoma and Hodgkin lymphoma in association with B–cell chronic lymphoytic leukemia (B–CLL) represent 2 different pathways ofdisease–voluliun.Am J Surg Pathol.2007, 31 (10): 1605–1614.

[36] Brauninger A, Hansmann ML, Strickler JG, et al. Identification of common germinal–center B–cell precursors in two patients with both Hodgkin's disease and non –Hodgkin's lymphoma.N Engl J Med, 1999, 340 (16): 1239–1247.

[37] 皋岚湘, 刘光, 丁华野, 等.纵隔灰区淋巴瘤1例. 中华病理学杂志, 2008, 37 (6): 423–424.

[38] Traverse–Glehen A, Pittaluga S, Wilson W H, et al.Mediastinal gray zone lymphoma: the missing link between classic Hodgkin lymphoma and mediastinal larg B–cell lymphoma.Eur J Haematol, 2004, 73: 15.

第26章

T 细胞淋巴瘤总论

第1节 概论

    T 细胞淋巴瘤包括前驱 T 细胞淋巴瘤与成熟（外周）T 细胞淋巴瘤，是非霍奇金淋巴瘤中极为重要的一大类淋巴瘤。前驱 T 细胞肿瘤主要指前驱 T 淋巴母细胞白血病/淋巴瘤，成熟 T 细胞淋巴瘤即外周 T 细胞淋巴瘤（peripheral T-cell lymphoma，PTCL），前者参看第 17 章"前驱淋巴母细胞白血病/淋巴瘤"，本章主要讨论后者。

    2008 年，ILSG 依据 WHO 分类系统，公布了一项关于 T 和 NK 细胞淋巴瘤的多中心临床研究，命名为国际外周 T 细胞淋巴瘤计划（The International PTCL Project）。该分类依据淋巴瘤是否具有独特的细胞形态、免疫表型、细胞遗传学特征，将 PTCL 分为两大类，即 PTCL 非特指型（PTCL-NOS）和 PTCL 特指型。PTCL-NOS 尚无独特的细胞形态、免疫表型和分子遗传学特征。

目前，WHO 分类系统中外周 T 细胞淋巴瘤包括 PTCL-NOS、AILT（血管免疫母细胞淋巴瘤）、NKTCL（NK/T 细胞淋巴瘤）、间变大 T 细胞淋巴瘤（ALCL）、成人 T 淋巴细胞白血病（ATLL）、肠病型 T 细胞淋巴瘤（enteropathy-type TCL，ETCL）、肝脾型 T 细胞淋巴瘤（hepatosplenic TCL）、皮下脂膜炎样 T 细胞淋巴瘤（SPTCL）等 12 种 T 细胞淋巴瘤。

2008 年，WHO 第 4 版淋巴瘤分类进一步将 T 细胞淋巴瘤分为 22 亚型，并依据肿瘤播散范围，分为 4 大类，分别是皮肤型、结内型、结外型和白血病型。新增加了 7 种亚型，包括 EBV⁺系统性儿童 T 细胞淋巴增殖性疾病、水痘样淋巴瘤两种结外型，间变大细胞淋巴瘤 ALK⁺；新增 3 种皮肤型，即噬表皮性 CD8⁺细胞毒性 T 细胞淋巴瘤、原发皮肤 γδT 细胞淋巴瘤、原发皮肤小/中 CD4⁺T 细胞淋巴瘤。

第 2 节　流行病学

与 B 细胞淋巴瘤比较而言，T 细胞淋巴瘤是一种不常见的恶性肿瘤。

依据国际 PTCL 研究计划数据，全世界最常见 PTCL 是结内型 PTCL，其中 PTCL-NOS 占所有 PTCL 25.9%，是最常见亚型；其次为 AITL，占 18.5%，ALCL 占 12%，NK/T 细胞淋巴瘤占 10.4%，EATL 占 4.7%，肝脾 T 细胞淋巴瘤占 1.4%，皮下脂膜炎 T 细胞淋巴瘤占 0.9%。

1　地域差异

PTCL 分布具有显著地域特征，如香港发病率占 NHL 10%，而北美地区仅为 5%；NK/T 细胞淋巴瘤在香港地区占 NHL 8%，远高于欧美地区（1%）。

目前研究发现，在欧洲和北美地区，T 细胞和 NK 细胞淋巴瘤占所有非霍奇金淋巴瘤的 5%~10%，在亚洲地区该比率提高至 24%。

在西方国家，外周 T 细胞淋巴瘤占侵袭性淋巴瘤的 15%~20%，占所有非霍奇金淋巴瘤的 5%~10%，而亚洲国家的发病率较西方国家高，在非霍奇金淋巴瘤中的比例可达到 15%~20%。

一项大样本国际性回顾研究，评估了北美、欧洲和亚洲 22 个地区共 1153 例 T 细胞淋巴瘤。显示最常见的亚型是外周 T 细胞非特指型（peripheral T-cell lymphoma，unspecified，PTCL-U，25.9%），其次是血管免疫母细胞型（angioimmunoblastic T-cell lymphoma，AITL，18.5%）、NK/T 细胞型（NK/T/cell lymphoma，10.4%）、间变性淋巴瘤激酶 ALK⁺的间变大细胞淋巴瘤（anaplastic large-cell lymphoma，ALCL，6.6%）、ALK⁻间变大细胞淋巴瘤（5.5%）、肠病型 T 细胞淋巴瘤（enteropathy-type T-cell lymphoma，ETTL，4.7%）。

此外，不同类型的 T 细胞淋巴瘤的地区分布并不相同，在北美及欧洲外周 T 细胞非特指型是最常见的类型，而在东亚地区 NK/T 细胞型及成人 T 细胞型（adult T-cell leukemia/lymphoma，ATLL）的发病率最高。

AITL 在欧洲最常见，亚洲和北美地区相对少见。ALK⁺ALCL 北美地区最常见，而 ALK⁻ALCL 欧洲多见。

在亚洲最常见的类型是 NK/T 细胞淋巴瘤和成人 T 细胞淋巴瘤/白血病；EATL 在欧洲常见；EBV 病毒相关 T、NK 细胞淋巴瘤主要发生在日本、韩国和中国北方；在亚洲和拉丁美洲地区，NK 细胞鼻腔和鼻型淋巴瘤最常见，男性多于女性。

成熟 T/NK 细胞肿瘤相对少见，一项由美国、欧洲、亚洲和南非组成的国际淋巴瘤研究显示，T/NK 细胞肿瘤占所有非霍奇金淋巴瘤的 12%。最常见的成熟 T 细胞淋巴瘤类型是外周 T 细胞淋巴瘤（未分化的）（3.7%）和间变性大细胞淋巴瘤（2.4%）。

T/NK 细胞肿瘤的发病率随地区、人种的不同而有显著差异。一般在亚洲常见，如香港为 18.3%；欧洲发病率较低，如温哥华、英国、加拿大、哥伦比亚为 1.5%。特别是滤泡性淋巴瘤较少，而在欧洲、北美常见。

鼻和鼻型-NK/T 细胞淋巴瘤、侵袭性 NK/T 细胞白血病在亚洲比其他地区常见得多。在香港鼻型-NK/T 细胞淋巴瘤是最常见的类型之一，占所有淋巴瘤的 8%，在北美和欧洲则不到 1%；其他高危人群，包括中南美洲和墨西哥的土著人后裔。这些人在遗传学上与亚裔人有关，相信是从亚洲移民到了美洲。

中国外周 T 细胞淋巴瘤的发病率较高，天津医科大学肿瘤医院回顾性分析了 1986~2005 年天津地区 20 年恶性淋巴瘤的发病情况，其中外周 T 细胞占非霍奇金淋巴瘤的比例达 34%，外周 T 细胞非特指型为 10.8%、NK/T 细胞型为 14.9%、皮肤 T 细胞型为 2.0%、肠病型为 0.5%，此特点与欧美国家的发病情况明显不同。

2 分类差异

外周 T 细胞淋巴瘤，发病率和地域分布特征的统计结果与淋巴瘤分类方法的改进密切相关，如随着 Kiel 和 WF 分类法的临床广泛应用，1994 年 ILSG 结合两者特点，提出了 REAL 分类法，并依据该分类法于 1997 年公布了一项关于 NHL 的多中心研究。该研究发现，PTCL 为最常见 T 细胞淋巴瘤，占 NHL7%，而 ALCL 仅占 2.4%；后续研究也证实，PTCL 占 NHL5% ~10%，占侵袭性淋巴瘤 15%~20%。

3 年龄性别

成人 T 细胞淋巴瘤男性较多见，男女比约为（2~4）:1。发病年龄低于其他 NHL，平均发病年龄为 52 岁，多在 40 岁后发病。

Kerry 等的研究显示，系统型 ALCL，ALK+ 的 ALCL 发生于儿童和中青年，中位年龄为 34 岁；ALK- 的 ALCL 的中位年龄是 58 岁；男女比为（1.5~1.7）:1。进展期患者占 58%~65%，其中最常见亚型是 PTCL-NOS，占 25.9%，AILT 占 18.5%，NK-TCL 占 10.4%，ALCL 占 12.1%，其中 ALK+ 占 6.6%，ALK- 占 5.5%。

第 3 节 病因学

目前，T 细胞淋巴瘤的发病原因尚不十分清楚，可能与 HTLV-1 和 EB 病毒感染有关。

1 HTLV-1 病毒

逆转录病毒 HTLV-1 是成人 T 细胞性白血病/淋巴瘤（ATL）发生的关键因素，在日本流行地区，6%~37% 的人群感染 HTLV-1；美国和欧洲为低危区，血清学阳性率小于 1%，仅 2%~4% 的 HTLV-1 病毒携带者发展为 ATL。HTLV-1 阳性的男性发生 T 细胞白血病/淋巴瘤的累计生存危险是 6.9%，女性是 2.9%。

其他 HTLV-1 感染高的地区，包括加勒比海沿岸国家，该地区黑人较其他人种更具易感性。

HTLV-1 可通过性传播、含白细胞的血制品、共用针头、母乳和垂直传播，输注含 HTLV-1 的血制品可使 30%~50% 的患者在中位 51 天时出现血清学阳性。

HTLV-1 编码 3 种结构基因（pol、gag、tax）和两种调节基因（tax、rex），tax 是一种潜在的 HTLV-1 转录活化因子，在 HTLV-1 诱导的转化和抵制凋亡方面发挥重要作用，部分通过 NF-κB 通路活化。

2 EB 病毒

大量资料表明，EBV 与 T 细胞淋巴瘤的发生有着密切关系。

T 淋巴母细胞性淋巴瘤系胸腺 T 淋巴细胞（中央 T 淋巴细胞）发生，在 Watry 等[1]的研究中阐明，EBV 受体由正常人胸腺细胞的亚型来表达，并能为适当的抗体所阻断。在长期的细胞培养中，EBV 可稳定地寄居在胸腺细胞内，表明 EBV 可以感染胸腺 T 细胞，可能是通过 C3d 受体而感染，从而导致肿瘤的发生，这一论点可支持淋巴母细胞性淋巴瘤是 EBV 相关性淋巴瘤的观点。

EBV 感染与不同组织学类型 TCL 的关系目前尚不明了。有学者认为，EBV 与周围 TCL 有关，与中央 TCL 无关[2]，有的报道与病变部位有关，与组织学类型无关[3]。何妙侠等[4]报道，EBV 感染与病变部位和肿瘤恶性程度有关，与组织学类型的关系，有待积累更多其他类型病例进行比较说明。

小淋巴细胞性淋巴瘤主要与人类 T 细胞白血病病毒（HTLV-1）有关，Weiss 等[5]认为

EBV 在这一型淋巴瘤的发生发展上其作用是有限的；EBV 与间变性大细胞性淋巴瘤之间的关系已经得到肯定，但检出率均很低（19%~38%）[6-7]。

第 4 节　分类

1　主要分类

T 细胞淋巴瘤是一组疾病，现在已从其中划分出一些明确的独立性疾病，如慢性前淋巴细胞白血病/淋巴瘤（T-CLL/T-PLL）、颗粒淋巴细胞白血病（T-LGL）、侵袭性 NK 细胞白血病（ANKCL）、成人 T 细胞淋巴瘤/白血病（ATCL/L）、结外 NK/T 细胞淋巴瘤-鼻型（NK/TCL）、肠病型 T 细胞淋巴瘤（ITCL）、肝脾 γδT 细胞淋巴瘤、皮下脂膜炎样 T 细胞淋巴瘤、蕈样霉菌病/赛塞里（Sézary）综合征（MF/SS）、间变性大细胞淋巴瘤（ALCL），T 和非 T 非 B 细胞淋巴瘤，原发性皮肤型、血管免疫母细胞 T 细胞淋巴瘤（AITCL）等（见表 26-1）。

除此之外，还有一些以结内为主的（偶尔亦有结外的）T 细胞淋巴瘤仍然保留在 T 细胞淋巴瘤的总体概念里，这里面大多数 T 细胞淋巴瘤属于外周 T 细胞淋巴瘤（在西方国家）。

外周 T 细胞淋巴瘤（peripheral T-cell lymphoma，PTCL）是一组异质性的淋巴细胞异常增殖性疾病，来自胸腺后起源的成熟 T 细胞。

在 REAL-WHO 分类中，外周 T 细胞淋巴瘤被分成 3 组，即白血病为主型、结内为主型和结外为主型。结内为主型又分为 3 个亚组，即外周 T 细胞淋巴瘤-非特指型（PTCL-not otherwise specified，PTCL-NOS）、血管免疫母细胞性 T 细胞淋巴瘤（angioimmunoblastic T-cell lymphoma，AITL）和间变性大细胞淋巴瘤（anaplastic large cell lymphoma，ALCL）。

1.1　结内型

结内型包括 PTCL 的最常见 3 种亚型（外周 T 细胞淋巴瘤非特指型、血管免疫母细胞型 AITL 和间变性大细胞型），占 T 细胞淋巴瘤的 74%。

外周 T 细胞淋巴瘤非特指型（PTCL-NOS），占所有 PTCL 患者的 25.9%。PTCL-NOS 表现多样，结外和结内病灶均可出现，因此是一大类异质性成熟 T 细胞淋巴瘤；其中位发病年龄是 60 岁，男女比为（1.5~1.94）:1，临床表现呈侵袭性，60%~68% 患者确诊时为进展期。41%~45% 患者出现 B 症状，65% 患者出现 LDH 异常升高，大约 1/4 患者（25.8%）出现骨髓受累。常见淋巴结浸润，部分患者出现肝脏、胃肠道和皮肤受侵。淋巴结外受侵占 79%。IPI 3~5 分患者占 60%，生存预后差。

间变性大细胞淋巴瘤，依据 ALK 状态分为 ALK+ 的 ALCL 和 ALK- 的 ALCL，分别占 6.6% 和

表 26-1　T/NK 细胞淋巴瘤分类

分类	名称
前驱 T 细胞肿瘤	前驱 T 淋巴母细胞白血病/淋巴瘤（T-ALL/T-LBL）
成熟 T 细胞肿瘤	1 T-慢性淋巴细胞白血病/淋巴瘤（T-CLL/T-PLL）
	2 T-大颗粒淋巴细胞白血病（T-LGL）
	3 侵袭性 NK 细胞白血病（ANKCL）
	4 成人 T 细胞淋巴瘤/白血病（ATCL/L）
	5 结外 NK/T 细胞淋巴瘤，鼻型（NK/TCL）
	6 肠病型 T 细胞淋巴瘤（ITCL）
	7 肝脾 γδT 细胞淋巴瘤
	8 皮下脂膜炎样 T 细胞淋巴瘤
	9 蕈样霉菌病/赛塞里（Sézary）综合征（MF/SS）
	10 间变性大细胞淋巴瘤（ALCL），T 和非 T 非 B 细胞，原发性皮肤型
	11 周围 T 细胞淋巴瘤（PTL）（未定类）
	12 血管免疫母细胞 T 细胞淋巴瘤（AITCL）
	13 间变性大细胞淋巴瘤（ALCL），T 和非 T 非 B 细胞，原发性全身型

5.5%。ALCL 的 ALK+患者多为年轻男性，临床表现多样，包括淋巴结区受累，以及结外如皮肤、骨骼、软组织、肺以及肝脏侵犯；ALK⁻的 ALCL 患者多为年老、淋巴结受累、临床过程更加侵袭性。

血管免疫母细胞淋巴瘤（AITL）占第二位，仅次于 PTCL-NOS，占 18.5%。AITL 表现为 CD8⁺T 细胞伴有上皮细胞[8]，多见于老年人，临床表现为弥漫性淋巴结肿大和肝脾肿大，伴有自身免疫性疾病。

1.2 结外型

结外型 PTCL 相对少见，包括：肝脾 γδT 细胞淋巴瘤、肠病相关性 T 细胞淋巴瘤（EATL）、皮下脂膜炎样 T 细胞淋巴瘤（SPT-CL）。

肠病相关性 T 细胞淋巴瘤（EATL）占所有 T 细胞淋巴瘤 4.7%，好发于欧美国家（北美占 5.8%，欧洲占 9.1%），亚洲仅占 1.9%。依据瘤细胞形态分为多形性细胞和单核细胞两类，前者常伴有乳糜泻，免疫表型为 CD3⁺、CD7⁺和 CD56⁻；后者典型免疫表型为 CD56⁺，不伴有腹泻。

细胞免疫学方面，70%的 EATL 患者出现染色体 9q33-34 异常[9]。

EATL 依据临床特征包括原发性和继发性两种亚型。原发性肠病相关性 T 细胞淋巴瘤既往有腹腔疾病如乳糜泻表现，而继发性患者多数既往无腹腔疾病；继发性多见于亚洲患者。多数患者因肠梗阻或穿孔就诊而确诊。手术和化疗是主要治疗手段。现有预后因素 IPI 并不能准确反映 EATL 的疾病转归。

肝脾 T 细胞淋巴瘤（HSTL）多见于儿童和青年男性，占 PTCL1.4%。幼稚 γδT 细胞累及肝脏、脾脏和骨髓血窦，表现为全身症状和肝脾肿大，其中 20%出现免疫功能抑制。细胞遗传学表现为等臂染色体 7q 异常。常见免疫表型为 CD2⁺、CD3⁺、CD4⁻、CD5⁻、CD7⁺、CD8⁺/⁻。预后差，mOS 不足 24 个月。

皮下脂膜炎样 T 细胞淋巴瘤（SPTCL）多见于女性，占 PTCL 的 0.9%，临床表现为坏死性皮下结节，伴有自身免疫性疾病，如红斑狼疮。典型免疫表型为 CD3⁺、CD4⁻、CD8⁺。TCR 阳性（αβ⁺或 γδ⁺）。其中 γδ⁺型在 2008 年 WHO

定义为新的亚型，即皮肤 γδ⁺T 细胞淋巴瘤，该型淋巴瘤预后差。

1.3 白血病期

白血病期 PTCL 包括成人 T 细胞白血病/淋巴瘤（ATLL）、人类亲淋巴病毒 I 型 T 细胞淋巴瘤、T 细胞慢性大颗粒淋巴细胞性白血病、侵袭性 NK 细胞白血病、T 细胞幼淋巴细胞白血病。T 细胞慢性大颗粒淋巴细胞性白血病患者呈惰性过程，伴有中性粒细胞减少。其余类型预后差。

2 分类的困惑

WHO 在淋巴瘤分类时采用了多项参数，如结合细胞形态、免疫表型、遗传学和临床特点进行判断，这些肿瘤的临床特点对进一步分类起着非常重要的作用，部分原因是由于缺乏其他特异性的参数。

T 细胞淋巴瘤的形态变化很大，多样的组织学表现可见于各种 T 细胞淋巴瘤；细胞变化范围从轻微凋亡的小细胞到间变性大细胞。例如，这些形态可见于间变性大细胞淋巴瘤、成人 T 细胞淋巴瘤/白血病、鼻 NK/T 细胞淋巴瘤等，并且这些淋巴瘤之间在形态学上有重叠区。

很多结外细胞毒性 T 细胞淋巴瘤和 NK 细胞淋巴瘤具有相似的形态，如具有明显凋亡、坏死和血管侵犯；与 B 细胞不同，T 细胞淋巴瘤尚无特异性免疫表型谱来进行分类。

虽然某些抗原与某些类型 T 淋巴瘤关系密切，如 CD30 是间变性大细胞的一个常见标志，但亦见于少数 T、B 细胞淋巴瘤和霍奇金淋巴瘤；同样，CD56 是鼻型 NK/T 细胞淋巴瘤的特征标志，但亦可见于其他 T 细胞淋巴瘤，甚至浆细胞肿瘤。

另外，同一种淋巴瘤的免疫表型特征亦可不同，如肝脾 T 细胞淋巴瘤，常常是 γδT 细胞表型，但少数病例则是 αβ 型。

T 细胞淋巴瘤目前还没有合适的克隆性免疫表型标记。因此，分子遗传学（最常见的是用 PCR 研究 T 细胞受体基因重排）是分析 T 细胞克隆性增殖普遍采用的方法。目前，对于大多数 T 细胞和 NK 细胞肿瘤来说，特异性的遗传学异常尚未被发现。少数淋巴瘤，如间变性大细胞淋巴瘤与 t（2，5）有密切关系。然而，大多数 T 细胞和 NK 细胞肿瘤的分子病理机制仍然不确定。

鉴于上述原因，临床特点在 T 细胞和 NK 细胞肿瘤的分类中起着主要的作用，临床分组包括白血病性或播散性、结内性、结外性、皮肤性。

第 5 节　病理学与免疫组化

成熟 T 细胞肿瘤起源于成熟 T 细胞或胸腺后 T 细胞，因 NK 细胞与 T 细胞密切相关，且具有部分相同的免疫表型和功能，因此常将两类肿瘤放在一起介绍。

1　共有的组织学特点

（1）中央型 T 淋巴瘤无分支小血管，瘤细胞胞浆色淡，核膜薄，染色质细如尘，核仁不明显。核分裂多见与瘤细胞体积不同步，这是很大的特点。

（2）周围型 T 淋巴瘤，常见较多内皮的小静脉，将瘤细胞分隔成不完整的小房状；瘤细胞沿血管分布和侵犯血管；瘤细胞形态多样，胞核呈脑回状，麻花状和分叶状等；其次是反应性细胞成分多样化，如组织细胞，上皮样组织细胞，指突状网织细胞及嗜酸性白细胞等浸润。

2　免疫表型

2.1　T 细胞

T 细胞淋巴瘤免疫表型，为 CD4、CD3 和 CD9 阳性、CD8 阴性，表现为辅助性 T 细胞表型，CD25（IL-2R）阳性；患者血清 HTLV-1 抗体阳性。

成熟 T 细胞肿瘤具有胸腺后 T 细胞免疫表型，它们主要分为两种细胞，即 αβT 细胞和 γδT 细胞，这种差异是源于 T 细胞受体基因结构。

每一个 αβ 和 γδ 链都是由一个可变区（V）和恒定区（C）组成，二者均与 CD3 有关，CD3 在两种 T 细胞中是相同的；CD3 含有 γ、δ、ε 3 种链，它们共同形成了 T 细胞受体复合物。

γδT 细胞代表了免疫反应较早的类型，占所有正常 T 细胞总数不到 5%，分布局限，主要在脾脏红髓、小肠上皮及其他上皮部位。值得注意的是这些部位亦是少见的 γδT 细胞淋巴瘤的好发部位。在功能上它们不属于限制性 MHC，而代表一线防御体系，抵御细菌多肽，如热休克蛋白，它们常常参与分枝杆菌感染和黏膜免疫的反应。

γδT 细胞不表达 CD4 和 CD8，通常亦不表达 CD5，仅一亚群表达 CD8；γδT 细胞淋巴瘤的抗原表达亦很有限。

αβT 细胞分成两大类，即 CD4$^+$ 和 CD8$^+$，在正常淋巴组织中 CD4$^+$ 细胞多于 CD8$^+$ 细胞，肿瘤的情况亦相似。

CD4$^+$T 细胞或"Helper T cells（辅助）"是主要的淋巴因子分泌细胞，而 CD8$^+$T 细胞主要与细胞毒性免疫反应有关。

根据分泌的淋巴因子谱系，CD4$^+$T 细胞又分为两类，即 Th1 细胞，分泌白介素 IL-2 和干扰素 γ，但不分泌 IL-4、5、6；Th2 细胞，分泌 IL-4、5、6、10。Th1 细胞主要为其他 T 细胞和巨噬细胞提供帮助，而 Th2 主要为 B 细胞提供帮助。

2.2　NK 细胞

NK 细胞在功能和标志物上与细胞毒性 T 细胞存在有些相似之处，均表达 CD2、CD7、CD8、CD56 和 CD57，CD3 的 ε 链和 CD16 亦阳性。它们亦表达细胞毒性蛋白穿孔素（perforin）、颗粒酶 B（grazyme B）和 T 细胞内抗原（TIA-1）。NK 细胞常常 CD16$^+$，但 T 细胞不常 CD16$^+$。

3　细胞因子

这些不同的免疫谱是否与 T 细胞淋巴瘤/白血病亚型有关，目前还不清楚，这方面的研究还很少，但是很多的临床表现是与肿瘤细胞的细胞因子表达有关。

例如，伴成人 T 细胞淋巴瘤/白血病的高钙血症与溶骨活化相关因子的分泌有关。T/NK 细胞肿瘤性噬血细胞综合征与细胞因子和化学因子有关。

NK 细胞和细胞毒性 T 细胞均表达细胞毒性蛋白，如穿孔素、颗粒酶 B、T 细胞内抗原（TIA）-1。

表26-2　外周T细胞淋巴瘤不同亚型的细胞遗传学特征

PTCL常见亚型	TCR	组织病理和细胞遗传学特征	临床组织病理学特征	5年生存率
PTCL-NOS	αβ	13q22.3缺失；8q、9p、19q、3q缺失，9p	细胞形态多样、异质性强	20%~30%
AITL	αβ	滤泡中心树突细胞特征CX-CL13⁺；PD-1⁺；	免疫功能缺失或下调	32%
ALCL (ALK⁺)	αβ	t（2，5）；1q；6q缺失；13q	骨髓受累少见（29%），中位发病年龄为34岁	70%
ALCL (ALK⁻)	αβ	Pax5⁻、CD15⁻	中位发病年龄58岁	49%
NK/T细胞淋巴瘤		CD56⁺、EBV⁺	Ⅰ~Ⅱ期采用局部放疗或放化结合治疗	原发鼻腔患者64%；原发鼻外患者20%
SPTCL	αβ	CD3⁺、CD8⁺、CD56⁻、5q、13q	溃疡性结节伴和噬血细胞综合征	82%；伴噬血细胞综合征患者仅为11%
肝脾T细胞淋巴瘤	γδ	7q、CD3⁺、CD4⁻、CD8⁻、	肝脾髓窦受累、骨髓受累伴噬血细胞综合征	2年OS仅为20%
EATL	αβ	9q33-q34；CD3⁺、CD7⁻。多行性细胞CD56⁻；单核性细胞CD56⁺、CD8⁺	腹泻伴吸收障碍综合征	4%

第6节　常见T细胞淋巴瘤的特点

根据临床表现，T细胞淋巴瘤可分为急性和慢性两型。

急性型起病急，发展快，病程短，预后差，浅表淋巴结常肿大；慢性型的特点为患者外周血中见1%~20%奇形怪状或分叶的不典型细胞，淋巴结肿大，极少皮肤损害，可持续多年或转变成急性T细胞性淋巴瘤/白血病。

33.3%~49%患者可出现特异性和非特异性两类皮损，前者常全身播散，表现为丘疹、结节、肿瘤或红皮病；后者常表现为鱼鳞病样、红斑、丘疹、水疱、淤点或淤斑等。常见肝大，因骨质溶解而产生的骨痛和高钙血症亦较常见。

67.6%T细胞淋巴瘤患者外周血中白细胞增多，常大于10×10⁹/L，甚至可达100×10⁹/L，并可出现不典型细胞。这种细胞的胞核明显多形、扭曲，类似Sézary细胞。

1 前体T淋巴母细胞白血病/淋巴瘤

1.1 临床特点

前体T淋巴母细胞白血病/淋巴瘤占所有儿童非霍奇金淋巴瘤的40%，占急性成人淋巴细胞白血病的15%。见于青少年，男性为主。就诊时可有纵隔肿物、迅速增大，有或无胸膜渗出及外周淋巴结肿大，常累及骨髓。

1.2 病理学

与前体B淋巴母细胞相似，核分裂相更多见，有时伴嗜酸性粒细胞和髓细胞增生。淋巴母细胞向T细胞分化，细胞小至中等大小、胞浆少、核染色质细或稍致密、核仁不明显。可累及骨髓和外周血（则为白血病），偶然仅累及结外或结内（则为淋巴瘤）。

免疫表型为TdT⁺，CD7⁺，CD3⁺，CD1a⁺，CD4⁺，CD8⁺，CD5⁺，全B⁻；TCR基因常重组。

2 母细胞性NK细胞淋巴瘤

母细胞性NK细胞淋巴瘤（Blastic NK-cell lymphoma），该型由淋巴母细胞样形态并向NK细胞分化的瘤细胞组成。一部分病例是前体NK细胞淋巴母细胞性淋巴瘤/白血病。

本病还与原发皮肤CD4⁺、CD56⁺淋巴细胞性肿瘤相似，亦可能是同一种疾病。

该型罕见，多见于皮肤、淋巴结、软组织或骨髓。瘤细胞中等大小，弥漫性增生；瘤细胞表达 CD4+、CD43+、CD56+、CD3-；无 TCR 基因重排。

3 前驱T淋巴细胞白血病

呈侵袭性，小至中等大小前淋巴细胞组成。累及外周血、骨髓、淋巴结、肝脾、皮肤。CD1a-、TdT-。

3.1 临床特点

T-CLL 和 T-PLL 与 B-CLL/PLL 相比要少见，成人为主，就诊时脾大，白血病现象，可累及外周血、骨髓、淋巴结、肝脾、皮肤。

3.2 病理学

呈侵袭性，瘤细胞核小至中等大小，核圆形或不规则性，核仁明显，胞浆嗜酸性。在淋巴结中，瘤细胞弥漫性生长或以皮质旁为主；在脾脏侵犯红髓和白髓；小静脉增生伴有浸润；酸性磷酸酶和酸性非特异性酯酶核旁阳性。

免疫表型为 TdT-、全 T+（包括 CD7）、CD1a-，常有 CD4+、CD8-，但有时 CD4+、CD8+。可见 TCR 基因重排。

4 T细胞大颗粒淋巴细胞性白血病

4.1 临床特点

T 细胞大颗粒淋巴细胞性白血病（T-cell large granular lymphocyte leukaemia）多见于成人，多数无症状，淋巴细胞增多（2~20）×10⁹/L，常有贫血和中性粒细胞减少，脾肿大，无淋巴结肿大和肝肿大；死亡多因血细胞减少和意外原因。

4.2 组织学

血涂片，淋巴细胞胞浆丰富淡蓝，胞浆有嗜天青颗粒，核偏位，有中等量染色质，核仁不明显。骨髓活检时局部淋巴细胞聚积，骨髓成熟受阻，红系低下。

5 成人T细胞性白血病/淋巴瘤（ATL）

ATL 中位发病年龄为 55 岁，可表现为淋巴结肿大（72%）、皮肤缺损（53%）、肝大（47%）、脾大（25%）和高钙血症（28%）。

5.1 亚型

亚型 ATL 可依据临床病理特征和预后分为 4 型，即急性、淋巴瘤型、慢性、冒烟型。1991 年，Shimoyama 报道了 818 例 ATL 患者特征。急性 ATL 患者，可出现高钙血症、白血病表现、肿块，预后极差，中位生存期约 6 个月；淋巴瘤型 ATL 患者血液中可见低水平的异常淋巴细胞（<1%），且伴有淋巴结、肝脾、中枢神经系统、骨和胃肠道病变，中位生存期 10 个月；慢性 ATL 血液中可见大于 5% 的异常淋巴细胞，中位生存期 24 个月；冒烟型中位生存期未见报道。

5.2 病理学

异常 T 淋巴细胞常可在外周血涂片中见到，细胞核常为锯齿状或分叶状，称之为花样细胞；成人 T 细胞白血病细胞常表达 CD3、CD4、CD25 和 CD52 等抗原。

5.3 分子遗传学

Itoyama 等对 50 例新诊断的 ATL 的细胞遗传学异常做了分析，50 例患者均有异常核型，几乎所有的染色体均受影响。

多条染色体断裂（>6 条）和异倍体在急性和淋巴瘤混合型中较慢性常见，而且多条染色体断裂和 1p、1p22、2q、3q、14q 和 14q32 异常与总生存率低有关；1q 和 4q 增多在侵袭性 ATL 患者中多见，而 7q 增多提示侵袭性 ATL 预后好。可见 T 细胞受体基因克隆性重排，并且有 HTLV-1 克隆性整合的证据。

5.4 治疗

最近一项临床试验观察应用 CHOP 方案诱导化疗后，应用抗核酸药、IFN-α 和口服足叶乙甙效果较好。El-Sabban 等应用 As₂O₃ 和 IFN-α 可导致细胞周期阻滞和凋亡，Bazarbachi 等通过应用 HTLV-1 转化的细胞系和培养的原代 ATL 细胞证实 As₂O₃ 和 IFN-α 在细胞增殖、细胞周期阻滞和诱导凋亡方面有协同作用。

蛋白酶复合体抑制剂与全反式维甲酸对 ATL 细胞周期进程亦有影响，提示这些药物在 ATL 治疗中的作用。

5.5 预后

ATL 治疗难度较大，患者对于最初的联合化疗可能会达到缓解，但总生存率较低，中位生存期只有 8 个月。若与 IFN-α 和齐多夫定联合治疗缓解率可达到 70%~90%，中位生存期可达到 11~18 个月。

6 外周T细胞淋巴瘤-未定型

外周 T 细胞淋巴瘤-非特指型（PTCL-not otherwise specified，PTCL-NOS，PTCL-U）常为结节性淋巴瘤，是西方国家最常见的 T 细胞淋巴瘤亚型。Rudiger 等统计此型约占 T 细胞淋巴瘤的 60%~70%，占全部 NHL 的 5%~7%。

PTCL-NOS 常见于成人（男、女之比为 1.5），中位发病年龄为 61 岁。60% 的患者诊断时即为Ⅳ期，常伴 B 症状、乳酸脱氢酶（LDH）升高、大肿块、体质状态差和结外受累，以致半数以上患者的国际预后指数（IPI）为 3~5 分。虽然 CHOP（环磷酰胺+多柔比星+长春新碱+泼尼松）类方案的近期有效率为 50%~60%，但长期无病生存（DFS）率仅为 10%~30%。

6.1 病理学

早期对外周 T 细胞淋巴瘤研究根据细胞大小分出一些亚型，即弥漫小裂型、混合细胞型、大细胞和免疫母细胞型。此外淋巴上皮样淋巴瘤（Lennert）被认为是一种细胞病理学变型。然而这些组织学亚型其临床特征无差异，不能成为可靠的组织学定型。

常表达 T 细胞相关抗原 CD3、CD5、CD7，成熟 T 细胞的一种抗原（CD5 或 CD7）常丢失，而且 CD4 较 CD8 表达常见。

大多数 PTCL-NOS 患者表达 T 细胞相关抗原，结内型 PTCL-NOS 患者常常表达 CD4，而结外型患者常常表达 CD8[10]。Philip 等于 2006 年公布了意大利淋巴瘤研究组中 133 例 PTCL-NOS 患者的免疫表型研究，发现 96% 的患者表达 T 细胞受体 βF1，86% 患者表达 CD3。在 T 细胞传统免疫表型中，多数出现 CD5、CD7 缺失。CD4 表达较之 CD8 常见。部分患者表达细胞毒性相关标记如，TIA-1、GB、CD56 和 CD57。

6.2 分子遗传学

90% PTCL-U 患者具有 TCR 基因克隆性重排。不论 TCR 如何表达，γ 位点多见重排，因此 γ-TCR 位点分析可达到提高诊断率。

总之，PTCL-U 细胞遗传学异常较常见，70%~90% 可见异常中期分裂。一项日本的研究，观察了肾移植后 5 例外周 T 细胞淋巴瘤中均发现 p53 基因突变，25% 患者有 K-ras 突变、

33.3% 患者有 c-kit 和 B-钙调素基因突变。与 p53 阴性患者对比，p53 阳性患者具有较高的扩增活性，下游的 p21（waf）蛋白表达频率降低，Bcl-2 表达增加。

PTCL-U 预后研究证实，p53 蛋白过度表达和 p53 突变与治疗失败和总生存率及无病生存率低有关。

6.3 治疗

在治疗中度恶性 B 细胞 NHL 时，多项试验对比 CHOP 与其他化疗方案，均提示 CHOP 方案可作为标准方案。除非有其他伴发症如免疫性血小板减少性紫癜存在，美罗华不应在 PTCL-U 的治疗中使用。

核苷类似物如喷托司汀、氟达拉滨和 2-CDA 多在皮肤 NHL 治疗中进行评估，亦有一些报道是在其他 T 细胞淋巴瘤中进行评估。喷托司汀对于 PTCL-U 的缓解率从 15%~100% 不等。

吉西他滨单药治疗复发或难治 T 细胞 NHL 在一项小规模单中心研究中缓解率可达 60%。

Denileukin diftitox（Ontak[R]）为白喉毒素蛋白片段与白介素-2 受体的重组融合蛋白，大多在皮肤 T 细胞淋巴瘤中进行试验。Ⅱ期临床试验证实对于复发/难治的 PTCL-U 单药的缓解率可达 40%。

最近一项欧洲的试验表明，对于多次治疗的 PTCL-U 患者应用 Alemtuzumab 可达 36% 缓解率，14 例中 3 例完全缓解达 12 个月，但有重度血液学毒性和感染发生。

7 血管免疫母细胞性T细胞淋巴瘤

血管免疫母细胞性 T 细胞淋巴瘤（angio-immunoblastic T-cell lymphoma，AITL）是一种较常见的 T 细胞淋巴瘤，占 15%~20%，占所有淋巴瘤的 4%~6%。

AITL 患者发病的中位年龄为 64 岁，常见于男性，绝大多数患者就诊时即为晚期，常表现出 B 症状、皮肤潮红、高丙种球蛋白血症及其他免疫学异常。临床进程呈侵袭性，偶见自发性消退。含蒽环类方案一线化疗的完全缓解（CR）率为 50%~70%，但长期生存率仅为 10%~30%。

100% AITL 侵袭的淋巴结中可通过 PCR 或

FISH 发现 EBV 基因组，EB 病毒在 AITL 的确切作用还不清楚，最近研究证实在 EBV 克隆性扩增与 AITL 的生存率之间有显著关系。

7.1　病理学

AITL 以正常淋巴结结构多形性浸润为特征（多见开放窦或扩张的外周血窦消失），淋巴结结构破坏，常见内皮小静脉和树突状细胞。淋巴细胞常由中小淋巴细胞混合并有浆细胞和 B 淋巴母细胞参与组成；上皮样组织细胞和许多嗜酸性粒细胞亦可见到。

在免疫表型方面，多数瘤细胞 CD3+、CD4+、CD10、Bcl-6+、PD1+和 CXCL13 阳性。EBV+在瘤细胞经常会出现。

7.2　分子遗传学

单纯组织学较难诊断 AITL，因此证实有 TCR 可克隆的存在对于诊断很重要。约 75%患者出现 TCR 基因重排。Feller 等证实克隆性基因重排的特殊形式与 AITL 的预后相关。他们认为，患者同时具有 TCR-β 链基因和免疫球蛋白基因重排常伴溶血性贫血，亦可由自发性一过性缓解，但不会像应用化疗一样缓解，总生存率与单纯 TCR 克隆相比较低。

一些 AITL 病例可能为寡克隆，亦有的表现为克隆消失或出现。传统遗传学方法（分裂中期分析）可检测到 70%~80%AITL 患者有染色体异常，一项研究应用 FISH 分析发现，90%患者有染色体异常且超过 40%的患者具有各式各样的 T 细胞亚群。三染色体 3 或 5 和额外的 X 染色体是较常见的细胞遗传学异常。复杂核型的存在与生存率低有关。

7.3　临床特点

AITL 多为全身性疾病，伴淋巴结受侵，常伴低蛋白血症。各种相关的病变特征，如器官肿大、B 症状（50%~70%）、皮疹、瘙痒、胸腔积液、关节炎、嗜酸粒细胞增多症和一系列免疫异常表现。多数患者为 III 或 IV 期病变。

7.4　治疗

AITL 为一种侵袭性淋巴瘤，在少数病例中可出现自发性消退。应用含蒽环类药物进行联合化疗可达到 30%~70%的完全缓解率，但只有 10%~30%患者长期生存。

在一项回顾性非随机多中心研究中，对于新诊断的患者采用单药强的松治疗，具有高危因素或复发/难治患者采用联合化疗。单药强的松的完全缓解率 29%，而复发/难治和最初采用联合化疗的患者各为 56%和 64%，中位随访 28 个月，总生存率和无病生存率各为 40.5%和 32.3%，总生存期 15 个月。

对于复发的患者有应用免疫抑制药物治疗有效的报道，如低剂量 MTX/Pred 和 CTX，嘌呤类似物和 denileukindiftitox。

8　间变性大细胞性淋巴瘤（ALCL）

原发性系统性 ALCL 约占所有 NHL 的 2%~3%。ALCL 部分是依赖酪氨酸激酶（间变淋巴瘤激酶，ALK）的表达来划分的，即 ALK 阳性（ALK+）与 ALK 阴性（ALK-）。ALK 阳性患者约占原发性系统性 ALCL 的 50%~60%，ALK 阳性者常见于小于 35 岁的男性，常表现为全身症状，结外病变，多为进展期；ALK 阴性患者通常年龄较大（中位年龄 61 岁），男女比例为 0.9，较少表现为结外病变。

ALK 阳性患者预后良好，5 年生存率 79%，而 ALK 阴性为 46%，而且 ALK 阳性与 ALK 阴性可进一步通过 CD56 进行划分，CD56 阳性预后差。

原发于皮肤的 ALCL 较罕见，ALK 表达多为阴性，但预后良好，5 年 OS 率为 90%，临床表现具有惰性淋巴瘤的特点。

8.1　病理学

间变性大细胞性淋巴瘤，无论 ALK+还是 ALK-，具有相似的组织病理特点。瘤细胞形态独特，表现为偏心性、马蹄形和肾型细胞核，核周伴有嗜酸染色。

ALKL 原发系统性，形态学上由大淋巴细胞组成，其核为多形性，胞浆丰富。肿瘤细胞生长呈黏附模式，常在淋巴结中经血窦间隙播散。

免疫表型为 CD30+、CD2+、CD4+、细胞毒性蛋白如 GRB+（粒酶 B）、perforin+（穿孔素）、TIA-1+（T 细胞内抗原）。ALK+的 ALCL 表现为 EMA（上皮膜抗原）阳性。ALK-的 ALCL 表现为 CD3+。

8.2　分子遗传学

TCR 重排可于 70%~90%的 ALCL 患者中发现，且克隆性 β 基因较 γ 基因重排更多见。

1988 年，发现 ALCL 与染色体转位 t（2；5）（p23；q35）有关，是由位于 5q35 的 NPM 基因和位于 2q23 编码的酪氨酸激酶受体（ALK）融合形成的融合蛋白 NPM-ALK 所致。在 NPM 启动子的控制下，80kDa 的嵌合蛋白 NPM-ALK 发生转录。

NPM-ALK 的存在可通过 RT-PCR 和 FISH 检测到。针对部分 ALK 的多克隆抗体（ALK11）和单克隆抗体（ALK1 和 ALKc）已构建成功，它可使胞浆内和核内的含 NPM-ALK 转位组织染色，约 2%ALK 阳性患者 t（2；5）转位阴性。

其他与 ALK 融合的基因有 TPM3，形成 t（1；2）（q21；p23），转录 TPM3-ALK 蛋白。与 TFG 形成 t（2；22）（p23；q21）转录 TIG-ALK 蛋白。与 CLTCL 融合形成 T（2；22）（p23；q11）转录 CLTCL-ALK 蛋白。

其他 ALCL 恶变机制包括 Bcl-2 上调、高甲基化、c-myc 表达增多。此外 NPM/ALK 融合蛋白可激活 PI3K-AKT 机制，提示此通路可能与 ALCL 形成的分子学机制有关。

8.3 治疗

对于小儿 ALCL 的治疗常以预后危险因素为基础，治疗方案采用高度恶性 B-NHL 治疗模式。经短暂诱导化疗后，进行短期强化多药化疗，周期数以疾病分期制定。

对于成人 ALCL 治疗常应用以蒽环类为基础方案化疗。一些人亦建议在首次治疗缓解后采用自体造血干细胞移植。

9 皮下脂膜炎样T细胞淋巴瘤（SCPTCL）

SCPTCL 是一种较少见的 T 细胞淋巴瘤，主要浸润皮下脂肪，而无表皮或真皮的侵犯，可引起红色或紫色结节、斑块或两者皆有，常伴有高热、皮肤缺损、肺浸润、黄疸、肝脾肿大、肝功能损害、凝血功能障碍、全血细胞减少和良性组织细胞增生伴吞噬现象。

吞噬现象可发生于 T 细胞淋巴瘤发病前、中和缓解后。有一种有争议的病种，即吞噬细胞组织细胞性脂膜炎（CHP），认为可能是与 SCPTCL 有关的一种炎性疾病。

CHP 具有各种不同的预后，有惰性、侵袭性、致死性的临床过程。在最近的 WHO/

EORTC 分型中，只有具有 αβ 表型的病例被分入 SCPTCL。原先具有 γδ 表型的 SCPTCL 占 25%，现被划分为皮肤 γδT 细胞淋巴瘤；与 γδT 细胞淋巴瘤相比，SCPTCL 惰性特征更明显，且与血细胞吞噬综合征较少相关。

9.1 病理学

SCPTCL 是局限于皮下组织的少见的 T 细胞淋巴瘤，由大、中、小非典型细胞组成，并具有明显的肿瘤坏死和核扭曲。

恶性淋巴细胞常分布在单个脂肪细胞周围，伴有良性/反应性组织细胞；并具有吞噬红细胞或核碎片现象，脂肪和连接组织坏死常见，但无血管破坏。

9.2 分子遗传学

最近 PCR 基因重排研究证实 CHP 和 SCPTCL 可能为相同的临床病理学范畴。

SCPTCL 代表恶变前淋巴细胞样病变。大多数报道具有单克隆 TCR，许多患者为 EBV 阳性。大样本回顾性分析认为大多数患者证实有 TCR 克隆性而与 EBV 相关性较小。与 SCPTCL 相关的染色体异常与原癌基因较少报道。

9.3 治疗

SCPTCL 临床进程复杂多样，从惰性进展到致死性急性进程。大多数患者经全身化疗或局部放疗可达完全缓解，但中位生存期一般都小于 2 年。最近研究经更精确的表型分析认为具有 αβ 表型者 5 年生存率可达 80%。

10 皮肤γδT细胞淋巴瘤（CGD-TCL）

CGD-TCL 中包括既往归入 SCPTCL 的 γδT 细胞淋巴瘤；CGD-TCL 较 SCPTCL 更具侵袭性，其皮肤缺损与 SCPTCL 相似，但可有表皮和真皮侵犯。具有皮下病变者较只有表皮或真皮病变者预后差；亦可有黏膜侵犯，现在仍在争论：皮肤淋巴瘤和黏膜 γδT 细胞淋巴瘤是两种不同性质病变还是同一病变的不同表现。

具有表皮和真皮侵犯的患者中位生存期为 29 个月。具有皮下病变者预后欠佳，中位生存期 13 个月。

血液细胞吞噬现象亦可见于 CGD-TCL，但一般患者不会出现全身表现。

10.1 病理学

皮肤病变有 3 种组织形式，即表皮、真皮和皮下，单一活检标本可能混合有一种以上的病理类型。

细胞呈大中型，有血管向心性、血管浸润、上皮趋向性和坏死，亦可能似 SCPTCL 位于脂肪细胞边缘。

Arnulf 等证实应用 EBV 编码的核酸探针进行免疫组化染色示 11 例非肝脾 γδT 细胞淋巴瘤中 5 例 EBV 病毒阳性，3 例有鼻腔黏膜侵犯。EBV 在 CGD-TCL 起源上是否起到了一定作用仍存在疑问。

在 CGD-TCL 患者中未发现特殊染色体异常，有 TCR 克隆性重排。

10.2 治疗

通常采用具有侵袭性方案治疗，Toro 等应用局部治疗与全身治疗相结合的办法。局部治疗包括激素局部应用、Psoralen、Psoralen 加 A 波长紫外线照射。全身治疗包括 IFN-α、IFN-γ、CHOP、放疗和骨髓移植。

11 肝脾T细胞淋巴瘤 (HSTCL)

HSTCL 是一种不常见的 T 细胞淋巴瘤，主要见于年轻男性，中位年龄 35 岁。患者可有 B 症状、肝脾肿大明显、贫血、中性粒细胞减少、血小板减少（通常较严重）。常为侵袭性，中位生存期 16 个月。

11.1 病理学

HSTCL 浸润肝血窦、骨髓（2/3 患者）和脾红髓。HSTCL 肿瘤细胞通常为均一的、中等大小淋巴细胞，核圆，染色质中度致密，细胞质淡染。

脾与骨髓中可见红细胞被吞噬现象，25%~50% 患者在外周血中可见肿瘤细胞。TIA-1 常存在，但通常 granzyme B 和 perforin 不表达，提示为非活化的细胞毒 T 细胞表型。

肿瘤细胞通常为 CD4⁻、CD5⁻、CD8⁻、CD3⁺、CD7⁺、CD56⁺。

11.2 分子生物学

HSTCL 可能起源于肝血窦和脾红髓的 γδT 细胞，大多数 HSTCL 患者具有 TCRγ 或 δ 基因重排；αβT 细胞表型在 HSTCL 中亦被发现，在一些病例中可见染色体异常 i (7q)。

11.3 治疗

HSTCL 临床进程为侵袭性。有人采用嘌呤类似物喷托司汀治疗有一定作用。近来有一病例报道，αβHSTCL 采用 alemtuzumab 治疗后，接着采用非配型的非相关的干细胞移植，患者经 21 个月随访无复发。

12 结外NK/T细胞淋巴瘤-鼻和鼻型

结外 NK/T 细胞淋巴瘤-鼻和鼻型，曾命名为血管中心性淋巴瘤。本病在西方少见，而在亚洲及中南美较多见。男性多发，中位年龄 43 岁；与 EBV 相关。

常以结外病变为特征，局限型（Ⅰ/Ⅱ）多见，多出现血管破坏性增生，临床特征呈侵袭性。此肿瘤好发于鼻腔和副鼻窦；鼻型亦可发生于其他结外部位，如皮肤、胃肠道、睾丸、肾、上呼吸道，亦有极少数发生于眼眶或眼睛。

12.1 病理学

结外 NK/T 细胞淋巴瘤，其母细胞起源不明确。组织学特征是血管破坏常伴坏死，肿瘤细胞由大、中、小细胞混合组成，但多为大的非典型细胞。

细胞常表达 NK 抗原（CD16、CD56、CD57），细胞质 CD3，细胞毒颗粒（granzyme B 和 TIA-1）。

12.2 分子遗传学

TCR 基因重排可在结外 NK/T 细胞淋巴瘤中发现，γδ 重排较常见。研究认为，通过特异性 TCR 重排和免疫表型可将其分为 NK 细胞和 T 细胞两种。

细胞遗传学异常，常见于结外 NK/T 细胞淋巴瘤-鼻型。Siu 等发现染色体 6 和染色体 13 缺失是最常见的细胞遗传学异常。

与 NK/T 细胞淋巴瘤相关的癌基因的发现较困难，部分由于可用于分析的可见的非坏死组织不足。

p53 在许多结外 NK/T 细胞淋巴瘤-鼻型中过度表达；K-ras 突变亦可在此淋巴瘤中见到。p 15、p 16 和 p 14 基因纯合子缺失在鼻 NK 淋巴瘤中有报道。

EBV 病毒在结外 NK/T 细胞淋巴瘤-鼻型的发生中起一定作用。EBER-rRNA 转录几乎在所有患者的大多数细胞中可检测到，而且 EBV LMP-1 在大多数患者中可出现表达。

12.3　治疗

结外 NK/T 细胞淋巴瘤-鼻型，推荐采用以阿霉素为基础的联合化疗，累及野放疗及鞘内预防性治疗。

对于局限期，在放疗的基础上加用化疗是否有益还未证实。NK/T 细胞淋巴瘤-鼻型单用放疗的缓解率近 85%（CR66%）、50% 局部复发、25% 患者全身复发，多位于结外部位，如睾丸、眼眶、皮肤、胃肠道和中枢神经系统。

联合放化疗或单独放疗较单独化疗生存率高，5 年生存率分别为 59%、50% 和 15%。全身病变患者长期生存率低（5 年生存率 25%）。Ⅲ/Ⅳ期 NK/T 细胞淋巴瘤是以蒽环类为主的联合化疗后进行放疗。

12.4　预后

Kim 等经 56 个月随访，Ⅰ/Ⅱ期总生存率 40%，全身复发多很快死亡。Li 等最近报道 77 例 NK/T 鼻窦淋巴瘤（56 例局限型，21 例全身型）5 年生存率 36%（中位随访 89 个月）。

13　肠病型肠道T细胞淋巴瘤（EITCL）

EITCL 亦称肠道 T 细胞淋巴瘤，是一种少见的由表皮内淋巴细胞形成的 T 细胞淋巴瘤，在成人常表现为多发性空肠溃疡；患者常于发病前患有谷胶过敏性肠病。

EITCL 亦可能没有肠病史，但大部分患者有腹痛和体重减轻。在诊断时，肠病的血清学标记可能会出现，如抗麦胶蛋白抗体和 HLA 表型。这些标记可能预示此类患者患 EITCL 的危险性很高；其并发症可能会有小肠穿孔、梗阻、胃肠出血及小肠结肠瘘。

13.1　病理学

肠病相关性 T 细胞淋巴瘤依据是否伴有乳糜泻等腹腔疾病分为Ⅰ型（经典型）和Ⅱ型。

Ⅰ型 EATL 的病理特征为溃疡浸润肠壁全层，瘤周肠黏膜出现绒毛萎缩、隐窝增生、黏膜固有层的淋巴细胞和浆细胞增生。典型病例的免疫表型为 CD3+、CD5-、CD7+、CD8-/+、CD4-、CD103+。许多病例会出现 CD30+，其中细胞毒性 T 细胞出现 CD103+、CD4-、CD8-。

Ⅱ型 EATL 出现上皮内淋巴细胞增生，不伴有绒毛萎缩、隐窝增生。免疫表型为 CD3+、CD8+、CD56+。

单纯通过组织学建立 EITCL 的诊断较困难。肿瘤细胞是由大、中、小细胞混合而成，并可见反应性组织细胞。

13.2　分子遗传学

TCR 基因重排几乎在全部 EITCL 患者中出现（γ 较 β 多见）。Obermann 等最近发现染色体 9p21 杂合性丢失与 EITCL 相关。一项报道证实 19 例患者中 9 例受累肠道小淋巴细胞表达 p53。在 EITCL 恶变形成过程中 p53 作用不明。

各种报道证实，EBV 阳性（经 PCR 和 FISH 检出）与 EITCL 相关，包括 EBV 相关的 EITCL PTLD。而且对比分析了 EB 病毒流行的墨西哥与欧洲患者证实与 EBV 相关的显著的流行病学差异（100%vs10%）。

13.3　治疗

对于诊断为 EITCL 的患者以阿霉素为基础的联合化疗应当在每个患者中应用。肠外或经肠道高营养支持是必需的；与肠病相关的患者应避免谷类饮食。

13.4　预后

EITCL 占 NHL 不到 1%，预后较差。5 年总生存率和无病生存率分别为 20% 和 3%，这部分与患者行为状态差有关。

第 7 节　内科治疗

PET/CT 在 DLBCL 的诊断疗效判定方面得到广泛应用，尤其是治疗中期（4 周期化疗后）PET 检查阴性具有明显的预后价值。对于治疗中期 PET 检查阳性患者，需要进一步活检明确分期。对于治疗后存在的纤维化组织和残存病灶具有鉴别意义。T 细胞淋巴瘤因其肿瘤异质性，亚型众多的特点，PET/CT 检查阳性率存在差异，如皮肤型间变性大细胞淋巴瘤为 50%、血管免疫母细胞淋巴瘤为 78%，而成人 T 细胞白血病/淋巴瘤为 100%。

1　化学治疗

在既往的传统治疗中，PTCL 与侵袭性 B 细胞淋巴瘤的一线治疗方案相同，多采用 CHOP 或 CHOP 样方案。多项回顾性研究表明，CHOP 或 CHOP 样方案治疗 PTCL 的 5 年 OS 率为 38%~41%，但仅约 30% 的患者能得到治愈，均明显低于 B 细胞淋巴瘤。

目前，国际缺乏随机、多中心、Ⅲ期、大样本临床研究来验证不同药物和方案化疗的生存益处。因此，PTCL 仍无标准一线治疗方案，PTCL 正成为淋巴瘤治疗中最具前沿性和挑战性的研究领域。

1.1 CHOP或CHOP样方案

目前已知 CHOP 或 CHOP 样方案对多数 T 细胞淋巴瘤的疗效并不理想，因此许多研究者试图通过提高化疗的剂量强度、改变传统 CHOP 样方案的组合以改善疗效。

CHOP 方案于 20 世纪 70 年代开始用于临床，对于进展期的侵袭性非霍奇金淋巴瘤，采用 8 周期 CHOP-21 是标准治疗方案，CR 达到 40%~80%，30%~50% 患者可以获得长期生存；较之 C-MOPP、BACOD 和 COMLA 等方案，毒性低，可获得相似疗效和生存预后。

20 世纪 90 年代初期，研究采用 m-BACOD 等高剂量化疗方案，试图进一步提高 CR，该方案采用高剂量甲氨蝶呤配合亚叶酸钙以降低黏膜和骨髓毒性，于 1992 年公布，为 ECOG 主持的前瞻性、随机、Ⅲ期临床试验，比较 m-BACOD 和 CHOP 的 CR、OS 和毒性。这也是第一个关于二代化疗与一代标准方案比较的临床研究。该研究入组 392 例患者，均为进展期侵袭性 NHL 患者，分组接受 CHOP 或 m-BACOD 方案化疗，其 CR 分别为 58% 和 50%，无显著差异。5 年 OS 分别为 49% 和 48%，无显著差异。在毒性方面（肺毒性、血液学毒性、黏膜毒性）m-BACOD 组患者明显高于 CHOP 组。

在剂量强度方面，CHOP 组环磷酰胺和阿霉素的剂量强度均高于 m-BACOD 组患者。该研究认为二代方案较之 CHOP 并未进一步改善 CR、DFS、TTF 和 OS，而且毒性显著增加。后续研究采用非交叉耐药药物如博莱霉素、甲氨蝶呤、阿糖胞苷等，作为二、三代治疗药物。尤其是 20 世纪 80 年代，欧美单中心研究采用 ProMACE-CytaBOM 等三代方案治疗，发现可进一步提高 CR 至 55%~65%。但上述研究为非随机、大样本试验，且未与一代 CHOP 标准方案比较。

因此，1993 年 SWOG 公布一项Ⅲ期研究结论，入组患者均为进展期或Ⅱ期伴有大包块患者，组织病理为中度和高度侵袭性 NHL，分别接受 MACOP-B、m-BACOD、ProMACE-CytaBOM 和 CHOP 方案化疗。研究证明，无论在 CR、TTF 和 OS 方面，组间无显著差异。

基于上述研究结论至 21 世纪初期，CHOP 样方案仍是 PTCL 的常规方案。近期疗效达到 50%~70%。

虽然 2003 年报道的 GELA 试验比较了 ACVBP 方案（环磷酰胺+多柔比星+长春地辛+博莱霉素+泼尼松）与 CHOP 方案治疗 PTCL 的疗效，发现患者 OS 和 EFS 均有所改善；但美国 M.D.Anderson 癌症中心的回顾性研究表明，应用 Hyper-CVAD、M-BACOS、ASHOP 和 MINE 等多种加强化疗方案的患者，其完全缓解率与应用 CHOP 方案者无显著差异，亦无显著生存受益（3 年 OS 率为 49% vs 43%）。

2008 年，国际 T 细胞淋巴瘤临床病理研究组（ITLCPP）公布一项多中心大型临床研究证实，PTCL-NOS 和 AITL（除去 ALK$^+$ 的 ALCL）一线接受含蒽环类药物方案，与接受非蒽环类药物方案治疗比较，在 OS 方面无显著差异，长期生存仅为 10%~30%。

2011 年 [12]，Abeer 等公布了关于 PTCL 患者的一线蒽环类方案化疗的疗效和生存回顾性 meta 分析，发现 CR 由 35.9%（肠病相关 T 细胞淋巴瘤 EATL）至 65.8%（间变性大细胞淋巴瘤 ALCL）。所有患者总 5 年 OS 为 38.5%，其中 EATL5 年 OS 仅为 20.3%，ALCL 为 56.5%。该研究认为，尽管 PTCL 患者（排除 ALK$^+$ 的 ALCL）接受 CHOP 方案化疗的 CR 达到 52%，不低于接受 CHOP 方案化疗的 DLBCL 疗效（44%~63%）；而 PTCL 的 5 年 OS 仅为 35%，DLBCL 达到 45%~70%。

上述研究结论说明，PTCL 是一大类异质性很强的成熟 T 细胞淋巴瘤，采用单一含蒽环类药物的化疗，部分类型患者不能获得长期生存。即使初始治疗获得 CR，仍难以取得长期缓解。较之 B 细胞淋巴瘤，采用含蒽环类药物化疗的 PTCL 患者，复发率显著增高（43%vs29%，P=0.002）。PTCL 的无复发生存期明显缩短，仅为 34 个月；且 30%~40% 的 PTCL 患者治疗期间出现病情进展。不同亚型的 PTCL 的复发率和复发时间均不同，如英国研究发现，PTCL-NOS、

EATL 以及 AITL 的 5 年 PFS 分别为 28%、22% 和 13%~15%。因此，探究新的化疗方案或剂量密集治疗策略是当前热点。常规策略是在 CHOP 基础上增加新药如依托泊苷或调整剂量密度，如 CHOP-14 或 CHOEP-14 等。

此外，LNH98T8 试验表明，在老年患者中，以铂类为主方案不优于以蒽环类为主方案。最近，国际 PTCL 研究组分析了 22 个国家 1153 例 PTCL 的治疗情况，发现除间变性淋巴瘤激酶（ALK）阳性的间变性大细胞淋巴瘤（ALCL）疗效较好外，其余类型治疗效果均较差；多柔比星为主方案与非多柔比星为主方案的疗效无明显差异。

因此，尽管 CHOP 或其变更方案（即所谓类 CHOP 方案）被广泛用于 PTCL 患者的治疗，却并没有作为一个优先或者说是特别有效的方案那样被确定下来。

目前关于 PTCL 初治时采用 CHOP 方案与其他化疗方案疗效差异的研究报道亦极少。此外，一些证据显示蒽环类药物亦许并不能改善 PTCL 的预后，尤其对于伴有 1 个以上不良因素的 PTCL-NOS 患者；CHOP 样方案也许并不是 PTCL 的最佳化疗方案。

1.2 新联合方案

来自 M.D. Aderson 肿瘤中心的研究者们在一组经过挑选的患者身上比较了 CHOP 和其他一些更加强烈的方案的疗效，这些方案包括 Hyper-CVAD（环磷酰胺、美司钠、多柔比星、长春新碱、强的松、甲氨蝶呤、阿糖胞苷），大剂量 CHOP，以及替代的三联疗法，如 ASHOP（多柔比星、甲基强的松龙、阿糖胞苷、顺铂）、MBACOS（博莱霉素、多柔比星、环磷酰胺、长春新碱、甲基强的松龙、甲氨蝶呤）及 MINE 方案（异环磷酰胺、美司钠、米托蒽醌、依托泊苷）。这些研究中，大多数患者都是 PT-CL 中最常见的 3 种亚型，即 PTCL-NOS、AL-CL 和 AITL。选择 CHOP 方案和强烈化疗的两组患者之间 3 年总生存率无显著差异（分别为 62% 和 56%），两组之间的完全缓解率亦相近（CHOP 和强化治疗组分别是 58% 和 59%）。

M.D. Anderson 肿瘤中心于 2005 年公布该机构治疗 PTCL 的临床研究。入组 135 例 T 细胞淋巴瘤患者，排除 ACLC 后，50 例 PTCL 分别接受 CHOP、剂量强度方案如 HyperCHOP、ASHAP、M-BACOS、MINE、HyperCVAD 等。结论是两种治疗策略在 3 年 OS 方面，无显著差异（43% vs 49%），在 CR 方面无显著差异（58% vs 59%）。而另一项前瞻性随机研究证明，采用剂量密集化疗较之 CHOP，可以提高 18% 的 5 年 DFS。

国际 T 细胞淋巴瘤临床与病理研究组发现，包含与不包含蒽环类药物的方案在治疗效果方面并无明显差异，PTCL 对蒽环类药物不敏感可能部分由于 P 糖蛋白的表达所致。

1.3 新研究药物

1.3.1 吉西他滨

吉西他滨（gemcitabin）是一种毒性较低的嘧啶类似物，对各种实体瘤有效，近来研究发现其对淋巴系来源的血液肿瘤亦具有活性。吉西他滨的作用机制主要是通过与天然胞嘧啶竞争，从而抑制 DNA 的合成及核糖核苷酸还原酶的作用。

已有的研究证实，吉西他滨单药治疗复发 PTCL 的 ORR 为 50%~75%。Zinzani 首次报告采用吉西他滨单药（$1.2g/m^2$，第 1、8、15 天，28 天重复）治疗 13 例复发的 T 细胞淋巴瘤，5 例晚期蕈样霉菌病（mycosis fungoides，MF）中 4 例 PR，8 例 PTCL-U 中 1 例 CR，4 例 PR，其后报告 44 例复发的 T 细胞淋巴瘤，吉西他滨单药的 CR 率为 11.5%，部分缓解率为 59%，CR 和 PR 患者的缓解时间分别为 15 和 10 个月；MF 和 PTCL-U 的有效率无差别。

意大利的 7 个中心进行了吉西他滨单药一线治疗初治原发皮肤的 T 细胞淋巴瘤的 II 期研究，32 例患者中 26 例为 MF，1 例为 Sézary 综合征，5 例为 PTCL-U，全组中 7 例（22%）CR，17 例（53%）PR，其中 5 例 CR 经组织学证实；MF 与 PTCL-U 的缓解率相同，CR 的中位持续时间为 10 个月。

一项有关吉西他滨单药治疗复发/难治性 PTCL 的研究结果发现，总反应率为 60%~69%，完全反应率为 8%~20%。

由于多项研究发现吉西他滨单药在 T 细胞淋巴瘤中具有高度活性，许多研究小组开发了以吉西他滨为基础的联合治疗方案。如 Arkenau 等采用 GEM-P 方案（吉西他滨、顺铂、甲

表 26-3　方案选择

治疗方案		名称	药物
一线治疗方案		临床试验	
		CHOP	环磷酰胺、多柔比星、长春新碱、强的松
		EPOCH	依托泊苷、强的松、长春新碱、环磷酰胺、多柔比星
		高剂量甲氨蝶呤及高剂量阿糖胞苷改良的 Hyper-CVAD	环磷酰胺、长春新碱、多柔比星、地塞米松
二线治疗方案	适合高剂量治疗的患者	临床试验	
		DHAP	地塞米松、顺铂、阿糖胞苷
		ESHAP	依托泊苷、甲基强的松龙、阿糖胞苷、顺铂
		GDP	吉西他滨、地塞米松、顺铂
		GemOx	吉西他滨、奥沙利铂
		ICE	异环磷酰胺、卡铂、依托泊苷
		miniBEAM	卡莫司汀、依托泊苷、阿糖胞苷、马法兰
		MINE	美司钠、异环磷酰胺、米托蒽醌、依托泊苷
	不适合高剂量治疗的患者	临床试验	
		抗 CD52 单克隆抗体	
		硼替佐米	
		地尼白介素	
		吉西他滨	
		放疗	

基强的松龙）治疗 16 例已接受过其他方案治疗的 PTCL，11 例有效，总反应率为 69%，CR 率为 19%，中位随访时间 17.4 个月，1 年的 OS 率为 68%，中位进展时间（time to progression，TTP）为 4 个月。

在一组含有 10 例 PTCL 患者的研究中，吉西他滨联合长春瑞滨及非格司亭显现了高达 70% 的总应答率。在一项大系列、复发的异质性群体霍奇金淋巴瘤和非霍奇金淋巴瘤的研究中，该方案的总有效率为 53%。

另据报道，PTCL 患者采用吉西他滨联合 CHOPE 方案（CHOP-EG）治疗 26 例 PTCL 患者，中位随访 12.6 个月，中位无事件生存（event-free survival，EFS）为 7 个月，1 年生存率为 70%。其中有 54% 的患者出现了 IV 度中性粒细胞减少，发热性中性粒细胞减少的发生率为 15%。

以吉西他滨作为一线治疗的研究，还包括美国西南肿瘤协作组（SWOG）采用 PEGS 方案（顺铂+依托泊苷+吉西他滨+甲基泼尼松）进行

的 II 期临床试验，以及目前正在进行的吉西他滨联合新型抗叶酸药 10-脱氮氨基蝶呤（pralatrexate）的 I 期临床试验。

多项研究表明，吉西他滨无论单药还是联合治疗，无论作为一线治疗还是针对复发和难治的 PTCL 患者都显示出了良好的疗效。

1.3.2　嘌呤类似物

喷司他丁、福达拉滨、克拉曲滨等嘌呤类似物可与天然的嘌呤核苷酸竞争性抑制 DNA 的合成与修复，从而抑制 DNA 的合成，此类药物对 PTCL 亦具有一定疗效。

新的嘌呤类似物奈拉滨（Nelarabine）和 Forodesine 与嘌呤核苷酸磷酸化酶之间存在相互作用，因而对 T 细胞具有更高的选择性。

奈拉滨主要用于 T 细胞性急性淋巴细胞性白血病的治疗，但有报道，该药治疗 PTCL 的临床试验中并没有发现该药具有明显疗效。

脱氧胍嘧啶类似物 506U78 是阿糖胞苷 C（Ara-C）的一种前体药物，曾作为单药用于 PTCL 的治疗，因总反应率低（仅 10.5%），且

具有较强的神经毒性及较高的早期治疗相关死亡率，故未得到进一步的开发。

1.3.3　10-脱氮氨基蝶呤

新型叶酸类似物 Pralatrexate，因对还原性的叶酸 1 型载体（reduced folate carrier type-1，RFC-1）蛋白具有高亲和力，可增加酪氨酸多聚化，从而增加细胞的药物摄取率，并延长药物在肿瘤细胞中的作用时间，从而提高肿瘤细胞内的药物浓度。

在一项 I／Ⅱ 期临床研究中，Pralatrexate 治疗多种类型复发和耐药的 NHL，共入组 54 例患者。Pralatrexate 在 22 例 T 细胞 NHL 中的总客观缓解为 45％，6 例 CR，4 例 PR，而在 B 细胞 NHL 中，ORR 仅为 10％。

在一项更大的临床研究中，109 例可评价疗效的复发和耐药的 PTCL 患者；病理类型包括 PTCL-NOS 53％、ALCL 15％、AITL 12％、转化的 MF 11％和其他 7％。结果显示，Pralatrexate 可快速诱导肿瘤缓解，65％的患者在用药的第 1 周期出现缓解，CR10.6％，PR20％，在随访时间较短的情况下，59％的患者缓解时间≥3 个月。

有研究报告 26 例可评价的 T 细胞淋巴瘤患者应用 Pralatrexate 后，总生存率为 54％，9 例达到 CR，5 例达到 PR，缓解持续时间为 3 到 24 个月。完全缓解持续时间在成人 T 细胞白血病/淋巴瘤为 ≥21 个月，NK-TCL 为 8 个月，ALK⁺的 ALCL 为 ≥10 个月，PTCL-NOS 为 3 个月，皮下脂膜炎样 T 细胞淋巴瘤（subcutaneous panniculitis-like T-cell lymohoma，SCPTCL）为 9 个月，γδ 皮下脂膜炎性 T 细胞淋巴瘤为 9 个月。

一项非随机的开放的多中心研究显示 Pralatrexate 治疗复发难治性的 65 例 T 细胞淋巴瘤患者，其中 29 例取得了缓解。

总体上，患者可以很好地耐受 Pralatrexate 的毒副作用。其剂量限制的毒性包括血小板减少和口腔炎，大部分口腔炎都可以通过补充叶酸和维生素 B_{12} 得到缓解。

Pralatrexate 有望成为 FDA 批准的第一个用于特异性治疗 PTCL 的药物。考虑到临床前研究发现 Pralatrexate 和吉西他滨具有体外协同作用，已有 I 期临床试验联合使用 Pralatrexate 和吉西他滨。

1.3.4　组蛋白去乙酰化酶抑制剂

组蛋白去乙酰化酶抑制剂（histone deacetylase inhibitors，HDIs）是一类新型的抗肿瘤药物，可通过提高组蛋白的乙酰化程度诱导细胞分化、凋亡和降低细胞增殖能力。

乙酰化酶的增加影响着多种基因的表达，去乙酰化酶调节核小体组蛋白和其他蛋白的乙酰化作用，而组蛋白去乙酰化酶抑制剂能抑制该酶的活性，进而调节靶基因的表达。

除组蛋白外，HDIs 还对细胞内许多其他物质具有广泛的脱乙酰基作用，这些物质包括转录因子、分子伴侣、细胞骨架蛋白等。

研究表明，包括 PTCL 在内的多种恶性肿瘤皆存在生长调节相关基因启动子区的异常组蛋白去乙酰基作用。因此，HDIs 有望成为一类具有应用前景的治疗 PTCL 的新药。

因 HDIs 类型多样，且每个类别中都含有多个家族成员，HDIs 亦有不同类型，通常根据其活性及毒性作用范围对 HDIs 进行分类。Vorinostat、Romidepsin 和 Belinostat 3 种 HDIs 在治疗 T 细胞淋巴瘤方面均已显示巨大潜力。

Vorinostat（subcroylanilide hydroxamic acid）是美国 FDA 批准的第一个用于治疗难治性皮肤 T 细胞淋巴瘤（cutaneous T-cell lymphoma，CTCL）的 HDIs。在一些复发和难治 CTCL Ⅱb 期多中心临床试验中，患者口服 Vorinostat（400mg，qd），ORR 为 29.7％；其最常见的毒副作用为胃肠道不良反应及血小板减少，该药对 PTCL 的疗效尚待进一步评估。

Romidepsin（depsipeptide）亦是一种 HDIs，最先在针对 CTCL 的临床 I 期试验中显示出一定的疗效。在一项多中心 Ⅱ 期临床试验中，48 例 PTCL 患者接受 Romidepsin（14mg/m²，d1、8、15，28 天为 1 周期），结果显示 ORR 为 31％，中位 DOR 为 9 个月；4 例 CR（中位药效持续时间 DOR 为 34 个月），11 例 PR，7 例疾病稳定（stable diseasse，SD）。最常见的毒性反应为骨髓抑制、疲乏、恶心和食欲减退。

Belinostat（PXD101）目前亦已进入对 CTCL 及 PTCL 的临床研究阶段，其中一项正在进行的 Ⅱ 期临床试验初步结果表明，经 Belinostat 治疗的 11 例 PTCL 患者中，2 例获得了 CR、5

例疾病无进展。

值得引起注意的是，HDIs 可引起 QT 间期延长，具有潜在的心脏毒性，但就目前已公布的临床试验的结果而言，该不良反应的发生率不到 5%。

1.3.5 蛋白酶体抑制剂

蛋白酶体抑制剂，尤其是硼替佐米（Bortezomib）在多种类型肿瘤中具有明确的抗肿瘤效应。

硼替佐米具有抑制肿瘤细胞（包括髓系及淋巴系肿瘤细胞）增殖和/或促进肿瘤细胞凋亡的作用，这些作用可能是通过抑制 NF-κB 途径实现的，而 PTCL-NOS 中存在 NF-κB 信号通路相关多种基因失调，故近年来有研究将其用于 PTCL-NOS 的治疗。

1.3.6 其他激酶抑制剂

激酶抑制剂已经用于淋巴瘤靶向治疗的研究，其中正在进行中的多个临床试验都纳入了 PTCL 患者。

蛋白激酶 C（PKC）、磷脂酰肌醇 3 蛋白激酶（PI3K）、AKT、mTOR、细胞周期素依赖性蛋白激酶（CDK）、Aurora 激酶以及各种酪氨酸蛋白激酶的抑制剂目前正处于早期临床试验之中。

SYK 是一种酪氨酸蛋白激酶受体，表达于约 94% 的 PTCL，且与 t（5；9）染色体易位阳性的 PTCL-NOS 相关，故 SYK 有望成为一个特别有效的治疗靶点。

UCN-01（hydroxystaurosporine）是一种蛋白激酶 C 和周期素依赖性蛋白激酶的抑制剂，同时亦可以抑制 ALK，目前正处在对 ALCL 临床治疗试验之中。

1.3.7 抗血管新生药物

研究表明，由 VEGF 及其他生长调节因子介导的血管新生与淋巴系统肿瘤发病相关，如 VEGF-A 高表达于 AITL 患者的淋巴瘤细胞及内皮细胞，且部分 AITL 患者对沙利度安治疗有反应。人源化的抗 VEGF 单克隆抗体贝伐单抗亦已用于 AITL 的治疗。

ECOG 一项正在进行的临床试验初步结果表明，贝伐单抗、美罗华联合 CHOP 方案治疗 B 细胞淋巴瘤具有一定疗效，耐受性及安全性好。

尽管如此，沙利度安、贝伐单抗等抗血管新生药物及其与化疗的联合应用对 PTCL-NOS 的疗效尚未得到肯定的结论。

1.4 大剂量化疗联合自体造血干细胞移植

PTCL 患者接受 CHOP 方案诱导治疗后再选择使用大剂量化疗和自体干细胞移植（HDT-ASCT）作为巩固治疗，此是从治疗高危和复发的 DLBCL 中延伸出的方案。

西班牙 GEL-TAMO 研究在一疗程缓解的患者中采用这种治疗方案取得了良好的结果。此研究回顾性分析了 115 例多中心治疗的患者，共历时 10 年。5 年总生存率（OS）和无病生存率（DFS）分别为 56% 和 60%；主要病理类型是 PTCL-NOS（62.6%），其次是 ALCL（22%）。37 例患者（32%）在第一次完全缓解期（CR1）行 HDT-ASCT，5 年 OS 和 DFS 分别是 80% 和 79%，存活超过 2 年的患者无一例复发。

关于外周 T 细胞淋巴瘤诱导化疗获得缓解（CR、PR）时，接受一线巩固 HDC/ASCT 是否可以改善长期生存的研究众多，多数为回顾性研究。其中较著名的有，GEL-TAMO 试验、LNH87-2 研究。

2000 年，GELA 再次公布了 LNH87-2 研究，入组患者均为年轻（≤55 岁）、中高恶性度、伴有高危因素的侵袭性淋巴瘤。初始化疗缓解后，采用 HDC/ASCT 巩固治疗。LNH87-2 研究随访 8 年，HDC 组和常规化疗组的 DFS 分别为 55% 和 39%，OS 分别为 64% 和 49%。这些研究数据采用年龄调整的 IPI（AA-IPI）进行分析后发现，对于中高危（AA-IPI≥2）并且诱导治疗获得 CR 的患者，采用 HDC/ASCT 作为巩固治疗，可显著改善 OS 和 DFS[13]。

2003 年，西班牙的 GEL-TAMO 研究公布，入组 115 例 PTCL，病理类型包括 PTCL-NOS 占 62.6%，ALCL 占 21.8%，在 37 例诱导治疗达到 CR 的患者中，接受 HDC/ASCT 的 5 年 OS 为 80%，44 例诱导治疗达到 PR 的患者（诱导失败）中，接受 HDC/ASCT 的 5 年 OS 为 49%[14]。

上述研究均为回顾性分析，GEL-TAMO 包括大量预后良好的 ALCL 患者，而 LNH87-2 研究仅有 17 例患者为 T 细胞淋巴瘤。

2008 年，Charalampia Kyriakou 等回顾分析 146 例 AITL 患者，该研究是欧洲血液骨髓移植工作组计划项目，研究发现，接受 HDC/ASCT 患者，2 年和 4 年的 OS 分别为 67% 和 59%，分层分析发现，CR1 患者接受 HDC/ASCT 的 2 年和 4 年的 PFS 分别为 70% 和 56%，而化疗敏感（PR）患者的 2 年和 4 年的 FPS 仅为 42% 和 30%，而原发耐药患者的 PFS 为 23%。对于诱导化疗失败但是化疗敏感的患者（PR），早期解救化疗可以增加 HDC/ASCT 几率，进一步提高移植疗效。

目前用于 HDT-ASCT 治疗前的诱导化疗方案有 ACVBP（多柔比星、环磷酰胺、长春地辛、博莱霉素、强的松）、CEOP（环磷酰胺、表柔比星、长春新碱、强的松）、ECVBP（表柔比星、环磷酰胺、长春地辛、博莱霉素、强的松）、BEAM（卡莫司汀、表柔比星、马法兰）、ESHAP（依托泊苷、甲强龙、阿糖胞苷、顺铂）等。

1.5 异基因干细胞移植

与自体骨髓或外周血干细胞采集物中可能含有少量肿瘤细胞不同，异基因来源的干细胞中不含有肿瘤细胞，因而使移植后本病复发率大大降低；有报道，多次复发的患者对供体淋巴细胞输注有效，提示存在移植物抗淋巴瘤效应。因此，目前认为异基因移植（Allo-HSCT）是难治/复发恶性淋巴瘤的一种有效的挽救性治疗。尽管异基因移植治疗后的复发率低于自体干细胞移植，但其治疗相关死亡率（TRM）相对较高。

2 免疫治疗

迄今为止，PTCLs 的治疗主要来源于对侵袭性 B 细胞淋巴瘤治疗方案的借鉴。研究结果表明，这些方案的疗效不能尽如人意。因而，目前尚无针对初发以及复发/难治的 PTCL 的统一的、最佳治疗方案。

近年来，随着单克隆抗体研究的进步，Campath-1H（CD52 单抗）、T101、^{90}Y-T101（CD5 单抗）、Anti-CD4、Anti-CD7/Ricin A 及众多的 CD25 单抗被用于治疗 T 细胞淋巴瘤。但由于 PTCL-U 免疫组化表达的不确定性，目前针对 PTCL-U 的单克隆抗体治疗的临床研究数量有限。

2.1 阿仑单抗

阿仑单抗（alemtuzumab）是一种人源化的抗 CD52 单克隆抗体，对 CD52 表达阳性的细胞具有强大的杀伤作用。

CD52 是一种细胞表面糖蛋白，在包括 T 细胞、B 细胞、自然杀伤细胞在内的几乎所有淋巴细胞以及单核细胞、精子细胞表面都有表达。

阿仑单抗对淋巴系统肿瘤的疗效最先在 B 细胞性慢性淋巴细胞白血病（B-CLL）中得到证实，此后有报道显示其在 CTCL 及 T 细胞性白血病中的总体应答率为 55%~75%，该单抗对 PTCL 亦有活性。

现有研究发现，超过 40% 的 PTCL 患者免疫组化表达 CD52。Gallamini 等研究采用 CHOP 联合 alemtuzumab（cycle1 10mg d1、20mg d2；cycle2、3:30mg d1，每 3 周为 1 周期）一线治疗 20 例 PTC 患者 L，ORR 为 80%，2 年 EFS 和 OS 分别为 48% 和 53%。然而毒性显著，90% 患者出现 4 度骨髓抑制，1/3 患者出现巨细胞病毒感染[15]。另一项由 Kim 等主持研究，采用 CHOP 联合 alemtuzumab，CR 为 65%，ORR 为 80%。毒副反应显著，25% 患者出现巨细胞病毒感染。基于上述毒性该研究提早结束[16]。Janik 等研究采用 alemtuzumab 联合剂量调整 EPOCH，alemtuzumab 采用 30mg。常见毒性为感染包括 CMV（巨细胞病毒感染），需要预防性阿昔洛韦和磺胺类药物治疗。

基于抗 CD20 单克隆抗体（美罗华）联合 CHOP 方案能够明显提高弥漫性大 B 细胞淋巴瘤的疗效，在这一模式的基础上，阿仑单抗联合 CHOP 方案最近正用于 PTCL 患者的治疗，并显示出明显的疗效。然而与美罗华不同的是，阿仑单抗具有广泛的免疫抑制作用和 3~4 级的感染风险。

其常规用法是，阿仑单抗 3mg d1、10mg d3，然后 20mg，3 次/周，最多接受 12 周的治疗。

2.2 扎木单抗

扎木单抗（zanolimumab）是抗 CD4 单克隆抗体，超过 50% 的 TCL 和绝大多数 CTCL 以及结内型 PTCL 患者表达 CD4。zanolimumab 可作用于正常 T 细胞及绝大多数 PTCL 细胞表面的

CD4 抗原。Amore 等研究发现，zanolimumab 治疗 21 例 PTCL 患者，RR 为 24%[17]。完全人源化 CD4 单抗 zanolimumab 治疗复发和难治 PTCL 的 II 期研究初期结果令人鼓舞，一项试验中采用 Zanolimumab 治疗 21 例 CD4 阳性复发/难治 PTCL 患者，其中 2 例患者获得完全应答、3 例患者获得部分应答。主要副作用为暂时性骨髓抑制和输注相关副作用。

2.3 西利珠单抗

西利珠单抗（Siplizumab）是抗 CD2 的单克隆抗体。CD2 是活化 T 细胞和 NK 细胞表达的黏附分子。Siplizumab 可消除 CD4$^+$ 和 CD8$^+$ 的 T 细胞和 NK 细胞，而不会影响 B 细胞。

一项有关 Siplizumab 治疗 CD2 阳性的 T 细胞性白血病及淋巴瘤的 I 期临床试验的初步结果显示，9 例 PTCL 患者中 1 例获得完全应答。

2.4 抗人CCR4单抗（KW-0761）

趋化因子受体 4（CCR4）是另一个具有潜在治疗靶点价值的 T 细胞表面标记物，约 88% 的成人 T 细胞白血病/淋巴瘤患者及约 38% 的 PTCL 患者可检测到 CCR4 表达，其表达同 PTCL 的不良预后相关。

目前，抗人 CCR4 单抗（KW-0761）治疗成人 T 细胞白血病/淋巴瘤及 PTCL 已进入早期临床研究阶段。

2.5 地尼白介素

地尼白介素（denileukin diftitox，Ontak）是一种 IL-2 和白喉毒素的融合蛋白，靶向作用于 T 细胞表面具有中度或高度亲和力的 IL-2 受体，临床多用于皮肤型 CTCL 的治疗。

白细胞介素 2 受体（IL-2R）是 T 细胞分化的标志之一，人 IL-2R 以 3 种形式存在，即低亲和力（D25）、中等度亲和力（CD122-CD132）及高亲和力（CD25/CD122/CD132）。

IL-2R 的 CD25 亚单位表达于皮肤 T 细胞淋巴瘤、PTCL-U 和 CD30 阳性的 ALCL 等特殊类型的白血病及淋巴瘤。

一项由 M.D. Anderson 进行的 II 期研究，地尼白介素治疗既往多程多药治疗的 PTCL（18μk/kg/day，d1~5，每 21 天为 1 周期），RR 为 48%。

Foss 等 [18] 研究采用白介素 2 融合毒素蛋白联合 CHOP 一线治疗 49 例 PTCL 患者，其中 PTCL-NOS 为 23 例，AITL 为 10 例，ALCL 为 6 例。地尼白介素采用 18mg/(kg·d)，d1、2，CHOP 方案第 3 天开始。第 4 天开始 G-CSF 预防性治疗。ORR 为 90%，CR 为 76%，mPFS 为 15 个月，2 年 OS 为 60%；毒性尚可耐受。

尽管地尼白介素在 PTCL 治疗中显示了一定的疗效，但其显著的毒副作用引起了人们的重视，其常见不良反应包括超敏反应、周围性水肿、清蛋白减少等。

2.6 daclizumab（抗-Tac）

单克隆抗体 daclizumab（抗-Tac）能特异性识别 IL-2R 的 α 亚单位，后者在正常细胞表达极低，而在异常 T 细胞或 T 细胞白血病/淋巴瘤中有一定程度表达。

目前有关 daclizumab、耦联有抗 Tac 重组免疫毒素的 daclizumab（含破坏的假外毒素）、^{90} 钇标记的抗 Tac 的单抗对 PTCL 的治疗已进入临床研究。

2.7 抗CD30单克隆抗体

约 30% 的 PTCL-NOS 患者表达 CD30，目前有几种抗 CD30 单克隆抗体亦已用于 PTCL 的治疗，如 MDX-060（人源化抗 CD30 单抗）、SGN-30（嵌合性抗 CD30 抗体）等。两者在 ALCL 中都表现出一定的活性及很好的耐受性，治疗相关毒性小。

Shustov 等研究发现，SGN-35（SGN-30 和单甲基 auristatin 的免疫复合物）治疗复发难治的 CD30$^+$ 的 ALCL，RR 为 41%，PFS 为 7.3 个月 [19]。

2.8 其他

Bevacizumab 是抗血管内皮生长因子的单克隆抗体，血管免疫母细胞淋巴瘤过表达血管生长因子 VEGF[20]。

LMB-2 是抗 CD25 单克隆抗体。现有研究发现，LMB-2 对 CLL、CTCL 和毛细胞白血病等均有一定疗效[21]。

第 8 节 预后

PTCL 的恶性度较高、发展快，若患者不能得到积极、规范的治疗，可能在短期内死亡。因此，积极探索有效的治疗方法成为当前迫切需要解决的任务和课题。

NK/T 细胞淋巴瘤作为一组淋巴瘤，具有临床侵袭性，对治疗反应很差，生存期较 B 细胞淋巴瘤和霍奇金淋巴瘤均短；但间变性大细胞淋巴瘤对治疗反应良好。

治疗反应差的原因可能是肿瘤本身的耐药性。另外，T 细胞和 NK 细胞肿瘤患者就诊时常常是晚期，这亦是预后差的原因之一。

治疗 T 细胞淋巴瘤的方法几乎完全是按照治疗 B 细胞淋巴瘤的标准方法，是根据经验将其用于 T 细胞淋巴瘤。目前，对于 T 细胞淋巴瘤的治疗是相当有限的，部分原因是这类淋巴瘤较罕见。

1 国际预后指数

关于 PTCL 疗效和生存预后的研究众多，多数研究为回顾性分析，少数为前瞻性随机对照研究，因此难以进行 meta 和 pool 样分析。

在众多系统回顾的 meta 研究中，具有代表性的研究是 2011 年由 Abeer N. AbouYabis 等公布的一项关于 PTCL 接受一线含蒽环类药物化疗的系统 meta 分析，主要研究终点是 CR 和 OS。该研究数据来自 2003 年至 2010 年的国际 31 项研究，其中前瞻性研究 13 项，其余 18 项为回顾性研究。纳入 2815 例 PTCL 患者，入组标准是初始治疗含蒽环类药物化疗的 PTCL 患者。为获得 pool 样分析，不同研究的异质性界定为 $P<0.01$，I2 为 59%。在 CR 方面，AITL、ALCL 和 NK/T 细胞淋巴瘤相关研究异质性低，可进行 pool 样 meta 分析。ALCL 的 CR 为 65.8%，NK/T 细胞淋巴瘤的 CR 为 57.8%，AITL 为 42.1%，EATL 为 35.9%。其中 NK/T 细胞淋巴瘤接受单纯化疗的 CR 为 57.1%，接受化放结合治疗的 CR 为 68.3%。在关于 PTCL 所有患者，排除 ALK+ 的 ALCL 以外，其 CR 为 50.1%。在 OS 方面，关于 ALCL、AITL 和 EATL 的研究无显著异质性，其 pool 样分析后 5 年 OS 分别为 56.5%，32.1% 和 20.3%。排除 ALCL 患者后其余 1691 例 PTCL 患者的 OS 为 36.6%。如上所述，尽管 PTCL 接受 CHOP 样方案的疗效低于 B 细胞 NHL，但其仍然是 PTCL 的标准化疗方案。其 CR 由 EATL 的 36% 至 ALCL 的 66%。5 年 OS 由 EATL 的 20% 至 AL-CL 的 57%。ALCL 的生存预后最好，其余 PT-CL 患者的 5 年 OS 仅为 37%。

不同亚型的 PTCL 预后差异较大。外周 T 细胞淋巴瘤较之 B 细胞淋巴瘤预后差，而且不同亚型 PTCL 患者的生存预后存在差异。其中 PTCL-NOS 的 5 年 RFS 和 OS 不足 30%，10~15 年 OS 仅为 10%。

原发于皮肤的结外型 PTCL 预后较好。AL-CL 患者预后好，其中 ALK+ 患者的 5 年 OS 为 80%~90%。因此，不同组织病理亚型仍是 PT-CL 的最主要预后因素之一。

IPI 与 PTCL 生存预后呈负相关。1993 年 IPI 作为侵袭性 NHL 淋巴瘤主要危险因子被提出，主要针对患者生存、治疗失败、复发以及死亡相关预后因素。主要依据 B 细胞 NHL 患者的临床特征如分期、结外受累数目、年龄、LDH 以及 PS 等因素分析。

国际外周 T 细胞淋巴瘤计划（the International PTCL Project）研究发现，IPI 低危患者（IPI 为 0~1）的 PTCL-NOS 和 AITL 的 5 年 OS 分别为 56% 和 50%。高危组（IPI 为 4~5）患者分别为 11% 和 25%。

低危 ALCL 患者预后好，ALK+ 和 ALK- 患者的 5 年 OS 分别为 90% 和 74%。而高危患者 5 年 OS 分别为 33% 和 13%。

血管免疫母细胞淋巴瘤 AITL 患者低危组（IPI 为 0~1）和高危组（IPI 为 4~5）患者的 5 年 OS 分别为 56% 和 25% [22]。对于 ATLL、EATL、肝脾 T 细胞淋巴瘤以及 NK/T 细胞淋巴瘤，IPI 未能体现预测和预后价值。

Suzumiya 等研究发现，ATLL 患者预后与 IPI、血小板计数以及 B 症状显著相关。然而 IPI 评分的增加仅提示疾病进展程度和患者的一般状况。并不能为临床医生提供治疗策略和新的潜在治疗靶点；且依据现有的 IPI，提示 PT-CL 患者采用 B 细胞淋巴瘤治疗策略，并不能带来长期生存获益。

2004 年，意大利研究组提出新的预后判定模型。该研究是一项回顾性、多中心临床试验。符合标准入组 385 例 PTCL-NOS 患者，中位年龄 54 岁，男女比为 1.83:1；76.1% 患者为进展期，49.9% 患者为 IV 期。结外最常见受累部位是骨髓，占 30.6%，其次为脾脏、肝脏、韦氏环、皮肤以及肺脏等。其中 78% 患者接受含蒽环类药物化疗。5 年 OS 为 43%，10 年 OS 为 33.5%；44%死亡病例出现在发病 12 个月内。获得 CR 患者的 5 年和 10 年 RFS 分别为 49.5% 和 42.9%。

无复发生存与以下因素显著相关，如年龄小于 60 岁、骨髓未受累、LDH 正常、PS 0~1、女性。单因素分析发现，与生存相关因素共 8 个，分别为年龄、PS（≥2）、分期（3~4 期）、LDH、结外受累区域数目（≥2）、IPI、骨髓受累、疗效。该研究发现，B 症状和大包块与生存无显著相关性。多因素分析发现，与生存显著相关的 4 个因素有年龄、PS、LDH、骨髓受累。

PIT（外周 T 细胞淋巴瘤预后指数）包括 4 个预后因素，即乳酸脱氢酶、年龄、PS 和骨髓受累。

分期和结外受累区域数目未能作为独立预后因素的原因是，超过 60%PTCL-NOS 患者为进展期，并且结外累及区域≥2。

现有 PIT 指数，其中 2 个与宿主相关（年龄和 PS），1 个与肿瘤负荷相关（LDH）。去除了与疾病侵袭性相关因素（分期和结外受累区

域数目）。如生存曲线图所示，依据 IPI 分层，低中危险组和中高危险组曲线在 36 个月至 84 个月近乎重叠不能准确反映 IPI 与 OS 关系。该研究 5 年和 10 年 OS 均高于其他研究，其原因是该研究中位发病年龄低于其他研究入组患者（相差最多 10 年）、PS（0~1）的患者占多数，为 71.7%；此外该研究并未纳入预后极差的鼻型 T 细胞淋巴瘤和肠病型相关性淋巴瘤。生存曲线图提示在最初的 24 个月内，死亡风险高；在最初的 12 个月和 24 个月死亡率分别为 44.1%和 67.2%，表明现有治疗策略不能很好控制疾病进程。即使接受 ASCT 支持下的 HCT 患者（共 44 例），较之传统治疗方案未能显著改善生存。进一步采用 2 因素分析模型，PIT 为 3~4 的患者的 5 年 OS 仅为 26.81%。对于这些接受现有治疗策略预后极差的患者，新的治疗药物和方案（如抗体类药物、ASCT 等）急需出现。

应注意，无论 IPI 还是 PT-IPI 均不能准确评价血管免疫母细胞淋巴瘤的生存预后情况。原因不详，有认为是 AITL 伴发高球蛋白血症、嗜酸性粒细胞增多症等免疫系统调节障碍性疾病对于生存预后产生影响。

表 26-4　PTCL 5 年和 10 年 OS（意大利研究组依据 PIT 分层分析）

危险因素	5 年 OS	10 年 OS
低危组（PIT 0）	62.3%	54.9%
低中危组（PIT 1）	52.9%	38.8%
高中危组（PIT 2）	32.9%	18%
高危组（PIT 3~4）	18.3%	12.6%

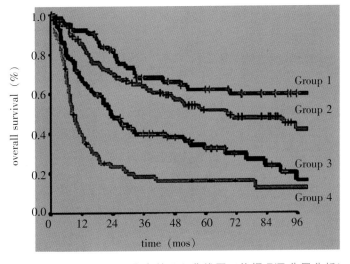

图 26-1　PTCL-NOS 患者的 OS 曲线图（依据 PIT 分层分析）

表 26-5 PTCL 5 年和 10 年 OS（意大利研究组依据 IPI 分层分析）

危险因素	5 年 OS	10 年 OS
低危组	58.94%	50%
低中危组	45.6%	32.3%
高中危组	39.7%	29.8%
高危组	18.3%	9.15%

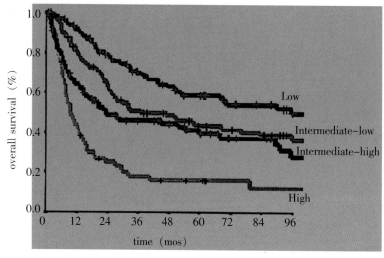

图 26-2 PTCL-NOS 患者的 OS 曲线图（依据 IPI 分层分析）

2 免疫表型、基因谱与预后

多因素分析发现，Ki-67、EBER 和 CD15 与 PTCL-NOS 患者不良生存预后显著相关，CD57 表达患者生存期短，CD4+且 CD8-患者预后略好。Went 等公布了一项新的关于 PTCL-NOS 的预后模型，包括 4 项预后因素（年龄、PS、LDH、Ki-67）；依据评分，分为 3 类（0~1、2、3~4），其 mOS 分别为 37 个月、23 个月和 6 个月。

多项研究发现，NKκB 通路缺失或下调的 PTCL-NOS 患者生存较好，其 mOS 达到 25 个月，而 NKκB 通路上调和激活患者的 mOS 仅为 12 个月[23-24]。一项西班牙研究也证实，NKκB+ 患者的 OS 无一例超过 5 年，而 NKκB- 患者 5 年 OS 达到 45%[25]。

此外，瘤细胞增殖相关信号，如 CCNA、CCNB、TOP2A 和 PCNA 等高表达患者生存期短，与化疗药物耐药相关基因表达如 CYR61、NNMT。

细胞色素 P450 表达患者产生化疗抗拒，疗效差，可作为疗效预测因素。上述结论仍需要大样本临床研究验证。

Percy 等研究发现，PTCL-NOS 患者中 63% 表达 CXCR3，34% 患者表达 CCR4，两者是细胞趋化因子受体。其中 CXCR3+/CCR4- 患者预后差，该表型是 PTCL-NOS 和 ALK-ALCL 患者的独立预后因素[26]。Rudiger 等[27] 研究发现，排除 AITL、PTCL-NOS 患者，组织病理免疫表型为转化母细胞>70%、Ki-67>25%、CD56+、CD30+、EBV+、CD8+细胞>10%时，提示预后差。

综上所述，关于 PTCL 的免疫表型、预后因素以及基因表达谱研究结论仍存在争议。仍不能为临床治疗策略的制定，提供准确的依据。

（郭亚焕 赵 征）

参考文献

［1］Watry D, Hedick JA, SIervo S, et al. Infection of human thymocytes by Epstein-Barr virus. J Exp Med, 1991, 173 (4): 971-980.

［2］De Bruin PC, Jiwa M, Van der Walk P, et al. Detection of Epstein-Barr virus nucleic acid sequences and protein in nodal T-cell lymphomas: relation between latent membrane protein-1 positivity and clinical course. Histopathology, 1993, 23 (6): 509-518.

[3] Su IJ, Hisch HC, Lin KH, et al. Aggressive perihperal T-cell lymphomas containing Epstein-Barr virus DNA: a clinicopathology and molecular analysis. Blood, 1991, 77 (4): 799-808.

[4] 何妙侠，梁国桢，郭瑞珍，等. T 细胞淋巴瘤与 EB 病毒关系的研究. 贵州医药，1998；22 (6): 401-403.

[5] Weiss LM, Chang KL. Association of the Epstein-Barr virus with hematolymphoidneoplasis. Adv Anat Pathol, 1996, 3 (1): 1-15.

[6] Kanavaros P, Jiwa M, de Bruin PC, et al. High incidence of EBV genome in CD30- positive non-Hodgkins lymphomas. J Pathol, 1992, 168 (3): 307-315.

[7] Berbst H, Dalienbach F, Hummel M, et al. Epstein-Barr virus DNA and latent gene products in Ki-1 (CD30) positive anaplastic large cell lymphomas. Blood, 1991, 78 (10): 2666-2676.

[8] Pier Paolo Piccaluga, Claudio Agostinelli, et al. Prognostic Markers in Peripheral T-Cell Lymphoma. Curr Hematol Malig Rep, 2010, 5: 222-228.

[9] Zettl A, deLeeuw R, Haralambieva E. Enteropathy-type T -cell lymphoma. Am J Clin Pathol, . 2007, 127 (5): 701-706.

[10] Kojima H, Hasegawa Y, Suzukawa K, et al. Clinicopathological features and prognostic factors of Japanese patients with "peripheral T-cell lymphoma, unspecified" diagnosed according to the WHO classification. Leuk Res, 2004, 28: 1287-1292.

[11] J. Feeney, S. Horwitz, M. Gonen, et al. "Characterization of T-cell lymphomas by FDG PET/CT," American Journal of Roentgenology, 2010, 195 (2): 333-340.

[12] Abeer N. AbouYabis, Pareen J. Shenoy, et al. A Systematic Review and Meta-Analysis of Front-line Anthracycline -Based Chemotherapy Regimens for Peripheral T -Cell Lymphoma. ISRN Hematology, Volume 2011, Article ID 623924.

[13] Corinne Haioun, Eric Lepage, Christian Gisselbrecht, et al. Survival Benefit of High-Dose Therapy in Poor -Risk Aggressive Non -Hodgkin's Lymphoma: Final Analysis of the Prospective LNH87-2 Protocol -A Groupe d'Etude des Lymphomes de l'Adulte Study. J Clin Oncol, 2000, 18: 3025-3030.

[14] J. Rodríguez. High -dose chemotherapy and autologous stem cell transplantation in peripheral T -cell lymphoma: the GEL-TAMO experience. Annals of Oncology, 2003, 14: 1768-1775.

[15] Andrea Gallamini, Francesco Zaja, et al. Alemtuzumab (Campath-1H) and CHOP chemotherapy asfirst-line treatment ofperipheral T-cell lymphoma: results of a GITIL (Gruppo Italiano Terapie Innovative nei Linfomi) prospective multicenter trial. Blood, 2007, 110: 2316-2323.

[16] J. Moon, J. Kim. Alemtuzumab plus CHOP as front-line chemotherapy for patients with peripheral T-cell lymphomas. Journal of Clinical Oncology, 2007, 25 (18s): 8069.

[17] D'Amore F, Radford J, Jerkeman M, et al. Zanolimumab (HuMax-CD4TM), a fully human monoclonal antibody: efficacy and safety in patients with relapsed or treatment -refractory non -cutaneous CD4+ T-cell lymphoma [abstract] . Blood, 2007, 110 (11): 3409.

[18] Foss F, Sjak -Shie N, Goy A, et al. Denileukin difti tox (ONTAK) plus CHOP chemotherapy in pa tients with peripheral T -cell lymphomas (PT-CL), the CONCEPT trial[abstract]. Blood, 2007, 110 (11): 3449.

[19] Shustov AR, Advani R. Complete remis sions with brentuximab vedotin (SGN -35) in patients with relapsed or refractory systemic anaplastic large cell lymphoma [abstract] . Blood, 2010; 116 (21): 961.

[20] Bruns I, Fox F, Reinecke P, et al. Complete remis sion in a patient with relapsed angioimmunoblastic T -cell lymphoma following treatment with bevacizumab. Leukemia, 2005; 19 (11): 1993-1995.

[21] Kreitman RJ, Wilson WH, White JD, et al. Phase I trial of recombinant immunotoxin anti-Tac (Fv) -PE38 (LMB-2) in patients with hematologic malig nancies. J Clin Oncol, 2000, 18 (8): 1622-1636.

[22] Savage KJ, Harris NL, Vose JM, et al. ALK -anaplastic large-cell lymphoma is clinically and immunophenotypically different from both ALK ALCL and peripheral T -cell lymphoma, not other wise specified: report from the International Pe ripheral T -Cell Lymphoma Project. Blood, 2008; 111 (12): 5496-5504.

[23] Martinez-Delgado B, Cuadros M, Honrado E, et al.Differential expression of NF -kappaB pathway genes among peripheral T -cell lymphomas.

Leukemia, 2005, 19 (12): 2254-2263.

[24] Ballester B, Ramuz O, Gisselbrecht C, et al.: Gene expression profiling identifies molecular subgroups among nodal peripheral T-cell lymphomas. Oncogene, 2006, 25 (10): 1560-1570.

[25] Briones J, Moga E, Espinosa I, et al.: Bcl-10 protein highly correlates with the expression of phosphorylated p65 NF-kappaB in peripheral T-cell lymphomas and is associated with clinical outcome. Histopathology, 2009, 54 (4): 478-485.

[26] Percy C, Fritz A, Jack A, et al. International Classification of Diseases for Oncology (ICD-O-3). 3rded. Geneva, Switzerland: World Health Organization, 2000.

[27] Rudiger T, Weisenburger DD, Anderson JR, et al. Peripheral T-cell lymphoma (excluding anaplastic large-cell lymphoma): results from the Non-Hodgkin's Lymphoma Classification Project. Ann Oncol, 2002, 13 (1): 140-149.

成人 T 细胞白血病/淋巴瘤

成人 T 细胞白血病/淋巴瘤（adult T-cell leukemia/lymphoma，ATLL）是一种人类 T 细胞白血病逆转录病毒Ⅰ型（HTLV-Ⅰ）引起的、通常全身广泛播散的、由 CD4 阳性的高度多形性淋巴细胞组成的周围 T 细胞淋巴瘤，其特点是高钙血症、外周血出现核切迹及分叶状异形淋巴细胞和肿瘤细胞中存在 HTLV-Ⅰ前病毒 DNA 单克隆整合，常伴皮肤损害、间质性肺浸润、肝脾和淋巴结肿大，亦可侵及骨髓。

成人 T 细胞白血病/淋巴瘤以白血病表现占优势者，称为 ATL；以淋巴结肿大占优势者，称成人 T 细胞淋巴瘤。因 HTLV-Ⅰ型病毒与一部分 T 细胞非霍奇金淋巴瘤的发病确有关联，故又称为成人 T 细胞白血病/淋巴瘤。

第1节　流行病学与病因学

1　流行病学

本病于1976年出现于日本南部，首先由日本学者高月清提出；继日本西南部发现本病之后，美国、加勒比海地区及其他国家亦陆续报道本病存在。迄今美国及欧洲已有200多例报告；伊朗亦有个案报告，我国大陆及台湾省亦有少数病例。

据日本学者报道，每年HTLV-I病毒感染达7000例左右，但实际发病者却小于1000例。通过 5 年对世界和日本的ATL报道的376例统计，ATL发病率约75例／年。

尽管ATL患者甚少，但世界范围内的高发区域分布有3个地域，即日本东南部、九州、四国等地，加勒比海沿岸地区及非洲西部地区。

我国从新中国成立以来，时至2002年报道，全国发现ATL 20余例。我国从1982年开始使用HTLV-I抗体检测，并在福建沿海和北方少数民族地区发现小流行区[1-2]；马一盖等[3]连续发现了12例 ATLL病人，7例在北京出生，满族3例，汉族9例，与日本人均无接触史，表明本病在我国特别是某些城市或民族可能并非罕见，在我国大部分地区，尤其是城市确切的感染率目前尚不清楚，有必要做进一步的流行病学调查。

成人T细胞白血病/淋巴瘤男性多见，男女比约为（2~4）:1。发病年龄低于其他NHL，中位年龄约44岁，平均发病年龄为52岁，多在40岁后发病。近年来，HTLV-I病毒携带者的比率确有随年龄增高的趋势。

2　病因学

HTLV-I是ATL的病因病毒，其根据是ATL的发生与其病毒携带者的高发区有特异相关性；ATL患者皆存在HTLV-I抗体；ATL细胞中可检出前病毒DNA基因的嵌合；HTLV-I能选择性转染CD4（Th）阳性的淋巴细胞；HTLV-I转染的细胞能诱发肿瘤的发生，这是HTLV-I感染造成以T细胞为主的免疫功能低下，易使肿瘤相继发生的缘故。

HTLV-I关联的疾患有蕈样霉菌病、Sézary综合征、T细胞恶性淋巴瘤、T细胞慢性淋巴细胞白血病等。

ATL细胞可产生多种淋巴因子，如克隆刺激因子（CSF）、巨噬细胞激活因子（MAF）、白细胞介素-3、γ-干扰素，B细胞生长因子（BCGF），成人T细胞白血病诱导因子（ADF）。

2.1　HTLV-I感染地域

逆转录病毒HTLV-I是导致本病的最直接原因，其主要流行地区位于日本南部（如九州、四国、冲绳等地）、加勒比海地区和南、中、北美洲周围国家的一些特殊地区，以及非洲撒哈拉沙漠以南地区。我国台湾地区亦曾出现过HTLV-I感染小流行。在日本流行地区，大约6%到37%的人群感染HTLV-I；美国和欧洲为低危区，血清学阳性率小于1%。

中国曾于1982~1988年调查全国28个省市自治区13252份血清，发现19例HTLV-I抗体阳性者，HTLV-I感染发生率为143/10万人口，在19例阳性感染病例中，9例与日本人密切相关，10例无关。国内不同地区HTLV-I感染发生率亦不尽相同，福建省部分沿海地区HTLV-I感染率明显高于内地其他地区。对1703人进行HTLV-I抗体检测，阳性检出率为2.3%，其中ATL患者的阳性率高达71%。迄今为止，全世界各地均有散发HTLV-I感染和ATL的病例报道。一般来说，ATL病毒抗体的传染率为2/3，1/3传染率为阴性。

2.2　HTLV-I感染年龄

HTLV-I感染者平均年龄在日本为57.6岁，随着时间的推移，患者平均年龄增加，日本以外的HTLV-I感染患者的年龄则较低，平均45岁左右。在疾病流行地区，70岁以前随着年龄增长，HTLV-I的流行明显增加，70岁以后，流行趋势总体下降。男女性别的比例各家报道不一，总体较为接近。

2.3　HTLV-I感染后发生ATLL风险

ATL的流行与HTLV-I感染在人群中流行密切相关，HTLV-I多经过20~30年漫长潜伏期后发病，1000~2000名HTLV-I血清抗体阳性者中有1人罹患ATL，大量资料表明，HTLV-I阳性者发生ATL的终生累及危险范围是0.5%~7%，多数在3%~7%之间。在日本，HTLV-I

携带者中，约2.5%可发生ATLL。有报道，男性危险性高于女性。

2.4 HTV-Ⅰ感染传播方式

HTV-Ⅰ感染传播方式主要有以下3种途径：

（1）通过产道、哺乳，母体向婴幼儿直接传播，其中以母乳喂养最多见，脐血和唾液传播也存在可能性，但因脐血和唾液中HTLV-Ⅰ前病毒和抗体本身存在自身缺陷，故真正以这两种途径传播者较为少见；

（2）性传播，多由性生活引起HTLV-Ⅰ传播，男性传给女性较常见，女性传给男性者相对较少见；

（3）血源途径传播，以输血、血液制品及吸毒者共用注射针头传播较多见。输注含HTLV-Ⅰ的血制品可使30%~50%的患者在中位51天时出现血清学阳性。

研究表明，宿主易感性和/或共同的环境条件与HTLV-Ⅰ感染有关，家族成员HTLV-Ⅰ抗体阳性率是无关正常人群的3~4倍。在抗体阳性、临床正常的患者血清中亦可分离出HTLV-Ⅰ病毒。

值得注意的是，虽然绝大多数ATLL与HTLV-Ⅰ感染有关，但少数ATLL与HTLV-Ⅰ感染无关，并认为可能是其他致病因素所致[4]。

第 2 节　HTLV-Ⅰ致病机制

HTLV-Ⅰ病毒属于RNA肿瘤病毒，其病毒抗体阳性表明是病毒携带者，其特异的淋巴细胞即典型的ATL细胞的DNA中存在有前病毒基因的嵌合。

HTLV-Ⅰ感染后尚需长时间潜伏期才可能最终导致少数人罹患ATLL，这本身说明ATLL发病的复杂性。HTLV-1编码3种结构基因（pol、gag、tax）和两种调节基因（tax、rex）。

1 调节蛋白tax

在HTLV-Ⅰ原病毒末端，存在一种长末端重复序列（LTRs），LTRs含有病毒的调节部分，包括启动子序列，由U3、R和U5（独特3′端、重复5′端）序列所组成。

tax的主要功能是通过5′-LTR序列反式激活HTLV-Ⅰ的转录功能从而调节病毒复制，其激活病毒和细胞基因的转录至少通过两个不同的宿主转录因子途径，分别涉及CAMP反应成分蛋白，激活转录因子（ATF）及转录因子NF/κB/C-Rel家族。tax在ATLL发病中可能存在以下作用。

（1）激活IL-2启动子及IL-2Rα亚单位，刺激T细胞自主分泌生长，甚至启动T细胞永生化的形成，终至ATLL的发生，包括IL-2和IL-2Rα、c-fos、c-jun和甲状旁腺激素相关蛋白（PTHrP）。ATLL细胞释放出这些细胞因子，可引起一系列的病理表现，如IL-2和IL-2Ra可导致T细胞的活化和增殖，获得自律性生长；PTHrP可刺激破骨细胞，使患者表现为高钙血症；c-fos基因可能参与T细胞的增殖。

（2）tax能加速细胞增殖周期中G1期的进展，并促进其进入S期，表达tax的细胞增殖周期变短，细胞生长动力学增快，这与HTLV-Ⅰ相关疾病的发生可能有关。

（3）tax介导的NF-κB活性改变在肿瘤发生中可能有一定作用。

2 降低免疫功能

tax可使激活转化因子$β_1$（TGFβ₁）表达水平升高，而后者对人细胞及体液免疫起抑制作用。HTLV-Ⅰ感染细胞后，可出现由病毒编码的新的HLA-Ⅰ和HLA-Ⅱ抗原决定簇，导致免疫功能紊乱，机体防御能力下降，为肿瘤的发生、发展创造了条件。

3 癌基因激活和抑癌基因失活

尽管HTLV-Ⅰ并不编码癌基因，但顺式激活机制仍可存在，如tax可激活c-fos基因，表明高效反式活化蛋白tax可能与起动恶性转化有关。

另一个继发性事件是p53的突变，p53基因突变致活性丧失在许多恶性疾病中均已发现，ATLL亦不例外。许多急性ATL患者均检出p53突变，而慢性ATL患者则极少出现这一突变现象。有资料表明，p53突变与ATLL发病有一定关联；但最近Portis等研究后认为，p53基因功能失活并不引起肿瘤发生，但可能有促进肿瘤晚期恶性增殖效应。

4 VEGF mRNA过表达

ATLL出现大量异常淋巴细胞浸润与血浆中血管内皮生长因子（VEGF）水平增加有关。资料表明，ATLL细胞系表达VEGF mRNA，并分泌到细胞外环境中。同时，ATLL细胞系也表达VEGF受体Flt-1（fms样酪氨酸激酶-1）的mRNA和蛋白，而VEGF仅能与Flt-1表达细胞有效结合，致使ATLL细胞趋化活性增强，造成ATLL细胞浸润组织和器官。

第3节 病理学与免疫学

1 病理学

1.1 组织细胞形态

其形态特征是多形性、分叶状、花瓣状。细胞化学染色：酸性磷酸酶（ACP）阳性，糖原染色（PAS）70%~80%阳性，非特异性酯酶染色（N-EST）10%为阳性。

瘤细胞常侵犯表皮内并呈灶性聚集，形成Pautrier微脓肿，真皮内呈多灶性聚集。瘤细胞胞体一般较大，除在一些病例中表现为中、大不规则圆形细胞混合外，多数表现为多形性，细胞大小、形态不一，胞界不清楚，胞核常扭曲，呈佛手状或类似成串香蕉，一面光滑，一面凹凸不平；并见少数瘤巨细胞，核大，奇形怪状，有的类似R-S细胞。

成人T细胞淋巴瘤特点为细胞浸润局限于皮下组织而极少侵犯真皮深部。低倍镜下，瘤细胞浸润于脂肪细胞之间，呈花边样方式，常见脂肪坏死和核碎裂而更加类似脂膜炎。

在较大损害中，脂肪坏死可广泛化。脂肪坏死常导致组织细胞反应，包括多核巨细胞或肉芽肿。更常见者，巨噬细胞单个散布于瘤细胞之间，与瘤细胞相混合，常吞噬红细胞、中性粒细胞、血小板或核碎片，有时部分区域可见出血。

虽可见血管浸润，但不见血管中心性侵袭或破坏，瘤细胞表现为非MF、Sézary综合征之外周T细胞淋巴瘤的不同类型。

在骨髓，瘤细胞呈斑片状分布，偶尔弥漫性累及骨髓。

1.2 外周血细胞形态

外周血中，可见许多花瓣样或多形核淋巴细胞（花细胞），这类淋巴细胞大小不等，细胞核呈多形性改变，扭曲、畸形或分叶状，核凹陷较深，呈二叶或多叶，或呈棒球手套状、折叠呈花瓣状，故称"花细胞"。免疫标记检查证实花细胞为成熟T淋巴细胞。

1.3 细胞化学染色

细胞化学染色可见过氧化酶阴性，酸性磷酸酶及β-葡萄糖醛酸酶阳性。

2 免疫组化

成人T细胞白血病细胞常表达CD3、CD4、CD25和CD52等抗原。成人T细胞淋巴瘤免疫组化示，瘤细胞表达CD45、CD2、CD3和CD45RO，CD25（IL-2R）阳性；亦有报告CD5⁻或CD7⁻；多数CD4⁺、TCRδ-1⁺/⁻，少数CD8⁺；亦有报告CD8⁺、CD3⁺、CD4⁻；在约半数病例中CD30⁺。不表达B细胞相关抗原。患者血清HTLV-1抗体阳性。

ATL细胞为T细胞的免疫表型标志，CD2⁺、CD3⁺、CD4⁺，多数CD4⁺、CD25⁺、CD7⁻、HLA-DR⁺、HTLV-Ⅰ⁺。

3 遗传学

细胞遗传学异常，包括3q、6q、14q三体或部分三体，inv（14）；另外，X染色体丢失，t（9；21），5p异常，2q⁺，17q⁺和三体18亦可见到。染色体核形异常与生存期有关。血清HLTV-I抗体阳性。

Itoyama等对50例新诊断的ATL的细胞遗传学做了分析，50例患者均有异常核型，几乎所有的染色体都受影响。

多条染色体断裂（>6条）和异倍体在急性和淋巴瘤混合型中较慢性常见，且多条染色体断裂及1p、1p22、2q、3q、14q和14q32异常与总生存率低有关，1q和4q增多在侵袭性ATL患者中多见，而7q增多提示侵袭性ATL预后好。56%病例皮肤损害中检测出TCR基因重排。

第 4 节　常规检查

1　外周血

与其他急性白血病不同，ATL患者一般可无贫血和血小板减少，即使有贫血及血小板减少者，程度也较轻，重度贫血和血小板减少者较少见。白细胞数常增高，尤其见于急性型和慢性型病人。淋巴细胞占10%~90%，淋巴细胞增多者亦主要见于急性和慢性型ATL病人。

2　生化检查

血清钙多增高，其原因是肿瘤细胞的骨浸润，使骨破坏增加，骨吸收加快。本病可使甲状旁腺功能亢进，细胞生产PTH增多，导致OAF（osleoelast activating faster）活动加强，骨破坏加剧。

LDH增高，SIL-2R增高，它们的数值与临床症状和疾病轻重程度成正相关。

ALP升高和血清胆红素升高，多表明肝、胆系统有肿瘤细胞浸润；BUN和Cr升高，提示肾功能受损，而AST和ALT升高，说明肝功受损。

3　骨髓象

淋巴细胞可少于30%，也可多于60%。见到多形核淋巴细胞是本病特征之一，约占外周血10%以上。细胞化学染色，见PAS阳性、酸性磷酸酶阳性、TdT阴性、过氧化物酶阴性。

4　病毒学检查

血清抗HTLV-Ⅰ抗体阳性，HTLV前病毒DNA嵌合阳性，即HTLV原病毒DNA阳性，对本病诊断有重要意义。

用酶标免疫分析法或间接免疫荧光试验可检测抗HTLV-Ⅰ抗体，用RT-PCR方法可检测肿瘤细胞HTLV-Ⅰ病毒RNA表达，尤其HTLV原病毒DNA阳性对本病诊断意义较大；用PCR技术检测HTLV-Ⅰ前病毒负荷，有利于早期评估ATL瘤负荷。PCR方法对检查HTLV病毒DNA基因虽然特异，但要特别注意防止污染，否则容易出现假阳性而导致误诊。

5　免疫标志和遗传检查

ATL细胞免疫标记是大部分细胞为CD2⁺、CD3⁺、CD4⁺、CD25⁺，少数CD4⁺、CD8⁺，或两者均阴性，或CD4⁺、CD8⁻。

遗传学检查，以急性型、淋巴瘤型的染色体异常为多见，其构造异常为14q32、6q21、14q11；慢性型、冒烟型染色体异常少见，多仅为6q15异常。但T细胞受体（TCR）基因重排，所有病例皆可发现HTLV-Ⅰ原病毒DNA阳性，且ATL病毒阳性者，其HTLV-Ⅰ抗体亦阳性（+）。

6　影像检查

胸部X线片可见异常阴影，或是弥漫性间质性肺炎改变，如毛玻璃状阴影。骨骼X射线平片常有溶骨性损害。B超检查，其浅表淋巴结肿大，腹膜后淋巴结肿大、肝脾肿大者可提示。

第 5 节　临床表现

ATLL患者的临床表现多种多样，可表现为白血病样的急性型、淋巴细胞增生的淋巴瘤型、预后较好的慢性型和冒烟状态（隐袭型）。

临床表现主要为淋巴结肿大（72%）、肝大（47%）、脾大（25%）、高钙血症（28%）、皮肤缺损（53%），以及溶骨性病变、外周血白细胞增高，外周血和骨髓中可找到异常淋巴细胞。患者常有发热、不适等症状，LDH升高。ATLL可累及全身许多部位，包括淋巴结、骨髓、外周血、皮肤、肝和脾脏等，还可累及肺、胃肠道和中枢神经系统。

细胞免疫抑制很常见，感染是最常见的并发症，可继发于细菌、真菌及卡氏肺囊虫感染；极少数患者可同时有原线虫感染。

1　淋巴结肿大

几乎所有患者均有淋巴结肿大，许多患者有广泛的淋巴结病，大多数有腹膜后淋巴结肿大，但纵隔肿块很少见。

2　皮肤受损

皮肤损害多为大量异常淋巴细胞浸润所致。

33.3%~49%患者可出现特异性和非特异性两类皮损，前者常全身播散，表现为丘疹、结节、肿瘤或红皮病；后者常表现为鱼鳞病样、红斑、丘疹、水疱、瘀点或瘀斑等。大多数皮肤浸润患者可见局灶性的ATL细胞浸润或波特利埃微脓肿（Pautrier microabscesses）。

3 其他部位受累

在淋巴结、肝脏、脾脏、肺部、胃肠道和中枢神经系统亦可出现大量异常淋巴细胞浸润，表现为相关脏器肿大及功能障碍。肝损害可出现黄疸、消化不良、腹泻等；肾损害，可有肾功能不全症状；中枢神经系统受损，可有头痛、头晕、恶心、呕吐，甚至意识障碍等；骨骼受损，可有骨质破坏，如发生在头盖骨，可见类似多发性骨髓瘤之颅骨样改变，即多个大小不等的穿凿样骨病灶。

4 外周血表现

67.6%急性型患者外周血中白细胞增多，常大于$10×10^9$/L，甚至可达$100×10^9$/L，并可出现不典型细胞，这种细胞的胞核明显多形、扭曲，类似Sézary细胞。

5 临床分型

依据临床表现，可将ATLL分为4型，即急性型、淋巴瘤型、慢性型和闷燃型（smoldering type）。其中前两型临床经过迅速，存活时间<1年；后两型临床经过较缓慢，存活时间>2年。中国王质彬等[5]分为5型，即急性型、慢性型、冒烟型、淋巴瘤型、急变型。

5.1 急性型

（1）约占60%，此型发病率最高；55岁左右的女性多发，患者中位年龄为40岁。

（2）多半合并严重的皮肤浸润，出现特异性或非特异性皮疹。皮肤损害多种多样，如散在分布的瘤块、融合的小结节、斑块、丘疹、非特异性红斑等。

（3）肝、脾、全身淋巴结明显肿大，多有高热和发热。

（4）高钙血症患者，常表现为乏力、表情淡漠、精神错乱、多尿、烦渴。

（5）白细胞数多增高，外周血涂片中可见典型的ATL细胞，该细胞特点是胞体较大，核呈花瓣状或复杂扭曲的脑纹状，核染色质较粗，胞浆嗜碱性强，胞浆内无嗜天青颗粒或少有空泡。

（6）血生化检查，乳酸脱氢酶和可溶性白细胞介素-2受体（sIL-2）皆升高，血钙亦偏高,可有高胆红素血症。

（7）病情发展迅速，治疗抵抗性强，预后凶险，中位生存期多在4个月左右。

5.2 慢性型

（1）约占22%，此型白细胞多偏高，1万至数万。

（2）外周血中见1%~20%奇形怪状或分叶的不典型细胞，其核轻度扭曲、折叠。

（3）可有淋巴结肿大，肝、脾轻度肿大，淋巴结浸润少见，可有皮肤、肺组织浸润，临床经过缓慢；但极少皮肤损害。

（4）无高钙血症，无中枢神经系统、骨、胃肠道浸润，无腹水及胸腔积液。

（5）LDH轻度升高，抗HTLV-Ⅰ抗体阳性；可在病态细胞中检出前病毒DNA基因。

（6）临床症状轻微或阙如者，可追踪观察，暂不治疗。可持续多年或转变成急性T细胞性淋巴瘤/白血病。如呼吸道症状明显，可对症治疗，如有ATL细胞浸润较明显，要及时治疗。

5.3 冒烟型

（1）约占8%，白细胞数正常，外周血异常淋巴细胞占3%左右，可检出HTLV-Ⅰ前病毒DNA嵌合。

（2）皮肤损害为其特征，可表现为红斑、丘疹、结节；可有肺浸润；一般无高钙血症，淋巴结肿大、肝脾大和骨髓浸润均较轻微；无中枢神经系统浸润。

（3）多有低γ-球蛋白血症，长期观察可发现皮肤有皮疹及合并呼吸道、肾病等症状。

5.4 淋巴瘤型

（1）约占10%，根据日本淋巴瘤白血病研究小组（LSG）分类，经淋巴细胞表面标记和细胞形态及组织病理活检认定，该型应归属非霍奇金淋巴瘤中的多形性淋巴瘤，此异常淋巴细胞可检出HTLV-Ⅰ抗体阳性；血清钙和乳酸脱氢酶多升高，全身淋巴结多肿大。

（2）该型的淋巴结病变特点是淋巴结构造消失，肿瘤细胞呈弥漫性浸润，病态细胞可有3

种形态。

1) 中等细胞型：中等度细胞弥散性分布，核形不规则，部分细胞核仁明显，核膜厚，肿瘤细胞呈花瓣状；

2) 大细胞型：细胞为类圆形或不规则形，核仁 1~2 个，大而明显，细胞呈脑回纹状，此类大细胞呈弥漫性增生；

3) 多形细胞型：大、中、小型细胞混合存在，核形明显不规则，在弥散性的细胞中间可见巨大的脑回纹状的细胞。

在上述ATL细胞中，可证实有HTLV-Ⅰ病毒感染导致的C型RNA病毒颗粒存在。电镜观察上述细胞，分叶明显，呈管网状构造，胞浆中高尔基体发达，内质网散在，线粒体发育不良，核糖体少见，但糖原颗粒明显。

5.5 急变型

冒烟型或慢性型的ATL在长期临床观察过程中，多可出现急剧恶化的病例，因一旦急变，其外周血中ATL细胞明显增多，皮肤及脏器常有浸润。处理同急性型，因此，急变型亦可归于急性型之中。

6 并发症

6.1 肺部病变

肺炎包括间质性肺炎、支气管肺炎，发病率较高，此为免疫功能不全所致，可由肺炎链球菌、G-杆菌、真菌感染所引起。

尚可见肺纤维化病变，其原因是细菌反复感染、发作所诱发。ATL细胞浸润肺泡壁，使其纤维母细胞活化，结果发生纤维化。症状为呼吸不适或困难，干咳为主，胸部X线片显示局灶性或大面积的病变。

6.2 高钙血症

近50%的ATL病例伴有高钙血症，头颅正侧位X线片，可见头颅呈多灶性骨穿凿样改变，这种骨融解的特殊影像，似多发性骨髓瘤所引发的改变，^{99m}Tc-MDP骨扫描可证实。而ATL患者的甲状旁腺相关蛋白的mRNA组成成分增多，表明高血钙与此有关。

6.3 皮肤病变

全身可出现广泛性小结节皮炎等，其皮肤组织由真皮到上皮均可见ATL细胞浸润，血管周围亦可受累，表皮内可见数个微小脓疡。

6.4 慢性肾功能不全

其原因有：HTLV-Ⅰ感染可与溶血性链球菌感染重叠，从而使肾小球肾炎逐渐发展演变成慢性肾功能不全；HTLV-Ⅰ与其抗体形成抗原抗体复合物，沉积在肾小管上皮，导致病情恶化；ATL细胞可直接浸润肾组织造成其损害。

6.5 M蛋白血症

ATL细胞表面标记是辅助T／诱导T（Th／Ti），当抑制T细胞对B细胞的分化起作用时，可发生免疫球蛋白增加，而B细胞的免疫球蛋白增加又可抑制T细胞功能不全。

6.6 其他脏器的恶性肿瘤

由于ATL患者的免疫功能低下，出现免疫逸脱现象，易发生其他脏器的恶性肿瘤。一般来说，HTLV-Ⅰ抗体阳性的恶性肿瘤发生率大于HTLV-Ⅰ抗体阴性者，而HTLV-Ⅰ抗体阳性率与输血呈正相关，即有输血史者抗体阳性率高，无输血史者抗体阳性率低。

第 6 节　诊断与鉴别诊断

1 误诊原因分析

本病急性型起病急，病情进展迅速，临床表现多样，初始诊断均易导致误诊。如以皮肤损害和淋巴结肿大为首发表现者，易误诊为CTCL 和NHL。

因本病皮肤和淋巴结病理改变无特异性，在CTCL和T细胞淋巴增殖性疾病中常规检测HTLV-Ⅰ抗体和前病毒DNA将减少误诊。以骨髓增生异常为首发表现者，易误诊为原发性MDS。对伴有肝脾肿大、淋巴结肿大或皮肤损害的MDS患者亦应警惕本病的存在。

根据临床症状、体征、典型的ATL细胞，其前病毒DNA检查，抗HTLV-Ⅰ抗体检测，可明确诊断。

2 诊断要点

（1）流行区患者，存在皮肤病变、高血钙、溶骨性病变，外周血中存在"花细胞"或"三叶草样细胞"；

（2）重要病理特征是外周血出现伴有外周T细胞CD4+表型的有核切迹及分叶状核的异形淋

巴细胞和肿瘤细胞内存在HTLV-Ⅰ前病毒DNA单克隆整合，后两者是诊断HTLV-Ⅰ相关性ATLL的基本条件。

早期呈带病毒状态，血清HTLV-1阳性，外周血中无异常细胞，亦查不到前病毒整合基因组，此期处在静止状态。

（3）免疫表型为成熟T辅助细胞的特点，表达 CD2、CD3、CD4、CD5抗原及 HLA-DR、CD25核IL-2受体的p55亚单位；T细胞受体β链重排阳性和克隆性HTLV-Ⅰ基因组整合。CD7常为阴性，CD8阳性病例亦有报道。

3 诊断标准

（1）组织学和／或细胞学证实的伴成熟T细胞表型的淋巴系肿瘤；

（2）异形循环T淋巴细胞包括典型的花瓣状细胞和核切迹或分叶状细胞（淋巴瘤型除外）；

（3）血清HTLV-Ⅰ抗体阳性。

若HTLV-Ⅰ抗体阴性，但肿瘤细胞中存在HTLV-Ⅰ前病毒DNA的整合亦符合第（3）条[3]。

若HTLV-Ⅰ抗体和前病毒DNA均阴性，但符合第（1）条和第（2）条中存在大量典型花瓣状淋巴细胞者亦可诊断[6]。

4 分型标准

4.1 冒烟型

外周血异形T淋巴细胞≥5%，淋巴细胞绝对值 <4×10⁹/L，无高钙血症，乳酸脱氢酶（LDH）升高不超过正常上限的1.5倍，无淋巴结肿大，无肝、脾、中枢神经系统、骨骼和胃肠道累及，无胸水或腹水；皮肤损害和肺损害可能存在。

如外周血异形T淋巴细胞<5%，至少应存在组织学证实的皮肤损害和肺损害中的一项。

4.2 慢性型

淋巴细胞增多≥4×10⁹/L，T淋巴细胞>3.5×10⁹/L。LDH高于正常上限的2倍，无高钙血症，无中枢神经系统、骨骼和胃肠道侵犯，无腹水和胸水。

淋巴结肿大及肝、脾、皮肤和肺累及可能存在，大多数病例外周血异型T淋巴细胞≥5%。

4.3 淋巴瘤型

无淋巴细胞增多，异形T淋巴细胞≤1%，伴有或不伴有结外损害的组织学证实的淋巴结病理改变。

4.4 急性型

通常具有白血病表现和肿瘤损害，但不能划归到其他3种类型中的任何一种。

5 鉴别诊断

典型的ATL疾病诊断较容易，但急性型（包括急变性）ATL要与T细胞幼淋巴细胞白血病相鉴别。慢性型ATL要与T细胞慢淋白血病相鉴别，冒烟型或慢性型ATL如有皮肤症状，要与蕈样霉菌病、Sézary综合征相鉴别；而淋巴瘤型ATL要与T细胞的NHL相鉴别。

5.1 蕈样霉菌病/Sézary综合征

蕈样霉菌病/Sézary综合征（MF／SS）是一种分化成熟的T细胞恶性疾病，与ATL相似，二者均有皮肤浸润病变。在新的WHO白血病及淋巴瘤分类中，二者均归类于成熟（外周）T细胞肿瘤。

ATL白血病细胞一般不浸润表皮；ATL细胞与典型Sézary细胞形态不同，前者细胞核多呈分叶核改变；ATL常累及骨髓；ATL临床过程比MF／SS更具侵袭性。

5.2 T细胞慢性淋巴细胞白血病

T细胞慢性淋巴细胞白血病（T-CLL）亦是一种成熟T细胞恶性肿瘤，但ATL细胞形态与T-CLL细胞形态不同，ATL临床进展具有侵袭性；ATL患者HTLV-Ⅰ抗体为阳性，而T-CLL则为阴性。

5.3 皮肤T细胞淋巴瘤

多有慢性的前期病症，发病较缓与HTLV-Ⅰ感染无关。

第7节 治疗

因日本ATL发病甚高，10余年来，日本血液病专家进行了多方面尝试，尽管如此，其治疗效果均不理想。一般而言，急性型、淋巴瘤型的ATL患者，只要身体状况允许，尽可能应用强有力的化疗。但大剂量冲击疗法也好，化疗方案伍用干扰素也好，均可见到可喜苗头，现在仍然在努力探索之中。

表 27-1　成人 T 细胞白血病/淋巴瘤及其亚型国内外诊断标准

标准来源		标准内容
ATL国内诊断标准 （1984年，ATL协作 会议）	白血病临床 表现	①发病于成年人
		②有浅表淋巴结肿大，无纵隔或胸腺肿瘤
	实验室检查	①外周血白细胞常增高，多形核淋巴细胞（花细胞）占10%以上
		②属T细胞型，有成熟T细胞表面标志
		③血清抗HTLV-Ⅰ抗体阳性
ATL国外诊断标准1991年 Schimoyama Metal		①组织学和／或细胞化学证明为淋巴细胞白血病伴T细胞表面抗原（主要为CD2⁺、CD3⁺、CD4⁺）
		②外周血必须有异常T淋巴细胞，包括典型成人T淋巴白血病细胞（亦称花细胞及小而成熟的T细胞，细胞核有切入的凹陷或分叶核）
		③抗人类T淋巴细胞白血病病毒Ⅰ型（HTLV-Ⅰ）抗体阳性
		④Southern 杂交法可证明HTLV-Ⅰ原病毒的单克隆整合
ATL亚型的诊断标准	冒烟型	①外周血异常T细胞≥5%
		②淋巴细胞总数正常
		③无高血钙，LDH≤1.5×正常值
		④无淋巴结病；无肝、脾、CNS、骨、胃肠道受累
		⑤无腹腔积液或胸腔积液
		⑥可有皮肤及肺损害
		⑦如果异常T细胞<5%，应有组织学证实的皮肤及肺损害
	慢性型	①淋巴细胞绝对数增加（≥4×10⁹/L）伴T细胞>3.5×10⁹/L，包括异常T细胞和偶有花瓣形细胞
		②无高血钙，LDH≤2倍正常值
		③无CNS、骨、胃肠道受累，无胸腔积液或腹水
		④可有淋巴结和脾、肝、肺、皮肤受累
	淋巴瘤型	①无淋巴细胞增加，伴异常淋巴细胞≤1%
		②组织学上阳性淋巴结病变
	急性型	①除外上述3型的ATL患者，常具有白血病的表现及淋巴结肿大病变
		②有组织学和／或细胞学证实的T淋巴细胞肿瘤
		③除淋巴瘤ATL外，外周血应有异常T淋巴细胞，包括典型的"花瓣"细胞以及小的有切迹和分叶核成熟T淋巴细胞
		④LTHV-1 抗体阳性
	隐袭型	①淋巴结不肿大，无肝、脾肿大，无中枢神经系统、骨、胃肠浸润，可有皮肤和（或）肺部浸润。并有活体组织检查证明
		②外周血淋巴细胞<4.0×10⁹/L，有>5.0%的异形T淋巴细胞
		③无高钙血症，乳酸脱氢酶（LDH）大于正常值1.5倍
	慢性型	①可有淋巴细胞肿大、肝脾肿大、皮肤及肺浸润
		②外周血淋巴细胞绝对值>3.5×10⁹/L，有异常T淋巴细胞及花细胞>5%
		③LDH比正常值>2倍，无高钙血症，无中枢神经系统、骨、胃肠浸润，无腹水，无胸腔积液

续表

标准来源		标准内容
ATL亚型的诊断标准	淋巴瘤型	①淋巴结组织学证明为淋巴结病变
		②无白血病细胞浸润
		③外周血淋巴细胞<4.0×10⁹/L，异常T淋巴细胞<1%
	急性型	①不能诊断为隐袭型、慢性型及淋巴瘤型者
		②表现为肿瘤病变，如淋巴结病、结外病变

1 治疗原则

本病常依据临床分型不同而决定治疗策略，慢性型或冒烟型患者多采用对症支持治疗，以积极控制感染和改善脏器功能为主，当出现病情进展或急性转变时，方可考虑采用积极治疗措施。急性型或淋巴瘤型ATL虽采用化学、生物学等积极治疗措施，但疗效不佳，中位生存期2~6个月。

2 化学治疗

较常用的化疗方案有COAP方案（环磷酰胺+长春新碱+阿糖胞苷+强的松龙）、BACOP（博莱霉素+阿霉素+环磷酰胺+长春新碱+强的松龙）、COP+IFN方案（环磷酰胺+长春新碱+强的松龙+干扰素）、A-VP方案（阿糖胞苷+足叶乙甙）、ACVP方案（阿霉素+环磷酰胺+足叶乙甙）、MOC方案（甲氨蝶呤+长春新碱+环磷酰胺）等。

最常用的治疗方案为VEPA方案（VCR 1mg/周，连用6周；CTX 300mg/d，d8、22、29天；PDN 40~60mg/d，每周3天；ADM 40~60mg/d，d1、22天），有报道应用此方案治疗322例患者，完全缓解率22%。经典的CHOP方案疗效亦不理想，59例中有10例（17%）完全缓解。

其他可选择方案包括CVP方案、MACOP-B方案、ProMACE-MOPP方案等，但疗效均不理想。

近来，日本学者采用LSG15方案（7个周期VCAF、AMP及VECP方案）加G-CSF治疗96例进展期ATL患者，完全缓解率35.5%，部分缓解率45.2%，中位生存时间13个月，2年无病生存率达31.3%，明显高于其他化疗方案。目前，化疗仍是治疗进展期ATL的主要手段。

3 免疫治疗

干扰素-2b可用于ATL治疗，惟单用疗效欠佳。近年来，已有数篇报道干扰素α-2b与抗病毒药齐多夫定（叠氮胸苷）合用治疗ATL患者并获得一定疗效。White等采用干扰素α-2b250万~1000万U，皮下注射，1次/d，齐多夫定（AZT）50~200mg，口服，5次/d，治疗ATL患者18例，除6例无法评价疗效外，其中1例完全缓解持续21.6个月，2例部分缓解，分别持续3.7个月和26.5个月。Matutes等用上述方法治疗15例既往已接受各种治疗的ATL患者，其中8例获完全缓解或部分缓解，另7例无效。

IL-2R（Tac）的单克隆抗体可用于ATL治疗。临床资料表明，抗Tac治疗20例ATL患者，1例有短暂不肯定缓解，4例部分缓解，2例完全缓解。抗Tac亦可与免疫放射性核素⁹⁰Y交联，用于治疗ATL患者，在15例接受治疗者中，8例部分缓解，2例完全缓解。

4 造血干细胞移植

Utsunomiya等用异基因造血干细胞移植（allo-HSCT）治疗10例ATL患者，其中9例供者为亲缘，1例无关供髓者，中位无病生成期为17.5个月，表明allo-HSCT用于ATL治疗可获一定疗效。

5 辅助治疗

有溶骨病变和高钙血症者，可用帕米膦酸二钠90mg，静注，每月1次。

第 8 节 预后

此病预后甚差，无论以何种化疗组合其缓解期均十分短暂，且大部分患者于诊断确立后12个月内死亡，平均存活期不到1年（急性期的病患约为5个月，而淋巴瘤型者约为10个月）。其死因多为肺内疾病、急性肾功衰竭、消化道出血、脓毒败血症或脑出血、脑膜炎。

临床亚型是主要的预后因素。1991年，Shimoyama曾报道818例ATL患者的临床特征，作者指出急性ATL患者可出现高钙血症、白血病表现、肿块，预后极差，中位生存期约6个月；淋巴瘤样ATL患者血液中可见低水平的异常淋巴细胞（<1%），且伴有淋巴结、肝脾、中枢神经系统、骨和胃肠道病变，中位生存期10个月；慢性ATL血液中可见大于5%的异常淋巴细胞，中位生存期24个月。冒烟型中位生存期未见报道。

（王玉珍）

参考文献

［1］ 曾毅,蓝祥英,王必常,等.成人T细胞白血病病毒抗体的血清流行病学调查.病毒学报,1985,1：344-348.

［2］ 杨天楹,曾毅,吕联煌,等.中国的成人T细胞白血病.中华血液学杂志,1990,11:488.

［3］ 马一盖，陈国敏，汪晨，等.中国人成人T细胞白血病/淋巴瘤12例临床分析.中华内科杂志，1999，38（4）：251-253.

［4］ Takatsuki K, Matsuoka M, Y amaguchi K. Adult T-cell leukemia. In: Henders on ES, AndrewLister T, G reaves MF, eds. Leukemia. 6thed.Philadelphia: Saunders, 1996, 596-602.

［5］ 王质彬，张萍. 成人T细胞白血病/淋巴瘤.中国误诊学杂志，2002，2（1）：120-123.

［6］ Shimoyama M, K agami Y, Shimotohno V, et al. Adult T-cell leukemia/lymphoma not associated with human T 2cell leukemia virus type 1. ProcNatl Acad Sci USA，1986，83：4524-4528.

间变性大细胞淋巴瘤

目　录

第1节　概论

间变性大细胞淋巴瘤（anaplastic large cell lymphoma，ALCL）是非霍奇金淋巴瘤的一种独立类型，由德国病理学家 Stein 等[1]于 1985 年首先应用 Ki-1（CD30）抗体识别，常呈间变性特征，被命名为间变性大细胞淋巴瘤，又称 Ki-1 阳性淋巴瘤。

间变性大细胞淋巴瘤既往称为"恶性组织细胞增多症"、"窦状隙大细胞淋巴瘤"、"退行性不典型组织细胞增多症"。

对 ALCL 的认识，始于 Ki-1（CD30）单抗的应用，但由于 ALK 蛋白的发现及细胞遗传学的研究使人们对 ALCL 的认识更加深入，达到了一个新的高度，尤其是对 ALK+-ALCL 提出了新的观点，该型与 ALK--ALCL 在基因改变、临床表现及预后等方面具有明显不同。

早期 Kiel 分类系统将其定义为来源于 T 或 B 细胞的淋巴瘤，工作组分类定义为免疫母细胞性弥漫大细胞淋巴瘤；至 REAL 分类，定义为来源于 T 或裸核细胞的间变大细胞淋巴瘤和弥漫性大 B 细胞淋巴瘤间变型。

根据临床表现、组织形态、免疫表型及细胞遗传学特征，ALCL 可分为多种不同的类型。临床上，ALCL 可为原发性的，亦可继发于进展性淋巴细胞增殖性疾病（如蕈样霉菌病、Lennert 淋巴瘤、霍奇金淋巴瘤）。

原发 ALCL 又可进一步分为原发系统型 ALCL 和原发皮肤型 ALCL；从免疫表型看，ALCL 可以来源于 T 细胞，或为非 T 非 B 细胞表型；从细胞遗传学来看，部分 ALCL 有 t（2；5）染色体异常并构成一个独特的类型。

曾命名为 CD30⁺的间变性大 B 细胞淋巴瘤，由于与普通的弥漫性 LBCL 在生物学行为及预后上无实质区别，而被划分到 DLBCL。目前，ALCL 只包括 T 表型和 Null（非 T 非 B）表型。

在新的 WHO 分类中，原发皮肤的 ALCL 已归属为原发皮肤的 CD30 阳性的 T 细胞淋巴组织增殖性疾病；霍奇金样 ALCL 已归属于经典霍奇金淋巴瘤。在新的 WHO 分类，若非特别指出，"ALCL" 即是指原发系统型 ALCL。

60%~85% ALCL 病例表达 ALK 融合蛋白 [2]；ALK⁺-ALCL 限定为 ALK 嵌合蛋白的表达。ALK 蛋白为 t（2；5）基因易位，产生的名为 NPM-ALK（或 p80）的 80kd 的嵌合蛋白（经典型），能定位于胞核和胞浆，当 ALK 基因与其他基因融合则产生非经典 ALK 蛋白（非经典型），只定位于胞浆 [3]。

第 2 节　流行病学

2008 年 WHO 淋巴血液疾病分类系统仍将间变性淋巴瘤分为 3 大类，即系统型间变大细胞淋巴瘤 ALK⁺、系统型间变大细胞淋巴瘤 ALK⁻与原发皮肤间变大细胞淋巴瘤。

ALCL 是一种少见的淋巴瘤，其发病率约占非霍奇金淋巴瘤的 1%~8% [4]；国际 T 细胞淋巴瘤研究组 2008 年公布研究结果，ALCL 约占 T 细胞淋巴瘤 13.8%，其中系统型占所有 ALCL87.8%，原发皮肤型占 12.2%。系统型 ALCL 中，ALK⁺占 55%。

发病年龄为 3~81 岁，呈双峰分布，平均年龄和年龄分布文献报道略有不同。Nakamura 等报道的平均年龄为 28 岁，双峰年龄分别为 20 岁和 60 岁。Penny 等报道的平均年龄为 56 岁，

双峰年龄为 24.5 岁和 64.5 岁。

ALK 阳性 ALCL 患者发病年龄轻，预后优于 ALK⁻-ALCL 患者；Kerry 等 [5] 研究显示，对于系统型 ALCL，ALK⁺的 ALCL 发生于儿童和中青年，中位年龄为 34 岁，ALK⁻的 ALCL 的中位年龄是 58 岁；进展期患者占 58%~65% [5]。患者男性多于女性，男女之比约 2.4:1。顾安康等 [6] 报道，ALK⁺患者的年龄明显低于 ALK⁻者，ALK 的表达与患者年龄相关。

新的 WHO 分类中统计显示，ALCL 约占成人非霍奇金淋巴瘤的 3%，占儿童非霍奇金淋巴瘤的 10%~30% [7]，是儿童外周 T 细胞淋巴瘤中最常见的一种类型，占大细胞非霍奇金淋巴瘤的比率小于 2%。

ALK 阳性的 ALCL 常发生于出生后的前 3 个阶段（即 0~9、10~19、20~29 岁），且男性多于女性，尤其是在第二（10~19 岁）、三（20~29 岁）年龄段性别差异更明显（男:女＝6.5:1）；ALK 阴性的 ALCL 常发生于老年人，男女比率无明显差异（男:女＝0.9:1）。

原发系统型 ALCL 占成人 NHL 的 5%，占儿童大细胞淋巴瘤的 20%~30%；系统型间变性大细胞淋巴瘤 ALK 阳性和阴性的比例分别为 60% 和 40%。

因 HL 与 ALCL 在形态学和免疫学有着许多共同的特征，且 HL 中的 Hodgkin 细胞、R-S 细胞与 EBV 相关性已得到了证明，因此中外学者做了许多有关 ALCL 与 EBV 关系的研究。Herbst 等研究表明，ALCL 患者 EBV 的感染率为 32%；Hamilton-Dutoit 等检测得出 B 细胞免疫表型的 ALCL EBV 的感染率为 25%，Null 细胞性 ALCL 为 14%，T 细胞免疫表型的 ALCL 为 0%；Makagawa 等在 19 例儿童的 T 细胞和 Null 细胞 ALCL 中未检测到 EBV 基因组的存在；Brousset 等在 11 例儿童 ALCL 瘤细胞中未测得 EBV 感染的证据。

因此，EBV 感染与 ALCL 中某些类型（如 B 细胞性或成年人的 ALCL）是否相关还需进一步研究。

第 3 节　病理学与免疫学

ALCL 其瘤细胞在组织学上有一特征性的生长方式，即瘤细胞沿淋巴窦和滤泡间浸润；

伴灶状坏死[8]；在部分受累的淋巴结中，可有淋巴滤泡和淋巴窦残存。另外，瘤细胞还常呈一种黏着性的生长方式，除散在分布外，细胞有形成团块状倾向或形成巢状，此特点使ALCL有时很像转移性癌肿。

ALK阳性ALCL，其瘤细胞的形态学范围较宽，形态多样，呈现多个或单个核仁的马蹄形或多核性瘤细胞，多核瘤细胞类似于Reed-Sternberg细胞。马蹄形、花冠样细胞是该病瘤细胞主要表现[9]。但所有病例均有不同比率的形态古怪、有着肾形或马蹄形核的细胞，靠近胞核常有一个嗜酸性区域，这些细胞被称之为ALCL的特征性细胞（hallmark cell），因为在所有形态学类型的ALCL病例中均可见到。

尽管典型的特征性细胞体积大，但有着相似的细胞学特点的小细胞亦可见到，且对AL-CL的正确诊断有很大帮助。

瘤细胞集聚生长，较易侵及淋巴结的副皮质区，髓窦弥漫样浸润。瘤细胞质丰富，体积大。较之常见大细胞淋巴瘤，该肿瘤细胞体积更大，胞质更丰富。

关于ALK阴性的形态学特点报道较少。Falini等[10]研究认为，ALK阳性型ALCL的各种形态特点在ALK阴性型ALCL中均可见，但小细胞型很少见。

ALCL的主要病理特点为肿瘤细胞体积大，圆形或多边形，胞质丰富，细胞核大，常呈马蹄形、分叶状，有双核、多核、花环状核等，少数瘤细胞可变异，类似纤维母细胞样形态[11]；有单个或多个明显核仁，R-S细胞样核，浆细胞样小细胞型ALCL可有浆细胞分化特点及单核细胞特点[12]，肿瘤细胞以成巢和淋巴窦内生长为特点，倾向T区分布，常有滤泡残留，并可混有不同比例的组织细胞、嗜酸性粒细胞、中性粒细胞、淋巴细胞等。瘤细胞间含有多量网状纤维和小血管。

1 组织病理学分类

根据瘤细胞主要形态学特征分为3个亚型。Falini等[10]报道，ALK阳性的ALCL有一个广泛的形态学分型谱，即普通型75%，淋巴组织细胞型10%，小细胞型8.3%，巨细胞型3.3%，霍奇金样型3.3%。

1.1 普通型

普通型占70%，病变淋巴结包膜增厚，全部或部分淋巴窦受累，瘤细胞沿淋巴窦、副皮质区浸润，早期围绕小血管生长。常见特征性的胚胎样、花环样及R-S样巨细胞。

1.2 淋巴组织细胞型

淋巴组织细胞型占10%，组织结构与普通型基本一致。瘤细胞体积小到中等，散在或呈小灶分布，同时伴有大量的组织细胞。CD30阳性瘤细胞散在分布。

1.3 小细胞型

小细胞型占5%~10%，淋巴结结构部分或完全破坏，瘤细胞体积较小，核形不规则，部分呈脑回状，染色质致密。瘤细胞间可见散在或呈簇状分布的无明显异型性的大细胞；CD30阳性的瘤细胞特征性地聚集在高内皮静脉周围。

需要指出的是，上述类型偶可在同一个活检病变中共存或在同一个病例先后不同活检病变中出现，说明ALCL具有广泛的形态学谱。

其他组织细胞学类型亦可见，但在新的WHO分类中由于比较少见而没有单独列出，包括富于巨细胞型、肉瘤样型、印戒细胞型、富于嗜酸性粒细胞或中性粒细胞型等。

2 一般组织特征

ALCL大体标本多为均一新鲜鱼肉状肿物，可破坏部分或全部淋巴结结构。有结外病变者，常表现为相应部位的肿物。如发生于皮肤，常表现为皮肤斑丘疹、单发或多发小结节、皮下肿块等，皮肤表面可有溃疡形成；如发生于骨组织，常可见溶骨性破坏等。

淋巴结结构部分或全部破坏，有的只侵犯淋巴窦，瘤细胞常首先累及淋巴结副皮质区，然后成巢状或沿淋巴窦弥散性播散。

淋巴结结构部分破坏时，瘤细胞常侵犯副皮质区和滤泡旁，血管浸润较明显，常见纤维组织增生，表现为包膜增厚，纤维条索包绕瘤细胞巢。

增生的瘤细胞可呈单一性或伴有其他成分如小淋巴细胞、浆细胞、中性粒细胞、组织细胞等，少数可见吞噬细胞和坏死。

3 瘤细胞光镜特征

细胞体积较大或中等，呈圆形、椭圆或不规则。核为圆形、卵圆形或不规则形，有胚胎样核，其核形弯曲，核膜一侧平滑微凸，另一侧凹陷有多个切迹。

有的瘤细胞核类似霍奇金淋巴瘤的 R-S 细胞样的双核瘤细胞，但无诊断性 R-S 细胞。有时可见排列为马蹄形或花环状的多核巨细胞，染色质为粗块状，核仁明显嗜酸性。

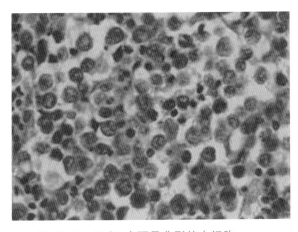

图 28-1 ALCL 中可见典型的大细胞

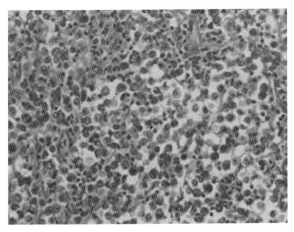

图 28-2 ALCL 中见大量中性粒细胞弥漫分布

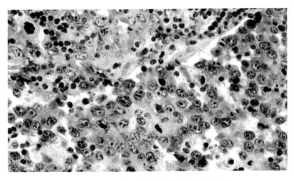

图 28-3 间变大细胞性淋巴瘤

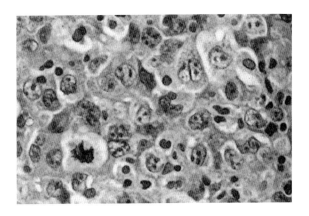

图 28-4 间变性大细胞型淋巴瘤，瘤细胞体积大，核形态多样，异型明显，核仁 1 个或多个，核分裂多见，胞质丰富透明

瘤细胞核仁大，胞质丰富。胞质中见大量堆积核糖体、粗面内质网。胞质内散在膜包被的高电子密度颗粒和透明的囊泡，其是否为穿孔素、颗粒酶，尚待证实。高尔基器位于核膜凹陷处。瘤细胞偶见原始细胞连接，但无桥粒。

4 原发性皮肤CD30阳性大细胞淋巴瘤 (PCCD30⁺-LCL)

瘤细胞弥漫浸润于整个真皮甚至皮下组织内，约在半数病例中可侵犯血管，少数侵犯附属器，极少亲表皮性；表皮可呈假上皮瘤样增生，血管常增生，部分瘤细胞坏死。

瘤细胞的胞体大，大多黏聚。胞质丰富，弱嗜碱性。胞核可呈间变性，呈圆形、卵圆形或肾形，空泡状。核膜清楚。核仁明显，1 个或数个，往往呈嗜伊红性。

常见包括 Reed-Sternberg（R-S）细胞样的多核细胞，但胞核深染，不同于自 MF 发展成 CD30⁻LCL，有脑回状胞核的细胞，核有丝分裂相多见。在某些病例中，瘤细胞不呈间变性。

5 免疫学

ALCL 的主要免疫表型是 CD30 阳性（Ki-1 抗原），CD30 是一种 120kD 的肿瘤坏死因子受体家族成员，其配体是 CD30L。该受体过表达与 MAPK（细胞分裂素活化蛋白激酶）调控途径密切相关。该受体激活，可以抑制细胞增殖，诱导 ALK⁺细胞凋亡和细胞周期停滞。

所有 ALCL 病例均强表达 CD30，阳性信号位于胞膜和高尔基器（Gologi）区域（弥漫的胞浆表达意义是可疑的），这是很多研究者在对大量大细胞肿瘤进行 CD30 检测时发现的结果。

ALCL 免疫组化特点为 CD30+，大多数患者 EMA+，60%~85% 患者 ALK+，大约 60% 的患者表达一种或更多的 T 细胞相关抗原，如 CD3、

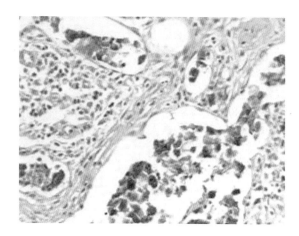

图 28-5　ALK 阳性表达（NPM-ALK 蛋白）ABC×400

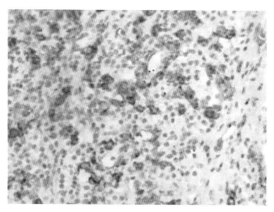

图 28-6　ALCL 特征性表达 CD30 ABC×200

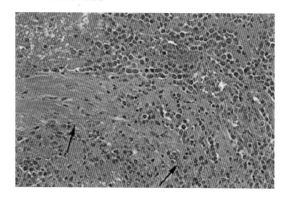

图 28-7　间变性大细胞型淋巴瘤免疫组化 ki-1 阳性

CD43、CD45RO 和细胞毒性颗粒蛋白[13]。然而，由于全 T 细胞抗原的丢失，有些病例可以表现一种明显的"裸细胞"（null cell）表型。

大约 40%ALCL 患者表达 LCA（CD45RB）。大约 70%~80% 的 ALK+ 的 ALCL 患者表达 CD99，该分化抗原在尤文氏肉瘤和急性淋巴细胞白血病也表达。原发皮肤性 ALCL 不表达 E-MA，皮肤淋巴瘤抗原 CLA 阳性表达。由于 T 细胞信号传导异常，引起 T 细胞主要抗原如 CD3、αβTCR 低表达或表达缺失。表达率极低。大约 90% 以上的 ALK+ALCL 和 1/3 的 ALK-ALCL 患者表达 CD13 和 CD33 等骨髓抗原[14]。

CD30 标记阳性是诊断 ALCL 的重要依据，而 CD30 作为一种神经生长因子受体能够在多种活化的正常细胞和肿瘤细胞中表达，因此 ALCL 被认为是一种异质性肿瘤。

EMA 在 ALCL 中，其阳性率为 60%~80%，很多文献报道当 CD30 和 ALK 共同阳性表达时，EMA 的阳性表达率非常高，甚至达到 100%[15]，而当 CD30+、ALK- 时，EMA 的阳性率仅为 23%~33%[16]。

第 4 节　遗传学

细胞遗传学异常对于间变性大细胞淋巴瘤研究的一个重大进展是发现 T 细胞和 null 细胞表型的 ALCL 常发生特殊的染色体 t（2；5）（p23；q35）易位；无论是否表达 T 细胞抗原，大约 90% 的病例有 T 细胞受体（TCR）基因重排，多数为 TCRβ、TCRγ 基因重排。

t（2；5）（p23；35）染色体易位，将 2 号染色体间变淋巴瘤激酶（ALK）与 5 号染色体核仁磷蛋白（NPM）基因融合，产生具有酪氨酸激酶活性的 NPM-ALK 嵌合蛋白，即 ALK[17-18]。2001 年有研究证明，50%~85% 系统型间变淋巴瘤表达 ALK[19]。2006 年国际 T 细胞淋巴瘤研究组公布初步研究结论证实，40%~60%ALCL 表达 ALK。

当发生 t（2；5）后，位于 2 号染色体的 NPM 基因与位于 5 号染色体的 ALK 基因融合，形成一个新的嵌合基因，即 NPM-ALK 基因，

该基因经转录翻译后形成一种分子量为 80kD 的嵌合蛋白，即 p80NPM/ALK 蛋白 [20]。

1 ALK基因特征

受体型酪氨酸激酶-间变性淋巴瘤激酶 (anaplastic lymphoma kinase, ALK) 最早发现于间变性大细胞淋巴瘤中，由 2 号及 5 号染色体易位所形成的融合蛋白质包含了 ALK 的 3' 端胞内结构域，以及核磷蛋白 (nucleophosmin, NPM) 的 5' 端的结构域。随后的研究发现，正常的 ALK 专一表达于神经系统中，如脑和神经索，尤其是新生儿的脑中。

ALK 基因位于染色体 2p23 位点 [21]，正常情况下人源的 ALK 可转录产生大小 6222bp 的 mRNA，由 29 个外显子构成，编码 1620 个氨基酸序列 200kDa 的 I 型穿膜蛋白 ALK，该蛋白为一种受体酪氨酸激酶 (receptor tyrosine kinase，RTK)，是 RTK 胰岛素超家族成员。

完整的 ALK 具有典型的 RTK 三部分结构，即胞外区、亲脂性穿膜区和胞浆内酪氨酸激酶。据文献报道，ALK 蛋白除在极少部分弥漫性大 B 细胞淋巴瘤中表达外，可在 60%~85% 的原发性系统型 ALCL 中表达，是原发性系统型 ALCL 相对特异的免疫表型特征。

ALK 在某些 ALCL 中的异常表达来源于不同的染色体易位。ALK 易位的基因组断裂点多发生在 16 及 17 号外显子中间的内含子，而 17~26 号外显子编码 ALK 胞内结构域，每个易位产生一种不同的融合蛋白质，由配偶体的 5' 端和 ALK 酪氨酸激酶结构域 3' 端融合得到。大多数情况下，5' 端的配偶体具有可以形成同源或异源二聚体的结构域，使得 ALK 激酶结构域交互磷酸化，相互作用增强并且使多种下游蛋白质磷酸化。失去调控的 ALK 活性增高，使其功能近似原癌蛋白质，这些融合蛋白质定位在不同的亚细胞区域上，因此可能导致不同的细胞功能改变。

现已发现多种涉及 2p23，即 ALK 基因的染色体易位，已确认的有 t（1；2）（q21；p23）；2inv（p23；q33）；t（2；3）（p23；q21）；t（2；17）（p23；q23）及 t（X；2）（q 11.12；p23）等涉及的多个基因，这些染色体易位均可产生相应的融合蛋白。

70%~80% 的 ALK 阳性的 ALCL 表达 NPM-ALK，它是由染色体 t（2；5）（p23；q35）易位引起的，NPM 的 5' 端与 ALK 的 3' 端融合，导致 NPM 的氨基端与 ALK 羧基端的酪氨酸激酶功能区融合。位于 5 号染色体的 NPM 编码一种调节细胞周期的 NPM，该蛋白的分子量为 38kD，与前核糖体颗粒运输及核糖体生物发生，调节细胞分裂、DNA 修复、转录和基因组稳定性相关。

NPM 包含核定位信号以及二聚体结构域，可以产生大的同源二聚体及异源二聚体。NPM 对 NPM-ALK 融合蛋白发挥转化功能非常重要，缺乏 NPM 二聚体结构域的突变体能转化细胞，提示二聚化作用是信号传递的关键因素。转基因模型小鼠的研究结果显示，NPM-ALK 可导致淋巴瘤的发生。

正常情况下 ALK 只在神经系统中表达。人体中 ALK 基因表达水平随着脑的发育成熟而下降，成熟脑组织中的量很低，表达存在一定的区域性；其他系统尤其是造血系统中未发现 ALK 的表达。

ALK 基因在绝大多数非造血系统肿瘤和正常组织中缺乏表达，表明 ALK 蛋白的分布范围是极其狭窄的。ALK 蛋白是 ALCL 重要的分子标志物，在 ALCL 的诊断中具有很高的价值。

2 NPM蛋白特征

NPM 亦称 B23，最早在 20 世纪 70 年代末及 20 世纪 80 年代初被鉴定。NPM 是由 5 号染色体所编码，分子量为 38kD 的核仁蛋白，NPM 分子可通过其 N 端的一个寡聚区模板及 C 端（羧基端）的 2 个核定位信号与核蛋白结合，参与了细胞质/核运输及细胞内核糖体前颗粒的装配核运输。NPM 不停地穿梭于核仁与胞浆之间，因而可作为一种载体将新合成的蛋白质转运至核仁。NPM 带有寡聚功能的结构域，正常情况下会发生自身的寡聚，也可以与 NPM-ALK 形成异聚体，会导致 NPM-ALK 蛋白在核内的聚集。

3 NPM-ALK基因特征

NPM-ALK：t（2；5）（p23；q35）染色体重排导致了一种 80kD 的融合蛋白的表达，它包括了 NPM 的前 117aa 融合到了 ALK 的 C 末端 1058~1620 残基。ALK 基因组序列的断点是在 1935bp 内含子处，该内含子位于编码 ALK 跨膜区和近膜区域的外显子之间。NPM 基因序列的断点位于 NPM 的内含子 4 处。几乎所有包括了 ALK 的融合蛋白中均包含了相同的构成 ALK 细胞质部分的 563aa，仅 MSN-ALK 由于断点位于 ALK 基因的近膜区外显子处而 ALK 部分要较其他稍短，但是结构也非常相似。

ALK 分子胞浆内的尾端携带有酪氨酸激酶分解区，t（2；5）使编码 NPM 的 N 端结构域的基因部分与编码全部 ALK 蛋白胞浆部分的基因位置靠近，结果使 ALK 基因受到 NPM 启动子的调控，从而诱导 NPM-ALK 融合基因完全的、普遍的转录，产生名为 NPM-ALK 或 P80 的 80kD 的融合蛋白。

NPM-ALK 在 ALCL 中是最常见的一种 ALK 融合蛋白，亦是目前研究最多、淋巴瘤预后最好的表现。

第5节　主要检查

1　ALK检测

检测 ALK 是诊断 ALK 阳性 ALCL 的必要手段，主要有免疫组化、荧光原位杂交（FISH）、逆转录聚合酶链反应（RT-PCR）等方法，应用较为广泛的为前二者。

Duyster 等 [22] 指出，应用 ALK 单克隆抗体进行免疫组化，经典的 t（2；5）（p23；q35）表达的蛋白 NPM-ALK，由于野生型 NPM 部分含有核定位位点，融合蛋白通过与野生型 NPM 相聚合可以进入核内，在免疫组化中其表达方式为细胞核与细胞浆均为阳性；而其他 ALK 基因融合产物，由于不含有可以进入细胞核内的位点，所以其蛋白的表达仅限于细胞浆内。

李海燕等 [23] 用双色荧光标记位于 2p23 ALK 基因段点两侧的 DNA 片断，荧光显微镜观察。在无 ALK 基因转位的细胞中，两探针与 ALK 基因断点的两侧结合，由于两个探针的位置相互靠近，表现为叠加而成的一个黄色信号或互相靠在一起的红色和绿色荧光信号。当发生 ALK 基因转位时，荧光标记随着 ALK 基因

转位到其他染色体，两个探针分开，表现为分开的红色荧光信号和绿色荧光信号。一个细胞核中有两个黄色的荧光信号，或者是一对靠在一起的红色和绿色荧光信号，判定为无 ALK 基因转位；一个细胞核中有一个黄色荧光信号，一个绿色，一个红色，或者是两个红色，两个绿色信号，均判定为有 ALK 基因转位。

2　Ki-1（CD30）

Ki-1（CD30）单克隆抗体是 1982 年提纯的，开始认为霍奇金淋巴瘤中对单核性及诊断性 R-S 细胞有表达，而对 HD 中其他的细胞不表达。在增生的淋巴组织中，对缺乏 B 细胞、T 细胞及单核细胞标记的细胞中可有少量细胞表达（可能是 R-S 细胞的正常成分）。

在随后的一些研究中，证实 Ki-1 抗体对一些增生活跃的 T 细胞、B 细胞及一些淋巴组织增生性疾病的细胞均有反应。在淋巴瘤样成分、免疫母细胞淋巴结病及所有周围 T 细胞淋巴瘤中发现部分细胞对 Ki-1 表达；而大细胞间变性淋巴瘤对 Ki-1 显示一致性表达，因此具有它的临床、免疫学及形态学特征而成为一个新的病种。

第6节　临床表现

在临床上，ALCL 被分为原发系统型和原发皮肤型两种。归薇等 [24] 报道，ALCL 临床分型以系统型为主，淋巴结结外浸润占 52%。

ALCL 进展期患者占 58%~65%。表现为外周和腹部淋巴病变，纵隔病变占 5%~40% [25]。约 40% 患者出现 LDH 异常升高，结外受侵患者占 20%，40%~50% 的 ALCL 患者出现皮肤、骨骼、软组织等结外受侵。对于皮肤和胃肠道 ALCL 患者，如果 ALK⁻，应与皮肤型 ALCL 和 EATL 鉴别。骨髓受侵占 10%~30%，极少数患者出现外周血液累及。

原发系统型，临床上多以淋巴结肿大为主要表现，病变起始部位以颈部、腋下及腹股沟淋巴结为多见；常有结外浸润，以皮肤、骨、软组织、肺和肝脏多见 [25]。HE 染色分析，骨髓受累大约 10%；用 CD30、EMA、ALK 免疫组化检测可达 30% 的患者骨髓受累。70% 患者发病时即为 Ⅲ~Ⅳ 期，75% 患者有 B 症状，尤以

发热最常见。

皮肤型 ALCL 主要发生于成年人，病程缓慢 [27-28]；发生于淋巴结的 ALCL 者较为常见，原发于骨骼肌的间变性大细胞淋巴瘤非常少见 [29]。

霍奇金样 ALCL 常发生于年轻人，85% 的患者为 ALK 阴性，常为 ⅡA 期，约 60% 的患者表现为大纵隔，但无皮肤和骨受侵。这些临床表现和 ALK 阳性系统型 ALCL 有较明显差别。

1 ALK阳性原发性系统型ALCL

ALK 阳性系统型 ALCL 大部分发生于 30 岁以内，男性多见，男女比为 (1.2~2) :1。Falini 等 [30] 的研究表明，其性别差异很明显，男女比率为 6:1，且主要发生在 20~30 岁年龄段。

ALCL 通常表现为外周或腹部淋巴结肿大，大肿块多见，占 30%~54%。40% 的患者为弥漫性广泛浸润，常伴腹股沟淋巴结受侵。纵隔受侵比 HL 少见，25% 的患者有脾肿大。43%~63% 的患者为 Ⅲ/Ⅳ 期，并伴 B 组症状，高热和体重下降常见。

60% 的患者有结外受侵，而多个结外部位受侵占 40%，皮肤 (21%)、骨 (17%) 和软组织 (17%) 是最常见的结外受侵部位，胃肠道和中枢神经系统受侵极少见 [31]。在儿童 ALCL，ALK 阳性率更高。

2 ALK阴性原发性系统型ALCL

ALK 阴性的原发性系统型 ALCL 与 ALK 阳性的病例有许多形态学、免疫表型及临床特征均是相同的，ALK 融合基因的检测是区别它们的唯一方法。

ALK 阴性系统型 ALCL 的病理形态、免疫表型、临床表现和 ALK 阳性系统型 ALCL 基本相似，主要区别为 ALK 阴性，发病年龄较大，预后差。

3 原发性皮肤型ALCL

原发皮肤 ALCL 定义为病变局限于皮肤，未见全身受侵，无蕈样霉菌病、外周 T 细胞淋巴瘤、淋巴瘤样丘疹病或 HD 病史。病变位于皮肤和区域淋巴结受侵时，鉴别诊断困难。

原发性皮肤型 ALCL 约占皮肤淋巴瘤的

10%。目前已证实它和 ALK 阴性原发性系统型 ALCL 是两个不同的淋巴瘤。

原发性皮肤性 ALCL 多发生在老年患者，平均年龄约为 60 岁左右，ALK 阴性，且缺乏细胞毒性表型。

病变表现为实体的、无症状的皮肤或皮下紫红色肿块。表面可发生溃疡，较少见的是以多肿瘤结节的形式侵犯周边区域或多部位、多中心发生肿瘤为特征。其预后好，临床病程多为惰性，在约 25% 的患者可有部分或全部消退，而经局部切除并加以化疗具有良好的预后。

原发性皮肤 CD30 阳性大细胞淋巴瘤，其多发性结节常局限于某个淋巴结引流区部位，仅约 10% 发生于不止 1 个淋巴结引流区部位。结节坚实，呈淡红至紫红色，直径多超过 1cm，可达 8~10cm，常破溃。皮肤损害偶或为局限性硬皮病样斑块、坏疽性脓皮病样、Stewart-Treves 血管肉瘤样或红皮病。

第 7 节　诊断与鉴别诊断

1 诊断

ALCL 的诊断主要依靠病理、免疫学和分子遗传学检查。病理特点主要是淋巴结副皮质区浸润和窦状隙内播散，黏附性生长，成巢状或弥漫分布，破坏部分或整个淋巴结，可以伴有反应性的淋巴组织增生或粒细胞浸润；表达 CD30。ALCL 在细胞形态和组织病理上存在明显的异质性，可分为普通型、小细胞变型、淋巴组织细胞变型及一些少见类型 [32]。

NCCN 关于 ACLC 诊断指南建议，对于 CD30⁻ 患者，检测 Pax5，以明确瘤细胞来源，对于 Pax5⁺ 且 CD15⁺ 患者诊断为 CHL，对于 Pax5⁺ 且 CD15⁻ 患者诊断为 DLBCL 间变型；而 ALK 和 Pax5 均为阴性患者，须进一步明确是系统型 ALCL、皮肤型 ALCL、EATL 或 ATLL 间变大细胞型等。

顾安康等 [6] 指出，当出现典型的大细胞时，我们并不能轻易诊断为 ALCL，此时必须结合免疫组织化学 （CD30 和 ALK）进行证明性的诊断。

有研究表明[33]，ALCL仅依靠组织病理学的诊断其准确性只有40%，如果结合CD30，诊断的准确性提高到85%。顾安康等[6]报道的15例ALCL中，CD30均强阳性；文献报道[34]，60%~85%的ALCL病例中ALK蛋白阳性。

研究表明，除神经系统以外的其他正常组织，特别是淋巴造血组织，不表达p80嵌合蛋白，且经Falini等[10]研究发现，应用免疫组化进行间接检测p80蛋白的方法与常规细胞遗传学及FISH法同样有效，其准确性甚至可以替代基因分析方法，这使得ALK蛋白成为ALCL最特异的诊断指标。

因此，ALCL的诊断要严格遵循特征性的细胞形态。以大细胞为主，胞浆丰富的多形性肿瘤细胞，胚胎样核或花环样核；几乎每个肿瘤细胞都表达膜或高尔基体CD30，淋巴结内病变可见到淋巴窦的浸润；对于CD20/CD3阴性的病例，要排除CD30阳性的肿瘤HD、癌和白血病。

原发性皮肤CD30阳性大细胞淋巴瘤（PC-CD30‐LCL）绝大多数为T细胞性或裸细胞性，极少为B细胞性。其诊断标准为：①在初次皮肤活检标本中CD30阳性大细胞占75%以上或大团簇集；②临床上无LyP证据（即反复成批自行消退的丘疹或结节）；③无并发LyP、MF或其他CML的病史；④初诊时无皮肤以外受累的证据。

2 鉴别诊断

CD30和ALK虽然具有较高的特异性，但不是绝对的，CD30还可见于霍奇金淋巴瘤、DLBCL、淋巴瘤样丘疹病，甚至是非淋巴样血细胞表达；且ALK有较高的阴性表达。因此，借助CD30、CD15、EMA、CK、HMB45、S-100蛋白、CD68等标志物将上皮样无色素性黑色素瘤、皮肤转移性低分化癌、恶性纤维组织细胞增生症（MH）及HD等与ALCL区别开来，显得尤为重要。

原发性皮肤CD30阳性大细胞淋巴瘤在临床上要与免疫母细胞性淋巴瘤和多形淋巴瘤和亲血管性大细胞淋巴瘤区分开来。

2.1 转移癌

ALCL形态学上易与转移癌相混淆。ALCL巢状结构不如癌明显，瘤细胞呈铺砖状排列，且较分散，不似癌细胞间紧密黏附，ALCL细胞小灶性分布于淋巴窦各滤泡间区，边缘窦罕见。免疫组化标记，ALCL和转移癌细胞虽均表达EMA，但ALCL还表达LCA和CD30，转移癌则阴性；而转移癌表达CK，可资区别。

2.2 恶性黑色素瘤

"恶黑"常出现梭形细胞和逗点状细胞，胞质内常有色素，免疫组化标记，"恶黑"S-100和HMB-45阳性；而ALCL阴性。

2.3 传染性单核细胞增生症（IM）

IM中的大细胞多为B免疫母细胞，而ALCL中的异型细胞则为CD30阳性的T/裸细胞。IM患者外周血常可见大量异型淋巴细胞，而ALCL患者发病时极少见外周血异型淋巴细胞；IM可自愈，而ALCL淋巴结持续增大。

2.4 良性组织细胞增生性疾病或炎症

ALCL真正的瘤细胞常为CD30阳性，且常聚集于小血管周围，而增生的组织细胞则CD30阴性，CD68等组织细胞标记常阳性。

2.5 霍奇金淋巴瘤

尤其是结节硬化型，可有片状融合的R-S细胞，很像ALCL，在形态上鉴别较难。

在组织学上两者有许多相似之处，免疫表型两者均CD30。但ALCL缺乏霍奇金淋巴瘤的反应性背景，没有典型的R-S细胞。免疫组化特征，ALCL的CD15阴性，而EMA常阳性；霍奇金淋巴瘤则表达CD15，EMA则阴性。

在需要鉴别的病例，免疫组化CD15、全B（如CD20、CD79a）、全T（如CD3、CD43）、EMA、ALK等抗体，必要时可加GranzymeB、TIA-l等细胞毒性相关蛋白，或借助分子遗传学检测抗原受体基因重排情况，即可将两者鉴别开。

2.6 恶性纤维组织细胞瘤

由于ALCL在组织学上的多样性，与恶性纤维组织细胞瘤常常很相似，特别是肉瘤样型ALCL，但ALCL缺乏恶性纤维组织细胞瘤典型的席纹状或漩涡状排列的结构，免疫组化标记更有助于鉴别诊断，恶性纤维组织细胞瘤不表达LCA和CD30。

2.7 原发皮肤的ALCL及淋巴瘤样丘疹病（LYP）

原发于皮肤的ALCL及淋巴瘤样丘疹病

（LYP），在新的 WHO 分类中同属于原发皮肤 CD30 阳性的 T 细胞淋巴增生性疾病。

淋巴瘤样丘疹病和原发皮肤的 ALCL 在组织学和免疫表型方面有许多相似点，故仅根据组织学和免疫表型常很难鉴别。两者在临床特点上最大的不同之处在于淋巴瘤样丘疹病虽然可以复发，但呈一个良性的临床过程。

2.8　CD30阳性的间变性大B细胞淋巴瘤

少数（5%~21%）间变性大 B 细胞淋巴瘤，其瘤细胞在形态学上与 ALCL 很相似，且可以表达 CD30，很长一段时间曾将其作为 ALCL 的一个单独类型，但新的 WHO 分类已将其归属为弥漫性大 B 细胞淋巴瘤。

间变性大 B 细胞淋巴瘤表达 B 细胞相关抗原，如 CD20、CD79a 等，而 ALCL 则常为 T/裸细胞表型。必要时可借助抗原受体基因重排检测，EBV 检测等手段。

2.9　外周T细胞淋巴瘤-非特指性（PTCL-unspecified）

此类淋巴瘤中的大细胞亦可表达 CD30，有时需要和 ALCL 鉴别，ALCL 大多数表达细胞毒性分子 TIA-1、GranzymeB、Perforin，而 PTCL-unspecified 则很少有表达。此外，ALK 阳性，则支持为 ALCL。

2.10　B免疫母细胞性淋巴瘤

B 免疫母细胞性淋巴瘤发生率较低，男多于女，60~70 岁发生率最高，患者常先有免疫功能紊乱或免疫缺陷史，如重症类风湿性关节炎、系统性红斑狼疮、甲状腺桥本氏病和晚期巨球蛋白血症等，故患者往往有自身免疫缺陷症状；亦可继发于免疫母细胞增生性淋巴结病或由其他 B 淋巴瘤转变而来。

常原发于颈淋巴结，其次是腋下与腹股沟淋巴结，亦可侵犯淋巴结外组织，包括皮肤。皮肤损害为单个和成批发生的结节和斑块，呈褐灰色和暗红色，可破溃。临床症状明显，血清中 IgM 可增加，可见低 γ 球蛋白血症。

2.11　T免疫母细胞性淋巴瘤

T 免疫母细胞性淋巴瘤呈弥漫浸润，累及整个真皮乃至皮下组织，有时侵犯表皮。伴有血管增生。瘤细胞体大，胞质丰富，透明或呈淡伊红色。核大，多为圆形，少数可扭曲，或呈脑回状、多叶状。核膜薄，染色质呈细点状或粉尘状。有 1~2 个中等大核仁，稍偏位。

2.12　亲血管性大细胞淋巴瘤

亲血管性大细胞淋巴瘤，又名血管中心性 T 细胞淋巴瘤、血管内淋巴瘤病，以往称之为系统增生性血管内皮细胞瘤病、恶性血管内皮细胞增生病。本病为恶性血管内淋巴瘤，其特点为小血管腔内瘤细胞呈多灶性增生。以往曾认为是内皮细胞肿瘤，现已证实为淋巴瘤。皮损中瘤细胞免疫表型检查为 T 细胞及 B 细胞者均有报告。

第 8 节　治疗

因 ALCL 发病率低，其治疗方法及结果的报道有限，目前尚未形成规范、成熟的治疗方案。

1　治疗原则

按照 1982 年的工作分类，ALCL 属于高度恶性淋巴瘤，根据国际淋巴瘤研究组（International Lymphoma Study Group，ILSG）所建议的临床分类方案，ALCL 属于侵袭性淋巴瘤（ILSG-Ⅲ级）。但学者认为[35]，尽管 ALCL 肿瘤细胞高度异形性，核分裂较多，但其恶性程度却低于一般弥漫性大细胞淋巴瘤。

该病临床进展较快，以化疗为首选，多数病例可获得完全缓解，复发率低，3 年和 5 年生存率均较高；放疗最初疗效好，但远期易复发；骨髓移植被认为是一种有效的应急治疗措施。一般而言，早期病例宜化疗后再行受累野照射，晚期则以化疗为主。

原发系统型 ALCL 的治疗是以化疗为主要治疗手段，辅以放疗。早期 ALCL 行化疗后做受累野放疗，晚期以化疗为主。

原发性皮肤型 ALCL 的治疗以化疗为主要治疗手段，辅以放疗。早期行化疗后做受累野放疗，晚期以化疗为主；局限期的治疗以局部治疗为主，手术切除或活检后局部放疗可取得极好的治疗效果，5 年生存率达 90%~100%；广泛期病变应考虑化疗，但化疗后易复发。化疗抗拒的原发皮肤 ALCL 维生素 A 酸治疗有效。

2　化学治疗

ALCL，大多数报道以联合化疗为主，成人用中高度恶性非霍奇金淋巴瘤治疗方案，多采用含有阿霉素的方案，如 CHOP、ABVD 和 MACOP-B 等，亦有报道称长春新碱在药物治疗中是有效的 [36]；儿童用淋巴母细胞淋巴瘤或 Burkitt's 淋巴瘤治疗方案。

大多数报道的病例均有很高的完全缓解率（70%~95%），复发病例一般对化疗仍然敏感，亦有人应用强化的化疗方案加骨髓移植治疗晚期系统型 ALCL，但目前还没有足够的病例能证明干细胞移植比单纯化疗对患者更有利 [37]。

Zinzani 等应用 ABVD 和 MACOP-B 方案随机分组治疗 40 例霍奇金样 ALCL，所有大纵隔接受放疗，随诊 3 年的无复发生存率两组相同，无显著差别。

2.1　CHOP方案

在早些年的文献报道中，多用 CHOP 方案治疗原发系统型 ALCL。Nakamura 等 [38] 报道了 30 例 ALCL 用 CHOP 方案治疗的结果，5 年的总生存率 52%；Shulman 等 [35] 报道了 31 例 ALCL 患者用 CHOP 方案治疗的回顾性研究，2 年 OS 78%；朱德亮等 [39] 报道了 18 例 CHOP 为主方案治疗 ALCL 患者的临床研究，完全缓解率 42.9%，总有效率 85.8%，2 年 OS 为 72.8%，提示该淋巴瘤对 CHOP 化疗敏感，预后较好。王凤华等 [40] 用 CHOP 方案化疗治疗 ALCL，总有效率为 95.2%，71.4%患者获完全缓解。

2.2　F-MACHOP和MACOP-B方案

有人尝试用含有阿霉素的第三代化疗方案治疗原发系统型 ALCL，如 Zinzani 等 [41] 报道了 90 例初治的 ALCL 患者的临床研究，均给予 F-MACHOP 方案或 MACOP-B 方案治疗，其中 47 例为典型的 ALCL，CR 率 70%，复发率 30.3%；中位随访 42 个月，OS 60%，无复发生存率（RFS）67%，表明第三代化疗方案对 ALCL 的治疗是有效的，其疗效似优于传统 CHOP 方案，但是未见随机分组对照的研究报道。

2.3　MOPP-EBV-CAD序贯方案

Longo 等 [42] 报道了对 36 例原发系统型 ALCL 成人患者用 MOPP-EBV-CAD 方案治疗的结果，CR 率 64%，部分缓解率 22%；19 例患者在化疗后进行原发灶的放疗，84%CR，5%PR；化疗、放疗后总的治疗结果为 CR 78%，

PR 6%；随访 74 个月 OS 69%，但化疗与化疗后接受放疗的患者总生存率比较，无明显差异（*P*=0.45）。

这项研究显示，MOPP-EBV-CAD 序贯方案治疗 ALCL 有效，疗效与 F-MACHOP 和 MACOP-B 方案等第三代化疗方案相当。化疗加放疗比单纯化疗提高了完全缓解率和总有效率，但在生存期上无明显统计学差异。

一些临床研究结果表明，用 MOPP-EBV-CAD 序贯方案治疗 ALCL 是有效的，在疗效上相当于甚至优于上述的第三代化疗方案。

2.4　强化化疗方案

Tilly 等 [43] 报道了 146 例 ALCL 的治疗结果，对于小于 70 岁且无不良预后因素者给予 ACVBP 或 m-BACOD 方案化疗，小于 50 岁且至少有 1 个不良预后因素者给予 ACVBP 或 NCVBP 方案化疗，年龄在 50~70 岁之间且至少有 1 个不良预后因素者给予 VIMMM 或 ACVBP 方案化疗，大于 70 岁者给予 CVP/CTVP 方案化疗。全组 CR 率 75%，5 年 OS 66%。结果表明，用强化化疗方案治疗 ALCL，取得了较好的疗效。

但 Liu 等 [44] 报告 ALCL 在内的 135 例未经治疗的 T-NHL 患者中的 37%接受 CHOP 方案化疗，48%接受强化化疗，15%接受其他方案治疗。用 CHOP 方案治疗者 3 年的 OS 62%，而强化化疗为 56%，显示 T-NHL 强化化疗没有取得比 CHOP 方案更好的疗效。

3　造血干细胞移植

Fanin 等 [45] 报道了 29 例患者在化疗后接受放疗及干细胞移植（ASCT）治疗的临床研究，化疗后的 CR 率和 PR 率分别是 40%、45%，放疗（RT）后分别是 52%和 35%，移植后分别是 80%和 5%；78%的 PR 患者移植后转换为 CR。随访 48 个月的 OS 85%，54 个月的无病生存率（DFS）100%，CR 者均未见复发。上述研究显示化疗后进行放疗和移植的疗效被肯定。

4　ALK抑制剂

除传统的非霍奇金淋巴瘤化疗方案外，目前已发现了多种针对 ALK 表达、酶活性及相应

信号转导通路的多种药物，在体外实验研究中均取得了一定进展。

有学者设计针对 NPM-ALK 的特异性核酶 (ribozymes)，并已产生肯定的效果[46]。但核酶缺点是由于本身为 RNA，易为 RNA 酶降解而影响稳定性，并且切割效率较低，使核酶的作用效果不明显。

除此之外，核酶临床应用的最大困难之一是如何将其成功导入细胞，以及能否产生足够的疗效。

目前发现的可能与 NPM-ALK 相关的信号转导系统有几种，如 RAS 途径、磷脂酰肌醇-3 激酶途径、磷酸酯酶 CY 途径、JAK-STAT 途径等。因此可针对 ALK 融合基因介导的致癌过程中重要的信号通路设计治疗，如某些关键因子的抑制剂，如磷脂酰肌醇-3 激酶抑制剂渥曼青霉素 (Wortmannin) 和 LY294002 可有效抑制 ALK 融合基因在 ALK 阳性细胞系以及来源于 ALK 阳性 ALCL 患者的细胞系中的作用[47]。

应用 JAK 激酶的抑制剂，如 AG490，可通过抑制 JAK-STAT 途径导致 NPM-ALK 阳性细胞系的凋亡[48-49]。然而，ALK 融合基因可能与多条促增生和抑制凋亡的信号通路有关，只针对其中一条进行抑制可能不足以清除 ALCL 患者中的恶性克隆，则针对 ALK 融合基因中激酶的自身活化及功能的抑制可能更有效。

有研究表明，ALK 是一种新的肿瘤特殊抗原，在人体能引起特殊 CTL 抗原反应[50]。因此将针对 ALK 的抗原性，应用于对化疗耐受的 ALCL 患者中，进行免疫治疗，理论上亦是可能的，但具体疗效尚有待进一步考证。

第 9 节　预后

1　总体预后

国外多项研究报道，在侵袭性 NHL 中，原发系统型 ALCL 治愈的可能性最大，疗效和预后优于其他形式的 T 细胞性淋巴瘤。但是，这些结果都是将 ALCL 作为一个独立的治疗群体和其他类型的淋巴瘤比较得出的，并没有严格的随机对照研究证明。

NHL 分类研究组 1997 年报道[51]，8 个国家 9 个研究机构的 NHL 患者 1403 例，其中 ALCL 33 例（占 2.4%），5 年 OS 77%，无病生存率（DFS）58%，是 NHL 中预后较好的类型。

Tilly 等[43]将 146 例 ALCL 患者的临床过程与 1695 例非 ALCL 的侵袭性 NHL 患者进行了比较，ALCL 组 CR 率 75%，非 ALCL 组 CR 率 61%，ALCL 组的 5 年生存率 66%，明显高于非 ALCL 组的 5 年生存率 48.3%（$P=0.0004$）。以上研究表明，国外 ALCL 的 CR 率和生存率明显优于非 ALCL 的侵袭性 NHL。

原发于皮肤的 ALCL，特别是局限于皮肤者，因具有良好的预后（4 年生存率达 80%）且部分病例能够自愈（17%）以及病灶行单纯切除或局部放疗的疗效与治疗高恶淋巴瘤的系统的多重化疗或自身骨髓移植的疗效相同，而被认为是一种独特类型的低度恶性肿瘤。

2　相关预后因素

20 世纪 90 年代初，Shipp 等分析了 2031 例不同期别 NHL 的预后因素，建立了 NHL 的国际预后指数（IPI），其发病时的年龄、乳酸脱氢酶（LDH）、一般状况、临床分期和结外器官受侵的数目与患者的预后明显相关。

一般而言，ALCL 比其他大细胞淋巴瘤的预后好。其预后与肿瘤的发生年龄、有无症状、原发部位、临床分期及免疫学分型有关，与组织学分型无明显关系。

儿童及青年对治疗反应较好，5 年生存率远高于成年人。临床无症状者较有症状者预后好，原发于结内较结外者预后好。

临床 Ⅰ、Ⅱ 期病例较 Ⅲ、Ⅳ 期病例 3 年生存率高，T 细胞性、Null 细胞性的 ALCL 的病例的 5 年生存率远好于 B 细胞性的和其他类型的 ALCL 病例（REAL 分类将 B 及其他类型 ALCL 归入弥漫性大 B 细胞性淋巴瘤）。

Tilly 等[43]研究了 146 例 ALCL 患者，5 年生存率分别是低危组 82%，中低危组 78.3%，中高危组 50.2%，高危组 25.7%。Randy 等报告 70 例原发性系统型 ALCL，5 年的 OS 65%，低危组 85%，中低危组 69%，中高危组 37%，高危组 12%。

2.1　ALK⁺ 与 ALK⁻

ALK 是间变性大细胞淋巴瘤激酶，可显著影响 ALCL 预后。最早于 1995 年报道了 ALK 阳性和 ALK 阴性的 ALCL 的 5 年生存率分别为 80% 和 33%，Falini [10] 等的研究证实了 ALK 阳性 ALCL 的预后明显优于 ALK 阴性 ALCL，5 年生存率分别为 71% 和 15%（$P<0.0007$），随访 10 年的 DFS 分别为 82% 和 28%（$P<0.0001$）。Ten 等 [52] 报道，ALK 阳性和阴性患者的 5 年生存率分别为 95%、45%。

ALK[+]-ALCL 具有独特的临床表现和预后。较多文献报道 ALK[+]-ALCL 较 ALK[-]ALCL 化疗疗效好，生存率高。Shiota 等 [53] 报道，ALK[+]-ALCL 的病例 5 年生存率（79.8%），远超过 ALKL[-]-ALCL 的病例（39.2%）。

ALK 是影响预后的重要因素，可能因 ALK[+]ALCL 表达更多的活化的 Caspase-3，而加速恶性肿瘤的凋亡，ALK-ALCL 中抑制凋亡的蛋白 Bcl-2 和 pIg 表达增高，抑制凋亡信号转导途径而抵抗药物抗肿瘤作用 [54]。

Ten 等 [52] 通过实验证实 ALK 阴性 ALCL 预后差和凋亡信号传递途径抑制有关，抗凋亡蛋白 Bcl-2 和 PI9 表达增高；而 ALK 阳性 ALCL 的 Casase-3 活性明显增高。有作者 [55-56] 报道 ALK 阴性 ALCL 的发病年龄高、乳酸脱氢酶异常多、一般状态差、结外器官受侵多和国际预后指数评分高。并且，在儿童和年轻患者的侵袭性 NHL 中，ALK 阳性系统型 ALCL 治愈可能性最大，预后优于任何其他形式的外周 T 细胞淋巴瘤。Savage 等 [57] 进行的多中心研究中，除外儿童患者，ALK[+]患者 5 年总生存率为 70%，而 ALK[-]患者为 49%。

国际外周 T 细胞淋巴瘤研究组 2008 年公布一项研究，纳入 1314 例 T 细胞淋巴瘤患者，其中 181 例为间变性大细胞淋巴瘤，其中 159 例为系统性 ALCL，其中 ALK[+]为 87 例（占 55%），其 5 年生存明显优于 ALK[-]患者，5 年 FFS 分别为 60% 和 36%，OS 分别为 70% 和 49%。研究还发现 ALK[-]患者的 5 年 FFS（36% vs20%）和 OS（49% vs32%）均优于 PTCL-NOS，接受化疗患者的 5 年 FFS 分别为 39% 和 20%，5 年 OS 分别为 51% 和 32%。因此认为 ALK[-]的 ALCL 生存预后优于 PTCL-NOS 患者。

2.2 CD56[+]和 CD56[-]

CD56 是一种神经细胞黏附分子，在自然杀伤细胞、某些 T 细胞亚群和单核细胞中表达。在 Suzuki 等 [58] 的研究中，140 例 ALCL 患者中 25 例（18%）CD56 阳性、115 例（82%）CD56 阴性，两组临床特征基本相同，但 CD56 阴性组 OS（65%）优于 CD56 阳性组（30%）（$P=0.002$）。

2.3 染色体易位

有些学者认为，ALCL 患者预后还与染色体是否发生易位有关。Shiota 等 [53] 及 Pulford [34] 等分别利用多克隆抗体 anti-p80 和单克隆抗体 ALK1 检测出肿瘤细胞发生后所形成的一种特异性的融合蛋白 p80NPM/ALK，对 p80NPM/ALK 阳性的 ALCL 的预后研究表明，p80 NPM/ALK 蛋白阳性者预后远好于阴性者，前者 5 年生存率达 80%，与低度恶性肿瘤相同，而后者仅达 37%。

（郭亚焕）

参考文献

[1] Stein H, Mason D, Gerdes J, et al. The expression of the Hodgkim,s disease associated antigen Ki 1 in reactive and neoplastic lymphoid tissue: evidence that Reed-Stemberg cell and histrocytic malignancies are derived from activated lymphoid cell. Blood, 1985, 66:848-858.

[2] Duyster J, Bai RY, Morris SW.Translocations involving anaplastic lymphomaldnase（ALK）. Oncogene, 2001, 20（5）: 5623-5637.

[3] Cataldo KA, Jalal SM, Law ME, et al. Detection of t (2;5) in anaplastic large cell lymphoma: comparison of immunohisto-chemical studies, FISH, and RT-PCR in paraffin-embedded tissue. Am J Surg Pathol, 1999, 23（11）: 1386-1392.

[4] 朱梅刚.恶性淋巴瘤病理诊断学.广东科学技术出版社, 2003: 163-164.

[5] Kerry J, Savage, Nancy Lee, et al. ALK anaplastic large-cell lymphoma is clinically and immunophenotypically different from both ALKALCL and peripheral T-cell lymphoma, not otherwise specified: report from the International Peripheral T-Cell Lymphoma Project. Blood, 2008,111: 5496-5504.

[6] 顾安康, 孙蕾娜, 战忠利.间变性大细胞淋巴瘤的形态学及免疫表型与诊断预后的相关性.中国肿瘤临床, 2008, 35（15）: 841-844.

［7］ Le Deley MC, Reiter A, Williams D, et al. Prognostic factors in childhood anaplastic large cell lymphoma: results of a large European intergroup study. Blood, 2008,111（3）:1560－1566.

［8］ Marsha C. Kinney et al. Anaplastic Large Cell Lymphoma Twenty－Five Years of Discovery. Arch Pathol Lab Med, 2011,135:19–43.

［9］ Hesham M, Amin1, Raymond Lai,et al. Pathobiology of ALK anaplastic large –cell lymphoma. Blood, 2007,110:2259–2267.

［10］ Falini B, Pileri S, Zinzani PL, et al. ALK+ lymphoma: clinicopathological findings and outcome. Blood, 1999, 93（8）:2697–2706.

［11］ Cheuk W, Hill RW, Bacchi C, et al. Hypocellular anaplastic large cell lymphoma mimicking inflammatory lesions of lymph nodes. Am J Surg Pathol,2002,24（11）:1537–43.

［12］ 张传山，程红. 间变性大细胞淋巴瘤–浆细胞样小细胞变型. 临床与实验病理学杂志，2002，18（6）:648–649.

［13］ Jacobsen E.Anaplastic large-cell lymphoma,T/null cell type.Oncologist,2006,11（7）:831–840.

［14］ Bovio IM, Allan RW. The expression of myeloid antigens CD13 and/or CD33 is a marker of ALK+ anaplastic large cell lymphomas. Am J Clin Pathol, 2008，130（4）:628–634.

［15］ Shiota M, Nakamura R, Ichinohasama R, et al. Anaplastic large cell lymphomas expressing the novel chimeric protein p80NPM/ALK:a distinct clinicopathologic entity. Blood,1995, 86（5）:1954–1960.

［16］ Vassallo J, Lamant L, Brugieres L, et al. ALK–positive anaplastic large cell lymphoma mimicking nodular sclerosis Hodgkin's lym–phoma: report of 10 cases. Am J Surg Pathol, 2006, 30（2）:223–229.

［17］ Mason DY, Bastard C, Rimokh R, et al. CD30-positive large cell lymphomas（Ki –1 lymphoma）are associated with a chromosomal translocation involving 5q35. Br J Haematol,1990,74:161–168.

［18］ Morris SW, Kirstein MN, Valentine MB, et al. Fusion of a kinase gene, ALK, to a nucleolar protein gene, NPM, in non –Hodgkin's lymphoma. Science, 1995，267:316–317.

［19］ Jaffe ES, Harris NL, Stein H, Vardiman J. World Health Organization Classification: Tumours of Hematopoetic and Lymphoid Tissues. Lyon, France: IARC Press,2001.

［20］ Schumacher JA, Jenson SD,Elenitoba-Johnson KS,et al.Utility of linearly amplified RNA for RT –PCR detection of chromosomal translocations:validation using the t（2;5）（p23;q35）NPM –ALK chromosomal translocation.J Mol Diagn,2004,6（1）:16–21.

［21］ Morris SW，Naeve C，Mathew P，et al. ALK . the chromosome gene locus altered by the t（2;5）in non Hodgkin's lymphoma，encodes a novel neural receptor tyrosine kinase that is highly related to leukocyte tyrosinqe 1 dnase（LTK），Oncogene，1997，14（18）:2175–2188.

［22］ DuysterJ, Bai RY，Morris SW.Translocations involving anaplastic lymphoma kinase. Oncogene，2001，20:5623–5627.

［23］ 李海燕、李甘地、何小金、等.荧光原位杂交检测石蜡包埋间变性大细胞淋巴瘤病例中 ALK 基因转位及其意义.中华医学遗传学杂志，2004，2 1（3）:470–473.

［24］ 归薇，张巧花，王彤，等.25 例间变性大细胞淋巴瘤临床分析.中华血液杂志，2007,28（10）:694–695.

［25］ Kerry J，Savage, Nancy Lee Harris,et al. ALK anaplastic large –cell lymphoma is clinically and immunophenotypically different from both ALKALCL and peripheral T –cell lymphoma, not otherwise specified: report from the International Peripheral T–Cell Lymphoma Project. Blood. 2008，111: 5496–5504.

［26］ 李博,何小慧.间变大细胞淋巴瘤的分子生物学特点和临床特征分析.国外医学肿瘤学分册,2005,32（6）:474–477.

［27］ 石群立、徐新宇、印洪林、等. 皮肤原发性 CD30 阳性间变性大细胞淋巴瘤.中华病理学杂志，2001,30（2）:97–100.

［28］ Shi Qunli, Zhou Xiaojun, Yan Xiaowen, et al. Primary cutaneous CD30 –positive anaplastic large cell lymphoma analysis. Chin Med J, 2002,115（12）:1802–1805.

［29］ 冯晓莉，应建明，孙耘田.原发于骨骼肌间变性大细胞 T 细胞淋巴瘤.临床与实验病理学杂志，2002,18（4）:363–365.

［30］ Falini B，Bigema B，Fizotti M，et al. ALK expression defines a distinct group of T/null lymphomas（ALK lymphomas）with a wide morphological spectrum.Am J Pathol，1998，l5（3）:875–886.

［31］ H.Stein，H– D.Foss，H.Durkop，等.CD30+间变性大细胞淋巴瘤：组织病理学、遗传学及临床特征评议.德国医学，2001，18：351–354.

［32］ Medeiros LJ, Elenitoba-Johnson KS.Anaplastic large

cell lymphoma.Am J Clin Pathol，2007,127（5）：707–722.

[33] 李晔雄.间变性大细胞淋巴瘤.中国放射肿瘤学杂志,2004,13（1）:60–63.

[34] Pulford K, Morris SW,Turturro F. Anaplastic lymphoma kinase proteins in growth control and cancer. J Cell Physiol, 2004, 199（3）：330–358.

[35] Shulman LN, Frisand B, Antin JH, et al. Primary ki–1 anaplastic large cell lymphoma in adult: clinical characteristics and therapentic outcome. J Clin Oncol, 1993,11:937–942.

[36] Muto A, Nakagawa A, Shimomura Y, et al. Antineoplastic agents for pediatric anaplastic large cell lymphoma: Vinblastine is the most effective in vitro. Leukemia & Lymphoma，2005, 46:1489–1496.

[37] Cesaro S, Pillon M, Visintin G, et al. Unrelated bone marrow transplantation for high–risk anaplastic large cell lymphoma in pediatric patients:a single center case series. European J Hamatology, 2005, 75（1）：22–26.

[38] Nakamura S, Takagi N, Kojima M, et al. Clinicopathologic study of large cell anaplastic lymphoma（Ki–1–positive large cell lymphoma）among the Japanese. Cancer, 1991, 68:118–129.

[39] 朱德亮，勇威本，朱军, 等.18 例间变性大细胞淋巴瘤临床特征分析.中国肿瘤临床，2003，30（10）：741–742.

[40] 王风华,李宇红,曾敬,等.57 例原发系统型间变大细胞性淋巴瘤临床分析.癌症,2009,28（1）:63–68.

[41] Zinzani PL, Bendandi M, Martelli M, et al. Anaplastic large –cell lymphoma: clinical and prognostic evaluation of 90 adults patients. J Clin Oncol, 1996, 14:955–962.

[42] Longo G, Fiorani C, Sacchi S, et al. Clinical characteristics, treatment outcome and survival of 36 adult patients with primary anaplastic large cell lymphoma. Gruppo Italiano per lo Studion dei Linfomi（GISL）. Haematologica, 1999, 84:425–430.

[43] Tilly H, Graulard P, Lepage E, et al. Primary anaplastic large cell lymphoma in adults:clinical presentation, immunophenotype and outcome. Blood, 1997, 90: 3727–3734.

[44] Liu NS, Yang Y, Hess M, et al. Prognostic factors and treatment of patients with T –cell non –Hodgkin lymphoma: the M.D.Anderson Cancer Center experience. Cancer, 2005, 103（10）:2091–2098.

[45] Fanin Rr, Sperotto A, Silvestri F, et al. The therapy of primary adult systemic CD30 positive anaplastic large cell lymphoma：results of 40 cases treated in a single center. Leuk Lymphoma, 1999, 35:159–169.

[46] Hubinger G，Wees E，Xue L，et a1. Hammer head ribozyme –mediated cleavage of the fusion transcript NPM –ALK associated with anaplastic large cell lymphoma.Exp Hematol，2003，3l（3）：226–233.

[47] BaiRY，Ouyang T，Miething C，et a1.Nucleophosmin–anaplastic lymphoma kinase associated with anaplastic large cell lymphoma activates the phosphatidy linos kinased Akt antiapoptotic signaling pathway.Blood，2000，96（13）：4319– 4327.

[48] AminHM，Medeiros IJ, Ma Y，et a1.Inhibition of JAK –3 induces apoptosis and decreases anaplastic lymphoma kinase activity in anaplastic large cell lymphoma. Oncogene，2003，22（35）：5399– 5407.

[49] RuchatzH，Coluccia AIVl, Stano P，et al.Constitutive activation of JAK –2 contributes to proliferation and resistance to apoptosis in NPM/ALK – transformed cells.Exp Hematol，2003，3l（4）：309–3l5.

[50] Lorena Passoni，Antonio Scardino.ALK as a novel lymphoma –associated tumor antigen：identification of 2 HLA –A2 –1 restricted CD8l T –cell epitopes. Blood，2002，（99）:2100–2106.

[51] By the non –Hodgkin's lymphoma classification group. A clinical evaluation of the international lymphoma study group classification of non –Hodgkin's lymphoma. Blood，1997，89（11）：3909–3918.

[52] Ten Berge RL，Meijer CJLM，Dukers DF，et al. Expression levels of apoptosis –related protenins predict clinical outcome in anaplastic large cell lymphoma. Blood，2002，99：4540–4546.

[53] ShiotaM，Nakamura S，Lchiohasama R，et a1. Anaplastic large cell lymphomas expressing the novel chimeric protein p80 NPIVl/ALK：a distinct clinicopathologic entity.Blood，1995（86）：1954–1960.

[54] Drakos E,Rassidakis GZ, Lai R, et al. Caspase –3 activation insystemic anaplastic large –cell lymphoma.Mod Pathol, 2004, 17（1）:109–116.

[55] SuzukiR，Kagami Y，Takeuchi K，et a1. Prognostic significance of CD56 expression for ALK –positive and ALK–negative anaplastic large cell lymphoma of T/null cell phenotype.Blood，2000，（96）: 2993.

[56] RassidakisGZ, Sarris AH，Herling M，et a1.Differential expression of Bcl –2 family proteins in ALK –postive

and ALK-negtive naolastic large cell lymphoma of T/ null-cell lineage.Am J Pathol，2001，159：527 - 537.

[57] Savage KJ,Harris NL,Vose JM，et al. ALK-anaplastic large-cell lymphoma is clinically and immunophenotypically different from both ALK$^+$ ALCL and peripheral T-cell lymphoma,not otherwise specified:

report from the International Peripheral T-Cell Lymphoma Project.Blood,2008,111 (12) :5496-5504.

[58] Suzuki R, Kagami Y, Takeuchi K, et al. Prognostic significance of CD56 expression for ALK-positive and ALK-negative anaplastic large-cell lymphoma of T/ null cell phenotype. Blood, 2000, 96:2993-3000.

大颗粒淋巴细胞白血病

大颗粒淋巴细胞白血病（large granular lymphocytic leukemia，LGLL）于1977年首次提出，是一类以循环中大颗粒淋巴细胞异常增多为特征的疾病，1985年正式命名；根据其细胞遗传学为克隆性异常，确定了其恶性肿瘤的性质。

T-LGLL有多种名称，如Tγ淋巴细胞增殖性疾病、伴颗粒淋巴细胞的淋巴细胞增殖性疾病、T慢性淋巴细胞白血病等；FAB协作组把其归为慢性T淋巴细胞白血病。

大颗粒淋巴细胞（LGL）占正常外周血单个核细胞的10%~15%，包括CD3⁻（NK细胞）和CD3⁺（T细胞）两个细胞群。因此，REAL分类将LGLL分为T-LGLL和NK-LGLL。T-LGLL为CD3⁺克隆增殖，T细胞受体（TCR）重排研究可证明其单克隆性；NK-LGLL为CD3⁻克隆增殖，细胞遗传学检查可证明其单克隆性。

大颗粒淋巴细胞（LGLs）克隆性疾病是来自成熟T细胞（CD3⁺）或NK细胞（CD3⁻）的淋巴增殖性疾病，是由良性多克隆/寡克隆和恶性单克隆LGLs增殖组成的连续疾病谱，表现为惰性行为或需要侵袭性治疗的快速进展血液系肿瘤，包括4种不同的类型，即T-LGLs白血病、侵袭性T-LGLs白血病、慢性NK细胞白血病和侵袭性NK细胞白血病，其中85%是T-LGLs白血病。

"慢性LGL淋巴细胞白血病"与"慢性淋巴细胞白血病（CLL）"是两种不同的疾病，绝不能混为一谈。CLL是B细胞肿瘤，LGLL（大颗粒淋巴细胞白血病）是T或NK细胞肿瘤。2008年，WHO在淋巴组织肿瘤分类中，分别将它们定为"成熟B细胞肿瘤-慢性淋巴细胞白血病（CLL）/小淋巴细胞淋巴瘤（SLL）"和"成熟T细胞和NK细胞肿瘤-大颗粒T淋巴细胞白血病（LGLL）"。

第 1 节　流行病学

T-LGLL约占LGLL的85%，常见于老年患者，中位发病年龄60（4~88）岁，仅10%的患者年龄在40岁以下，儿童病例罕见，无性别差异；NK-LGLL发病年龄小，中位年龄39岁。

目前，T-LGLL的病因尚不清楚，可能与HTLV-Ⅰ/Ⅱ样逆转录病毒有关，曾分离出HTLV-Ⅰ型病毒；HTLV-Ⅱ型病毒的pol、px基因区域已克隆和测序。NK-LGLL与EB病毒感染有关，日本报道NK-LGLL的EB病毒感染率达50%以上；采用不同的方法可检测到EB病毒的RNA或核抗原。

第 2 节　病理学与免疫学

1　病理学

形态学可发现大颗粒淋巴细胞。T-LGLL患者常累及脾脏，主要发现是红髓和脾结节的白血病浸润，浆细胞增多，显著的生发中心；肝窦和胆管区常受累。骨髓活检常发现B淋巴细胞结节和弥漫分布的LGL。粒细胞成熟停滞和PRCA亦可看到。淋巴结受累较少，但可看到扩大的副皮质区，包括浆细胞和LGL。

2　免疫学

T-LGLs白血病细胞是终末分化的效应/记忆细胞毒性T细胞，典型的表达CD3+、CD8+、CD57+表型。

Melenhors等[1]证明有两群细胞，CD3+、CD8+、CD57+效应细胞和CD3+、CD57-记忆细胞，LGLs白血病源自CD57-记忆T细胞部分，由它持续产生CD57+（效应）子代细胞。

T-LGLs克隆和终末效应CTL的免疫表型相似，但基因表达谱有重要不同，T-LGLs白血病细胞TNFRS9、Mcl-1、IFN-γ与IFN-γ相关基因和几种整合素/黏附素分子上调，与病毒感染相关的化学因子和化学因子受体过表达（CXCL2，Hepatitis A virus cellular receptor 1，IL-18，CCR2)。基因表达谱的差异表明T-LGLs发生克隆转化，持续抗原（病毒或其他抗原）驱动和调节稳态凋亡的机制失调是克隆转化的原因[2]。

免疫表型检查，可区别T-LGLL和NK-LGLL。T-LGLL常为CD+、CD4-、CD8+、CD16+、CD56-、CD7+、HLA-DR+，T细胞受体αβ常阳性；亦有TCRγδ阳性的病例报道；偶有CD4+或CD4+、CD8+的T-LGLL病例报道。

NK-LGLL一般为CD3-、CD-、CD8+、CD16+、CD56+，CD57变异性较大，TCRαβ-和TCRγδ-。

免疫异常，T-LGLL常有体液免疫异常，类风湿因子、抗核抗体、多克隆高免疫球蛋白血症、循环免疫复合物及抗中性粒细胞抗体的阳性率分别为57%、38%、45%、56%和41%。这些患者亦可存在细胞免疫缺陷，如NK活性下降，T-LGLL常伴类风湿关节炎、PRCA、特发性血小板减少性紫癜、溶血性贫血、系统性红斑狼疮、Sjorgen综合征等自身免疫性疾病。大多数NK-LGLL患者免疫功能增强。

第 3 节　分子生物学

1　LGLs白血病细胞克隆型

T-LGLs发生TCRβ或γ链基因重排，可作为T细胞克隆型的标记。Margarida等[3]检测98例T-LGLs白血病患者T细胞TCRβ基因重排，58例单克隆，40例非单克隆（11例寡克隆，29例多克隆），表明T-LGLs白血病是由TCR-Vβ限制性T细胞的多克隆、寡克隆和单克隆增殖组成的连续疾病谱，单克隆LGLs增殖可能是抗原驱动免疫反应的结果，开始于多克隆反应性T细胞增殖，随后演进为寡克隆和单克隆过程。

Wlodarski等[4]利用TCR-VβCDR3区域作为T细胞克隆性标记，检测60例T-LGLs白血病患者免疫优势克隆型CDR3区域基因型，并进行序列和结构分析。证明LGLs白血病最初是针对相同或高度相似的抗原靶发生多克隆/寡克隆免疫反应，由共同抗原驱动，T-LGLs非随机克隆选择的结果。LGLs克隆的TCR特异性和靶抗原的器官组织分布、密度和亲和力等决定LGLs白血病的临床表现谱。HTLV-Ⅰ样逆转录病毒感染可能是T-LGLs白血病的致病抗原[5]。

2 白血病性T-LGLs凋亡信号转导通路

2.1 Fas信号通路

在生理情况下，特异性淋巴细胞在外周免疫器官接受抗原刺激而大量增殖，机体通过细胞凋亡机制对此过程进行严密调控以维持免疫自稳。多数抗原特异性T细胞发生凋亡而被清除，以维持T细胞数量的稳定。

LGLs白血病中，LGL克隆的累积与凋亡信号转导通路失控有关。白血病性LGLs持续高表达Fas/FasL，却抵抗Fas依赖的凋亡，且没有发生Fas基因突变，表明其凋亡信号转导通路被抑制[6]。

LGLs白血病患者表达c-FLIP-l（FLICE样凋亡抑制蛋白）水平增加，表现出Fas介导的凋亡抵抗和招募DISC（死亡诱导的信号复合物）减少。c-FLIP水平增加的机制目前正在研究中[7]。

2.2 JAK/STAT3信号通路

白血病性LGLs细胞内表达高水平的活化STAT3，用JAK选择性酪氨酸激酶抑制剂AG490和反义寡核苷酸减少STAT3表达，白血病性LGL的Fas敏感性恢复。进一步研究STAT3的核内转录活性，STAT3结合到鼠Mcl-1始动子的SIE样成分，增加转录活性，使内源性Mcl-1蛋白水平增加。Mcl-1是Bcl-2家族成员，具有抗凋亡活性。但是还没有证实其在人体内的作用。提示JAK/STAT3途径与LGLs的凋亡抵抗有关[8]。

2.3 PI3K/AKT通路

LGLs细胞分泌的细胞因子激活抗凋亡信号通路，抗凋亡和促凋亡信号通路不平衡导致凋亡抵抗。T-LGLs白血病细胞产生促炎细胞因子

RANTES、MIP-1β和IL-8，能激活PI3K通路。PI3K通路是研究最为广泛的促存活信号网络，PI3K调节失控与很多肿瘤发病有关。Schade等[9]研究证明，T-LGLs白血病发病依赖于PI3K/AKT通路活性，如果通路活性正常T-LGLs细胞将发生自发凋亡。

2.4 IL-15

IL-15对LGLs白血病的发生和发展很重要，IL-15改变Bcl-2家族成员的表达，包括Bcl-2、Bcl-xL、Bim、Noxa、Mcl-1和Bid。Bid具有促凋亡活性，IL-15通过蛋白酶体降解Bid，蛋白酶体抑制剂可能有助于治疗LGLs白血病[10]。

2.5 PDGF

肿瘤细胞可以通过同时产生生长因子和生长因子受体的自分泌机制刺激自身增殖。原癌基因血小板源生长因子PDGF是一个多功能分子，具有细胞生长、增殖、趋化、肌动蛋白重组和凋亡抵抗功能。

LGLs白血病细胞通过自分泌调节机制，同时表达PDGF-BB和其受体β，介导PDGF/RTK自身磷酸化和活化下游存活信号级联通路，表现出对凋亡的抵抗。

第4节 临床病理

1 T-LGLs白血病血细胞减少的发生机制

LGLs表达杀伤细胞免疫球蛋白样抑制性受体（KIRs），不能杀伤表达特异性MHC Ⅰ类抗原的自身细胞，红系祖细胞生理性表达HLA Ⅰ类抗原下调，对LGLs介导的溶解敏感是T-LGLs白血病PRCA的发病机制。

此外，红系祖细胞上表达的异常抗原被T-LGLs细胞的TCR识别，以及红系祖细胞上结合的抗体与恶性细胞的Fc受体结合通过ADCC效应被破坏亦是可能的机制。

T-LGLs白血病中的CTL可以自发产生INF-γ和TNF-α，刺激骨髓CD34+祖细胞表达Fas，通过FasL/Fas途径诱导靶细胞凋亡，可能是中性粒细胞减少的发病机制，这与T-LGLs白血病中髓系增生不良、成熟受阻一致；亦可能与抗中性粒细胞抗体与粒细胞结合导致外周破坏有关[11-13]。

2 LGLs白血病与骨髓衰竭综合征

免疫介导骨髓衰竭综合征，包括AA、PNH、MDS和LGLs白血病，以全血细胞减少为特征，亦可以表现为一系或二系血细胞减少。AA、PNH和MDS可以同时或先后出现，患者体内大都可以检测到寡克隆扩增的CTL细胞，一些患者为LGLs样扩增或与LGL白血病同时存在。用免疫抑制剂ATG或环孢菌素治疗有效，表明有它们共同的发病机制。现在已经明确抗原驱动CTL介导的细胞毒性免疫反应导致造血干细胞或祖细胞破坏是骨髓衰竭共同的发病机制。

3 LGLs白血病与RA

25%~35%的T-LGLs白血病发生类风湿性关节炎，由类风湿性关节炎、中性粒细胞减少和脾大组成的Felty综合征，与RA相关的T-LGLs白血病不易鉴别，与整个群体相比，它们的HLA-DR4单倍型发生率更高，可能有共同的免疫学发病机制。50%RA和1/3Felty综合征患者有CD8$^+$T细胞寡克隆/多克隆和单克隆扩增的证据，表明LGLs白血病与RA有共同的发病机制。

4 LGLs白血病与慢性B细胞失调

慢性B细胞失调是LGLs白血病的重要临床特征。有人通过研究，提出受损的体液免疫反应可能导致T细胞对抗原的过度反应[14]。如果B细胞功能不能充分清除抗原，慢性抗原刺激就使T细胞介导反应极化，导致LGLs扩增。B细胞和T细胞部分是由调节/反馈机制控制，在B细胞异常的情况下，T-LGLs可能发生大量增殖。

第 5 节　常规检查

1 外周血

25%的患者外周血淋巴细胞总数并不增高。T-LGLL患者LGL中位数为4.2×10^9/L；NK-LGLL患者的LGL一般较高，可超过5×10^9/L。

大多数（84%）T-LGLL患者有慢性中性粒细胞减少（低于0.5×10^9/L）；NK-LGLL患者中性粒细胞减少的发生率较低（18%）。

50%的T-LGLL和100%的NK-LGLL患者可有贫血；T-LGLL患者可出现纯红细胞再生障碍性贫血（PRCA）和Coomb's试验阳性的溶血性贫血。

T-LGLL还可出现中度的血小板减少。

2 骨髓象

髓系细胞成熟障碍，LGL浸润，浆细胞可增高。

3 酸性磷酸酶（ACP）染色

强阳性，非特异性酯酶（ANAE）染色弱阳性或阴性。

4 类风湿因子

60%阳性，80%抗核抗体阳性，41%可有抗中性粒细胞抗体和抗血小板抗体，常有单克隆高丙种球蛋白血症。细胞免疫缺陷，NK细胞减少、活性降低。

5 Coomb's试验

阳性，T-LGLL约占50%。

6 骨髓活检

常发现B淋巴细胞结节和弥漫分布的LGL。粒细胞成熟停滞和PRCA亦可见到。

7 淋巴结、脾脏活检

主要发现红髓和脾结节的白血病浸润，浆细胞增多，显著的生发中心。

8 其他检查

包括X线、B超、心电图等检查。

第 6 节　临床表现

1 T-LGLL

1/3的患者就诊时可无症状；初始症状包括反复细菌感染（常与中性粒细胞减少有关）、疲乏，20%~30%的患者可有夜间盗汗、体重下降。20%~50%的患者有脾脏肿大，肝脏肿大占20%，淋巴结肿大、肺浸润少见。

2 NK-LGLL

NK-LGLL进展较快，发病年龄小，中位年龄39岁。初始症状主要是发热、夜间盗汗、体重下降等B症状，以及肝脾肿大；大多数患者有骨髓浸润，有时可伴骨髓纤维化；有些患者可有胃肠道受累，类风湿关节炎罕见。

第7节 诊断与鉴别诊断

1 诊断依据

（1）临床表现有反复感染，脾脏轻度肿大，无皮肤损害。

（2）血象细胞计数中度升高，中性粒细胞明显减少，淋巨细胞数 $>5 \times 10^9/L$，其中LGL占50%~90%，持续3个月。

（3）骨髓象可见红系细胞增生低下，髓系细胞成熟障碍，LGL呈间质性浸润。

（4）免疫表型为 $CD3^+$、$CD8^+$、$CD16^+$、$TCR\alpha\beta^+$、$GD4^-$、$CD5^-$、$CD7^-$、$CD25^-$、$CD56^-$。

2 鉴别诊断

慢性或周期性中性粒细胞减少患者或PRCA、类风湿因子阳性伴LGL增多的患者，应考虑T-LGLL的可能；巨细胞病毒和HIV病毒感染可导致轻微的LGL细胞增多。有些患者 $CD3^-$ 的LGL细胞增多，但缺乏NK-LGLL的临床表现、呈慢性病程，细胞遗传学研究可证明其LGL为多克隆增生。

第8节 治疗

主要治疗方法为免疫抑制治疗和化疗。常用免疫抑制剂为环孢菌素A，剂量为每天3~5 mg/kg；肾上腺皮质激素可单用或与环孢菌素A联合应用，通常强的松为1 mg/kg（晨起顿服），尤适宜于伴有PRCA及症状性贫血者。甲氨蝶呤（MTX）10 mg/m²，每周1次，适于严重粒细胞减少者，约半数可取得疗效。

化疗可采用CHOP方案或氟达拉滨，适用于进展型患者，部分有效。其具体方法与原则如下：

（1）糖皮质激素治疗，可改善症状；

（2）甲氨蝶呤10mg/周，有效率可达60%；

（3）中性粒细胞减少伴反复感染者，可用环孢素（环孢素A，CsA）12mg/(kg·d)，皮下注射；

（4）伴有输血依赖的贫血或纯红再障者，用环孢素（环孢素A）12mg/(kg·d)1个月，待血红蛋白逐渐上升，淋巴细胞下降，以150mg，2次/d维持；

（5）脾大伴有免疫性血小板减少，紫癜、溶血性贫血，可行脾切除；

（6）嘌呤类似物，晚期病例可选用氟达拉滨、Z-CDA、DCT；

（7）T-LGLL的病程多较慢，中位生存期可达10年以上，大多数患者需要治疗（见表29-1）。

表 29-1 T-LGL 治疗方法

指征	治疗方法
中性粒细胞减少伴反复感染	MTX±泼尼松
	环孢素A
输血依赖的贫血	MTX±泼尼松
	CTX±泼尼松
	瘤可宁，CsA
脾大伴有免疫性血小板减少性紫癜、溶血性贫血	脾切除
晚期病例	联合化疗
	嘌呤类似物
	最佳支持治疗

表 29-2　疗效判定标准

分类	指标
CR	无临床症状及脾大，血象正常，淋巴细胞<4×10⁹/L，LGL绝对值<2×10⁹/L
PR	脾脏缩小>50%，外周血ANC>1.5×10⁹/L或较前增加>50%，淋巴细胞较前减少>50%
SD	症状及实验室检查无变化
PD	脾脏增大>50%，ALC增加>50%

第 9 节　预后

T-LGLL属于惰性疾病，治疗反应较好，多数患者可长期生存，中位生存期可达10年以上；NK-LGLL预后差，诊断后2个月内死亡。

（李丽娜）

参考文献

［1］ Melenhorst J J, Sorbara L J J.Large granular lymphocyte leukemia is characterized by a clonal T cell receptor rearrangement in both memory and effector CD8⁺ lymphocyte populations.British Journal of Haenatology, 2001, 112 (1): 189-194.

［2］ Wlodarski M W, Nearman Z, Jankowska A, et al. Phenotypic differences between healthy effector CTL and leukemic LGL cells support the notion of antigen-triggered clonal transformation in T -LGL leukemia.Jounal of Leukocyte Biology, 2008, 83: 589-601.

［3］ Margarida L, Julia A.Immunophenotypic analysis of the TCR-Vβ repertoire in 98 persistent expansions of CD3⁺/TCRα β⁺large granular lymphocytes.Am J Pathol, 2001, 159 (5): 1861-1868.

［4］ Wlodarski M W, O'keefe C, Howe E C, et al. Pathologic clonal cytotoxic T-cell responses: nonrandom nature of the T-cell-receptor restriction in large granular lymphocyte leukemia.Blood, 2005, 106 (8): 2769-2780.

［5］ Pawson R, Schulz T F, Matutes E, et al.The human T-cell lymphotropic viruses types Ⅰ/Ⅱ are not involed in T prolymphocytic leukemia and large granular lymphocytic leukemia.Leukemia, 1997, 11 (8): 1305-1311.

［6］ Lamy T, Loughran T P Jr.Dysregula tion of CD95 ligand-apoptotic pathway in CD3 (+) large granular lymphocyte leukemia.Blood, 1998, 12 (92): 4771-4777.

［7］ Jun Y, Epling-Burnette P K, Painter J S, et al. Antigen activation and impaired Fas-induced death-inducing signaling complex formation in T-large-granular lymphocyte leukemia.Blood, 2008, 112 (5): 1610-1616.

［8］ Epling-Burnette P K.Inhibition of STAT3 signaling leads to apoptosis of leukemic large granular lymphocytes and decreased Mcl-1 expression.J Clin Invest, 2001, 107 (3): 351-362.

［9］ Schade A E, Powers J J, Wlodaski M W, et al. Phosphatidylinositol -3 phosphate kinase pathway activation protects leukemic large granular lymphocytes from undergoing homeostatic apoptosis. Blood, 2006, 107 (12): 4834-4840.

［10］ Hodge D L, Yang J, Buschman M D, et al. Interleukin-15 enhances proteasomal degradation of bid in normal lymphocytes: implications forlarge granular lymphocyte leukemias.Cancer Res, 2009, 69 (9): 3986-3994.

［11］ Burks E J, Loughran T P Jr.pathogenesis of neutropenia in large granular lymphocyte leukemia and felty syndrome.Blood Rev, 2006, 20 (5): 245-266.

［12］ Maciejewski J, Selleri C.Fas antigen expression on CD34⁺ human marrow cells is induced by interferon gamma and tumor necrosis factor alpha and potentiates cytokine-mediated hematopoietic suppression in vitro.Blood, 1995, 85 (11): 3183-3190.

［13］ Bank I, Cohen L.Aberrant T-cell receptor signaling of interferon-gamma-and tumor necrosis factor-alfa-producing cytotoxic CD8⁺ Vdelta1/Vbeta16 T cells in a patient with chronic neutropenia.Scand J Innunol, 2003, 58 (1): 89-98.

［14］ Prochorec.Sobieszek M, Rymkiercz G.Characteristics of T-cell large granular lymphocyte proliferations associated with neutropenia and inflammatory arthropathy.Arthritis Res Thl, 2008, 10 (3): R55.

侵袭性NK细胞白血病

目 录

第1节 概论

侵袭性 NK 细胞白血病 (aggressive natural killer cell leukemia, ANKL) 是一类非常罕见的大颗粒淋巴细胞白血病 (LGLL), LGLL 包括 T 细胞型 LGLL (T - LGLL) 和 NK 细胞型 LGLL (NK-LGLL), NK-LGLL 即 ANKL。ANKL 属于成熟自然杀伤细胞肿瘤的一种，是以 NK 细胞系统性增生为特征，具有高度侵袭的临床病程。

1986 年，Fernandez 等 [1] 从 1 例 70 岁男性白血病患者的外周血中建立了 NK 细胞来源的肿瘤细胞株，证实了 ANKL 可发生于成年人，并具有恶性增殖的特性，文中首次采用了 ANKL 的名称；之后，逐渐有其他学者报道类似的病例 [2]。1990 年，Imamura 等 [3] 在描述 4 例 NK 细胞起源的侵袭性恶性肿瘤时，首次应用 "ANKL" 之名，但一直未得到公认；1994

年，REAL 分类将其称为 "大颗粒淋巴细胞白血病-NK 细胞型"。1997 年，WHO 将 NK 细胞恶性疾病分为前体 NK 细胞恶性疾病，主要指原始 NK 细胞淋巴瘤／白血病；成熟 NK 细胞恶性疾病，主要包括侵袭性 NK 细胞白血病（ANKL）和结外 NK／T 细胞淋巴瘤-鼻型。2001 年，WHO 淋巴造血系统肿瘤分类中，将其正式命名为 "侵袭性 NK 细胞白血病" [4]，归于成熟 T 细胞和 NK 细胞肿瘤中。

实际上，NK 细胞白血病有两种，一种为真性 NK 细胞（true NK cell）白血病，CyCD3、TCRαβ 和 γδ 受体阳性，TCR 基因重排均为阴性，CD56+，为侵袭性 NK 细胞白血病/淋巴瘤或隐匿性大颗粒淋巴细胞白血病（LGLL）；另一种为 T 细胞中带有 NK 抗原阳性，mCD3+、TCRαβ 和 γδ 体阳性，TCR 基因重排阳性，CD56+，为侵袭性 II 型 NK 细胞白血病／淋巴瘤。若 CD57+ 显著强于 CD56+，则为隐匿性 LGLL。

因本病罕见，既往对其认识不充分，其命名繁多。文献应用的名称，常包括非 T 细胞起源的 NK 细胞白血病、CD56 阳性 NK 细胞淋巴瘤、CD3- 大颗粒淋巴细胞白血病及淋巴结侵袭性细胞毒性 NK 细胞淋巴瘤等。

第 2 节　流行病学与病因学

侵袭性 NK／T 细胞淋巴瘤／白血病属结外 NK／T 细胞淋巴瘤。结外 NK／T 细胞淋巴瘤占全部淋巴瘤的 2%~10%，而其中侵袭性 NK／T 细胞淋巴瘤／白血病占结外 NK／T 细胞淋巴瘤的比例少于 6%。

侵袭性 N K 细胞白血病，在临床上极为罕见。自 1986 年 Femandez 首次发现并命名为 "侵袭性 NK 细胞白血病" 后，国外陆续有少数此类病例报告。

自 1990 年 Imamura 首次提出侵袭性 NK 细胞白血病以来 [4]，国内外报道不多。中国、日本和朝鲜等国家以及南美地区发病较西方国家高。Ryder 等 [5] 在 2007 年对中国 9 例 ANKL 病例进行报道时，对过去所有以英文文献发表的 98 例 ANKL 的回顾分析显示，任何年龄均可发病，58.5% 患者在 10~40 岁发病，男性发病

稍多于女性；多见于亚洲和高加索地区，其中日本患者最多，约占 59%（63 例），中国患者约占 17%（20 例）。2009 年，国际外周 T 细胞淋巴瘤研究项目组报道 1153 例外周 T 细胞淋巴瘤患者中，136 例为结外 NK/T 细胞淋巴瘤，其中侵袭性或非典型性仅占 6%，病例来源主要为亚洲 [6]。Au 等 [7] 报道占同期非霍奇金淋巴瘤的 0.22%；发病有地域差异，其中亚洲发病率较高。Ruskova 等 [8] 报道的 5 例加上复习文献 68 例共 73 例中，52 例（71.2%）来自亚洲，其中日本 40 例，中国（香港）12 例；白人 18 例（24.6%）。

中国人口多，EB 病毒感染率高，但中文相关报道仅 12 例 [9-12]，主要原因可能为对本病认识不足而导致漏诊和误诊。2009 年，天津血液病研究所报道了 9 例中国患者 [13]，国内其他单位近几年报道约有 10 余例；同济医院于 2008年至 2009 年收治了 5 例 ANKL 患者，目前尚未报道。可能还有部分单位对该病认识不清，导致误诊。因此 ANKL 在中国的流行病学资料并不全，该病在中国的发生率需要通过多中心的合作获得。

ANKL 高发于亚洲人群，主要见于少年和青壮年。发病年龄 6~88 岁，中位年龄 37 岁，亚洲组为 34 岁，白人组为 60 岁。中文报道的 12 例中 10 例为男性，年龄 20~66 岁。发病年龄黄种人比白人年轻 20 岁左右，可能与遗传背景不同有关。英文文献报道发病率男女无显著差异。

本病已被证实与 EB 病毒感染有关，肿瘤细胞为单克隆和高度恶性。Ruskova 等 [8] 复习文献 73 例中有 34 例检测了 EBV 感染情况，其中阳性 28 例（85%，19 例报道为 EBV 单克隆性增生、9 例未报告克隆性），阴性 5 例，可疑 1 例；中文报道的 12 例中有 4 例行 EBV 原位杂交，阳性表达 2 例；表明 EBV 在 ANKL 形成中起重要作用。绝大多数病例有 EBV 阳性瘤细胞，提示本病可能与人类疱疹病毒有关 [14]。

EB 病毒感染导致 ANKL 发生的机制，可能为 EB 病毒进入宿主细胞后，其基因组整合到宿主基因组内，使宿主相关基因突变；EBV 编码产物，如 LMPI 等可促进细胞转化和永生化；改变细胞内物质成分，使信号转导通路调节失

衡；编码一些微小 RNA，可能使一些抑癌基因沉默，癌基因产物过度表达。

第 3 节 组织病理学

ANKL 是一类原发于淋巴结外的具有特殊形态学、免疫表型及生物学行为的肿瘤[3]。

1 细胞形态学特征

ANKL 细胞的形态与大小均有相当大的异质性。典型的 ANKL 细胞通常表现为多形性，核圆形或不规则形，染色质较细，核仁明显或不明显，胞质丰富，淡染或弱嗜碱性，多数病例胞质中存在粗大的嗜苯胺蓝颗粒。

2 外周血病理特点

外周血中的肿瘤细胞形似淋巴母细胞样细胞，或中、小淋巴细胞样细胞，比正常大颗粒淋巴细胞稍大，核圆形或不规则形，染色质粗颗粒状，核仁明显或不明显，胞质丰富，淡染或弱嗜碱性，内含嗜青天颗粒。另外，外周血常有全血细胞减少，亦可为两系或一系血细胞减少。

3 骨髓象

骨髓活检组织中，异常细胞常呈簇状或片状分布，核圆形或不规则，染色质致密，可有小核仁，常可见凋亡小体和坏死。

其他类型白血病细胞在骨髓内常为弥漫性分布，而骨髓继发性肿瘤常为灶性分布。即使外周血 NK 大颗粒淋巴细胞明显增高，骨髓病理部分仍然显示肿瘤细胞散在或者成簇分布，这说明骨髓不是 ANKL 肿瘤细胞初发部位。

除肿瘤细胞外，常有多少不等的组织细胞反应，可伴噬血细胞综合征。

此外，ANKL 骨髓组织学检查可见大块坏死，中间混有正常骨髓组织，以及不典型的单个核细胞。

4 肝脏活检

肝脏活检可以发现肝组织大块的坏死，肝脏门脉区及肝血窦区广泛肿瘤细胞浸润，伴有大量的巨噬细胞。

5 脾脏活检

莫祥兰等[15]报道 1 例 ANKL 患者行脾脏切除术，病理切片显示脾脏中无论红髓或白髓都有广泛的肿瘤细胞浸润，可伴噬血细胞现象。淋巴结结构破坏，肿瘤细胞中等大，核分裂相多，胞质中等量，淡染或弱嗜碱性，弥漫性排列，伴灶性坏死及散在分布的凋亡小体。间质见大量反应性噬血组织细胞及小淋巴细胞、浆细胞浸润。可见到血管浸润及微血管内透明血栓形成。

第 4 节 免疫组织化学与遗传学

1 免疫组织化学

在 NK 细胞的发育过程中，其第一阶段 NK 祖（progenitor NK，pro-NK）细胞和第二阶段前体 NK（precursor NK，pre-NK）细胞能分化成 T 细胞和树突状细胞，是具有三系潜能的 T / NK / DC 祖细胞。这些发现可用于解释 NK 细胞、T 细胞和树突状细胞间免疫表型和功能特点的相互重叠。

NK 细胞属非 T、非 B 淋巴细胞，起源于 T/NK 细胞共同祖细胞。形态学上讲，NK 细胞是大颗粒淋巴细胞，但仅 60%~80% 的 LGL 具有 NK 活性或表达 NK 细胞表面抗原，也有部分 NK 细胞不具有典型的 LGL 形态学特征。

NK 细胞的免疫表型特征是不表达典型的 T 细胞相关抗原，如 CD1、sCD3、CD4、CD5、CD8β、T 细胞受体（TCRα、β、γ、δ），也不表达 B 细胞或粒单细胞相关抗原，而表达 CD2、cyCD3ε、cyCD3ζ、CD7、CD8β（部分表达）、CD16、CD56 和 CD57，CD16 和 CD56 最具特征性但并非仅表达于 NK 细胞。NK 细胞处于激活状态才表达 cyCD3ε，NK 细胞无 TCR 和 IgH 基因重排。

Ryder 等[5]在 2007 年对过去所有以英文文献发表的 98 例 ANKL 结合其自己报道的 9 例 ANKL 病例的免疫表型分析结果显示，$CD2^+$（99%）、$CD56^+$（99%）、$HLA-DR^+$（98%）、$sCD3^+$（0）、$CD38^+$（80%）、$cCD3ε^+$（70%）、$CD7^+$（62%）及 $CD16^+$（46%）。

因侵袭性 NK／T 细胞淋巴瘤/白血病属结外 NK／T 细胞淋巴瘤，因此两者有相同的免疫表型，即瘤细胞具有 NK 细胞及 T 细胞相关的免疫表型，如 CD3、CD16、CD56、CD45RO、CD43 等阳性，而 B 细胞抗原阴性。

白血病细胞经典的免疫表型为 CD13⁻、CD33⁻、CD7⁺、CD5⁻、CD2⁺、CD56⁺、CD16⁺/⁻、细胞表面的 CD3 阴性，但胞浆内可见 CD3ε 链表达。

多数还表达细胞毒性颗粒相关蛋白，如 TIA-1、颗粒酶 B、穿孔素，偶尔表达 CD30、CD7 [16]。骨髓细胞免疫学显示 CD2⁺，表面 CD3⁻，胞质 CD3⁺，CD56⁺，CD57⁻；可出现 HLA-DR⁺、CD7⁺、CD16⁺、CD11b⁺ [17]。

最近的文献报告，ANKL 细胞免疫表型还有 CD25⁺、CD122⁺、CD132⁺，三者分别为 IL-2 受体的 α、β 和 γ 链。

NK 细胞有一系列的杀伤免疫球蛋白受体（KIRs），每个 NK 细胞选择性表达 1 个或多个 KIRs。EBV 感染后 NK 细胞增殖的患者可出现 NK 细胞正常 KIRs 特征的偏离，但治疗成功后可恢复平衡，而 EBV 感染后 T 淋巴细胞增殖的患者则不会出现上述特征的偏离，故此为诊断和治疗提供了依据。

2 遗传学

ANKL 细胞遗传学异常形式多种多样，属异质性疾病，很多学者试图发现其存在的稳定的遗传学异常，但至今未发现特异性的细胞遗传学异常，文献报道最常见的染色体异常为 6q 缺失 [18-19]，但已知 6 号染色体长臂的异常同时还常见于急性淋巴细胞白血病以及 B 细胞淋巴瘤；其他异常包括 11q 缺失、13q 缺失、p53、p73 等抑癌基因失活及多种染色体异常可以同时存在 [9]；多数瘤细胞 TCR 和 Ig 基因重排阴性。Ruskova 等 [8] 复习的文献中有 35 例做了细胞遗传学分析，12 例核型正常，14 例有复杂的染色体异常，多为 del（6q）；Siu 等 [20] 用基因组比较杂交法对 5 例 ANKL 进行的细胞遗传学分析发现，2 例有 dd（6q），2 例有 del（17p），2 例有 del（6q）的同时伴 Xp2 扩增；Nakashima 等 [10] 用基因芯片作基因组比较杂交分析了 10 例 ANKL 染色体情况，发现其

常见基因异常为1q 扩增，7q15.1-22.3 和 17p13.1 缺失。

一般认为，细胞毒性 T 细胞来源的肿瘤可检测出 T 细胞受体（TCR）基因重排，而 NK 细胞来源的肿瘤一般不能检测出 TCR 基因重排 [4]。因此，TCR 基因重排阴性。

第 5 节　常规检查

1 外周血检查

起病初期，约半数患者可出现白细胞异常增高，以淋巴细胞为主；但在疾病发展过程中逐渐出现中性粒细胞减少、血小板减少和贫血。

全血细胞减少、血小板减少、贫血。一般贫血为正细胞、正色素性贫血，分类淋巴细胞增高，绝对值常>5×10⁹/L，大颗粒淋巴细胞占多数（>50%），形态为丰富的胞质内有 3 个以上嗜天青颗粒的淋巴细胞。有报道，25%~30% 新诊断的患者外周血中性粒细胞绝对计数<0.5× 10⁹/L。

2 血生化检查

血沉快，转氨酶急剧升高，清蛋白减低，白／球比值降低，LDH 显著升高，β₂-MG 增高，总胆红素明显增高，以直接胆红素为主。

部分病例发生肿瘤溶解综合征时，出现高尿酸血症、高钾血症、高磷低钙血症、肌酐、尿素氮增高；部分病例发生 DIC 时出现血小板急剧下降、凝血时间缩短、出血时间延长、3P 实验阳性。

多数患者起病时即有凝血功能障碍，进展期可并发弥漫性血管内凝血；疾病后期，几乎全部患者均有全血细胞减少和肝功能衰竭。

肝功能异常的机制可能为肿瘤细胞浸润肝脏、直接破坏肝组织；肿瘤细胞释放细胞因子间接损伤肝细胞及其他脏器。此可能为本病预后差的原因之一。

3 骨髓象

骨髓增生活跃或明显活跃、粒、红、巨三系细胞受抑制。骨髓可表现为不同程度的淋巴细胞增多，早期淋巴细胞轻度增多，晚期增加，

常超过 60%（37%~94%）。形态为大颗粒淋巴细胞，体积大于正常淋巴细胞，胞质丰富、嗜碱，可见粗细不等的嗜天青颗粒；核型不规则，染色质深染，核仁不明显；涂片可见白血病细胞广泛灶性或局灶性浸润，伴有反应性噬血细胞增多和髓系细胞成熟障碍。

4 细胞化学染色与血清学检查

ACP 反应呈强阳性，过碘酸-雪夫染色（PAS）呈阳性反应；由于本病与 EB 病毒感染有关，故血清 EBV-抗体检测呈阳性或原位杂交 mRNA 阳性。

第 6 节　临床表现

1 一般表现

该病有别于一般白血病，外周血和骨髓中的肿瘤细胞数量可能并不多，所以称为"侵袭性 NK 细胞白血病/淋巴瘤"。

ANKL 起病急，病程短，进展快，发热、盗汗、体重减轻、黄疸、胸水、腹水常见。

起病初期，约半数患者可出现血细胞异常增高，以淋巴细胞为主；但在疾病发展过程中，90%以上有全血细胞减少，表现为中性粒细胞减少、血小板减少和贫血。

多数病例发病初期贫血不明显，随病程进展，出血较贫血更为显著，且止血困难，许多病例死于 DIC 或重要脏器出血（肺出血或脑出血）。NK 细胞白血病在病程中可转化为急性白血病。

2 B 症状

70% 的 ANKL 患者起病时即可表现为 B 症状，如发热，体温>38.5℃，盗汗，体重下降。

本病起病时 90% 伴有高热，发热多为与感染无关的瘤性高热，抗生素无效。

3 淋巴结肿大

约 50% 有全身浅表淋巴结肿大。部分患者以皮肤结节为首发表现，活检可见大颗粒淋巴细胞（LGL）浸润。

4 多脏器受累

最常见的累及部位是骨髓、外周血、肝和脾，其次为淋巴结。但任何器官均可累及，如皮肤、肾脏、肺、浆膜腔、中枢神经系统、扁桃体、纵隔及睾丸等。

大部分病例伴有肝脾受累，少数病例有中枢神经系统受累，甚至于胃肠道受侵，皮损少见。脾肿大发生率为 91%，肝肿大发生率为 64%，但球后、肾上腺受累尚未见报道。

80% 以上患者有肝、脾侵犯，出现黄疸、肝功能异常，触诊肝、脾肿大，甚至有巨脾、巨肝；胃肠道、中枢神经系统和生殖器官容易受累。有作者指出，消化道的累及可以由 NK 细胞表达的 CD56 解释，因表达 CD56 细胞之间具有亲和性，而消化道的肌细胞中亦表达 CD56，NK 细胞倾向于结合到这类细胞上，易致消化道受累。朱薇波等 [22] 报道 2 例患者均以发热、消化道症状为首发表现。

杨丽云等 [22] 报道 1 例 ANKL，以右眼球突出为首发症状，很快出现发热，发病 1 个月内血象中血小板减少，骨髓、外周血涂片均可见到大颗粒原幼淋巴细胞，免疫分型明确来源于成熟 NK 细胞，TCR 基因重排阴性；胸片可见右上肺片状高密度影，抗感染无效；腹部超声、CT 及增强 CT 发现脾大、右肾上腺肿物。作者分析，因肾上腺原发淋巴瘤病理类型以弥漫性大 B 细胞型为主，罕见 NK/T 细胞型，累及骨髓未见；又患者右眼球后占位 1 个月，但眼附属器淋巴瘤常见黏膜相关型，NK/T 型极少见，且发现肿物时骨髓、外周血已有大量粗颗粒原幼淋巴细胞存在，故排除肾上腺原发淋巴瘤、眼附属器淋巴瘤的可能性，ANKL 诊断确立，并右眼球后、肺、脾、右肾上腺等多脏器受累。

大多数 ANKL 患者呈侵袭性、暴发性的临床过程，短期内可导致多脏器衰竭，以肝功能衰竭为主，逐渐累及到其他脏器，出现肾、心、肺功能衰竭，最终导致死亡。病程中常出现弥散性血管内凝血和噬血细胞综合征 [17]，尤其是在终末期。有的 ANKL 亦因疾病进展引起三系血细胞下降，凝血功能异常，导致颅内出血而死亡。

肝功能异常可能是由携带 Fas 配体的 NK 细胞诱导表达 Fas 的肝细胞凋亡所致[23]。AN-KL 细胞同时表达趋化因子受体 CXCR1 和 CCR5，因而 ANKL 细胞对相应化学因子的趋化性增强[24]。同时由 ANKL 细胞和肝细胞产生的相应趋化因子，如 IL-8、RANTES（由正常 T 细胞分泌和表达）、巨噬细胞炎症蛋白 MIP-1a 和 MIP-1b 的血清水平显著增高；肝细胞产生的趋化因子和白血病细胞上的趋化因子受体相互作用在肿瘤细胞向肝脏移行过程中发挥了重要作用[25]。

5 噬血细胞综合征

部分 ANKL 患者可出现噬血细胞综合征，引起噬血综合征的原因考虑与 EB 病毒感染的肿瘤细胞上调 TNF-α 的表达，TNF-α 再与 IFN-γ 及其他细胞因子共同作用激活巨噬细胞所致[26]，IFN-γ 亦可通过自分泌方式阻止肿瘤细胞凋亡[27]。

5.1 概念

噬血细胞综合征（hemophagocytic syndrome，HPS），又称为"噬血细胞性淋巴组织细胞增生症"（Hemophagocytic Lymphohistocytosis，HLH），它是由感染、肿瘤等多种病因使体内组织细胞增生并过多地吞噬血细胞的一种现象。

HPS 分为原发性和继发性两种，与感染相关的 HPS 称为 I-AHS，与病毒相关的 HPS 称为 V-AHS，与恶性肿瘤相关的 HPS 称为 M-AHS。

5.2 病因

引起继发性 HPS 的常见病因有 EB 病毒、外周性 T 细胞淋巴瘤等。本病见于各个年龄段，小儿多由病毒及细菌感染所致，成人多并发恶性淋巴瘤及自身免疫性疾病等。

5.3 表现与转归

早期临床表现主要以高热为主，随着病情进展出现肝脾及淋巴结肿大、全血细胞减少、肝功能异常和凝血功能障碍，骨髓表现为组织细胞良性增生并活跃地吞噬各种血细胞。

非霍奇金淋巴瘤合并噬血细胞综合征临床表现复杂，常有多脏器受损的表现，病情进展迅速，临床大部分病例在短期内死亡；过去易误诊为恶性组织细胞病（MH）。此病临床表现复杂、病情凶险、病死率高，需引起临床高度重视。死亡原因多为多脏器功能衰竭、出血、感染和 DIC。非感染相关性 HPS 几乎 100% 死亡。

5.4 治疗

常规 CHOP 方案化疗效果差，有作者选用蛋白酶体抑制剂、单克隆抗体（CD52）等新药，以及放射免疫疗法等，作为治疗的新尝试，但目前尚未获取样本依据证实显著有效。有报告应用 VP-16 治疗淋巴瘤相关 HPS 可有效。血浆置换认为在疾病早期相对有效，使用皮质激素和免疫抑制剂可缓解病情，改善症状。早诊断早治疗可能有助于提高化疗效果。

6 肿瘤溶解综合征

1963 年，Frei 等首先描述了一种严重的、新陈代谢的紊乱状态，最初主要见于淋巴瘤和白血病的治疗中，以后许多学者（如 Zuman 1973 年、Hande 1981 年）相继报道了这一现象，并提出了一个新术语"肿瘤溶解综合征"（tumour lysis syndrome，TLS）[28]。

6.1 临床特点

肿瘤溶解综合征是一种代谢紊乱状态，常发生于恶性肿瘤的细胞毒治疗过程中，由于肿瘤细胞的快速破坏，使细胞内的离子、核酸、蛋白质、其他代谢产物骤然释放到细胞外，超出人体正常的自我平衡能力，引起以高尿酸血症、高钾血症、高磷酸血症、低钙血症、急性肾功能衰竭为特点的一种综合征，严重者可危及生命。

有报道，在 102 例高分期的 NHL 的回顾性研究中，TLS 发生率 42%，而临床典型的 TLS 发生率仅为 6%。

6.2 病理生理

TLS 常见于急性淋巴细胞白血病、晚期淋巴瘤（尤其是 Burkitt's 淋巴瘤），低分化和中间分化的非霍奇金淋巴瘤、霍奇金病、慢性粒细胞白血病急变期、骨髓增殖性疾病（MPD）、高增殖率和对化疗高反应性的实体肿瘤（如睾丸癌、乳腺癌、小细胞肺癌）亦有报道。而慢性淋巴细胞白血病（CLL）、急性髓系白血病（AML）和浆细胞疾病少见。

（1）肿瘤细胞溶解使细胞内核酸大量释放，

在黄嘌呤氧化酶作用下转化为次黄嘌呤、黄嘌呤，最终生成尿酸，产生高尿酸血症；

（2）细胞破坏使细胞内 K⁺离子释放，同时肾功能不全、钾排泄障碍，产生高钾血症；

（3）细胞内磷酸盐释放，产生高磷酸血症，并可继发磷酸钙沉积；

（4）高磷血症使钙以磷酸盐的形式沉积，产生低钙血症；

（5）尿酸结晶沉积于肾小管，肿瘤的肾浸润，导致肾功能不全，最终产生尿毒症。

6.3 诊断与分期

目前，其诊断分期标准主要有美国国立癌症研究所（NCI）的毒性标准（Commom Toxicity Criteria，CTC）2.0 分期系统和新制定的不良事件命名标准（Commom Terminology Criteria for Adverse Events，CTCAE）3.0 分期系统，分别将 TLS 定义为 3 期"发病"和 4 期"死亡"；Hand 和 Garrow 于 1993 年提出的兼顾临床和病理特征的 LTLS（1aboratory TLS）和 CTLS（clinical TLS）分类（H-G 分型）[29]。2004 年，Cairo-Bishop 借鉴和修改了 H-G 分型，重新定义了 LTLS 和 CTLS（见表 30-1、表 30-2）。

此外，①血肌酐值≥正常上限值：1~12 岁，男、女 61.6 μmol/L；12~16 岁（含 12 岁），男、女 88μmol/L；16 岁（含 16 岁）以上，男 114.4μmol/L、女 105.6μmol/L，可诊断 CTLS；②排除药物副作用引起的心律失常/猝死、癫痫，亦是诊断标准之一。

6.4 预防与治疗

TLS 多发生于高肿瘤负荷的患者，且常常是在肿瘤治疗后 12~72 小时之内。因此，对于存在 TLS 高危因素的患者，可先用小剂量化疗（预治疗）以逐步降低肿瘤负荷，同时采取有效的预防措施，以降低急性 TLS 的发生，如水化、碱化利尿和应用别嘌呤醇防止高尿酸血症等。

6.4.1 水化利尿、碱化尿液

在无肾功能衰竭时，水化能增加肾小球滤过率，促进尿酸和磷酸盐排泄。液体量为 3L/（m²·d）或 200ml/（kg·d），使尿量保持在 100ml/（m²·h）或 3ml/（kg·h）以上。

利尿剂可选用甘露醇 0.5 mg/kg，或呋喃硫酰胺 0.5~1.0mg/kg。尿少或无尿时可加量至 2~4 mg/kg，保持尿比重在 1.010~1.015 之间。既往的观点认为尿 pH>7.0 可促进尿酸及代谢物的排泄多，但最近有学者提出不同的观点，认为尿 pH=7.5 时尿酸可达最大溶解度；过度碱化尿液可使黄嘌呤、次黄嘌呤溶解度降低，导致应用别嘌呤醇治疗时和治疗后，尿酸黄嘌呤晶体增多；过度碱化可导致碱中毒。因此，最好使尿 pH 保持在 6.5~7.0 之间。

6.4.2 纠正电解质紊乱

（1）高磷酸盐血症

诊断标准为：磷（P）≥2.1mmol/L（儿童≥1.45mmol/L）。

应避免再给予磷酸盐，可予氢氧化铝凝胶 15 ml/q6h，口服（50~100mg/（kg·24h））。病情严重者，可选用透析持续动-静脉血滤（continuous arteriovenous heamofihration,CAVH）、持续静-静脉血滤（continuous venovenous heamofihration，CVVH）。

（2）低钙血症

诊断标准为：钙≤1.75mmol/L。

无症状者可暂不治疗；有症状的患者，可予葡萄糖酸钙 50~100mg/kg 静脉推注。

（3）高钾血症

诊断标准为：血清钾≥6.0mmo l/L。

无症状者，应避免口服及静脉补钾，ECG 或心电监护，可予聚苯乙烯磺钠 (1g/kg，口服或灌肠)。

病情严重、血清钾≥7.0mmol/L 时，除以上方法外，还可用 10% 葡萄糖酸钙 10~20ml 静脉推注和/或 25% 葡萄糖（2ml/kg）＋胰岛素 0.1U/kg 静脉点滴直至进行血液透析。

表 30-1　Cairo-Bishop 关于 LTLS 的诊断标准

指标	指标
尿酸	≥467μmol/L，或正常值增加 25%
钾	≥6.0 mmol/L，或正常值增加 25%
磷酸盐	≥2.1mmol/L（儿童），≥1.45mmol/L（成人），或较正常值增加 25%
钙	≤1.75mmol/L，或正常值减少 25%

说明：①符合 2 项或 2 项以上诊断 LTLS；②TLS 发生在治疗 3 d 内或 7 d 后；③假设患者得到足够的水化和碱化。

6.4.3 高尿酸血症处理

（1）别嘌呤醇治疗高尿酸血症的指征

尿酸正常，肿瘤类型为 HL、CML 或非血液系统肿瘤；肿瘤负荷较小，如白细胞计数 ≤ 50×10⁹/L、乳酸脱氢酶 ≤ 正常 2 倍；对化疗中等敏感，化疗后肿瘤负荷缓慢下降；无肿瘤肾脏浸润。

（2）Rasburicase 治疗高尿酸血症的指征

尿酸升高，肿瘤类型为 Berkitt's 淋巴瘤、淋巴母细胞淋巴瘤或 ALL；肿瘤负荷大，WBC≥50×10⁹/L、LDH>2×正常；对化疗敏感，化疗后肿瘤负荷急剧下降；有肿瘤肾浸润存在。

（3）用药方法

1）别嘌呤醇

100mg/m²，q8h（10mg/(kg·d)），口服（极量 800mg/d）或 200~400mg/(m²·d)，分 1~3 次静脉推注（极量 600mg/d），肾功能衰竭患者应减量 50% 或更多。同时应注意，别嘌呤醇治疗时应减少 6-嘌呤或硫唑嘌呤的用量（减至 65%~75%）。调整通过 p450 肝微粒体酶代谢的药物用量。

2）Rasburicase

Rasburicase 为尿酸氧化酶，同别嘌呤醇比较，能明显降低尿酸的水平。常用剂量 0.05~0.20mg/kg，静脉输注 30min 以上，同时监测尿酸水平。此药物避免应用于 G-6PD 缺陷的患者[30-31]。

第 7 节　诊断与鉴别诊断

随着流式细胞免疫检测技术、分子生物学检测技术的不断发展，该病在最近 10 余年才逐渐被国人认识。

1　诊断

目前，国内外对 ANKL 尚无统一的诊断标准，其诊断主要依据患者的临床表现、细胞形态学及免疫学特点综合考虑。

患者常有发热、肝脾肿大、黄疸、肝功能异常和全血细胞减少，疾病进展迅速，短期内出现多脏器功能衰竭、噬血细胞综合征、中位生存期小于 2 个月。

1.1　诊断条件

目前，虽无统一诊断标准，但必须满足以下条件[32-35]。

（1）常有发热、黄疸及肝、脾肿大，部分患者可有淋巴结肿大、胸腔积液、腹腔积液等。

（2）发病急，进展快，临床呈侵袭性及暴发性的过程，预后差。

（3）形态学：外周血和／或骨髓中出现轻度不成熟的大淋巴细胞，胞质淡染，可见嗜苯胺蓝颗粒，核染色质较细，偶见核仁，但是免疫表型提示为成熟 NK 细胞（CD941B⁺）。

（4）典型的免疫表型是 sCD3⁻、cCD3ε⁺/⁻，及 CD16⁻/⁺、CD56⁺、CD57⁻；T 细胞、B 细胞（CD19 和 CD20）和髓系（髓过氧化物酶）特异性标志抗原阴性。

（5）T 细胞受体（T-cell receptor，TCR）和免疫球蛋白重链（IgH）为胚系构型。

（6）有 EB 病毒感染的证据支持该诊断，但不能作为诊断的必要条件。

（7）排除其他引起大颗粒淋巴细胞增多的疾病。

1.2　注意事项

本病确诊主要依靠免疫组织化学、临床表现特征。多数资料认为，诊断该病应注意以下几点。

（1）免疫组织化学，CD56、CD3、CD45 RO、TI A-1 或颗粒酶 B 阳性，B 细胞抗原（如 CD20）和髓细胞抗原阴性；

（2）人类疱疹病毒抗体、原位杂交检测多数呈阳性；

（3）临床表现较常出现鼻或面部的进行性、破坏性病变，常伴发热、分泌物恶臭，并出现全身各器官受累，类似于白血病的临床表现，并伴随进行性加重的黄疸和凝血功能障碍；

（4）由于病变发展迅速，常存在大片坏死灶及炎性细胞浸润，易造成诊断困难，故活检多需要多点取材，必要时重复活检才能确定诊断。

熊竹娟等[36]指出，本病多因组织坏死等因素使病理诊断困难，极易误诊，导致诊治延误，从而使患者失去治疗的最佳时机。因此，采用病理活检、免疫组织化学、流式细胞仪等多种检测手段结合可能提高诊断率。

2 鉴别诊断

ANKL 属于 LGL 白血病中的一种，须与 LGL 的其他亚型进行鉴别（见表 30-2）。

2.1 慢性NK淋巴细胞增多症

慢性 NK 淋巴细胞增殖性疾病（CNKL）为非克隆性 LGL 增殖性疾病，发病与 EB 病毒无关。

NK 细胞形态与 T 细胞 LGL 无法区分，但 T 细胞大颗粒淋巴细胞白血病（T-LGLL）白血病细胞的常见免疫表型特征为 CD3$^+$、CD4$^-$、CD8$^+$、TCRαβ$^+$。（少见变异型有：①CD3$^+$、TCRαβ$^+$、CD4$^+$、CD8$^-$；②CD3$^+$、TCRαβ$^+$、CD4$^+$和CD8$^+$；③CD3$^+$、TCRγδ$^+$。TCR 基因重排阳性。尽管 T-LGLL 亦临床表现为惰性过程，但与 CNKL 不同的是这些患者常有严重的中性粒细胞减少和类风湿性关节炎。

（1）CNKL 多见于成人，不具有侵袭性临床病程，大多数患者无症状；无发热、肝脾肿大或淋巴结肿大；可并发纯红再障。

（2）CNKL 以外周血中成熟 NK 细胞的慢性扩增为特点，当外周血中 sCD3$^-$、CD56$^{+/-}$、CD16$^+$、NK 细胞≥0.6×10^9/L，并持续至少 6 个月时可作出诊断。Oshimi 等[37]认为，如 NK 细胞出现明显核仁或发病年龄<40 岁，出现肝、脾或淋巴结肿大，则支持 ANKL 的诊断。

（3）慢性 NK 淋巴细胞增多症患者即使在没有接受治疗的情况下，NK 细胞的数量可以维持稳定，甚至可自行缓解。

（4）只有极少数慢性 NK 淋巴细胞增多症患者转化为 ANKL，有 EB 病毒感染的 NK 细胞的患者易于演化，此类患者之前常有慢性活动性 EB 病毒感染、对蚊虫叮咬高敏感或牛痘样水疱史，对这类患者应密切随访，观察有无克隆性 NK 细胞出现，因其最终可能进展为 AN-KL 或结外 NK 细胞淋巴瘤[38-39]。

（5）CNKL 的诊断标准

1）外周血淋巴细胞绝对值增高，至少 6 个月；

2）流式细胞分析确定为 NK 细胞表型（CD3$^-$CD16/56$^+$）；

3）确诊需 NK 细胞绝对值和比例至少为 0.6×10^9/L 和 40%；

4）排除淋巴瘤，特别是 NK 细胞白血病/淋巴瘤。

2.2 T细胞大颗粒淋巴细胞白血病

（1）T 细胞大颗粒淋巴细胞白血病（T-LGLL）中，老年人多见，中位发病年龄 60 岁左右，男女发病机会均等。

（2）T-LGLL 20%的患者就诊时无症状，60%的患者有乏力。常见体征为脾大，发生率约为 50%。

（3）该病常累及外周血、骨髓、肝和脾，淋巴结累及罕见。大多数病例呈惰性的临床病程，偶见进展到可转化为大细胞组成的外周 T 细胞淋巴瘤。伴有或不伴有贫血的严重的中性粒细胞减少是一个常见的特征。

（4）大颗粒淋巴细胞具有成熟的 T 细胞免疫表型，约 80%的病例表现为 CD3$^+$、TCRαβ$^+$、CD4$^-$、CD8$^+$。T-LGLL 与病毒感染有关，如 EB、CMV、HIV 等；有 TCR 基因重排，免疫表型 CD3$^+$、CD57$^+$。

一些学者提出临床病程呈惰性、无进展性的病例可能是一种反应性淋巴细胞增多症。

2.3 结外NK/T细胞淋巴瘤

ANKL 的许多特征与结外 NK/T 细胞淋巴瘤相似，如主要见于亚洲人群、相同的免疫表型与 EBV 感染相关等。

但结外 NK/T 细胞淋巴瘤发病年龄较大，多累及鼻咽部，还可侵犯上呼吸道和上消化道，皮肤和睾丸亦可累及，但外周血和骨髓受累罕见。此外，结外 NK/T 细胞淋巴瘤对放/化疗敏感，预后相对较好。

（1）结外 NK/T 细胞淋巴瘤（ENK/TL）好发于亚洲人，中位年龄 40 岁，而侵袭性 NK/T 细胞淋巴瘤/白血病主要见于青壮年，发病年龄较结外 NK/T 细胞淋巴瘤年轻。

（2）结外 NK/T 细胞淋巴瘤病变主要原发于淋巴结外部位，60%~90%病变在鼻腔及面部中线，如鼻窦、鼻咽、上腭、咽、喉，亦可原发于皮肤、肠道、睾丸或肺部等。临床症状主要表现为鼻腔阻塞、鼻出血以及广泛的中线面部软组织肿胀及骨骼破坏等。由于广泛的组织坏死，可出现鼻部口腔分泌物恶臭；病程后期可出现皮肤、肠道、睾丸、肺及骨髓等器官受累，淋巴结受累较少见。

侵袭性 NK/T 细胞淋巴瘤／白血病临床表现更多样，类似于 Ⅲ／Ⅳ 期结外 NK／T 细胞淋巴瘤，骨髓及淋巴结广泛受累常见[40]。

（3）发病与 EB 病毒感染有关，瘤细胞胞质中有嗜天青颗粒。典型的免疫表型为 CD2+、CD56+、sCD3-、cCD3ε+。TCR 基因重排阴性；染色体 6q16-q27 及 13q13-q24 缺失常见。

（4）若结外 NK/T 细胞淋巴瘤在初诊时即处于白血病期，或后期发展为白血病，除非发现明确的鼻腔病变，否则两者的鉴别将会非常困难。尽管有学者提出二者在本质上是同一类肿瘤，但是比较基因组杂交分析显示，ANKL 和结外 NK/T 淋巴瘤异常基因表达指纹有所不同[10]，ANKL 常见基因组异常为 1q 扩增，7p15.1-p22.3 与 17p13.1 缺失；结外鼻型 NK/T 细胞淋巴瘤常见基因组异常为 2q 扩增，6q16.1-q27、11q22.3-q23.3、5p14.1-p14.3、5q34-q35.3、1p36.23-p36.33、2p16.1-p16.3、4q12 和 4q31.3-q32.1 缺失。表明两者应是 NK 细胞肿瘤中的不同亚型，属于不同的疾病。

（5）Ⅰ、Ⅱ 期结外 NK/T 细胞淋巴瘤病灶常局限于鼻腔或直接侵犯邻近组织或结构，较少有区域淋巴结或远处转移，通过化疗联合局部放射治疗或单纯局部放疗，5 年总生存率 37.9%~42.0%；Ⅲ、Ⅳ 期患者应用 CHOP 方案化疗及局部放疗治疗，5 年总生存率 7%~25%[41]。

侵袭性 NK/T 细胞淋巴瘤/白血病病变广泛，即使大剂量化疗通常亦不能使之缓解，发病后的生存期一般小于 5 个月，中位生存期小于 2 个月，预后极差。

ENK/TL 局限阶段对放化疗敏感[42]，但易复发。有些学者认为，ANKL 是 ENK／TL 的白血病期，但临床中很少见到 ENK/TL 转化为 ANKL，甚至许多 ENK/TL 患者晚期累及肝脾、中枢神经系统，出现多脏器功能衰竭，也未累及骨髓、外周血，故二者关系尚很难说。

2.4 母细胞性NK细胞淋巴瘤/白血病

母细胞性 NK 细胞淋巴瘤/白血病，在造血和淋巴组织肿瘤 WHO 分类方案中，首次作为一个独立病种得以确认，迄今文献报道不足 50 例，是一种少见性疾病，主要见于中、老年人，受累部位主要为皮肤和淋巴结，其次为纵隔、肝脏和脾脏，外周血和骨髓受累约 50%。

母细胞性 NK 细胞淋巴瘤/白血病常以结外肿瘤起病，病因不明，与 EB 病毒无关。瘤细胞形态与原始淋巴细胞或原始粒细胞相似，中等大小，染色质细，胞质中嗜天青颗粒可有可无。

免疫表型特征为 sCD3-、CD56+，CD4 和 CD43 亦常阳性，CD68、CD2、CD7、CyCD3ε 和细胞毒分子常阴性，部分病人 TdT 和/或 CD34 阳性，确诊必须是 CD3、CD33 和 MPO 阴性，TCR 基因重排阴性支持此诊断。本病预后差。

母细胞性 NK 细胞淋巴瘤/白血病主要与另一种 NK 祖细胞白血病髓系/ NK 细胞祖细胞急性白血病相鉴别。

髓系/ NK 细胞祖细胞急性白血病是 1997 年 Suzuki 等提出的一种急性白血病新亚型，病因不明，与 EB 病毒无关，大部分患者有髓外受累，主要为淋巴结和纵隔，其次为肝脏和脾脏，与母细胞性 NK 细胞淋巴瘤/白血病不同的是皮肤受累少见，白血病细胞形态似急性淋巴细胞白血病（ALL）L2，胞体大小不一，核不太规则，核仁明显，细胞质苍白，无嗜天青颗粒和 Auer 小体，细胞组织化学染色 MPO、α 萘酚 AS-D 氯醋酸酯酶、α-NB 酯酶和 PAS 染色阴性，免疫表型特征为 CD4-、CD7+、CD13/CD33+、CD34+、CD56+、HLA-DR+、TdT-，与母细胞性 NK 细胞淋巴瘤/白血病的主要区别在于后者 CD4+、CD13/CD33-、CD34-。

2.5 传染性单核细胞增生症

临床亦表现为发热、全身浅表淋巴结肿大，组织学上淋巴结内见大量增生的单核样细胞及免疫母细胞，但不破坏淋巴窦及淋巴滤泡，免疫表型单核样细胞表达 B 细胞标记物，抗炎治疗有效，为一种自限性病变。

2.6 Kikuchi's病

Kikuchi's（菊池病）又称组织细胞坏死性淋巴结炎[43]，或称菊池-藤本病[44-45]，1972 年由日本福冈大学病理学教授菊池昌弘（M.Kikuchi）发现，同年，另一名日本学者藤本吉秀（Fujimoto）亦报告了这种疾病。一些研究显示，遗传因素与本病的自体免疫有关，一些病例显示出该病和细胞巨大型病毒、EB 病毒、单纯疱疹病毒、水痘带状疱疹病毒、人类流行性感冒病毒、人类小 DNA 病毒 B19 有关，没有证据证明该病和红斑狼疮有关 [46]。

Kikuchi's（菊池病）是一种非常罕见的疾病，较常见于日本，偶见于亚洲其他地方、美洲和欧洲。平均发病年龄为 20~30 岁，患者多为女性。淋巴结症状一般在几个星期内发生，最长达到 6 个月；复发率约为 3%。罕见死亡，死亡者多为肝脏、呼吸、心脏衰竭造成。

菊池病症状表现是发热、淋巴结肿大、皮疹和头痛，罕见肝脾肿大和神经系统症状，神经系统症状类似于脑膜炎。有时被诊断为系统性红斑狼疮、结核、淋巴瘤或病毒性淋巴结炎。

该病一般由活体组织切片诊断，抗核酸抗体（Antinuclear antibody）、抗磷脂抗体（Antiphospholipid antibody）、类风湿因子（Rheumatoid factor）检验常为阴性。

从上可知，Kikuchi's 患者临床症状与 ANKL 相似，亦有发热、全身浅表淋巴结肿大，组织学上表现为淋巴结结构局部破坏伴灶性凝固性坏死，坏死灶旁有大量组织细胞反应及处于各种转化阶段的淋巴细胞，坏死自皮质区开始，免疫组化示增生的细胞为多克隆性，EBER 阴性，为一种自限性疾病。

第 8 节　治疗

目前，ANKL 还没有有效治疗方法，现多采用联合化疗和造血干细胞移植的治疗方法。

1　治疗原则

侵袭性 NK 细胞白血病应采用强烈的治疗急性淋巴细胞白血病的化疗方案，缓解后继续大剂量化疗或行异基因造血干细胞移植；若为难治性疾病或进展，则更改治疗方案或采用经验性治疗。

2　化学治疗

目前 ANKL 以化疗为主，ANKL 一经诊断，尽快化疗。但效果很不理想，很多患者在化疗后数天至数月内死亡。Ruskova 等 [8] 报道生存期为 1~742d，中位生存期为 61d；EBV 阳性者中位生存期 45d，阴性者为 136d，两者之间无

表 30-2　LGL 疾病各亚型临床特点

项目	T 细胞 LGL 白血病（惰性）	T 细胞 LGL 白血病（侵袭性）	侵袭性 NK 细胞白血病	慢性 NK 细胞淋巴细胞增多症
中位年龄	60 岁	41 岁	39 岁	60.5 岁
男女比例	1:1	2:1	1:1	7:1
免疫表型	CD3 (+) TCRαβCD8 (+) CD57 (+) CD16 (+)	CD3 (+) TCRαβCD8 (+) CD56 (+) CD16 (+)	CD3 (−) CD16 (+) CD56 (+)	CD3 (−) CD16 (+) CD56 (+)
克隆性 TCR 基因重排	TCR-β/γ	TCR-β/γ	KIR	KIR
HBV	阴性	阴性	阳性	阴性
HTLV 血清反应性	阳性	阴性	阴性	阳性
临床表现	1/3 无症状, 2/3 有症状：血细胞减少症、巨脾、类风湿性关节炎	所有患者：B 症状、血细胞减少症、脏器肿大、淋巴结肿大	所有患者：B 症状、血细胞减少症、脏器肿大、淋巴结肿大	60% 无症状, 40% 有症状：血细胞减少症、血管炎、神经病变、巨脾
治疗	等待观察，免疫抑制治疗	急性淋巴细胞白血病样诱导治疗	急性淋巴细胞白血病样诱导治疗	等待观察，免疫抑制治疗
预后	好	差	非常差	好
核型	大多数正常，<10% 显示不同核型异常		多见 6q (−)，也可见复杂核型	

注：HTLV 指人类 T 细胞白血病/淋巴瘤病毒，KIR 指杀伤免疫球蛋白受体。

统计学意义。日本报道一位 6 岁幸存患者，化疗后做骨髓移植，随访 12 个月仍生存；国内报道平均生存期为 60d。

多数患者对于传统化疗无反应或反应差，病情进展迅速。目前认为比较有效的化疗药物包括蒽环类药物和左旋门冬酰胺酶。目前常采用的方案有 CHOP、AVEP、改良 FLAG 方案等。近期临床观察表明，左旋门冬酰胺酶及甲氨蝶呤+CHOP 方案可能会提高侵袭性 NK/T 细胞淋巴瘤/白血病治疗效果。如病情能缓解，后续采用自体造血干细胞移植或同种异基因造血干细胞移植治疗将有可能延长患者的生存期。

Suzuki 等[47]报道 22 例 ANKL 患者，其中 13 例采用包括蒽环或蒽醌类药物在内的化疗方案，3 例患者取得了完全缓解，其中有 2 例患者继而接受异基因骨髓移植或自体造血干细胞移植，生存期分别为 39 个月与 22 个月。Jaccard 等[48]报道 2 例 ANKL 患者，均采用 CHOP 加左旋门冬酰胺酶方案，1 例患者取得了完全缓解，继而接受自体造血干细胞移植，生存 45 个月，另 1 例患者未缓解，生存 2 个月。天津血液病研究所报道了 9 例患者[13]，其中 5 例患者采用 CHOP 方案化疗，2 例取得完全缓解，其中 1 例继而行异基因造血干细胞移植，后复发死亡，生存时间为 54 周。上海市中美协作课题组报道 9 例 ANKL[5]，其中 5 例采用 CHOP 方案，3 例为 VP 方案，2 例未化疗，中位生存期 60d，大多数患者死于多器官功能衰竭和凝血功能异常。

3 造血干细胞移植

尽管目前有报道显示造血干细胞移植有效，但由于移植治疗 ANKL 的经验比较少，是否为 ANKL 最佳的治疗方法尚待大样本病例研究证实。

4 耐药逆转

有研究表明，CD56⁺的急性白血病不管如何积极治疗，预后均不良。有人认为，可能与正常和恶性 NK 细胞都表达多药耐药基因和 P 糖蛋白有关。

ANKL 肿瘤细胞表面表达 P 糖蛋白可能是其多药耐药的主要原因，应用不受 P 糖蛋白影响的药物组成联合化疗方案可能有效。有学者尝试使用环孢素以及类似物 PSC 833，希望能够逆转耐药，但是效果不理想。

5 注意事项

（1）本病在联合化疗过程中易发生肿瘤溶解综合征，引起高尿酸血症、高钾血症、低钙血症和急性肾功能衰竭，加重病情并直接导致死亡。

（2）ANKL 是一种高度侵袭性的恶性疾病，病情进展迅速，患者多因多脏器衰竭引起死亡，目前还没有有效的治疗方法，只有早期诊断，预防疾病进一步发展，才可能为患者生存赢得时间。

第 9 节　预后

本病已被证实与 EB 病毒感染有关，肿瘤细胞为单克隆和高度恶性；大多数患者呈侵袭性、暴发性的临床过程，病情进展迅速，在 1～2 年内死亡，但实际上，许多患者死于出现症状的几天到几周内，中位生存期小于 2 个月，甚至有尚未治疗即已死亡的病例，预后极差。即使给予造血干细胞移植[47]，皆不能根治本病，甚至不能延缓病情进展，大部分患者很快死于多脏器功能衰竭特别是肝功能衰竭。

本病预后差的原因，可能为确诊后未找到最佳治疗方案及化疗后肿瘤细胞死亡，释放大量细胞因子和化学因子，引起器官组织损伤、功能衰竭等。

（王玉珍）

参考文献

[1] Fernandez LA, Pope B, Lee C, et al. Aggressive natural killer cell leukemia in an adult with establishment of an NK cell line. Blood, 1986, 67 (4): 925-930.

[2] Koizumi S, Seki H, Tachinami T, et al. Malignant clonal expansion of large granular lymphocytes with a Leu-11⁺, Leu-7-surface phenotype: in vitro responsiveness of malignant cells to recombinant human interleukin 2. Blood, 1986, 68 (5): 1065-

1073.

［3］ Imamura N，Kusunoki Y，Kawa-Ha K，et a1.Aggressive natural kill- cell leukemia/lymphoma：report of four cases and review of the literature.Br J Haematol，1990，75（1）：49-59.

［4］ Jaffel ES，Harris NL，Stein H，et a1.World Health Organization Clay sification of Tumours：Pathology and Genetics of Tumours of Haematopoietic and Lymphoid Tissues.Lyon：IARC Press，2001：11.

［5］ Ryder J，Wang X，Bao L，et al. Aggressive natural killer cell leukemia：report of a Chinese series and review of the literature. Int J Hematol，2007，85（1）：18-25.

［6］ Au WY，Weisenburger DD，Intragumtornchai T，et al . Clinicaldifferences between nasal and extranasal natural killer /T-cell lymphoma: a study of 136 cases from the International Peripheral T-Cell Lymphoma Project. Blood, 2009, 113（17）:3931-3937.

［7］ Au WY，Ma SY，Chiml CS，et a1.Clinieopathologic features and treatment outcome of mature T-cell and natural killer-cell lymphomas diagnosed according In the Wodd Health Organization classification schenle：a single center experience of l0 years.Ann Oncology，2005，16（2）：206-214.

［8］ Ruskova A，Thula R，Clum G.Aggressive Natural Killer-Cell Leukelllia：report of five cases and review of the literature.Leuk Lymphoma,2004，45（12）:2427-2438.

［9］ Siu LL,Wong KF，Chart JK，et a1.Comparative Genomic Hybridization Analysis of Natured Killer Cell Lymphoma/Lcukemia.Recognition of Consistent Patterns of Genetic Alterations.Am J Patho，1999，155（5）:1419-1425.

［10］ Nakashima Y，Tagawa H，Suzuki R,et a1.Genome-wide array-based comparative genomie hybridization of natural killer cell lymphoma/leukenfia：different genomic alteration patterns of aggressive NK-cell leukemia and extranodal NK/T-eell lymphoma，nasal type.Genes Chromosomes Cancer，2005，44（3）:247-255.

［11］ Shiozawa E.Takimoto M，Makino R,et al.Hypermelhylation of CpG islands in p16 as a prognostic factor for diffuse large B-cell lymphomin a high-risk group.Leuk Res，2006,18（1）:l-9.

［12］ Nagasawa T，Zhang Q，Pmghunath PN，et a1.Muti-gene epigenetic silencing of tumor suppressor genes in T-cell lymphonm cells；delayed expression of the p16 protein upon reversal of the silencing.

Leuk Res,2006,30（3）：301-312.

［13］ 安刚，邹德慧，王亚非，等.侵袭性 NK 细胞白血病 9 例.白血病·淋巴瘤，2009，18（2）：83-85.

［14］ Hasserjian RP，HarrisNL. NK- cell lymphomas and leukemias : as pectrum of tumorswith variable manifestati ons and immunophenotype. Am Clin Pathol，2007，127（6）:860-868.

［15］ 莫祥兰，苏祖兰，冯智英，等.NK 细胞淋巴瘤/白血病病理特点和预后研究.中国现代医学杂志，2008，18（3）：358-360.

［16］ Vose J,Armitage J,Weisenburger D. International peripheral T-cell and natural killer /T- cell lymphoma study: pathology findingsand clinical outcomes. Clin Oncol，2008,26（25）:4124-4130.

［17］ Siu L，Chan J，Kwong Y. Natural killer cell melignancies : clinicopathologic and molecular features. Histol Histopathol，2002，17（2）: 539- 554.

［18］ Sun HS，Su IJ，Lin YC，et al. A 2. 6 Mb interval on chromosome 6q25.2-q25. 3 is commonly deleted in human nasal natural killer/T-cell lymphoma. Br J Haematol，2003，122（4）：590-599.

［19］ Wong KF，Zhang YM，Chan JK. Cytogenetic abnormalities in natural killer cell lymphoma/leukaemia-is there a consistent pattern？ Leuk Lymphoma，1999，34（3/4）：241-250.

［20］ Siu LL，Chan JK，Wong KF,et a1.Specific patlerns of gene methylstion in natural killer cell lymphomas. Am J Pathol，2002，160（1）：59-66.

［21］ 朱薇波，翟志敏，丁凯阳，等.侵袭性 NK 细胞白血病二例.临床内科杂志,2009，6（6）：431-432.

［22］ 杨丽云，郑静晨，丁琪，等.侵袭性 NK 细胞白血病 1 例报告并文献复习.中国误诊学杂志，2007，7（1）：17-19.

［23］ Ani R，Ozaki S，Kosaka M，et al. Fas ligand-induced apoptosis of hepatocytes in natural killer cell leukaemia. Br J Haematol，1999，106（3）：709-712.

［24］ Makishima H，Ito T，Asano N，et al. Significance of chemokine receptor expression in aggressive NK cell leukemia. Leukemia，2005，19（7）：1169-1174.

［25］ Makishima H，Ito T，Momose K，et al. Chemokine system and tissue infiltration in aggressive NK-cell leukemia. Leuk Res，2007，31（9）：1237-1245.

［26］ Lay JD，Tsao CJ，Chen JY，et al. Upregulation of tumor necrosis factor-alpha gene by Epstein-Barr virus and activation of macrophages in Epstein-Barr virus –infected T cells in the pathogenesis of hemophagocytic syndrome. J Clin Invest, 1997, 100 (8): 1969–1979.

[27] Mizuno S, Akashi K, Ohshima K, et al. Interferon-gamma prevents apoptosis in Epstein –Barr virus–infected natural killer cell leukemia in an autocrine fashion. Blood, 1999, 93 (10): 3494–3504.

[28] Yokoyanm H, Wada T, FuruichiK.Immunomodulation effects and clinical evidence of apheresis in renal diseases.Ther Aphe r Dial, 2003,7:497.

[29] Yeh JH, Chen WH, Chiu HC.Hemodynamic effects of the different vascular accesses used for double–filtration plasmapheresis.J Clin Apheresis,2001,16: 125.

[30] Russo GE, Bonello M,Bauco B, et al.Nephrotic syndrome and plasmapheresis.Int J Artif Organs, 2000,23:11.

[31] Tanabe K, Tokumoto T, Ishida, et al.ABO–incompatible renal transplation at Tokyo Women' s Medical University.Clin Transpl, 2003,175.

[32] Suzuki R, Suzumiya J, Nakamura S, et al. Aggressive natural killer –cell leukemia revisited: large granular lymphocyte leukemia of cytotoxic NK cells. Leukemia, 2004, 18 (4): 763–770.

[33] Oshimi K. Leukemia and lymphoma of natural killer lineage cells. Int J Hematol, 2003, 78 (1): 18–23.

[34] Liang X, Graham DK. Natural killer cell neoplasms. Cancer, 2008, 112 (7): 1425–1436.

[35] Oshimi K. Progress in understanding and managing natural killer –cell malignancies. Br J Haematol, 2007, 139 (4): 532–544.

[36] 熊竹娟、孔佩艳、刘红.侵袭性 NK/T 细胞淋巴瘤/白血病 2 例报道并文献复习.中国临床医生, 2010,38 (7) :58–59.

[37] Oshimi K. Progress in understanding and managing natural killer –cell malignancies. Br J Haematol, 2007, 139 (4): 532–544.

[38] Kawa K. Diagnosis and treatment of Epstein –Barr virus –associated natural killer cell lymphoproliferative disease. Int J Hematol, 2003, 78 (1): 24–31.

[39] Oshimi K, Kawa K, Nakamura S, et al. NK–cell neoplasms in Japan. Hematology, 2005, 10 (3): 237–245.

[40] Lee J, Suh C, Huh J, et al . Effect of positive bone marrow EBV in situ hybridization in staging and survival of localized extranodal natural killer /T– cell lymphoma, nasal –type. Clin Cancer Res, 2007, 13 (11) :3250 – 3254.

[41] Kagami Y, Suzuki R, Taji H, et al . Nodal cytotoxic lymphomas pectrum: a clinicopathologic study of 66 patients. Am Surg Pathol, 1999, 23 (10) :1184 – 1200.

[42] Sokol L, Loughran TP . Large granular lymphocyte leukemiaand natural killer cell leukemia/ lymphomas . Curr Treat Options Oncol, 2003, 4 (4) : 289– 296.

[43] Kaushik V, Malik TH, Bishop PW, Jones PH. Histiocytic necrotising lymphadenitis (Kikuchi's disease) : a rare cause of cervical lymphadenopathy. Surgeon. 6 2004, 2 (3) : 179–182.

[44] Bosch X, Guilabert A. Kikuchi–Fujimoto disease. Orphanet J Rare Dis, 2006, 1: 18.

[45] Bosch X, Guilabert A, Miquel R, Campo E. Enigmatic Kikuchi–Fujimoto disease: a comprehensive review. Am J Clin Pathol, 2004, 122 (1) : 141–152.

[46] Atwater AR, Longley BJ, Aughenbaugh WD. Kikuchi's disease: case report and systematic review of cutaneous and histopathologic presentations. J Am Acad Dermatol,2008, 59 (1) : 130–136.

[47] Suzuki R, Suzumiya J, Nakamura S, et al. Hematopoietic stem cell transplantation for natural killer–cell lineage neoplasms. Bone Marrow Transplant, 2006, 37 (4): 425–431.

[48] Jaccard A, Petit B, Girault S, et al. L–asparaginase–based treatment of 15 western patients with extranodal NK/T–cell lymphoma and leukemia and a review of the literature. Ann Oncol, 2009, 20 (1): 110–116.